1G 0109 01

Spock/Rothenberg
Säuglings- und Kinderpflege

LIEBE LESERIN, LIEBER LESER

Wahrscheinlich haben Sie einen guten Hausarzt; er kennt Sie und
Ihr Kind und kann Ihnen viele gute Ratschläge geben. Wenn er einen Ausschlag sieht oder am Telefon ein paar Fragen gestellt hat, ist
für ihn schon ein Problem gelöst, das für Sie auch mit noch so vielen
Büchern unlösbar ist. Dieses Buch ist keine Anleitung zur Diagnose
und Behandlung von Krankheiten; es soll Ihnen helfen, Ihr Kind zu
verstehen, seine Sorgen und Nöte kennenzulernen.

In einigen Abschnitten finden Sie Hinweise zur Notfallbehand-
lung, falls Sie Ihren Arzt einmal nicht erreichen können. In jedem
Fall sind diese Hinweise besser, als ratlos vor dem kranken Kind zu
stehen.

Nehmen Sie bitte nicht alles wörtlich, was Sie in diesem Buch
lesen; jedes Kind und jede Mutter, jeder Vater, jede Krankheit und
jedes Verhaltensproblem ist etwas anders. Ich kann nur ganz allgemein etwas sagen – ich kenne das Temperament und die Gewohnheiten Ihres Kindes nicht, aber Sie kennen es sehr gut.

Und mit diesem Wissen und Ihrer Offenheit, Ihrer Herzlichkeit
und Ihrer Freude an Ihrem Kind sind Sie auf Ihr Kind gut vorbereitet.

WIE ES ZUR NEUEN AUFLAGE KAM

Eine gute Zusammenarbeit

Dr. Spock und Dr. Rothenberg arbeiten seit der 5. Auflage der »Säuglings- und Kinderpflege«, die 1985 erschienen ist, zusammen. Sie vertreten in praktisch allen Bereichen die gleichen Ansichten: wie bestimmte Krankheiten zu behandeln sind, wie die emotionale Entwicklung des Kindes abläuft, daß Eltern und Kinder mit Respekt behandelt sein wollen und daß heutzutage nicht nur die Eltern, sondern auch die Schule und das Fernsehen zu den Erziehern gehören. Wir glauben auch, daß Eltern heute politisch aktiv sein müssen, um ihren Kindern eine bessere und friedlichere Welt zu hinterlassen.

»Ich« oder »Wir«? Wir haben uns entschlossen, häufiger die Ich-Form zu verwenden, zum einen, weil wir eben die gleichen Ansichten teilen und zum anderen, weil ein »Wir« unserer Meinung nach oft zu unpersönlich ist und anmaßend klingt.

Wir haben mit drei Beratern zusammengearbeitet, die uns mit detaillierten Kommentaren und Vorschlägen zur Seite standen. Dr. Kathryn A. Mikesell und Dr. Howard M. Uman sind Kinderärzte, Jacqueline S. Delecki ist staatlich geprüfte und zugelassene Kinder-Krankenschwester und leitet Elterngruppen. Alle drei Berater haben selbst Kinder.

Neue Abschnitte und neue Schwerpunkte

Wir haben den ständig wachsenden Problemfeldern Scheidung, alleinerziehende Mütter und Väter, Stiefeltern und Adoption ein ganzes Kapitel gewidmet. Die Abschnitte zum Stillen, über berufstätige Mütter, der Vorbeugung von Verletzungen, zu Alkohol, Drogen und Sexualität wurden erweitert und überarbeitet. Vollkommen neu sind u. a. die Abschnitte zu AIDS und zur »offenen« Adoption. Auf einige Krankheiten wird nicht mehr detailliert eingegangen, da sie kaum noch auftreten, während andere neu aufgenommen wurden. (Wir haben immer nur die häufigsten Erkrankungen berücksichtigen können.) Das gesamte Faktenmaterial in diesem Buch ist überarbeitet und dem neuesten Kenntnisstand angepaßt worden.

Kindererziehung heute

Die Familienbeziehungen insgesamt und damit auch die Erziehung der Kinder ist in der Gesellschaft von heute starken Belastungen ausgesetzt: Wir überbetonen das Konkurrenzdenken und den Materialismus. Viele berufstätige Eltern finden in ihrer Arbeit immer weniger Befriedigung und Freude. Es gibt zu wenig Kindertagesstätten. Moralische Werte schwinden. Die traditionellen Beziehungen in der Großfamilie und in der Gemeinschaft brechen auf. Immer mehr Menschen sind besorgt über die Verschmutzung der Umwelt und die Verschlechterung der internationalen Beziehungen. Diese und andere Probleme werden im Nachwort »Eine bessere Welt für unsere Kinder« angesprochen.

Die Frage der Nachgiebigkeit

Ab und zu wird mir vorgeworfen, ich sei zu nachgiebig mit Kindern. Dieser Meinung bin ich ganz und gar nicht und alle Leser dieses Buches, mit denen ich bisher gesprochen habe, haben mir Recht gegeben. Diejenigen, die mir zu große Nachgiebigkeit vorwerfen, haben selbst zugegeben, daß sie mein Buch gar nicht erst gelesen haben und es auch nicht lesen werden.

Das erste Mal wurde ich mit diesem Vorwurf 1968 konfrontiert – 22 Jahre nach dem Erscheinen der ersten Auflage in den USA. Ein bekannter Vertreter der Kirche wandte sich energisch gegen meine Ablehnung des Vietnam-Krieges. Er meinte, mein Rat an die Eltern, den »Kindern immer Freude« zu bereiten, führte nur dazu, daß die Kinder später zu verantwortungslosen, undisziplinierten und unpatriotischen jungen Erwachsenen würden, die den Krieg ihres Vaterlandes in Vietnam nicht befürworteten.

Einen solchen Ratschlag gibt es in diesem Buch nicht. Ich rate den Eltern stets, ihren Kindern mit Achtung gegenüberzutreten und auf der anderen Seite von den Kindern ebenfalls Achtung, Disziplin, Entgegenkommen und Höflichkeit zu verlangen.

INHALTSVERZEICHNIS

13

DIE ROLLE DER ELTERN

Haben Sie Vertrauen zu sich selbst

1. Sie wissen nämlich mehr, als Sie sich selbst zutrauen. Sie erwarten ein Baby, vielleicht ist es auch schon da. Sie sind glücklich und aufgeregt, aber viel Erfahrung auf diesem Gebiet haben Sie noch nicht. Und nun sind Sie im Zweifel, ob Sie der neuen Aufgabe gewachsen sein werden. Wenn Freunde und Verwandte über andere Babys sprachen, haben Sie in der letzten Zeit besonders aufmerksam zugehört. Sie haben Zeitungsartikel und Aufsätze in Zeitschriften gelesen, die sich mit Babys befaßten. Nach der Geburt des Kindes werden Arzt und Pflegerin Ihnen Anweisungen und Ratschläge erteilen. All das scheint zunächst ziemlich schwierig und verwirrend. Sie werden zwar wissen, wieviel Vitamine ein Baby braucht und wann es geimpft werden muß, doch sagt Ihnen die eine Freundin, man solle Wegwerfwindeln nehmen, weil dann kein Exzem entstünde, die andere sagt, sie nehme nur Textilwindeln.

Man erzählt Ihnen, daß Babys frühzeitig verwöhnt werden, wenn man sie zu oft aus dem Körbchen nimmt, andere Versionen lauten, daß das Baby von Anfang an die Liebe der Eltern spüren müsse; man sagt, daß Märchen die Kinder nervös machen oder daß Märchen die Welt der Kinder verschönern.

Man sollte das, was die Nachbarn sagen, nicht zu ernst nehmen. Und man sollte sich auch von den Experten oder den sogenannten Experten nicht verwirren lassen. Vertrauen Sie Ihrem eigenen gesunden Menschenverstand. Ein Kind großzuziehen sollte keine so komplizierte Aufgabe sein, wenn man ruhig und vernünftig bleibt, seinem mütterlichen Instinkt und im übrigen den Anordnungen eines Kinderarztes folgt. Man weiß aus Erfahrung, daß die natürliche Liebe der Eltern zu ihrem Kinde viel mehr wert ist als theoretische Kenntnisse. Jedesmal, wenn Sie Ihr Baby aufnehmen, und sollten Sie es zuerst auch ein wenig ungeschickt tun, jedesmal, wenn Sie es trockenlegen, baden, füttern, ihm zulächeln, wird sein Gefühl dafür wachsen, daß es zu Ihnen gehört. Niemand sonst in der Welt, wie geschickt und voller Wissen er auch sein mag, wird dieses Gefühl ersetzen können.

Je mehr Bücher geschrieben, Theorien ausgearbeitet, Methoden vorgeschlagen werden, wie man die Kinder behandeln soll, desto mehr setzt sich die Ansicht durch, daß die natürliche, instinktive Liebe der Eltern zu ihrem Kinde immer noch das beste ist. Deshalb sollten Eltern Vertrauen in sich selber haben, es ist besser, sie machen zuerst ein paar Fehler, weil sie selbst ausprobieren müssen, was das Richtige ist, als daß sie sich genau nach dem Buchstaben richten und sich dann im Notfall doch nicht zu helfen wissen. Der Arzt oder die Hebamme, die Ihnen später bei der Entbindung zur Seite steht, wird Ihnen von Kursen für werdende Mütter und Väter erzählen. Dort können Sie die Fragen und Probleme zur Schwangerschaft, Entbindung und Säuglingspflege ansprechen, die alle werdenden Eltern bewegen.

In Abschnitt 111 werden alternative Geburtsmethoden im Detail besprochen.

2. Wie man lernt, Eltern zu sein. Väter und Mütter lernen Kinderpflege und -erziehung nicht aus Büchern und Vorträgen, wenn auch einzelne Fragen dort beantwortet werden können. Die Grundlagen der Kindererziehung haben sie vielmehr gelernt, als sie selbst Kinder waren. Das war damals, als sie mit Kuscheltieren, Häusern und Puppen spielten.

Den Rest lernen Eltern, während sie ihre Kinder erziehen. Familiensinn, Vertrauen und Liebe wachsen, wenn Eltern sehen, daß sie ihr Kind füttern, seine Windeln wechseln, es baden und sein Bäuerchen machen lassen. Eine enge Beziehung und gegenseitiges Zutrauen werden früh aufgebaut. Wenn ein Kind dann im Alter von etwa einem Jahr übermäßig neugierig oder trotzig ist, lassen sich diese Probleme auf dieser Basis leichter angehen.

Alle Eltern versuchen, ihre Kinder zu beeinflussen; sie sind überrascht, wenn sie herausfinden, daß auch ihre Kinder einen positiven Einfluß auf sie haben. Elternschaft hat auf die Entwicklung des Erwachsenen einen großen Einfluß.

Zweifel der Eltern sind normal

3. Gemischte Gefühle bei der Schwangerschaft. Nach den Idealvorstellungen müßte eine zukünftige junge Mutter über ihren Zustand überglücklich sein, während der ganzen Schwangerschaft von ihrem Kind träumen und, wenn es dann soweit ist, mühelos und voller Begeisterung in ihre Mutterrolle hineingleiten. Bis zu einem gewissen Grade stimmt das auch, in einem Falle mehr, im anderen weniger. Aber es gibt auch eine Kehrseite. Die medizinischen Erfahrungen haben gezeigt (was kluge Frauen übrigens schon lange wußten!), daß auch negative Gefühle während der Schwangerschaft – ganz besonders bei der ersten – etwas durchaus Normales sind.

In gewisser Hinsicht bedeutet die erste Schwangerschaft das Ende der sorglosen Jugend. Die Jungmädchenfigur rundet sich, und ein wenig von der früheren Grazie verschwindet. Die Rundung geht wieder vorüber, aber sie ist eine Realität. Die Frau weiß, daß nach der Geburt des Kindes ihr soziales Leben und Kontakte außer Haus etwas begrenzt sein werden. Sie kann sich nicht mehr spontan ins Auto setzen und irgendwohin fahren, um spät abends wieder nach Hause zu kommen. Das Haushaltsgeld muß für mehr Menschen reichen, und die Zuneigung des Ehemannes, die bisher nur ihr gegolten hat, verteilt sich nun auf zwei Menschen.

4. Bei jeder Schwangerschaft empfindet eine Frau anders. Sind bereits Kinder da, wird sich die Mutter bei einer neuen Schwangerschaft nicht mehr so viel Gedanken über alle diese Veränderungen machen, und doch kann es auch jetzt wieder zu gefühlsmäßigen Krisen kommen. Es mag äußere Gründe geben, weshalb eine Schwangerschaft als größere Belastung empfunden wird – vielleicht folgt ein Baby dem anderen zu schnell, oder der Vater ist überreizt und ist Spannungen im Beruf ausgesetzt, auch Krankheit innerhalb der Familie oder Mißstimmungen zwischen den Eltern können Gründe dafür sein. Es können indessen auch Ursachen sein, die nach außen hin gar nicht in Erscheinung treten. Ein Geburtshelfer meinte einmal, er stelle oft gerade in jenen Fällen, da Eltern viele Kinder haben wollen, bei der zweiten oder dritten Schwangerschaft eine innere Krise bei den Eltern fest. Eine Mutter, die wirklich gern viele Kinder haben möchte, wird auf einmal von Zweifeln befallen, ob sie auch die Kraft und die Ausdauer und die seelischen Reserven hat, diese Aufgabe auf sich zu nehmen. Oder der Vater fürchtet, daß seine Frau von den Kindern so völlig absorbiert wird, daß für ihn nicht mehr genügend Zeit und Liebe übrigbleibt. Solche Gedanken und Regungen können ansteckend wirken, und beide Eltern müssen sehen, daß sie damit in Liebe und Güte fertig werden. Kein Teil darf nehmen, ohne etwas dafür zu geben.

Diese Reaktionen sind durchaus nicht unvermeidlich, es soll nur festgestellt werden, daß sie auch bei den besten Eltern vorkommen können und daß sie in den meisten Fällen vorübergehender Natur sind. Wenn das Baby da ist, erweist sich die Situation als viel weniger bedrohlich, als es in manchen Stunden des Grübelns erschienen ist, die Eltern haben das Kind im Laufe der Monate schon völlig in ihren Lebenskreis miteinbezogen.

5. Die Liebe zu einem Baby stellt sich erst nach und nach ein. Viele Eltern werden über die Schwangerschaft stolz und glücklich sein und trotzdem wird es ihnen zunächst schwer fallen, Liebe für ein Baby zu empfinden, das sie noch nie gesehen oder gefühlt haben. Aber wenn sie die ersten Bewegungen spüren, beginnen sie schon, das werdende Kind als Menschen aufzufassen. Je weiter die Schwangerschaft voranschreitet, desto mehr wird das Kind zur Wirklichkeit werden, werden sich die Gedanken auf seine Sorge und Betreuung einstellen.

Die meisten derjenigen, die offen zugeben, daß sie zuerst erschrocken auf die Schwangerschaft reagierten (und es gibt viele redliche Menschen, denen es so geht), haben versichert, daß sich dieses Gefühl wandelt und sie mit liebevoller Freude und froher Erwartung der Entbindung entgegensehen.

Doch selbst wenn die Vorfreude so groß war, wie man sie sich nur wünschen kann, sind die unerfahrenen Eltern oft enttäuscht, nachdem das Baby geboren ist. Sie glaubten, daß sie ihr Baby sofort als ihr eigen Fleisch und Blut erkennen müßten, daß sie sofort mit einem überwältigenden Gefühl mütterlicher oder väterlicher Liebe reagieren würden. Aber in vielen Fällen geschieht das nicht am ersten Tag und auch nicht in der ersten Woche. Diese emotionale Bindung entwickelt sich erst langsam, nachdem sie bereits für eine Weile zu Hause zusammen gewesen sind.

Die meisten von uns sind der Überzeugung, daß es nicht fair gegen das zu erwartende Baby ist, wenn man sich unbedingt einen Jungen oder ein Mädchen wünscht – im Falle, daß es nachher gerade das andere wird. Nun, man sollte sich darüber nicht den Kopf zerbrechen. Man kann sich in seiner Vorstellung doch kein rechtes Bild von dem kommenden Baby machen und es liebhaben, wenn man es nicht schon die Gestalt eines Jungen oder Mädchens annehmen läßt. Fast alle Eltern haben nämlich eine bestimmte Vorstellung von ihrem kommenden Kind, entweder sehen sie es als Mädchen oder als Buben, aber sie sind, wenn es dann da ist, bereit, das Baby zu lieben, was immer es ist. Man sollte also seine Vorfreude genießen und sich nicht beschämt fühlen, wenn nicht das gewünschte Mädchen erscheint, sondern ein Junge, oder umgekehrt.

6. Das Gefühl der Entmutigung und der Depression. Es ist möglich, daß Sie sich entmutigt fühlen, wenn Sie sich das erste Mal selbst um das Baby kümmern müssen. Das ist eine ganz gewöhnliche Reaktion, besonders beim ersten Kind. Nicht daß die Mutter irgend etwas absolut falsch machte. Es ist nur so, daß ihr schnell die Tränen kommen, daß sie ein unbestimmtes Gefühl von irgendwelchen Schatten hat. Wenn das Baby schreit, glaubt sie, daß ihm etwas wirklich Schlimmes fehlte. Sie bildet sich ein, daß ihr Mann ihr gegenüber fremd zu werden beginne, oder sie glaubt, daß sie nun gar nicht mehr hübsch sei.

Diese Depressionen können sich einige Tage nach der Entbindung einstellen oder auch erst einige Wochen hinterher. Im allgemeinen haben junge Mütter damit zu kämpfen, wenn sie aus der Klinik nach Hause kommen und nun nicht mehr gepflegt und betreut werden, sondern die volle Verantwortung für das Baby und auch wieder für den Haushalt übernehmen müssen. Dabei ist es nicht einmal die Arbeit, die der jungen Mutter zuviel wird. Sie hat vielleicht sogar jemand zur Hand, der ihr dabei hilft. Es ist einfach das Gefühl der Verantwortung für den Haushalt, vermehrt um die absolut neue Verantwortung für die Pflege und das Gedeihen des Babys. Außerdem muß man natürlich auch die körperlichen und hormonellen Veränderungen infolge der Geburt mit in Betracht ziehen, die einen Zustand seelischer Erregung hervorrufen können.

Die meisten Mütter indessen lassen sich nicht so weit entmutigen, daß man es jemals eine »Depression« nennen könnte. Der Grund, warum dieser Punkt hier dennoch erwähnt wird, ist der, daß junge Mütter immer wieder sagen: »Ich wäre sicherlich nicht so niedergeschlagen und zeitweilig so entmutigt gewesen, wenn ich gewußt hätte, daß das eine ganz natürliche Reaktion ist. So aber dachte ich, daß meine ganze Einstellung zum Leben sich geändert habe.« Man kann mit allen Schwierigkeiten viel besser fertig werden, wenn man weiß, daß sie vorübergehen.

Eine junge Mutter, die eine solche Depression nahen fühlt, sollte versuchen, sich in den ersten ein oder zwei Monaten einige Erleichterungen in der ständigen Pflege des Babys zu verschaffen, besonders wenn es viel schreit. Sie sollte ruhig mal ins Kino gehen. Ein Besuch bei Freunden hilft gelegentlich auch. Man kann das Baby ruhig mitnehmen, wenn man niemanden findet, der bei ihm bleibt. Oder man bittet alte Freunde um einen Besuch. All das kann eine gute Medizin sein. Wenn man sehr niedergeschlagen ist, wird einem nach einer solchen Abwechslung vielleicht gar nicht zumute sein. Rafft man sich aber dennoch auf, wird man sich hinterher viel besser fühlen. Und das ist wichtig, für das Baby ebenso wie für den Ehemann und wie für einen selbst. Wenn die Depression sich nach Tagen nicht löst oder vielleicht sogar schlimmer wird, sollte man seinen Arzt aufsuchen.

Junge Mütter, die sich noch schwach und niedergeschlagen fühlen, bilden sich manchmal ein, daß ihr Mann kein Interesse mehr an ihnen habe. Zwei Dinge sollten sie sich in diesem Falle klarmachen: erstens wird jeder, der unter einer Depression leidet, geneigt sein zu glauben, daß die anderen weniger freundlich und liebevoll seien. Zweitens aber ist es nur natürlich, daß ein junger Vater sich ausgeschlossen fühlt, wenn seine Frau und der Rest des ganzen Haushaltes vom Baby in Anspruch genommen werden. Hier hat sich eine Art von Circulus vitiosus gebildet, die Mutter (die fürchtet, ihr Mann habe nicht mehr genügend Interesse an ihr) muß nämlich daran denken, daß sie ja auch ihrem Manne noch einige Aufmerksamkeiten widmen muß. Und sie sollte jede Gelegenheit nutzen, ihn an der Pflege des Babys teilhaben zu lassen.

7. In den ersten Wochen zu Hause mit dem Baby reagieren die meisten Eltern überängstlich. Sie sorgen sich, wenn das Baby schreit oder spuckt, und haben Angst, daß irgend etwas nicht stimmt. Sie sorgen sich wegen jedes Niesens und jedes Pickels. Sie schleichen sich in das Kinderzimmer, um nachzusehen, ob das Baby auch noch atmet. Es ist wahrscheinlich eine ganz instinktive Reaktion, daß die Mütter während dieser ersten Zeit in ihres Babys Leben so überaus ängstlich sind. Man darf annehmen, daß sich die Natur auf diese Weise des Verantwortungsbewußtseins all der vielen Millionen neuer Mütter auf der ganzen Welt versichert. Eine gewisse Besorgtheit tut manchen allzu leichtsinnigen Typen ganz gut. Aber natürlich trifft es meist die Verantwortungsbewußten, die es am wenigsten brauchen, besonders. Glücklicherweise aber gibt sich das wieder!

Es kommt noch zu einer weiteren Gemütsänderung. Im Krankenhaus hat die Frau zunächst das Gefühl, daß sie von den Schwestern abhängig ist und für die dem Kind gegebene Pflege dankbar sein muß. Das ändert sich schnell: sie bekommt das Gefühl, daß sie sich um das Kind eigentlich selbst kümmern kann und lehnt die Krankenschwestern ab, die sie davon abhalten. Hat sie einen Helfer zu Hause, so durchläuft sie diese Stadien noch einmal. Für eine junge Mutter ist es ganz natürlich, daß sie sich um ihr eigenes Kind am liebsten selbst kümmert. Nur am Anfang hat sie das Gefühl, sie sei dazu nicht in der Lage. Je stärker dieses Minderwertigkeitsgefühl am Anfang war, desto stärker wird später der Wille sein, ihr Kind selbst zu versorgen.

Die Rolle des Vaters

8. Männer reagieren auf die Schwangerschaft ihrer Frau in sehr verschiedener Weise. Da ist das Bedürfnis, ihre Frau zu beschützen; der Stolz darauf, eine Familie gegründet zu haben; Stolz auch auf ihre Männlichkeit (in diesem Punkt haben Männer manchmal ihre Besorgnisse); Vorfreude auf das Kind. Andererseits aber kann auch, im Unterbewußtsein, ein Gefühl des Ausgeschlossenseins entstehen (so, wie ein kleiner Junge sich zurückgestoßen fühlt, wenn es ihm bewußt wird, daß seine Mutter ein zweites Kind erwartet). Dieses Gefühl sucht der Mann bisweilen in einer gewissen Unfreundlichkeit gegen seine Frau abzureagieren oder etwa mit dem Bedürfnis, seine Abende öfter mit Freunden zu verbringen oder gar Flirts mit anderen Frauen zu suchen. Solche Reaktionen sind keine Hilfe für seine Frau, die jetzt seiner besonderen Unterstützung bedarf, da sie selbst mit einer ganz neuen Situation in ihrem Leben fertig werden muß.

Wenn es dem Vater nicht gestattet ist, seiner Frau bei den Wehen im Krankenzimmer oder im Kreißsaal bei der Entbindung beizustehen, dann wird er sich wahrscheinlich während dieser Zeit besonders verlassen vorkommen. Er bringt »sie« ins Krankenhaus, wo Dutzende anderer Leute sich ihrer annehmen. Dann aber ist er ganz allein, und außerhalb seiner Berufstätigkeit weiß er nichts mit sich anzufangen. Er kann sich in den Warteraum setzen, in alten Magazinen blättern und sich Sorgen machen, wie alles ausgehen wird. Er kann aber auch in seine so einsame Wohnung gehen. Es ist wirklich nicht verwunderlich, daß ein Mann in dieser Situation in die nächste Wirtschaft geht und sich in Gesellschaft betrinkt. An seinem Arbeitsplatz wird man ihm zwar besondere Aufmerksamkeit widmen, aber ein großer Teil davon ist Neckerei. Wenn er nach der ausgestandenen Pein des Wartens in die Klinik stürzt, um Frau und Kind zu sehen, hat er nicht das Gefühl, der Kopf der Familie zu sein, nein, er ist nur einer der vielen Besucher, der für kurze Zeit geduldet ist. Ist es aber soweit, daß seine kleine Familie nach Hause kommt, dann ist jedermanns Aufmerksamkeit ganz und gar auf das Baby gerichtet. Papa scheint lediglich die Funktion eines Laufburschen zu haben. Damit soll nicht gesagt sein, daß ein Vater nun erwartet, als Hauptperson betrachtet zu werden; aber man kann es verstehen, daß er sich ziemlich unwichtig und deplaziert vorkommt und deshalb mißgestimmt ist.

Ein Mann wird dieses Gefühl weniger haben, wenn er an den Wehen und an der Geburt aktiv teilnehmen konnte. (Siehe auch Abschnitt 111 über alternative Geburtsmethoden.)

9. Ein Vater kann heute ein integrierter und wichtiger Teilnehmer an Schwangerschaft und Wehen sein. Er kann z. B. bei den Vorsorgeuntersuchungen mitgehen und mit seiner Frau zusammen Schwangerschaftskurse besuchen. Er kann bei den Wehen aktiver Teilnehmer sein und in einigen Krankenhäusern das Kind bei der Geburt aufnehmen, die Nabelschnur durchschneiden oder das Kind auf die Säuglingsstation bringen; er kann beim Kind bleiben, während die Mutter im Kreißsaal versorgt wird. Während des Krankenhausauf-

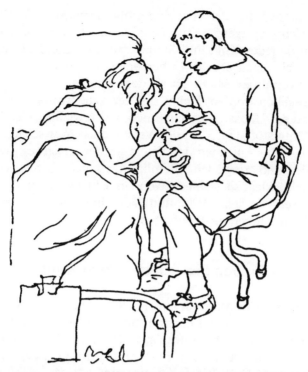

Ein Vater kann heute ein integrierter und wesentlicher
Teilnehmer an Schwangerschaft und Wehen sein.

enthaltes kann der Vater ständig Zugang zu Mutter und Kind haben.
Wenn es der Mutter nicht gut geht oder das Kind Probleme hat, dann
kann gerade er sich in den ersten Stunden nach der Geburt besonders intensiv darum kümmern. Er braucht nicht mehr der distan-
zierte und einsame Zuschauer zu bleiben.

**10. In den ersten Wochen zu Hause kann sich der Vater sehr nützlich
machen.** Er sollte nicht überrascht sein, wenn er bemerkt, daß seine
Gefühle gegenüber Frau und Kind während der Schwangerschaft,
der Wehen und der Geburt und in der Zeit nach dem Krankenhausaufenthalt manchmal gemischt sind. Er sollte aber daran denken,
daß seine Gefühle viel weniger durcheinander sind als die seiner
Frau, insbesondere was die Zeit nach der Rückkehr aus dem Kran-

kenhaus betrifft. Bei der Frau sind große hormonelle Veränderungen vor sich gegangen. Beim ersten Kind ist sie natürlicherweise ängstlich, da jedes Kind ihre Stärke und ihr Durchhaltevermögen zunächst sehr beansprucht. Daher braucht sie viel Unterstützung und Trost von ihrem Mann. Da sie dem Kind viel geben muß, muß ihr viel gegeben werden. Daher soll der Vater voll an der Kinderpflege und der Hausarbeit teilnehmen. Noch wichtiger ist die emotionale Unterstützung: Geduld, Verständnis, Wertschätzung und Zuneigung. Die Aufgaben des Vaters werden erschwert, wenn die Frau, müde und erregt, seine Bemühungen nicht recht wertschätzt. Manchmal beklagt sie sich gar. Wenn er sich aber dann daran erinnert, wie sehr sie seine Hilfe und Liebe braucht, dann wird er in seinen Bemühungen nicht aufgeben.

Freuen Sie sich an Ihrem Kind

11. Haben Sie keine Angst vor ihm. Kinder verlangen volle Aufmerksamkeit, wenn sie einmal da sind, und manche Leute behaupten nun, daß die Kleinen ihre Eltern auf alle Fälle beherrschen wollen. Hören Sie nicht darauf, denn es stimmt nicht. Glauben Sie daran, daß Ihr Kind auf die Welt kam, um ein vernünftiges und freundliches menschliches Wesen zu werden.

Haben Sie keine Angst, Ihr Kind zu füttern, wenn Sie meinen, daß es wirklich Hunger hat. Wenn Sie sich auch geirrt haben: das Kleine nimmt sicher nicht mehr zu sich, als es braucht.

Haben Sie auch keine Angst, sich an Ihrem Kind zu freuen und es liebzuhaben. Jedes Baby will angelächelt und angesprochen werden, es möchte, daß man mit ihm spielt und zärtlich zu ihm ist – all das ist genauso wichtig wie Vitamine und Kalorien! Ein Kind, das ohne Liebe aufwächst, wird kalt und scheu. Sie brauchen auch keine Angst zu haben, auf andere Wünsche einzugehen, wenn sie Ihnen verständlich und nicht übertrieben erscheinen. Wenn das Kleine in den ersten Wochen schreit, fühlt es sich wahrscheinlich aus irgendeinem Grunde nicht wohl, vielleicht hat es Hunger oder Verdauungsbeschwerden, vielleicht ist es auch müde oder sonst überfordert. Es ist ganz natürlich, daß Sie unglücklich sind, wenn Sie Ihr Kind schreien hören, und genauso natürlich, daß Sie es trösten möchten. Vielleicht will es nur, daß man es aufnimmt, wiegt oder umherträgt.

Durch liebevolles Verständnis und Güte werden Sie Ihr Kind ganz bestimmt nicht verwöhnen, so etwas vollzieht sich auch nicht plötzlich. Verwöhnt wird ein Kind nach und nach und vor allem dann, wenn die Mutter nicht den Mut hat, auf ihr gesundes Empfinden zu vertrauen, wenn sie sich selbst zum Sklaven ihres Kindes macht und dies förmlich zum Tyrannen erzieht.

Alle Eltern möchten, daß ihre Kinder gesunde Lebensgewohnheiten annehmen und daß man leicht mit ihnen zusammenleben kann. Aber jedes Kind möchte auch von sich aus, daß es seine Mahlzeiten zu vernünftigen Zeiten bekommt, und später, daß es gute Tischmanieren erlernt. Sein Stuhlgang vollzieht sich nach eigenem, gesundem Rhythmus (d. h. natürlich, solange die Entleerungen nicht zu oft erfolgen); später, wenn das Kleine etwas älter und vernünftiger geworden ist, können Sie ihm beibringen, wo es sein Geschäftchen zu verrichten hat. Ihr Kind wird auch seine eigenen Schlafgewohnheiten annehmen, wie sie seinen Bedürfnissen entsprechen. Früher oder später wird jedes Kind alle diese Dinge den familiären Gegebenheiten anpassen, und dazu ist nur geringe Anleitung und Führung erforderlich.

12. Wie Ihr Kind auch sein mag, freuen Sie sich darüber, denn so wird es am besten gedeiht. Jedes Kind sieht anders aus, und jedes Kind entwickelt sich auch anders. Das eine ist körperlich vielleicht weit voraus, es kann früh sitzen, stehen und laufen, doch dauert es vielleicht lange, bis es sein Händchen gezielt und geschickt gebraucht oder bis es spricht. Ein Kind, das in allen seinen Bewegungen sehr kräftig ist, das auch steht und krabbelt, lernt andererseits vielleicht doch erst spät laufen. Ein körperlich weit entwickeltes Baby kann spät zahnen – oder auch umgekehrt. Es gibt Kinder, die so spät sprechen lernen, daß die Eltern schon befürchten, sie seien geistig nicht ganz normal, die gleichen Kinder bewältigen aber später ihre Schulaufgaben mühelos. Andere mit gerade eben normalem Intelligenzgrad sprechen dagegen manchmal schon sehr frühzeitig.

Ich greife absichtlich Langsam- und Schnellentwickler heraus, um die unterschiedlichen Fähigkeiten und Entwicklungsmuster zeigen zu können.

Das eine Kind kommt bereits mit kräftigem Knochenbau und recht stämmig auf die Welt, das andere bleibt zeit seines Lebens feingliedrig und zart. Manche Menschen scheinen bereits mit der Anlage zum Dickwerden geboren zu werden; nehmen sie durch eine Krankheit vielleicht wirklich einmal ab, dann holen sie es wenig später wieder auf. Kein noch so großer Ärger kann je ihren Appetit beeinflussen. Der entgegengesetzte Typ bleibt immer dünn, auch wenn er überreichlich zu essen hat und ein völlig sorgenfreies Leben führt.

Wie Ihr Kind auch aussieht und wie es sich verhalten mag: Haben Sie es lieb und grübeln Sie nicht über Eigenschaften nach, die es nun einmal nicht hat. Diesem Rat liegt ein sehr wichtiger Gesichtspunkt zugrunde. Ein Kind, das man so nimmt, wie es ist, auch wenn es vielleicht nicht hübsch ist oder schwerfällig erscheint, wird Vertrauen zu sich selbst bekommen und ein ausgeglichener, froher Mensch werden. Es wird lernen, seine Anlagen und die ihm gebotenen Möglichkeiten so gut wie möglich auszunutzen, und nicht unter irgendwelchen Behinderungen leiden. Wird ein Kind jedoch von seinen Eltern niemals richtig anerkannt, oder läßt man es spüren, daß mit ihm nicht alles richtig in Ordnung ist, wird es niemals in der Lage sein, seine vorhandenen geistigen, handwerklichen oder körperlichen Gaben voll einzusetzen und zu verwerten. Kam ein Kind also vielleicht schon in irgendeiner Weise beeinträchtigt auf die Welt, sei es durch einen geistigen oder durch einen körperlichen Mangel, so kann sich ein solches Handikap durch Erziehungsfehler um ein Vielfaches verstärken.

13. Ihr Kind ist nicht zerbrechlich. »Ich habe solche Angst, daß ich mein Kind falsch anfasse und ihm weh tue«, so etwas hört man oft, wenn junge Mütter über ihr erstes Kind sprechen. Haben Sie keine Sorge, Ihr Kind ist recht zäh! Auch wenn der Kopf versehentlich wirklich einmal nach hinten fallen sollte, passiert nicht gleich etwas. Die offene Stelle in seinem Schädel, die Fontanelle, ist mit einer derben, straffen Membran bedeckt, die nicht so leicht zu verletzen ist. Die Wärmeregulation des Neugeborenen, die nun von allein arbeiten muß, paßt sich bei einem gesunden und normalgewichtigen Kind in kurzer Zeit an die veränderten Umstände an, vorausgesetzt natürlich, daß es in vernünftiger Weise bekleidet und bedeckt wird. Hat es einmal seinen Kopf etwas verwickelt, kämpft es instinktiv dagegen an und schreit. Bekommt es nicht genug zu essen, wird es sicherlich lautstark nach mehr verlangen. Wenn das Licht zu hell ist und das Kleine sich geblendet fühlt, wird es blinzeln und dagegen protestieren. (Sie können aber getrost eine Blitzlichtaufnahme von ihm machen, auch wenn es zusammenzuckt). Ihr Kind weiß auch, wieviel Schlaf es braucht, und nimmt ihn sich. Man kann sagen, daß es eigentlich recht gut zurechtkommt für jemand, der sich nicht mit Worten verständlich machen kann und noch keine Ahnung von der Welt hat.

14. Das Neugeborene ist für die meisten jungen Eltern ein recht enttäuschender Anblick. Seine dünne und manchmal krebsrote Haut ist bei der Geburt mit einem grauweißen, schmierigen Film bedeckt (er wird entsprechend als Käseschmiere bezeichnet). Manche Kinderärzte raten dazu, diesen Belag, der nach einiger Zeit von der Haut aufgesogen wird, zu belassen, da er einen Schutz gegen Infektionen bedeutet. Das Gesicht wirkt geschwollen und zerdrückt, nach einer Zangengeburt können auch schwärzlichblau verfärbte Druckmale vorhanden sein. Das Köpfchen ist durch die Geburt verformt, nach hinten ausgezogen und schief. Gelegentlich kann auch ein Hämatom, d. h. also ein Bluterguß unter der Kopfhaut an umschriebener Stelle, bestehen, es sieht wie eine Beule aus und bildet sich erst nach einigen Wochen ganz zurück. Einige Tage nach der Geburt kann sich eine leichte Gelbsucht einstellen, die etwa eine Woche bestehen bleibt. Ist es jedoch bereits am ersten Tag zu dieser Gelbsucht gekommen, ist sie besonders stark ausgeprägt oder hält sie länger als eine Woche an, muß auf alle Fälle der Arzt benachrichtigt werden!

Im unteren Bereich der Wirbelsäule findet sich oft der Mongolenfleck, ein blau-graues Hautareal; mit der Zeit verschwindet er.

Das Neugeborene kann noch am ganzen Körper mit einem Haarflaum, der Lanugo genannt wird, bedeckt sein. Dieser verschwindet aber im allgemeinen nach einer Woche. Gelegentlich kann sich für einige Zeit eine trockene Schuppung der Haut einstellen, die sich jedoch wieder verliert. Manche Neugeborene haben anfangs dichte schwarze Haare, die bis weit in die Stirn reichen können; dieser erste Haarschopf, ganz gleich wie seine Farbe oder Beschaffenheit ist, geht verloren, und die späteren Haare können in jeder Hinsicht völlig anders sein.

Körperliche Nähe und
andere Formen menschlicher Bindung

15. In unserer Gesellschaft besteht zwischen Mutter und Kind eine große Distanz. Vor der Geburt wird ein Kind von der Mutter nicht nur gewärmt, ernährt und geschützt, sondern es nimmt auch an jeder Bewegung der Mutter teil.

In den Entwicklungsländern halten Mütter ihre Kinder auch heute noch den ganzen Tag in einem Tragetuch nahe an ihrem Körper. So begleitet das Kind alle Bewegungen der Mutter tagsüber: wenn sie Lebensmittel sammelt und zubereitet, wenn sie Getreide mahlt, webt oder Arbeiten im Haus verrichtet. Das Kind wird gestillt, sobald es ein leises Wimmern hören läßt. Es hört nicht nur die Mutter, sondern erlebt hautnah die Schwingungen, die Worte und Lieder hervorrufen.

In vielen Staaten werden ältere Kinder von ihren größeren Schwestern beaufsichtigt und auf dem Schoß getragen.

Nur bei uns wird die Trennung von Mutter und Kind gefördert. Durch die Vollnarkose bei der Geburt geht der Mutter das Erlebnis der bewußten Geburt verloren. Kleine Kinder werden in eine Kinderkrippe gebracht, wo andere Menschen sich ihrer annehmen, während die Eltern den Eindruck erhalten, die Pflege des Kindes sei ihnen noch nicht zuzutrauen. Säuglinge erhalten Kuhmilch aus Flaschen, wodurch eine Chance für die engste Beziehung in der Erziehung des Kindes vergeben wird.

Bei uns erhält das Kind eine Flasche (die manchmal an ihm festgemacht wird), so daß die Eltern anderen Aufgaben nachgehen können, wenn das Kind wach ist und gefüttert werden muß.

Auf unseren Kindersitzen können kleine Kinder angebunden werden, damit man sie nicht halten muß, wenn sie wach, unruhig oder quengelig sind.

Unsere Kinder kommen in Laufställchen, damit wir sie nicht hochheben oder umhertragen müssen, um sie vor Gefahren zu schützen.

Zwei Freunde von mir, Dr. John Kennell und Dr. Marshall Klaus, verbrachten einige Monate bei Indianern in Guatemala. Die Kinder dort spucken nicht, schreien nicht, erschrecken nicht leicht, haben keine Koliken – und brauchen nie ein Bäuerchen zu machen.

Beide haben auch beobachtet, wie sich Mütter in Industrienationen zu ihren Kindern kurz nach der Geburt oft verhalten: sie schauen sie nicht nur an, sondern berühren ihre Arme, Beine, Körper und Gesicht mit den Fingern und streicheln sie. Mütter, die einen solchen Kontakt mit ihren Kindern schon bald nach der Geburt aufnehmen konnten, tun sich auch später mit ihren Kindern leichter.

Sollte es Ihnen aus irgendeinem Grund nicht möglich gewesen sein, diesen frühen Kontakt zu Ihrem Baby aufzunehmen, so ist das auch kein Anlaß zur Besorgnis. Dieser Prozeß der Bindung, wie er genannt wird, beginnt sich zur Mutter, zum Vater und zu den Geschwistern herauszubilden, sobald der körperliche Kontakt mit dem Baby hergestellt wird. Das kann bei einem Baby im Inkubator zum Beispiel einfach dadurch geschehen, daß Sie durch die Öffnungen greifen und es streicheln.

Ich denke, daß die Eltern heutzutage unsere Methoden besser verstehen können, wenn sie diese mit dem vergleichen, was in weniger entwickelten Gesellschaften noch ganz natürlich praktiziert wird.

16. Wie verhält man sich natürlich zu seinem Kind? Die natürliche Geburt und ein gemeinsamer Raum für Mutter und Kind sollten allgemein möglich sein. (Sie als künftige Eltern sollten darauf bestehen, damit sich diese Möglichkeiten immer weiter verbreiten.)

Die Eltern sollten nach der Geburt ihr Kind mindestens eine Stunde bei sich haben dürfen, vor allem, wenn kein Rooming-in möglich ist. Stillen sollte gefördert werden. Eine Flasche sollte dem Kind nur umgeschnallt werden, wenn dies nicht zu umgehen ist, z. B. bei Zwillingen.

Mütter und Väter sollten das Tragetuch bevorzugen, wenn sie mit dem Kind unterwegs sind, und es Trost braucht. Das Tragetuch sollte möglichst nicht auf dem Rücken, sondern vorne getragen werden.

Eltern sind auch Menschen

17. Sie dürfen Ansprüche stellen. Bücher über Kinderpflege wie dieses hier behandeln mit so viel Enthusiasmus die Ansprüche, die die Kinder an ihre Eltern stellen dürfen, und zwar: an ihre Liebe, ihr Verständnis, ihre Geduld, ihren Schutz, ihre Festigkeit, ihre Kameradschaft, Ansprüche auch an Vitaminen und Kalorien und warmen Jäckchen und gefütterten Schuhen – daß die Eltern sich manchmal körperlich und seelisch völlig erschöpft und ausgepumpt vorkommen müssen, schon allein wenn sie lesen, was alles von ihnen erwartet wird. Sie müssen den Eindruck gewinnen, daß sie selbst nun gar keine Bedürfnisse im Leben mehr haben dürfen. Und sie könnten meinen, daß jemand, der so warm für die Kinder eintritt, ein gestrenger Kritiker der Eltern sein muß, wenn immer sie irgend etwas falsch machen.

Es wäre indessen nur gerecht, wenn dieses Buch einen ebenso großen Teil über die Ansprüche enthielte, die von den Eltern gestellt werden dürfen; über die Opfer, die von ihnen gebracht werden, die Plage, die es manchmal bedeutet, immer und zu jeder Zeit für die Kinder dazusein, über alles das, was Eltern aufgeben müssen, wenn sie ihre Kinder liebhaben. Kinder aufzuziehen ist eine schwere, langwierige Aufgabe, und die Eltern sind ebenso menschliche Wesen wie die Kinder.

18. Im besten Fall gibt es viel harte Arbeit und Entbehrung. Kinderpflege ist eine schwierige Sache; da muß ein richtiges Essen zubereitet werden, Kleider sind zu waschen und Windeln zu wechseln, die von einem kleinen Kind zerstreuten Nahrungsreste müssen aufgelesen und Spielzeuge eines älteren Kindes aufgeräumt werden, Streit muß unterbrochen und Tränen müssen getrocknet werden, da sind Geschichten anzuhören, die man kaum versteht, Spiele und Bücher vorlesen nehmen Zeit, obwohl sie den Erwachsenen nicht interessieren, Zoos, Museen und Karnevalsveranstaltungen müssen besucht werden, angebotene Hilfe bei den Hausarbeiten muß freundlich abgelehnt werden, die Hausarbeit selbst braucht mehr Zeit und auch die Arbeit im Garten geht mit freundlichen Helfern oft viel langsamer; sind die Kinder älter, so müssen müde Eltern abends zu einem Schulelternabend aufbrechen.

Die Ansprüche der Kinder verschlingen einen großen Teil des Familienbudgets, von der Miete für die größere Wohnung an bis zu den Schuhen, die so unbegreiflich schnell wieder zu klein geworden sind und durch größere ersetzt werden müssen.

Kinder zwingen die Eltern, auf Gesellschaften, Ausflüge, Reisen, Sportveranstaltungen, Einladungen bei Freunden zu verzichten. Die

Tatsache, daß sie sich für Kinder entschieden haben und um keinen Preis mit einem kinderlosen Ehepaar tauschen möchten, ändert nichts daran, daß sie ihre Freiheit manchmal bitter vermissen.

Natürlich haben Eltern nicht Kinder, weil sie sich als Märtyrer vorkommen wollen, so jedenfalls sollte es nicht sein. Sie haben Kinder, weil sie sie lieben und ihre eigene Familie haben wollen. Sie lieben Kinder, weil sie sich der Liebe entsinnen, die sie von ihren eigenen Eltern erfahren haben; ihre Kinder heranwachsen zu sehen, ihnen Beistand und Hilfe zu sein, das bedeutet – trotz aller Mühen, Sorgen und Kosten – immer noch den größten Stolz im Leben der Eltern. Die Kinder sind ihr Werk, ihre sichtbare Unsterblichkeit. Der Stolz auf materielle Leistungen ist im Vergleich dazu nur schwach.

19. Nutzlose Selbstaufopferung und übermäßige ständige Beschäftigung. Viele gewissenhafte junge Menschen, auf die die Elternschaft als Aufgabe zukommt, haben das Gefühl, nun müßten sie alle Freiheiten und Vergnügungen aufgeben; hier gehe es nicht um praktische Erwägungen, sondern um ein Prinzip. Andere Eltern werden fast besessen von ihrer Aufgabe, vergessen Hobbys und Interessen. Selbst wenn sie einmal die Gelegenheit haben, einen Abend ohne ihr Kind zu verbringen, so fühlen sie sich schuldig und können sich nicht recht freuen. Sie selber und ihre Freunde langweilen sie. Langfristig wird ihnen das Kind zum Gefängnis und damit zu einem Gegenstand der Ablehnung.

Ich finde, daß der Versuchung, sich von dem Kind völlig in Beschlag nehmen zu lassen, von Anfang an Widerstand geleistet werden muß. Wenn Sie Zeit und Mühe geopfert haben, dann sollten Sie auch einmal gemeinsam ausgehen. Hobbys, Lektüre und der Besuch von Freunden (bitte versuchen Sie nicht, mit diesen über das Kind zu reden) lassen sich in den Tagesablauf einpassen. Denken Sie auch daran, daß sich der Partner über einen Blick, ein Lächeln und ein liebevolles Wort von Ihnen freut. Versuchen Sie, sich Ihre Intimsphäre zu erhalten und weiterhin sexuelle Erfüllung zu finden.

Das nutzt nicht nur Ihnen, sondern auch dem Kind.

20. Natürlich sollen Eltern von ihren Kindern auch etwas erwarten. Da Kinder Verzicht auf so vieles andere bedeuten, ist es das gute Recht der Eltern, von ihren Kindern auch etwas zu erwarten: nicht Dankesworte dafür, daß sie geboren und gut versorgt worden sind – das wäre zuviel und nicht angemessen –, aber Achtung, Liebe und Bereitwilligkeit, die Auffassung vom Leben und die Ideale der Eltern anzuerkennen. Gerade das erwarten die Eltern von ihren Kindern gemeinhin nicht aus selbstsüchtigen Gründen, sondern weil sie wollen, daß ihre Kinder sich im täglichen Leben und in der Gemeinschaft mit ihren Mitmenschen zurechtfinden.

21. Die Gefühle den verschiedenen Kindern gegenüber sind nun einmal verschiedener Art. Man braucht keine psychologischen Studien zu betreiben, um zu wissen, daß die Kinder mit sehr verschiedenem Temperament und unterschiedlichen Charakteranlagen auf die Welt kommen. Eltern können sich nun einmal nicht den Typ bestellen, den sie haben wollen. Sie müssen nehmen, was sie bekommen. Doch auch Eltern haben eine – und zwar bereits fertig geformte – individuelle Persönlichkeit, die sie nicht über Nacht ändern können. Ein freundliches Ehepaar wird vielleicht mit einem sanften kleinen Mädchen, dem man viel Freiheit lassen muß, damit es sich zu einem unabhängigen, tatkräftigen Menschen entwickeln kann, gut zurechtkommen. Dasselbe Ehepaar müßte an der Erziehung eines wilden, unter Umständen aufsässigen Jungen scheitern. Sie würden ihn als eine Plage, als unausstehlich und als eine Herausforderung ansehen, selbst wenn sie ihn noch so sehr liebten. Andere Eltern würden einen solchen Jungen vielleicht gerade richtig behandeln und mit ihm fertig werden, während ein ruhiger, in sich gekehrter Bub sie enttäuschte. Eltern müssen selbst herausfinden, wie das Kind, das sie bekommen haben, behandelt und erzogen sein will.

Sollten Eltern allen ihren Kindern mit den gleichen Gefühlen gegenüberstehen? Diese Frage bedrückt und beschäftigt viele gewissenhafte Eltern, weil sie glauben, daß sie es auf irgendeine Weise nicht tun. Doch wenn sie sich deswegen zur Rechenschaft ziehen, verlangen sie wahrscheinlich Unmögliches von sich selbst. Gute Eltern bringen allen ihren Kindern das gleiche Maß an Liebe entgegen, und zwar in dem Sinne, daß sie allen Kindern gleich fürsorglich, liebevoll und beratend zur Seite stehen; sie wollen ja für jedes Kind das Beste im Leben erreichen, und sie werden für alle die Opfer bringen, die im einzelnen Fall notwendig sind. Da aber alle Kinder verschieden geartet sind, können Eltern unmöglich allen Kindern gegenüber das gleiche fühlen, sei es, daß sie dem besonderen Charme des einen erliegen, sei es daß sie über charakterliche Fehler des anderen enttäuscht und betrübt sind.

So ist es auch nur menschlich, normal und unvermeidlich, daß wir jedem einzelnen unserer Kinder gegenüber verschieden fühlen, daß wir einige ihrer Züge mißbilligen, während wir auf andere stolz sind. Alle diese unterschiedlichen Reaktionen sind im Grunde nur verschiedene Aspekte unserer tiefen Verantwortung gegenüber der Aufgabe, unsere Kinder so gut wie möglich zu erziehen.

22. Gründe zur Unzufriedenheit: Die Gründe, warum Eltern zu einem Kind einfach nicht das rechte Verhältnis finden können, sind sehr unterschiedlich. Zwei mögliche Faktoren sind bereits erwähnt: die Eltern waren vielleicht auf dieses Kind noch nicht eingestellt, es mag noch nicht recht erwünscht gewesen sein, oder es hat in der Familie schwierige und nicht bewältigte Konflikte gegeben. Vielleicht war auch das Baby so völlig anders geartet, als die Eltern es sich erhofft hatten: ein Junge, da es ein Mädchen werden sollte; ein robustes, nicht sehr hübsches Kind vielleicht, da sie eine kleine Schönheit erträumt hatten, oder ein schwächliches Kind, verglichen mit ihren anderen kräftigen und hübschen Kindern. Das Kind schreit vielleicht wochenlang hindurch wegen irgendwelcher Koliken, und alle Versuche der Eltern, es zu beruhigen, sind umsonst. Der Vater mag enttäuscht sein, wenn sein Sohn nicht ein Draufgänger ist, wie er selbst es war, die Mutter ist es vielleicht, weil er kein überdurchschnittlich begabtes Kind ist. Und es ist dabei unerheblich, daß die Eltern intelligent genug sind, sich zu sagen, daß man sein Kind nicht auf Bestellung hin bekommt, mit all den Vorzügen, die man gerne hätte. Da wir alle Menschen sind, haben wir unsere Träume und irrationalen Erwartungen, und manchmal kann man sich nicht im Zaum halten.

Es kann auch geschehen, daß ein Kind, wenn es älter wird, uns an einen Bruder, eine Schwester, an den Vater oder die Mutter erinnert, die einem das Leben schwergemacht haben, und unbewußt oder bewußt kann von solchen Reminiszenzen eine gewisse Gereiztheit dem Kind gegenüber herrühren. Oder: ein Vater kann die Überängstlichkeit seines Sohnes nicht begreifen. Er hat längst vergessen, wie sehr er selbst als kleiner Junge unter Furcht im Dunkeln oder vor

Strafe gelitten hat. Man sollte meinen, daß jemand, der in dem Bemühen, eigene Fehler zu überwinden, viel gelitten hat, sein Kind
besonders gut verstehen kann. Leider aber ist das im allgemeinen
nicht so.

**23. Mißbilligung und Anerkennung sind gleichermaßen Teile der Kin-
dererziehung.** Die Tatsache, daß wir auf das Benehmen und die Haltung unserer Kinder sehr intensiv reagieren, wirkt sich im übrigen
aber für uns auch positiv aus: wir versuchen, die guten Züge unserer
Kinder zu unterstützen und herauszubilden, ebenso wie unsere Eltern unsere guten Charakterzüge zu stärken suchten. Wir tun das
ganz automatisch, ohne daß wir darüber nachzudenken brauchten,
weil wir in unserer eigenen Kindheit nach den gleichen Maximen erzogen worden sind. Ohne diese Erfahrung wäre es zehnmal so
schwer, unsere Kinder großzuziehen.

Wenn Wesen und Charakter eines Kindes die Eltern irritieren und
an ihrer Geduld zerren, dann werden die Eltern ein Gefühl der
Schuld nicht loswerden können. Besonders dann, wenn es keine
rechte Erklärung für diese Haltung dem Kind gegenüber gibt. Da
sagt eine Mutter z. B.: »Dieses Kind treibt mich doch immer wieder
dazu, von meinen Prinzipien abzuweichen, obwohl ich mich wirklich bemühe, besonders zärtlich zu ihm zu sein und seine Unarten
zu übersehen.«

Wenn aber die dauernde Ungeduld der Eltern gegenüber einem
ihrer Kinder in ihnen ein zu starkes Schuldgefühl auslöst, dann wird
sich ihr Verhältnis zu diesem Kind zunehmend schwieriger gestalten. Das Schuldgefühl der Eltern ist für ein Kind schwerer zu ertragen als Gereiztheit. Wir werden im Kapitel 536 noch darauf eingehen.

24. Eltern werden zwangsläufig auch einmal ungeduldig. Wahrscheinlich stellen sich junge Ehepaare, die über einen großen Schatz an
Idealen verfügen, vor, daß ihr Maß an Geduld und Liebe für das zu
erwartende Baby unbegrenzt sein wird. Das aber ist bei menschlichen Wesen schlechthin unmöglich. Wenn ihr Baby stundenlang ge-
brüllt hat und alle geduldigen Beruhigungsversuche erfolglos sind,
kann man für ein solches schreiendes Bündel keine Sympathie mehr
aufbringen; jedenfalls nicht im Augenblick. Das Baby erscheint einem als ein unausstehliches, nervenaufreibendes, eigensinniges We-

sen, und man kann gar nicht anders als wütend, richtig wütend zu werden. Oder eines der älteren Kinder hat irgend etwas getan, wovon es ganz genau weiß, daß es verboten ist: vielleicht war es so fasziniert von einem sehr kostbaren, zerbrechlichen Gegenstand, oder es wollte so unbedingt zu den Kindern auf der anderen Straßenseite, daß es der Versuchung einfach nicht widerstehen konnte. Oder aber es war böse und bockig, weil man ihm seinen Willen nicht gelassen hatte, oder es war eifersüchtig auf das Baby, dem Sie zuviel Aufmerksamkeit gewidmet haben . . .

Und so benimmt sich das Kind aus purem Trotz einfach schlecht. Wenn aber ein Kind einem Gebot, das es wohl verstanden und bisher auch anerkannt hat, zuwiderhandelt, ist es für die Mutter (oder den Vater) schwer, ein kühles Standbild der Gerechtigkeit zu bleiben. Alle guten Eltern haben ein ausgeprägtes Gefühl für Gut und Böse. So wurden Sie als Kinder erzogen. Ihre Regel ist durchbrochen, und Ihr Eigentum ist wahrscheinlich beschädigt worden. Ihr Kind, dessen Charakter für Sie eine ständige Aufgabe ist, hat etwas Schlechtes getan. Da ist es unvermeidlich, daß Sie darüber ungehalten sind. Ihr Kind rechnet damit und fühlt sich nicht verletzt, wenn Ihre Reaktion angemessen ist.

Manchmal kann es lange dauern, ehe man selbst merkt, daß man die Geduld verliert. Das Kind mag von dem Augenblick an, da es beim Frühstück erschien, mit einer ganzen Serie von Unausstehlichkeiten begonnen haben; es hat am Frühstück herumgemäkelt, halb mit Absicht ein Glas Milch umgestoßen, mit etwas Verbotenem gespielt und es dann zerbrochen, die kleinen Geschwister geärgert – alles das hat man vielleicht mit äußerster Geduld hingenommen und zu übersehen versucht. Dann, beim nächsten Delikt, das unter Umständen gar nicht so schlimm ist, kocht man sozusagen über, reißt der Geduldsfaden mit vernehmlichem Ruck. Oft, wenn man dann hinterher darüber nachdenkt, kann man erkennen, daß das Kind förmlich nach einer strengen Hand »geschrien« hat, es war, als wollte es die langmütige Geduld der Mutter mit seinen Unarten herausfordern und unbewußt auf die Probe stellen.

Es läßt sich nicht vermeiden, daß wir unseren Kindern gegenüber alle einmal ungeduldig werden, schon allein deshalb, weil wir von anderen Seiten, von der Umwelt her, ja auch allerlei seelischem Druck ausgeliefert sind. Man könnte sich das auf einer Karikatur etwa folgendermaßen vorstellen: Der Vater kommt ermüdet und gereizt nach Hause, lädt seinen Ärger auf seine Frau ab, die Arme weiß nicht, wohin damit, und läßt es das älteste Kind spüren, das gibt es weiter an die jüngeren Geschwister – so ist der Alltag oft, und wir können nichts dagegen tun.

25. Es ist besser, man gibt seinen Ärger zu. Wir sind uns also darüber einig, daß es unvermeidlich ist, wenn Eltern hin und wieder ungeduldig und verärgert sind; im Zusammenhang damit aber ist eine andere Frage wichtig: Sollten die Eltern ihre Reaktion in solchen Fällen als natürlich ansehen? Eltern, die nicht gerade einen unnatürlichen strengen Maßstab an sich selbst legen, werden für gewöhnlich ihre eigene Verärgerung zugeben. Eine natürlich reagierende, ausgesprochen gute Mutter wird, wenn ihr Kind sie um ihre Geduld gebracht hat, zu einer Freundin sagen können: »Also heute langt es mir, ich kann das Gebrüll nicht eine Sekunde länger ertragen« oder etwas Ähnliches. Sie meint es gar nicht so ernst, aber sie scheut sich auch nicht, sich einer befreundeten, mitfühlenden Seele gegenüber zu offenbaren. Es wird ihr *guttun*, und wenn sie sich ausspricht, ist der Ärger überwunden. Es wird ihr auch helfen, die Dinge klarer zu sehen und beim nächsten Mal ihren Sprößling fester anzufassen.

Die Eltern selbst legen unter Umständen einen zu hohen Maßstab an sich, und sie sind unglücklich, wenn ihre Geduld nicht ausgereicht hat, und leiden darunter. Wenn sie ein solches »Versagen« an sich entdecken, fühlen sie sich entweder unerträglich schuldig, oder sie versuchen, es einfach nicht zur Kenntnis zu nehmen. Wenn man jedoch versucht, solche Gefühle zu unterdrücken, kommen sie mit besonderer Heftigkeit an anderer Stelle zum Ausdruck, als Gereiztheit etwa, als übergroße Müdigkeit oder als Kopfschmerzen.

Ein anderer indirekter Ausbruch ist übertriebene Ängstlichkeit. Eine Mutter, die nicht zugeben will, daß sie auch einmal einen gelinden Zorn auf ihren Sprößling hat, wird dazu neigen, sich alle Gefahren vorzustellen, die ihr Kind von anderer Seite bedrohen. Sie hat immer Angst vor Ansteckung, vor dem Straßenverkehr; sie versucht ihr Kind mit allen Mitteln davor zu schützen und züchtet deshalb in dem kleinen Wesen ein Gefühl der Unsicherheit und Unselbständigkeit.

Ich habe die Probleme, die aus solchem nichteingestandenen Ärger entstehen können, nicht dargestellt, um damit nur die unbehaglichen Gefühle der Eltern hervorzuheben. Im allgemeinen macht das, was die Eltern unglücklich macht, auch die Kinder unglücklich. Wenn eine Mutter glaubt, daß eine Meinungsverschiedenheit mit dem Kind etwas so Schreckliches sei, daß sie es nicht zugeben könne, wird das Kind das fühlen und vor jedem noch so kleinen Konflikt eine viel größere Angst haben. Man kann es in psychiatrischen Kinderkliniken beobachten, daß Kinder sich vor eingebildeten Gefahren fürchten. Sie steigern sich in eine Angst etwa vor Insekten oder vor der Schule oder vor der Trennung von den Eltern hinein. Bei der Untersuchung stellt sich dann heraus, daß es sich um ein ganz gewöhnliches verstecktes Angstgefühl gegenüber den Eltern handelt, die Kinder wagen jedoch nicht, es zuzugeben.

Um es noch einmal anders zu sagen: ein Kind wird glücklicher sein, wenn die Eltern auch einmal ihre normale Verärgerung, ihren Zorn auf den kleinen Missetäter eingestehen, denn dann fühlt sich das Kind freier, wenn es selbst einmal mit einem Ärger seines kleinen Daseins nicht weiß wohin. Und gerechter Zorn, der sich Luft macht, klärt die Verhältnisse und reinigt die Atmosphäre wie ein Sommergewitter. Wir spechen nicht davon, daß man grob zu den Kindern sein soll, nur davon, daß man seine Gefühle nicht unterdrücken soll. Und es ist auch beileibe nicht jeder Zorn auf Kinder gerechtfertigt. Hier und dort sieht man Eltern, die ihre Kinder lieblos und streng behandeln, sie körperlich und seelisch unter ihren pädagogischen Druck setzen, ohne Entschuldigung oder ohne sich dessen zu schämen. Wovon hier die Rede ist, das sind diejenigen Eltern, die sich der Verantwortung bewußt sind und ihre Kinder mit Liebe großziehen.

Wenn sich aber eine Mutter oder ein Vater, die ihr Kind aufrichtig liebhaben, dennoch meist gereizt oder verärgert fühlen, ob sie es nun zugeben oder nicht, kann man annehmen, daß ein gefühlsmäßiger Spannungszustand vorhanden ist, und man sollte sich dann doch besser einem Arzt, vielleicht auch einem Psychiater, anvertrauen. Es ist durchaus möglich, daß diesem gefühlsmäßigen Spannungszustand eine völlig andere Ursache zugrunde liegt. (Siehe Abschnitt 861.)

26. Streitigkeiten der Eltern. Man braucht sich eines Streits nicht zu schämen. Eltern versuchen oft, vor den Kindern Uneinigkeit und

Streit geheim zu halten und glauben dabei noch, Kinder bemerkten dies nicht. Sicher soll man erhitzte Wortgefechte in Abwesenheit der Kinder führen, aber der irrt sich, der annimmt, Kinder spürten Spannungen in der Familie nicht. Wenn ein Kind mitten in einen solchen Streit hineinkommt, dann sollten die Eltern zugeben, daß sie gerade streiten; das ist besser, als wenn sie plötzlich schwiegen, ein ernstes Gesicht machten und das Kind aus dem Raume bäten. Es reinigt die Luft, wenn man zugibt, daß Streit zum Leben auch der Erwachsenen gehört; das Kind darf wissen, daß man gelegentlich Streit haben und sich dennoch respektieren und lieben kann, und daß ein Streit nicht das Ende der Welt bedeutet.

27. Kinder wollen, daß man sie richtig behandelt. Es mag Sie verwundern, daß wir so ausführlich über die Verärgerung von Eltern gesprochen haben. Die meisten von uns werden, wenn das Familienleben in normalen, glatten Bahnen läuft, nur in besonderen Fällen oder hin und wieder in kritischen Augenblicken zornig werden, abgesehen davon, daß manche Tage mehr, manche Tage weniger für »dicke Luft« prädestiniert zu sein scheinen. Um darüber hinaus unnötige Veränderungen zu vermeiden, muß man die Kinder unter einer gleichmäßigen, nicht zu lockeren Kontrolle halten und ein bißchen fester anfassen, wenn eine solche Krise sich anbahnt. Diese Festigkeit ist ein Teil der elterlichen Liebe. Wenn man seine Kinder auf dem richtigen Weg führt, trägt diese Festigkeit dazu bei, aus ihnen liebenswerte Menschen zu machen. Und die Kinder lieben uns dafür, daß wir sie aus Schwierigkeiten und Mißstimmungen heraushalten.

Strenge oder Nachgiebigkeit

28. Die Frage, ob man Kindern gegenüber eine feste oder eine nachgiebige Haltung einnehmen soll, bewegt viele Eltern sehr. Die richtige Antwort darauf wird die große Mehrheit der Eltern im Laufe der Zeit selbst finden. Für einige Eltern bleibt es jedoch ein Punkt der Besorgnis, ungeachtet der Erfahrungen, die sie bereits gemacht haben.

Ein anderes Wort für Nachgiebigkeit ist Toleranz. Ich verwende es allerdings nicht gern, da jeder etwas anderes darunter versteht. Einige denken sofort an eine zwanglose, nachgiebige Erziehung. Für andere wiederum bedeutet es unsinnige, übertriebene Nachsicht, bei der das Kind alles sagen, alles tun und alles haben kann, was es nur möchte. So kann man sich ein ungezogenes, verwöhntes und grobes Kind heranziehen.

Ich will die Katze sofort aus dem Sack lassen; das eigentliche Problem heißt nicht Strenge oder Nachgiebigkeit. Wer keine Angst hat, hart zu sein und gleichzeitig ein Herz für Kinder hat, wird mit einem mittleren Kurs das Beste erreichen. Wenn Strenge sich aber aus einer kindesfeindlichen Haltung speist oder übertriebene Nachgiebigkeit die Folge von ängstlichem Schwanken ist, so bleibt der Erfolg aus. Die geistige Haltung der Eltern bei der Erziehung des Kindes wird die Einstellung des Kindes nachhaltig beeinflussen. Nur darauf kommt es an.

29. Stehen Sie zu Ihren Überzeugungen! Wenn Eltern eher eine strenge Erziehung bevorzugen, dann sollten sie sich bei ihren Kindern auch so verhalten. Ein gewisses Maß an Strenge, guten Manieren, promptem Gehorsam und Ordnungsliebe schaden Kindern nicht, solange die Eltern im Grunde freundlich sind und die Kinder glücklich und zufrieden aufwachsen können. Strenge aber schadet dem Kind, wenn die Eltern sie übertreiben, grob sind, ständig nörgeln oder das Alter und die Persönlichkeit des Kindes nicht berücksichtigen. So erzogene Kinder sind entweder duckmäuserisch und farblos oder verhalten sich anderen gegenüber gemein.

Es gibt Eltern, die locker führen und Manieren in Zusammenhang mit dem Verhalten des Kindes allgemein sehen; auch wenn sie, was Schnelligkeit oder Ordnungsliebe angeht, nicht besonders streng sind, können ihre Kinder dennoch zu rücksichtsvollen und zur Zusammenarbeit fähigen Menschen heranwachsen. Allerdings dürfen die Eltern sich nicht scheuen, in wichtigen Fragen standfest zu sein.

Wenn diese Nachgiebigkeit zu weniger glücklichen Ergebnissen führt, ist das nur zum Teil auf zu geringe Anforderungen zurückzuführen. Vielmehr sind die Eltern ängstlich und voller Schuldgefühle und ermuntern unbewußt das Kind, Herrscher der Familie zu sein.

Wenn Eltern allzu zögernd darangehen, von ihren Kindern vernünftiges und vom menschlichen Anstand diktiertes Benehmen zu verlangen – sei es, weil sie falsch verstandene Theorien über die Respektierung der Persönlichkeit beim Kind anwenden, sei es, daß sie von Natur aus dazu neigen, sich selbst zu opfern, oder sei es, daß sie Angst haben, ihre Kinder könnten sie deshalb weniger lieben –, eines Tages werden sie den Kindern das schlechte oder undankbare Benehmen, das daraus resultiert, verübeln. Sie werden reizbar, vielleicht sogar nur im Unterbewußtsein, doch sie wissen nicht, wie damit fertig werden. Darunter leidet dann auch das Kind. Es plagt sich mit Schuldgefühlen und wird ängstlich, aber gleichzeitig auch anspruchsvoller.

30. Eltern, die Angst vor Disziplin haben. Es gibt viele Eltern, die Führung und Kontrolle der Kinder ablehnen und dies ihrem Partner überlassen, auch wenn sie mit den Kindern gerne spielen. Ich denke dabei an Väter, die sich hinter der Zeitung verschanzen oder am Fernsehgerät kleben, wenn es zu Krisen kommt. Mütter wiederum, denen es an Selbsicherheit mangelt, können sich leicht angewöhnen zu drohen: »Wart nur bis Vater nach Hause kommt.«

Einige dieser Eltern erklären auf die Vorhaltungen ihrer Partner (meistens der Mütter), daß sie vermeiden möchten, daß ihre Kinder sie aus feindlichen Augen betrachten. Lieber möchten sie zu ihnen ein Kumpelverhältnis aufbauen. Nun sind nette Eltern zwar gut, aber Kinder haben schon Freunde, jedoch nur einen Vater und nur eine Mutter. Eltern sollten Eltern sein.

Ängstliche Eltern, die Führung verabscheuen, lassen ihre Kinder, insbesondere das Kind des gleichen Geschlechts, allein. Solche Kinder sind wie Reben ohne Stützgitter.

Wenn Eltern Angst haben, eine feste Meinung zu vertreten, versuchen die Kinder, wie weit sie gehen können; sie machen so sich und den Eltern das Leben schwer, bis jenen einmal der Geduldsfaden reißt. Die Eltern haben dann leider oft ein schlechtes Gefühl und sehen von scharfem Tadel ab.

Ein Vater, der seiner disziplinarischen Verantwortung ausweicht, zwingt seine Frau, die Aufgabe der Disziplin allein zu übernehmen. Kinder wissen, daß schlechtes Benehmen die Erwachsenen reizt. Wenn der Vater dies nicht zu bemerken scheint, fühlt sich das Kind unsicher. Die Erfahrung zeigt, daß ein solcher Vater mehr gefürchtet wird als einer, der bei der Kindererziehung mitarbeitet und gelegentlich auch seinen Unmut mitteilt. Nur so lernen Kinder, was Mißfallen ist und daß man es überleben kann. Ihre Selbstsicherheit wächst und ihre Furcht läßt nach; es ist eine Situation ähnlich der, als sie schwimmen lernten oder das erste Mal im Dunkeln spazieren gingen. Wenn der Vater die Kinder aber nicht erzieht und seinen Unmut verbirgt, so erscheint der Ärger des Vaters in der Vorstellung der Kinder viel größer als er in Wirklichkeit ist.

Der Vater in seiner Elternrolle

31. Fähigkeiten und Verantwortung des Vaters. Männer nehmen immer mehr an den Aufgaben in Heim und Familie teil, vor allem wenn ihre Frau berufstätig ist. Es gibt keinen Grund, warum Väter diese Aufgaben nicht wahrnehmen könnten, die der Sicherheit und Entwicklung des Kindes dienen. Väter sollten diese Tätigkeit nicht als einen Gnadenerweis gegenüber ihren Frauen darstellen, und andeuten, sie seien damit außerordentlich großzügig. Die Arbeit sollte im Geiste gleichberechtigter Partnerschaft getan werden. Es gibt immer mehr Väter, deren Frauen ganztägig außer Haus arbeiten und die sich in erster Linie um Kinder und Haushalt kümmern.

Einige Väter, die an der Kinderpflege nicht sehr interessiert sind, sagen: »Ich will warten, bis das Kind einem menschlichen Wesen ähnlicher ist.« So geht wertvolle Zeit verloren. Der Vater wartet ab, die Mutter wird zur Expertin; später hat es der Vater schwerer, als gleichberechtigter Elternteil anerkannt zu werden.

Die meisten Mütter haben Angst, am Anfang die Pflege des Säuglings zu übernehmen. Aber sie können das nicht aufschieben, sondern müssen die Aufgabe übernehmen und lernen schnell dazu.

Ein berufstätiger Vater wird seinen Kindern das Beste tun, wenn er die Erziehung der Kinder etwa zur Hälfte übernimmt und sich auch an der Hausarbeit beteiligt, nachdem er nach Hause zurückgekommen ist. Das gleiche gilt für die Wochenenden. Die Führung und Geduld der Mutter lassen am Ende des Tages deutlich nach (dem Vater würde es ebenso ergehen, wenn er den ganzen Tag die Kinder um sich hätte). Die Kinder gewinnen, wenn sie die unterschiedliche Führung und Kontrolle durch Vater und Mutter kennenlernen.

Wenn ein Vater seinen Teil an der Kindererziehung trägt, erleichtert er nicht nur die Arbeit der Mutter oder leistet ihr Gesellschaft. Er zeigt auch, daß die Arbeit der Mutter für die ganze Familie wertvoll ist, daß sie Fähigkeiten und ein sicheres Urteil verlangt und daß sie beide gemeinsam diese Verantwortung tragen. Söhne und Töchter müssen dieses Beispiel kennenlernen, weil sie sonst leicht in sexistische Haltungen verfallen.

Ein Vater kann die Flasche geben und das Kind füttern, Windeln und Kleidung wechseln, Tränen trocknen und Nasen putzen, das Kind baden und zu Bett bringen, Geschichten erzählen, Spielzeug reparieren, Streit schlichten, bei den Hausaufgaben helfen und den Kindern Regeln erklären und Aufgaben zuweisen, deren Durchführung er begleitet und wo nötig lobt oder tadelt.

An der Hausarbeit kann der Vater in reichem Maße teilnehmen: einkaufen, kochen, servieren, Geschirr spülen, Betten machen, das Haus putzen und die Wäsche waschen. (Meine Mutter lehrte mich diese Tätigkeiten, als ich 7 Jahre alt war.)

Es wird ein Freudentag sein, wenn Väter
- die Erziehung der Kinder für so wichtig halten wie ihren Beruf
- Beruf und Arbeitszeit so wählen, daß sie viel Zeit mit Frau und Kindern verbringen können
- bei der Wahl des Wohnorts dem Familienleben eine hohe Priorität geben
- Versetzungen innerhalb ihrer Firma Widerstand leisten
- am Arbeitsplatz dafür bekannt sind, daß sie ihre Verpflichtungen als Eltern sehr ernst nehmen und für die Kinder auch einmal einen freien Tag nehmen
- andere Väter von dieser Meinung zu überzeugen versuchen.

Die Familie ändert sich

In diesem Unterkapitel möchte ich wegen der großen Bedeutung dieser Tatsachen für das Kind die starken Veränderungen besprechen, die sich in den vergangenen Jahren und Jahrzehnten abspielten; sie sind zum einen Folge der zunehmenden Industrialisierung unserer Gesellschaft, in der Männer und Frauen weit weg von zu Hause arbeiten, zum anderen Folge der Frauenbefreiungsbewegung, die gleiches Recht für beide Geschlechter erstreiten will.

32. Diskriminierung gibt es auch heute noch. Frauen in unserer Gesellschaft mußten ein halbes Jahrhundert darum kämpfen, daß sie gleiche Ausbildungschancen, das Wahlrecht und den Zugang zumindest zu einigen Berufen bekamen. Doch auch heute, in den neunziger Jahren, werden Frauen immer noch diskriminiert – wenige Frauen gehen zur Universität, sie haben größere Schwierigkeiten als die Männer, in gut bezahlte Berufe zu kommen, sie erhalten für die gleiche Arbeit weniger Lohn, und sie müssen sich gegen ungerechte Gesetze und voreingenommene soziale Bräuche wehren. Die Frauenbewegung hat Terrain gewonnen, aber es gibt noch viel zu tun.

Viele der Frauen, die wegen der Kinder zu Hause bleiben, sind stolz auf ihre Aufgabe und fühlen sich glücklich. Andere aber bemerken sehr deutlich, wie wenig eine materialistisch ausgerichtete Gesellschaft ihnen Respekt zollt; denn sie erhalten nun keinen Lohn mehr und können sich nicht für höhere Positionen bewerben. Tagsüber fühlen sich viele Frauen von der Welt abgeschnitten, da unsere Häuser und Wohnungen voneinander isoliert sind; ihnen fehlt die Anregung und die Freude, die nur die Gesellschaft von Erwachsenen spenden kann.

Dies unterscheidet unsere Gesellschaft von den viel engeren Gemeinschaften unterentwickelter Länder.

Am schlimmsten für Frauen ist das Gefühl, daß sie von vielen Männern und Frauen als ein zweitrangiges Geschlecht angesehen werden, dessen Fähigkeit und Einfluß weniger Gewicht haben.

33. Die Unterordnung der Frauen beginnt bereits in früher Kindheit. Einige dieser Handlungen setzen eine Frau absichtlich herab, die meisten sind gedankenloser Ausdruck von Vorurteilen oder alter Tradition.

Für die Fertigkeiten kleiner Jungen und die Niedlichkeiten kleiner Mädchen bezeugen viele Menschen Bewunderung. Mädchenkleider veranlassen den Erwachsenen zu sagen: »Wie schön du aussiehst!« Das ist einerseits ein Kompliment, es gibt aber dem

Mädchen andererseits das Gefühl, daß es eher für sein Aussehen als für seine Leistungen geschätzt wird. In Kinderbüchern bauen Jungen Dinge auf oder begeben sich auf Abenteuerreisen; Mädchen sehen den Jungen zu und spielen mit Puppen. Im allgemeinen warnt man Mädchen davor, auf Bäume oder Garagendächer zu steigen, da sie nicht stark genug dazu seien oder sich leichter verletzten. Jungen erhalten Spielzeugautos, Baukästen, Sportgerät und Arztkoffer. Mädchen bekommen Puppen, Nähsets, Schwesternkittel oder Sticksachen. Alle diese Geschenke sind für sich gesehen in Ordnung, insbesondere, wenn das Kind nach ihnen verlangt. Gefährlich ist es, wenn die Erwachsenen diese Unterschiede zwischen Jungen und Mädchen ständig machen und damit zum Ausdruck bringen, daß Frauen und Männer nur für bestimmte Berufe geeignet seien.

Jungen übernehmen Arbeiten in der Garage, im Keller und auf dem Rasen, während Mädchen die Aufgaben im Hause ausführen. Natürlich hängt die gesamte Familie von der Hausarbeit ab, und sie sollte entsprechend gewürdigt werden; wenn sie aber in einer Gesellschaft, die dem Mann so viel Prestige zuspricht, nur von Frauen durchgeführt wird, so sieht man sie bald als eine untergeordnete Tätigkeit an.

Viele Jungen hänseln aus ihrem Minderwertigkeitsgefühl heraus Mädchen, daß sie nicht schnell rennen oder einen Ball weit werfen könnten und daher nicht mitspielen dürften.

Einige Eltern und Lehrer erzählen Mädchen, daß sie aufgrund ihrer Natur keine höhere Mathematik oder Physik studieren oder Ingenieur werden könnten. Als Jugendliche sind diese Mädchen dann überzeugt, daß sie den Männern im abstrakten Denken, Führungsfunktion und der Kontrolle ihrer Gefühle unterlegen seien. Werden diese Vorurteile angenommen, so zerstören sie das Selbstvertrauen und verursachen geradezu die geringere Kompetenz bei bestimmten Aufgaben, die nach Ansicht vieler Männer und einiger Frauen bei der Frau angeboren sein soll.

34. Auch Männer brauchen eine »Emanzipation.« Nachdenkliche Frauen, die sich emanzipieren wollen, stellten dabei fest, daß auch Männer Opfer von Geschlechtsstereotypien sind. Jungen werden dazu erzogen, daß sie ihre Gefühle nicht zeigen sollen, wenn sie verletzt, erschreckt oder unglücklich sind. Wenn sie diesen Glauben annehmen, dann verlieren sie insgesamt an Empfindungsfähigkeit gegenüber sich selbst und anderen.

Selbst positive Gefühle wie Zärtlichkeit und Freude werden weniger intensiv erlebt. (Ich habe das festgestellt, als ich Medizinstudenten die Gefühle ihrer Patienten nahebringen wollte.) Ihr Gefühlsleben wird begrenzt. Ihr Verständnis als Ehemänner, Väter, Freunde und berufstätige Menschen in der Öffentlichkeit nimmt ab; es ist schwieriger, mit ihnen zu leben und auszukommen.

Jungen lernen früh, was man von Männern in unserer Gesellschaft erwartet. Sie sollen rücksichtslos aggressiv, wettbewerbsfreudig und erfolgreich sein. Sie sollen Berufe ergreifen, die traditionelle Männerberufe sind. Die meisten Männer, die in dieses Verhaltensmuster hineinfallen, werden in der Folge zumindest eine etwas erstarrte Persönlichkeit davontragen. Sie werden zögern, aus der Konvention auszubrechen, handele es sich um ihre Interessen, Freundschaften oder ihren Beruf.

Jungen und Männer, die Härte und Wettbewerb weniger mögen, werden dazu gebracht, sich unterlegen oder als Außenseiter zu fühlen. Ihre Leistungsfähigkeit sowohl in traditionellen als auch nicht traditionellen Berufen wird dadurch beeinträchtigt; auch ihre Erfüllung bei der Arbeit und in der Freizeit leidet darunter.

Wenn Menschen glauben, sie müßten einem konventionellen männlichen oder weiblichen Stereotyp folgen, so verkrampfen sie sich unwillkürlich; je mehr sie ihre natürlichen Wünsche unterdrücken und verleugnen müssen, desto stärker werden sie sich verkrampfen. Der Gesellschaft gehen so wertvolle Talente verloren. Außerdem ist jeder Mensch, der dem angenommenen Ideal nicht entspricht, von vornherein als ungeeignet abgestempelt.

35. Was heißt eigentlich Arbeit? In der einfachen, nicht-industriellen Gesellschaft (für die die Entwicklungsgeschichte den Menschen eigentlich geschaffen hat) arbeiten alle Erwachsenen und älteren Kinder in ihrer Gemeinde: Sie bebauen Land, fischen, weben, kochen, töpfern und so weiter.

Die Arbeit wird gemeinsam durch Großfamilien oder in der Gemeinde durchgeführt. Der Zweck der Arbeit ist das Wohlergehen der Gruppe, nicht das Geldverdienen oder der Wettbewerb.

Kinder befinden sich immer nahe bei ihren Eltern. Jedoch steht

ihre Pflege nicht im Vordergrund. So kann eine Mutter das Kleinkind in einem Hängetuch bei der Arbeit tragen; später kann sie das
Kind einer vier Jahre älteren Schwester übergeben. Schon früh
beginnen die Kinder den Erwachsenen bei ernsthafter Arbeit zu
helfen.

In der vor-industriellen Zeit schöpften die Handwerker – Frauen
und Männer – Befriedigung aus den Dingen, die sie selbst für sich
und auch für andere herstellten – Gerätschaften für den Haushalt,
Schmuck, Webstoffe, Teppiche, Verzierungen, Spielzeug und Möbel.

36. In unserer Industriegesellschaft hat die Arbeitswelt unser Leben
zu Hause wie auch das Leben am Arbeitsplatz künstlich eingeteilt.
Viele Väter und Mütter arbeiten viele Kilometer von ihrem Heim;
die Arbeit ist gelegentlich langweilig, wiederholt sich und bringt
keinen persönlichen Gewinn. Die Befriedigung ergibt sich einzig aus
dem Gehalt und der erreichten Position. Diese Ordnung besteht bei
uns so lange, daß wir glauben, es handele sich um eine völlig normale Befriedigung unserer Bedürfnisse. Aber im Grunde handelt es
sich um schwachen Ersatz für die Freude, die man als Handwerker
erlebt, wenn man etwas Nützliches und Schönes erschafft. Die Kon-
zentration auf Geld und Rang fördert die Rivalität zwischen Arbeitern, Nachbarn und gelegentlich zwischen Mann und Frau in der
Familie; die innere Freude, die aus der gemeinsamen Arbeit für das
Wohl von Familie oder Gemeinschaft wächst, gibt es kaum mehr.

Paare, die wegen der berufliche Entwicklung oder, weil regelmäßige Versetzungen für jüngere Mitarbeiter ein Prinzip einer bestimmten Firma sind, umziehen, müssen die Liebe und Sicherheit
der Großfamilie hinter sich lassen. Meist leben sie in voneinander
mehr oder weniger isolierten Häusern und haben zu ihren Nachbarn
keine engen Beziehungen. Oft müssen sie wegen der organisatori-
schen Veränderungen so oft umziehen, daß sie in der Gemeinde
keine Wurzeln schlagen oder von ihr Hilfe erwarten können. Diese
Isolation und »Beweglichkeit« setzen den zu Hause bleibenden
Elternteil sowie die Kinder einer besonderen Belastung aus.

37. Berufstätigkeit für Männer und Frauen. Für die Männer gehören
Gehalt und Prestige traditionell zu den wichtigsten Werten im Amerika des 20. Jahrhunderts. Meiner Meinung nach ist dies eine we-

sentliche Ursache dafür, daß viele Männer den Konkurrenzkampf, den Materialismus überbetonen und häufig ihre Frau und die Kinder vernachlässigen (Väter haben mir das gestanden, als ihre jugendlichen Töchter und Söhne in Schwierigkeiten geraten waren), Freundschaften sowie soziale Beziehungen und kulturelle Interessen geringschätzen. Letztlich führt das zu Magengeschwüren, Herzanfällen und anderen streßbedingten gesundheitlichen Problemen.

Als sich in den frühen 70er Jahren die Frauenbewegung etablierte, konzentrierten sich die berufstätigen Frauen natürlich auf die Gleichberechtigung am Arbeitsplatz: gleicher Lohn für gleiche Arbeit, gleiche Chancen für die berufliche Karriere. Diese Rechte sollten sie sicherlich auch haben – obwohl sie für viele noch unerreichbar sind.

Aber mit der Forderung nach Gleichberechtigung haben viele Frauen ohne sich dessen bewußt zu sein, auch die in meinen Augen beschränkten und falschen Wertvorstellungen der Männer übernommen. In gewissem Sinne haben sich jetzt auch die Frauen an dieser Jagd nach Geld und Prestige beteiligt. Einige haben streßbedingte Erkrankungen, wie Geschwüre und Herzanfälle. Andere, die auf der Karriereleiter weit nach oben gestiegen sind, vermissen die kindliche Zuneigung und fühlen sich schuldig, da sie den ganzen Tag von ihren Babys oder kleinen Kindern getrennt sind. (Die Männer würden diese Schuld auch fühlen, wenn sie in einer Gesellschaft aufgewachsen wären, die ihnen die gleiche Verantwortung für die Erziehung der Kinder aufgetragen hätte.) Damit ist der Preis für eine sich an Gehalt und Prestige orientierende und auch nur teilweise Gleichberechtigung doch noch hoch.

Wieviel besser wäre es gewesen (obwohl das nie hätte passieren können), wenn die *Männer* 1970 Vernunft angenommen hätten und sich bewußt geworden wären, daß die Frauen recht hatten. Sie fühlen nämlich schon seit Jahrhunderten, daß die Familie und das Mitgefühl, das aktive Leben in der Gemeinschaft, das Interesse an der Kunst zu den Werten gehören, die den meisten Menschen die größte und tiefste Befriedigung zuteil werden lassen. Damit verglichen ist die Genugtuung aus den *meisten* Berufen (mit Ausnahme vielleicht der sehr kreativen Arbeit der Schriftsteller, Komponisten, Künstler, Erfinder) doch nur sehr oberflächlich.

Ich bin überzeugt, daß es den Männern, unseren Familien und unserer Gesellschaft außerordentlich nutzen würde, wenn die Männer der Familie und dem Mitgefühl höchste Priorität einräumten. Männer und Frauen könnten das gleiche Ziel teilen, die gleiche Vision über ihr Leben. (Genau diesem Ziel haben wir unsere Karriere gewidmet und unsere Medizinstudenten so gelehrt, gefühlvollere, erfolgreichere Ärzte zu werden).

Aber warum geben wir uns soviel Mühe, die Bedeutung des Berufes herunterzuspielen? (Ich leugne gar nicht, daß ein ausreichendes Einkommen für die Familie absolut notwendig ist – und zwar erst recht für den Alleinerziehenden.) Mir bereitet Sorge, daß durch unsere Besessenheit, Karriere zu machen, die Familie unerträglichen Belastungen ausgesetzt wird, daß die Frauen genauso wie die Männer ihren Beruf als Lebenszweck betrachten, so zum Scheitern der Ehe beitragen und Tausenden von Kindern die häusliche Geborgenheit nehmen, wo zumindest ein Elternteil wenigstens einen Teil des Tages für sie da ist.

Ich glaube, daß sowohl Jungen als auch Mädchen in der tiefen Überzeugung erzogen werden sollten, daß für die meisten Menschen die Familie die größte und tiefste Befriedigung darstellt. Dann würde die Frau sich nicht mehr so gezwungen fühlen, die traditionellen Wertvorstellungen der Männer zu übernehmen, und die Männer könnten – befreit von den früheren engen Zwängen ihres Geschlechts – sich die vielen Fertigkeiten der Frauen und ihre Werte aneignen.

Familie und Beruf

38. Eltern, die eine berufliche Karriere oder eine bestimmte Arbeit für ihre Lebenserfüllung brauchen, sollten diese der Kinder wegen nicht einfach aufgeben. Ihre Kinder würden durch ein derartiges Opfer nichts gewinnen. Meiner Meinung nach sollten solche Eltern einen Kompromiß zwischen Berufstätigkeit und Kindererziehung suchen: besonders in den ersten 3 Entwicklungsjahren können Kinderpfleger eine Hilfe sein.

Manchmal kann man auf ein anderes Familienmitglied – zum Beispiel die Großmutter oder eine Tante – zurückgreifen, das bereit ist, sich um das Kind zu kümmern. Ein anderes Mal muß man sich an professionelle Kinderpfleger wenden.

50

In den Abschnitten 62 und 640 wird auf die Betreuung in fremden Familien (Pflegemütter) und auf Kindertagesstätten eingegangen. Einige wenige Unternehmen beginnen mit der Einrichtung von Kindertagesstätten im Betrieb oder unterstützen ihre Angestellten finanziell bei der Suche nach einer guten Betreuung für ihre Kinder. Die meisten Menschen in den mittleren Einkommensklassen können sich eine qualitativ gute Tagesbetreuung nicht leisten. Deshalb sollten Eltern nur solche Bewerber für die Behörden wählen, die sich für eine staatliche Unterstützung der Kindertagesstätten einsetzen.

39. Wie ist das mit der »Qualitätszeit«? Sind beide Elternteile bzw. die alleinerziehende Mutter/Vater berufstätig, werden sie versuchen, ihre Arbeitszeit so einzurichten, daß sie soviel Zeit wie möglich mit ihren kleinen Kindern verbringen können. Ein Elternteil kann für sich genommen den Kindern schon viel helfen. Nichtschulpflichtige Kinder können abends lange aufbleiben, wenn sie dafür morgens regelmäßig länger schlafen oder in der Kindertagesstätte noch eine Mütze voll Schlaf nehmen können. Die reine Anzahl der mit dem Kind verbrachten Stunden ist im allgemeinen zweitrangig. Viel wichtiger ist die Qualität bzw. das Klima der gemeinsam verbrachten Zeit. Das verstehen wir unter »Qualitätszeit«.

In der Praxis ist das nichts anderes als die Zeit, in der die Eltern und die Kinder ganz spontan enger zusammenrücken, sich freundlich begegnen und Verständnis füreinander aufbringen. So läßt sich z. B. die Zeit beim Autofahren, beim gemeinsamen Essen und bei anderen Routinetätigkeiten dafür nutzen. Fahrten zum Arzt, zum Supermarkt oder Kaufhaus lassen sich mit einem Essen im Restaurant und einem Gespräch bei dem man auch das Zuhören nicht vergessen sollte, verbinden. Kleine Ausflüge in Parks, zu Sportveranstaltungen oder Sehenswürdigkeiten können eingeplant werden.

An dem Konzept der »Qualitätszeit« ist an sich nichts auszusetzen. Ich befürchte nur, daß einige wenige gewissenhafte, hart arbeitende Eltern das als Pflichtübung verstehen. Sie werden jedesmal, wenn sie zu Hause sind oder täglich, ein paar Stunden mit den Kindern sprechen, spielen, ihnen Bücher vorlesen – auch wenn sie schon gar keine Geduld mehr haben und Freude daran mehr empfinden. Eltern, die ihre eigenen Bedürfnisse und Wünsche vernachlässigen, nur um den Kindern »Qualitätszeit« zu bieten, werden dieses Opfer unter Umständen bereuen. Dann wird sich auch das Klima der Freundlichkeit und des Verständnisses verflüchtigen. Ein Kind, das spürt, daß es seine Eltern zwingen kann, ihm mehr Zeit zu widmen, als diese eigentlich möchten, wird leicht problematisch und fordernd. Auf der anderen Seite werden aber Eltern, die ihrem Kind nie die entsprechende Aufmerksamkeit widmen, ihrer Verantwortung dem Kind gegenüber nicht gerecht.

40. Leicht werden Kinder berufstätiger Eltern verwöhnt. Denn jene haben das Gefühl, die wenigen Stunden mit ihrem Kind durch Geschenke zu verschönen, dem Kind alle Wünsche von den Augen abzulesen und alles durchgehen zu lassen. Wenn ein Kind merkt, daß die Eltern immer nachgeben, wird es nur um so begehrlicher. Natürliche Zuneigung ist wichtig, aber die Eltern sollten auf ihre Müdigkeit und ihre eigenen Wünsche auch etwas Rücksicht nehmen; sie *dürfen* Höflichkeit und Rücksicht erwarten, sollten es mit den täglichen kleinen Geschenken und mit dem Geldausgeben für das Kind nicht übertreiben, in einem Satz: sie sollten ganz normale Eltern sein. Das Kind verhält sich dann nicht nur besser, sondern hat auch mehr Freude am Umgang mit seinen Eltern.

41. Ab wann wieder arbeiten? Obwohl die Eltern ihre Berufstätigkeit jederzeit nach der Geburt des Kindes wieder aufnehmen können, gilt doch: Je später, desto besser. Drei bis sechs Monate sind schon ein angemessener Zeitraum für Eltern, die den Arbeitsbeginn nicht weiter hinauszögern können. Dadurch erhält das Kind die Möglichkeit, sich an relativ regelmäßige Fütter- und Schlafzeiten sowie an den Rhythmus in der Familie zu gewöhnen. Das gibt auch der Mutter die Zeit, sich auf ihre eigenen physischen und psychischen Veränderungen sowie das Stillen einzustellen (oder auch vom Stillen auf die Flasche umzustellen, falls sie das vor der Wiederaufnahme der Arbeit tun möchte.)

Was haben Sie für ein Ziel bei der Erziehung Ihres Kindes?

Kindererziehung ist für viele Eltern im 20. Jahrhundert verwirrender als je zuvor, da viele traditionelle Überzeugungen zur Moral, zu Interessen und zur Charakterbildung verlorengegangen sind. Auch unsere Überzeugungen zum Sinn der menschlichen Existenz sind weitgehend abhanden gekommen. Wir behelfen uns stattdessen mit psychologischen Konzepten, die kleine Probleme lösen können, aber keine Antworten auf die großen Fragen geben.

42. Andere Zeiten, andere Sitten. In früheren Zeiten nahm man an, daß neben dem Broterwerb der Dienst an Gott und die Beachtung religiöser Gebote und Vorschriften die Hauptaufgabe des Menschen in der Welt sei. So kam es, daß die bedeutendsten Bauwerke des Mittelalters Kirchen waren. Die Idee der Selbstverwirklichung war Kindern fremd. Stattdessen wurden sie ermahnt, die schlechte Natur zu überwinden, um als Erwachsene in Gottes Augen wohlgefällig zu sein.

Anderenorts brachte man die Menschheit dazu, den Dienst am Vaterland als die höchste Aufgabe anzusehen. Dies traf teilweise auf Napoleons Frankreich, das britische Empire und trifft heute auf einen demokratischen Staat wie Israel zu.

In diesen Ländern stimmen Eltern, Lehrer und Staatsführung bezüglich der Erziehungsziele überein: Fähigkeit zu Zusammenarbeit, Fleiß und Dienst am Staat. Eltern brauchen sich nicht zu fragen, ob sie nach den richtigen Grundsätzen erziehen.

In wieder anderen Ländern nimmt man an, daß Kinder den Zielen der Großfamilie oder des Clans zu dienen hätten. In Kindheit und Jugend bereiten sie sich vor, die für die Familie wertvollen Aufgaben zu übernehmen. Als Kinder wie als Erwachsene müssen sie die älteren Familienmitglieder ehren und auf ihren Rat hören. In vielen Ländern mußten sie Ehepartner akzeptieren, die von den Eltern unter dem Gesichtspunkt der Familieninteressen ausgesucht worden waren.

43. Das Kind im Mittelpunkt. Wenige Kinder werden bei uns dazu erzogen, daß ihr Lebenszweck im Dienst an der Familie, am Vaterland oder an Gott bestehe. Vielmehr wird ihnen beigebracht, daß sie Ziele und Beschäftigung im Leben nach ihren Wünschen gestalten können. Oft werden diese Ziele auf das Materielle beschränkt.

Das Kind wird mindestens so wichtig, gelegentlich für wichtiger als die Eltern angesehen. Während in vielen Ländern Kinder ihre Eltern als überlegene und hervorragende Menschen anzusehen haben, sagen die Eltern bei uns viel eher zu ihrem Kind: »Wenn du nicht mehr wirst als ich bin, hast du nicht viel erreicht.« Der Respekt ist damit umgekehrt. Daher spricht man auch davon, daß das Kind im Mittelpunkt stehe.

In anderen Ländern gewinnen junge Eltern ihre Information über Ziele und Wege der Erziehung aus überlieferten Werten und oft von den Großltern, die in der Nähe sind und Rat und Hilfe geben. Diese Möglichkeit fehlt heute häufig. Unsere Vorfahren wechselten ihren Wohnsitz, weil sie aus äußeren Ursachen dazu gezwungen wurden oder mutig neue Gebiete erschlossen. Ihre Nachkommen ziehen ruhelos von Ort zu Ort auf der Suche nach neuen Möglichkeiten, und ihre Kinder wachsen Hunderte von Kilometern von den nächsten Verwandten auf. Rat und Hilfe kommen von gelernten Pädagogen, Büchern und psychologischen Theorien. Aber psychologische Konzepte helfen nur, wenn sie sich auf ein Gefühl für Gut und Böse stützen können.

Ich glaube nicht, daß unsere Eltern wollen, daß die Ziele ihres Kindes den Wünschen der Familie oder den Absichten des Landes untergeordnet werden. Dennoch glaube ich, daß unsere Kinder glücklicher und emotional stabiler aufwüchsen, wenn sie *eine* Überzeugung während ihrer Kindheit vermittelt bekämen: daß es am wichtigsten und erfüllendsten für einen Menschen ist, der Menschheit in irgendeiner Weise zu dienen und gleichzeitig nach seinen Idealen zu leben. (Das schließt Broterwerb und Karriere nicht aus.) Daher kommt es auch, daß es Menschen im Krieg, wo ein gemeinsames Ziel vor Augen stand, in gewisser Hinsicht besser ging: sie benahmen sich besser, spürten einen Sinn im Leben, und Neurosen und Geisteskrankheiten gingen zurück. Die Statistik zeigt auch, daß in Zeiten finanzieller Probleme, wenn Menschen größere Aufgaben zuwachsen, Kriminalität und Selbstmord zurückgehen. Eltern haben es leichter, die täglichen Aufgaben und Fragen über Höflichkeit, Hausarbeiten, Streiten, Verabredungen und Hausaufgaben zu beantworten, wenn sie nach eigenen Prinzipien leben. Dann können sie die Antworten zu den einzelnen Fragen aus den Lebensgrundsätzen ableiten.

44. Unsere »Desillusionierung«. Eltern mit einer starken religiösen Bindung sind natürlich in einer glücklichen Lage: Ihr Glaube stützt sie bei ihrem ganzen Tun und in ihren Entscheidungen, und meist wird es ihnen auch gelingen, wenigstens einem Teil ihrer Kinder ihre Überzeugung weiterzugeben. (Ich möchte hier keine Reklame für die Religion machen. Ich selber gehöre keiner Kirche an, lasse mich aber von meinem starken Glauben leiten.) Die anderen, die diesen religiösen Rückhalt nicht haben, sind in unserer Zeit doppelt schwer dran, ihr Vertrauen zu den Menschen ist in gleicher Weise erschüttert, da wir nun einmal in einem Zeitalter ohne Illusionen leben. Sehen wir uns die Tendenzen in der Literatur, in Theaterstücken oder Filmen an: Im Vordergrund stehen grausame, »animalische« Züge. Das gesellschaftliche Leben hat sich gewandelt, es ist gröber geworden, und auch die Frauen sind davon betroffen. Die »schönen« Künste zeigen uns nur selten noch entsprechende Darstellungen. Viele Jugendliche laufen abstoßend und unordentlich herum, man könnte manchmal annehmen, daß sie sich schämten, zur menschlichen Gesellschaft zu gehören.

Diese allgemeine Ernüchterung in unserem Zeitalter beruht sicherlich zu einem Teil auf den schnellen Fortschritten, welche die Wissenschaft auf den Gebieten der Biologie, der Psychologie und der Soziologie gemacht hat und welche die nahe Verwandtschaft des Menschen mit anderen Tieren, die Grausamkeit seiner Grundinstinkte, das Mechanische seiner Verhaltensweisen zu unterstreichen schienen. Noch stärker ist vielleicht das Schwinden der kirchlichen Autorität daran schuld, die mit der zunehmenden Vorherrschaft der Wissenschaft zusammenhängt. Hierdurch wurde die früher vorherrschende Überzeugung, der Mensch sei ein ganz besonderes und edles Wesen, sozusagen das Ebenbild Gottes, in starkem Maße abgeschwächt. Die Erkenntnis, daß die biblische Darstellung der Schöpfung nicht wörtlich zu nehmen ist, hat sehr viele Menschen zu der Frage veranlaßt, ob wohl Religionslehrer überhaupt eine solide Grundlage besitzen, um die Lebensweise und die Ziele der Menschen bestimmen zu können.

Ich möchte annehmen, daß die Desillusionierung durch mangelndes Verständnis des Menschen für seine eigene Natur entstanden ist. Zwar ist er anderen Lebewesen entwicklungsmäßig verwandt, gleichzeitig besteht aber auch ein riesiger Unterschied. Das Trachten des Menschen ist idealistisch, seine Beziehungen sind in erster Linie geistiger Natur. Seine Fähigkeit, in abstrakten Begriffen zu denken, ließ ihn vieles über den Sinn des Universums erkennen. Er leistete Phantastisches auf technischem Gebiet, er schuf Schönes in allen Kunstarten. All das wurde möglich durch ein Streben, das in ihm in frühester Kindheit durch die Bewunderung für seine Eltern begonnen hat. Ob ein Mensch nun religiös ist oder nicht, wenn er in der Lage ist, die geistige Entwicklung eines Kindes zu begreifen, kann er doch immer auf das Gute im Menschen und auf die Macht der Liebe vertrauen.

45. Über die Entwicklung des menschlichen Strebens. Ein 3- bis 6jähriges Kind vergöttert seine Eltern, und es überschätzt dabei immer deren tatsächliche Klugheit, Macht und Anziehungskraft. Der Junge möchte wie sein Vater sein und versucht, ihn nachzuahmen. Gleichzeitig entwickelt er aber eine starke, romantisch gefärbte Zuneigung zu seiner Mutter und sieht in ihr sein weibliches Ideal, das ihn noch später, wenn er selbst heiraten will, bei der Wahl seiner Frau beeinflussen wird. Beim Mädchen ist es genau entgegengesetzt: es will die Mutter sein, die gleichen Arbeiten tun und eigene Kinder haben, und andererseits entwickelt es eine romantische Bindung an den Vater.

In diesem Alter sind Kinder sehr abhängig von der Liebe ihrer Eltern, und diese Liebe inspiriert sie dazu, ihrerseits den Eltern und anderen Menschen in ihrer Umgebung eine überschwengliche Zuneigung entgegenzubringen. Und daraus erwächst dann später die Hingabe an ihre Kinder und ihre gesamte Nächstenliebe. In diesem Alter von drei bis sechs Jahren spielen sich noch weitere, sehr wesentliche emotionale Entwicklungen ab. Mädchen und Jungen brennen förmlich darauf, selbst verheiratet zu sein und Kinder zu haben. Und manchmal kann man kleinen Jungen nur schwer verständlich machen, daß in ihnen nun einmal keine Babys entstehen werden. Es gibt Theorien, nach denen diese vergebliche Rivalität eine wesentliche Quelle für die sozusagen »kompensatorische« schöpferische

Kraft des Mannes in anderer Hinsicht ist, sei es nun auf künstlerischem oder auf technischem Gebiet.

Im Ablauf der Natur müssen die engen Bindungen zwischen Eltern und Kind langsam abgebaut werden, wenn sie ihren Hauptzweck erfüllt haben: das Heranführen der Kinder an Ideale und das Fördern ihrer Reifung zum Erwachsenen. Erst dann, im Alter zwischen 6 und 12 Jahren, können sich Kinder aus der Abhängigkeit von den Eltern etwas lösen und an den Lebensgrundlagen der Außenwelt orientieren. Diese Ablösung wird durch eine Veränderung der gefühlsmäßigen Einstellung gegenüber den Eltern erreicht.

Die romantische Fixierung an den gegengeschlechtlichen Elternteil läßt in ihm zunehmend ein unbehagliches Rivalitätsgefühl gegenüber dem Elternteil seines eigenen Geschlechts entstehen, und gelegentlich wird es – etwa mit 6 bis 7 Jahren – seine besitzergreifende Haltung gegenüber dem ersteren schuldbewußt zu unterdrücken versuchen und damit gleichzeitig die Verzauberung durch Heirat, Babys und geschlechtliche Unterschiede. Das Kind ist jedoch fähig, seine Gefühle umzuwandeln und sich mit abstrakteren, unpersönlicheren Dingen zu befassen, wie z. B. Lesen oder Naurbeobachtungen. Vielleicht lehnt es sich nun auch unbewußt gegen das Vorbild der Eltern auf. Es kann sein, daß es nun Gott, staatliche oder geschichtliche Vorbilder, Gestalten aus der Dichtung oder Helden aus Comics zu seinen Leitbildern erwählt. Es ist sehr reizvoll, aus diesem Verhalten, das bald nach dem 5. Lebensjahr beginnt, den Unterschied zwischen dem Menschen und anderen Lebewesen zu erkennen: Hemmung und Verfeinerung des Sexuellen, Interesse am Symbolischen, an Begriffen, Ordnungen und Regeln, die Fähigkeit, sich durch Heldengestalten, Gott oder geistige Ideen beeinflussen zu lassen. Die Erweckung dieser ganz ausgesprochen menschlichen Eigenschaften erfolgt durch die sehr spezifische Liebe zu jedem Elternteil und durch die Notwendigkeit, die romantische Bindung an den einen Teil aufzugeben, um nicht zum Rivalen des anderen zu werden.

Die Pubertät beendet diese unpersönliche Einstellung. Das sexuelle und romantische Verlangen des Kindes verlangt jetzt nach einer Ausdrucksmöglichkeit und durchbricht die alten Hemmungen. Ein Teil von ihnen bleibt jedoch bestehen und wird in idealistische Bestrebungen umgeformt, bis zu dem Grad, wie sie auch bei den Eltern vorhanden sind. Die romantische Verehrung des Jungen für seine Mutter, die er jahrelang unterdrückt und verborgen hat, wendet er nun einem Mädchen zu, in dem er sein Ideal sieht, das er beschützen möchte und dem er gefallen will.

Die Idealisierung der Frau durch den Mann hängt auch eng mit seinem schöpferischen Willen zusammen und ist Hauptantrieb für viele seiner Leistungen. Ein klassisches Beispiel ist Dantes »Göttliche Komödie«; er wurde dazu durch Beatrice inspiriert, der er sein Werk auch widmete, obwohl der Dichter sie weder kannte noch je gesehen hatte.

Alle diese Ausführungen können wir folgendermaßen zusammenfassen: Aus den Illusionen seiner frühen Kindheit – der liebenden, vertrauensvollen, aufrichtigen und unrealistischen Überidealisierung seiner beiden Eltern – kann sich der Mensch eine beglückende Wirklichkeit schaffen. Es gibt Menschen, welche diese Fähigkeiten in hohem Maße besitzen, bei anderen ist sie mäßig vorhanden und bei wieder anderen kaum. Jedes Kind hat idealistische, schöpferische oder geistige Anlagen, doch hängt es teilweise von den Eltern ab, ob es diese Gaben verwerten wird. Mit 3 oder 4 Jahren wird es seine Eltern immer überidealisieren. Haben diese nun selbst ein Ziel, achten sie sich gegenseitig und auch ihr Kind, wird es sie weiterhin als Vorbild ansehen, selbst dann, wenn es sich in einer späteren Phase der Kindheit von ihnen abzuwenden scheint.

Mir gefällt, wie Fred Rogers (von »Mr. Rogers' Neighborhood«) Kreativität beschreibt. Er meint, es gäbe in jedem Leben eine Kluft zwischen der Welt, wie sie wirklich ist, und der Welt, wie wir sie uns wünschen. Kreativität äußert sich in dem, was jeder von uns dafür tut, diese Kluft zu überbrücken.

46. Wir brauchen Kinder mit Idealen. Einem Kind mit idealistischer Veranlagung wird es niemals an Gelegenheit mangeln, diese auch anzuwenden. Überall gibt es große, schreckliche Probleme. Mit Initiative und materiellem Aufwand werden zwar wahre Wunderleistungen der Technik vollbracht, doch um die menschlichen Beziehungen und um die Sicherheit der Welt ist es noch immer traurig bestellt. Die Zahl der Ehescheidungen, der Selbstmorde und Verbrechen ist so hoch wie nie zuvor.

Es gibt bei uns Armut und Verkommenheit, die beseitigt werden könnten, wenn wir unserer Verantwortung gerecht würden. Millionen werden ausgegeben, um uns den Kauf von überschnellen Autos und lebensverkürzenden Zigaretten nahezulegen.

Wir können heute pro Hektar mehr Lebensmittel produzieren als jemals zuvor, aber wir vernichten Lebensmittel, während andere hungern.

Wir verfügen über die gefährlichsten Waffen, die der Mensch je besessen hat. Trotzdem besteht immer noch die Gefahr, daß wir uns eines Tages selbst vernichten, besonders durch einen irrtümlichen Raketenabschuß. Unsere Macht gestattet es, daß wir uns arrogant in die Angelegenheiten anderer Länder einmischen und wir uns den Unmut der Welt zuziehen.

Unsere Hoffnung ist heute, unsere Kinder erst einmal in dem Glauben aufzuziehen, daß sie auf der Welt nicht zu ihrer Selbstverwirklichung, sondern in erster Linie zum Dienst am anderen sind. Kinder sind stolz, wenn sie sich nützlich machen können und werden über sich hinauswachsen. Das kann im frühen Alter beginnen. Ein 9 Monate altes Kind sollte wissen, daß es die Mutter nicht an den Haaren ziehen oder in die Wange beißen soll, sondern daß die Mutter auch Respekt verlangt. Im Alter zwischen 1 und 2 Jahren sollten Kinder lernen, ihr Eigentum nicht mutwillig zu zerstören oder damit ein Chaos anzurichten. Im Alter von zwei Jahren können sie lernen, ihre Spielsachen selbst aufzuräumen. Mit drei Jahren darf man ihnen kleine Aufgaben übertragen, etwa das Tischdecken oder das Leeren des Papierkorbs – auch wenn das den Eltern nicht sehr viel Arbeit abnimmt. Im Alter von 7 oder 8 Jahren sollte ein Kind jeden Tag mindestens eine nützliche Arbeit verrichten. Als Jugendliche können sie dann freiwillig in Krankenhäusern oder anderen Einrichtungen helfen oder auch jüngere Kinder unterstützen.

Unterhaltungen in der Familie sollten den Kindern vermitteln, daß sich ihre Eltern mit Problemen in der Gemeinde, dem Land und der Welt beschäftigen. Sie sollten sehen können, daß ihre Eltern an der Lösung der Probleme durch Teilnahme an der Arbeit lokaler Gruppen und Vereine mitwirken.

In der Schule sollten Kinder sowohl Errungenschaften als auch die Mängel und Fehlentwicklungen ihres Landes kennenlernen. Eine Schule sollte Schüler aus allen sozialen Schichten unterrichten; nur so können Kinder lernen, mit allen Menschen auszukommen. An der Universität sollten Studenten lernen, welche ungelösten Probleme in menschlicher wie in technischer Hinsicht es auf ihrem Gebiet gibt. Jugendliche sollten auch schon in der Schule freiwillig oder als Teilzeitarbeit in den Ferien mit Menschen und Situationen in Kontakt kommen, wo sie helfen können, ohne auf die herabzuschauen, die anders als sie selbst sind.

47. Kann man Superkinder züchten? Wenn Kinder vernachlässigt oder unbeachtet bleiben (»Wie oft habe ich dir schon gesagt, daß du mich mit deinen Fragen in Ruhe lassen sollst.«), dann können sich Geist und Seele nicht voll entwickeln.

Am anderen Ende des Spektrums fand man, daß bei entsprechenden Anstrengungen ein zwei Jahre altes Kind lesen lernen kann und daß schon ein Jahr alte Kinder Memory spielen können. Einige Eltern hoffen nun, daß mit dem richtigen Spielzeug von Anfang an, mit der richtigen geistigen Anregung zu Hause und in der Schule, ein Kind sich zu einer hervorragenden Persönlichkeit entwickeln kann, die beruflich Spitzenpositionen einnehmen könnte.

Ich finde, daß diese besondere Form elterlichen Ehrgeizes nach hinten losgeht, auch wenn er in einem Land, in dem Intelligenz so hoch geschätzt wird und Computerfachleute den Schlüssel zur Zukunft in Händen zu halten scheinen, verständlich wird.

Geistige Fähigkeiten sind nur ein Teil der Persönlichkeit und reichen wahrscheinlich nicht aus, um den Lebenserfolg zu sichern, wenn nicht menschliche Wärme und gesunder Menschenverstand dazukommen. Wenn sich Eltern auf den Intellekt allein konzentrieren, dann wird das Kind einseitig für keinen Beruf geeignet, und unfähig, Freude zu empfinden.

Wodurch wird eine normale, gut abgerundete emotionale, soziale und intellektuelle Entwicklung angeregt? Säuglinge und Kinder streben von Natur aus schon zu Menschen und Dingen hin. Die begeisterten Eltern schauen zu und freuen sich über das Kind. Auf das erste Lächeln des Kindes lächeln sie zurück, nicken mit dem Kopf und sagen ihm, wie sehr sie es lieben. Durch ständige Wiederholung dieser Szene, zu jeder wachen Stunde eines Kinderlebens, verbunden mit dicken Küssen, Trost im Leid und Fütterung bei Hunger werden die Gefühle von Liebe und Zutrauen weiter verstärkt. Sie sind das Fundament, auf dem das Kind seine künftigen Beziehungen mit allen anderen Menschen in seinem Leben aufbaut. Selbst sein Interesse an Gegenständen und seine spätere Fähigkeit, mit Ideen und Konzepten in Schule und Beruf umzugehen, brauchen dieses Fundament von Liebe und Vertrauen.

Im Alter von ein und zwei Jahren reifen Kinder, indem sie die Tätigkeiten der Eltern nachmachen, und die Eltern unterstützen dies, indem sie ihre Freude an jeder kleinen Verrichtung zum Ausdruck bringen. So dehnt sich der Wortschatz im Alter von zwei Jahren aus. Im Alter von drei Jahren werden Kinder immer neugieriger, möchten alles sehen oder hören und fragen ihre Eltern, damit sie ihnen alles erklären. Im Alter zwischen drei und sechs Jahren reifen Kinder emotional und intelligenzmäßig, wenn sie sich nach ihren geliebten Eltern ausrichten.

Diese ganz natürliche Beziehung zwischen den Kindern, die die Welt erkunden, und den Eltern, die darauf reagieren, hat im Laufe von Jahrtausenden ausgereicht, intelligente, fähige, kontaktfreudige und liebevolle junge Menschen heranzuziehen. Man braucht kein besonderes Training oder besondere Ausrüstung, zumindest nicht solange, bis das Kind in die Schule kommt.

Wenn Sie versuchen, aus Ihrem Sohn oder Ihrer Tochter ein Superkind zu machen, dann kann dies nach hinten losgehen; das Kind wehrt sich gegen diese Initiativen. Andererseits können Sie Erfolg haben und das Kind zum einseitigen Roboter erziehen.

Die gleichen Risiken treten meiner Meinung nach auf, wenn man bei einem kleinen Mädchen die Schönheit überbetont, bzw. wenn man aus einem Jungen einen sportlichen Wettkämpfer machen will. Kinder sollten aufwachsen und spüren, daß sie wegen ihrer ganzen Person und Persönlichkeit geschätzt und geliebt werden; sie sollen wissen, daß diese Liebe nicht von ihrem Gehirn, ihrem Aussehen, ihrer Muskulatur oder ihren musischen Fähigkeiten abhängt. Jedes Talent in einem Kind soll geschätzt werden, aber es darf nie in den Vordergrund treten.

Die emotionalen Bedürfnisse von Kindern

48. In den ersten zwei bis drei Lebensjahren wird die Persönlichkeit des Kindes durch die Haltung der Eltern und anderer »Miterzieher« am stärksten geprägt.

Kleinkinder in früherer Zeit, die in schlecht geführten Waisenhäusern aufwuchsen oder in Kinderkrippen vernachlässigt wurden, bauten körperlich, geistig und gefühlsmäßig ab.

Kinder, die von liebenden, enthusiastischen Eltern erzogen werden, entwickeln sich am besten. Die liebevolle Zuneigung, Stolz und Freude der Eltern an den kleinen Entwicklungsfortschritten, sinnvolle Spielzeuge, Antworten auf Fragen und viel Gelegenheit zum Spielen, sind die beste Voraussetzung. Solche Eltern lesen den Kindern vor und zeigen ihnen Bilder. Diese Haltungen und Tätigkeiten fördern Gefühlsentwicklung und Intelligenz.

Von den Erziehern in den ersten beiden Lebensjahren hängt es ab, ob das Kind zum Optimisten oder Pessimisten wird, ob es lieben kann oder ein kalter Mensch ist, ob es Vertrauen hat oder anderen Mißtrauen entgegenbringt. Es kommt also auf die Persönlichkeit der Erzieher an.

Wenn ein Erzieher den Kindern gegenübertritt, als wären sie von Grund auf schlecht und man könne ihnen nicht trauen, dann werden diese Kinder voller Selbstzweifel und Schuldgefühle sein. Ein lebensfeindlicher Mensch wird seine Einstellung auf das Kind übertragen, das ebenso negative Auffassungen vertritt. Andere Menschen dominieren mit Erfolg ihre Kinder.

Im ersten Lebensjahr ist das Kind auf die Aufmerksamkeit, Einsicht und Hilfsbereitschaft der Erwachsenen angewiesen, um seine Bedürfnisse zu stillen. Sind die Erwachsenen abweisend oder reagieren sie nicht auf die Wünsche des Kindes (umgekehrt sollten sie aber auch keine Sklaven werden), so kann das Kind Apathie oder Depressionen entwickeln.

49. Für kleine Kinder ist es wichtig, daß die Erzieher nicht ständig wechseln. Ab dem Alter von wenigen Monaten empfangen die Kinder Liebe und Sicherheit von den ein oder zwei Menschen, die sie pflegen und erziehen. Wenn der Elternteil nicht mehr da ist, der den Hauptteil der Pflege übernommen hat, verfallen selbst 6 Monate alte Kinder in Depressionen, lächeln nicht mehr, haben keinen Appetit, und ihr Interesse für die Umwelt geht zurück. Eine weniger ausgeprägte Depression stellt sich ein, wenn ein den Eltern helfender Pfleger oder Babysitter nicht mehr da ist. Kleine Kinder, die von Waisenhaus zu Waisenhaus verschoben wurden, verlieren ihre Fähigkeit für

Liebe und Vertrauen weitgehend, als sei es zu schmerzhaft, immer wieder enttäuscht zu werden.

Daher sollte der Elternteil (oder Pfleger), der sich zunächst in erster Linie um das Kind gekümmert hat, dies auch in den ersten 2 bis 3 Lebensjahren fortsetzen, oder zumindest solange, bis eine Ersatzperson schon langsam in die Aufgabe hineingewachsen ist und sie dann übernehmen kann. Von der Ersatzperson muß gewährleistet sein, daß sie diese Aufgabe nicht bald wieder abgibt. In der Gruppenpflege kleiner Kinder sollte jedes Kind einer bestimmten Pflegerin bzw. einem bestimmten Pfleger ähnlich wie einem Elternteil zugeordnet sein.

50. Was ein Kind im Alter von drei Jahren an Gefühlen braucht. Kinder wissen, daß ihnen Erfahrung fehlt und sie von ihren Eltern abhängig sind; sie erwarten Führung, Liebe und Geborgenheit.

Unbewußt beobachten sie ständig ihre Eltern und orientieren sich an ihnen. So entwickelt sich ihre eigene Persönlichkeit, Charakterstärke, Selbstsicherheit sowie die Fähigkeit mit Schwierigkeiten fertig zu werden. Durch die Identifikation mit ihren Eltern lernen Kinder, wie man sich als Erwachsener, im Arbeitsleben, als Ehepartner und als Eltern verhält (siehe Abschnitt 602).

Die Liebe der Eltern ist das kostbarste Geschenk. Ein liebevoller Gesichtsausdruck, spontane körperliche Zuneigung, Trost bei Schmerzen oder Schrecknissen, Sicherheit, die Erziehung zum verantwortungsbewußten Menschen und das Setzen hoher Ideale gehören dazu.

Auf die Liebe der Eltern antwortet das Kind mit seiner Liebe zu ihnen. Aus ihr entstehen positive Beziehungen im Leben – mit Freunden, Lehrern, Ehepartnern, Kindern und Enkeln, Nachbarn und Kollegen.

Kinder gewinnen ihre Selbstsicherheit, indem sie von ihren Eltern als menschliche Wesen respektiert werden. Nur so können sie lernen, im Leben mit sich und anderen Menschen auszukommen.

Werden Kinder von den Eltern respektiert, können sie auch die Eltern respektieren.

51. Im Alter von drei Jahren beobachten Jungs und Mädchen das Rollenverhalten der Eltern. Ein Junge im Alter von 3 Jahren fühlt, daß er einmal ein Mann sein wird, er beobachtet seinen Vater, dessen Gewohnheiten, Sprache, Vergnügungen, Einstellung zur Arbeit, Beziehung zu Frau und Kindern und sein Auskommen mit anderen Männern.

Ein Mädchen scheint, oberflächlich gesehen, den Vater weniger zu brauchen. Aber die Hälfte seiner Beziehungen im Leben werden Männer sein, und die ersten Eindrücke von einem Mann vermittelt der Vater. Der Mann, in den sich ein Mädchen einmal verliebt und den sie heiratet, kann in bestimmter Weise der Persönlichkeit und den Einstellungen ihres Vaters ähnlich sein; er kann dominierend oder zartfühlend sein, treu oder untreu, tierisch ernst oder humorvoll.

Eine Tochter, die ihre Mutter bewundert, versucht deren Persönlichkeit nachzumachen. Das Verhalten der Mutter als Frau, Ehefrau, Mutter und am Arbeitsplatz werden starke Eindrücke hinterlassen. Die Beziehung zum Ehemann wird auch die Beziehung der Tochter zu ihrem zukünftigen Ehemann beeinflussen.

Eine Mutter ist die erste große Liebe ihres Sohnes. Sein romantisches Ideal wird von ihr mehr oder weniger geprägt. Die Wahl der Ehefrau und seine Beziehung zu ihr werden durch dieses Ideal beeinflußt.

52. Zwei Eltern sind besser als ein Elternteil. Als Kinderarzt und Psychiater finde ich, daß Kinder am besten mit zwei Eltern aufwachsen, wenn diese sich lieben und respektieren. So lernen Kinder beide Geschlechter als Ideal und als Wirklichkeit kennen und haben ein Modell der stabilen Ehe vor sich. Auch können sich die Eltern emotional gegenseitig stützen. Sorgen und fixe Ideen über die Kindererziehung lassen sich im Dialog der Eltern ausgleichen.

Das heißt nicht, daß ein Kind mit nur einem Elternteil nicht normal aufwachsen könnte. Wenn z. B. der Vater fehlt, so baut sich das Kind in seiner Vorstellung aus den Erzählungen der Mutter und den netten Männern, die es kennt, ein Vaterbild auf. An diesem Bild kann das Kind seine Entwicklung ausrichten. Ähnlich baut sich ein mutterloses Kind in der Phantasie eine Mutter auf und verwendet dabei Erinnerungen, Familienerzählungen, und Beziehungen mit anderen Frauen. Es wäre ein großer Fehler, wenn ein Elternteil sich in eine Ehe stürzen würde, nur um dem Kind eine »vollständige« Familie bieten zu können.

53. Sollen Geschlechterrollen betont werden?

Nicht Spielzeugautos oder eine Cowboy-Ausrüstung verhelfen einem Jungen zu einer starken Geschlechtsidentität, sondern es sind die positiven Beziehungen zum Vater, die in erster Linie in dem Jungen den Wunsch wecken, einmal so zu werden wie dieser.

Wenn der Vater den Wunsch des Jungen nach einer Puppe abschlägt oder ihm seine Sorge über dessen »mädchenhaften« Geschmack fühlen läßt, wird die Männlichkeit eines Jungen nicht gefördert. Eher spürt er, daß es mit seiner und seines Vaters Männlichkeit nicht zum besten steht.

Ich finde, daß es ganz normal ist, wenn kleine Jungen mit Puppen und kleine Mädchen mit Spielzeugautos spielen möchten. Sollen sie doch! Das Spiel mit der Puppe hat eher etwas mit der zukünftigen Elternrolle als mit einem verweichlichten Gemüt zu tun. Jungen und Mädchen dürfen auch gerne gleichartige Kleidung tragen; und wenn Mädchen lieber Röcke anziehen, dann sollen sie das auch dürfen.

Die Arbeiten im Haus sollten aber von Jungen und Mädchen ohne Unterschied verrichtet werden; Jungen können genausogut Betten machen, Zimmer aufräumen und Geschirr spülen wie Mädchen. Umgekehrt können sich Mädchen auch im Hof und beim Autowaschen nützlich machen. Deswegen braucht die Arbeit nicht minutiös verteilt zu sein, aber eine offensichtliche Diskriminierung oder einseitige Zuteilung darf es nicht geben. Auch hier prägt das Beispiel der Eltern.

Wir sollten uns daran erinnern, daß Jungen sich nicht nur mit dem Vater, sondern zu einem geringeren Teil auch mit der Mutter identifizieren. So lernen Heranwachsende das andere Geschlecht kennen und erwerben eine reichere und beweglichere Persönlichkeit. Nur wenige Männer identifizieren sich in erster Linie mit dem anderen Geschlecht. Das gleiche gilt für Mädchen. Es geht hier also nicht um absolute Maßstäbe.

Eine hundertprozentige Identifizierung mit dem eigenen Geschlecht gibt es nicht. Kinder sollen mit der Mischung aus Gefühlen, Haltungen und Interessen aufwachsen, solange sie ihre Geschlechterrolle als solche akzeptieren; das ist besser, als wenn die Kritik der Eltern in ihnen Schuld- und Angstgefühle erzeugt.

54. Sorgen um Homosexualität. Wenn Eltern glauben, daß ihr kleiner Sohn zu mädchenhaft ist oder ihre kleine Tochter zu männlich, dann kann es sein, daß sie besorgt fragen, ob ihr Kind etwa homosexuell bzw. lesbisch ist. In der Tat ist es aber so, daß die meisten dieser Kinder heterosexuell aufwachsen werden.

Wenn ein Junge nur Kleidchen anziehen will, nur mit Puppen spielen möchte und nur Mädchen als Spielkameraden hat, dann würde ich eine Fehlhaltung bei der Geschlechtsidentität als Folge von Mißverständnissen und Ängsten vermuten. Die Beratung eines Kinderpsychologen oder -psychiaters wäre angebracht. Wenn ein Mädchen viel mit Jungen spielt und gelegentlich wünscht, es wäre ein Junge, aber auch Mädchen als Spielkameraden hat, würde ich mir keine Sorgen machen. Spielt es aber nur mit Jungen und ist es über seine Rolle als Mädchen *immer* unglücklich, dann würde ich eine Beratung für angebracht halten.

55. Was ist Homosexualität? In unserer Gesellschaft sind etwa 10 Prozent aller männlichen Erwachsenen homosexuell und 5 Prozent aller erwachsenen Frauen lesbisch.

Die Psychiater und die Psychologen streiten sich darüber, ob man mit einer homosexuellen bzw. lesbischen Veranlagung geboren wird oder ob bestimmte Ängste, Mißverständnisse und fehlerhafte Identifikationen in der frühen Kindheit zu diesen Tendenzen führen. In einigen Fällen kann die Psychotherapie helfen, solche frühzeitigen Ängste und Fehlidentifikationen zu überwinden und sich wieder heterosexuell zu orientieren.

Wissenschaftliche Studien haben gezeigt, daß homosexuelle und lesbische Paare durchaus Kinder beiderlei Geschlechts aufziehen können, die sich auch zu ausgewogenen heterosexuellen Erwachsenen entwickeln. Diese Studien wiesen auch nach, daß unter Homosexuellen bzw. Lesben die Häufigkeit von Kindesmißbrauch nicht größer ist als unter Heterosexuellen. Es gibt also keinen Grund, die Beziehung des Kindes zu jemandem mit homosexueller bzw. lesbischer Orientierung mit Argwohn zu beobachten.

Aufgrund der Aufmerksamkeit, die das Thema AIDS seit den 80er Jahren in den Medien genießt, hören die Kinder von Homosexualität sobald sie anfangen fernzusehen. Die meisten Menschen in unserer Gesellschaft haben aber eine unbegründete Angst vor Homosexuellen, und so fällt es auch den meisten Eltern schwer, sich mit ihren Kindern über Homosexualität zu unterhalten. Wenn Ihr Kind Sie fragt oder wenn Sie sich mit Ihrem 6 Jahre alten oder auch älteren Kind allgemein über Sexualität unterhalten, dann finde ich, können Sie immer ganz nebenbei erwähnen, daß es auch Männer und Frauen gibt, die mit Menschen des gleichen Geschlechts zusammenleben und sich lieben.

Eltern als Kameraden

56. Kinder brauchen freundliche und anerkennende Eltern. Jungen und Mädchen möchten um ihre Eltern herumsein, sie möchten sich zusammen mit ihnen freuen und gemeinsam mit ihnen etwas erleben. Leider möchten Eltern, die abends nach der Arbeit nach Hause kommen, sich vor allem nur noch von dem langen Tag erholen. Wenn die Eltern aber verstehen, wie wertvoll ihre Freundlichkeit für die Kinder ist, dann werden sie sich angemessen bemühen, wenigstens die Kinder zu begrüßen, auf ihre Fragen zu antworten oder sich an dem, was die Kinder ihnen mitteilen wollen, interessiert zeigen. Ich sagte *angemessen*, denn ich glaube nicht, daß der gewissenhafte Vater (oder die Mutter) sich dabei überfordern muß. Es ist besser mit dem Kind eine Viertelstunde fröhlich zu spielen und dann zu sagen: »So, jetzt lese ich meine Zeitung.«, als widerwillig stundenlang zu spielen.

Über alleinerziehende Eltern wird in den Abschnitten 924–928 berichtet.

Die Rolle der Eltern bei der Disziplin wird in den Abschnitten 28–30 diskutiert.

Die Beziehungen der Eltern zu Sohn oder Tochter werden in den Abschnitten 604–606 ausführlich beschrieben.

57. Ein Junge braucht einen freundlichen Vater. Manchmal möchte ein Vater seinen Sohn zu einem so perfekten Menschen erziehen, daß die Zeit, die Vater und Sohn miteinander verbringen, alles andere als angenehm ist. Will der Vater aus seinem Sohn einen großen Sportsmann machen, nimmt er ihn vielleicht zu früh mit hinaus zum Fußballspielen. Und wer zum ersten Mal Fußball spielt, der macht auch eine Menge Fehler. Wird er nun vom Vater zusätzlich noch ständig kritisiert, dann entwickelt der Sohn einen Widerwillen, auch wenn die Kritik im freundlichen Ton geäußert wird. Sport macht dann keinen Spaß mehr. Der Sohn bekommt außerdem das Gefühl, daß er in den Augen seines Vaters und später auch in seinen eigenen Augen zu Nichts nütze ist. Ein Junge entwickelt im allgemeinen Interesse am Sport, wenn er Selbstvertrauen zu sich entwickelt und kontaktfreudig ist. Für ihn ist es wichtiger, von seinem Vater Anerkennung zu erhalten als von ihm trainiert zu werden. Fußballspielen ist in Ordnung, wenn die Initiative vom Sohn ausgeht und das Spiel aus Spaß an der Freude gemacht wird.

Ein Junge wird nicht deswegen ein Mann, weil er einen männlichen Körper besitzt. Er fühlt sich und handelt wie ein Mann, wenn er Männer und ältere Jungen, die er mag, nachahmen und sich an ihnen orientieren kann. Er kann sich aber an keinem Menschen orientieren, von dem er nicht geliebt und anerkannt wird. Ist sein Vater immer ungeduldig und gereizt, dann wird sich der Sohn nicht nur in Gegenwart seines Vaters, sondern auch in Gegenwart anderer Männer unbehaglich fühlen.

Ein Vater, der seinen Sohn zum Mann heranwachsen lassen will, sollte nicht auf ihn zustürzen, wenn er weint; er sollte sich nicht über ihn lustig machen, wenn er mit Mädchen spielt, und er sollte ihn nicht zum Sport zwingen. Vielmehr sollte er sich mit ihm zusammen freuen, ihm das Gefühl geben, daß er zu ihm gehört, ein Geheimnis mit ihm teilen und ihn manchmal auf einen Ausflug mitnehmen.

58. Ein Mädchen braucht auch einen freundlichen Vater. Bei der Entwicklung des Mädchens spielt der Vater zwar eine andere aber doch genau so wichtige Rolle. Er ist nicht ihr direktes Vorbild, aber seine männliche Anerkennung läßt sie Vertrauen in sich selbst als Mädchen und als Frau gewinnen. Damit sie sich den Jungen nicht unterlegen fühlt, sollte der Vater sie glauben lassen, daß er sich freuen würde, wenn sie mit Angeln oder Campen ginge, bei Ballspielen mitmachte. Dabei ist es ganz egal, ob sie das möchte oder nicht. Durch sein Interesse an ihren Aktivitäten, Leistungen, Meinungen und Wünschen gewinnt sie Selbstvertrauen. Später, wenn seine Tochter die ersten Freundschaften mit Jungen schließt, ist es wichtig, daß ihr

Vater die Freunde freundlich willkommen heißt, auch wenn er der Meinung ist, daß sie ihm eigentlich nicht recht gefallen.

Indem ein Mädchen die männlichen Eigenschaften am Beispiel ihres Vaters kennenlernt und sie bewundern kann, lernt es für ihr Leben als Erwachsene in einer Welt, die ja zur Hälfte aus Männern besteht. Die Art, in der sie Freundschaften mit Jungen und später mit Männern schließt, in welchen Mann sie sich schließlich verlieben und was für eine Ehe sie führen wird – all das wird seine tiefen Wurzeln im Verhältnis der Tochter zu ihrem Vater während der Kindheit haben.

59. Mütter als Kameraden. Jungen und auch Mädchen brauchen die Kameradschaft ihrer Mütter in vielfältigerer Weise als nur in der Zeit, die sie bei den täglichen Routinearbeiten miteinander verbringen. Ihnen müssen Gelegenheiten für besondere Aktivitäten mit ihrer Mutter gegeben werden – genau so wie es auch auf den Vater zutrifft. Die Mutter könnte mit ihnen ins Museum, ins Kino oder zu Sportveranstaltungen gehen, wandern oder auch eine Fahrradtour machen. Wichtig ist nur, daß die Mutter es nicht als Pflicht auffaßt, sondern daß sie und die Kinder es wirklich genießen.

Wer wird sich der Kinder annehmen?

60. Verschiedene Alternativen. Wer wird den Kindern die Zuneigung, feste Führung und Antworten auf ihre Fragen geben, was zu den wichtigsten Aufgaben der Eltern gehört?

Am besten ist es, wenn die Arbeitszeit von Vater und Mutter so abgestimmt werden kann, daß beide einem Vollzeitberuf nachgehen können, aber trotzdem ständig einer von ihnen zu Hause ist. Bei Schichtarbeitern oder bei Berufen wie Lehrern, Versicherungsagenten, Studenten, Künstlern oder Schriftstellern ist das ziemlich leicht. Eine individuelle Arbeitszeit läßt sich auch bei Krankenschwestern, Ärzten, Sozialarbeitern und anderen qualifizierten Berufen oft einrichten. Ein Kinderpfleger könnte die Stunden dazwischen überbrücken. Selbstverständlich sollten die Eltern zur Schlafenszeit und wenn das Kind wach ist einige Stunden gemeinsam verbringen.

Eine andere Lösung besteht darin, daß einer oder beide Elternteile 2 bis 3 Jahre lang ihre tägliche Arbeitszeit reduzieren, bis das Kind einen Kindergarten oder eine Vorschule besuchen kann.

Ein naher Verwandter kann ein hervorragender Kinderpfleger sein; die Bereitschaft, eine solche Verantwortung auf sich zu nehmen, geht heute leider zurück.

Einige berufstätige Eltern beschäftigen eine Haushälterin, eine Zugehfrau oder einen Kinderpfleger, die den Säugling oder das Kleinkind für einen Teil des Tages versorgen. So kann diese Person die Persönlichkeit des Kindes am meisten prägen. Weil das so ist, sollte ein Kinderpfleger so viel Liebe, Interesse, Freude am Umgang mit Kindern und Disziplin mitbringen wie die Eltern selbst.

61. Versorgung des Kindes in einer anderen Familie (Pflegemütter). Billiger als ein Kinderpfleger ist eine andere Lösung, bei der ein Kind tagsüber in eine Pflegefamilie gegeben wird, in der aber nicht mehr als 4 Kinder jünger als 5 bzw. nicht mehr als 3 Kinder jünger als 3 Jahre sein dürfen. Manche Gemeinden haben ein Verzeichnis solcher Pflegefamilien. Dadurch wird gewährleistet, daß diese Eltern für die Aufgabe geeignet sind. In anderen Städten haben sich berufstätige Eltern zusammengeschlossen, und jeweils 2 Menschen kümmern sich um bis zu 8 Kinder bzw. um nicht mehr als 6 Kinder unter 3 Jahren in einer Art »Mini-Kindergarten« zu Hause. Der »Kinderpfleger« braucht nicht die Doppelbelastung von Beruf einerseits und Isoliertheit vom sozialen Leben der Erwachsenen andererseits zu tragen.

Diese Form familiärer Selbsthilfe unterscheidet sich von den sogenannten Pflegemüttern, bei denen manchmal das Geld eine größere Rolle spielt als die Sorge um das Kind.

Eltern sollten, bevor sie eine solche Alternative ergreifen, den oder die Menschen, die sich um ihr Kind langfristig kümmern sollen, genau im Umgang mit ihrem Kind beobachten.

62. Pflegefamilien für Kinder unter 2 bis 3 Jahren. Ich glaube, Kinder unter 2 oder 3 Jahren sollten in einer Familienatmosphäre betreut werden, in der auf jeden Erwachsenen nicht mehr als 4 Kinder unter 5 Jahren bzw. 3 Kinder unter 3 Jahren kommen – einschließlich des eigenen Kindes der Pflegemutter. Solch eine Regelung ist den recht großen Gruppen in den Kinderhorten oder Kindergärten vorzuziehen, wo die Kinder sich vielleicht verwirrt und verloren vorkommen. Kommen 6 bis 8 Kinder auf zwei Betreuer, dann haben auch die Erwachsenen Gesellschaft und können auch einmal auf die Toilette gehen.

Sehr kleine Kinder brauchen viel spontane Zuneigung; man muß mit ihnen spielen und sprechen, Gefahren von ihnen fernhalten und sie trösten; sie wollen wegen ihrer Leistungen gelobt werden und erwarten eine Reaktion auf ihr freundliches Verhalten; sie mögen es, wenn man sie hält und knubbelt. Auch sinnvolles Spielzeug sollte vorhanden sein.

Kinder, die noch nicht laufen können, brauchen um so mehr Zuneigung, da sie sich den Eltern oder Betreuern selbst nicht nähern können. (Allzu leicht werden sie vernachlässigt und in ihrer Wiege allein gelassen.) Kinder im Krabbelalter sollten möglichst wenig Zeit in ihrer Wiege oder dem Laufställlchen zubringen. Kleinkinder in der Wiege müssen Kindern und Erwachsenen nahe sein, sie wünschen Besuch und freuen sich, wenn man mit ihnen spricht. Alle kleinen Kinder möchten auf dem Schoß gehalten, geknubbelt und angelächelt werden.

Manchmal kann das Gesundheits- oder Fürsorgeamt Pflegefamilien empfehlen; gesundheitliche und Sicherheitsstandards müssen denen von Kindergärten und Kinderhorten entsprechen.

63. Wie muß ein »Elternersatz« beschaffen sein? Der wichtigste Gesichtspunkt ist die Einstellung dieses Menschen zu Kindern. Oft handelt es sich um eine Frau; sie sollte Kinder mögen, sie verstehen, angenehm, empfindsam und mit einer guten Portion Selbstvertrauen ausgestattet sein. Sie sollte Kinder lieben und an ihnen Freude haben, ohne es mit der Aufmerksamkeit zu übertreiben. Sie sollte Disziplin halten, ohne zu nörgeln oder die Dinge tiefernst zu sehen. Kurz gesagt: sie sollte mit Kindern auskommen. Beim ersten Gespräch mit einem möglichen Kinderpfleger sollte das Kind dabei sein; so kann man die Kandidaten an ihren Taten und Reaktionen auf das Kind besser als nach ihren Worten einschätzen. Wer bösartig, umständlich, von Theorien beladen, kleinlich oder humorlos ist, kommt nicht in Frage.

Eltern machen oft den Fehler, zunächst großen Wert auf die Erfahrung zu legen. Sicher ist es angenehm, wenn ein Kinderpfleger bei Koliken oder Krupp richtig reagieren kann. Krankheiten oder Unfälle machen aber nur einen sehr kleinen Teil des Kinderlebens aus. Erfahrung plus Persönlichkeit sind sicher ideal; fehlt aber die Persönlichkeit, nutzt alle Erfahrung nichts.

Sauberkeit und Sorgfalt sind wichtiger als Erfahrung. Wer bei der Zubereitung der Flaschennahrung schlampig ist, sollte nicht in Erwägung gezogen werden. Allerdings gibt es unordentliche Leute, die sehr sorgfältig sind, wo es darauf ankommt; Lässigkeit ist manchmal besser als Kleinlichkeit.

Manche Eltern legen auf die formale Ausbildung großen Wert, was meines Erachtens nicht angebracht ist. Wenn das Kind das eine oder andere Dialektwort lernt, wird es das schnell wieder vergessen, wenn Eltern oder Freunde es nicht benutzen. Häufig begünstigt eine Großmutter oder ein anderer Kinderpfleger das jüngste Kind, insbesondere wenn dies nach ihrem Eintritt in den Haushalt geboren wurde. Sie betrachtet es als »Omis Bestes«. Wenn sie die Gefahr aus diesem Verhalten nicht einsehen wollen, sollten sie den Haushalt verlassen. Kinder brauchen auf jeden Fall Sicherheit; Fehlen von Sicherheit richtet nicht wiedergutzumachenden Schaden an.

Manchmal geben sich unerfahrene junge Eltern mit einem Kinderpfleger zufrieden, der eigentlich nicht ihrem Ideal entspricht, auch wenn er viel über Sicherheit und Vertrauen des Kindes theoretisiert. Im Interesse des Kindes sollten die Eltern warten, bis sie den »idealen« Kinderpfleger gefunden haben.

Manchmal vergessen Kinderpfleger, daß es sich nicht um ihr eigenes Kind handelt; sie drücken die Eltern zur Seite und wissen alles besser. Oft tun sie das unbewußt; sie umzuerziehen ist unmöglich.

Andererseits ist es ganz natürlich, daß Eltern auf den Kinderpfleger eifersüchtig werden, wenn sie sehen, wie sehr ihr Kind ihn mag. Das führt dann manchmal zu ungerechtfertigter Kritik.

Einem guten Kinderpfleger wird das Kind immer anhängen. Die Eltern sollten sich dessen bewußt sein, dieser Tatsache ins Auge sehen und ihr Verhalten dem anpassen.

Für Kinderpfleger und Eltern ist es wichtig, ehrlich zueinander zu sein und aufeinander zu hören. Sie sollten offen im Gespräch sein, die guten Punkte und Absichten des anderen achten und zum Wohle des Kindes zusammenarbeiten.

64. Kinderpflege im Alter von mehr als drei Jahren, wenn die Eltern beide berufstätig sind. Im Alter von 2 bis 3 Jahren sind die meisten Kinder unabhängig und kontaktfreudig genug, um in einer guten Gruppe, z. B. einem Kindergarten oder Kinderhort, für ihre Entwicklung zu gewinnen. Diese Vorschulerziehung wird in den Abschnitten 635 bis 638 näher beschrieben.

Wenn Kinder älter als 6 oder 8 Jahre sind, wenden sie sich Erwachsenen (besonders guten Lehrern) außerhalb der Familie sowie anderen Kindern stärker zu. Sie können nun stundenlang ohne einen nahen Verwandten zubringen. Nach der Schule aber sollten sie das Gefühl haben, irgendwohin zu gehören. Manchmal kann ein freundlicher Nachbar die Zeit bis zur Heimkehr der Eltern überbrücken. Hausaufgabenzirkel helfen vielen Kindern, vor allem wenn die Eltern nach der Schule nicht zu Hause sind.

Da es noch zu wenig gute und bezahlbare Hausaufgabenzirkel gibt, haben wir zu viele »Schlüsselkinder« in unserem Land. Nach der Schule gehen sie nach Hause und sorgen solange für sich selbst bis ihr Vater oder ihre Mutter von der Arbeit kommt. Das ist ein weiteres Beispiel für die Notwendigkeit von Veränderungen in unserer Kinderpolitik.

65. Babysitter sind eine Stütze für die Eltern und können dem Kind helfen, unabhängig zu werden. Einen Babysitter muß man gut kennen. Meist handelt es sich um eine Frau, aber es gibt keinen Grund, warum es nicht ein Mann sein sollte. Wird ein Babysitter nur nachts gebraucht, so muß er eigentlich nur intelligent und zuverlässig sein. Bei Kindern, die nachts leicht aufwachen, sollte der Babysitter jemand sein, den sie kennen und mögen. Die meisten Kinder erschrecken, wenn sie aufwachen und einen Fremden vorfinden. Wenn der Babysitter mit dem wachen Kind zusammen ist oder es zu Bett bringen muß, dann sollten Sie sicher sein, daß er Kinder mag und versteht und zu ihnen gleichzeitig nett und fest sein kann. Am besten ist es, wenn Sie ein paar Mal dabei sind, wenn der Babysitter da ist. So können sich kleine Kinder langsam an den Babysitter gewöhnen, und er kann mehr für sie tun, wenn sie ihn schließlich akzeptiert haben. Man sollte nicht mehr als ein oder zwei Babysitter gleichzeitig haben. Zuverlässige Babysitter kann man bei entsprechenden Agenturen oder von einem guten Freund erfragen.

Sollen sie jung oder alt sein? Reife und geistige Einstellung zählen mehr als Jahre. Ich kenne 14jährige Babysitter, die sehr gut und zuverlässig sind, aber das ist die Ausnahme. Es gibt auch Erwachsene, die unzuverlässig, grob und ungeeignet sind. Der eine mag Kinder nicht, der andere kann sich einem neuen Kind nicht anpassen oder ist ein Nervenbündel.

Aus Gründen der Klarheit sollte man für den Babysitter ein Notizbuch bereithalten. Darin stehen Hinweise für die Routinepflege, mögliche Fragen, die das Kind (in seinen Worten) stellen könnte, die Telefonnummern eines Arztes und Nachbarn, wenn Sie im Notfall nicht erreichbar sind. Auch die Schlafengehenszeiten, Hinweise für die Küche, Aufbewahrungsorte für Kleidung und Laken sowie die Bedienungsanleitung für die Heizung sollen gegebenenfalls nicht fehlen.

Am wichtigsten ist aber, daß Sie Ihren Babysitter kennen und daß Ihr Kind ihm vertraut.

Die Eigenschaften des »Elternersatzes« sind im Abschnitt 63 beschrieben.

Beziehungen zu den Großeltern

66. Großeltern können eine große Hilfe für junge Eltern sein. Sie haben aber auch selbst sehr viel Freude an ihren Enkeln. Manchmal fragen sie sich: »Warum haben wir eigentlich nicht so viel Freude an unseren eigenen Kindern gehabt?« Es liegt wohl daran, daß junge Leute die Last der Verantwortung oft zu sehr empfinden.

In vielen Teilen der Welt werden Großmütter als absolute Experten angesehen, und die junge Mutter sieht es als selbstverständlich an, daß sie mit allen Fragen zu ihrer eigenen Mutter geht. Wenn eine junge Mutter ein solches Vertrauen zur Großmutter hat, dann findet sie nicht nur Rat bei ihr, sondern auch Trost. Oft ist es jedoch so, daß die jungen Mütter sich nicht mehr von ihren eigenen Müttern Rat holen, sondern sich lieber an den Arzt wenden.

Das kommt daher, weil wir bei persönlichen Problemen gerne Spezialisten befragen – Ärzte, Schulpsychologen, Eheberater, Sozialarbeiter, Psychologen und Priester. Wir nehmen außerdem an, daß Wissen und Erfahrung heute schnell veralten und daß ein Rat von vor 20 Jahren heute nicht mehr gelten kann. Viele junge Eltern fühlen sich ihrer Jugend noch sehr nahe und möchten der Welt und sich beweisen, daß sie ihr Leben in ihre eigenen Hände nehmen können. Sie befürchten, die Großeltern könnten ihnen vorschreiben, was sie zu tun hätten, und sie möchten nicht in die alte Position zurückversetzt werden.

67. Spannungen sind durchaus normal. In manchen Familien herrscht vorbildliche Harmonie zwischen Eltern und Großeltern, in einigen wird es keine Übereinstimmung geben, in anderen wieder gibt es vielleicht kleine Meinungsverschiedenheiten, die vor allem die Babypflege beim ersten Kind betreffen. Das aber gibt sich mit der Zeit.

Die glückliche junge Frau, die über genug natürliches, wohltemperiertes Selbstvertrauen verfügt, darf sich ruhig an ihre Mutter wenden, wenn sie Hilfe braucht. Und wenn die Großmama eigene Vorschläge macht, kann eine junge Frau sie ruhig annehmen, wenn sie sie für richtig hält, oder aber sie kann sie taktvoll umgehen und nach eigenem Gutdünken handeln, wenn sie glaubt, daß das nötig ist. Doch haben die meisten jungen Eltern so viel Sicherheit zuerst noch nicht. Wie alle Leute in neuen Positionen sind sie empfindlich gegenüber möglichen eigenen Unzulänglichkeiten, aber irgendwelche Kritik von außen vertragen sie auch nicht. Viele Großeltern erinnern sich, daß es bei ihnen selbst nicht anders war, und wenn sie klug sind, mischen sie sich nicht ein. Auf der anderen Seite haben sie aber nun einmal die Erfahrung und könnten mit ihrem Wissen helfen; außerdem lieben sie ihre Enkel und es läßt sich nicht vermeiden, daß sie eine Meinung haben.

Sie sehen, daß sich überraschend viel geändert hat – Fütterung auf Verlangen, spätere Gabe fester Nahrung, spätere Sauberkeitserziehung – und können sich daran kaum gewöhnen. Selbst wenn sie neue Methoden akzeptieren, stört sie oft der Aufwand, der damit verbunden ist. (Wenn Sie selber Großeltern sind, werden Sie besser verstehen, was ich sagen will.)

Es sollte jungen Eltern jedoch gelingen, die Beziehungen zu den Großeltern freundlich und harmonisch zu gestalten, indem sie sie ruhig auch ihre Meinung sagen lassen. Offene Diskussion ist auf die Dauer besser und gesünder als versteckte und zurückgedrängte Kritik. Eine Mutter, die überzeugt ist, daß sie das Baby richtig behandelt, kann sagen: »Ich weiß, daß du etwas anderer Meinung bist, aber ich werde es noch einmal mit dem Kinderarzt besprechen, dann kann gar nichts passieren.« Damit zeigt sie der Großmutter, daß sie auch ihre Ansicht ernst nimmt, doch sie behält sich die eigene Entscheidungsfreiheit vor. Eine junge Frau, die genügend Vernunft zeigt, wird ihre eigene Mutter in bezug auf die Pflege der Kinder beruhigen und ihr ein Vertrauen in die Zukunft der Kinder einflößen können.

Die Großmutter hingegen kann der Tochter viel Hilfe angedeihen lassen, indem sie ihr zeigt, daß sie ihrerseits Vertrauen in die Fähigkeiten der Tochter setzt und sie in ihren Methoden unterstützt. Bei einem solchen guten Verhältnis zwischen Mutter und Großmutter des neuen Babys wird die junge Frau sich auch gern an ihre Mutter um Rat wenden, wenn sie einmal Zweifel hat.

Tritt der Fall ein, daß die Kinder der Obhut der Großeltern überlassen werden müssen, sei es für Stunden, sei es für Tage oder Wochen, müssen die Eltern natürlich überzeugt sein können, daß die Großeltern sich der Kinder im Sinne der elterlichen Erziehung annehmen. Zumindest in den Hauptpunkten. Auf der anderen Seite wäre es natürlich ungerecht zu verlangen, daß Großeltern die Erziehung der Kinder mit eben demselben Maß an Konsequenz und täglicher Organisation bewältigen wie die Eltern selbst. Es wird keinem Kind etwas schaden, wenn es den Großeltern gegenüber besonders respektvoll sein muß oder wenn die Mahlzeiten eine halbe Stunde früher oder später eingenommen werden, auch nicht, wenn es ein bißchen übertrieben sauber oder nicht ganz so sauber gehalten wird. Glauben die Eltern indessen, daß die Großeltern mit dem Kind nicht mehr richtig fertig werden, dann sollten sie ihnen die Last lieber nicht auferlegen.

Mehr als durchschnittliche Empfindlichkeit kann dort auftreten, wo eine junge Mutter (oder auch der Vater) während der eigenen Kindheit besonders viel Kritik der Eltern zu ertragen hatte. Dadurch ist eine gewisse innerliche Unsicherheit entstanden, die sie durch bestimmtes und energisches äußeres Auftreten zu verdecken sucht, sie wird entschlossen sein, sich in ihr eigenes Leben *nicht* hineinreden zu lassen. Sie wird unter Umständen die neuesten Methoden der Babypflege und Kindererziehung aufnehmen und sich streng danach richten, denn sie erscheinen ihr als eine Erlösung von dem, was ihre eigene Kindheit beschattet hat. Auf diese Weise kann sie überdies den Großeltern zeigen, wie altmodisch sie sind, und kann sie ein bißchen ärgern. Es macht Spaß, sich über Theorien zu streiten, wenn man seinem Gegner etwas heimzahlen will. Es ist gewiß nicht zu billigen, doch es gibt genug solcher Fälle. Das Schlimme daran ist nur, daß es die Erziehung des Kindes ist, die auf diese Weise von beiden Seiten mit »Munition« beschossen wird. Eltern, die mit den Großeltern immer im Streit in Erziehungsfragen liegen, sollten sich vielleicht doch einmal fragen, ob sie nicht aus einer gewissen Opposition heraus handeln, ohne sich dessen selbst bewußt zu sein.

68. Die Manager-Großmutter. Es gibt Großmütter, die zeit ihres Lebens organisieren und managen müssen. Sie haben das bei ihren eigenen Kindern getan, und nun, da ihre Tochter ein Baby hat, finden sie neuen Auftrieb für ihre Geschäftigkeit. Die Töchter solcher Mütter haben es zuerst ziemlich schwer. Die frischgebackene Großmama kommt jederzeit und überschüttet die Tochter mit Ratschlägen; die Tochter aber ist noch nervös und angegriffen, sie wagt nicht, zu widersprechen und ihre Meinung zu äußern. Wenn sie tut, was die Mutter sagt, fühlt sie sich beherrscht; tut sie es nicht, plagt sie ein Schuldgefühl der Mutter gegenüber.

Wie kann sich eine frischgebackene Mutter davor schützen? Anscheinend muß sie sich an ihrem Schopf selbst herausziehen. Zunächst einmal sollte sie es stufenweise angehen, sich selbst daran erinnern, daß sie die Mutter ist und die volle Verantwortung für das Kind trägt. Wenn ihre Methode angezweifelt wird, sollten Arzt und Hebamme sie unterstützen. Der Ehemann ist besonders dazu aufgerufen, wenn die Kritik von seiner Mutter kommt. Wenn er meint, in bestimmten Punkten sei seine Mutter im Recht, sollte er dies seiner Frau sagen können, gleichzeitig aber seiner Mutter klarmachen, daß er auf der Seite seiner Frau steht.

Es ist gut, wenn eine junge Mutter von Anfang an lernt, nicht vor der Großmutter wegzulaufen und keine Angst zu haben, sie anzuhören, denn beides wäre ein Beweis dafür, daß sie sich zu schwach fühlt, es mit der Großmama aufzunehmen. Was noch schwerer ist: Sie sollte lernen, innerlich kühl zu bleiben, es ist sinnlos, in Weißglut zu geraten oder vor Zorn zu explodieren. Man kann natürlich sagen, es sei ihr gutes Recht, bei ständiger Bevormundung zornig zu werden, und das stimmt auch. Aber verhaltener Ärger und Explosionen sind nur Zeichen dafür, daß sie schon viel zu lange zu nachgiebig war, weil sie nicht wagte, der Mutter oder Schwiegermutter zu widersprechen. Eine herrschsüchtige Großmutter wird für gewöhnlich diese indirekten Zeichen der Furcht als selbstverständlich hinnehmen und sie zu ihrem Vorteil nützen. Eine junge Mutter jedoch sollte sich nicht schuldig fühlen, wenn sie die Großmama durch Widerspruch auch einmal verärgert hat, so es sich nicht vermeiden läßt. Es sollte allerdings vermieden werden, daß es zu lauten Auseinandersetzungen kommt, so etwas ist höchstens ein- oder zweimal gut, um die Lage zu klären; die junge Mutter sollte im übrigen ihren Standpunkt ruhig und klar vertreten, bevor es zu Verärgerung kommt. Wenn eine Großmutter sieht, daß die Mutter auf eine sichere, überzeugende Art der Situation gewachsen ist, so wird sie im allgemeinen mit ihren Einmischungsversuchen aufhören.

In solchen Situationen herrscht oft eine so große Dauerspannung, daß ein Fachmann, z. B. der Hausarzt, ein Psychiater, Sozialarbeiter oder einfühlsamer Priester herangezogen werden sollte; in gemeinsamen oder getrennten Gesprächen sollte jede Seite ihr Bild von der Situation darstellen können. In einer Abschlußbesprechung sollte klargestellt werden, daß die Verantwortung und die Entscheidung letzten Endes bei den Eltern liegt.

Die erste Zeit zu Hause

69. Nicht zu viele Besucher in der ersten Zeit. Wenn ein Baby angekommen ist, machen sich gemeinhin alle Verwandten und Freunde auf den Weg, um der Mutter zu gratulieren und das Baby zu besichtigen. Anerkennung und Bewunderung finden die Eltern natürlich auch sehr hübsch, und sie erfüllen sie mit Stolz. Jedoch, zuviel Besuch ist für die Mutter zu anstrengend. Wieviel aber ist nun zuviel? Das ist von Fall zu Fall verschieden.

In den ersten Wochen zu Hause ermüden die meisten Mütter rasch. Ihr gewohnter Schlafrhythmus ist durcheinander geraten. Dies ist zum Teil die Folge hormoneller Umstellungen, zum Teil von Veränderungen auf der Gefühlsebene, die sich besonders beim ersten Kind bemerkbar machen (siehe Abschnitte 6 und 7).

Besucher sind ein reines Vergnügen für Leute, die Muße haben und Langeweile und die irgendeine Unterhaltung suchen. Die meisten von uns aber haben nur wenige gute Freunde, die sie jederzeit ertragen könnten. Andere Besucher jedoch machen uns mehr oder weniger nervös; wenn wir uns auch freuen, sie zu sehen, ihre Anwesenheit ermüdet uns schnell, besonders wenn wir uns nicht ganz wohl fühlen. Wenn nun eine junge Mutter zu sehr angestrengt wird, muß sie an Kräften zuviel draufzahlen, und das ist für sie und alle anderen schlimm. Darum sollte sie, und vor allem ihr Mann, darauf achten, daß die Zahl und die Zeit der Besucher streng begrenzt werden, erst allmählich, wenn ihre Kräfte zurückkehren, kann sie sich auch mehr zumuten. Sie braucht sich keine Vorwürfe zu machen, daß es unfreundlich gegen die Verwandten und Freunde ist. Jeder Arzt verordnet Ruhe während der ersten Wochen nach der Entbindung, und das ist das beste Alibi für die kleine Familie. Wenn jemand zu Besuch kommt, ohne sich vorher anzumelden, so kann man ihn mit dem gleichen Argument nach wenigen Minuten wegschicken.

Eine Mutter fand es praktisch, an der Wohnungstür einen Zettel anzubringen, der sagte: Wir brauchen keine Lebensversicherung, keine Kinderfotos, keine Kinderpflegeartikel, keine Babytücher und wir wollen keine Gespräche mit Verkäufern und Hausierern führen.

70. Die Besucher spielen mit dem Baby. Die meisten Besucher geraten in aufgeregtes Entzücken, wenn sie das Baby sehen. Sie möchten es gern auf den Arm nehmen, mit ihm spielen, es kitzeln oder schaukeln, und sie fangen an, Babysprache zu reden. Einige Kinder können das vertragen, andere reagieren mit Mißmut. Eine Mutter muß wissen, wieviel sie ihrem Kind zumuten kann, und dann muß sie ein Machtwort reden. Das ist zwar nicht so leicht, da die Eltern stolz auf ihr Baby sind und sich mitfreuen, wenn andere entzückt sind, doch die meisten Kinder werden von derlei »Unterhaltungen« unnötig erregt und angestrengt, und das sollte man vermeiden.

71. Am Anfang sollte man eine Extrahilfe haben. Wenn man irgendeine Möglichkeit hat, sich während der ersten Wochen nach der Geburt des Kindes eine Hilfe zu beschaffen, so sollte man das unbedingt tun. Muß man alles selbst erledigen, dann verausgabt man sich zu sehr und ist am Ende ohnehin der Hilfe bedürftig. Außerdem: wenn man ständig überanstrengt und müde ist, hat man von vornherein nicht die richtige Gemütsverfassung, und man selbst, das Kind und der Rest der Familie leiden darunter.

Die Mutter der jungen Frau ist eine ideale Hilfe, vorausgesetzt, die beiden verstehen sich gut. Wenn die Mutter allerdings immer noch das Kind in ihrer Tochter sieht und sie bevormunden will, so ist sie in dieser Situation nicht die geeignete Hilfe. Die junge Mutter will das Gefühl haben, daß dies *ihr eigenes Baby* ist und daß sie mit ihm allein fertig wird. Es ist nützlich, wenn man jemanden in der Nähe weiß, der Erfahrung im Umgang mit Babys hat. Die Hauptsache aber ist, daß man jemanden um sich hat, den man gut leiden mag.

Wenn man es sich leisten kann, für ein paar Wochen eine Haushilfe oder eine Kinderpflegerin zu nehmen, so sollte man sie einer Verwandten vorziehen, denn eine fremde Person kann man wegschicken, wenn man mit ihr nicht zufrieden ist. Am besten wäre natürlich eine Hilfe für den Haushalt, denn dadurch kann die junge Mutter sich ganz der Babypflege widmen – aber Hausmädchen sind schwer zu finden. Als nächstbestes wäre eine Kinderschwester zu empfehlen, die auch einen Teil der Hausarbeit übernimmt und nicht zu selbständig ist, so daß sie sich nach den Wünschen der jungen Mutter richtet, eine freundliche und ruhige Person, die auch anerkennt, daß das Baby nun einmal der Mutter gehört. Wenn man eine Kinderpflegerin hat, die das Baby ganz für sich beansprucht und alles kritisiert, was die Mutter tut, sollte man sie um Himmels willen wegschicken und versuchen, eine andere zu finden.

Wie lange nun sollte man eine Hilfe haben? Das hängt natürlich von den finanziellen Verhältnissen und vom Befinden der Mutter ab. Jeden Tag sollte sie entsprechend dem Maß, in dem ihre Kräfte zurückkehren, ein klein bißchen mehr von der häuslichen Arbeit übernehmen. Wenn sie nach etwa zwei Wochen feststellt, daß sie immer noch sehr müde ist und daß jede Arbeit sie über Gebühr anstrengt, dann sollte sie die Hilfe noch behalten, ob sie es sich leisten kann oder nicht. Unter diesen Umständen ist eine Hilfe kein Luxus, sondern eine Notwendigkeit. Wenn die junge Mutter sich zu früh übernimmt, wird es am Ende geldlich und seelisch mehr kosten als die Hilfe, die man sich ein oder zwei Wochen länger gönnt.

Die meisten Mütter, die ein Kind erwarten, haben Angst davor, daß sie allein die ganze Verantwortung für das hilflose Baby haben werden. Dieses Gefühl bedeutet aber nicht, daß sie nicht dennoch fähig wären, ihren Pflichten gerecht zu werden, und daß sie unbedingt eine Pflegerin haben müssen, die ihnen beibringt, was sie zu tun haben. Doch ehe man sich in eine Panik treiben läßt, ist es schon besser, man nimmt für die ersten Tage eine Pflegerin oder eine Verwandte, wenn man das einrichten kann.

Ist es nicht möglich, eine ständige Hilfe zu haben, so kann man vielleicht jemanden finden, der ein- bis zweimal in der Woche kommt, die grobe Arbeit erledigt und das Baby ein paar Stunden hütet, während man selbst an die frische Luft geht. (Siehe auch Abschnitt 113).

72. Erleichterung im Haushalt. Das Waschen der Windeln ist natürlich eine ziemliche Belastung für die Mutter. Eine automatische Waschmaschine – wenn man sie sich leisten kann – erledigt diese Arbeit sehr gut, und man spart allerhand Zeit. Man sollte überhaupt während der ersten Wochen nach der Entbindung seine Haushaltsarbeit nach Möglichkeit vereinfachen, die Wäsche zum Waschen weggeben und unnötigen Hausputz vermeiden. Das alles kann man später nachholen. Auch den Küchenzettel sollte man während dieser Zeit nicht allzu kompliziert gestalten.

BABYAUSSTATTUNG UND BEKLEIDUNG

Vergessen Sie nicht, sich vorher die passende Babytrage für das Auto zu besorgen, so daß Sie das Baby dort hineinlegen können, wenn Sie es nach Hause bringen. In Abschnitt 104 werden die staatlich festgelegten Sicherheitsstandards erläutert.

Falls Sie Wasser aus dem Brunnen verwenden, müssen Sie es vorher auf Bakterien und Nitrate untersuchen lassen, bevor das Baby nach Hause kommt. (Nitrathaltiges Brunnenwasser färbt die Lippen und die Haut des Babys blau.) Wenden Sie sich in so einem Fall an Ihre Gesundheitsbehörde.

Die Ausstattung, die man braucht

73. Erstes Gebot. Alles muß rechtzeitig fertig sein! Manche Eltern glauben, daß sie die Ausstattung nicht fertig zu haben brauchen, ehe das Baby da ist. Wenn man jedoch alles rechtzeitig beieinander hat, erleichtert es einem das Leben später wesentlich. Viele junge Mütter fühlen sich in der Zeit, da sie die Pflege des Babys übernehmen, müde und leicht entmutigt. Da kann selbst so ein kleines Unternehmen wie der Kauf von einem halben Dutzend Windeln oder eines Flaschensaugers sich als Belastung darstellen. Mütter, die das selbst schon erlebten, haben sich vorgenommen, beim zweiten Baby die ganze Ausstattung und alles, was dazu gehört, vorher fix und fertig zu haben.

Was aber braucht man wirklich alles, wenn man ein Baby erwartet? Es gibt zwar keine absolut verbindlichen Vorschriften, aber hier sind einige Vorschläge, mit denen man zurechtkommen sollte.

74. Ein Platz zum Schlafen. Vielleicht möchten Sie ein schönes, mit Seide ausgeschlagenes Körbchen. Dem Kind ist es gleich. Es kommt darauf an, daß es an der Seite nicht herausfällt und daß es auf einer weichen, aber festen Matratze liegt. Ein einfaches Körbchen auf Rädern ist praktisch für den Anfang. Manchmal besitzt die Familie eine uralte Wiege oder die Eltern basteln eine für das erste Kind. Die meisten Eltern nehmen ein Bettchen, das rundherum von einer weichen Rolle umgeben ist. Die Stäbe sollten nicht mehr als 6 cm voneinander entfernt sein, die Matratze sollte gut passen, das herabzulassende Seitengitter muß kindergesichert sein; das Bettchen darf keine scharfen Kanten haben, nicht mit bleihaltigen Farben gestrichen sein, und die Oberkante des Bettrandes muß mindestens 60 cm von der Oberkante der Matratze entfernt sein. Die meisten Matratzen sind heute aus Schaumstoff, enthalten einen Federkern und sind mit einem wasserdichten Bezug versehen. Eine Matratze kann man aus einem Stück Schaumstoff herstellen, das von wasserdichten Textilien umschlossen wird. Bei einem kleinen Körbchen muß die Innenwand verkleidet sein, um Verletzungen zu verhüten. Ein Kind braucht kein Kopfkissen, also sollte man es weglassen.

75. Wo werden die Windeln gewechselt und wo wird das Baby angezogen? Die Windeln wechseln und auch anziehen können Sie das Baby auf einem niedrigen Tisch oder einer Badezimmerkonsole (da hat man gleich Wasser in der Nähe) oder auf einem Schreibtisch mit entsprechender Höhe.

Sehr bequem sind Wickeltische mit einer wasserdichten Auflage, Sicherheitsbändern und Ablagen. Allerdings sind sie teuer und vielleicht für eine Verwendung später, wenn das Kind größer ist, nicht einstellbar. Manche lassen sich zusammenfalten, wieder andere sind gleich komplett mit Wanne.

76. Andere Ausrüstung. Eine *Windeltasche* ist ganz praktisch, wenn sie mit Ihrem Baby unterwegs sind. Sie sollte getrennte Fächer für Windeln, Salbe, für eine faltbare Plastik-Wickelunterlage und für eine Babyflasche haben.

Ein *Windeleimer mit Deckel* und einem Fassungsvermögen von 10 Litern. Wenn Sie die Windeln selbst waschen, spülen Sie die schmutzigen Windeln einfach in der Toilette (beim Spülen richtig festhalten) und legen Sie sie dann in den Windeleimer mit Seifenwasser. Wenn Sie einen Windeldienst in Anspruch nehmen, wird dieser einen Behälter zur Verfügung stellen.

Ein *faltbarer Plastiksitz*, an dem das Kind festgebunden und über kurze Strecken getragen werden kann, ist ein äußerst nützliches

Zubehör. Er läßt sich überall abstellen, und das Baby kann daraus die Welt beobachten. (Einige Auto-Haltesitze können auch für diesen Zweck genutzt werden.) Ein Kindersitz sollte an der Basis breiter sein als oben, um ein Umkippen zu vermeiden, wenn das Baby mal zu aktiv wird. Es gibt diese Sitze auch aus *Textilien*. Diese passen sich dann den Bewegungen des Säuglings an. Passen Sie aber auf, wenn Sie Ihr Baby in einem Sitz – egal welcher Art – auf den Laden- oder andere Tische stellen. Durch plötzliche Bewegungen des Kindes kann der Sitz leicht herunterfallen.

Leider neigt man dazu, diese Sitze zu häufig zu verwenden, so daß das Baby fast ständig darin sitzt und so den körperlichen Kontakt entbehren muß. Ein Baby sollte bei den Mahlzeiten, wenn es von den Eltern getröstet wird und auch bei anderen Gelegenheiten in den Armen und auf dem Schoß gehalten werden.

Wenn sich ein Kind normal entwickelt und regelmäßig dem Arzt vorgestellt wird, gibt es eigentlich keinen Grund zu Hause eine *Babywaage* zu haben. Das ist meiner Meinung nach herausgeworfenes Geld. Außerdem steht die Waage im Weg herum und das ständige Wiegen beunruhigt eher als das es hilft.

Sie werden ein *Thermometer* für rektale Temperaturmessungen bzw. für Messungen in der Achselhöhle brauchen. (Abschnitt 719 erläutert die unterschiedlichen Vorgehensweise beim Ablesen des Thermometers.)

Hat das Baby einen Schnupfen hilft ein *Nasenabsauger* bei der Entfernung von Schleim aus der Nase, falls dieser bei der Fütterung stört.

Es gibt preiswerte *akustische Überwachungsanlagen*, die Sie einfach in die Steckdose stecken oder auch mit Batterien betreiben können. Sie sind besonders nützlich, wenn das Baby in einem Raum außerhalb der Hörweite der Eltern schläft.

Ställchen (Laufgitter) sind umstritten. Einige Ärzte und Kinderpsychologen raten sogar davon ab, das Kind in ein Laufgitter zu sperren, da sie befürchten, es unterdrückt den Drang des Babys, seine Welt zu erforschen, und macht das Baby mißmutig. Ich kann sie verstehen. Allerdings kenne ich viele Babys, die täglich mehrere Stunden im Laufgitter verbringen und trotzdem in der tollsten Stimmung einen furchtbaren Forschungsdrang entwickeln. Aber natürlich ist weder die eine noch die andere Meinung ein Beweis für irgend etwas.

Schon aus praktischen Gründen kann ich es mir kaum vorstellen, wie eine Mutter/ein Vater die Mahlzeit zubereiten oder irgend etwas anderes tun kann, während das Baby die ganze Zeit frei herumkrabbelt – es sei denn, es ist zumindest für eine bestimmte Zeit im Laufgitter.

Wenn auch Sie ein Laufgitter nehmen möchten, müssen Sie das Baby ab einem Alter von 3 Monaten täglich hineinlegen. Jedes Baby ist anders. Die einen vertragen das Laufgitter gut, die anderen kommen damit kaum zurecht. Warten Sie jedoch damit, bis das Baby anfängt herumzukrabbeln (6–8 Monate), dann wird es dem Baby wie ein Gefängnis vorkommen, sich mit Händen und Füßen dagegen wehren, hineingesetzt zu werden.

Laufstühle sind eine häufige Ursache für Verletzungen. Der angebliche Nutzen ist umstritten, ihre Risiken eindeutig. Ich würde sie nicht verwenden.

Babyhopser und -schaukeln können ganz nützlich sein (siehe Abschnitt 307).

77. Was Sie in Ihrem Medizinschrank haben müßten. Eine Schachtel Mullbinden verschiedener Größe. Zwei Schachteln steriler Mullkompressen, 5 × 5 und 7,5 × 7,5 cm (jedes Kissen ist extra steril verpackt). Zwei Rollen elastische Binden, 5 cm breit, zwei Rollen 2,5 cm breit. Eine Rolle aus Papier, Stoff oder Plastikband, 2,5 cm breit. Sie können schmalere Streifen schneiden, indem Sie das Ende mit der Schere einschneiden und dann weiter auseinanderreißen. Eine gute Pinzette, um Splitter entfernen zu können.

Fragen Sie Ihren Arzt, ob er ein Antiseptikum empfiehlt. Sie werden ein Fiebermittel brauchen (Paracetamol, nicht Acetylsalicylsäure). Für Babys ist es als Tropfen, für Kleinkinder als Sirup, für Vorschulkinder als Lutschtabletten und für ältere Kinder als kleine Tabletten zum Schlucken erhältlich. Für jedes Kind im Haushalt eine kleine Flasche (25 ml) *Brechwurzelsirup*, um bei Vergiftungen einen Brechreiz auslösen zu können. Eine Wärmflasche und einen Eisbeutel.

Wenn Sie ein kleines Kind zu Hause haben, dann gehört jedes Medikament – und besonders Aspirin – in »kindersichere« Schränke, die schwer zu öffnen sind.

Das Bettchen

78. Decken bestehen meist aus Polyester und Baumwolle oder werden aus Acryl hergestellt. Sie lassen sich so leicht waschen und lösen keine Allergien aus. Selbst wenn Sie Schlafsäcke oder Strampelanzüge fast ausschließlich benutzen, brauchen Sie doch ein paar Decken, für den Fall, daß es einmal besonders kalt werden sollte. Eine Strickdecke ist besonders praktisch, weil man das Kind darin schön einwickeln und ins Bettchen legen kann. Decken aus Acryl geben Wärme und sind leicht waschbar. Eine Decke sollte groß genug sein, damit man sie unter die Matratze einstecken kann.

Baumwollsäckchen, die wenig Wärme geben, können zur Aufnahme des Kindes dienen, wenn anderenfalls alle Decken weggestrampelt würden oder wenn ein kleines Kind in seiner Bewegung etwas eingeschränkt werden soll (siehe Abschnitt 326).

79. Eine wasserdichte Einlage aus Plastik oder Gummi mit einer Flanellbeschichtung auf beiden Seiten bleibt an ihrem Platz und verschiebt sich nicht unter dem Laken. Wenn das Kind dennoch damit in Kontakt kommt, fühlt es sich angenehmer an. Auch wird dadurch etwas Luftströmung unter dem Kind möglich, und eine zusätzliche Decke kann wegfallen, wodurch die Menge an Wäsche reduziert wird. Manchmal aber braucht man selbst bei heißem Wetter eine zusätzliche Decke. Die Unterlage sollte in der Waschmaschine gewaschen werden, sobald sie naß geworden ist; daher brauchen Sie zwei davon.

Die wasserdichte Einlage sollte so groß sein, daß sie gut um die Matratze gelegt werden kann. Anderenfalls können die Ränder der Matratze gelegentlich naß werden. Im übrigen reicht die Plastikdecke um die meisten neuen Matratzen nicht aus, da früher oder später Urin in die Luftlöcher gerät und die Matratze zu riechen anfängt.

Zusätzliche kleine Flicken von flanellbeschichteter Unterlage erniedrigen das Wäschevolumen. Ein solches Stück kann man unter die Hüfte des Kindes schieben. So bleibt das Bettlaken trocken, wenn das Kind an seinem Platz liegen bleibt. Ein weiteres Stück kann man sich zum Schutz auf den Schoß legen, wenn man das Kind hält.

Eine dünne Plastiktüte (wie z. B. die aus der Reinigung) hat im Kinderbettchen nichts zu suchen, da akute Erstickungsgefahr besteht, wenn das Kind seinen Kopf dort hineinbringt.

80. Unterlagen. Wenn Sie einfache wasserdichte Einlagen ohne Flanellrückseite verwenden, so müssen Sie zusätzlich eine gesteppte Unterlage haben. So wird Feuchtigkeit aufgenommen, und die Luft kann unter dem Körper des Kindes zirkulieren; anderenfalls wird die Haut zu feucht und warm. Wieviele Unterlagen Sie brauchen, hängt davon ab, wie häufig Sie Wäsche waschen und wie oft das Kind einnäßt oder spuckt. Drei sind unbedingt nötig, sechs sind auf alle Fälle besser.

81. Laken. Sie werden 3 bis 6 Laken brauchen. Wenn Sie mit einem Körbchen anfangen, können Sie Windeln als Laken verwenden. Ist das Bettchen größer, sollten Laken aus Baumwolltrikot verwendet werden. Sie sind leicht waschbar, trocknen schnell, brauchen nicht gebügelt zu werden und fühlen sich im feuchten Zustand nicht klamm an. Man kann auch Spannbettücher für die Matratze kaufen.

Kleidung und Windeln

In den USA sind Schlafsachen für Kleinkinder schwer entzündbar. Lesen Sie sich die Pflegehinweise auf jedem Kleidungsstück genau durch, damit Sie wissen, wie Sie diese Eigenschaft erhalten können. Verwenden Sie nur Substanzen, die diese Eigenschaft nicht zerstören. Hersteller empfehlen schaumgebremste Waschmittel. Kontrollieren Sie anhand der Angaben auf der Packung, ob das Waschmittel für flammenhemmende Textilien genommen werden kann.

Denken Sie daran, daß Ihr Baby im ersten Jahr sehr schnell wachsen wird. Kaufen Sie also nur Sachen, die locker sitzen. Von den Plastikhöschen abgesehen, sollte man mit der 3- bis 6 Monatsgröße beginnen, anstatt kleinere Neugeborenenwäsche zu kaufen.

Ein Baby oder Kleinkind braucht im allgemeinen nicht mehr, sondern eher weniger Kleidung und Decken als ein Erwachsener.

82. Hemdchen sind äußerst praktisch und können sowohl nachts als auch tagsüber getragen werden.

Die »Handschuhe« am Ärmelende halten das Kind davon ab, sich zu kratzen; sie können offen sein oder geschlossen werden. Lange Nachthemdchen erschweren es dem Kind, die Decke wegzustrampeln; wenn es heiß ist, sind die kurzen aber besser. Kaufen sie auf alle Fälle 3 oder 4 davon. Wenn Sie keine Waschmaschine oder keinen Trockner haben, sollten Sie noch 2 oder 3 in Reserve kaufen.

83. Schlafsäcke und Strampelanzüge. Im Alter von 6 Monaten, wenn die Kinder sich im Bettchen häufiger bewegen, finden die Eltern es besser, wenn das Kind einen Schlafsack oder einen Strampelanzug trägt und nicht von Deckbetten bedeckt wird. (Kinder krabbeln einfach aus den Decken heraus.) Ein Schlafsack ist wie ein langes Nachthemd, das die Füße bedeckt und Ärmel hat. Die Strampelanzüge sind wie Overalls geschnitten und bedecken die Beine einschließlich der Füße einzeln. Die Fußsohle ist meist aus stabilem, rutschfestem Material. Sehr praktisch ist es, wenn der Reißverschluß am Strampelanzug vom Fuß bis zum Kragen geht. Überprüfen Sie die Fußteile regelmäßig. Dort können sich Haare ansammeln, die sich um die Zehen des Babys wickeln und Schmerzen verursachen können.

Wenn ein Säugling oder Kleinkind in einem gut beheizten Raum schläft, so daß ein Baumwollhemdchen oder Strampelanzug und eine Baumwolldecke vollauf genügen, dann sollte der Schlafsack bzw. der Strampelanzug nicht wärmer als die Baumwolldecke sein. Ist der Raum so kalt, daß ein Erwachsener eine gute Woll- oder Acryldecke benötigt, so braucht das Kind einen dickeren Schlafsack oder Strampelanzug und eine Decke.

84. Unterhemden. Es gibt drei verschiedene Arten von Unterhemden. Die einen werden einfach über den Kopf gezogen, die anderen haben Druckknöpfe an der Seite. Dann gibt es noch overall-ähnliche Unterhemden, die über den Kopf gezogen werden und mit Druckknöpfen um die Windel herum verschlossen werden. Die Hemden mit den seitlichen Druckknöpfen sind für kleinere Babys etwas geeigneter.

Die Unterhemden sollten nicht zu dick sein und kurze bis halblange Ärmel haben, wenn das Haus nicht außerordentlich schlecht geheizt ist. Bei einigen Unterhemdchen sind am Rand Möglichkeiten, um die Windeln zu befestigen. Wenn Sie das erste Unterhemd kaufen, sollten Sie die für 6 Monate bis 1 Jahr empfohlene Größe nehmen; kaufen Sie davon 3 oder 4, wenn Sie keine Waschmaschine oder keinen Trockner haben noch 2 oder 3 in Reserve.

85. Elastische Overalls sind für den Tag sehr beliebt, können aber auch während der Schlafenszeit benutzt werden. Sie werden mit Druckknöpfen oder einem langen Reißverschluß vom Hals bis zu einem oder beiden Beinen verschlossen. Überprüfen Sie die Fußteile regelmäßig. Dort können sich Haare ansammeln, die sich um die Zehen des Babys wickeln und Schmerzen verursachen.

86. Überkleider und Kimonos sind kurze Jacken oder lange Hemden mit einer vorderen Knopfleiste, die meist aus Baumwollflanell sind und über Unterhemd oder Nachthemd wegen des schöneren Aussehens getragen werden; sie sind kein wesentliches Kleidungsstück.

87. Pullover sind sehr nützlich, um dem Kind zusätzlich Wärme zu geben. Wenn das Kind wach ist, aber auch im Bett, können sie unter oder über der anderen Kleidung getragen werden. Bitte achten Sie darauf, daß die Halsöffnung genügend groß ist und daß an der Schulter Druckknöpfe oder feste Knöpfe vorhanden sind.

88. Kleidung im Freien. Thermoanzüge oder Strampelanzüge für den Kinderwagen sind wie Overalls geschnitten und schützen auch die Füße. Es gibt ein- und zweiteilige Anzüge, oft mit Kapuze. Er sollte sich mit Druckknöpfen oder mit Reißverschluß vom Kragen bis zu den Füßen öffnen lassen.

89. Andere Kleidungsstücke. Gestrickte Mützen aus Kunstfaser sind für draußen oder beim Schlafen in einem kalten Zimmer sehr praktisch. Wenn das Wetter aber mild ist, sind Mützen unnötig, und die meisten Kinder mögen sie ohnehin nicht. Strümpfe und Schuhe sind auch nicht vonnöten, solange das Kind nicht aufsitzt oder in einem kalten Haus spielen muß. Kleider und Röcke verschönen das Kind, sind aber unnötig und für Kind und Eltern eine Belastung. Ein

Sonnenhut mit einem Kinnband ist sehr zu empfehlen, wenn das Kind damit zurechtkommt.
Lesen Sie auch Abschnitt 405 über Schuhe.

90. Windeln. Sie haben die Wahl: Windeln, die Sie selbst kaufen und waschen (die preiswerteste Methode); ein Windeldienst, der Ihnen die Windeln zur Verfügung stellt und sie auch wäscht; und Wegwerfwindeln (die teuerste Methode).

Windeln gibt es ungefaltet und vorgefaltet. Die ungefalteten sind vielseitiger verwendbar: Man kann sie als Laken im Körbchen, als Handtücher usw. nutzen. Die meisten Windeln bestehen aus Gaze oder Baumwollflanell. Die Gazewindeln trocknen schneller, halten aber bei größeren Babys nicht so viel Urin. Sie werden etwa 2 Dutzend benötigen, wenn Sie sie jeden Tag waschen und Sie nicht zu viele als Laken, Handtücher usw. verwenden. Mit 6 Dutzend sind Sie aber auf jeden Fall ausreichend versorgt. Nehmen Sie die großen.
Wenn Sie etwa ein Drittel vorgefaltete und zwei Drittel ungefaltete Windeln kaufen, können Sie die Vorteile beider Sorten kombinieren.

Wegwerfwindeln sind sehr bequem und deshalb auch sehr beliebt. Ökologisch gesehen sind sie aber ein Alptraum. Erstens nehmen sie bei der Müllbeseitigung zuviel Platz weg. Zweitens sind sie nicht biologisch abbaubar. (Wenn Sie das Kleingedruckte bei den Hinweisen mancher Hersteller zur biologischen Abbaubarkeit genauer lesen, werden Sie bemerken, daß sich der Kunststoff erst nachdem er viele Jahre dem Sonnenlicht ausgesetzt war, zu kleinen Plastikstücken »abbaut«.) Drittens gelangen die Fäkalien unbehandelt in den Müll, verschmutzen das Grundwasser und bilden so ein Gesundheitsrisiko. Zu dem Zeitpunkt, da dieses Buch geschrieben wird (1990), erwägen einige Staaten der USA bereits Gesetze zum Verbot der Wegwerfwindeln.

Windelnadeln. Das sollten rostfreie Sicherheitsnadeln aus Stahl sein. Für den Anfang werden Sie 4 benötigen.

Windeltücher. Sie können einen Waschlappen, Seife und Wasser nehmen. Wenn Sie aber den Komfort der Windeltücher nutzen wollen, kaufen Sie nur die ohne Chemikalien und Parfüm. Die Windeltücher mit Alkohol und anderen Chemikalien oder Parfüm können zu Ausschlag führen.

91. Windelhöschen werden über Textilwindeln getragen. Sie bestehen aus verschiedenen Natur- oder Kunstfasern, die sich sowohl im Preis als auch in der Saugfähigkeit unterscheiden. Es gibt sie zum Überziehen, mit Druckknöpfen und mit Klettverschluß. Der Gummizug an den Rändern reizt die Haut weniger, wenn er mit Stoff verkleidet ist.

Solange die Haut in der Windelgegend gut aussieht, können Sie Windelhöschen je nach Bedarf verwenden. Bei einer Windeldermatitis müssen Sie Windelhöschen weglassen. Windelhöschen müssen täglich gewaschen werden. Bitte achten Sie darauf, daß sie um die Beine des Kindes nicht spannen.

Baden

92. Wo bade ich mein Kind? Ein Kind kann in der Spüle, in einer Plastikwanne (nehmen Sie eine mit einem breiten Rand für Ihren Arm), in einer Wasserschüssel oder im Waschbecken gebadet werden. Sie können auf einem hohen Stuhl neben dem Becken sitzen. Plastikwannen und Wannen aus Schaumstoff, die dem Körper des Kindes angepaßt sind, sind weit verbreitet und im allgemeinen preiswert. Wenn Sie eine Wanne aus Schaumstoff nehmen, sollten Sie diese nach jedem Gebrauch im Wäschetrockner gründlich trocknen, um so das Wachstum von schädlichen Bakterien zu verhindern.

Ein Badethermometer ist nicht notwendig, kann aber eine Beruhigung für unerfahrene Eltern sein.

93. Toilettenartikel. Ein *Wattebausch* beim Baden kann sehr nützlich sein, um die Augen des Babys abzuwischen.

Jede *milde Seife* ist geeignet. Vermeiden Sie flüssige Babyseifen und desodorierende Seifen. Sie könnten Ausschlag verursachen.

Baby-Lotion. Eine Lotion ist nur nötig, wenn die Haut trocken ist. Viele Eltern nehmen heute Cremes und Lotionen, die keine Geruchsstoffe enthalten und die weniger kosten als die meisten handelsüblichen Präparate.

Baby-Öle, die meist aus Mineralöl bestehen, hat man früher bei trockener, normaler Haut und bei Windeldermatitis häufig verwendet. Heute weiß man, daß Mineralöl bei einigen Säuglingen selbst eine leichte Hautrötung und -entzündung auslösen kann. Eine allgemeine Empfehlung für Baby-Öle verbietet sich daher; es muß im Einzelfall geprüft werden, ob die Verwendung des Öls mehr Vor- oder Nachteile hat.

Baby-Talkumpuder hilft etwas gegen das Wundscheuern, ist aber meist nicht nötig. Am billigsten ist gewöhnliches Stärkemehl aus der Küche, das dem Kind zumindest nicht schaden kann. Jedes Puder sollte sorgfältig aufgetragen werden; wenn man es zunächst in die Hand schüttet, besteht keine Gefahr, daß das Puder eine Wolke im Gesicht des Kindes bildet.

Eine *Creme aus Wollfett (Lanolin) und Petrolatum* in einer Tube oder einem Tiegel, um bei Windeldermatitis die Haut zu schützen.

Kindernagelscheren haben runde Enden. Viele Eltern kommen aber mit *Nagelklippern* besser zurecht und glauben, daß hier die Verletzungsgefahr geringer ist.

Im Abschnitt 77 finden Sie weitere Hinweise für Ihren Medizinschrank.

Gegenstände für die Flaschenernährung

94. Milchpumpen. Wenn Sie regelmäßig stillen möchten – und manche berufstätige Mütter stillen mehrere Wochen oder Monate – werden Sie sich wahrscheinlich eine Milchpumpe besorgen. Weitere Hinweise siehe Abschnitt 192.

95. Flaschen. Wenn Sie stillen möchten, sollten Sie sich mindestens drei Flaschen kaufen, sofern Sie einmal doch mit der Flasche Wasser oder Saft geben. Wenn Sie von vornherein wissen, daß Sie Ihr Baby nicht stillen, sollten Sie mindestens neun Viertel-Liter-Flaschen kaufen. Pro Tag braucht man anfangs sechs bis acht Flaschen. Plastikflaschen zerbrechen nicht, wenn Erwachsene oder die Babys sie einmal fallen lassen. Sie werden auch eine Flaschenbürste benötigen.

Wasser und Saft kann man ebenfalls aus Viertel-Liter-Flaschen geben, auch wenn sie dafür etwas groß sind. Manche Eltern bevorzugen hierfür Achtel-Liter-Flaschen, von denen aber zwei bis drei ausreichen würden.

Außerdem kann man Wegwerfflaschen aus dünnem, flexiblem Plastikmaterial kaufen, die bereits sterilisiert sind und gebrauchsfertig mit einem festen Halter aus Plastik geliefert werden.

96. Sauger. Man braucht etwa ein Dutzend, wenn das Kind Flaschennahrung erhält, und ein halbes Dutzend, wenn es gestillt wird. Man sollte immer ein paar zusätzlich in Reserve haben, falls man Schwierigkeiten hat, das Loch im Sauger in der richtigen Größe zu stechen. Sie werden ebenfalls eine Saugerbürste benötigen.

Sauger aus Silikon sind teurer, werden aber durch Abkochen und Milchfett nicht angegriffen. Es gibt Sauger in den verschiedensten Formen, aber keinen einzigen wissenschaftlichen Beweis für die Richtigkeit der Behauptungen ihrer Hersteller.

97. Schnuller. Sofern Sie Schnuller verwenden möchten, werden drei oder vier ausreichen. Lesen Sie dazu die Abschnitte 387 bis 389.

98. Lätzchen. Kleine runde Lätzchen verhindern, daß die Kleidung versabbert wird. Bei fester Nahrung ist es allerdings praktisch, wenn das Lätzchen groß ist und aus Plastik, Nylon- oder Frotteematerial besteht, wobei eine Tasche am unteren Ende die herunterfallende Nahrung auffangen kann. Plastik läßt sich gut abwaschen, sieht aber weniger schön aus. Wichtig ist, daß das Lätzchen mit einem Baumwollträger um den Hals geknüpft werden kann. Ein Lätzchen aus Frottee kann man auch verwenden, um mit einem trockenen Stück das Gesicht abzuwischen. Lätzchen werden gerne geschenkt.

99. Die Zubereitung der Flaschennahrung. Es ist ganz praktisch, ein Litermaß mit Zentiliter-Einteilung zu verwenden, aber Sie können auch jedes andere so unterteilte Maß nehmen und die Nahrung dann in einem Litertopf oder -krug zubereiten. Ebenfalls nützlich sind ein langstieliger Löffel zum Umrühren, mehrere Meßlöffel, wenn Sie Milchpulver verwenden, ein Dosenöffner und ein Schneebesen, um das Pulver zu vermischen.

100. Zum Sterilisieren der Flaschen brauchen Sie einen Eimer, einen Wasserkessel oder einen Topf mit Deckel, möglichst 20 cm hoch und 25 cm im Durchmesser, so daß darin acht Flaschen in einem Drahtgestell aufbewahrt werden können. Es gibt Sterilisatoren für den Kochherd und auch Elektro-Sterilisatoren, die sich selbst ausschalten. Zangen mit einem plastik- oder gummibeschichteten Haltegriff sind für heiße Flaschen ebenfalls zu empfehlen.

Aber viele Eltern werden nicht sterilisieren müssen, so daß diese Ausrüstung nicht notwendig sein wird.

101. Flaschenwärmer. Heute erachtet man es nicht mehr für unbedingt notwendig, die Flasche in einem Flaschenwärmer zu erwärmen. Sie können das natürlich in jedem Behälter machen. Ein elektrischer Flaschenwärmer ist sehr praktisch, wenn man sich auf die Warmwasserversorgung nicht verlassen kann. Es gibt auch Flaschenwärmer, die man an den Zigarettenanzünder des Autos anschließen kann. Erwärmen Sie niemals die Flasche im Mikrowellenherd! Die Milch kann kochend heiß sein, obwohl die Flasche sich kühl anfühlt.

102. Ein Schnitzelwerk oder ein Mixer, mit dem man Fleisch, Gemüse oder Obst püriert, so daß das Kind die gleichen Mahlzeiten wie die übrige Familie einnehmen kann. Auch kommen Sie so darum herum, Geld für fertige Babynahrung auszugeben, die oft mit Kohlenhydraten und Wasser verdünnt ist. Einige mechanische Zerkleinerer können sogar in der Geschirrspülmaschine gereinigt werden.

Ausflüge

103. Tragesitze oder Tragegurte, mit denen das Kind auf Brust, Rücken oder auf der Seite der Eltern getragen werden kann, erweisen sich bei Einkäufen, Spaziergängen, Besuchen, bei der Hausarbeit und wenn das Kind quengelt als sehr nützlich. Das Kind ist körperlich und emotional seinen Eltern nahe. Der Haltegurt auf der Brust sieht etwas seltsam aus, wird aber von vielen Eltern mit Kleinstkindern bevorzugt, weil man das Kind leichter hinein- und wieder herausheben kann, es ständig beobachten kann und der körperliche und seelische Kontakt am größten ist. Man sollte Brusttragegurte früh und regelmäßig benutzen, weil sich sonst weder Eltern noch Kind an ihn gewöhnen können. Wer ihn früh benutzt, wird auf ihn nicht mehr verzichten wollen. Auch ein Tragegurt an der Seite hat ähnliche Vorteile. *Achtung*: Fahren Sie nie Auto, wenn Ihr Kind im Brusttragegurt sitzt!

Steife Rucksäcke sind bei langen Spaziergängen und für ältere Kinder, die aufrecht sitzen können, recht praktisch. Die obere Abschlußkante sollte abgepolstert sein, da das Gesicht des Kindes beim Schlafen auf ihr ruht. Bei Rucksack-Sitzen können die Eltern nicht bequem sitzen; manche »Rucksäcke« lassen sich als Kindersitz umfunktionieren. Meistens kann man den flexiblen Brusttragegurt auch für den Rücken benutzen.

104. Staatlich genehmigte, dynamisch getestete Säuglings- und Kindersitze im Auto braucht man für jedes Kind, das irgendwann einmal in einem Auto mitfährt – und welches Kind tut das nicht.

Ein Baby in einem Autokindersitz sollte mit dem Rücken angelehnt entgegengesetzt zur Fahrtrichtung sitzen. Das ältere Kleinkind kann auch in Fahrtrichtung mit angelehntem Rücken sitzen. Ein Kind, das zwischen 10 und 25 kg wiegt, sollte in einem Spezialsitz angegurtet werden, der sowohl vor seitlichen als auch frontalen Zusammenstößen schützt. Wenn Sie einen Autositz verwenden, der auch an der oberen Seite befestigt werden muß, dürfen Sie diese Befestigung nie vergessen. (Vergewissern Sie sich, daß die Befestigung entsprechend der Beschreibung erfolgt ist.)

Wenn Sie sich einen Säuglings- oder Kindersitz für das Auto kaufen, leihen oder mieten, nehmen Sie nur einen vom TÜV zugelassenen und als »dynamisch (Crash-)getestet« gekennzeichneten Sitz. Es ist eine gute Idee, den Kindersitz mitzunehmen, wenn Sie eine Reise zu Freunden oder Bekannten unternehmen. Benutzen Sie ihn unterwegs, im Flugzeug oder Bus und dann haben Sie ihn bei sich, wenn Sie an Ihrem Zielort mit dem Auto fahren.

Die Bedeutung von Sicherheitsgurten und Sitzgurten erlernen die Kinder am besten, wenn sich die Eltern angewöhnen, das Auto erst dann zu starten, wenn sich die kleinen Kinder in ihren Sitzen befinden und die älteren Kinder (über 20 kg) und die Erwachsenen sich angeschnallt haben. Nehmen Sie wirklich einmal ein Kleinkind ohne Kindersitz in einem Auto mit, so ist es am besten auf dem Rücksitz aufgehoben, auf keinen Fall in den Armen des Beifahrers auf dem Vordersitz oder nicht angeschnallt auf der Ladefläche eines Kombis oder in der Schlafkabine eines LKWs. *Benutzen Sie nie einen*

Sitzgurt für zwei Kinder bzw. für einen Erwachsenen mit einem Klein-kind im Brusttragesitz oder auf dem Schoß.

105. Ein Kinderwagen ist notwendig, wenn das Baby an die frische Luft gefahren werden muß, wenn also kein Balkon oder Garten da ist, wohin man das Baby in seinem Zimmerwagen stellen kann. Familien mit Autos werden einen Patentwagen brauchen, bei dem man das Oberteil mit in den Wagen nehmen und das Fahrgestell zusammenklappen kann.

Ein Sportwagen ist ganz praktisch, wenn man mit dem Kind einkaufen gehen oder andere Sachen erledigen muß – besonders, wenn Sie kein Auto haben. Ein zusammenklappbarer Sportwagen kann leicht mit in den Bus oder in ein Auto mitgenommen werden. Achten Sie aber bitte darauf, daß er stabil genug ist. Das Kind sollte immer fest angegurtet im Sportwagen sitzen.

106. Laufgurte. Bei Kleinkindern ist die Verwendung von Laufgurten umstritten. Einige Eltern haben das Gefühl, man könnte meinen, sie behandelten ihr Kind wie einen Hund, wenn es in der Öffentlichkeit an einem Laufgurt gesehen würde. Ich finde allerdings, daß ein Laufgurt eine sehr wirkungsvolle Sicherheitsmaßnahme beim Einkaufen und an anderen Orten ist, an denen Kleinkinder sich verletzen oder etwas beschädigen können! Das ist besonders wichtig, wenn die Mutter außer auf den Kleinen noch auf ein größeres Geschwisterchen aufpassen muß. Natürlich sollte man den Laufgurt nie verwenden, um das Kind hinter sich herzuziehen, wenn es in eine andere Richtung als die Eltern geht.

Es gibt auch Handgelenkleinen, bei denen die Eltern mit dem Kind durch ein flexibles, elastisches Band verbunden sind.

107. Tragekörbchen. Dies ist eine Kombination aus einem Windelsack und einem Körbchen, in der das Kind bei Besuch von Freunden schlafen kann. Ein Tragekörbchen kann man meist zusammenfalten.

DIE PFLEGE DURCH ARZT
UND KRANKENSCHWESTER

Die Geburt

108. Die natürliche Geburt. Ein wesentlicher Bestandteil des Konzepts der natürlichen Geburt besteht darin, daß die in unserer Gesellschaft so häufigen Ängste vor der Entbindung die Hauptursache von Verspannungen und Schmerzen sind. Bei entsprechender Unterweisung und Muskeltraining kann viel von der Angst und auch einiges vom Schmerz genommen werden. Dann wird die Frau in jeder Hinsicht aktiv mit in den Entbindungsprozeß einbezogen werden. So kann sie das herrliche Gefühl der Freude genießen, einem neuen Menschen das Leben gegeben zu haben – eine Freude, die sie nach neun Monaten Schwangerschaft wirklich verdient hat.

Immer mehr Frauen befürworten die natürliche Geburt. Das bedeutet, daß sie so wenig wie möglich Narkosemittel möchten, damit sie bei der Entbindung aktiv teilnehmen können und das Kind sehen, wenn es geboren wird. Ein Weniger an Narkosemitteln nützt auch dem Kind. Die meisten Frauen, die diese Erfahrung machten, fanden, daß es eine der bewegendsten und schönsten Erfahrungen ihres Lebens gewesen sei. Viele möchten, daß der Ehemann bei der Geburt dabei ist, wenn er dies möchte und wenn der Geburtshelfer einwilligt.

Wenn Eltern bei der natürlichen Geburt dabei sein wollen, müssen sie zunächst einen Geburtshelfer finden, der das befürwortet. Sie sollten dann während der letzten 2 bis 3 Monate der Schwangerschaft in den Schwangerschaftsunterricht gehen, in dem die Anatomie, Physiologie und Psychologie der Schwangerschaft und der Entbindung erklärt werden. So können sie all das verstehen, was dann dort vor sich geht. Die Mutter kann auch Atem- und Wehenübungen machen, so daß sie während der Wehen und der Entbindung mithelfen kann. Und der Vater kann lernen, ihr »Trainer« zu sein.

Manchmal glaubt eine Frau, daß sie »versagt« hat, wenn sie an dem Schwangerschaftsunterricht teilgenommen hat und trotzdem während der Wehen und der Entbindung Schmerzmittel benötigt. Dieser Ansicht bin ich nicht. Das Ziel besteht darin, daß die Geburt eines neuen Menschen zu einer natürlichen Erfahrung in der Familie wird, soweit wie es nur möglich ist. Das beinhaltet eine gewisse Menge an Schmerz und manchmal auch die Notwendigkeit, diesen Schmerz mit einem Medikament zu lindern. Das beeinträchtigt aber nicht den Erlebniswert der Mutter selbst und den ihrer Familie.

109. Eindrücke vom Krankenhaus. Heutzutage werden die meisten Kinder im Krankenhaus geboren. Der Arzt kann bei Bedarf schneller dasein, und er wird von Assistenten, Krankenschwestern, Technikern und Ärzten anderer Fachrichtungen unterstützt. Nur im Krankenhaus können Notfälle richtig behandelt werden, da Inkubatoren und Sauerstoffzelt vorhanden sind. Die Mutter fühlt sich sicher und in guten Händen. Diese Umgebung hat auch Nachteile, die die Kehrseite der genannten Vorteile sind. Auf der Säuglingsstation sind die Kinder von ihrer Mutter ein weites Stück entfernt, während sie andererseits von den Krankenschwestern überwacht und gepflegt werden und die ruhebedürftige Mutter nicht stören können. Aus der Sicht der frischgebackenen Mutter erscheint es aber wenig natürlich, wenn das Kind so weit von ihr weg ist und wenn fremde Menschen es pflegen.

Auch ein Mann kann einen falschen Eindruck von sich als Vater bekommen, wenn das Kind im Krankenhaus zur Welt kommt. Die Mutter weiß zumindest, daß sie der Mittelpunkt aller Aufmerksamkeit ist. Der arme Vater steht ganz am Rand. Will er das Kind sehen, so muß er außerhalb der Säuglingsstation durch ein Fenster schauen und bei der Krankenschwester recht freundlich sein. Es ist ein schlechter Ersatz, wenn man das Kind durch eine Glasscheibe betrachtet, statt es im Arm zu tragen.

Der Vater bekommt nur den Eindruck, daß er für das Kind eigentlich nicht der richtige Gesellschafter ist. Siehe auch Abschnitt 9, in dem die zunehmend wichtige Rolle des Vaters in der Welt von heute beschrieben ist.

110. Rooming-in. Einige Krankenhäuser haben das Rooming-in (Mutter mit Kind in einem Zimmer) eingeführt, um einiges von der unnatürlichen Atmosphäre der traditionellen Geburtsklinik zu nehmen. Die Wiege des Kindes ist nicht auf der Säuglingsstation, sondern im Zimmer bei der Mutter. Die Mutter pflegt das Kind von Anfang an, hält es, füttert es, wechselt die Windeln und badet es. So kann sie sich üben, und gleichzeitig von erfahrenen Schwestern und Pflegern Hilfe und Ratschläge bekommen. Sie lernt, wann das Kind hungrig ist, wann es schlafen will, wenn es schreit, wann und wie es Stuhlgang hat, und so ist das Kind kein Fremder, wenn sie es mit zu sich nach Hause nehmen darf. Für Erstgebärende ist das eine große Hilfe. Ein unregelmäßiges Schema für die Mahlzeiten entsprechend den Wünschen des Kindes ist kein Problem, und das Stillen wird dadurch nur gefördert. Der Vater auf Besuch fühlt sich als Teil der Familie, er kann das Kind halten und sich praktisch an der Pflege beteiligen.

Obwohl in verschiedenen Ländern das Rooming-in schon immer üblich war, ist es erst in den letzten Jahren häufiger geworden. Rooming-in ist eine sichere Angelegenheit. Die meisten Mütter, die es kennengelernt haben, möchten es bei zukünftigen Geburten nicht missen.

Wenn Sie sich auf das Rooming-in gefreut haben, es aber nicht möglich ist, so ist natürlich nicht alles verloren. Sie werden das ausgleichen können, wenn Sie wieder zu Hause sind; das gilt besonders dann, wenn der Klinikaufenthalt nur kurz ist.

Die natürliche Geburt und das Rooming-in sind nicht nur die Folge des Drucks der Eltern, sondern auch Folge sich ändernder Konzepte bei Ärzten, Pflegepersonal und der Krankenhausverwaltung. Fragen Sie also Ihren Arzt danach vor der Entbindung. (Sie können auch der Krankenhausverwaltung schreiben oder dort vorsprechen.) Und ein letzter Trost: wenn natürliche Geburt und Rooming-in für Sie nicht möglich waren, hat doch Ihr Verhalten vielleicht dazu beigetragen, daß zukünftige Eltern in diesen Genuß kommen.

111. Alternative Geburtsmethoden. In den letzten Jahren kam ein großes Interesse an Entbindungsverfahren auf, die von den konventionellen stark abweichen; Ziel war, von Krankenhaus, Kreißsaal und Entbindungsraum wegzukommen. Viele Eltern wünschen sich daher die Hausgeburt oder die Geburt in bestimmten Geburtskliniken; die Durchführung der Geburt vertrauen sie Hebammen, Krankenschwestern oder Geburtshelfern an. Bei all diesen Alternativen soll eine Umgebung geschaffen werden, die dem Zuhause sehr ähnlich ist und wo Brüder und Schwestern im bestimmten Ausmaß an der Geburt teilnehmen können. Wenn Ihr Frauenarzt dagegen ist, müssen Sie sich entscheiden, ob Sie eine natürliche Geburt oder eine Hausgeburt oder einen anderen Frauenarzt wollen. Informationen über diese Fragen können Sie von den Beratungsstellen der Kirchen, von Pro-Familia und in Kursen von Volkshochschulen und anderen Organisationen erhalten.

112. Kaiserschnitt. Fast ein Viertel der Entbindungen in den USA erfolgen durch Kaiserschnitt. Wenn Ihr Baby durch Kaiserschnitt entbunden wird, bedeutet das nicht, daß Sie oder das Kind in der Zukunft irgendwelche besonderen Probleme haben werden. (Es bedeutet auch nicht, daß Ihre nächsten Babys ebenfalls durch einen Kaiserschnitt entbunden werden müssen.) Es heißt lediglich, daß Sie ein paar Tage länger im Krankenhaus liegen und daß die Mutter, wenn sie dann zu Hause ist, etwas länger braucht, um sich zu erholen.

Der Besuch der Hebamme

113. Die Hebamme, die die Entbindung gemacht hat, wenn man bei der Geburt zu Hause geblieben ist, kommt während der ersten 8 bis 10 Tage täglich einmal, um die Mutter zu versorgen und das Baby gründlich zu waschen oder zu baden. Sie wird der jungen Mutter zeigen, wie sie mit dem Baby umgehen muß, wie sie es zu baden und zu wickeln, und vor allem, wie sie es zu ernähren hat. Wenn das Baby in der Klinik geboren ist, wird die junge Mutter das Nötigste, was sie wissen muß, schon dort lernen. Im übrigen kann sie sich jederzeit an ihren Kinderarzt oder an die Fürsorgestelle um Auskunft wenden.

Der Kinderarzt

114. Wer soll der Arzt sein? In vielen Fällen wird der Hausarzt, der die Frau entbunden hat, auch danach ihre Betreuung übernehmen. Der Hausarzt kann hier so gut sein wie ein Facharzt, solange keine ungewöhnlichen Probleme auftauchen. In großen Städten führt oft ein Facharzt für Gynäkologie und Geburtshilfe die Entbindung durch, der sich hinterher jedoch nicht mehr um das Baby kümmert. Dann werden die Eltern versuchen, einen Haus- oder Kinderarzt zu finden. Manche Eltern mögen einen großzügigen Arzt, der sich nicht bei Details aufhält. Andere möchten von A bis Z ihre Vorschriften vom Arzt bekommen. Der eine möchte lieber sein Vertrauen in einen älteren, erfahrenen Arzt setzen, der andere fühlt sich bei einem jüngeren Arzt wohler. Wenn Sie wissen, welchen Arzt Sie möchten, sollten Sie mit Ihrem Frauenarzt darüber sprechen, welche Kinderärzte und Hausärzte es gibt.

Wenn es Ihr erstes Baby ist oder Sie umgezogen sind, sind Besuche bei mehreren Haus- oder Kinderärzten angeraten. Das wird häufig so gemacht und kann Ihnen eine große Hilfe sein, wenn Sie sich nicht sicher sind, was für einen Arzt Sie aufsuchen sollten oder Sie nicht wissen, welcher der Ärzte, die Ihnen empfohlen wurden, für Sie der beste ist. Hier ein paar Fragen, die Sie bei dem Besuch stellen könnten: Hat der Arzt eine eigene Praxis oder praktiziert er mit anderen Ärzten zusammen? Wie reagiert man in der Praxis auf Telefonanrufe? Was passiert, wenn Ihr Kind krank wird und der Arzt keine Sprechstunde hat bzw. wenn es tagsüber einen Notfall gibt? Wie erfolgt die Berechnung der Behandlung oder Konsultation? Wählen Sie ein paar für Sie interessante Problemkreise aus, zum Beispiel die Ansichten des Arztes zum Stillen oder zu Ihrer Anwesenheit bei einer für das Kind schmerzhaften Behandlung. Oder auch dazu, wie er auf Fragen reagiert, die nicht streng physischer Natur sind, auf Verhaltensprobleme beispielsweise. Fragen Sie den Arzt, was er in dieser Situation tun würde. Nach diesen Gesprächen werden Sie ein besseres Gefühl dafür haben, welcher Arzt und welche Praxis für Sie die beste sein wird. (Ich erwähne extra die Praxis des Arztes, denn Sie werden auch mit seinem Personal, Schwestern und Partnern zurechtkommen müssen.)

115. Die Kinderklinik. In der Stadt kann statt des Hausarztes auch eine Betreuung in der Ambulanz einer Kinderklinik in Betracht gezogen werden. Mittlerweile gibt es Kinderkliniken und Säuglingsberatungsstellen in sehr vielen Landkreisen. Das Gesundheitsamt kann über die Adressen Auskunft geben. An einer Kinderklinik oder

101

Mütterberatungsstelle betreuen Ärzte und Krankenschwestern den neuen Erdenbürger in einem Team. Der Arzt untersucht regelmäßig das Kind und gibt den Eltern Ratschläge. Die Krankenschwester erklärt die Einzelheiten und gibt in vielen Kleinigkeiten Empfehlungen. Die Krankenschwester kann auch einen Hausbesuch machen oder bei aufkommenden Problemen zwischen den vorgesehenen Arztterminen die Betreuung übernehmen, so daß eine Fahrt in die Klinik entfallen kann.

116. Mütterberatungsstellen und freipraktizierende Hebammen. In den Mütterberatungsstellen können praktische Fragen von den Eltern gestellt werden. Wachstum und Gewichtszunahme des Kindes werden kontrolliert, das Impfprogramm für den Säugling wird festgelegt und überwacht.

Es gibt auch freipraktizierende Hebammen, die die Mutter über die Zeit nach der Geburt hinaus betreuen und insbesondere bei der Frage des Stillens guten Rat geben können.

117. Regelmäßige Besuche. Wenn man sicher sein will, daß das Baby gut gedeiht, sollte man es regelmäßig vom Arzt untersuchen lassen. Die ersten beiden Monate stellt man es meist monatlich vor, die nächsten vier Monate alle acht Wochen und danach reicht es aus, wenn man sich bis zum Ende des zweiten Lebensjahres alle drei Monate beim Arzt vorstellt. Ich glaube, daß für viele Eltern noch häufigere Besuche von Nutzen wären, zumindest beim ersten Kind. Wenn Sie dies möchten, sagen Sie dem Arzt Bescheid.

Der Arzt wird Fragen stellen, um die Entwicklung des Babys einschätzen zu können. Er wird das Baby wiegen und messen und sehen, ob es genügend zunimmt. Er wird es untersuchen, um zu sehen, wie es sich entwickelt hat und es impfen. Die Mutter wird natürlich auch einige Fragen haben, vor allem, wenn es das erste Kind ist. Da ist es empfehlenswert, ein kleines Notizbuch bei sich zu haben, in dem man die Fragen, die einem zu Hause einfallen, eintragen kann. Dort können Sie aber auch bestimmte Entwicklungen des Kindes, wie zum Beispiel die Reaktion auf eine Impfung oder einen Ausschlag vermerken, so daß Sie später noch wissen, wann dies aufgetreten ist. Natürlich wird ein Kind nicht deshalb krank, weil der Arzt es nicht regelmäßig sieht. Aber aus Erfahrung kann ich sagen, daß regelmäßige Besuche für das Baby und auch zur Information und Beruhigung der Eltern äußerst wichtig sind.

118. Arzt und Eltern. In den meisten Fällen werden die jungen Eltern und der Arzt sich bald kennenlernen und gut miteinander auskommen, doch gelegentlich – da sie alle nur Menschen sind – mag es Mißverständnisse und Spannungen geben. Die meisten sind wahrscheinlich vermeidbar und mit Offenheit auf beiden Seiten aus der Welt zu schaffen.

Bei Privatpersonen empfiehlt es sich, über die Kosten gleich von vornherein zu sprechen. Am Anfang ist es leichter als später. Manche Ärzte werden ihre Honoraransprüche niedriger halten, wenn sie wissen, daß es den Eltern zu diesem Zeitpunkt nicht sehr gut geht. Man sollte sich also nicht scheuen, offen darüber zu reden.

Junge Eltern schämen sich oft am Anfang, Fragen über Babypflege zu stellen, weil sie glauben, sie seien töricht. Darüber sollten sie sich keine Gedanken machen. Jede Frage, die man beantwortet haben möchte, sollte man auch stellen; der Arzt ist froh über jede Frage, die er beantworten kann, je leichter sie ist, um so besser. Selbst wenn man befürchtet, daß der Arzt unwillig sein könnte, weil man ihn wegen einer unter Umständen belanglosen Frage stört, sollte man anrufen. Die Gesundheit des Kindes ist im Moment wichtiger als der mögliche Ärger des Arztes oder als die eigene Angst zu stören.

Es geschieht oft, daß Eltern ein Problem erörtert sehen möchten; der Arzt erklärt das Problem teilweise und gerät – so etwas kann im Gespräch ja vorkommen – unversehens auf ein anderes Thema, bevor er den Punkt berührt hat, der die Eltern am meisten interessiert. Wenn die Mutter zu schüchtern ist, wagt sie es nicht, die Frage ein zweites Mal zu stellen, und sie geht mit ihren Zweifeln wieder nach Hause. Es wäre indessen in jedem Fall besser, wenn man in derlei Situationen seinen Mut zusammennimmt, den Arzt noch einmal fragt und ihn bittet, die Antwort zu präzisieren.

119. Der Besuch in der Arztpraxis. Einige Eltern wissen noch aus ihrer eigenen Kindheit, daß der Arzt zu ihnen nach Hause kam, wenn sie einmal krank waren. Sie finden es nicht richtig, daß man ein krankes Kind in die Praxis des Arztes bringen soll. Für einen vielbeschäftigten Arzt ist es natürlich angenehmer, er würde jedoch nicht dazu raten, wenn er nicht wüßte, daß dem Kind daraus in den meisten Fällen kein Schaden erwächst, zumal es heutzutage fast immer möglich sein wird, ein Kind sicher und schnell entweder mit dem eigenen Wagen oder auch mit einem Sanitätsfahrzeug zu transportieren. Außerdem ist die Untersuchung und Behandlung in der Arztpraxis in vielen Fällen zweckmäßiger und leichter durchführbar.

Abstriche, Blutuntersuchungen, aber auch Röntgenaufnahmen – z. B. bei Verletzungen – und eine ganze Reihe von anderen Verrichtungen lassen sich in der Praxis weitaus besser durchführen.

120. Röntgenuntersuchungen. Früher wandte man die Röntgenuntersuchung routinemäßig für die Diagnose an, zum Beispiel, um den Zustand einer Schwangerschaft zu bestimmen oder bei der Intensivbehandlung von Akne, bis man dann erkannte, daß dies schädigende Folgen haben könnte. Seitdem sind viele Leute vorsichtiger geworden und manche lehnen jegliche Röntgenuntersuchung ab, gleich wie notwendig sie sein möge. Die natürliche Radioaktivität, die auf jeden von uns strahlt, löst bei einem von einer Million Menschen Krebs aus, wenn er dafür sehr empfindlich ist. Dieses Risiko ist geringer als das beim Überqueren einer belebten Straße. Ein Mensch mit einer ungewöhnlich hohen Resistenz wird viele Risiken verkraften, ohne Schaden zu nehmen. Es ist alles eine Frage des Abwägens von Risiken. Die Gefährdung, die durch eine nicht diagnostizierte Infektion eines Zahnes oder der Lungen entsteht, ist wesentlich größer, als die Gefährdung durch eine Röntgenuntersuchung. Wenn Sie eine besonders große Angst vor der Strahlung haben, sollten Sie dies Ihrem Arzt oder Zahnarzt sagen, damit er das berücksichtigen kann. Besteht er dann immer noch auf eine Röntgenaufnahme, würde ich als Elternteil und Patient dem zustimmen.

121. Konsultationen eines zweiten Arztes. Wenn das Kind von einer Krankheit befallen ist oder sich in einem Zustand befindet, der die Eltern sehr ängstigt, so haben sie jederzeit das Recht, die Meinung eines zweiten Arztes einzuholen. Manche Eltern zögern, das zu tun, weil sie glauben, es sei ein Mangel an Vertrauen in die Fähigkeiten ihres ständigen Arztes, und weil sie fürchten, ihn zu verletzen. Doch es ist allgemein üblich, daß in Zweifelsfällen auch einmal mehrere

Ärzte oder besondere Spezialisten hinzugezogen werden. Und jeder gute Arzt ist vernünftig genug, das einzusehen. Jeder gute Arzt wird wie jedes andere menschliche Wesen es unwillkürlich spüren, wenn seine Patienten etwas auf dem Herzen haben. Sprechen sie es nicht offen aus, dann erschwert es ihm seine Arbeit. Man sollte sich also nicht davor scheuen, auch solche Fragen anzuschneiden.

122. Offenheit ist notwendig. Wenn man mit seinem ständigen Arzt zu einem guten Verhältnis gelangen will, so ist es angebracht, es gleich zu sagen, wenn man mit der Behandlungsmethode oder seinen Ratschlägen einmal nicht einverstanden ist. Es hat keinen Sinn, Unsicherheit und Verstimmung in sich zu verschließen, da die Grundlage auch der medizinischen Behandlung das beiderseitige Vertrauen ist.

Wenn sich trotz aller Offenheit Patient und Arzt auf die Dauer nicht verstehen, sollten sie sich lieber trennen. Jeder Arzt, auch der erfolgreichste, weiß, daß er eben nicht für jeden Patienten geschaffen ist, und er nimmt diese Tatsache von der philosophischen Seite.

123. Die Zeit für telefonische Anrufe. Man sollte wissen, zu welcher Zeit des Tages man seinen Arzt telefonisch erreichen kann und wann er angerufen sein möchte. Das ist besonders wichtig, wenn es sich um einen akuten Krankheitsfall handelt, bei dem ein Hausbesuch notwendig ist. Wenn Kinder erkranken, zeigen sich definitive Symptome meistens erst während des Nachmittags oder des frühen Abends; der Arzt würde natürlich gern so früh wie möglich wissen, worum es sich handelt, damit er seine Hausbesuche danach einrichten kann. Wenn aber die Symptome, die die Eltern ängstigen, sich tatsächlich erst später zeigen, muß man den Arzt auch dann noch anrufen.

124. In welchem Fall soll man den Arzt anrufen? Wenn man bereits Kinder hat, wird man wissen, welche Krankheitssymptome einen sofortigen Besuch des Arztes erforderlich machen und welche harmlos sind, so daß ein Hausbesuch nicht gleich nötig ist. Doch beim ersten Kind fehlt den Eltern noch diese Erfahrung, und sie bitten oft um eine Liste der besorgniserregenden Symptome. Auch wenn sie sie niemals brauchen, fühlen sie sich sicherer. Keine solche Liste indessen kann auch nur nahezu vollständig sein. Es gibt Hunderte von verschiedenen Leiden und Verletzungen. Man muß schon seinen gesunden Menschenverstand zu Hilfe nehmen. Die folgenden Angaben können deshalb auch nur einige wenige generelle Hinweise geben.

Die wichtigste Regel ist, daß man den Arzt sofort konsultiert (zumindest telefonisch), wenn ein Baby oder Kind plötzlich in seinem Aussehen oder in seinen Handlungen *verändert* ist, d. h. wenn ungewöhnliche Blässe oder Müdigkeit, ungewöhnliche Schläfrigkeit, Mangel an Interesse, ungewöhnliche Ängstlichkeit, Ruhelosigkeit oder Widerspenstigkeit auftreten.

Dies gilt vor allem für die ersten zwei bis drei Lebensmonate, wenn das Kind sehr krank sein sollte, ohne daß Fieber oder andere spezifische Krankheitssymptome aufträten.

Krämpfe (Anfälle) werden in Abschnitt 816 bis 818 behandelt. Eine der schlimmsten Erlebnisse für Eltern ist es, zu sehen, wie sich das Kind in Krämpfen windet. Teilen Sie es dem Arzt sofort mit, so daß die krampfauslösende Ursache behandelt werden kann.

Fieber wird in Abschnitt 717 besprochen. Wie hoch oder niedrig es sein mag, ist weniger entscheidend als der Eindruck, den das Kind macht. Hohes Fieber kann bei Kindern von ein oder zwei Jahren bei einer verhältnismäßig harmlosen Infektion auftreten, während ein Säugling mit geringem oder gar keinem Fieber sehr krank sein kann. Im allgemeinen sollte man den Arzt konsultieren, wenn das Baby mehr als 37,5 Grad Fieber hat. Man braucht den Arzt jedoch nicht mitten in der Nacht anzurufen, wenn das Baby nur eine leichte Erkältung mit 37,5 Grad Fieber hat und im übrigen ganz zufrieden zu sein scheint. Dann genügt es, wenn man ihn am nächsten Morgen um Rat fragt. Aber wenn das Baby krank aussieht – auch ohne Fieber – besonders in den ersten zwei oder drei Lebensmonaten, sollte man sofort anrufen.

Erkältungen. Normalerweise sollten Sie den Arzt rufen, wenn die Erkrankung nicht nur leicht ist, wenn sie länger als zehn Tage bis zwei Wochen andauert, wenn es dem Kind scheinbar schlechter geht oder neue Symptome hinzukommen. Einzelheiten zu Erkältungen werden in den Abschnitten 724, 725, 727; zu Husten in den Abschnitten 746 bis 753; zu Ohrenschmerzen in Abschnitt 738 besprochen.

Heiserkeit in Verbindung mit Atemproblemen (Abschnitte 746 bis 749, 782, 783) sollten sofort mit dem Arzt besprochen werden.

Schmerzen oder ein Verdacht auf Schmerzen sollte dem Arzt mitgeteilt werden, wenn sie länger anhalten, ungewöhnlich stark zu sein scheinen oder das Kind sehr krank aussieht. (Natürlich muß eine Kolik, die wochenlang abends auftritt, nicht jedesmal dem Arzt mitgeteilt werden.) Ohrinfektionen sind im Abschnitt 738; Magenschmerzen in den Abschnitten 755, 756, 758 bis 760; Schmerzen in den Harnwegen in den Abschnitten 775 bis 777; Brüche in Abschnitt 811 beschrieben. Kopfschmerzen (Abschnitt 754) beim Kleinkind sollten sofort dem Arzt gemeldet werden.

Ein plötzlicher Appetitverlust ist manchmal ein Zeichen von Erkrankungen. Wenn er nur einmal auftritt und das Kind ansonsten nicht beeinträchtigt erscheint, muß man den Arzt noch nicht verständigen. Wenn aber andere Symptome und Zeichen dazu kommen, insbesondere Bauchschmerzen, ist der Arzt zu rufen.

Jedes ungewöhnliche *Erbrechen* muß dem Arzt sofort mitgeteilt werden, vor allem, wenn das Kind krank aussieht. Damit ist natürlich nicht das Aufstoßen nach den Mahlzeiten gemeint, das bei Kindern sehr häufig ist. Siehe auch Abschnitte 342, 343, 756, 759, 760, 811.

Stärkere *Durchfälle* bei Säuglingen sollten dem Arzt sofort, weniger starke innerhalb von ein paar Stunden mitgeteilt werden. Sie werden ausführlich in den Abschnitten 350, 351, 757 besprochen. Bei Kindern sind Durchfälle dem Arzt bald mitzuteilen (Abschnitt 756).

Blut im Stuhl (Abschnitte 286, 351, 760), im Erbrochenen oder im Urin müssen dem Arzt sofort mitgeteilt werden.

Das gleiche gilt für Augenentzündungen oder -verletzungen (Abschnitte 813, 814, 841, 848).

Kopfverletzungen sollten nur mitgeteilt werden, wenn das Kind 15 Minuten danach noch nicht völlig wiederhergestellt erscheint (Abschnitt 846).

Ein *Hervorwölben* der Fontanelle sowie eine eingesunkene Fontanelle sollten dem Arzt mitgeteilt werden, wenn das Baby einen kranken Eindruck macht.

Verletzungen an den Gliedmaßen müssen dem Arzt mitgeteilt werden, wenn das Kind in der Funktion beeinträchtigt ist oder bei der Bewegung Schmerzen hat (Abschnitte 843, 844).

Verbrennungen sollten dem Arzt berichtet werden (Abschnitt 838).

Vergiftungen. Wenn Ihr Kind irgend etwas gegessen hat, das möglicherweise gefährlich ist (Abschnitte 850 und 852), sollten Sie Ihren Arzt oder die Giftnotrufzentrale zu erreichen versuchen. Deren Telefonnummern müßten eigentlich am Telefon immer greifbar sein.

Schnittverletzungen, Blutungen und Verbände werden in den Abschnitten 831 bis 835, Nasenbluten in Abschnitt 837 beschrieben.

Hautausschläge. Bei allen Hautausschlägen sollten Sie den Arzt heranziehen. Nur zu leicht kann man sie verwechseln. Siehe dazu Abschnitte 352 bis 356, 784 bis 786, 788 bis 793. Wenn zu dem Hautausschlag ein Krankheitsgefühl hinzukommt oder wenn der Hautausschlag sich weit ausdehnt, muß der Arzt sofort benachrichtigt werden.

125. Wenn Sie mit Ihrem Kind verreist sind und plötzlich einen Arzt benötigen, wenden Sie sich zunächst am besten an ein Krankenhaus. Wenn es eine Kinderabteilung hat, kann es vielleicht dort – auch ambulant – behandelt werden. Sonst werden Sie aber sicherlich den Namen eines Kinderarztes erfahren können.

DIE ERNÄHRUNG DES BABYS

Die Bedeutung der Ernährung für das Baby

126. Das Baby weiß selbst recht gut, was es braucht. Wenn eine junge Mutter aus der Klinik entlassen wird, so hat sie im allgemeinen einen genauen Ernährungsplan und all die Anweisungen im Kopf, die Arzt und Schwestern ihr gegeben haben, und sie glaubt zunächst, daß die Ernährung des Säuglings eine sehr komplizierte, fast wissenschaftliche Angelegenheit sei.

Dies etwa ist das Leben eines Babys in seinem ersten Jahr: Es wacht am Morgen auf, weil es hungrig ist, und meldet sich mit Geschrei, denn nun möchte es gefüttert werden. Wenn das Fläschchen kommt und der Sauger in seinen Mund geschoben wird, zittert das Baby fast vor Begier, und es bietet ein Bild der Zufriedenheit und Hingabe, wenn es dann trinkt. Vielleicht fängt es sogar an, dabei zu schwitzen. Nähme man ihm sein Fläschchen weg, würde es vor Ärger und Empörung anfangen zu brüllen. Wenn es genug hat, läßt es die Flasche vor gesunder Ermüdung (denn Trinken ist für Baby schwere Arbeit) los und schläft wieder ein. Noch im Schlaf sieht man ihm das Glück des gehabten Genusses an, sein Mündchen nuckelt noch ein bißchen weiter, und sein ganzer Ausdruck ist der reinster Zufriedenheit mit seiner Umwelt. Trinken ist Lebensinhalt und das größte Vergnügen für das Baby, die ersten Eindrücke vom Leben vermittelt ihm die Person, die es tagtäglich füttert.

Wenn Eltern ihr Kind dazu zwingen, mehr zu sich zu nehmen als es möchte, verliert es an Essen und Trinken immer mehr das Interesse. Manch ein Kind schläft dann bei den Mahlzeiten immer früher ein, oder es wird Widerstand leisten. Das aktive und positive Lebensgefühl kann verloren gehen; denn das Kind spürt:»Das Leben ist ein Kampf. Ständig hacken sie auf mir herum, ich muß sehen, wo ich bleibe.«

Daher sollten Sie Ihr Kind nicht zum Essen zwingen. Es soll Freude an den Mahlzeiten haben und seine Eltern als Freunde betrachten. So wird schon im ersten Lebensjahr Selbstvertrauen, Freude am Leben und Freude an anderen Menschen begründet.

127. Die Bedeutung des Sauginstinkts. Aus zwei Gründen trinkt das Baby so eifrig: Erstens, weil es Hunger hat, und zweitens, weil es so gern saugt. Wenn sie viel füttern, dem Baby aber wenig Gelegenheit zum Saugen geben, bleibt dieses Verlangen unbefriedigt und es wird sich als Ausgleich etwas anderes nehmen, die Faust, den Daumen oder die Kleidung. Es stimmt, daß das Saugverhalten von Baby zu Baby sehr unterschiedlich ist. Es ist wichtig, daß man dem Baby beim Füttern genügend Zeit läßt und es am Tag auch ausreichend oft füttert.

Mahlzeiten

128. Regelmäßigkeit und Flexibilität. Während der ersten Hälfte des 20. Jahrhunderts wurden Säuglinge meist nach einem starren Schema gefüttert. Die Medizin kannte die Ursachen von Magen-Darm-Infektionen nicht, die jedes Jahr Zehntausende von Säuglingen in Gefahr brachten. Als Ursache vermutete man nicht nur verunreinigte Milch, sondern auch falsch zusammengesetzte Flaschennahrung und unregelmäßige Mahlzeiten.

Ein starres Schema funktionierte bei den meisten Säuglingen sehr gut. Denn das Verdauungssystem eines kleinen Kindes braucht etwa 3 oder 4 Stunden, um eine volle Mahlzeit zu verarbeiten.

Einige Säuglinge aber konnten ein so regelmäßiges Schema während der ersten Lebensmonate nicht ertragen; ihr Magen schien zu klein zu sein, um die Milch für die nächsten 4 Stunden aufzunehmen, sie schliefen während der Mahlzeiten ein, waren unruhig oder hatten Koliken. Tagsüber schrien sie mehr oder weniger jämmerlich, aber Mütter und Ärzte wagten nicht, von dem Schema abzugehen. Das war hart für die Kinder und für die Eltern.

Aber die schweren Durchfallerkrankungen sind fast verschwunden. Die Hauptfaktoren dafür waren die Pasteurisierung der Milch in der Molkerei und die Verfügbarkeit von sauberem, gesundem Wasser. Allerdings erst viele Jahre später begannen Ärzte, mit flexiblen Mahlzeiten zu experimentieren.

129. Die ersten Experimente mit der Fütterung nach Wunsch wurden von dem Psychologen Dr. Preston McLendon und der jungen Mutter Frau Frances P. Simsarian mit ihrem Baby vorgenommen. Sie wollten bei ihrem Kind wissen, wie es sich entwickelte, wenn es immer dann gestillt würde, sobald es hungrig schien. In den ersten paar Tagen wachte das Kind selten auf. Als die Milch einschoß, wachte das Kind bis zu 10mal täglich auf. Im Alter von zwei Wochen wurde das Kind dann 6- bis 7mal täglich in wechselnden Abständen gefüttert. Als das Kind 10 Wochen alt war, hatten sich die Abstände auf etwa drei bis vier Stunden eingespielt. Seitdem lockerte sich das starre Schema immer mehr auf. Heute weiß man, daß ein Kind in den ersten zwei Lebenswochen alle zwei Stunden eine Mahlzeit braucht; einige Kinder werden alle 1 ½ Stunden, andere alle 3 Stunden gestillt.

130. Regelmäßigkeit und Fütterzeiten. Bei den meisten Babys entwickelt sich ganz natürlich ein regelmäßiger Fütter- und Schlafrhythmus. Die Abstände zwischen den einzelnen Mahlzeiten können sich im Laufe eines Tages unterscheiden. Dieser Tagesrhythmus wird aber recht beständig sein. Er ändert sich mit der Entwicklung des Babys. Die Wachzeiten werden immer länger und das Baby aktiver. Unter Leitung der Eltern wird dieser Rhythmus in einen Zeitplan gefaßt, der sowohl dem Baby als auch den Eltern hilft, den Tagesablauf angenehm und überschaubar zu gestalten.

Nun bedeutet dieser Zeitplan aber nicht, daß man das Kind alle vier Stunden oder alle drei Stunden füttern muß, obwohl auf manche Kinder und manche Familien diese Zeitabstände zutreffen werden. Einige Neugeborene scheinen schon mit diesem drei- bzw. vier-Stunden-Rhythmus aus dem Krankenhaus zu kommen. Andere wiederum wollen scheinbar einen eigenen Plan aufstellen und brauchen dann Wochen, bis sie ihn schließlich einhalten. Zu manchen Zeiten des Tages scheinen die Kinder hungriger zu sein und häufiger essen zu wollen. Dann wachen sie alle eineinhalb bis vier Stunden auf und wollen gefüttert werden. Oder sie schlafen fünf Stunden hintereinander – dabei spielt es keine Rolle, ob es Tag oder Nacht ist. Vielleicht sind sie plötzlich auch mehrere Stunden lang gereizt, das tritt meist am frühen Abend auf. In dieser Zeit möchte der Säugling am liebsten ständig an der Brust sein, und er wird schreien, wenn Sie ihn hinlegen. Ein Flaschenkind macht dann vielleicht einen hungrigen Eindruck, trinkt aber nicht viel, wenn Sie ihm die Flasche anbieten. Es saugt nur gierig am Schnuller. Manche unglückliche Eltern sagen, daß ihre Neugeborenen die »Nacht zum Tage machen«. Diese Babys schlafen am Tag tief und fest und es ist fast unmöglich, sie wachzubekommen. Nachts sind sie quengelig und wollen alle eineinhalb Stunden gefüttert werden.

In den ersten Wochen verlagern sich die längeren Schlafperioden immer mehr auf die Nachtzeit. Das abendliche Quengeln wird in den ersten Monaten schrittweise nachlassen (obwohl es Ihnen ewig vorkommen kann).

Im Vergleich dazu wird ein Kind zum Ende des ersten Lebensjahres für gewöhnlich die ganze Nacht durchschlafen. Möglich ist aber, daß es früh zum Stillen oder zur Flaschenfütterung aufwacht, um dann für ein oder zwei Stunden weiterzuschlafen. Es bekommt drei Hauptmahlzeiten und mehrere Zwischenmahlzeiten, schläft zwischendurch ein paarmal ein und hält dann oft nach der letzten Fütterung den Nachtschlaf durch.

Wie kommt es zu all diesen Veränderungen innerhalb eines einzigen Jahres? Das hängt nicht nur von den Eltern ab. Das Baby selbst verlängert nach und nach die Abstände zwischen den Mahlzeiten und verkürzt die Schlafperioden. Im Laufe seiner Entwicklung paßt es sich ganz natürlich in den Zeitplan der Familie ein.

131. Allgemeine Hinweise. Sie sollten Ihr Kind auf keinen Fall längere Zeit vor Hunger schreien lassen oder ihm das Gefühl geben, es kümmere sich niemand.

Alle Kinder entwickeln regelmäßige Gewohnheiten um so schneller, je mehr die Eltern das begünstigen. Es macht einem Kind überhaupt nichts aus, alle drei bis vier Stunden für eine Mahlzeit geweckt zu werden. Kleinere Babys möchten häufiger gefüttert werden als größere. Aber bei allen werden sich mit der Zeit die Abstände zwischen den Mahlzeiten vergrößern. Brustkinder verlangen im Durchschnitt häufigere Mahlzeiten als Flaschenkinder, weil die Muttermilch leichter und schneller verdaut wird als Zubereitungen aus Kuhmilch und Sojaprodukten. Nach ein, zwei oder drei Monaten merken die Säuglinge, daß sie die nächtliche Mahlzeit gar nicht brauchen und werden nicht mehr danach verlangen. Irgendwann zwischen dem vierten und dem 12. Lebensmonat werden die Kinder dann auch die letzte Mahlzeit vor dem Zubettgehen der Eltern verschlafen.

Die Eltern können die Regelmäßigkeit und Häufigkeit der Mahlzeiten steuern. Eine Mutter, die alle vier Stunden ihr Kind weckt, läßt diesen Abstand zur Gewohnheit werden. Wenn das Kind nach der letzten Mahlzeit schon bald wieder unruhig wird, sie ihm aber die Möglichkeit gibt, wieder einzuschlafen, oder, sollte es wirklich aufwachen und weinen, es dann mit einem Schnuller tröstet, hilft sie ihm, sich auf einen längeren Abstand einzustellen. Nimmt sie es aber jedesmal aus dem Bettchen und füttert es sofort, selbst kurz nach einer Mahlzeit, wird das Kind an kurze Abstände und kleine Mahlzeiten gewöhnt.

Kinder brauchen unterschiedliche Zeiten, sich an ein regelmäßiges Schema zu gewöhnen. Gute Esser, die entspannt sind und große Mahlzeiten zu sich nehmen können, gewöhnen sich schnell an einen relativ festen Zeitplan und geben die nächtliche Mahlzeit nach einigen Monaten auf. Quengelige oder schläfrige Kinder (Abschnitte 176, 232 bis 234, 326 bis 328) oder Kinder, die zu wenig Muttermilch erhalten, brauchen dazu länger. Aber auch bei ihnen werden sich die Probleme schrittweise beseitigen lassen, wenn die Eltern sanft auf regelmäßige Mahlzeiten hinarbeiten; bei Brustkindern sollte der Abstand zwei bis drei Stunden, bei Flaschenkindern drei bis vier Stunden betragen.

132. Mißverständnisse über das Prinzip der Fütterung nach Wunsch und nach Plan. Jeder Plan muß sich am Wohl des Kindes orientieren. Er muß aber auch berücksichtigen, daß den Eltern für die Kinderpflege Energie bleibt. Das bedeutet, die Mahlzeiten mehr oder weniger regelmäßig zu gestalten und die Mahlzeit bei Nacht wegzulassen, sobald es geht.

Einige fortschrittlich gesinnte junge Eltern meinten nun, sie müßten, um von dem starren Schema der Vergangenheit wegzukommen, genau das Gegenteil tun, nämlich ihr Kind jedesmal füttern, wenn es aufwacht und dürften es nie zum Füttern aufwecken.

Bei einem friedlichen Kind mit einer guten Verdauung, dessen Eltern keinen festen Tagesablauf haben und denen es nichts ausmacht, zwischen Mitternacht und 6 Uhr aufgeweckt zu werden, mag das gut gehen (natürlich müssen ganz kleine Babys auch in dieser Zeit gefüttert werden). Ein unruhiges und quengeliges Kind wird seinen Eltern viele Monate keine Ruhe geben, wenn es ständig gefüttert wird. Einige Kinder werden durch dieses Verhalten sogar ermutigt, noch gegen Ende des ersten Lebensjahres ein- oder zweimal pro Nacht für eine Mahlzeit aufzuwachen.

Wenn Eltern ihr Kind je nach Verlangen des Kindes mehrere Monate unregelmäßig füttern wollen, schadet das seiner Ernährung nichts. Auch die Eltern tragen keinen Schaden davon, wenn sie Routine als solche ablehnen. Wenn sie sich aber außer um das Kind auch um andere Dinge kümmern müssen, dann ist m. M. nach die Auffassung, daß, je mehr sie sich für das Kind aufopfern, desto besser wäre es, nicht richtig. Es ist schlecht, wenn sie auf sich keine Rücksicht nehmen, nur um »gute« Eltern zu sein. Solch eine Haltung wird auf lange Sicht zu Problemen führen.

133. Wie erreicht man regelmäßige Mahlzeiten? Am einfachsten fängt man damit an, tagsüber das Kind vier Stunden nach der letzten Mahlzeit zu wecken. Sie werden es kaum drängen müssen, zu trinken. Der Hunger wird sich in wenigen Minuten von selbst einstellen.

Wenn das Kind aber schon eine Stunde nach der letzten Mahlzeit wieder aufwacht, dann brauchen Sie es nicht sofort zu füttern. Es muß nicht hungrig sein. Schläft es jedoch nicht wieder ein und fängt an zu schreien, würde ich nicht länger warten.

Was aber, wenn es jedesmal kurz nach einer Mahlzeit wach wird? Ist die Mahlzeit vielleicht zu klein? Wenn es ein Brustkind ist, können Sie durch häufigeres Stillen die Milchproduktion in der Brustdrüse anregen. Wenn dann nach einigen Tagen die Mahlzeiten größer werden, halten sie auch länger vor. (Die Mutter darf nicht vergessen, ausreichend zu essen und zu trinken und sich auch auszuruhen, damit sie mehr Milch produzieren kann, wenn das Baby es braucht.) Bei einem Flaschenkind erhöhen Sie die Menge bei jeder Mahlzeit um 25 ml oder mehr und probieren Sie aus, ob sich dadurch die Abstände zwischen den Mahlzeiten verlängern lassen.

134. Welchen Abstand sollten die Mahlzeiten haben? Wenn ein Kind meist alle drei oder vier Stunden gefüttert wird und gelegentlich bereits nach zwei oder zweieinhalb Stunden aufwacht, darf es seine

Mahlzeit früher bekommen. Wenn es aber bereits eine Stunde nach der letzten Mahlzeit wach ist, liegt der Verdacht nahe, daß Verdauungsprobleme bestehen. Dann können Sie versuchen, daß es ein Bäuerchen macht oder ihm eine Flasche mit Wasser oder einen Schnuller geben. Eine neue Mahlzeit sollte nur die allerletzte Lösung sein. Ein Kind ist nicht unbedingt hungrig, wenn es die Hand in den Mund nimmt oder nach der Flasche greift. Das kommt auch bei einer Kolik vor. Anscheinend kann das Kind zwischen den Schmerzen bei Hunger und bei einer Kolik nicht unterscheiden (siehe Abschnitt 328). Mit anderen Worten: Sie brauchen das Kind nicht immer zu füttern, wenn es schreit; schreit es zur falschen Zeit, so müssen Sie versuchen, den Grund dafür herauszufinden. Es kann naß sein, zu warm oder zu kalt; vielleicht muß es ein Bäuerchen machen oder getröstet werden; vielleicht schreit es auch nur, um Spannungen abzubauen. Wenn dies häufiger auftritt, und Sie finden nicht heraus, warum, können Sie es mit einem Arzt besprechen.

135. Die Mahlzeit um zwei Uhr früh sollte nur gegeben werden, wenn das Baby nicht aufgeweckt werden muß. Braucht es diese Mahlzeit, so wacht es oft automatisch gegen zwei Uhr auf. Im Alter von zwei bis sechs Wochen schläft das Kind manchmal bis um drei oder halb vier Uhr. Dann wird es gefüttert. In der nächsten Nacht schläft das Kind vielleicht noch länger oder es wacht auf, weint verschlafen und schläft weiter, wenn Sie es nicht sofort füttern. Das Kind gibt seine Mahlzeit um 2 Uhr früh normalerweise innerhalb weniger Tage auf. Ein Brustkind kann dann bei den anderen Mahlzeiten länger gestillt werden, beim Flaschenkind können Sie die Tagesmenge auf die verbleibenden Flaschen aufteilen, wenn das Kind es braucht. Die Fütterung nachts sollte in einem ruhigen und verdunkelten Raum erfolgen (im Gegensatz zu den Mahlzeiten am Tag, bei denen mehr Reize auf das Kind einwirken können).

136. Wann dürfen Sie die Mahlzeit um zwei Uhr früh aufgeben? Wenn das Kind zwei oder drei Monate alt ist und über 6 kg wiegt, aber trotzdem noch um zwei Uhr nachts zur Mahlzeit aufwacht, sollten Sie als Eltern dafür sorgen, daß es diese Mahlzeit aufgibt. Lassen Sie das Kind ruhig eine Weile quengeln. Wenn es sich nicht beruhigt, sondern heftig schreit, beruhigen Sie es und geben Sie ihm die

Mahlzeit. Nach ein oder zwei Wochen sollten Sie es noch einmal versuchen. Vom Standpunkt der gesunden Ernährung braucht ein Kind von 6 kg, das am Tage gut trinkt, eine Mahlzeit um zwei Uhr früh nicht mehr.

137. Die abendliche Mahlzeit um 22 Uhr können Sie nach Ihrem Belieben gestalten. Das Kind im Alter von ein paar Wochen kann bis 23 oder 24 Uhr warten. Wenn Sie früher zu Bett gehen möchten, dürfen Sie das Kind auch kurz vor 22 Uhr aufwecken. Die Mahlzeit dürfen Sie soweit verschieben, wie das Kind schläft.

Braucht Ihr Kind noch die Mahlzeit um zwei Uhr, dann sollte es die um 22 Uhr nicht überschlafen. Auf jeden Fall sollte das Kind zuerst die Mahlzeit um zwei Uhr aufgeben, damit die Nachtruhe für Sie als Eltern früher wiederhergestellt wird.

Haben Kinder die Mahlzeit um zwei Uhr wegfallen lassen, nehmen aber tagsüber noch sehr unregelmäßig Nahrung zu sich, dann sollten sie zwischen 22 und 23 Uhr auf jeden Fall gefüttert werden. So bleibt ein Schema für den Tag erhalten und das Risiko einer Mahlzeit zwischen Mitternacht und vier Uhr früh ist gering. Meist beginnen die Kinder ihren Tag zwischen fünf und sechs Uhr morgens. Der Wegfall der Mahlzeit um 22 Uhr wird im Abschnitt 268 besprochen.

Was man beim Füttern beachten muß

Die Einzelheiten des Stillens werden in den Abschnitten 164–175 besprochen. Im Abschnitt 176 werden Fragen behandelt, die bei manchen Babys während der ersten Wochen auftreten. Sie trinken schlecht und passen sich nur schwer an regelmäßige Mahlzeiten an. Die Abschnitte 226–236 behandeln das Füttern mit der Flasche.

138. Bäuerchen. Sie müssen die Flasche mit dem Boden so hoch halten, daß sich keine Luft mehr im Sauger befindet. Alle Babys schlucken beim Trinken etwas Luft mit hinunter, die sich als Luftblase im Magen sammelt. Bei manchen Kindern füllt sich der Magen schon mit Luft, ehe sie die Hälfte ihrer Nahrung bekommen haben, und dann müssen sie aufhören zu trinken. Es gibt verschiedene

Möglichkeiten, dem Baby zu helfen: Man kann es sich aufrecht auf den Schoß setzen und ihm sanft den Magen reiben; im allgemeinen wird die Mutter sich das Kind aufgerichtet an die Schulter legen und die mittlere Partie seines Rückens leicht klopfen. Als Vorsichtsmaßnahme sollte man sich eine Windel auf die Schulter legen, es könnte sein, daß das Baby einmal spuckt. In den meisten Fällen wird die Luft mit einem »Bäuerchen« leicht und schnell abgehen. Sollte es eine hartnäckige Luftblase sein, kann man sich helfen, indem man das Baby eine Sekunde lang waagrecht hält und es sich dann wieder aufgerichtet gegen die Schulter legt. Nur wenn das Kind sehr viel Luft mitgeschluckt hat und aufhört zu trinken, sollte man es zwischendurch, während der Mahlzeit, ein »Bäuerchen« machen lassen. Am Ende einer Mahlzeit aber muß man es während der ersten Monate auf alle Fälle tun. Werden Babys mit der Luftblase im Magen ins Bett zurückgelegt, dann fühlen sie sich nicht wohl, überdies kann die Luft eine Kolik und Schmerzen auslösen. Es gibt, da Ausnahmen die Regel bestätigen, auch Babys, die ohne »Bäuerchen« zufrieden und guter Dinge sind. Wenn man das ausprobiert hat, dann sollte man nicht über Gebühr lange versuchen, sie dazu zu bringen.

Erwähnt sei noch, daß nach einer vollen Mahlzeit das Bäuchlein eines kleinen Kindes ungewöhnlich gefüllt zu sein scheint, so daß unerfahrene Mütter einen Schrecken kriegen. Kein Grund zur Besorgnis: das Quantum, das ein Baby zu jeder Mahlzeit trinken muß, ist nur verhältnismäßig groß im Vergleich zu seinen Körpermaßen.

Das richtige Quantum und die Gewichtszunahme

139. Am Anfang verlieren Babys oft an Gewicht. Brustkinder werden den Gewichtsverlust wieder aufholen, sobald die Mutter genügend Milch hat. Kinder von normaler Größe, die von Beginn an die Flasche bekommen, nehmen nach zwei bis drei Tagen wieder zu, da sie gut trinken und verdauen können. Kleine oder frühgeborene Kinder verlieren mehr Gewicht und holen das erst später wieder ein, da sie anfangs nur kleine Mahlzeiten zu sich nehmen. Es kann Wochen dauern, bis sie ihr Geburtsgewicht wieder erreichen. Diese Verzögerung ist jedoch kein Verlust. Letztlich werden sie den Gewichtsverlust schnell wieder wettmachen.

Manche Eltern machen sich darüber unnötig Sorgen. Sie meinen, es sei unnatürlich und gefährlich, wenn das Kind nicht ständig zunehme. Diese Sorge beunruhigt einige Mütter nicht nur unnötig, sondern kann auch dazu führen, daß sie das Stillen frühzeitig aufgibt. Es ist besser, wenn die Eltern wissen, daß ein Gewichtsverlust eine natürliche Sache ist, und daß sie dieses Problem vertrauensvoll mit dem Arzt oder der Schwester besprechen können.

140. Für gewöhnlich weiß ein Kind, wieviel Nahrung es braucht. Wenn seine Flaschennahrung bzw. das Stillen nicht mehr ausreicht oder die Muttermilch weniger wird (vielleicht, weil die Mutter müde ist oder irgendwelche Aufregungen gehabt hat), wird das Baby von Tag zu Tag, oder besser: von Mahlzeit zu Mahlzeit, früher aufwachen und schreien. Und zwar wird es so schreien, daß die Mutter ohne Zweifel weiß, es hat Hunger. Das Baby wird seine Flasche bis zum letzten Tropfen leeren und mehr verlangen. Das zeigt es, indem es heftig an seinem Daumen oder Händchen nuckelt. Legt man es auf die Waage, so stellt man unter Umständen fest, daß es weniger zugenommen hat als üblich. Manchmal leiden Babys, die nicht genug bekommen, auch unter Verstopfung. Ein hungriges Baby wird am Ende einer jeden Mahlzeit anfangen zu brüllen.

Stellen sich bei einem Flaschenbaby solche Zeichen der Unzufriedenheit ein, dann muß man wahrscheinlich die Flaschennahrung ändern. Will man sich dazu nicht mit dem Arzt in Verbindung setzen (wenn Sie z. B. die Flaschennahrung nach diesem Buch zusammenstellen), ist es Zeit, zur nächsten gehaltvolleren Stufe überzugehen. Im übrigen aber braucht man gar nicht zu warten, bis das Baby Zeichen ständigen Hungers von sich gibt; sobald es alle seine Mahlzeiten brav und zufrieden zu sich nimmt, kann man ihm nach und nach größere Mengen und abwechslungsreichere Kost geben. Dabei sollte man anfangs jedoch vorsichtig sein; wahrscheinlich wird das Baby seine Flasche nicht ganz austrinken, und man sollte es auf keinen Fall dazu zwingen.

Wenn ein Brustkind zu früh am Morgen aufwacht, kann man ihm gleich eine Mahlzeit geben. Der mütterliche Milchhaushalt regelt sich dann sogar noch besser. Hat das Baby mit der Menge einer

Brustseite nicht genug, kann man ihm für eine Weile auch beide Seiten zu einer Mahlzeit geben.

141. Wenn das Kind später nicht mehr gefüttert werden will. Manchmal verhält sich ein Kind im Alter zwischen vier und sieben Monaten beim Füttern merkwürdig. Ein paar Minuten saugt es hungrig und gierig an Brust oder Flasche. Dann wird es unruhig, saugt nicht mehr und schreit, als hätte es Schmerzen. Das Kind scheint noch hungrig zu sein, aber jeder weitere Versuch es zu füttern wird schwerer. Feste Nahrung hingegen nimmt es gerne zu sich. Ich vermute, daß das Zahnen die Ursache für dieses Verhalten ist. Das Saugen reizt das ohnehin schmerzvolle Zahnfleisch. Nun kann man jede Mahlzeit unterteilen und zwischen dem Saugen feste Nahrung geben. Außerdem kann man weitere Löcher in den Sauger bohren, so daß das Kind schneller und mit weniger Anstrengung die Flasche leeren kann. Fühlt sich das Kind ganz unwohl, dann dürfen Sie ein paar Tage mit der Flasche aussetzen. Sie können die Milch aus einer Tasse oder einem Löffel geben, wenn das Kind geschickt genug dazu ist. Auch kann man die Milch mit dem Brei oder anderen Nahrungsmitteln verrühren. Machen Sie sich bitte keine Sorgen, wenn das Kind ein paar Tage etwas weniger Milch als sonst erhält.

Im Verlauf einer Erkältung kann eine Ohrinfektion Schmerzen im Kiefergelenk auslösen, so daß das Kind zwar feste Nahrung zu sich nimmt, aber nicht saugen will.

Manchmal lehnen Kinder die Mutterbrust während der Zeit der Regelblutung ab. Mann kann versuchen, in diesen Tagen dem Kind die Brust öfters anzubieten. Manchmal muß die Mutter auch die Brust manuell auspressen, um den Druck zu entlasten und die Milchproduktion aufrechtzuerhalten. Nach Abschluß der Periode saugen die Kinder wieder wie gewöhnlich und regen dadurch den Nachschub von Muttermilch an.

142. Die Gewichtszunahme des Babys muß regelmäßig kontrolliert werden. Das gesunde Kind wird von Woche zu Woche genügend zunehmen, denn es wird so viel Nahrung aufnehmen, wie seine Natur ihm vorschreibt. Wird ihm zuviel angeboten, trinkt es einfach nicht weiter; bekommt es zuwenig, wacht es zu früh auf und schreit oder nuckelt an seinen Händchen.

119

Man kann von dem »Durchschnittsbaby« sprechen, wenn man sich bewußt wird, daß im Grunde kein Baby »Durchschnitt« ist. Wenn Ärzte oder Bücher wie dieses von einem Durchschnittskind reden, dann bedeutet es, daß man – in diesem Zusammenhang – Kinder, die schneller zunehmen, die mittelmäßig und die nur langsam zunehmen, zusammengefaßt hat. Das eine Kind sammelt eben seiner Natur nach die Pfunde nur langsam, während das andere es eilig hat, zuzunehmen – das eine ist so normal wie das andere.

Doch nicht in jedem Fall entspricht eine sehr langsame Gewichtszunahme der Konstitution des Kindes. Wenn ein Baby immer hungrig ist, so darf das als Zeichen dafür gelten, daß es mehr vertragen, also auch mehr zunehmen könnte. Hin und wieder ist ein Baby, das nur langsam zunimmt, auch krank. Deshalb müssen Kinder, die langsam zunehmen, auf jeden Fall von Zeit zu Zeit vom Arzt untersucht werden, damit die Eltern sicher sind, daß alles in Ordnung ist. Gelegentlich begegnet man auch ganz besonders höflichen Babys, die nur langsam zunehmen, aber nicht hungrig zu sein scheinen. Wenn man ihnen aber mehr anbietet, nehmen sie es bereitwillig, und siehe da, sie werden schnell kräftiger. Mit anderen Worten, nicht jedes Baby schreit, wenn es nicht genug bekommt.

Das Durchschnittsbaby wiegt bei der Geburt etwa sieben Pfund, mit fünf Monaten rund 14 Pfund, d. h., daß das Durchschnittsbaby sein Geburtsgewicht im Laufe der ersten fünf Monate verdoppelt. Tatsächlich aber nehmen Babys, die bei der Geburt weniger wiegen, schneller zu, so als ob sie die Kräftigeren wieder einholen müßten. Große Kinder haben es weniger eilig, ihr Gewicht bis zum fünften Monat zu verdoppeln. Das Durchschnittsbaby nimmt während der ersten drei Monate etwa zwei Pfund monatlich zu. Natürlich gibt es auch hier durchaus normale Abweichungen. Danach nimmt es langsamer zu, mit sechs Monaten nur etwa ein Pfund monatlich. Das ist für die Spanne eines Vierteljahres ein ziemlich großer Schritt. Im letzten Viertel des ersten Jahres beträgt die monatliche Gewichtszunahme nur mehr etwa 300 Gramm und während des zweiten Jahres rund 250 Gramm monatlich.

Je älter das Baby wird, desto langsamer nimmt es zu. Im übrigen wird die Gewichtszunahme auch unregelmäßiger. Die Zeit des Zahnens oder eine Krankheit mindert seinen Appetit, und es kann sein, daß es einige Wochen lang überhaupt nicht zunimmt. Wenn das

Kind sich dann wieder besser fühlt, kehrt auch sein Appetit zurück, und es wird schnell wieder zunehmen. Während der ersten Wochen und Monate hängt die Gewichtszunahme auch von der Verdauung des Kindes ab.

143. Wie oft nun soll man ein Baby wiegen? Die meisten Mütter haben keine Waage, und die meisten Kinder werden also auch nur bei ihren Besuchen beim Arzt oder bei der Beratungsstelle gewogen. Wenn ein Baby gesund und zufrieden ist, braucht es nicht öfter als einmal im Monat gewogen zu werden. Hat man selbst eine Waage, dann sollte man es auch nicht öfter als einmal im Monat wiegen. Anders ist es, wenn das Baby sehr viel schreit, Blähungen hat und oft erbricht. Dann muß man das Gewicht häufiger kontrollieren, schon um dem Arzt darüber Auskunft geben zu können. (Wenn das Kind z. B. sehr viel schreit und doch schnell zunimmt, läßt es darauf schließen, daß es unter Koliken leidet und nicht unter Hunger.)

144. Übergewicht beim Kind bedeutet nicht, daß es das ganze Leben übergewichtig sein wird. Man ist allerdings nicht nett zu Kindern, wenn man sie dick und rund werden läßt. Hören Sie mit dem Füttern auf, wenn das Baby satt aussieht. Ernährungsprobleme und schlechte Esser werden in den Abschnitten 231 bzw. 466 besprochen.

Es fällt uns schwer, einzusehen, daß ein rundes, wohlgenährtes Kind nicht attraktiv und erstrebenswert ist. Für diese Kinder erhalten die Eltern von Freunden und Bekannten manchmal Lob, als ob ein rundes Kind ein Beweis für eine besonders gute Pflege wäre. Manche Eltern glauben, daß die Fettpölsterchen – wie das Geld auf der Bank – eine Art Versicherung für schlechte Zeiten und für Krankheit sind. Ich hoffe, daß immer mehr Eltern Übergewicht bei Kindern nicht aufkommen lassen.

Vitamine bei Kleinkindern

145. Babys brauchen unter Umständen zusätzlich Vitamin C und Vitamin D (siehe Abschnitte 439 und 440). Die Kuhmilch und die feste Nahrung, die schon frühzeitig gegeben wird, enthalten nur wenig von diesen Vitaminen.

Muttermilch enthält eine genügende Menge Vitgamin C, wenn die Mutter sich entsprechend mit Obst und Gemüsen ernährt (Abschnitt 159).

Bei Dosenmilchzubereitungen sollte das Baby handelsübliche Präparate mit täglich 25 bis 50 mg Vitamin C bekommen, solange, bis es täglich 60 ml Orangensaft trinkt. Es schadet auch Brustkindern nichts, diesen Saft zur Sicherheit auch zu trinken.

Heute wird Vitamin D in eigens für Säuglinge entwickelten Präparaten gegeben, wie zum Beispiel Vigantol und ViDe. Die vorbeugende Behandlung mit Vitamin D setzt unmittelbar nach der Geburt ein, und sie kann in verschiedener Weise erfolgen. Man kann sie einmal in Form der sogenannten »Vigantol- oder ViDe-Stöße« durchführen, wobei das Kind dreimal in bestimmten Abständen eine größere Menge Vitamin D erhält; die erste Gabe wird gleich im ersten Monat verabreicht. Nach Ansicht der meisten Kinderärzte bewährt sich jedoch bei der Mehrzahl der Kinder eine Dauerbehandlung mit Vitamin D besser; sie wird während des ganzen ersten, manchmal auch des zweiten Lebensjahres durchgeführt. Hier erhält das Kind täglich eine genau festgelegte Menge Vitamin D in Tropfen- oder Tablettenform. Die Mutter darf nun keinesfalls die vom Arzt oder der Beratungsstelle genannte Menge überschreiten, vielleicht aus dem Gefühl heraus, ihrem Kind etwas besonders Gutes antun zu wollen! Auch ein Zuviel an Vitamin D kann nämlich bei dem Kind zu Schäden führen.

146. Multivitaminpräparate enthalten zusätzlich zu den Vitaminen A, C und D Vitamine des B-Komplexes. Milch, Cerealien und andere Nahrungsmittel enthalten aber meist ausreichend Vitamin B. Diese Präparate sollten also nur gegeben werden, wenn Ihr Arzt sie empfiehlt.

Trinkwasser für das Kind

Wenn Ihr Trinkwasser nicht genügend Fluorid enthält, wird der Arzt es Ihnen entweder mit den Vitamintropfen oder gesondert verschreiben. Lesen Sie in Abschnitt 414 über die Bedeutung des Fluorids nach.

147. Einige Kinder möchten Wasser, andere möchten es nicht. Oft hört man die Empfehlung, dem Kind zwischen den Mahlzeiten, ein- oder zweimal am Tag, etwas Wasser zu reichen. Das ist nicht unbedingt notwendig, da die Flüssigkeitsmenge in der Flaschennahrung ausreicht. Man sollte Wasser geben, wenn das Kind Fieber hat oder wenn es besonders heiß ist; Sie erkennen das auch daran, daß der Urin dunkelgelb wird und das Kind sehr durstig zu sein scheint. Unter diesen Umständen trinken auch Kinder Wasser, die das sonst ablehnen. Einige Mütter haben die Erfahrung gemacht, daß der Zusatz von etwas Apfelsaft das Getränk für das Kind noch interessanter macht.

Viele Kinder lehnen Wasser schon kurz nach der Geburt und etwa bis Ende des ersten Lebensjahres ab. Sie mögen alles, was etwas Nahrhaftes enthält, mit reinem Wasser finden sie sich nicht ab. Wenn das Kind Wasser mag, dann sollten Sie ihm mehrfach täglich zwischen den Mahlzeiten, nicht aber direkt vor der Mahlzeit, davon geben. Zwingen Sie Ihr Kind aber nicht dazu, wenn es nicht mag: Es weiß, wieviel es braucht.

Wenn Ihr Kind gern Wasser trinkt und das Wasser nicht rein ist, müssen Sie die Tagesmenge drei Minuten kochen und in einer sterilisierten Flasche aufbewahren. Wenn Sie dann etwas brauchen, gießen Sie 50 ml in die Trinkflasche. Nähere Informationen zum Sterilisieren erhalten Sie in den Abschnitten 218 und 219.

Wenn Sie Brunnenwasser nehmen, wenden Sie sich an Ihr Gesundheitsamt und lassen es vor der Geburt Ihres Babys überprüfen.

148. Zuckerwasser. Sie werden Ihrem Kind besonders dann Wasser geben wollen, wenn es während einer Krankheit zuwenig Milch trinkt oder wenn es draußen sehr heiß ist. Wenn es kein reines Wasser möchte, können Sie ihm auch Zuckerwasser geben. Sie sollten dazu etwa einen gestrichenen Eßlöffel Zucker auf einen halben Liter Wasser geben und solange umrühren, bis sich der Zucker aufgelöst hat.

STILLEN

Die Vorteile des Stillens

149. Stillen ist in vielerlei Hinsicht vorteilhaft. Gründliche Untersuchungen zeigten, daß Kinder Abwehrstoffe gegen Krankheiten durch das Colostrum (die »Hexenmilch«, das heißt die erste Milch nach der Geburt) und die eigentliche Muttermilch erhalten. Muttermilch enthält zwar nur wenig Eisen, jedoch in einer Form, die gut verdaut und aufgenommen wird.

Der große Vorteil des Stillens ist die Reinheit der Milch; sie verhindert Darminfektionen. Nimmt man mehr die praktischen Gesichtspunkte, so ergeben sich weitere Vorteile: da keine Flaschen sterisiliert werden müssen, keine Nahrung gemischt und gekocht wird und Kühlung oder Warmhalten von Flaschen nicht nötig sind, spart man viel Zeit. Das ist besonders auf Reisen angenehm. Stillen spart auch Geld. Der Sauginstinkt des Säuglings wird stärker gefördert. Denn an der Brust saugt er solange, wie er möchte. Wahrscheinlich lutschen Brustkinder daher weniger am Daumen.

Das überzeugendste Argument aber kommt von den Müttern, die gestillt haben. Sie sind stolz darauf, ihrem Kind etwas gegeben zu haben, was ihm sonst niemand geben kann, sie freuen sich, wenn das Kind an der Brust liegt, und sie ihm nahe sein können.

Eltern fühlen sich nicht allein deswegen so, weil sie ein Kind bekommen haben; erst wenn sie das Kind pflegen, wenn sich ihre elterliche Liebe zeigen kann, erleben sie das Elternsein voll und ganz. Ihre Elternrolle nehmen sie um so leichter an, je mehr das Kind zeigt, daß es mit der Pflege zufrieden ist. In dieser Hinsicht ist das Stillen für eine junge Mutter ein großes Erlebnis. Mutter und Kind können so besonders viel Liebe und Glück erfahren.

Das Stillen ging auf der ganzen Welt im 20. Jahrhundert zurück. Erst in den letzten Jahren hat sich der Trend umgekehrt, weil man mehr über die körperlichen und seelischen Vorteile des Stillens weiß; auch die Hinwendung zur Natur und zum natürlichen Leben hat das Stillen gefördert.

Fragen zum Stillen

150. Unterschiedliche Meinungen zum Stillen. Es gibt auch Frauen, die, meist als Folge ihrer Erziehung, das Stillen ablehnen, weil es den Tieren zu ähnlich sei.

Auch einige Väter sind gegen das Stillen, weil sie eifersüchtig sind. Viele andere Väter aber sind stolz, wenn ihre Frauen stillen. Die Mutter muß also selbst entscheiden.

Nach einigen Wochen wird das Stillen für die Mütter immer angenehmer. Viele von ihnen sagen, daß das Gefühl, welches sie in ihren Brüsten und in ihrem Genitalbereich beim Stillen verspüren, in vielem dem Gefühl bei sexueller Erregung ähnelt. Einige Frauen sind deswegen verwirrt und bedrückt, da sie nicht wissen, daß ein solches Gefühl ganz normal ist. Oft tritt Milch aus der Brustdrüse einer stillenden Frau aus, wenn das Kind einer anderen Frau vor Hunger schreit. Auch das ist normal und sollte die Mutter nicht beunruhigen. Einige Mütter und Väter mögen es nicht, wenn beim Koitus Milch austritt, andere werden dadurch erregt. Sie sehen also, es ist wirklich wichtig, daß die Eltern über das Stillen offen miteinander reden. Manchmal kann auch ein Arzt oder eine besonders ausgebildete Schwester helfen, die Schwierigkeiten am Anfang zu überwinden.

Die Praxis des Stillens

151. Man sollte das Stillen nicht beim ersten mißglückten Versuch aufgeben. Es wird heute viel von Überzivilisation gesprochen und davon, daß sie die Mutter zu nervös macht. Gewiß wird in manchen Fällen die Nervosität der Mutter die Milchabsonderung zeitweise verringern. Ich glaube aber, daß die meisten Mütter nicht aus Nervosität mit dem Stillen nicht zurecht kommen, sondern weil sie es nicht richtig versuchen.

Es gibt drei Faktoren, die dabei wichtig sind: erstens soll man mit der Flasche erst gar nicht anfangen, sie auch nicht als Rettungsring im Hintergrund halten; zweitens darf man sich nicht entmutigen lassen; drittens ist eine kräftige Stimulation der Brust nötig, nachdem die Milch begonnen hat, einzuschießen.

Wenn man dem Baby während der ersten zwei, drei Tage seines Lebens die Flasche gegeben hat, ist die Chance der Brustnahrung im allgemeinen verspielt. Ein Kind, das ausreichend Flaschennahrung erhält, wird nicht mehr so kräftig an der Brust saugen wollen. Nachdem die Milch begonnen hat, einzuschießen, ist es auch besser, auf die Flasche zu verzichten.

Manchmal neigt eine Mutter dazu, gerade in dem Moment aufzugeben, wenn die Milch einschießt bzw. ein oder zwei Tage danach, weil die Milch noch nicht ausreicht. Sie sollte es auf keinen Fall aufgeben, denn langsam wird es nämlich mehr werden. Wenn man in dieser Zeit eine Hilfe zu Hause hat, dann sollte diese beruhigend und ermutigend auf die Mutter einwirken. Das gilt natürlich auch für den Ehemann bzw. Verwandte, die sie vielleicht unterstützen.

Am meisten hilft sich die Mutter, wenn sie für sich sorgt, indem sie ausreichend ißt und trinkt und sich Ruhe gönnt. Dann legt sie das Kind öfter an die Brust, damit diese ausreichend stimuliert und mehr Milch produziert wird.

Die Mahlzeiten bei Nacht sind genauso wichtig, wie die am Tag, um die Funktion der Brustdrüse anzuregen.

Wenn das Kind aber wochenlang hungrig ist oder gar an Gewicht verliert, muß man zur Flasche übergehen.

Der Arzt kann Empfehlungen geben, wie lange ein Kind mit weniger Muttermilch als nötig auskommen kann und wieviel die Brustwarzen aushalten können. Natürlich wird sein Vorschlag von der Einstellung der Mutter zum Stillen beeinflußt. Wenn sie unbedingt weiter stillen möchte, wird er sie nicht davon abhalten.

152. Lassen Sie Ihr Selbstvertrauen nicht erschüttern. Eine junge Mutter zweifelt oft daran, ob sie genügend Milch haben wird; in einer Gesellschaft, in der die Flaschenernährung normal und das Stillen eine Ausnahme ist, muß sie ihre Fähigkeit erst noch unter Beweis stellen.

Auch Mütter mit Erfahrung, die aber nie viel Selbstvertrauen entwickelten, haben diese Zweifel. Meist fehlt es nicht an der Milch, sondern am Selbstvertrauen.

153. Auch andere können zum Erfolg beitragen. Der Geburtshelfer, die Hebamme, die Krankenschwestern und der Hausarzt können eine positive Einstellung zum Stillen fördern oder verhindern. Das gleiche gilt für Verwandte und Freunde. Die positive Einstellung des Vaters kann wesentlich zum Erfolg des Stillens beitragen (siehe Abschnitt 156).

154. Man lasse sich von Freunden nicht entmutigen und in seine Entschlüsse hineinreden. Heutzutage, da es durchaus nicht mehr selbstverständlich ist, daß man sein Kind stillt, kann eine Mutter, die sich zur natürlichen Ernährung ihres Kindes entschlossen hat, unter Umständen Überraschung und skeptische Redensarten bei Freunden oder Verwandten auslösen. Es kommt vor, daß sie für altmodisch und übereifrig gehalten wird. Man sollte sich von derlei Ansichten auf keinen Fall abhalten lassen zu tun, was man als Mutter selbst für richtig hält. Man gibt seinem Baby die beste Grundlage für die spätere Entwicklung, wenn man sich dazu entschließt, es einige Monate zu stillen, auch wenn es in vieler Beziehung ein Opfer für die Mutter bedeutet.

155. Warum manche Mütter nach anfänglichem Erfolg wieder aufgeben. Viele Mütter haben im Krankenhaus und wenige Wochen danach keine Schwierigkeiten, ausreichend Milch für das Kind zur Verfügung zu stellen. Sie machen dann die beunruhigende Erfahrung, daß das Kind wächst, aber die Milchmenge nicht »mitwächst«.

Es überrascht, daß in den Entwicklungsländern sich die Milchmenge der Mutter an den Bedarf des Kindes im Verlaufe von Monaten anpaßt, während bei uns, wo die Flaschennahrung vorherrscht, der Bedarf an Muttermilch schon bald nicht mehr gestillt werden kann. Ich glaube nicht, daß unsere Mütter weniger ausgeglichen oder gesund sind. Vielmehr scheint es mir, daß unsere Mütter das Stillen als einen Versuch und nicht als das Natürlichste der Welt betrachten; sie kennen das Ergebnis nicht, während dort die Mütter an den Erfolg des Stillens glauben. Unsere Mütter fürchten, sie könnten beim Stillen keinen Erfolg haben und meinen beim ersten längeren Schreien ihres Kindes, sie hätten nicht genügend Milch gegeben. Wenn das Kind Verdauungsprobleme oder Koliken hat, dann denken unsere Mütter, ihre Milch sei daran schuld. Aus Angst greifen sie zur Flaschennahrung, die für sie leicht zu beschaffen ist. Beim Verlassen des Krankenhauses hat eine Mutter bei uns Hinweise oder sogar Dosen mit Fertignahrung (»für den Fall des Falles«) erhalten und jeder Arzt und jede Hebamme können ihr Hinweise zur Flaschenernährung geben. Wenn ein Kind viel Flaschennahrung bekommt, läßt sein Interesse, an der Brust zu saugen, nach. Und wenn Milch in der Brust zurückbleibt, erhält die Brustdrüse den Befehl: bitte weniger produzieren.

In anderen Worten: wenn eine Mutter fürchtet, sie werde nicht genügend Milch zum Stillen haben und wenn die Flaschennahrung greifbar ist, gibt man das Stillen leicht auf.

Um es positiv auszudrücken: wer stillen will, sollte erst ganz zuletzt zur Flaschennahrung greifen (außer in der Übergangszeit, wenn die Brust noch nicht genügend Milch produziert (siehe Abschnitte 193 und 194). Unter normalen Bedingungen ist die Milchmenge nicht konstant. Vielmehr paßt sich die Milchproduktion dem Bedarf an; wenn das Kind wächst und einen guten Appetit hat, leert es die Brust fast vollständig, worauf diese die Produktion steigert.

156. Hilfe für stillende Mütter. Sollten Sie Probleme oder Fragen zum Stillen haben, können Sie sich jederzeit an Ihren Kinderarzt, an eine niedergelassene Hebamme oder auch an die Fürsorgestelle wenden.

Physische Veränderungen beim Stillen

157. Die Veränderungen an der Brust während der Schwangerschaft und des Stillens. Manche Mütter fürchten, ihre Figur könnte beim Stillen leiden. Sie brauchen aber nicht mehr Fett zu essen, um genügend Milch geben zu können. Beim Stillen braucht eine Mutter ohnehin zusätzliche Nährstoffe, um den Körper gesund zu halten; das Körpergewicht sollte gleichbleiben.

Wie verändert das Stillen Form und Größe der Brüste? Während der Schwangerschaft und während der ersten Tage nach der Geburt vergrößern sich die Brüste, auch wenn das Kind nicht gestillt wird. Man vermutet heute, daß diese Vergrößerung dafür verantwortlich ist, daß bei manchen Frauen die Brust stärker nach unten hängt. Sie wird, wenn das Kind eine Woche alt ist, weniger groß und fest sein, auch wenn es beim Stillen keine Probleme gibt; dann fragt sich die Mutter, wohin ihre Milch gekommen ist.

Ein ausschlaggebender Faktor ist in jedem Fall das unterschiedliche Bindegewebe. Bei manchen Frauen hängt der Busen nach unten, obgleich sie nie ein Kind gestillt haben. Ich kenne aus meiner Praxis viele Frauen, bei denen das Stillen die Figur nicht verändert hat; bei manchen Frauen ist sie sogar besser geworden.

Zwei Vorbeugungsmaßnahmen sind immerhin zu empfehlen und wichtig. Erstens sollte die Mutter während der Zeit des Stillens und auch schon eine Weile zuvor einen gut sitzenden Büstenhalter tragen, der die Muskeln entlastet. (Bei stark vergrößerter Brust sollte sie ihn sogar Tag und Nacht tragen.) Für viele Frauen ist es ratsam, etwa im siebten Schwangerschaftsmonat einen größeren Büstenhalter zu tragen. Später empfehlen sich Stillbüstenhalter mit waschbaren Einlagen, die die zwischen den Mahlzeiten austretende Flüssigkeit aufsaugen (natürlich kann man statt dessen auch Watte verwenden). Sie werden vorn geschlossen, und man sollte immer solche kaufen, die sich leicht mit einer Hand öffnen lassen. Zweitens sollte man darauf achten, nicht allzuviel, besser noch überhaupt nicht dicker zu werden, da eine Gewichtszunahme auch ohne Schwangerschaft und Baby die Form der Brust verändern kann.

158. Die Größe der Brust spielt beim Stillen keine Rolle. Manche Frauen glauben, daß sie ihr Kind nicht stillen können, weil sie eine zu kleine Brust haben. Dafür gibt es keinerlei Beweise. Bei einer Frau, die weder schwanger ist noch stillt, ruhen die Drüsen, die die Milch absondern. Der größere Teil der Brust besteht aus einer Fettschicht, die eben unterschiedlich kompakt ist. Mit der fortschreitenden Schwangerschaft beginnen die Drüsen dann zu arbeiten, und die Brust vergrößert sich, auch die von Natur aus kleine. Man weiß, daß auch Frauen mit wirklich sehr kleiner Brust in der Lage sind, ihr Baby selbst zu stillen, da die Natur, wenn es darauf ankommt, für hinreichenden Ausgleich sorgt.

159. Die Ernährung der Mutter. Einige Mütter zögern, ihr Kind zu stillen, weil sie gehört haben, daß sie dann zuviel aufgeben müßten. Ganz allgemein gesagt, stimmt das nicht. Es gibt keinen Beweis dafür, daß Kaffee oder Tee, in Maßen getrunken, oder sportliche

Betätigung (kein Leistungssport) dem Baby einen Schaden zufügen. (Rauchen und alkoholische Getränke sollten vermieden werden.) Die stillende Mutter kann normalerweise ihre Eßgewohnheiten beibehalten. Der Genuß von Pflaumen entspannt nicht die Därme des Kindes und Gebratenes führt beim Kind auch nicht zu Verdauungsstörungen. Ab und zu kann es allerdings vorkommen, daß ein Kind sich immer dann aufregt, wenn die Mutter eine bestimmte Nahrung zu sich genommen hat. Passiert dies mehrere Male hintereinander, sollte auf diese Nahrung verzichtet werden. Einige Medikamente gehen in die Muttermilch über, normalerweise aber nicht in so großen Mengen, daß sie das Baby beeinträchtigen. Falls Sie Medikamente nehmen, befragen Sie Ihren Arzt.

Eine stillende Mutter braucht einen Ersatz für die vielen Spurenelemente, die sie mit der Milch verliert. In erster Linie ist es das Calcium, welches das Kind für sein Knochenwachstum benötigt. Nimmt die Mutter davon zu wenig zu sich, verliert sie Calcium aus ihren Knochen. Die Vermutung, sie verlöre auch Calcium aus den Zähnen, ist nicht richtig. Die Mutter braucht soviel Milch, wie das Kind von ihr bekommt; sie kann sie trinken, aber auch in Form von Cerealien, Suppen, Pudding oder Käse zu sich nehmen (Abschnitt 446). Die tägliche Ernährung sollte sich wie folgt zusammensetzen:

Milch, 1 Liter täglich, wenn möglich auch mehr, es kann Vollmilch, fettreduzierte Milch, Dosenmilch oder Milchpulver sein.

Obst und Gemüse, 6mal täglich. (Das sieht mehr aus als es ist – der Saft von 2 Orangen, 1 Salat, ein grünes oder gelbes Gemüse und 2mal Kartoffeln machen schon 6 Portionen aus.) Wegen des Vitamin-C-Bedarfs sollten 2 Portionen Rohkost sein, während 2 aus Orangen, Grapefruit, Tomaten, Kohl oder Beeren bestehen. Wegen des Vitamin A sollte ein dunkelgrünes Blattgemüse oder ein gelbes Wurzelgemüse dabei sein. Kartoffeln sind, abgesehen von ihren Kalorien sehr wertvoll. Obst und Gemüse können frisch, in Dosen, tiefgefroren oder getrocknet sein.

Fleisch, Geflügel und Fisch sollten ein- bis zweimal täglich gegessen werden. Leber ist besonders wertvoll und sollte gelegentlich auf dem Speisezettel stehen.

Wenn in der Familie keine Fälle von koronarer Herzkrankheit bekannt sind, darf täglich ein Ei gegessen werden.

Cerealien und Brot sind dreimal täglich angebracht; man achte auf

Vollkornbrot und Vollkornflocken, um genügend Vitamin B zu bekommen.

Wegen des Vitamin A kaufe man *Butter oder Margarine.* Wenn Sie Gewichtsprobleme haben, können Sie auch das Vitamin A aus Gemüse beziehen.

Ein Vitamin-D-Präparat hilft, genügend Calcium aus der Nahrung aufzunehmen.

Bei den *Vitaminen* dürfen Sie die empfohlene Tagesdosis nur überschreiten, wenn der Arzt das ausdrücklich empfiehlt. Hohe Vitamingaben können das Kind auch krank machen.

Wenn Sie zu stark zunehmen, können Sie fettreduzierte Milch trinken, weniger Butter bzw. Margarine essen, Cerealien und Brot reduzieren (möglichst die Vitamin-B-reichen Vollkornprodukte essen), auf Eis, Süßigkeiten, Gebäck, Chips, Mayonnaise und Tiefkühlkost verzichten. (Leider sind es gerade diese Nahrungsmittel, nach denen Übergewichtige am meisten verlangen.) Keinesfalls dürfen Sie weniger Milch trinken oder weniger Gemüse, Obst, Fleisch und Vitamin D zu sich nehmen.

Durch körperliche Betätigung kann die Mutter den Körper stärken und auch abnehmen. Ein zügiger 30minütiger Spaziergang mehrmals die Woche mit dem Baby im Tragesitz kann hier schon Wunder bewirken.

Bei den Getränken gibt es Vor- und Nachteile. Es hat keinen Zweck, mehr Flüssigkeit zu sich zu nehmen als Ihnen angenehm ist. Ihr Körper wird ein Zuviel an Flüssigkeit sofort wieder als Urin ausscheiden. Andererseits kann es passieren, daß eine junge, aufgeregte und geschäftige Mutter nicht soviel trinkt, wie sie eigentlich sollte. Es bietet sich an, 10 bis 15 Minuten vor der Stillzeit etwas zu trinken.

160. Es ist besonders wichtig, daß die Mutter während dieser ersten Tage im Leben des Babys auf sich achtgibt. Sie sollte sich nicht durch das Telefon stören lassen, sich ausruhen, wenn das Baby schläft, nicht zuviel Hausarbeit leisten, alle Sorgen und Verpflichtungen außerhalb des Kinderzimmers und zu viele Besucher von sich fern halten. Natürlich muß sie gut essen und trinken.

161. Ermüdet das Stillen? Man hört gelegentlich, daß das Stillen die Mutter sehr ermüde. Während der ersten Wochen sei man ganz

»erschlagen«. Doch daß sie ewig müde seien, hört man auch von Mütter, die ihr Kind mit der Flasche ernähren. Nach und nach erst kehren die Kräfte zurück, die durch Schwangerschaft und Entbindung aufgezehrt worden sind. Überdies macht die neue Aufgabe – nämlich das Baby zu pflegen und auch ja alles richtig zu machen – zuerst auch noch rechtschaffen müde. Es ist natürlich wahr, daß der Mutter durch die Brustnahrung Kalorien entzogen werden, und sie muß mehr essen und trinken, wenn sie bei Kräften bleiben will. Auf die Dauer aber gibt es keinen Grund, warum eine Mutter, die ihr Kind stillt, mehr von Müdigkeit geplagt werden sollte, als sie es etwa von der Hausarbeit oder langen Spaziergängen oder von sportlichen Übungen wurde. Der menschliche Körper und damit auch der Körper einer jungen Mutter hat so viel Elastizität, daß er sich den Bedingungen anpaßt, die ihm gestellt werden, der Appetit der stillenden Mutter regelt den Bedarf an Nahrung schon ganz von allein. Wer freilich dazu neigt, dicker zu werden, muß seine Energie zu Hilfe nehmen und seinem Appetit eine Grenze setzen, aber das müßte man schließlich auch tun, wenn man kein Baby bekommen hat.

Wenn allerdings eine Mutter glaubt, daß ihr das Stillen zuviel wird, wenn sie dünner wird und übernervös oder wenn ihr gesundheitlicher Zustand besorgniserregend ist, sollte sie den Arzt konsultieren, das versteht sich von selbst.

162. Menstruation und Schwangerschaft. Bei einigen Frauen stellt sich die Menstruation erst wieder ein, nachdem sie aufgehört haben zu stillen. Bei anderen Frauen wiederum erfolgt die Menstruation auch während dieser Zeit mehr oder weniger regelmäßig. (Es kann vorkommen, daß ein Brustkind während der Menstruation der Mutter etwas unruhiger ist bzw. vorübergehend nicht saugen will.)

Das Stillen verhindert keine Schwangerschaft, selbst wenn sich die Menstruation noch nicht wieder eingestellt hat. Beraten Sie sich mit Ihrem Arzt, wann Sie erneut zur Kontrazeption übergehen sollten.

Die berufstätige Mutter

163. Die berufstätige Mutter. Was macht die Mutter, die Stillen möchte, aber auch wieder arbeiten gehen muß? Wenn es Ihnen gelingt, in Ihrer Firma und zu Hause die nötige Unterstützung zu bekommen, können Sie es versuchen. Meistens gelingt das Ihnen am besten, wenn Sie nach der Arbeit häufiger füttern und nicht versuchen, einen festen Zeitplan einzuhalten.

Berufstätige Mütter können an ihren freien Tagen die Babys ganztätig stillen. Das stimuliert eine ausreichende Milchproduktion – eines der größten Probleme, die berufstätige Mütter haben. Wenn Sie sich entscheiden, wegen der Arbeit mit dem Stillen aufzuhören, wäre es auf jeden Fall zu empfehlen, das Kind vorübergehend wieder zu stillen, wenn Sie ein oder zwei Monate zu Hause sind.

Es ist zweckmäßig, sich vor der Entbindung mit Müttern zu unterhalten, die nach Aufnahme ihrer Arbeit weiter gestillt haben.

Hier einige Vorschläge, die ich von erfahrenen Müttern erhalten habe:

1. Warten Sie mit der Flasche, bis das Kind etwa sechs Wochen alt ist. In diesem Alter sollte es an eine mehr oder weniger regelmäßige Nahrungsaufnahme gewöhnt sein, und Ihre Brüste sollten genügend Milch produzieren.

2. Geben Sie zunächst eine Flasche Muttermilch dreimal wöchentlich (siehe Abschnitte 189 bis 192). Da manche Kinder die Flasche von der Mutter nicht annehmen, sollten Väter, ältere Geschwister oder ein Babysitter die Flasche geben.

3. Warme Milch ist am besten. Brustkinder sind an niedrige Temperaturen nicht gewöhnt, manche nehmen die Flasche nicht an, andere haben gar keine Schwierigkeiten damit.

4. Wenn ein Kind die Flasche nicht nehmen will, sollte die Mutter den Raum verlassen, da manche Kinder sich solange weigern, wie sie die Stimme der Mutter hören. Sie können auch das Kind in einer ungewohnten Stellung auf ihren Schoß setzen; die Füße liegen dann in Richtung ihres Schoßes, während der Kopf auf ihren Knien liegt. Manchmal möchten Kinder den süßen Geschmack der Muttermilch nicht sofort aufgeben; bei ihnen kann man übergangsweise die Flasche halb und halb mit Apfelsaft und Wasser füllen.

5. Bevor die Mutter zur Arbeit zurückkehrt, sollte das Kind mindestens eine volle Mahlzeit am Tag aufnehmen können. Wird das Kind mit der Flasche gefüttert, so müssen Sie die Milch manuell ausdrücken, um die Milchproduktion nicht versiegen zu lassen.

6. Versuchen Sie das Kind vor und nach der Arbeit zu füttern und die Milch mindestens einmal täglich auszudrücken, wenn Sie länger als 6 Stunden arbeiten.

7. Dazu kann man das Kind an einer Brust füttern und die andere mit der Brustpumpe leeren. Das ist besonders gut, weil so die Milchproduktion durch den Saugreflex gefördert wird. Muttermilch kann man im Kühlschrank ein paar Tage und im Gefrierfach zwei Wochen aufbewahren. Bevor Sie aber dem Kind die Milch geben, sollten Sie versuchen, ob sie nicht sauer ist. Angefangene Flaschen mit Muttermilch müssen nach 24 Stunden weggeschüttet werden. Mit den meisten Brustpumpen kann man die Milch direkt in kleine Flaschen mit dichten Verschlüssen füllen. Diese können Sie mit einem Etikett versehen und in das Gefrierfach stellen. Oder Sie kaufen sich Eiswürfelbehälter und frieren die Muttermilch in 40-ml-Portionen ein, die Sie dann später für die Flasche wieder auftauen können. Auch Brustkinder lernen, mit einer Flasche Muttermilch und verdünntem Apfelsaft während des Arbeitstages auszukommen.

Sie werden innerhalb weniger Wochen selbst herausfinden, was für Sie und Ihr Kind am besten ist.

Das erste Mal stillen

164. Entspannung und Stillen. Sie werden bemerken, daß das seelische Wohlbefinden sehr viel damit zu tun hat, wie man das Baby stillen kann. Sorgen und Aufregungen halten die Milch zurück. Jede Mutter sollte also versuchen, sich vorher zu entspannen. Wenn sie es einrichten kann, sollte sie sich 15 Minuten vor dem Stillen ausruhen, sich zum Beispiel hinlegen, die Augen schließen oder lesen oder auch fernsehen.

Wenn die Stillzeit herankommt, merken junge Mütter nach einigen Wochen deutlich, wie die Milch »einschießt«. Manchmal läuft bereits etwas Flüssigkeit aus der Brust, wenn das Baby im Nebenzimmer schreit. Beides zeigt, wie stark die Milchbildung von den Gefühlen der Mutter abhängig ist.

165. Wie soll man stillen? Gleich, welche Position Sie wählen, achten Sie darauf, daß das Baby richtig an Ihrer Brust anliegt. Eine falsche Lage ist die häufigste Ursache für entzündete Brustwarzen.
Einige Mütter stillen lieber im Sitzen, selbst schon im Krankenhausbett. Mit dieser »Wiege«-Stellung kommen die meisten Mütter am besten zurecht. Das Köpfchen wird in der Ellenbogenbeuge mit dem Gesicht zur Brust gehalten und der Rücken durch den Unterarm abgestützt. Mit Ihrer Hand halten Sie den Po bzw. das Beinchen. Das Gesicht des Babys, seine Brust, der Bauch und die Knie sollten Ihnen zugewandt sein. Eine gute Stütze ist dabei ein Kissen, auf dem das Kind liegt, und ein Kissen, auf dem Ihr Ellenbogen ruht. Mit der anderen Hand nehmen Sie Ihre Brust und legen dabei vier Finger von unten und den Daumen von oben hinter den Warzenhof. Streichen Sie zart mit der Brustwarze über die Unterlippe des Babys, bis es den Mund weit öffnet. (Haben Sie Geduld, es kann mehrere Minuten dauern.) Dann drücken Sie es näher an sich heran, so daß sein Mund den größten Teil bzw. den ganzen Warzenhof umschließt und das Zahnfleisch bis hinter die Brustwarze greift. Seine Nase berührt dann Ihre Brust, aber normalerweise ist es nicht nötig, dem Kind Luft zu verschaffen, es sei denn, Sie hören es schnaufen. Wenn es nicht frei atmen kann, heben Sie den Po etwas mit den Fingern an.
Wenn Sie gern seitlich liegend stillen möchten, weil Ihnen diese Position mehr zusagt oder bei der Entbindung ein Dammschnitt notwendig war, lassen Sie sich ein Kissen in den Rücken und zwischen Ihre Beine legen. Das Baby sollte auf der Seite liegen, das Gesicht Ihnen zugewandt. Probieren Sie ruhig, ob Sie durch zusätzliche Kissen unter dem Baby und unter Ihrem Kopf und der Schulter die Brustwarze besser in die richtige Höhe bringen können. Wenn Sie auf der linken Seite liegen, heißt das, daß Sie Ihren linken Arm in der Wiegestellung um das Baby legen und es dann, wie oben beschrieben, sanft an die Brust drücken.
Wurde ein Kaiserschnitt gemacht, oder Sie wollen ein sehr kleines Baby stillen oder einfach einmal die Position wechseln, dann nehmen Sie die folgende Stellung ein. Setzen Sie sich bequem in einen Stuhl, (die meisten bevorzugen einen Schaukelstuhl) oder in ein

Bett und stützen Sie Ihren Rücken mit vielen Kissen ab. Dabei legen Sie Ihren Arm auf ein Kissen und halten das Baby so, daß sein Köpfchen in Ihrer Hand ruht und sein Körper und die Beine zwischen Ihrem Körper und Ihrem Ellenbogen liegen, wobei die Beine an Rückenlehne bzw. Rückenkissen hochgestellt sind. Dann können Sie das Baby wie in der Wiege-Stellung beschrieben an sich drücken.

166. Wie das Baby trinkt. Die Milch fließt nicht, wenn das Kind einfach die Brustwarze in den Mund nimmt und daran saugt. Sie wird im Drüsengewebe der Brust gebildet und durch die Milchgänge in ihr Zentrum geleitet; dort sammelt sie sich in sogenannten »Sinus«. Diese befinden sich hinter dem Warzenhof. Von jedem Sinus führt ein kleiner Kanal durch die Brustwarze nach außen. Wenn das Kind richtig saugt, hat es fast den ganzen Warzenhof im Mund und drückt mit seinem Zahnfleisch die Sinus aus. Dadurch wird die Milch durch die Brustwarze in den Mund gedrückt. Die Saugbewegung der Zunge zieht nicht so sehr die Milch durch die Brustwarze, sondern hält den Warzenhof im Mund und befördert die Milch aus der Mundhöhle in den Schlund. Wenn ein Kind nur die Brustwarze in den Mund nimmt, erhält es fast keine Milch. Wenn es auf der Brustwarze kaut, wird diese wund; wenn es aber den größten Teil vom Warzenhof in den Mund nimmt, drückt das Zahnfleisch nur auf den Warzenhof und kann die Brustwarze nicht verletzen.

Wenn Kinder nur auf der Brustwarze herumkauen, muß man das sofort unterbinden. Schieben Sie den Finger in eine Ecke des Mundes oder zwischen das Zahnfleisch, um den Saugdruck zu vermindern. (Anderenfalls müßten Sie das Kind von der Brust wegziehen und könnten die Brustwarze dabei verletzen.) Versuchen Sie dann, den Warzenhof wieder in den Mund zu schieben; beenden Sie aber die Mahlzeit, wenn das Kind weiter auf der Brustwarze kaut.

Wenn die Milch einschießt, werden die Brüste sehr groß. Die Brustwarze wird leicht abgeflacht und das Kind bekommt sie kaum mehr zu »fassen«. Es wird ärgerlich und frustriert. Die Brustwarze steht besser hervor, wenn man vor dem Stillen heiße Kompressen auflegt und etwas Milch ausdrückt (siehe Abschnitt 182).

167. Zwei Dinge sollte man beim Anlegen vermeiden. Zum einen darf man nicht versuchen, den Kopf des Babys zu halten und ihn zur

Brust hin zu drehen. Sie mögen es nicht, wenn man ihren Kopf festhält. Zweitens ärgert es sie, wenn man, um ihren Mund zu öffnen, ihre Wangen zusammendrückt. Ganz instinktiv wehrt sich das Baby gegen die Berührung seiner Wangen. Man hilft ihm also in keiner Weise, die Brustwarze zu finden, wenn man es auf diese Weise versucht.

Ein Baby, das sich ständig weigert, die Brust zu nehmen, wird eine Mutter unwillkürlich verwirren und ungeduldig machen. Sie sollte sich indessen von einem noch unerfahrenen kleinen Neuling nicht verletzen lassen. Wenn sie genügend Geduld hat und es immer wieder versucht, dann wird das Baby mit der Zeit schon dahinterkommen und tun, was man von ihm erwartet.

168. Flache oder eingezogene Brustwarzen können dem Baby beim Saugen Schwierigkeiten bereiten, besonders natürlich, wenn es sich um einen besonders erregbaren Typ handelt! Es sucht und sucht, kann die Warze aber nicht finden, und letzten Endes wird es wütend anfangen zu schreien. Es gibt einige taktvolle Wege, wie man diese Schwierigkeiten umgehen kann. Nach Möglichkeit sollte man das Kind anlegen, wenn es gerade aufgewacht ist, also noch keine Zeit hatte, von vornherein verdrießlich zu sein. Wenn es bereits beim ersten Versuch zu schreien beginnt, hören Sie besser auf und versuchen erst einmal, es zu beruhigen, bevor Sie es wieder anlegen. Manchmal hilft es auch, wenn die Brustwarze vorher ganz leicht massiert wird. Ein paar Tage lang kann man auch in den ersten Minuten ein »Brustschild« verwenden, damit die Brustwarze etwas herausgezogen wird, bevor man das Kleine dann direkt saugen läßt (siehe Abschnitt 186). Allerdings spielt die Brustwarze für das Saugen keine so entscheidende Rolle, da das Kind ja den Warzenhof in den Mund nehmen soll, wie wir es ja schon in Absatz 166 geschildert haben. Aber auch das ist für das Kleine schwierig, wenn eingezogene Brustwarzen bestehen. Die beste Hilfe ist es wahrscheinlich, wenn zuvor etwas Milch mit der Hand abgepumpt wird (Abschnitte 190 und 191), damit die Umgebung des Warzenhofes etwas weicher und nachgiebiger wird; anschließend preßt man ihn zwischen Daumen und Zeigefinger etwas zusammen und schiebt ihn in den Mund des Babys.

169. Die Pflege der Brust. Manche Ärzte empfehlen, im letzten Monat der Schwangerschaft die Brustwarzen leicht zu massieren, um sie widerstandsfähiger zu machen. Der Ehemann kann das auch mit dem Mund machen. Später, wenn das Kind geboren ist, sollte eine besondere Brustpflege mit Cremes oder Salben nicht mehr erforderlich sein. (Viele Frauen, die gestillt haben, greifen aber dennoch gern zu einer Creme.) Bevor die Mutter die Brustwarzen zum Massieren oder zur Untersuchung in die Hand nimmt, sollte sie die Hände mit Wasser und Seife gewaschen haben; durch die Brustwarze können leicht Krankheitserreger in die Brust gelangen und das Kind kann eine leichte Pilzinfektion der Mundhöhle bekommen. Vor dem Stillen müssen die Hände aber nicht jedesmal gewaschen werden.

Einige erfahrene Mütter schwören darauf, daß die Brustwarzen gesund bleiben oder, wenn sie wund sind geheilt werden, sofern man sie 10 bis 15 Minuten in der Luft trocknen läßt und erst dann den Still-BH schließt. Die Brustwarzen schätzen es auch, wenn der BH innen nicht wasserdicht abgefüttert ist.

Seifen oder Lösungen mit Alkohol sollten vermieden werden, da sie die Brustwarzen austrocknen und so zu Einrissen führen können.

Wenn die Brust wund wird, sollten Sie zuerst Ihre Haltung beim Stillen überprüfen und ob das Kind richtig anliegt. Die Mahlzeiten sollten häufiger gegeben werden, damit die Brust entleert, und das Kind immer ausreichend satt wird. Man kann auch die Lage beim Stillen mehrmals verändern, um den Druck des kindlichen Zahnfleisches gleichmäßig auf den Warzenhof zu verteilen.

Der Rhythmus beim Stillen

170. Stillen nach dem Zeitplan der Natur. Während der ersten Tage nach der Geburt wird nur wenig Milch produziert; häufiges Stillen fördert das Einschießen der Milch und verhindert Stauungen in der Brust, und daher hilft das Rooming-in einer Mutter sehr, wenn sie mit dem Stillen beginnt. Während einige Säuglinge sich dem Zeitplan der Säuglingsstation anpassen, sind andere zu sehr unterschiedlichen Zeiten wach und hungrig. Wenn eine Mahlzeit übergangen wird, weint sich ein solches Kind genau dann in einen tiefen Schlaf, wenn es wieder gefüttert werden sollte. Beim Rooming-in muß sich die Mutter nur umdrehen und das Kind zur Brust nehmen, wenn es hungrig zu sein scheint. So muß es nie lange schreien und wird nie übermüdet.

In Krankenhäusern, die Rooming-in und Stillen fördern, wird das Kind bald nach der Geburt der Mutter gegeben. Es ist sogar möglich, mit dem Stillen im Entbindungsraum zu beginnen, wenn Vater und Mutter ihr Kind zum ersten Mal gestreichelt haben.

Einige Kinder schlafen in den ersten Tagen recht viel, wachen nur selten auf und haben kaum Hunger. Das ist vor allem dann der Fall, wenn die Mutter viel Beruhigungsmittel bekommen oder eine lange Narkose durchgemacht hat. Hiernach können diese Kinder ein paar Tage lang alle zwei Stunden aufwachen.

Andere Säuglinge sind von Anfang an immer wach und hungrig. Während der ersten Woche wollen sie 10 bis 12mal täglich gefüttert werden, aber – ein gute Nachricht – nach wenigen Wochen brauchen auch sie nur noch 6 bis 7 Mahlzeiten am Tag.

171. Wenn die Milch einschießt. Wann und wie stark die Milch einschießt, ist sehr unterschiedlich. Meistens beginnt der Milchfluß am dritten oder vierten Tag. Bei Müttern, die schon einmal entbunden hatten oder die ihr Baby bereits im Krankenhaus bei sich hatten (rooming-in) und sich mit dem Stillen auf das Kind einstellen konnten, schießt die Milch oft eher ein. Manchmal geschieht dies so plötzlich, daß die Mutter genau die Stunde anzugeben vermag. In anderen Fällen geht es sanfter und unauffälliger vor sich. Am dritten oder vierten Tag ihres Lebens werden die Babys im allgemeinen lebhafter und bekommen richtigen Hunger. Das ist nur eines der vielen Beispiele, wie harmonisch die Natur die Dinge eingerichtet hat. Studien zu Brustkindern, die jedesmal, wenn sie hungrig zu sein schienen, etwas zu trinken bekamen, haben bewiesen, daß sie zwischen dem dritten und sechsten Tag ihres Lebens ungewöhnlich oft trinken wollen, etwa 10- bis 12mal am Tag. (Auch der Stuhlgang kann in diesen Tagen häufiger sein.) Eine unerfahrene Mutter könnte glauben, daß das Baby nicht genug Nahrung erhält. Das ist falsch. Man muß es sich eher so vorstellen, daß sich das Baby nun der schwierigen Aufgabe des Essens und Gedeihens widmen will und daher den Brüsten durch sein Saugen den Anreiz gibt, den sie benötigen, um seinen wachsenden Bedürfnissen nachkommen zu können. Eben-

falls in der zweiten Hälfte der ersten Woche erhalten die Brustdrü-
sen nun gleichzeitig ihre stärksten Impulse durch ganz bestimmte
Hormone, die für die Milchproduktion zuständig sind. Es ist daher
nicht verwunderlich, daß während der ersten Tage die Brust eventuell zu voll wird oder manchmal nicht genug Milch für das hungrige
Baby produziert. Man nimmt heute sogar an, daß die Tätigkeit dieser
Hormone auch durch den Saugreiz maßgeblich beeinflußt wird. Der
Hunger des Babys bestimmt also, wieviel Nahrung von der Brust zur
Verfügung gestellt wird, noch nicht gerade in der zweiten oder
dritten Woche, wohl aber in den darauffolgenden Monaten. Wenn
das Kleine etwas älter geworden ist und nun entsprechend mehr
verlangt, kann sich die Menge immer weiter steigern. Dieses ganze
Zusammenspiel ist von der Natur so weise erdacht, daß niemand es
besser machen könnte.

172. Um die Brustwarzen zu schonen, sollte man die Dauer des Stillens erst nach und nach verlängern: höchstens fünf Minuten bei
jeder Mahlzeit während der ersten drei Tage; vielleicht 10 Minuten
am vierten Tag, 15 Minuten am folgenden; dann, während der nächsten Tage, 20 Minuten. Diese Zeit sollte nach Möglichkeit nicht
überschritten werden. Einmal kann das zu Schädigungen der zarten
Brustwarze führen, und außerdem besteht die Gefahr, daß sich das
Kleine schlechte Trinksitten angewöhnt.

Das längere Stillen von Anfang an fördert den Reflex, der die
Milchproduktion anregt (siehe Abschnitt 164). Ich würde während
der ersten zwei Wochen das Kind 20 bis 30 Minuten an die Brust legen, da Mahlzeiten im Abstand von zwei Stunden und das längere
Stillen der Mutter ohnehin wenig Zeit für andere Dinge geben.

173. Wie oft soll man stillen? Die Antwort ist einfach: so oft das Kind
anscheinend hungrig ist und so oft Sie das Kind stillen können.

In unterentwickelten Ländern stillt eine Mutter manchmal schon
eine halbe Stunde nach der letzten Mahlzeit, auch wenn das Kind
nur wenig Milch zu sich nimmt.

Bei uns stillt eine Mutter, die Erfahrung im Stillen hat, auch dann
das Kind, wenn erst eine Stunde seit der letzten Mahlzeit vergangen
ist.

Aus verschiedenen Gründen aber sollten Sie nicht immer stillen, wenn das Kind schreit. Kinder schreien auch aus anderen Gründen – wegen einer Kolik, schlechter Verdauung, Anfällen von Reizbarkeit, die wir nicht verstehen, und wenn sie müde sind, aber keinen Schlaf finden können.

Eine ängstliche und unerfahrene Mutter wird irgendwann völlig übermüdet sein, wenn sie den ganzen Tag und die halbe Nacht sich Sorgen macht und das Kind stillt. (Die Angst kann die Milchproduktion verringern und ungünstig auf die entsprechenden Reflexe wirken.) Daher kann man andererseits sagen: stillen Sie, so oft Sie wollen. Für eine unerfahrene Mutter aber gilt der Rat: schützen Sie sich und lassen Sie den Abstand zwischen den Mahlzeiten nie kleiner als zwei Stunden werden. Lassen Sie das Kind auch etwas quengeln, und hoffen Sie, daß es wieder einschläft. Wenn es das nicht tut, geben Sie ihm einen Schnuller, wiegen Sie es oder tragen Sie es ein paar Minuten herum. Wenn das Kind immer noch hungrig ist, stillen Sie es nochmals, aber nicht länger als 20 Minuten.

Wenn ein Kind zu oft Mahlzeiten verlangt, begrenzen Sie jede Mahlzeit auf 20, höchstens 30 Minuten.

Wenn aber Ihre Brustwarzen viel aushalten, wenn Ihre Brust viel Milch produziert und Sie Hunger und andere Beschwerden beim Kind auseinanderhalten zu können glauben, dann stillen Sie so oft und so lange Sie möchten.

174. Soll man eine oder beide Seiten geben? In den noch »unzivilisierten« Gegenden der Welt, wo die Babys eine Flasche gar nicht kennen, da ihre einzige Nahrungsquelle die Brust der Mutter ist, wo sie in einer Schlinge auf dem Rücken getragen werden und ständig bei der Mutter sind, gibt es keine Zeittabellen und keine Verordnungen über die Größe der Mahlzeiten. Wenn das Kind aufwacht, wird es an eine Brust gelegt, trinkt ein wenig und schläft wieder ein. In zivilisierten Ländern, in denen das Leben des Babys ziemlich genau auf Zeit und Stunde eingestellt ist, werden viele Kinder nach dem Trinken in einen ruhigeren Raum gestellt, damit es schlafen kann; hier tendiert man deshalb zu größeren Mahlzeiten und längeren Ruhepausen. Wenn reichlich Muttermilch vorhanden ist, wird ein Kind mit einer Brustseite je Mahlzeit vollauf zufrieden sein. Wenn die Brust auch nur einmal in 4 bis 8 Stunden ganz geleert wird, genügt es schon, um die Milchabsonderung in Gang zu halten und anzuregen. In vielen Fällen aber reicht das Quantum einer Brustseite nicht aus, dann gibt man beide Seiten; und zwar beginnt man immer abwechselnd mit der linken und mit der rechten Seite. Um sicher zu sein, daß die Brust auch genügend Milch produziert, muß man das Kind etwa 12 bis 15 Minuten an der ersten Seite lassen, erst dann darf es noch an der zweiten Seite trinken, soviel es mag. Ein Kind mit gesundem Appetit wird eine Brustseite in 10 bis 15 Minuten geleert haben. Es ist deshalb nicht notwendig, daß man das Kind länger als 20 bis 30 Minuten anlegt, und es hängt davon ab, wie hungrig es ist und wieviel Zeit die Mutter hat. Nach etwa 30 Minuten sollte man aufhören, falls das Baby nicht protestiert. (Bäuerchen werden in Abschnitt 138 besprochen.)

175. Jedes Baby benimmt sich beim Trinken anders. Ein Arzt, der Hunderte von Babys beobachtet hat, wenn sie zum erstenmal an die Brust gelegt wurden, hat mit viel Sinn für Humor die verschiedenen Typen charakterisiert: Der »eifrige Biber« zieht den Warzenhof voller Genuß in sein Mäulchen und nuckelt inbrünstig, bis er satt ist. Bei ihm ist das einzige Problem, daß er zu grob mit seiner Mutter Brust umgeht, wenn man ihm erlaubt, darauf herumzukauen. Das »reizbare Baby« wird so aufgeregt bei der Suche nach seiner Nahrungsquelle, daß es die Brust immer wieder verliert und dann, anstatt daß es von neuem versucht, sie zu finden, anfängt, zu schreien. Es muß erst beruhigt und einige Minuten lang getröstet werden, ehe es von neuem in der Lage ist, zu trinken. Nach ein paar Tagen hat es seine Lektion aber gelernt, und die Mahlzeiten werden formvollendet eingenommen. Das »unentschlossene Baby« läßt sich während der ersten Tage nur schwer zum Saugen bewegen. Es wartet, bis die Milch von selbst einschießt. Wenn man es durch leichte Klapse auffordert, wird es nur ungnädig. Nach einer Weile, wenn die Milch leichter zu erlangen ist, ist auch dieser Typ ganz in Ordnung. Der »Genießer« unter den Babys wird erst ein paar Tropfen Milch auf seinen Lippen schmecken und probieren, ob die Sorte auch gut ist, ehe er sich der Beschäftigung des Trinkens hingibt. Ihn zur Eile antreiben zu wollen, macht ihn nur zornig. Der »geruhsame« Typ will ein paar Minuten trinken und dann ein paar Minuten ausruhen, ehe er weitertrinkt. Auch ihn sollte man nicht zur Eile mahnen. Er entwickelt sich gut, aber er braucht eben seine Zeit.

176. In den ersten Wochen gibt es verschiedene Verhaltensmuster, die der Mutter das Stillen erschweren und ihre Geduld auf eine harte Probe stellen. Aller Wahrscheinlichkeit nach werden sich diese Probleme nach wenigen Wochen von selbst geben, ganz gleich wie Sie darauf reagieren.

Da gibt es Kinder, die unlustig saugen und alle fünf Minuten einschlafen. Die Mutter weiß nicht, ob das Baby nun genügend zu sich genommen hat oder nicht. Es würde nun gut und gern zwei bis drei Stunden durchschlafen können, doch bei diesen trinkfaulen Kindern besteht die Gefahr, daß sie nach wenigen Minuten wieder aufwachen und zu schreien anfangen. Man weiß nicht genau, was diese Trinkfaulheit und das häufige Aufwachen bewirkt. Vielleicht sind des Babys Nerven- und Verdauungssystem noch nicht genügend aufeinander abgestimmt, es hat seinen natürlichen Rhythmus noch nicht gefunden. Vielleicht auch genügt schon das wohlige Gefühl, in den Armen der Mutter zu liegen und ihre Brust in seinem Mündchen zu spüren, um das Baby wieder in Schlaf fallenzulassen. Wenn das Kind ein bißchen älter ist und sich auf das Leben eingestellt hat, wird sein Hunger es schon so lange wach halten, bis es satt ist. Einige dieser Babys, die es anstrengend finden zu saugen, ziehen sich in die Bequemlichkeit des Schlafens zurück. Wenn sie dann aber in das härtere und kühlere Bett gelegt werden, weckt der Hunger sie wieder auf.

Andere Babys, die sehr hungrig sind und wach aufgeregt beim Trinken sind, reagieren gereizt, wenn ihnen das Saugen zu schwer fällt. Sie reißen sich von der Brust los und schreien, versuchen es erneut und brüllen dann wieder. Schwierigkeiten dieser Art belasten natürlich die Mutter, so daß die Milchabsonderung unter Umständen zurückgeht. Man muß also versuchen, die Geduld zu bewahren, sich vor dem Stillen auszuruhen und beim Stillen ruhig zu bleiben. Jeder wird seine eigene Methode haben, sich zu entspannen – z. B. mit Musik, Zeitschriften, Fernsehen.

Wenn das Kind schläfrig oder aber unruhig wird, nachdem es ein paar Minuten an der einen Seite getrunken hat, kann man es gleich mit der anderen Brustseite versuchen. Vielleicht trinkt es dann weiter, weil die Milch leichter fließt. Natürlich, normalerweise wird man es mindestens 15 Minuten an *einer* Brust trinken lassen, um sicher zu sein, daß die erste Seite leer ist. Aber wenn ein Baby nun einmal nicht will, dann will es nicht – da ist nichts zu machen.

Ein Weilchen darf man das »faule« Baby gewähren lassen, aber es hat keinen Zweck, die Mahlzeit allzu lange auszudehnen, oder es wieder aufzuwecken. Damit würde man seine natürliche Lust am Trinken zerstören und einen uninteressierten Esser aus ihm machen. Was soll man tun, wenn es gleich, nachdem man es ins Bett gelegt hat, oder nur wenig später wieder aufwacht? Hat das Kind mindestens fünf bis 10 Minuten lang getrunken, so hat es im allgemeinen genug zu sich genommen, so daß es zwei bis drei Stunden aushalten müßte. Es wäre also falsch, es gleich wieder hochzunehmen und zu füttern. Man sollte es ruhig ein Weilchen schreien lassen, wenn man das aushalten kann. Meistens schläft es dann von allein wieder ein. Eine Wärmflasche hat in solchen Fällen oft eine beruhigende Wirkung (siehe dazu Abschnitt 329.)

Der Zweck der Übung ist es jedoch, dem Baby beizubringen, daß es alle paar Stunden seine Mahlzeit erhält und daß es mit dem nötigen Eifer seinen Hunger stillen kann. Nimmt man es zwischendurch heraus und füttert es jedesmal, wenn es zur Unzeit aufgewacht ist, wird das Kind es schwerer haben, sich an den Rhythmus des Lebens zu gewöhnen. Die meisten Babys passen sich indessen im Laufe von wenigen Wochen an, ohne daß die Mutter sich allzuviel Kopfzerbrechen machen muß.

Erhält das Baby genügend Nahrung?

177. Beobachten Sie sowohl die Zufriedenheit des Kindes als auch seine Gewichtszunahme. Wir sollten nicht vergessen, daß in den meisten Ländern, wo es keine Waagen und keine Ärzte gibt, die Mutter aus dem Verhalten des Kindes schließt, ob es genügend Nahrung bekommt. Diese »Messung« trifft in neun von zehn Fällen zu.

Sie und Ihr Arzt können diese Frage beantworten, wenn Sie das Verhalten des Kindes und die Gewichtszunahme über einige Wochen beobachten. Ein glückliches Kind, das ständig zunimmt, erhält ausreichend Muttermilch. Ein Kind, das zwar zunimmt, aber nachmittags oder abends viel schreit, hat genügend zu essen, aber auch Koliken. Ein zufriedenes Kind, dessen Gewichtsentwicklung etwas zurückbleibt, ist eben ein Langsamentwickler. Es gibt aber auch einige Kinder, die sich auch dann nicht bemerkbar machen, wenn sie gar nicht zunehmen. Ein Kind, das sehr langsam zunimmt und meist hungrig erscheint, erhält wahrscheinlich nicht genug zu essen. Das kann sich in ungewöhnlicher Lebhaftigkeit oder auch Trägheit äußern. Es wird weniger als sechs nasse Windeln am Tag haben, der Urin wird dunkel aussehen oder stark riechen und der Stuhlgang wird weniger.

Ein Kind, das am Ende der zweiten Lebenswoche nicht zunimmt, weckt man möglichst alle zwei oder drei Stunden zum Trinken. Schlafen Kinder an der Brust ein, kann man sie aufwecken, indem man sie ein Bäuerchen machen läßt und an die andere Brust legt. Wenn man diese Methode während einer Mahlzeit vier- bis fünfmal wiederholt, kann man mit hoher Wahrscheinlichkeit damit rechnen, daß das Kind nach fünf bis sieben Tagen stark an Gewicht zunimmt und beim Stillen aktiver ist.

Brustkinder sollten sieben bis zehn Tage nach der Entlassung aus dem Krankenhaus ihrem Kinderarzt vorgestellt werden. Gehen Sie ruhig ein paar Tage eher zum Arzt, wenn es im Krankenhaus Probleme beim Stillen gab.

Am besten nimmt man an, daß das Kind genügend Nahrung bekommt, wenn das Verhalten des Kindes und der Arzt nicht das Gegenteil vermuten lassen. Auch Sie sollten zufrieden sein, wenn Ihr Kind zufrieden erscheint.

178. Die Dauer des Stillens oder das Aussehen der Brust bzw. der Milch sagt Ihnen nicht, ob das Kind satt ist. Wann hat es also genug getrunken? Dieses Problem beschäftigt eine junge Mutter immer wieder. Als Faustregel gilt: Ab dem fünften Tag hat das Baby meist sechs bis acht nasse Windeln, vier- bis zehnmal Stuhlgang am Tag und wird acht- bis zehnmal in 24 Stunden trinken.

Ob das Kind genug bekommen hat, das kann man leider nicht danach beurteilen, wie lange es trinkt. Oft, auch wenn es sein Quantum schon längst eingenommen hat, genießt es noch den Spaß des Saugens an der warmen Brust der Mutter; diesem Genuß kann es sich 10 bis 20 Minuten lang hingeben, da immer noch ein Tröpfchen herauskommt. Aber wenn man das Kind vor und nach der Mahlzeit wiegt, also genau weiß, wieviel es getrunken hat, weiß man nicht unbedingt, ob es für seinen jeweiligen Appetit auch genügend war. Genaue Beobachtungen und das Wiegen von ein paar Wochen alten

Kindern haben gezeigt, daß dassselbe Kind bei der einen Mahlzeit mit 100 Gramm zufrieden war, bei der nächsten aber 200 Gramm vertragen konnte.

Größe und Aussehen der Brust lassen keinen Rückschluß auf die zur Verfügung stehende Milchmenge zu. In den ersten zwei Wochen etwa, wenn die Drüsen noch mit Hochdruck arbeiten, um der neuen Aufgabe gerecht zu werden, kann die Brust ungewöhnlich stark und voll wirken, später nimmt ihr Umfang unter Umständen ab, obwohl mehr Milch produziert wird. Ein Baby kann eine reichliche Mahlzeit vorfinden, auch wenn die Mutter glaubt, es könne unmöglich viel sein, was sie zu geben hat. Die Muttermilch sieht dünner und bläulicher aus als Kuhmilch, doch auch das ist kein Kriterium für ihre Nahrhaftigkeit, sie enthält trotzdem alles, was ein Kind braucht.

179. Hunger ist durchaus nicht immer der Grund für das Geschrei des Babys. Die ersten Sorgen bereitet das Baby seiner Mutter, wenn es anfängt, ärgerlich zu schreien, ob nun unmittelbar nach dem Füttern oder auch zwischen den Mahlzeiten. Zunächst wird die Mutter glauben, daß das Baby nicht genug bekommen und noch Hunger habe, aber das stimmt in den seltensten Fällen. Tatsächlich fangen die meisten Babys (besonders erste Kinder) an, zu bestimmten Zeiten des Tages zu brüllen, wenn sie das Alter von etwa 14 Tagen erreicht haben. Flaschenkinder brüllen ebenso wie Brustkinder, und Babys, die so viel Milch bekommen, wie sie nur zu fassen vermögen, brüllen genauso wie diejenigen, die mit weniger zufrieden sein müssen. (Vom Schreien des Babys, entweder, weil es Bauchschmerzen hat, oder aber nur, weil es sich Bewegung machen will, wird später noch die Rede sein.) Hunger also ist während der ersten Wochen in den seltensten Fällen der Grund für Babys Geschrei. Sobald die Mutter das weiß, wird sie sich weniger Sorgen darüber machen, ob ihre Milch ausreicht. Auch wenn das Brustkind oft und ärgerlich brüllt, sollte die Mutter versuchen, ohne zusätzliche Flaschennahrung auszukommen. Sie darf das Kind auch öfter als alle vier Stunden stillen (allerdings ist das für sie eine Belastung, und es könnte sie über Gebühr nervös machen, da sie mit ihrer übrigen Arbeit nicht mehr zu Rande kommt.)

Besondere Probleme beim Stillen

180. Schmerzen beim Stillen. Gelegentlich können in den ersten Tagen krampfartige Beschwerden im Unterleib auftreten. Dies ist ein ganz normaler reflektorischer Vorgang, denn man weiß, daß durch das Stillen die Gebärmutter schneller und besser wieder zur ursprünglichen Größe zurückgebildet wird. Diese Schmerzen, die also anzeigen, daß sich die Gebärmutter zusammenzieht, treten nach einer gewissen Zeit nicht mehr auf.

Recht häufig verspürt die Mutter einige Sekunden nach dem Anlegen einen stechenden Schmerz in der Brustwarze, das ist völlig harmlos und verliert sich bald.

181. Wunde oder rissige Brustwarzen. Dauernde Schmerzen beim Stillen weisen auf Risse in der Brustwarze hin, nach denen man suchen sollte. Manche Mütter berichten über Schmerzen, auch wenn die Brustwarze äußerlich gesund aussieht. Risse treten oft auf, wenn der Säugling auf der Brustwarze herumgekaut hat; man behandelt sie, indem man häufiger stillt, die Lage des Kindes dabei ändert und Eisbeutel auflegt; gelegentlich hilft auch Creme oder Salbe. Man kann auch die Brustwarzen 15 Minuten an der Luft trocknen lassen, bevor man den Still-BH wieder schließt; eine wasserundurchlässige Innenschicht sollte man aus dem BH herausnehmen. Eine Mutter hat gute Erfahrungen mit einem kleinen Teesieb gemacht, das sie in einem großen BH über die Brustwarze stülpte.

Häufiges Stillen nimmt das Spannungsgefühl und regt die Brustdrüse an.

182. Überdehnte Brüste und die Vergrößerung des Warzenhofes werden durch drei Faktoren hervorgerufen. In den meisten Fällen sind die hinter dem Warzenhof befindlichen Milchgänge überfüllt; der Mutter macht das wenig aus, aber das Kind kann die feste und flache Gegend des Warzenhofes nun nicht mehr richtig in den Mund nehmen. So gerät die Brustwarze zwischen das Zahnfleisch und wird leicht wund. Die Mutter sollte daher notfalls vor dem Stillen etwas Milch aus der Brust abpressen, damit das Kind den nunmehr weichen Warzenhof in den Mund nehmen kann (Abschnitte 190 und 191).

Dazu muß nicht viel Milch ausgedrückt werden. Pro Brust braucht die Mutter zwei bis fünf Minuten. Stauungen in der Brust kommen meist in der zweiten Hälfte der ersten Woche vor, dauern zwei bis drei Tage und treten bei normalem Stillen nicht wieder auf.

183. Die besonders stark gefüllte und überdehnte Brust kann auch zu einer Vorwölbung des Warzenhofes führen, das Baby kann ihn nicht umfassen und bekommt nur die Warze in den Mund. Hier genügt es, wenn man vor dem Anlegen etwas Milch abpumpt und somit dem Baby die Arbeit erleichtert.

In anderen Fällen ist die ganze Brust von dieser Anschwellung gleichmäßig betroffen, und diese kann so stark ausgeprägt sein, daß die Brust sich hart und schmerzhaft anfühlt. Natürlich hat das Baby auch hierbei Schwierigkeiten, den Warzenhof in den Mund zu bekommen, und man muß gegebenenfalls auch hier eine kleine Menge Milch abpumpen. Ist die Milch aber so reichlich, daß die Brust durch das Stillen nicht genügend entleert wird, kann eventuell eine sanfte Massage abhelfen, die von außen her auf den Warzenhof zu erfolgt und durch vorheriges Aufbringen von feuchtwarmen Kompressen unterstützt wird. Notfalls kann auch eine Brustpumpe verwendet werden (Abschnitt 192). Auf alle Fälle muß der Stillbüstenhalter besonders sorgfältig ausgewählt werden, damit er die Brust von allen Seiten her gut stützt.

Im allgemeinen ist auch diese Schwierigkeit nach einigen Tagen überwunden; nach der zweiten Hälfte der ersten Woche tritt sie übrigens nur noch selten auf.

184. Überdehnung durch Verstopfung der Milchgänge. Eine weitere Form der Überdehnung der Brust tritt außerhalb des Warzenhofes auf und ist sehr schmerzhaft. Sie betrifft aber nur jeweils ein Segment und wird durch eine Verstopfung der Milchgänge verursacht. Meist tritt diese Stauung nach der Zeit im Krankenhaus auf. Die Behandlung besteht aus warmen Umschlägen und leichter Massage, einem BH oder einer Brustbinde, Eisbeutel oder Wärmflasche zwischen den Behandlungen, häufigerem Stillen, der Lageänderung des Kindes beim Stillen und viel Ruhe für die Mutter.

185. Brustdrüsenabszesse und andere Infektionen. Wenn sich innerhalb der Brust eine schmerzhafte Stelle entwickelt, kann es sich um einen Brustdrüsenabszeß handeln. Die darüberliegende Haut kann gerötet sein, Fieber und Schüttelfrost können dazukommen. Sie sollten die Temperatur messen und den Arzt verständigen. Durch die Behandlung mit modernen Antibiotika braucht das Stillen meist weder ab- noch unterbrochen zu werden.

186. Ein »Brustschild« wird von vielen Frauen verwendet, da es auch für eingezogene Brustwarzen günstig ist, Stauungen vermindert und die Brustwarze trocken hält. Es wird außer beim Stillen unter dem BH getragen. Eine innere Halbkugel mit einem Loch in der Mitte wird über die Brustwarze gestülpt; eine zweite Halbkugel wird darauf gesetzt, schützt die Brustwarze vor dem BH und sammelt gegebenenfalls die Milch, die aus der Brustwarze tritt. (Wenn die Milch direkt in den BH kommt, bleibt die Brustwarze feucht.) Durch den Druck der inneren Halbkugel auf die Milchgänge soll die Stauung verringert werden; durch den Druck schiebt sich die Brustwarze etwas vor. Diese Wirkung bleibt noch eine Zeit lang bestehen, nachdem das Brustschild abgesetzt wurde. Sie sind in den letzten Wochen der Schwangerschaft zu empfehlen.

187. Wird die Mutter krank, während sie ihr Kind stillt, und ist es eine nicht zu schwere Krankheit, die sie zu Hause auskuriert, so ist kein Grund vorhanden, warum sie das Baby nicht weiterstillen sollte. Natürlich könnte sich das Baby anstecken, doch das könnte es auch, ohne daß die Mutter es stillt. Im übrigen stecken die Infektionskeime schon im Körper der Mutter, bevor die Krankheit zum Ausbruch kommt. Das Baby wird jedoch, wenn es sich bei der Mutter ansteckt, von der Erkältung sehr viel schwächer befallen werden, als die Muter oder die anderen Familienmitglieder.

Einige Mütter bemerken während der Krankheit einen Rückgang im Milchfluß, der sich jedoch mit häufigerem Stillen wieder normalisiert.

188. Stellen sich die ersten Zähnchen ein, dann hat das Baby Schmerzen am Kiefer. Es beginnt unwillkürlich, beim Trinken auf der Brust der Mutter herumzubeißen, es weiß ja nicht, daß es seiner Mutter weh tut. Den meisten Babys kann man sehr schnell beibringen, daß sie nicht beißen dürfen, und zwar hält man einen Finger zwischen den Kiefer und sagt energisch: »Nein«. Das Kind ist überrascht und hört für gewöhnlich auf, weiterhin zu beißen. Hilft es nicht, dann wiederholt man die Lektion und hört mit dem Stillen auf. Das Baby fängt ohnehin meist erst gegen Ende der Mahlzeit, wenn es nicht mehr richtig hungrig ist, mit dem Beißen an.

Manuelles Abdrücken oder Abpumpen

189. Die Brust muß abgepumpt oder mit der Hand ausgedrückt werden, wenn das Kind aus irgendeinem Grunde nicht gestillt werden kann, aber die Milch dafür vorhanden ist. Ein zu früh geborenes, überzartes Kind ist oft zu schwach, um selbst zu saugen oder auch nur aus dem Brutkasten genommen zu werden. Dann wird es mit Muttermilch aus der Flasche ernährt. Auch wenn die Mutter krank ist, sich im Krankenhaus befindet oder aus irgendwelchen Gründen nicht in direkte Berührung mit dem Baby kommen darf, muß die Milch gesammelt und dem Kinde auf dem Umweg über die Flasche gegeben werden, bis die Mutter wieder selbst stillen kann.

Wenn die Mutter ihr Milchquantum gleichmäßig groß erhalten will, muß die Brust in regelmäßigen Abständen geleert werden, so, als tränke das Kind selbst.

Am besten läßt man sich die Technik des manuellen Leerens der Brust von der Hebamme oder von einer gelernten Pflegerin schon im Krankenhaus bzw. im Wochenbett zeigen. Auch wenn man es später nicht braucht, d. h. wenn die Ernährung des Kindes ganz normal verläuft und solche Maßnahmen nicht notwendigerweise erforderlich sein werden, ist es gut, daß man für den Notfall Bescheid weiß. Es ist natürlich zuerst eine etwas schwierige und von den Müttern nicht gern praktizierte Angelegenheit, doch nach ein paar Übungen lernt man es, man darf sich nur nicht entmutigen lassen.

Das Gefäß, mit dem man die abgepreßte Milch auffängt, um sie dem Baby aus der Flasche zu geben, muß natürlich sterilisiert, zum mindesten mit heißem Wasser und Seife gründlich ausgewaschen und gut heiß ausgespült sein. Vor allem dann, wenn die Milch eines ganzes Tages gesammelt und ins Krankenhaus gebracht werden muß, wenn das Kind im Brutkasten aufgezogen wird.

190. Mit Finger und Daumen. Zunächst sollten Sie Ihre Hände mit Seife waschen. Dann massieren Sie die Brust, um die Milch in die Milchgänge zu bringen. Diese drückt man dann zwischen Daumen und Zeigefinger aus. Da die Milchgänge weiter hinter dem Warzenhof liegen, müssen Daumen und Zeigefinger jeweils am entgegengesetzten Rand des Warzenhofes plaziert werden, wo die dunklere Haut des Warzenhofes in die normale Körperhaut übergeht. Dann drücken Sie Daumen und Zeigefinger so tief ein, daß Sie die Rippen berühren können. In dieser Lage bewegen Sie Finger und Daumen rhythmisch gegeneinander. Mit der rechten Hand drücken Sie die linke Brust aus, während die linke Hand die Tasse zum Auffangen der Milch hält.

Wichtig ist, tief genug und am äußeren Rand des Warzenhofes zu drücken. Die Brustwarze selbst wird nicht berührt. Sie bekommen mehr Milch, wenn Sie nicht nur Daumen und Zeigefinger aufeinander zubewegen, sondern gleichzeitig nach außen in Richtung Brustwarze drücken.

Nach kurzer Zeit können Sie im Uhrzeigersinn Daumen und Zeigefinger um den Rand des Warzenhofes versetzen. So werden mit der Zeit alle Milchgänge geleert. Wenn eine Hand müde wird, können Sie zwischendurch zur anderen Brust wechseln.

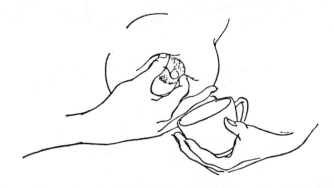

191. Mit Daumen und Tasse. Weniger bekannt, aber sehr wirksam ist eine Methode, bei der man die Milchgänge zwischen dem Daumen und dem abgeschrägten Innenrand einer Tasse ausdrückt.

Waschen Sie zunächst die Hände mit Wasser und Seife. Drücken Sie den unteren Rand der Tasse fest an den unteren äußeren Rand des Warzenhofes und drehen Sie die Tasse mit der linken Hand etwas von der Brust weg. Dann legen Sie den Daumen der rechten Hand auf den äußeren oberen Rand des Warzenhofes. Drücken Sie jetzt den Warzenhof zwischen dem Daumen und dem Tassenrand; der rechte Daumen wird zunächst fest nach innen und unten geführt. Dadurch kommt die Milch über die Milchgänge in die Brustwarze. Wenn Sie in Richtung auf die Brustwarze drücken, fahren Sie bitte nicht mit dem Daumen über die Haut des Warzenhofes, die sich *mit* dem Daumen bewegen soll. Die Brustwarze darf auch hier nicht berührt werden. Mit etwas Übung können Sie die Milch in einem leichten, fein verteilten Strahl auspressen. Vorübergehend wird bei dieser Methode Ihr Daumen müde, fast lahm; aber das gibt sich. Das Leeren einer vollen Brust dauert etwa 20 Minuten, am Anfang sogar mehr. Nach einer Mahlzeit, wenn das Kind gestillt ist, braucht man nur noch wenige Minuten. Bei einer vollen Brust kommt die Milch in fein verteiltem Strahl, bei einer fast leeren in Tropfen. Wenn keine Milch mehr kommt, hören Sie wieder auf (wenn Sie noch etwas warten würden, hätte sich wieder Milch gebildet, aber die brauchen Sie natürlich nicht auszudrücken).

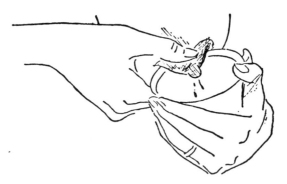

192. Milchpumpen. Viele Mütter müssen, vor allem wenn sie berufstätig sind, die Milch regelmäßig abpumpen. Es gibt sehr unterschiedliche Milchpumpen in verschiedenen Preislagen. Am besten fragen Sie vor der Entbindung einfach Ihren Kinderarzt oder die Schwester, die Ihnen vielleicht die für Sie geeignetste Pumpe empfehlen können. (Die eine Art, die Sie *nicht* nehmen sollten, hat einen Plastikkonus, der auf die Brustwarze und den Warzenhof paßt, mit einem Gummiball. Der Plastikkonus und der Gummiball sitzen auf einem Ring, den Sie auf eine normale Flasche schrauben können. Diese Milchpumpe ist am billigsten, liegt aber unter Umständen zu hart auf der Brustwarze und dem Warzenhof. Auch können sich im Gummiball Bakterien ansammeln.) (Siehe Abschnitt 163 zum Aufbewahren von Muttermilch.)

Das Kombinieren von Brust- und Flaschenmahlzeiten

193. Eine Mutter kann unter besonderen Umständen durchaus einmal eine Flaschenmahlzeit einschieben. Wenn das Baby aus dem Gröbsten heraus ist, darf man ruhig eine Mahlzeit des Tages mit der Flasche geben, oder aber, wenn man diese eine Flaschenmahlzeit am Tag nicht regelmäßig geben will, kann man es doch gelegentlich tun – wenn z. B. die Mutter etwas zu erledigen hat und nicht pünktlich zu Hause sein kann oder wenn sie einmal besonders erschöpft ist oder aus einem anderen bestimmten Grund dem Baby nicht genug Milch geben kann. Eine Flasche zwischendurch tut der Brustnahrung keinen Abbruch. Es wäre nur falsch, regelmäßig bei jeder Mahlzeit zusätzlich zur Brustnahrung auch noch die Flasche zu geben.

194. Die erste Flasche. Ab der dritten oder vierten Woche kann eine Flasche mit Muttermilch oder Fertignahrung ein- oder zweimal in der Woche gegeben werden.

Wenn das Kind an die Flasche gewöhnt werden soll, sollte man ihm ab dem zweiten Lebensmonat einmal wöchentlich eine Flasche zwischendurch geben. Wird es erst später daran gewöhnt, so ist die Entwöhnung vom Stillen nur nach längerem Kampf zu erreichen. Nach sechs Monaten kann das Kind dann völlig auf das Stillen verzichten.

Manchmal hört man die Empfehlung, alle Brustkinder sollten ein- oder zweimal pro Woche die Flasche bekommen. Dahinter steckt die Befürchtung, die Mutter müsse einmal plötzlich mit dem Stillen aufhören. Sie müssen selbst entscheiden, ob Sie lieber gelegentlich eine Flasche geben wollen oder einen schwierigen Entwöhnungs-

prozeß durchleben, wenn das Kind einmal plötzlich auf ausschließ-
liche Flaschenernährung umgestellt werden müßte.

195. Hat eine Mutter nicht genug Milch, so kann sie getrost Brust-
und Flaschennahrung nebeneinander geben. In den meisten Fällen
geht bei gemischter Ernährung die Brustnahrung allerdings nach
und nach zurück.

Das Baby (da es sich aus der Flasche leichter trinkt als an der
Brust) wird daher die Flasche vorziehen und Mamas Milchquelle
schließlich ganz zurückweisen.

Am vernünftigsten ist es, soweit die Brust die Hälfte der Milch
produziert, die das Baby braucht, zu versuchen, das Baby ganz zu
stillen. Sollte sich der Milchfluß nicht ausreichend erhöhen, kann
Brust- und Flaschennahrung nebeneinander gegeben oder das Baby
auch vollkommen auf Flaschennahrung umgestellt werden. Die
Mutter weiß dann, daß sie ihr möglichstes getan hat.

Der Arzt wird Sie bei der Aufteilung von Flaschen- und Brustnahrung beraten.

Das Abstillen

Das Abstillen ist nicht nur für das Baby, sondern auch für die
Mutter ein wichtiger Punkt, da es körperlich und seelisch eine
große Umstellung bedeutet. Eine Mutter, die ihr Kind mit Enthusiasmus gestillt hat, kommt sich leicht nutzlos vor und ist niedergeschlagen, wenn sie auf einmal einer so wichtigen Aufgabe beraubt
ist. Man sollte also sein Kind nur nach und nach und sehr vorsichtig
abstillen, um Zeit zu haben, sich auf die neue Situation umzustellen. Eine Frau kann noch ein- oder zweimal täglich weiterstillen,
bis ihr Kind zwei Jahre alt ist oder auch ganz mit dem Stillen aufhören.

Das Abstillen beginnt mit der Einführung festerer Nahrung im
Alter von vier bis sechs Monaten und wird in den folgenden sechs
bis 18 Monaten abgeschlossen.

Weitere Einzelheiten zum Entwöhnen sind in den Abschnitten
237 bis 244 enthalten.

196. Früheres Abstillen. Es gibt viele Mütter, die ihr Kind nicht so lange stillen können oder wollen, bis es sich an das Trinken aus dem Becher gewöhnt hat. Gründe dafür gibt es genug. Einer etwa ist der, daß der Milchvorrat der Mutter nicht ausreicht, das Baby vor Hunger schreit und nicht recht zunimmt. Ein hungriges Baby aber hat im allgemeinen nichts dagegen einzuwenden, wenn es die Flasche erhält. Wie schnell oder langsam das Abstillen in diesem Fall vor sich geht, hängt davon ab, wieviel Milch die Mutter hat.

Wenn die Milchmenge sehr schnell abnimmt und das Baby überaus hungrig ist, muß man ihm natürlich Flaschenmilch zugeben, und zwar zu jeder Mahlzeit nach dem Stillen. Man läßt es dann so viel trinken, wie es will. Zuerst läßt man die Brustnahrung um 18 Uhr fort, 2 Tage später die 22-Uhr-Mahlzeit. Die übrigen Mahlzeiten läßt man an jedem zweiten oder dritten Tag in folgender Reihenfolge weg: 14 Uhr, 10 Uhr, 6 Uhr.

Nehmen wir an, es sei genügend Milch vorhanden. Und nehmen wir weiter an, eine Mutter will ihr Baby die ersten paar Monate stillen, um ihm eine gute Grundlage zu schaffen, aber nicht ein ganzes Jahr lang. Wie lange wäre es in diesem Fall wichtig, das Kind zu stillen? Auf diese Frage gibt es natürlich keine absolut richtige Antwort. Die Vorteile der Brustnahrung, ihre Sauberkeit, ihre leichte Verdaulichkeit, die Stoffe, die sie enthält, sind für das Baby zuerst von unschätzbarem Wert. Es wäre aber unmöglich zu behaupten, daß sie von einem gewissen Zeitpunkt an diesen Wert verlöre. Auch die seelischen Vorzüge der Brustnahrung hören nicht zu einem bestimmten Zeitpunkt auf. Man könnte etwa sagen, daß ein vertretbarer Zeitpunkt, das Kind abzustillen und an die Flasche zu gewöhnen, bei drei Monaten läge. Zu diesem Zeitpunkt hat sich des Babys Verdauungssystem gut eingespielt. Es ist über die Anfälligkeit gegenüber Koliken hinaus. Es wird nun gut beisammen sein und schnell an Gewicht zunehmen. Wenn aber eine Mutter das Kind gern bis zum vierten, fünften, sechsten Monat stillen oder aber wenn sie nach dem zweiten Monat damit aufhören will, so ist dagegen auch nichts einzuwenden.

Wenn Sie ausreichend Milch haben, sollte das Abstillen von Anfang an schrittweise erfolgen. Beginnen Sie etwa zwei Wochen vorher. Dazu lassen Sie zuerst eine Brustmahlzeit weg, und zwar die, zu der Ihre Brust am wenigstens gespannt ist, und geben Sie stattdessen die Flasche. Das Baby darf so viel oder wenig trinken, wie es möchte. Nach zwei oder drei Tagen, wenn die Brust sich auf den Wechsel eingestellt hat, ersetzen Sie eine weitere Brustmahlzeit durch die Flasche. Nach weiteren zwei bis drei Tagen führen Sie die dritte Flaschenmahlzeit ein. Jetzt erhält Ihr Baby zwei Brust- und drei Flaschenmahlzeiten. Diese beiden letzten Brustmahlzeiten können dann nach jeweils drei bis vier Tagen auch abgesetzt werden. Sollte Ihre Brust zu sehr spannen, drücken Sie mit der Hand Milch ab oder mit der Milchpumpe, bis der Druck nachläßt.

197. Was tut man, wenn das Kind keine Flasche will? Wenn ein Säugling mit vier Monaten noch keine Flasche gehabt hat, lehnt er sie manchmal völlig ab. Versuchen Sie, dem Kind ein- bis zweimal täglich die Flasche zu geben, bevor Sie es stillen oder feste Nahrung verabreichen. Aber zwingen Sie das Kind nicht, nehmen Sie ihm die Flasche ab, wenn es sie nicht will und geben Sie ihm den Rest der Mahlzeit. Nach wenigen Tagen mag das Kind seine Meinung geändert haben.

Wenn es aber weiterhin hart bleibt, sollten Sie das Stillen um 14 Uhr wegfallen lassen; manchmal hat das Kind dann soviel Durst, daß es die Flasche um 18 Uhr annimmt. Wenn nicht, sollten Sie es um 18 Uhr stillen, um Spannungen in den Brüsten zu vermeiden. Lassen Sie aber auf jeden Fall ein paar Tage lang das Stillen um 14 Uhr wegfallen; nicht immer wirkt dieses »Mittel« gleich am ersten Tag.

In einem nächsten Schritt sollten Sie versuchen, jede zweite Mahlzeit wegfallen zu lassen, bei der gestillt wird. Reduzieren Sie auch die feste Nahrung, oder lassen Sie sie ganz wegfallen, um das Hungergefühl zu wecken.

Weitere Ratschläge finden Sie in Abschnitt 163.

Um das Spannungsgefühl und die Schmerzen in der Brust zu vermindern, kann die Mutter eine Pumpe verwenden oder die Milch manuell ausdrücken (Abschnitt 190 bis 192).

198. Die langsame Entwöhnung im Alter zwischen 9 und 15 Monaten. Wie lange sollte eine Mutter stillen? Ich meine, sie sollte erst damit aufhören, wenn das Kind aus der Tasse trinken kann.

Zwischen 9 und 12 Monaten geben viele Kinder zu erkennen, daß sie nicht mehr gestillt werden wollen. Bei den Mahlzeiten gibt es häufiger Unterbrechungen, während derer das Kind mit der Mutter spielen will. Nur mit viel gutem Zureden saugt es weiter. Das Kind kann jetzt lernen, wie man Milch aus der Tasse trinkt und der Übergang von der Brust zur Tasse geht ohne Schwierigkeiten.

Ich sage dies, weil es Mütter gibt, die ihr Kind so lange stillen wollen, wie dies ein Saugbedürfnis hat. (Die Zwischenstufe Flasche brauchen sie nicht.) Diese Mütter möchten natürlich auch nicht länger stillen als nötig.

Viele Mütter hingegen wollen mindestens ein oder zwei Jahre stillen. Wenn die Mutter und das Kind es möchten, ist dagegen überhaupt nichts einzuwenden.

Im Alter von sechs Monaten sollte man dem Kind etwas Milch aus der Tasse anbieten, so daß es sich daran gewöhnen kann und die Mutterbrust nicht als alleinige Nahrungsquelle ansieht. Wenn das Kind neun Monate alt ist, soll es die Tasse selbst halten dürfen (Abschnitt 239 und 240). Wenn das Kind mit neun Monaten immer weniger gestillt wird, kann es langsam entwöhnt werden. Nun dürfen Sie ihm bei jeder Mahlzeit eine Tasse reichen und deren Füllungsmenge immer mehr werden lassen; am Ende der Mahlzeit sollte das Kind aber weiterhin an die Brust gelegt werden. In einem nächsten Schritt kann bei einer Mahlzeit das Stillen ganz entfallen; bei ihr erhält das Kind nur die Tasse. Dafür bietet sich Frühstück oder Mittagessen an. Eine Woche danach kann das Stillen weiter reduziert werden, bis in der letzten Woche nur noch einmal täglich gestillt wird. Der Entwöhnungsprozeß geht aber nicht stetig voran. Wenn das Kind zahnt oder krank ist, möchte es vielleicht etwas öfter gestillt werden. Das ist natürlich, und Sie dürfen diesen Wunsch erfüllen.

Bei einem langsamen Entwöhnungsprozeß wird die Brust der Mutter nicht belastet. Wenn aber die Brust zu voll ist und stark spannt, dann sollten Sie sie 15 bis 30 Sekunden manuell ausdrücken, um den Druck zu lindern.

Die meisten Mütter geben das Stillen, das für sie eine hohe emotionale Bedeutung besitzt, nur langsam und mit Widerstreben auf.

In seltenen Fällen nimmt das Kind viel weniger Milch aus der Tasse als es beim Stillen erhielt. Die Mutter zögert daher, mit der

Entwöhnung weiterzumachen. In einem solchen Fall würde ich mit dem Stillen aufhören, wenn das Kind 120 Gramm pro Mahlzeit und am Tag 400 bis 500 Gramm Milch zu sich nimmt. Nach Ende des Stillens nimmt die tägliche Milchaufnahme meist auf über 500 Gramm zu. Zusammen mit den anderen Nahrungsmitteln ist das im allgemeinen ausreichend.

199. Gesetzt den Fall, man muß das Kind plötzlich abstillen, sei es, daß die Mutter ernstlich krank wird oder daß sie verreisen muß (es ist für gewöhnlich nicht nötig, das Baby abzustillen, wenn die Mutter eine harmlose Krankheit hat, der Arzt sollte in einem solchen Fall entscheiden).

Vermeiden Sie in diesem Fall das manuelle Abdrücken. Es kann zwar vorübergehend den Druck nehmen, wird aber die Brustdrüsen anregen. Eine Methode besteht darin, die Brust mit engen Bandagen und Eisbeuteln zu behandeln, doch ist dies eine höchst unbequeme Angelegenheit. Der Arzt kann Ihnen entsprechende Medikamente verschreiben, um den Schmerz zu lindern. »Abstill«-Tabletten helfen nichts und sollten auch nicht genommen werden. Sie sind teuer, haben Nebenwirkungen und können sogar den Druck in den Brüsten erhöhen. Wenn Ihr Arzt Ihnen keine anderen Vorschläge macht, sollten Sie die in den Abschnitten 201 und 202 vorgestellten Flaschenrezepte anwenden.

FLASCHENNAHRUNG

Wenn die Wasserversorgung in Ordnung ist, braucht man die Nahrung und die Flaschen nicht routinemäßig zu sterilisieren. In allen Fällen, wenn Sie zum Beispiel Brunnenwasser nutzen, sollten Sie sich mit Ihrem Arzt oder der Gesundheitsbehörde in Verbindung setzen. Nähere Hinweise zur Sterilisation werden in den Abschnitten 216 bis 221 gegeben. Wer nicht sterilisieren muß, kann die Flasche einfach mit Wasser und Seife waschen und dann ausspülen. Lesen Sie dazu Abschnitt 204.

Achtung: Erhitzen Sie die Milchflasche nie im Mikrowellenherd. Die Milch kann kochend heiß sein, obwohl sich die Flasche noch kühl anfühlt. Genauso wenig geeignet sind Mikrowellenherde zum Sterilisieren von Flaschen oder Nahrung.

Die Zusammensetzung der Flaschennahrung

200. Woraus besteht Flaschennahrung? Sie können Fertignahrung verwenden oder Dosenmilch. Ihr Arzt wird Ihnen raten können, welche Flaschennahrung für Ihr Baby am besten geeignet ist. Wenn Sie die Flaschennahrung wechseln, sollten Sie auch dies mit Ihrem Arzt besprechen. In den Abschnitten 211 bis 215 werden Hinweise für die Zubereitung von Flaschennahrung gegeben. Die Abschnitte 222 bis 225 erläutern die Zubereitung von Flaschennahrung, wenn sterilisiert werden muß.

201. Dosenmilch. (Man sollte sie nicht mit der stark gesüßten und für Kinder ungeeigneten *Kaffeesahne* verwechseln.) Dosenmilch ist Kuhmilch, der durch Verdampfen etwa die Hälfte an Wasser entzogen wurde. Sie brauchen nur Wasser und Zucker hinzuzufügen. Durch das Wasser soll wieder die normale Nährstoffkonzentration hergestellt werden. Muttermilch ist viel süßer als Kuhmilch, deshalb kommt Zucker hinzu, damit das Baby genug Kalorien bekommt.

Dosenmilch wird beim Einfüllen sterilisiert, sie ist also keimfrei. Ungeöffnet können Sie sie lange ohne Kühlung aufbewahren. Es gibt viele Marken Dosenmilch, die aber alle die gleiche Zusammensetzung haben, so daß Sie hier ruhig wechseln können. Flaschennahrung auf Dosenmilchbasis ist billiger als Fertignahrung. Verwenden Sie stets Dosenmilch auf *Vollmilchgrundlage*. Nehmen Sie für Ihr Kind nie fettreduzierte Dosenmilch, es sei denn, Ihr Arzt hat es verordnet. Lesen Sie auch Abschnitt 211 zur Vorbereitung von Flaschennahrung aus Dosenmilch.

202. Fertignahrung wird meistens aus Kuhmilch hergestellt. Es gibt sie in drei Darreichungsformen: sofort verwendbare Lösungen, konzentrierte Lösungen und als Pulver. Um sie der Muttermilch ähnlicher zu machen, wurde der Gehalt an Eiweiß und Salz vermindert, Milchzucker zugesetzt, das Milchfett der Kuh durch Pflanzenöle ausgetauscht und mit den Vitaminen A, C und D angereichert. Über eisenhaltige Flaschennahrung sollten Sie im Einzelfall Ihren Arzt befragen. Lesen Sie die Abschnitte 212 bis 215 zur Zubereitung der Fertignahrung.

203. Milchersatzstoffe für Säuglinge und Kinder, die auf Kuhmilch allergisch reagieren, bestehen meist aus einer Mischung von Nahrungsmitteln, wie zum Beispiel Sojabohnenmehl und Zucker. Diese sollten nur auf Anweisung des Arztes gefüttert werden. Das Loch im Sauger muß bei dieser Nahrung größer sein. Weitere Hinweise zu Milchallergien und besonderen Flaschenzubereitungen finden Sie in Abschnitt 780.

Die Vorbereitung der Flaschen

204. Das Waschen der Flaschen, Sauger, Deckel, Schraubverschlüsse. Man kann sich das Waschen vereinfachen, wenn man Flasche und Zubehör sofort nach der Mahlzeit mit Seife oder einem anderen Reinigungsmittel, Wasser und Bürste säubert, bevor die Milch angetrocknet ist. Oder Sie spülen es nur aus und stellen es in die Geschirrspülmaschine, wenn sie es wirklich sauber wäscht. Sauger sollten immer mit der Hand gewaschen werden. Eine Literflasche zur

Aufbewahrung der Tagesmenge Milch und der Verschluß sind genauso gründlich wie die Babyflaschen zu reinigen.

Mit der Flaschenbürste reinigt man die Innenseite der Flasche, mit der Saugerbürste das Innere des Saugers. Mit einer Nadel oder einem Zahnstocher sticht man durch jedes Saugerloch und preßt Wasser hindurch.

Flasche und Zubehör müssen besonders gut gereinigt werden, wenn Sie auf das Sterilisieren verzichten. Details zum Sterilisieren der Flaschen und des Zubehörs finden Sie in Abschnitt 218. Abschnitt 219 beschreibt die Sterilisation der Literflasche, wenn Sie die Nahrung für den ganzen Tag aufbewahren und jeweils zur Fütterung abfüllen möchten.

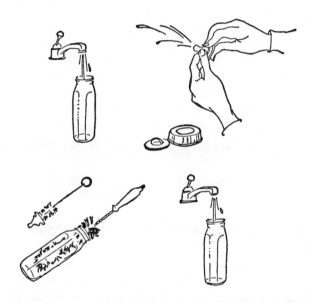

205. Das Abfüllen von Flaschennahrung in sterilisierte Trinkbehälter aus Plastik. Dies ist besonders für Eltern gedacht, die etwas mehr zahlen wollen und sich die Zeit für das Waschen oder Sterilisieren sparen wollen. Sauger und Deckel muß man dennoch fünf Minuten in kochendes Wasser legen, wenn der Arzt Ihnen empfiehlt, das Wasser und das andere Zubehör abzukochen. (Diese Behälter sind auf keinen Fall für eine abschließende Sterilisation geeignet.)

Der Flaschenhalter ist ein Zylinder aus Hartplastik, der an beiden Enden offen ist und Markierungsstriche an den Seiten hat, so daß Sie sehen können, wieviel Milch Sie eingefüllt haben bzw. wieviel Milch das Baby getrunken hat. Zum *Verdünnen* der Milch sind diese Markierungen nicht genau genug.

Sie trennen einen Plastikbehälter von der Rolle, knicken ihn längs etwas ein und stecken ihn in den Halter. Dann fassen Sie die beiden Laschen am Ende, ziehen den Beutel auf und legen die Enden wie eine Manschette um den Halterrand.

Wenn alle Behälter in ihren Haltern sitzen, können Sie die Flaschennahrung einfüllen.

Danach stülpen Sie einen Sauger über den Rand eines jeden Flaschenhalters. Berühren Sie dabei die Innenseite des Saugers und den Teil, den das Kind in den Mund nimmt, nicht. Mit anderen Worten: Fassen Sie den Sauger an den Außenrändern.

Man kann den Sauger mit Halteringen noch stärker an der Flasche befestigen, damit das Baby ihn nicht herunterziehen kann. Vergessen Sie nicht, vor dem Füttern die Endlaschen zu entfernen. Selbst ein kleines Baby könnte sie sonst abreißen und verschlucken. Es gibt auch große Kappen aus Plastik, die bei Reisen oder während der Aufbewahrung im Kühlschrank über den Sauger gestreift werden.

Das Füllen der Flasche

206. Wieviel soll in jede Flasche? Am Anfang möchten besonders kleine Kinder (unter 3,5 kg) häufig gefüttert werden. Flaschenkinder brauchen manchmal sechs, sieben oder acht Mahlzeiten am Tag. Wenn Sie im Krankenhaus Ihr Baby bei sich hatten, werden Sie seine Bedürfnisse wahrscheinlich schon kennen. Seien Sie aber nicht überrascht, wenn Ihr Kind nach drei oder vier Tagen sein Wach- und Eßverhalten ändert.

Die meisten Kinder mit 3,5 kg Gewicht brauchen weniger als 600 ml Flaschennahrung pro Tag. Bei Kindern mit 4 kg Gewicht sind es meist weniger als 700 ml. Die hier beschriebenen Zubereitungen ergeben 800 bis 1000 ml; das sollte in den ersten Lebenswochen reichen. *Schütten Sie Milch, die Sie nach 24 Stunden nicht verbraucht haben, weg.*

Wenn Sie Nahrung aus *Dosenmilch* zubereiten (Abschnitt 211) geben Sie am Anfang etwa 125 ml in jede der (acht) Flaschen und erhöhen die Menge später, wenn Ihr Kind soweit ist.

Nehmen Sie *Fertignahrung* (Abschnitt 214) oder *Milchpulver* (Abschnitt 212), werden Sie etwas mehr als einen Liter erhalten. Geben Sie am Anfang wieder 125 ml in jede der (acht) Flaschen. Erwarten Sie aber nicht, daß das Kind jede Flasche immer leer trinkt. Es sei denn, es ist ein großes Kind mit einem dementsprechenden Appetit. Etwas später braucht das Kind weniger Mahlzeiten, diese müssen jedoch reichlicher sein.

Wenn Sie die Flasche aus *konzentrierter Flüssignahrung* zubereiten (Abschnitt 213), ergeben sich meist 800 ml, die Sie auf die acht Flaschen verteilen. Später werden Sie weniger Flaschen mit mehr Flüssigkeit brauchen.

207. Sie können alle Flaschen auf einmal füllen. Gießen Sie in jede Flasche die richtige Menge Milch. Legen Sie die Sauger umgekehrt in die Flaschenöffnung. Wenn Sie sterilisiert haben, greifen Sie die Sauger mit einer Zange, sonst mit den Fingern am äußeren Rand. Setzen Sie den Deckel auf den Saugerboden und schrauben Sie den Verschluß auf. Haben Sie sterilisierte Milch eingefüllt, dann schrauben Sie den Verschluß nicht so fest, damit beim Abkühlen Luft eintreten kann. Stellen Sie die Flaschen kühl.

Das Kühlen der Flaschennahrung

208. Aufbewahren von Milch. Wenn man weniger als eine Dose Milch, Nahrungskonzentrat oder Fertignahrung benötigt, kann man den Rest für den nächsten Tag in der Dose aufheben; diese sollte jedoch abgedeckt sein und in den Kühlschrank gestellt werden. Verbrauchen Sie sie am nächsten Tag oder schütten Sie sie weg. *Heben Sie eine angefangene Dose nie länger als 24 Stunden auf.*

Das gleiche trifft zu, wenn Sie eine Literflasche mit Milch nehmen oder alle Flaschen auf einmal füllen. Bewahren Sie die Milch im Kühlschrank auf, verbrauchen Sie sie am nächsten Tag bzw. schütten Sie den Rest weg. *Heben Sie abgefüllte Milch nie länger als 24 Stunden auf.*

209. Wie lange darf ein fertig zubereitetes Fläschchen verwendet werden? Solange die Flasche Körpertemperatur hat, also trinkfertig ist, oder während sie in Zimmertemperatur gehalten wird, können sich Bakterien, die in die Nahrung geraten sind, sehr schnell vermehren. Deswegen ist es unklug, einem Kind eine Flasche zu geben, die schon stundenlang im Zimmer oder im Wagen gestanden hat, ob es nun eine volle Flasche war oder ob sie auch nur noch einen Rest enthielt.

Wenn man gezwungen ist, dem Baby mehrere Stunden, nachdem man die Wohnung verlassen hat (also auf Reisen), die Flasche zu geben, ist es besser, die Nahrung eiskalt in einer Thermosflasche mitzunehmen.

Hat das Baby nur die Hälfte seiner Portion getrunken und weiß die Mutter, daß es in zwei bis drei Stunden wieder Hunger bekommt, dann kann man die Flasche, so wie sie ist, in den Kühlschrank stellen und dem Kind später die andere Hälfte geben. Mehr als zweimal sollte man die gleiche Flasche und Nahrung nicht benutzen.

210. **Wenn Sie die Flaschennahrung nicht kühlen können,** z. B. wenn Ihr Kühlschrank defekt ist oder Sie keinen Strom haben, dann sollten Sie jede Flasche vor der Mahlzeit kurz erhitzen. Dazu schrauben Sie den Deckel los, stellen die Flasche in heißes Wasser und lassen es 25 Minuten kochen; anschließend muß die Flasche auf Körpertemperatur abkühlen. Schütten Sie alle Flaschennahrung, die länger als 12 Stunden ohne Kühlung war, weg.

Sollten Sie diese Probleme oft haben, ist es am einfachsten, fertiges Nahrungspulver zu verwenden und es kurz vor der Mahlzeit mit Wasser zu mischen; dann braucht man nur jeweils eine Flasche vorzubereiten (siehe Abschnitt 212). Sollten Sie sterilisieren, ist es angebracht, eine Flasche destilliertes Wasser, ein paar Wegwerfflaschen und Nahrungspulver bereit zu haben.

Zubereitung der Nahrung ohne Sterilisation

Wenn Sie Fertignahrung verwenden, sollten Sie die Verarbeitungshinweise auf der Packung *genau einhalten*. Zu konzentrierte oder zu dünne Milch kann dem Kind schaden.

211. Dosenmilch gibt es in 0,3-l-Dosen. Zum Süßen können Sie gewöhnlichen Weißzucker nehmen. Kinder unter einem Jahr sollten niemals Maissirup oder Honig bekommen. Sie enthalten Botulinussporen (die zur Lebensmittelvergiftung führen können); das Verdauungssystem der Kleinkinder ist noch nicht ausreichend entwickelt, um diese Sporen abzutöten. Laktose (Milchzucker) kann man für die Flaschennahrung nehmen, sie ist allerdings teuer. 1,5 Eßlöffel Laktose entsprechen 1 Eßlöffel Zucker.

Mischen Sie 600 ml Wasser und 2 Eßlöffel Zucker. Rühren Sie solange um, bis sich der Zucker vollständig aufgelöst hat. Nun waschen Sie den Deckel einer Dose Milch und den Dosenöffner gründlich ab und drücken 2 Löcher in den Dosendeckel. Gießen Sie die gesamte Milch in das Wasser und rühren Sie um. Nun füllen Sie die Nahrung in saubere Flaschen, in Wegwerfbehälter oder in eine saubere 1-Liter-Flasche. Schließen Sie die Flaschen und stellen Sie sie kühl.

Abschnitt 222 behandelt die Zubereitung von sterilisierter Nahrung aus Dosenmilch.

212. Milchpulver gibt es in wiederverschließbaren Behältern mit Meßlöffeln. Sie ist nicht nur die billigste Fertignahrung, sondern auch sehr bequem für eine Mahlzeit zwischendurch beim Brustkind und vermeidet übermäßigen Abfall. Sie eignet sich auch gut für die Reise. Abgemessene Mengen Fertignahrungspulver (und gekochtes oder destilliertes Wasser, wenn notwendig) können mitgeführt und zu den Mahlzeiten jeweils gemischt werden. Dadurch ist keine Kühlung erforderlich. Das Pulver und das Wasser müssen in der richtigen Reihenfolge gemischt werden, damit sich keine Klümpchen bilden. Beachten Sie die Hinweise auf der Packung. Meistens nimmt man 15 gestrichene Eßlöffel Konzentrat auf 1 Liter Wasser. Quirlen Sie die Pulvernahrung mit einem Quirl oder einem Handrührer und gießen Sie die Lösung in saubere Flaschen, Wegwerfbehälter oder eine saubere Literflasche. Verschließen Sie die Flaschen und stellen Sie sie kühl.

Um eine Flasche zu füllen, braucht man 200 ml Wasser und 3 gestrichene Eßlöffel Pulvernahrung. (Die Markierungen auf dem Flaschenhalter für die Wegwerfbehälter eignen sich nicht zum Abmessen – sie sind zu ungenau.) Verschließen Sie die Flasche und schütteln Sie gut. Stellen Sie die Flasche kühl, wenn Sie nicht sofort füttern wollen.

Bitte lesen Sie Abschnitt 223 für die Zubereitung sterilisierter Pulvernahrung.

213. Konzentrierte Fertignahrung muß vor Gebrauch mit der gleichen Menge Wasser verdünnt werden. Sie ist zwar etwas umständlicher in der Handhabung, dafür aber billiger und nimmt nicht soviel Platz im Kühlschrank und auf Reisen.

Messen Sie die entsprechende Menge Wasser ab und mischen Sie sie mit dem Flüssigkonzentrat. (Bevor Sie die Löcher in den Dosendeckel drücken, waschen Sie diesen und den Dosenöffner ab.) Gießen Sie die verdünnte Nahrung in saubere Flaschen, die Sie verschließen und kühlstellen. Sie können die zubereitete Nahrung auch in einer sauberen, geschlossenen Literflasche kühl aufbewahren und jeweils eine saubere Flasche zum Füttern abfüllen.

Um eine Flasche zu füllen, geben Sie die gleiche Menge Wasser und Fertignahrung in die Flasche, verschließen und schütteln Sie die Flasche leicht. (Die Markierungen an der Seite von Flaschenhaltern für Wegwerfbehälter sind zum Abmessen ungeeignet, da sie nicht genau genug sind.) Wenn Sie nicht sofort füttern, müssen Sie die Flasche kühlen.

Schlagen Sie in Abschnitt 224 nach, wenn Sie sterilisieren müssen.

214. Sofort verwendbare Flaschennahrung in 1-Liter-Dosen. Sie ist bereits sterilisiert. Es muß auch kein Wasser hinzugefügt werden. Das ist besonders für unerfahrene Eltern sehr bequem. Die Kosten betragen bis zum Dreifachen der Zubereitung aus konzentrierter Fertignahrung oder Dosenmilch.

Die Lösung wird direkt in die sauberen Flaschen gefüllt. (Bevor Sie die Dose öffnen, säubern Sie sowohl Dosendeckel als auch Dosenöffner gründlich.) Verschließen Sie die Flaschen und stellen Sie sie bis zum Gebrauch kühl. Möglich ist es auch, nur eine Flasche zu füllen, die Sie dann verschließen und bis zum Füttern im Kühlschrank aufbewahren. Der Rest in der Dose muß ebenfalls kühl gestellt werden.

Abschnitt 225 behandelt das Abfüllen von Flaschennahrung, wenn Sie sterilisieren müssen.

215. Fertignahrung in Wegwerfflaschen verschiedener Größe vermeidet unnötige Arbeit und ist besonders für Eltern mit wenig Erfahrung und für das Brustkind, das nur gelegentlich eine Flasche braucht, sowie für die Reise zu empfehlen. Kühlung ist nicht nötig. Wegwerfflaschen sind etwa 1,5mal so teuer wie Fertignahrung in Dosen, mehr als 2mal so teuer wie konzentrierte Fertignahrung und mehr als 4mal so teuer wie Dosenmilch. Sie nehmen die eigenen Sauger, die Sie, wenn notwendig, sterilisieren müssen.

Es gibt aber auch Wegwerfflaschen mit Wegwerfsaugern zu kaufen.

Das Sterilisieren

216. Es gibt zwei Möglichkeiten zu sterilisieren. Die eine ist die abschließende Sterilisation (Abschnitt 217). Dabei wird die Nahrung mit nicht sterilisiertem Wasser in nicht sterilisierte Flaschen gegeben und gemeinsam sterilisiert. Diese Methode wird nur verwendet, wenn Sie alle Flaschen auf einmal füllen. Sie eignet sich nicht für Wegwerfflaschen oder für die Aufbewahrung der gesamten Nahrung in einer Literflasche, von der man dann immer nur eine Flasche zur Mahlzeit füllt.

Bei der anderen Methode (die manchmal aseptisch genannt wird), werden die Flaschen mit Zubehör sterilisiert und mit bereits sterilisierter Nahrung gefüllt. Hier ist es möglich, alle Flaschen bzw. Wegwerfflaschen auf einmal zu füllen. Sie können auch eine 1-Liter-Flasche verwenden. Die Abschnitte 218 und 219 behandeln das Sterilisieren der Flaschen und des Zubehörs, die Abschnitte 222 bis 225 die Nahrungsmittelzubereitung.

217. Abschließende Sterilisation. Für die Zubereitung der Nahrung befolgen Sie stets die Anweisungen auf der jeweiligen Packung. Sie brauchen kein abgekochtes Wasser und kein sterilisiertes Flaschenzubehör (die Flaschen und die Sauger sind wie gewöhnlich gründlich zu reinigen, siehe Abschnitt 204). Füllen Sie alle Flaschen, setzen Sie den Sauger verkehrt herum ein, legen Sie den Deckel auf und schrauben Sie die Flaschen locker zu, damit die heiße Luft beim Erwärmen der Flaschen entweichen und die kalte Luft beim Abkühlen wieder eintreten kann.

Befolgen Sie die Gebrauchsanweisungen Ihres Sterilisationsgerätes bzw. füllen Sie einen Wassertopf drei bis fünf cm hoch mit Wasser, stellen die Flaschen in einem Gestell ins Wasser und decken den Topf ab. Lassen Sie das Wasser 25 Minuten kochen (Kurzzeitwecker). Der abgedeckte Topf bleibt noch ein bis zwei Stunden bei abgestellter Hitze stehen. Wenn die Flaschen lauwarm sind, schrauben Sie die Deckel fest zu und stellen die Flaschen in den Kühlschrank.

Die Löcher im Sauger verstopfen umso weniger, je langsamer man abkühlt und je weniger man dabei die Flaschen schüttelt. So kann sich nämlich das Häutchen auf der Milch an der Innenseite der Flasche absetzen und wird nicht in kleine Stückchen zerrissen.

218. Das Sterilisieren der Flaschen, Sauger, Deckel und Schraubverschlüsse. Sie haben die Wahl zwischen einem elektrischen Sterilisationsgerät, das sich zur richtigen Zeit selbst abstellt, und einem Sterilisationsgerät, das Sie nur auf Ihren Küchenherd stellen (im Prinzip ein Kochtopf). Meistens gehören zum Sterilisationsgerät gleich das Drahtgestell, die Flaschen, die Deckel, die Sauger, die Schraubringe, Flaschen- und Saugerbürste und Flaschenhalter dazu. Sie können sich aber auch einen Topf kaufen, der groß genug ist für ein Drahtgestell mit den sechs bis acht Flaschen, die Sie in den ersten Wochen täglich brauchen werden, und dazu das restliche Zubehör.

Zusammen mit dem Zubehör sollten Sie auch eine Flaschenzange sterilisieren, damit Sie die noch heißen Flaschen aus dem Drahtgestell heben können. (Mit einem Topflappen können Sie die heißen Griffe der Zange anfassen.) Setzen Sie die Sauger mit der Zange umgekehrt auf die gefüllten Flaschen. Wenn Sie keine Zange benutzen, fassen Sie die Sauger nur am Rand an, nicht an der Spitze, die mit der Nahrung und dem Mund des Säuglings später in Berührung kommt.

Beachten Sie die Hinweise für Ihr Sterilisationsgerät. Bei Verwendung eines gewöhnlichen Kochtopfes stellen Sie die Flaschen umgekehrt ins Drahtgestell, so daß der Dampf besser in die Flaschen gelangt und das Wasser herauslaufen kann. Das gleiche trifft auf den Behälter mit den Saugern und dem anderen Zubehör zu. Füllen Sie den Topf mindestens 5 cm mit heißem Wasser, setzen Sie das Gestell hinein, legen Sie den Deckel auf und lassen Sie das Wasser 5 Minuten gut kochen (Kurzzeitwecker). Danach lassen Sie den Topf abkühlen.

Jetzt kann die Milch in die Flaschen gefüllt werden. Wenn Sie die Flaschen nicht sofort füllen, bewahren Sie sie an einem sauberen Platz auf.

Zum sterilen Ablegen der Sauger, Schraubringe und Kappen, während Sie die Nahrung einfüllen, können Sie den umgedrehten Deckel des Topfes bzw. des Sterilisationsgerätes verwenden.

219. Das Sterilisieren einer 1-Liter-Flasche zum Aufbewahren der Flaschennahrung. Kurz vor der Mahlzeit füllen Sie dann die Milch in eine Trinkflasche um. Dazu können Sie jeden Glasbehälter nehmen. Eine Plastikflasche ist hier nicht zu empfehlen, da sie sich verformen kann, wenn sie zu heiß wird. Wählen Sie einen nicht zu kleinen Topf, damit die Literflasche und der Deckel auf der Seite liegen können. Füllen Sie den Topf mit Wasser und kochen Sie den Behälter etwa 5 Minuten aus. Nach dem Abkühlen lassen Sie den Behälter gut abtropfen und gießen die gesamte zubereitete Nahrung hinein. Schließen Sie die Flasche aber nicht ganz dicht, so daß beim Abkühlen Luft eintreten kann und stellen Sie sie kühl.

Kurz vor der Mahlzeit gießen Sie soviel Nahrung in eine sterilisierte Trinkflasche oder in eine Wegwerfflasche, wie Sie brauchen. Anschließend stellen Sie die Literflasche wieder in den Kühlschrank.

220. Man muß nicht alles abkochen. Selbst wenn Sie die Zubereitung sterilisieren und das Wasser abkochen müssen, ist es nicht notwendig alles andere, mit dem das Baby bei den Mahlzeiten in Berührung kommt, auch abzukochen. Das gilt für die Teller und Tassen und Löffel, da auf dem sauberen und trockenen Geschirr die Bakterien ohnehin keine Chance haben, sich zu vermehren.

Die ersten Spielsachen des Kindes, Beißring, Klapper usw., sollte man, nachdem man sie gekauft hat, mit Seife abwaschen. Späterhin braucht man sie nicht ständig zu waschen, es sei denn, sie fallen auf den Boden.

221. Wann braucht man Flasche und Flaschennahrung nicht mehr zu sterilisieren? Wenn Sie von Anfang an sterilisiert haben, sollten Sie Ihren Arzt oder das Gesundheitsamt fragen, wann die Sterilisation von Flasche und Flaschennahrung nicht mehr notwendig ist.

Im allgemeinen sollten Sie Flaschennahrung, die Wasser enthält und für den ganzen Tag vorbereitet wird, in jedem Fall zusammen mit der Flasche sterilisieren.

Zubereitung der Flaschennahrung beim Sterilisieren

Befolgen Sie bei der Zubereitung von Fertignahrung immer *genau die Hinweise* auf der Verpackung. Eine zu dünne oder zu konzentrierte Nahrung kann dem Kind schaden.

222. Dosenmilchzubereitung. Die Zubereitung erfolgt wie in Abschnitt 211 beschrieben mit 600 ml Wasser, zwei Eßlöffel Zucker und der Dose Milch. Gießen Sie die Nahrung in saubere Trinkflaschen und führen eine abschließende Sterilisation durch, wie in Abschnitt 217 beschrieben.

Sie können die Nahrung aber auch mit der aseptischen Methode sterilisieren. Zuerst kochen Sie einen Rührer und ein Litermaß 5 Minuten ab. Dann füllen Sie einen Topf mit mindestens 800 ml Wasser (etwas Wasser wird verdampfen) und lassen fünf Minuten kochen. Nehmen Sie sich zur Sicherheit einen Kurzzeitwecker. Dann stellen Sie den Topf vom Herd und lassen ihn auf etwa 37° C abkühlen. Gießen Sie 600 ml Wasser in die sterilisierte Literflasche und geben Sie zwei Eßlöffel Zucker hinzu. Rühren Sie mit dem sterilisierten Rührer um, bis der Zucker aufgelöst ist. Waschen und spülen Sie den Deckel der Milchdose und den Dosenöffner gut ab und drücken Sie die Löcher in den Deckel. Jetzt gießen Sie die gesamte Dosenmilch in die Zuckerlösung, rühren kurz um und füllen die Zubereitung in sterilisierte Trinkflaschen

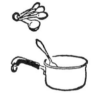

(Abschnitt 218), Wegwerfflaschen (Abschnitt 205) oder eine 1-Liter-Flasche (Abschnitt 219). Schrauben Sie die Flaschen zu und stellen Sie sie kühl.

223. Milchpulver. Die Zubereitung erfolgt wie in Abschnitt 212 beschrieben mit 15 gestrichenen Eßlöffeln Pulver, die mit einem Liter Wasser gemischt werden. Gießen Sie die zubereitete Nahrung in saubere Trinkflaschen und führen Sie eine abschließende Sterilisation durch, wie in Abschnitt 217 beschrieben.

Sie können die Nahrung auch mit der aseptischen Methode sterilisieren. Kochen Sie zuerst den Rührer und ein Litermaß fünf Minuten ab. Dann füllen Sie einen Topf mit mindestens 1,1 Liter Wasser (etwas Wasser wird verdampfen) und lassen fünf Minuten kochen. Nehmen Sie einen Kurzzeitwecker. Dann stellen Sie den Topf vom Herd und lassen ihn auf etwa 37° C abkühlen. Gießen Sie ein Liter Wasser in das sterilisierte Litermaß und geben Sie die 15 gestrichenen Eßlöffel Milchpulver dazu. Quirlen Sie das Pulver mit dem sterilisierten Rührer unter, und gießen Sie die Zubereitung in die sterilisierten Trinkflaschen (Abschnitt 218), Wegwerfflaschen (Abschnitt 205) oder in die sterilisierte 1-Liter-Flasche (Abschnitt 219). Verschließen Sie die Flaschen und stellen Sie sie kühl.

Um eine einzelne Flasche mit 200 ml sterilisierte Milch zu füllen, kochen Sie erst wieder das Litermaß und das Wasser ab, wie oben beschrieben. Auch hier nehmen Sie wieder etwas mehr Wasser, da Wasser verdampfen wird. Gießen Sie 200 ml Wasser in die sterilisierte Trinkflasche bzw. Wegwerfflasche. (Verwenden Sie zum Abmessen nicht die Markierungen an der Seite des Halters der Wegwerfflasche, da sie nicht genau genug sind.) Jetzt füllen Sie drei gestrichene Eßlöffel Pulvernahrung ein, verschließen die Flasche und schütteln sie gut. Wenn Sie nicht sofort füttern, stellen Sie die Flasche kühl.

224. Konzentrierte Fertignahrung. Die Zubereitung erfolgt wie in Abschnitt 213 beschrieben, d. h. Sie verdünnen das Konzentrat mit der gleichen Menge Wasser. Füllen Sie die Zubereitung in saubere Trinkflaschen und befolgen Sie die Hinweise für die abschließende Sterilisation im Abschnitt 217. Bei der aseptischen Methode kochen Sie zuerst den Rührer und das Litermaß 5 Minuten ab. Dann füllen

Sie mindestens 800 ml Wasser (etwas Wasser wird verdampfen) in einen Topf und lassen 5 Minuten kochen. Nehmen Sie zur Sicherheit einen Kurzzeitwecker. Dann stellen Sie den Topf vom Herd und lassen ihn auf etwa 37° C abkühlen. Nun gießen Sie die entsprechende Menge abgekochtes Wasser in das sterilisierte Litermaß. Waschen und spülen Sie den Deckel der Milchdose und den Dosenöffner gut ab. Jetzt drücken Sie zwei Löcher in die Dose, gießen den Inhalt in das abgekochte Wasser und rühren mit dem sterilisierten Rührer um. Abschließend füllen Sie die sterilisierte und verdünnte Nahrung in die sterilisierten Trinkflaschen (Abschnitt 218), die Wegwerfbehälter (Abschnitt 205) oder eine sterilisierte 1-Liter-Flasche (Abschnitt 219). Verschließen Sie die Flaschen und stellen Sie sie kühl.

Um eine einzelne Flasche zu füllen, beachten Sie bitte die oben genannten Hinweise zum Abkochen des Meßbechers, des Rührers und des Wassers. Kochen Sie 300 ml Wasser ab (es wird wieder Wasser verdampfen) und füllen Sie 100 ml abgekochtes Wasser und 100 ml Nahrungskonzentrat in eine sterilisierte Trinkflasche oder eine Wegwerfflasche. (Verwenden Sie die Markierungen an der Seite des Flaschenhalters der Wegwerfflasche nicht zum Abmessen, sie sind zu ungenau.) Verschließen Sie die Flasche und schütteln sie. Wenn Sie nicht sofort füttern, stellen Sie die Flasche bitte kühl. Decken Sie den Rest der konzentrierten Nahrung ab und stellen Sie sie ebenfalls in den Kühlschrank.

225. Fertignahrung in Dosen. Bereiten Sie das sterilisierte Flaschenzubehör wie in Abschnitt 218 beschrieben vor bzw. verwenden Sie Flaschenhalter mit sterilisierten Wegwerfbehältern. Waschen und spülen Sie den Deckel der Dose Milch und den Dosenöffner gut ab, bevor Sie die Dose öffnen. Sie können die Milch aus der Dose direkt in die bereitstehenden Flaschen füllen, die Sie dann verschließen und kühlstellen. Sie können aber auch vor jeder Mahlzeit die Flaschen einzeln füllen. Decken Sie dann den Rest der Fertignahrung ab und stellen Sie sie kühl.

Das Füttern mit der Flasche

226. Die ersten Tage. Die erste Flasche wird meist vier bis sechs Stunden nach der Geburt gegeben, aber das ist keine allgemein gültige Regel. Bei den ersten Mahlzeiten möchten Säuglinge nur wenig trinken. Selbst wenn sie nur ein paar Fingerhüte trinken, sollten Sie nicht versuchen, mehr in sie hinein zu zwingen. Erst nach drei oder vier Tagen nehmen sie soviel, wie die Eltern erwarten, manchmal aber erst nach einer Woche oder mehr. Machen Sie sich keine Sorgen: für die Verdauung des Kindes ist es besser, wenn es langsam anfängt. Mit der Zeit wird das Kind herausfinden, wieviel es braucht.

227. Wie gibt man die Flasche? Die Flasche braucht nach der Entnahme aus dem Kühlschrank nicht geschüttelt zu werden.

Man weiß, daß Säuglinge keinen Unterschied machen, ob die Flasche gewärmt, bei Raumtemperatur oder direkt aus dem Kühlschrank kommt, solange die Temperatur bei jeder Mahlzeit gleich bleibt. Die meisten Eltern geben die Flaschen deswegen warm, weil sie sich Flaschen nur warm vorstellen können und weil auch die Muttermilch warm sei. Hätten wir heute Kinder, so würde ich die Flasche immer bei Raumtemperatur oder direkt aus dem Kühlschrank geben.

Sie können die Flasche in einem Topf oder einem Becher mit heißem Wasser oder im Waschbecken wärmen. Selbstverständlich können Sie auch einen elektrischen Flaschenwärmer benutzen. Man sollte versuchen, Körpertemperatur zu erreichen; die Mutter kann ein paar Tropfen auf die Innenseite des Handgelenkes schütten. Wenn es zu heiß ist, dann ist es auch zu heiß für das Kind.

Wenn Sie die Flaschennahrung aus Rohrzucker oder Milchzucker herstellen, so sollten Sie vorher die Flasche prüfen, damit Sie nicht aus Versehen Salz oder Backpulver zugesetzt haben. Natürlich können Sie auch den Tropfen Milch auf Ihrem Handgelenk schmecken.

Nun setzen Sie sich auf einen bequemen Stuhl und halten das Kind im Arm. Die meisten Eltern nehmen einen Stuhl mit Lehne und legen ein Kissen unter den Ellbogen, andere finden einen Schaukelstuhl am besten. *Drehen Sie die Flasche so um, daß der Sauger immer gefüllt ist.* Die meisten Säuglinge möchten ständig an der

Flasche saugen, bis sie soviel Nahrung wie sie brauchen zu sich genommen haben. Manche Säuglinge aber schlucken beim Füttern sehr viel Luft und beenden die Mahlzeit vorzeitig, wenn die Luftblase im Magen zu groß wird, und sie schmerzt. Sie sollten dann das Baby aufstoßen lassen (siehe Abschnitt 138) und weiterfüttern. Manche Säuglinge müssen zwei- oder dreimal während einer Flasche aufstoßen; manche Kinder hingegen schlucken gar keine Luft.

Sobald Ihr Kind nicht mehr saugt und satt zu sein scheint, sollten Sie die Mahlzeit beenden. Das Kind weiß am besten, wieviel es braucht (siehe Abschnitt 126).

228. Darf man die Flasche anlehnen? Es ist gut, wenn Eltern ihr Kind beim Füttern in den Armen halten. Die Natur kennt es nicht anders. Kind und Eltern sind dann ganz nahe und können sich betrachten. Essen und trinken macht Kindern am meisten Spaß, und daher tut man gut daran, diese Tätigkeit mit der Anwesenheit und dem Gesicht der Eltern zu verknüpfen.

Andererseits ist es für beschäftigte Eltern manchmal notwendig, die Flasche anzulehnen. Eltern von Zwillingen müssen dies häufig bei einem der Kinder tun. Sie finden, daß sie während des Tages genügend Zeit haben, um zärtlich mit ihren Kindern zu sein, so daß die Kontakte nicht auf die ohnehin hektischen Mahlzeiten fallen müssen. Ich finde auch, daß man dem Kind seine Liebe auf vielerlei Weise zeigen kann und daß keine unverzichtbar ist. Die liebevolle Begegnung von Eltern und Kind leidet nicht, wenn die Eltern die Flasche etwas anlehnen, sofern das Kind liebevoll umsorgt wird. Die meisten Eltern lehnen die Flasche an eine gefaltete Windel an, es gibt aber auch viel bessere Flaschenhalterungen.

229. Wie müssen die Löcher im Sauger beschaffen sein? Wenn die Löcher zu klein sind, erhält das Kind zuwenig und wird quengelig, müde oder vor Ende der Mahlzeit einschlafen. Sind die Löcher zu groß, kann sich das Kind verschlucken, Verdauungsprobleme bekommen und langfristig so wenig Befriedigung beim Saugen haben, daß es mit Daumenlutschen anfängt. Meist ist es am besten, wenn das Kind 20 Minuten braucht, um die Flasche zu leeren. Wenn die Flasche umgedreht ist und die Milch in einem feinen Strahl 1 bis 2 Sekunden herausspritzt und dann zu Tropfen wird, sind die Löcher für ein kleines Kind genügend groß. Wenn die Milch in einem Sprühstrahl herauskommt, sind sie wahrscheinlich zu groß, sind es von Anfang an nur Tropfen, so sind die Löcher wohl zu klein geraten.

Seitlich am Mundstück sind meist kleine Löcher oder Schlitze, um Luft in die Flasche zu lassen und beim Trinken ein Vakuum zu verhindern. Nach gewisser Zeit lernen Säuglinge, wie man einen zusammengepreßten Sauger wieder aufrichten kann. Meist sind die Luftlöcher so gebaut, daß sie kleiner werden, wenn man die Flaschendeckel fest aufschraubt. Dann ist ein Teilvakuum entstanden, und das Kind muß stärker saugen und es braucht länger, um die Flasche zu leeren. Wird der Deckel nur lose aufgeschraubt, so ist das Trinken einfacher. In Abschnitt 381 wird die Beziehung zwischen Fütterungsdauer und dem Daumenlutschen ausgeführt.

Viele neue Sauger sind zwar für ein größeres Kind richtig, für ein kleineres Kind aber zu langsam. Um die Löcher zu vergrößern, stecken Sie das stumpfe Ende einer feinen Nadel in einen Flaschenkorken. Dann erhitzen Sie das spitze Ende der Nadel in einer Flamme, bis es rot glüht. Stecken Sie sie dann kurz in die Spitze des Saugers. Sie brauchen nicht das frühere Loch dafür zu verwenden; nehmen Sie eine nicht allzugroße Nadel und stechen Sie nicht zu tief. Sind die Löcher zu groß, müssen Sie nämlich den Sauger wegwerfen. Sie können auch 1, 2 oder 3 Löcher stechen. Wenn Sie keinen Korken haben, können Sie um das stumpfe Ende der Nadel auch ein Stück Stoff winden oder sie mit einer Pinzette halten.

230. Was tut man, wenn die Löcher im Sauger durch ein Milchhäutchen verstopft sind? Zum einen kann man Sauger kaufen, die keine Löcher, sondern kreuzweise Schnitte haben. Die Milch strömt aber nicht wie erwartet heraus; der Kreuzschnitt bleibt solange geschlossen, bis das Kind saugt. Mit einer sterilisierten Rasierklinge kann man solche Kreuzschnitte selbst in einen Sauger machen. Machen Sie erst einmal einen schmalen Einschnitt und vertiefen Sie diesen dann; anschließend legen Sie einen zweiten Schnitt im rechten Winkel auf den ersten. Sauger mit Kreuzschnitt sollten nicht für die Fütterung von pürierter Nahrung aus der Flasche benutzt werden.

231. Man nötige ein Kind nicht, mehr zu nehmen, als es mag. Bei der Ernährung mit der Flasche ist es durchaus ein Nachteil, daß die Mutter sehen kann, wieviel das Baby übrigläßt. Viele Babys brauchen zu jeder Mahlzeit des Tages das gleiche Quantum, aber es gibt andere, deren Appetit sehr unterschiedlich ist. Es stimmt nicht, daß ein Kind immer das gleiche Quantum zu sich nehmen müsse; es wird eine Mutter vielleicht beruhigen zu wissen, daß ein Kind, das gestillt wird, morgens nahezu 300 Gramm zu sich nimmt, aber vielleicht höchstens 200 Gramm bei der Abendmahlzeit, und daß es damit vollauf zufrieden ist. Wenn man von dem Brustkind weiß, daß es so viel trinkt, wie es braucht, darf man so viel instinktive Klugheit getrost auch dem Flaschenkind zutrauen.

Es ist wichtig, diesen Punkt besonders zu beachten. Eine Anzahl von Kindern macht ihren Eltern mit der Zeit Sorgen, weil sie nicht genügend zu sich nehmen. Sie verlieren den natürlichen Appetit, mit dem sie geboren sind, und nehmen, was ihnen angeboten wird, nur widerwillig zu sich. Was ist der Grund? Diese Probleme tauchen in 9 von 10 Fällen auf, weil die Mutter ihr Kind genötigt hat – und zwar von Anfang an –, mehr zu essen, als es brauchte und deshalb wollte. Wenn eine Mutter es fertigbringt, ihrem Kind drei oder vier Löffel mehr einzurichten, als es von sich aus wollte, ist sie stolz und verbucht das als einen Erfolg, aber da täuscht sie sich oft. Bei der nächsten Mahlzeit wird das Kind noch weniger Appetit haben.

Ein Kind kennt instinktiv die Mengen, die es braucht, und selbst die Art der Nahrungsmittel, die sein Körper verlangt. Das Baby zum Essen zu zwingen ist nicht notwendig und fruchtet nichts. Im Gegenteil: es kann schaden, weil Nötigung oder gar Zwang nach und nach den Appetit verringert und das Kind am Ende hindert, so viel zu nehmen, wie seine Natur wirklich benötigt.

Auf die Dauer gesehen, richtet man sogar mehr an, als daß man nur den Appetit zerstört, wenn man sein Kind zum Essen zwingt. Zwang kann unter Umständen einige seiner positiven Gefühle dem Leben gegenüber zerstören. Das Leben eines Babys ist nämlich so eingerichtet, daß es während des ersten Jahres in gleichbleibendem Rhythmus hungrig wird, sein Essen verlangt, es genießt, ein zufriedenes Verdauungsschläfchen macht und wieder hungrig wird. Eine wunderbare Geschichte, die sich mindestens viermal am Tag wiederholt, Woche für Woche. Dadurch wächst sein Selbstvertrauen, seine Lebensgeister erwachen allmählich, und es wächst auch sein Vertrauen zu seiner Mutter. Wenn aber die Mahlzeit jedesmal in einen Kampf ausartet, wenn das Füttern etwas ist, was dem Kind lästig wird, so geht es in die Defensive, es wird ablehnend und mißtrauisch dem Leben und den Menschen gegenüber.

Das soll nun nicht heißen, daß man die Flasche schon bei der ersten Pause wegtut, die das Baby einlegt. Manche Kinder brauchen eine kleine Ruhepause während der Mahlzeit und trinken dann weiter. Doch wenn das Baby gänzlich uninteressiert an der Flasche ist und nicht wieder zu saugen anfängt, sobald man ihm den Sauger in den Mund schiebt, dann ist es satt, und die Mutter sollte damit zufrieden sein. Man könnte natürlich sagen: »Wenn ich 10 Minuten warte, nimmt es dann vielleicht noch etwas mehr.« Lieber nicht!

232. Was tut man mit Kindern, die schnell wieder aufwachen? Wenn ein Kind nach 100 bis 150 ml einschläft und kurz danach wieder aufwacht und zu schreien beginnt, ist meist eine Luftblase, eine Kolik oder ein Reizschreien die Ursache, selten ein weiter bestehendes Hungergefühl. Ein Kind weiß nicht, wieviel 1 oder 10 oder 100 ml Milch sind. Manchmal schlafen Kinder genauso gut ein, wenn sie nur die halbe Menge wie üblich bekommen haben; nur wachen sie etwas früher wieder auf.

Sie dürfen selbstverständlich den Rest der Flasche etwas später geben, wenn das Kind noch Hunger zu haben scheint. In den meisten Fällen aber ist es besser, wenn Sie das Kind mit oder ohne Schnuller wieder einschlafen lassen. Versuchen Sie, die nächste Mahlzeit um zwei oder drei Stunden zu verschieben.

233. Was macht man mit einem kleinen Kind, wenn es nur die halbe Flasche trinkt? Manchmal bemerkt eine Mutter, daß ihr Kind schon einschläft, wenn es erst die halbe Flasche ausgetrunken hat. Im Krankenhaus, so sagt man ihr, habe es die Flasche ganz ausgetrunken.

Die Mutter versucht das Kind wieder aufzuwecken, noch etwas Flüssigkeit in es hineinzuzwingen, aber das ist harte und wenig erfolgreiche Arbeit. Woran liegt es? Manchmal hat das Kind noch nicht seinen Rhythmus gefunden. Man sollte es nicht zwingen, mehr zu trinken als es möchte. Manchmal wird es dann bereits vor der nächsten Mahlzeit wieder hungrig sein, aber das ist nicht automatisch der Fall. Wenn das Kind wieder hungrig ist, geben Sie ihm wieder zu trinken. Nun höre ich den Einwand: »Wenn ich das mache, dann kann ich ihm Tag und Nacht zu trinken geben.« Nun, so schlimm ist es nicht. Wenn man das Kind die Mahlzeit beenden läßt, wann es möchte, und wenn es ein Hungergefühl entwickeln darf, wird es langfristig immer größere Mengen pro Mahlzeit zu sich nehmen. Dann schläft es auch länger. Sie dürfen das Kind auch dazu bringen, länger zu warten und mehr Hunger zu entwickeln, indem Sie die Zeit zwischen den Mahlzeiten auf zwei bis drei Stunden ausdehnen. Nehmen Sie das Kind auch nicht sofort aus dem Bettchen, wenn es anfängt zu quengeln, sondern warten Sie ein wenig; es könnte wieder einschlafen. Erst wenn es zu sehr schreit, sollten Sie es füttern.

Wenn Sie das Kind dazu zwingen, die Flasche leer zu trinken, dann wird das Kind kein eigenes Hungergefühl und keinen eigenen Rhythmus entwickeln.

234. Manchmal quengelt ein Kind gleich am Anfang der Mahlzeit oder schläft sofort ein. Möglicherweise ist das Loch im Sauger schuld, weil es verstopft oder zu klein ist. Beobachten Sie, ob beim Umdrehen die Milch in einem feinen Strahl herauskommt und vergrößern Sie, wenn nötig, das Loch im Sauger (Abschnitt 229).

Wenn ein älteres Kind nicht saugen will, sollten Sie sich Abschnitt 141 durchlesen.

235. Wenn das Baby die Flasche selbst halten möchte. Nach sechs Monaten fühlen sich viele Säuglinge so groß, daß sie nicht immer bei den Mahlzeiten im Arm der Eltern gehalten werden wollen, sondern lieber aufsitzen. Sie möchten auch die Flasche gern selbst halten. Halten Sie es nicht in Ihrem Schoß, wenn es lieber in seinem Babystuhl sitzen möchte.

Für Babys, die im Sitzen ihre Flasche selbst halten möchten, gibt es einen Spezialsauger, bei dem eine Röhre vom Sauger bis zum Boden der Flasche führt. So kann auch Milch vom Boden gesaugt werden, wenn die Flasche aufrecht gehalten wird.

236. Die Flasche im Bett sollte man vermeiden. Nach sechs Monaten möchten viele Babys aufrecht sitzen und die Flasche selbst halten. Praktisch veranlagte Eltern setzen das Kind dann in sein Bett, wo es die Flasche trinken kann und dann auch sofort einschläft. Das scheint natürlich eine sehr bequeme Methode zu sein, kann aber Probleme mit den Zähnen und den Ohren hervorrufen. Es sind bereits Fälle bekannt, wo sich bei Babys schwere Karies entwickelte, weil sie ihre Flasche im Bett getrunken haben und dann mit Milch im Mund eingeschlafen sind.

Wenn ein Kind so einschläft, kann das auch zu einer Ohrinfektion führen. Durch die Eustachische Röhre kann Milch aus dem Rachen in das Ohr hinter dem Trommelfell laufen. Auf der Milch können Bakterien wachsen und eine Infektion auslösen.

Außerdem kann es dazu kommen, daß das Kind ohne Flasche gar nicht mehr einschlafen kann (siehe Abschnitt 238). Wenn die Eltern versuchen, im Alter von 9, 15 oder 21 Monaten die Flasche am Abend wegzunehmen, fangen diese Kinder laut an zu schreien und kommen lange Zeit nicht zur Ruhe. Wenn Sie diesen Problemen aus dem Weg gehen wollen, lassen Sie das Kind die Flasche ruhig selbst halten, setzen Sie es aber auf Ihren Schoß oder – wenn es das vorzieht – in den Babystuhl.

Der Wechsel von der Flasche zur Tasse

237. Wann ist das Baby dazu bereit? Bereits mit fünf oder sechs Monaten machen einige Brust- und auch Flaschenkinder einen gelangweilten Eindruck beim Trinken. Sie trinken nicht etwa wie bisher fleißig 20 Minuten lang, sondern hören nach fünf Minuten auf, schmusen mit der Mutter oder spielen mit der Flasche oder ihren eigenen Händen. Dies sind frühe Anzeichen für die Bereitschaft zum Entwöhnen. Mit 8, 10 oder 12 Monaten werden sie der Flasche oder der Brust gegenüber etwas gleichgültig, obwohl sie sie meistens noch annehmen, solange sie man ihnen eben gibt. Wesentlich lieber nehmen sie ihre Milch aus der Tasse und bleiben dann auch dabei.

238. Wenn das Kind mit sechs, acht oder zehn Monaten die Flasche immer inniger liebt. Sie bestehen einfach auf ihrem Abendfläschchen vor dem Zubettgehen und wollen auf keinen Fall Milch aus dem

Becher oder der Tasse haben, obwohl sie nichts dagegen haben, Saft oder Tee daraus zu trinken. Häufig kann man die Feststellung machen, daß es sich dabei um solche Kinder handelt, die man das Fläschchen selbst halten ließ, sobald es eben ging. Für sie ist es der große Tröster beim Zubettgehen, der sie unbewußt an ihre ersten Monate erinnert, als alles Wohlbehagen und alle Sicherheit von der ganz engen Zugehörigkeit zur Mutter abhingen; die Flasche wird hier sozusagen zum »Mutterersatz«. Hat das Kleine aber auch noch mit fünf oder mehr Monaten die Flasche immer auf dem Schoß der Mutter bekommen, wird die Abhängigkeit davon nicht so groß, da die wirkliche Mutter ja immer dabei ist.

Will man also die Ausbildung einer Abhängigkeit von der Flasche verhindern und das Entwöhnen auch nicht bis zum 18. oder 24. Lebensmonat verschieben, sollte man dem Kind die Flasche nicht ins Bett geben (siehe auch Abschnitt 236). Abschnitt 376 geht auf weitere Beispiele der Abhängigkeit – sei es ein Schnuller oder ein Plüschtier – ein.

239. Man beginne früh damit. Da das Baby es ja doch eines Tages lernen muß, aus dem Becher zu trinken, ist es ratsam, es möglichst früh mit dem Becher bekannt zu machen. Schon wenn es ein halbes Jahr alt ist, kann man es ruhig jeden Tag ein paar Tröpfchen aus einem Becherchen trinken lassen oder es zumindest damit versuchen – das bedeutet nicht, daß man es schon ganz auf den Becher umstellt. Aber all das, was das Kind kennenlernt, bevor es in das Stadium des Bewußtseins tritt und seinen eigenen Willen entdeckt, nimmt es wesentlich leichter auf. Das Umgewöhnen geht dann, wenn es soweit ist, viel einfacher. Einmal am Tage tut man also ein paar Gramm Nahrung in einen kleinen Becher: zuerst wird das Baby nicht mehr als ein Schlückchen nehmen, da es sich mit der Technik des Trinkens erst langsam vertraut machen muß. Vielleicht findet es diese Art zu trinken höchst lästig, vielleicht aber macht es ihm auch Spaß. Auch bei Kindern, die gestillt werden, sollte man mit den Trinkübungen recht frühzeitig einsetzen. Hat sich das Kind erst einmal daran gewöhnt, die Nahrung aus der Tasse zu trinken, bieten Sie ihm auch Wasser und verdünnten Saft in der Tasse an. So wird das Kind lernen, daß alle Flüssigkeiten aus der Tasse getrunken werden können.

240. Wie lernt das Kind, die Tasse zu mögen? Wenn Sie die Tasse eingeführt haben, sollten Sie diese ganz selbstverständlich ein- oder zweimal täglich bei der festen Mahlzeit mit anbieten. Halten Sie die Tasse einfach an seine Lippen. Stellen Sie die Tasse so ab, daß das Kind sie sehen und sich bemerkbar machen kann, wenn es mehr möchte. (Wenn Sie ihm nach der Mahlzeit noch immer die Flasche reichen, müßten Sie die Tasse solange verstecken.) Das Baby wird sich auch für alles interessieren, was Sie trinken, so daß Sie ihm – je nach Inhalt – Ihr Glas zum Kosten an die Lippen halten können.

Wenn Ihr Kind im Alter von sechs Monaten alles anfassen und in den Mund stecken möchte, sollten Sie ihm ein kleines leeres Glas z. B. aus Plastik oder eine Tasse geben, die es gut halten kann und womit es »trinken« übt. Sie können ihm auch eine Kindertasse mit zwei Henkeln geben. Kommt es damit schon gut zurecht, geben Sie ein paar Tropfen Nahrung in die Tasse. Wenn es diese Tropfen gut schluckt, kommt immer mehr zubereitete Milch in die Tasse. Wird es ungehalten oder verliert das Interesse, zwingen Sie das Kind nicht. Setzen Sie für ein oder zwei Mahlzeiten aus und bieten dann wieder die Tasse an. Denken Sie daran, daß es in den ersten Monaten anfangs alles auf einmal schlucken möchte. Erst im Alter von 1 bis 1½ Jahren lernen manche Kinder, wie man mehrere Schlucke hintereinander nimmt. Ein gutes Übungsgelände dazu ist die Badewanne.

Kinder zwischen ein und zwei Jahren, die ihre alte Tasse nicht mehr mögen, freuen sich über eine neue Tasse, die eine andere Form oder Farbe hat. Auch der Wechsel zu kalter Milch kann das Kind motivieren. Einige Eltern haben festgestellt, daß der Zusatz von etwas Cerealien zu der Milch sie für das Kind angenehmer zu trinken macht. Im Laufe von einigen Wochen kann man die Cerealien wieder weglassen.

Für die Zeit der Entwöhnung von der Flasche gibt es Tassen, die ähnlich den Schnabeltassen einen Deckel und eine flache Schniepe haben. So kann die Milch nicht verschüttet werden. Später kann das Kind die Tasse ohne Deckel verwenden. Für viele Eltern ist diese Tassenform am Anfang eine Erleichterung, andere aber fürchten, sie müßten dann ihr Kind wiederum auf eine »richtige« Tasse oder ein »richtiges« Glas umgewöhnen. Es gibt auch Tassen mit zwei Henkeln, die ein Kind leichter halten kann, sowie Tassen, deren Boden beschwert ist, damit sie nicht so leicht umfallen.

241. Der Hauptgrund für das Entwöhnen nach einem Jahr besteht darin, daß zu diesem Zeitpunkt das Baby den Wechsel am schnellsten akzeptieren wird.

Jetzt halten die meisten Babys ihre Flaschen schon selbst. Helfen Sie ihnen nun, noch erwachsener zu werden und beginnen Sie mit der Tasse. Wenn Sie sich daran gewöhnt haben, daß das Kind mit einer Flasche im Bett selbst trinkt und dann einschläft, kann das zu Einschlafproblemen führen. (Siehe Abschnitt 236 zum Vermeiden der Flasche im Bett.)

Außerdem finden manche Eltern den Anblick eines ein Jahr alten Kindes nicht schön, wenn es in der Wohnung herumstapft, mit einer Flasche spielt und dann und wann mal einen Schluck trinkt. Sie finden das zu babyhaft oder »dumm«.

Jede Umstellung braucht Zeit

242. Geduld ist auch dabei der beste Lehrmeister. Wie bei allem Neuen, das ein Kind zu lernen hat, muß man ihm auch zum Trinkenlernen Zeit lassen. Nehmen wir an, Baby hat, seit es sechs Monate alt war, jeden Tag einmal ein Schlückchen aus dem Becher getrunken. Meist bekommt es vom siebten oder achten Monat an ohnehin nur noch zur ersten Mahlzeit ein Fläschchen. Macht es dabei nun einen gelangweilten Eindruck, ist es an der Zeit, aus den Übungsschlückchen aus dem Becher eine ernsthafte Beschäftigung zu machen und nach und nach das Quantum zu vergrößern. Gibt man dem Baby jeden Morgen etwas mehr Milch aus dem Becher, bleibt weniger und weniger für die Flasche übrig. Schließlich – etwa im zehnten Monat – gibt man das Fläschchen ganz auf, und Baby trinkt nun nur noch aus dem Becher oder aus seiner Tasse.

Übrigens können Kinder, die sich schon ganz brav an die Tasse gewöhnt hatten, auch wieder rückfällig werden. Wenn sie z. B. Zähnchen bekommen oder krank sind, erscheint ihnen die geliebte Flasche als Trösterin in der Not, und sie wollen sie wiederhaben. Man sollte sich in solchen Fällen nach dem Baby richten. Wenn es sich wieder besser fühlt, wird es auch an Experimenten und Neuerungen wieder interessiert sein.

243. Ausgesprochene Flaschenkinder. Mit neun Monaten zeigt es, anstatt daß es nun die Sache begriffen hat, eine heftige Abneigung gegen das Trinken aus dem Becher. Es stößt ihn unwillig mit den Händen weg. Ein raffiniertes Baby tut, als wüßte es nicht, was man von ihm erwartet. Wenn seine Mutter ihm die Tasse an den Mund hält, läßt es die Milch an beiden Mundwinkeln herunterlaufen und lächelt unschuldig. Oder es läßt den Becher erst gar nicht in die Nähe seines Mündchens kommen. Babys, die mit neun oder zehn Monaten derart gegen den Becher eingestellt sind, lieben ihre Flasche in besonderem Maße. Sie sind noch nicht soweit, daß sie sie aufgeben können. Hat man das festgestellt, so soll man sie noch gewähren lassen. Man kann dem Baby jeden Tag ein kleines Quantum Milch in einem kleinen leichten Becher anbieten, in der Hoffnung, daß es sich daran gewöhnt und dann eines Tages doch dazu übergeht. Wenn es nur ein Schlückchen nimmt, zwinge man es nicht, auch ein zweites zu trinken. Man tue so, als ob das gar nichts ausmache.

Beginnt das argwöhnische Kind etwas Milch aus der Tasse zu trinken, müssen Sie immer noch viel Geduld zeigen, denn es wird bestimmt noch mehrere Monate dauern, ehe es die Flasche ganz aufgibt. Das betrifft besonders die Flasche zum Mittag oder die zum Abend. Viele ausgesprochene Flaschenkinder bestehen noch im Alter von zwei Jahren auf die Flasche zur Schlafenszeit.

244. Manchmal verzögern die Eltern die Umstellung. Es gibt Mütter, die ihrem Baby die Flasche recht lange lassen, weil sie befürchten, es werde weniger trinken, wenn es die Flasche nicht mehr bekommt. Doch das ist kein echtes Argument. Dem Kind, das weniger Milch trinkt, wenn es seine Flasche nicht mehr hat, gibt man ja das nötige Quantum ohnehin in Form von Breichen oder Süppchen. Einem Kind, das ohne weiteres auf die Umstellung von der Flasche auf den Becher eingeht, sollte man nicht länger als notwendig die Flasche geben.

Wenn nämlich Mütter ihren Kindern die Flasche auch während des zweiten Jahres noch als Trostspender und zur Beruhigung geben, laden sie sich damit unter Umständen viele Schwierigkeiten auf. Kinder, die zwischendurch die Flasche bekommen, haben keinen Appetit auf reguläre Mahlzeiten, und sie werden nicht genug andere Nährstoffe zu sich nehmen. Es ist wichtig, daß das Quantum an Milch und das Quantum an anderer Kost aufeinander abgestimmt sind.

Die tägliche Milchmenge auch im zweiten Lebensjahr soll nicht mehr als einen halben Liter betragen. Von diesem rein ernährungsmäßigen Faktor abgesehen, ist die Umstellung von der Flasche auf Becher oder Tasse auch in erzieherischer Hinsicht sehr wichtig: Das Baby soll spüren, daß es von der Mutter ermutigt wird, nun dem Säuglingsalter zu entwachsen, und hierbei ist der Verzicht auf die Flasche – sobald das Kleine dazu bereit ist – ganz besonders wichtig.

ÄNDERUNGEN IN DER ERNÄHRUNG UND IN DEN MAHLZEITEN

Feste Nahrung

245. Geben Sie dem Kind eine ausgewogene Ernährung. Die qualitative Zusammensetzung der Nahrung bei den meisten Erwachsenen und Kindern ist alarmierend. Immer mehr Süßigkeiten und leicht verdauliche Stärkeprodukte werden gegessen, und sie begünstigen Fettleibigkeit und Karies. Die Entwicklung eines Diabetes wird vor allem bei Patienten mit entsprechender familiärer Belastung durch solche Ernährung begünstigt. Süßigkeiten stillen den Hunger aber so schnell, daß Kinder nur wenig wertvolle Nahrungsmittel wie Gemüse, Obst, Fleisch und Milch zu sich nehmen; sie erhalten zuwenig Vitamine, Spurenelemente, Protein und Faserstoffe.

In früher Kindheit wird der Geschmack für Nahrungsmittel gebildet; er hält sich, und deswegen sollten Sie Ihrem Kind frühzeitig gute Eßgewohnheiten beibringen. Das Bedürfnis nach Kochsalz – ein Verursacher von hohem Blutdruck – wird in früher Kindheit geprägt. Selbstverständlich gibt es auch andere Ursachen des Bluthochdrucks, etwa Rasse und bestimmte Erbfaktoren. Wenn Sie also die Nahrung des Kindes salzen (meist, weil *Sie* gerne Salz mögen), dann begünstigen Sie die Entwicklung eines hohen Blutdrucks und verkürzen sein Leben.

Man vermutet heute, daß viele fettleibige Kinder durch eine zu kalorienreiche Diät dazu gemacht wurden; Hauptschuldige sind Zucker und Stärkeprodukte (Abschnitt 144).

Gesättigte Fette und Cholesterin spielen später eine Rolle bei der Verkalkung der Arterien und bei Herzanfällen, besonders wenn in der Familie bereits eine Veranlagung für die Beschwerden vorhanden ist.

Viele Chirurgen meinen heute, daß Darmkrebs durch eine zu langsame Darmpassage der verdauten Nahrungsmittel hervorgerufen wird; man hat gefunden, daß diese Patienten häufig wenig Faserstoffe zu sich nehmen, daß sie wenig Vollkorncerealien und Vollkornbrot, wenig Obst und Gemüse essen.

Wer weiß, welche anderen Krankheiten von unserer unnatürlichen Ernährungsweise noch verursacht werden?

Als Fertigkindernahrung zum ersten Mal aufkam, bestand sie aus Gemüse, einzelnen Früchten und einer Sorte Fleisch. Seitdem mischen die Hersteller Gemüse und Stärke, Obst und Stärke und auch ganze Mahlzeiten aus Stärke, Gemüse und Fleisch. Oft besteht die Stärke aus gebleichtem Reis, geschältem Mais und Weizen. Reis und Mais sind schlechte Eiweißlieferanten; die Bearbeitung führt zu einem Verlust von Vitaminen, Eiweiß und Faserstoffen.

Da die meisten Kinder zweimal täglich Cerealien bekommen, erhalten sie zuviel Stärkeprodukte, wenn bei den anderen Mahlzeiten diese unter Gemüse, Obst und Fleisch gemischt werden. Hinzu kommt, daß diese Stärkeprodukte meist biologisch wenig wertvoll sind.

Leider fügen die Hersteller ihren Mischungen noch Zucker und Salz dazu; aufgrund der Proteste von Ärzten, Ernährungswissenschaftlern und Eltern wird diese Praxis heute erfreulicherweise wieder verlassen.

Lesen Sie also grundsätzlich auf dem Etikett nach, was dort steht. Wenn z. B. angepriesen wird, daß kein »Zucker« enthalten sei, so kann doch Glukose, nämlich Traubenzucker versteckt sein; das aber finden Sie nur im Kleingedruckten. Am besten kaufen Sie unvermischt Obst, Gemüse und Fleisch; nehmen Sie keinesfalls Fertiggerichte, denen Zucker oder Salz zugesetzt wurde.

Fangen Sie keinesfalls mit stärkemehlhaltigen Puddingen und Desserts auf Gelantinebasis an. Sie enthalten viel Zucker, aber keine Nährstoffe. Stärkemehl ist besonders schlimm.

Am besten versuchen Sie, Ihrem Kind die für es geeigneten Gemüse, Obst und Fleischsorten zu geben, die auch der Rest der Familie ißt. Bei Obstkonserven nehmen Sie nur solches Obst, das im eigenen Saft oder Wasser eingeweckt wurde.

Gegartes Gemüse und Obst verarbeiten Sie in Ihrem Mixer oder passieren es durch ein Sieb. Als Nachtisch geben Sie dem Kind am besten Obst, keine Puddinge, Plätzchen oder Kuchen. Ab dem Alter von sechs Monaten geben Sie dem Kind nur Vollkorncerealien, insbesondere Weizen- und Haferflocken. Wenn Sie Fleisch oder Fisch geben, zerkleinern Sie diese entsprechend. Wenn sie für das

Kind zu trocken scheinen, dürfen sie mit Brühe, Milch, Gemüsesaft oder Joghurt vermischt werden.

246. Wie bereitet man zu Hause Säuglingsnahrung zu? Meist möchten die Eltern heute die Nahrung aus grundsätzlichen und wirtschaftlichen Erwägungen selbst zubereiten. Man hat so die Kontrolle über die Bestandteile, die Zubereitung und die einwandfreie Beschaffenheit der Nahrungsmittel; außerdem ist ein solches Essen viel billiger.

Bücher mit Rezepten gibt es in Hülle und Fülle. Sie brauchen zusätzlich eine kleine Mühle, einen Mixer und eine Küchenmaschine. Kleine Portionen dürfen Sie in einer Pfanne oder im Mikrowellenherd wieder aufwärmen. (Rühren Sie die Nahrung gut um und prüfen Sie vorher, wie warm sie ist, vor allem wenn Sie das Essen in der Mikrowelle erhitzt haben.) Man kann auch Nahrungsmittel in großen Mengen vorkochen und dann entsprechend den Bedürfnissen des Kindes pürieren. Damit die Mahlzeit nicht zu trocken wird, nehme man Wasser oder Milch hinzu. Die fertig vorbereiteten Mahlzeiten kann man portionsweise einfrieren und bei Bedarf wieder auftauen.

Das Essen für Kinder im ersten Lebensjahr sollte nicht gewürzt werden. Wenn Ihr Kind bei Ihnen am Tisch mitißt, müssen Sie eventuell Ihre Würzgewohnheiten umstellen, um zuviel Salz oder Zucker zu vermeiden. Dann können Sie auch die Nahrung sehr schön mit entsprechenden Geräten zerkleinern.

247. Breichen. Wann soll man mit einem zusätzlichen Breichen, also mit festerer Nahrung beginnen? Nun, es gibt da kein genaues Datum und keine exakte Regel. Vor 50 Jahren noch bekam ein Baby erst nach einem Jahr festere Nahrung. Im Laufe der Jahre hat man dann viele Untersuchungen angestellt. Man hat den Kindern die zusätzliche festere Nahrung früher und noch früher gegeben, und siehe da: es bekam ihnen gut, und sie entwickelten sich prächtig. Zwei Vorteile vor allem machen es wünschenswert, schon im ersten halben Jahr mit der festeren Nahrung zu beginnen: einmal gewöhnen sich die Babys an Löffel und Breichen eher, solange sie noch kleiner sind und ihr Eigenwille noch nicht so ausgeprägt ist; zweitens aber kann man den Kindern mit der festeren Nahrung Nährstoffe zuführen, die in der Flaschennahrung nicht enthalten sind, vor allem eisenhaltige Stoffe.

Wenn in der Familie eine besondere Neigung zu Allergien herrscht, wird man unter Umständen erst etwas später mit der Umstellung auf eine andere zusätzliche Ernährungsweise beginnen. Das ältere Baby ist, wenn es eine neue Nahrung aufweist, weniger empfindlich gerade in bezug auf allergische Reaktionen.

Appetit und Verdauung des Babys werden dafür maßgebend sein, *wann* man mit dem Zufüttern eines Breies beginnt. Ein Brustkind von sechs Wochen, das von der Muttermilch nicht ganz satt wird, kann durchaus schon etwas Brei bekommen, damit man die zusätzliche Flaschennahrung umgeht. Andererseits kann bei einem Kind, das mit der Flasche ernährt wird und absolut nicht zunehmen will, der Arzt davon abraten, ein Breichen zuzufüttern, weil dadurch unter Umständen sein Verdauungssystem noch mehr gestört werden kann. Oft ist der Ehrgeiz der jungen Mütter, die – was ja auch ganz verständlich ist – ein »Prachtbaby« haben wollen, die treibende Kraft, und sie geben dem Kind so früh wie möglich schon ein Breichen extra. Doch das sollte eigentlich kein Gesichtspunkt sein, man muß das tun, was für jedes Kind, seiner Konstitution entsprechend, das beste ist.

248. Soll man den Brei vor oder nach der Milch geben? Natürlich sind Babys zunächst daran gewöhnt, daß man ihnen zur Essenszeit entweder Mamas Brust oder das Fläschchen reicht. Sie werden möglicherweise ungnädig, wenn man ihnen statt dessen einen Löffel mit einer festen Angelegenheit darauf anbietet. Sobald sie aber gemerkt haben, daß diese genausogut ist wie Milch, werden sie keine Schwierigkeiten mehr machen und den Brei auch gleich zu Beginn annehmen. Über kurz oder lang entfällt die Frage des Vorher oder Nachher ohnehin, da sie zu der betreffenden Mahlzeit dann nur noch das Breichen essen sollen.

249. Was für einen Löffel soll man nehmen? Ein gewöhnlicher Teelöffel erweist sich in den meisten Fällen als zu groß für die erste Zeit des Fütterns. Als praktisch haben sich flache Eierlöffel erwiesen, die schmaler und auch nicht so tief sind wie Teelöffel. Es gibt auch besondere Kinderlöffel, doch sind auch sie erst für das größere Baby gedacht. Selbst ein kleiner Spachtel täte es in der ersten Zeit des Fütterns, da das Baby aus der Mulde des Löffels zunächst sowieso noch nichts herausbekommt.

250. Es ist nicht wichtig, in welcher Reihenfolge Sie feste Nahrung einführen. Am besten gibt man am Anfang Cerealien. Der Nachteil ist nur, daß diese für das Kind wenig interessant schmecken. Manchmal hilft es, wenn man den Cerealien etwas Obst zusetzt.

251. Das Kind braucht Zeit, um seine Nahrung zu mögen. Es wird empfohlen, mit etwas weniger als 1 Teelöffel zu beginnen und sich langsam auf 2 bis 3 Eßlöffel hochzuarbeiten. So kann das Kind lernen, die neue Nahrung zu mögen, ohne sie gleich abzulehnen. Es muß sich an den Geschmack gewöhnen können und dafür braucht es Zeit.

Wenn Ihr Kind das erste Mal feste Nahrung bekommt, verhält es sich meist ganz seltsam. Es schaut zunächst verwirrt und enttäuscht, rümpft die Nase und zieht die Stirn in Falten. Kein Wunder: das ist ein neuer Geschmack, ein neues Tastgefühl, vielleicht sogar ein neuer Löffel. Wenn das Kind an einem Sauger ist, kommt die Milch fast automatisch in seinen Mund. Es hat noch nicht gelernt, wie man ein Stück Nahrung mit der Zunge aufnimmt und in den Schlund schiebt. Zunächst schiebt das Kind seine Zunge an den harten Gaumen und ein Großteil der Nahrung kommt wieder aus dem Mund heraus; man muß sie geduldig entfernen und wieder in den Mund stecken. Das Spiel wiederholt sich, aber Sie sollten sich nicht entmutigen lassen: am Schluß wird das Kind doch eine Menge gegessen haben. Seien Sie mit ihm noch etwas geduldig.

Es ist nicht wichtig, bei welcher Mahlzeit Sie mit fester Nahrung beginnen. Nehmen Sie aber nicht die Mahlzeit, bei der Ihr Kind am wenigsten Hunger hat. Es funktioniert meistens, wenn man die feste Nahrung ein oder zwei Stunden nach einer Brust- oder Flaschenmahlzeit gibt. Das Baby sollte hellwach, guter Dinge und bereit für so ein Abenteuer sein (Sie natürlich auch). Geben Sie anfangs nur eine feste Mahlzeit, bis Sie sich und das Kind daran gewöhnt haben. Bevor das Kind nicht sechs Monate alt ist, würde ich nicht mehr als zwei feste Mahlzeiten täglich anbieten, denn die Muttermilch bzw.

die Flaschennahrung ist in den ersten Monaten für das Kind besonders wichtig.

Wenn Sie mit Cerealien beginnen, sollten Sie dies mit etwas mehr Flaschennahrung oder mit Milch vermischen als angegeben. So ist der Übergang nicht so hart und das Kind kann es leichter schlucken. Kinder mögen Nahrungsmittel, die etwas klebrig und zäh sind, nicht. Bei einem Flaschenkind kann man einen Teil der Flaschennahrung verwenden, um sie mit den Cerealien zu vermischen. Manche Kinder merken sofort, wenn Nahrung aus der Flasche genommen wurde. In diesem Fall und wenn es sich um ein Brustkind handelt, sollten Sie H-Milch für den Brei nehmen. Wenn Sie keine Frischmilch haben, sollten Sie gleiche Teile von Dosenmilch und Wasser mit dem Brei vermischen. Natürlich können Sie auch reines Wasser nehmen, dies wird dem Kind aber weniger gefallen.

252. Welche Cerealien soll man nehmen? Anfangs geben die meisten Eltern die vorgekochten Cerealien, die speziell für Kinder gemacht werden und von denen eine große Auswahl zur Verfügung steht. Sie können sofort nach dem Mischen gegessen werden. Meist enthalten sie zusätzlich Eisen, das häufig in der Ernährung des Kindes nicht ausreichend vorhanden ist und im ersten Lebensjahr oft zu Anämie (Blutarmut) führt. Man sollte mit einem Nährmittel beginnen und vier bis fünf Tage nur dieses Nährmittel geben. Wenn Allergien in der Familie häufig sind, fängt man mit Cerealien besser etwas später als üblich an. Man beginnt dann mit Reis, Hafer, Mais oder Gerste und läßt Weizen einige Monate lang weg; Weizen verursacht Allergien viel häufiger als die anderen Getreidearten. Mischungen verschiedener Cerealien sollte man solange nicht geben wie sichergestellt ist, daß das Kind die Bestandteile der Mischung einzeln gut verdauen kann.

Sie können dem Kind auch dieselben gekochten Breie wie dem Rest der Familie geben. Sie dürfen dabei mit einem Grießbrei anfangen, der kleine Körner und wenig Faserstoffe enthält. Im Alter von 6 Monaten sollte man zu den wertvolleren Cerealien übergehen – Weizenflocken und Haferflocken – die das beste Protein, die meisten Vitamine und die ergiebigsten Faserstoffe haben.

253. Babys, die Breichen nicht mögen. Zwei bis drei Tage, nachdem man mit dem Zufüttern von einem Nährmittelbreichen begonnen hat, wird man wissen, ob das Baby es gern nimmt oder nicht. Die meisten Babys scheinen zu denken: Es schmeckt zwar seltsam, aber es ist etwas zu essen, und also esse ich. Nach und nach wird es ihnen schmecken, und sie öffnen ihren Mund vor dem nächsten Löffel wie ein kleiner Vogel im Nest seinen Schnabel. Aber es gibt andere Babys, die nach einem Tag feststellen, daß diese Art von Futter eine Zumutung sei, und am dritten Tag mögen sie das Breichen noch weniger als am zweiten. Wenn man merkt, daß ein Baby eine Aversion gegen das Breichen entwickelt, muß man vorsichtig sein. Es hat keinen Zweck, ihm den Brei gegen seinen Willen in den Mund zu stopfen. Es wird nur mehr und mehr rebellieren. Nach ein oder zwei Wochen ist das Kind unter Umständen so mißtrauisch, daß es auch die Flasche nicht mehr freiwillig nimmt. In solchen Fällen wäre es ratsam, dem Kind nur einmal am Tag und auch nur löffelspitzenweise ein Nährmittelbreichen zu geben, bis es sich daran gewöhnt hat. Man kann ein bißchen Zucker obenauf streuen, vielleicht schmeckt es ihm dann besser. Wenn das Kind nach einigen Tagen nur noch stärkere Aversion gegen den Brei zeigt und sich offensichtlich nicht daran gewöhnt, dann ist es besser, man hört für ein paar Tage oder Wochen mit dem Breichen ganz auf. Wenn dann ein neuerlicher Versuch auch wieder fehlschlägt, kann und sollte man den Arzt oder die Beratungsstelle fragen.

Kinderärzte sind der Meinung, daß es falsch sei, wenn man sich mit seinem Kind um der ersten festen Nahrung willen in einen Kampf einließe. Daraus können sich unter Umständen langwierige Ernährungsschwierigkeiten beim Kind entwickeln. Selbst wenn sie nur vorübergehender Natur sind, ist es für Mutter und Baby schlimm genug, wenn sie erst einen unnötigen Kampf ausfechten müssen. Hat man keinen Arzt in der Nähe, der beraten kann, so darf man es ruhig zunächst mit Obst versuchen anstatt mit Nährmitteln. Wenn Babys Obst kriegen (durch ein feines Haarsieb gedrückt), sind sie zuerst auch erstaunt, Aber nach ein bis zwei Tagen entdecken sie fast ohne Ausnahme, daß Obst etwas Gutes ist. Und nach zwei Wochen sind sie bereit, anzuerkennen, daß alles, was mit dem Löffel gefüttert wird, gut schmeckt. Dann kann man es auch wieder mit Nährmitteln versuchen.

254. Obst ist oft die zweite feste Nahrung für das Kind, nachdem es sich an den Brei gewöhnt hat. Einige Ärzte bevorzugen Obst als die erste feste Nahrung, da die Kinder es meist mit Begeisterung aufnehmen.

Apfelsaft (anfangs verdünnt) wird meist angeboten, wenn das Baby die erste feste Nahrung erhält. Ihr Arzt kann Ihnen raten, wann Sie ihn geben sollten. (Zu Orangensaft, der nicht viel später gegeben wird, lesen Sie Abschnitt 263.)

Während der ersten sechs oder acht Monate im Leben eines Babys wird das Obst durch ein feines Haarsieb gedrückt, Äpfel und Birnen werden auf der Glasreibe gerieben. Jede Frucht ist geeignet, besonders zu empfehlen sind für den Säugling Äpfel, Birnen, Bananen und Orangen.

Obst kann zweimal am Tag gegeben werden, es ist gleichgültig, bei welchen Mahlzeiten. Man richte sich nach Babys Appetit und nach seiner Verdauung.

Das Obstquantum kann man nach und nach vergrößern, je nach dem Appetit des Babys. Bananen sollten sehr reif sein, das beste Zeichen dafür ist, daß sie schwarze Flecken auf der Schale haben. Man drückt sie mit einer Gabel sehr fein, und wenn das Breichen noch zu fest ist, gibt man ein bißchen frisch gepreßten Orangensaft dazu.

Von Früchten sagt man im allgemeinen, daß sie abführen. Aber auf die meisten Menschen, Kinder eingeschlossen, haben Früchte keine so aufrührerische Wirkung, es sei denn, sie nähmen Pflaumen oder Pflaumensaft zu sich. Pflaumen wirken leicht abführend auf fast alle Babys. Sie sind deshalb für Kinder, die zu Durchfall neigen, nicht geeignet. Für Kinder, die zu Verstopfung neigen, sind Pflaumen und Pflaumensaft dagegen um so geeigneter, und sie können jeden Tag etwas davon haben. Einem Kind mit einem sehr sensiblen Magen- und Darmapparat gibt man besser keine Pflaumen und Obst überhaupt nur einmal am Tage.

In der zweiten Hälfte des ersten Lebensjahres dürfen Sie anderes Obst hinzufügen: geriebenen Apfel, Birnen und Avocados. (Beerenfrüchte und Trauben sollte man nicht vor Ende des zweiten Lebensjahres geben.)

255. Gemüse. Gegartes und zerkleinertes Gemüse können der Ernährung zugefügt werden, wenn sich das Kind an Cerealien oder Obst gewöhnt hat.

Meist gibt man Bohnen, Erbsen, Möhren, rote Beete und Bataten. Es gibt auch anderes Gemüse wie Broccoli, Kohl, Blumenkohl, Schalotten und Zwiebeln, die so stark schmecken, daß Kinder sie nicht mögen und Eltern auch keinen Versuch machen. Wenn Ihre Familie aber einige dieser Gemüse gerne mag (und man durch zweimaliges Garen den starken Geschmack etwas nimmt), so könnten Sie einige davon auch durch ein Sieb passieren und Ihrem Kind anbieten. Wegen der Häutchen über den Kernen gibt man Mais kleinen Kindern besser nicht.

Sie dürfen dem Kind frisches oder gefrorenes Gemüse geben, es darf gekocht und passiert oder im Mixer zerkleinert sein; es gibt auch fertig pürierte Gemüse für Kinder zu kaufen. Füttern Sie das Kind nicht aus dem Glas, da der Speichel eventuell übrigbleibende Nahrung verdirbt und ungenießbar macht.

Kleine Kinder sind bei Gemüse viel wählerischer als bei Cerealien oder Obst. Meist gibt es ein oder zwei Sorten, die das Kind überhaupt nicht mag. Zwingen Sie es nicht dazu, sondern machen Sie nach ein bis zwei Monaten einen weiteren Versuch. Bei Gemüsen braucht man sich keine Sorgen zu machen, wenn das Kind das eine oder andere Gemüse nicht essen will: es gibt ja so viele Sorten!

Unverdautes Gemüse erscheint auch als solches im Stuhl. Solange der Stuhl aber nicht dünn ist oder Schleim enthält, ist das kein gefährliches Zeichen. Im anderen Falle müßten Sie das Gemüse weglassen und langsam mit kleinen Mengen versuchen, es wieder in die Ernährung aufzunehmen.

Rote Beete geben dem Stuhl oder Urin eine rötliche Farbe; Sie sollten daran denken, bevor Sie an Blut im Stuhl oder im Urin denken. Grüngemüse färbt auch den Stuhl gerne grün.

Bei Spinat springen manchmal die Lippen und die Gegend um den After auf. In einem solchen Fall sollten Sie den Spinat zunächst ein paar Monate weglassen.

256. Fleisch. Die Ernährungswissenschaft hat gezeigt, daß Säuglinge während der ersten Lebensjahre Fleisch bekommen sollten; manche Ärzte empfehlen sogar, Fleisch bereits im Alter von 6 Monaten zu geben. Fleisch für Säuglinge muß gut zerkleinert werden oder durch den Wolf gedreht worden sein, so daß es ein Kind ohne Zähne gut schlucken kann.

Man kann auch Fleisch aus der Dose nehmen, z. B. Rind, Rinderherz, Leber, Schaf, Huhn, Kalb und Schwein. Füttern Sie das Kind nie aus der Dose oder dem Glas, da Speichel hineintropfen und so den Rest verderben kann, der dann nicht mehr in einer zweiten Mahlzeit gegeben werden darf.

Sie können das Fleisch selbst zubereiten. Am einfachsten ist es, mit einem stumpfen Messer oder einem Eßlöffel das noch rohe Fleisch zu schaben und dieses in eine Tasse zu tun, die in ein fast trockenes Wasserbad gesetzt wird. Kochen Sie das Fleisch, bis sich dessen Farbe ändert. Sie können Milch oder Wasser vor dem Kochen zusetzen, um das Fleisch feucht zu halten. Man kann auch ein Stück vom Rind oder Lamm kurz anbraten, um die Oberfläche abzuschließen und dann mit dem Eßlöffel abschaben; so erhält das Kind nur die noch etwas rötlichen und nicht zu harten Fasern. Man kann auch ein Stück Leber in heißes Wasser geben und kochen, bis die Farbe sich ändert; anschließend passiert man sie durch ein Sieb. Selbstverständlich können Sie auch ein Stück von dem Fleisch nehmen, das der Rest der Familie ißt, und es kleinschneiden.

Wenn Ihr Kind geschabtes Fleisch annimmt, dürfen Sie ihm auch kurz angebratenes Rindfleisch, das Sie im Mixer zerkleinert haben, anbieten. Vom Metzger durch den Wolf gedrehtes Fleisch sollten Sie nicht geben. Oft enthält es viel Fett und unverdauliche Fasern.

Wenn das Kind an Hackfleisch gewöhnt ist, können Sie klein geschnittenes Hühner-, Hammel- und Kalbfleisch oder Leber und Speck geben. Schweinefleisch muß immer durchgekocht werden.

Wenn Ihr Kind Fleisch nicht mag, können Sie auch anfangs das Fleisch in Fruchtsaft marinieren, um es weich zu machen.

257. Fertigmahlzeiten. Es gibt Fertigmahlzeiten, die meist etwas Fleisch, Gemüse und viel Kartoffeln, Reis oder Hafer enthalten. Besser ist es, Fleisch und Gemüse getrennt zu kaufen, da Sie nur so wissen, was Ihr Kind bekommt.

Wenn Ihr Kind zu Allergien neigt, sollten Sie von Mischungen ohnehin Abstand nehmen, wenn das Kind nicht die einzelnen darin enthaltenen Bestandteile reaktionslos vertragen hat.

258. **Im Alter von sechs Monaten** wird Ihr Kind wahrscheinlich schon ein-, zwei- oder sogar dreimal am Tag Brei und eine Vielzahl von Früchten, Gemüse und auch Fleisch essen. (Lesen Sie im Abschnitt 272, wie man drei feste Mahlzeiten am Tag erreicht.) Häufig bekommt das Baby zum Frühstück einen Brei, Gemüse und Fleisch zum Mittag, Brei und Obst zum Abendbrot. Dafür gibt es jedoch keine festen Regeln. Das hängt von den Umständen, die Sie sich machen möchten, und dem Appetit Ihres Kindes ab. Ist das Kind gar nicht hungrig, reicht etwas Obst zum Frühstück, Gemüse und Fleisch zum Mittag und nur am Abend der Brei. Ist das Kind leicht verstopft, darf man ihm am Abend auch Pflaumen mit seinem Brei geben. Zum Frühstück und Mittag allerdings andere Früchte. Vielleicht möchten Sie auch, daß Ihr Kind zum Abendbrot mit Ihnen zusammen Fleisch und Gemüse ißt und dafür den Brei und das Obst zu Mittag.

Viele Brust- oder auch Flaschenkinder fangen mit sechs Monaten gerade an, feste Nahrung zu sich zu nehmen. Babys Geschmack und die Verdauung sind mit sechs Monaten reifer als noch mit vier Monaten. Diese Kinder werden neue Nahrung schneller akzeptieren, und Sie werden mit ihnen auch schneller erreichen, drei feste Mahlzeiten am Tag zu nehmen.

259. **Allein essen.** Irgendwann zwischen dem sechsten und neunten Monat ist das Baby soweit, daß es beim Füttern selbst mithelfen möchte. Man kann ihm dann ein Stückchen Brotrinde in die Hand geben, an dem es selbständig nuckelt. Doch sollte man es dabei nicht ohne Aufsicht lassen, da die Gefahr besteht, daß ihm ein größeres Stück in den Hals gerät, und es sich verschluckt. Besonders wenn das Kind zu zahnen beginnt, wird es mit Vergnügen auf einer Brotrinde oder einem Zwieback herumbeißen. Das wenigste davon gerät allerdings in seinen Magen, der weit größere Teil wird auf den Möbeln verstreut, klebt in Babys Gesicht oder Haar. Kekse mit Zucker sollten nicht gegeben werden.

Schon bald können Sie dem Kind Obst oder auch gekochte Gemüse- und Fleischstücke auf das Tablett des Babystuhls legen, damit es selbst mit den Fingern essen kann. Apfelscheiben müssen geschält werden. Die Kinder lieben es, wenn ihnen die Eltern von ihrem Teller Stücke zum Essen anbieten. Einige Kinder nehmen keine Stücke, wenn die Eltern sie ihnen anbieten, sind aber froh, wenn sie sich die gleichen Stücke selbst greifen können. Manchmal steckt ein Kind alles auf einmal in den Mund, so daß Sie besonders am Anfang ihm nur jeweils ein Stück geben dürfen.

Das Durchschnittskind bekommt seinen ersten Zahn um den siebenten Monat herum. Wenn es ein Jahr alt ist, kann es schon vier bis sechs kleine, scharfe Zähne haben. Seinen ersten Backenzahn aber wird es nicht vor etwa 15 Monaten haben. Trotzdem gelingt es ihnen schon am Ende des ersten Jahres mit den meisten Nahrungsmitteln zurechtzukommen, so daß kaum noch ein Kind die vorbereitete Babynahrung braucht, sondern sich mit den Fingern am Familienessen beteiligt.

260. Festere Nahrung. In der Zeit nach dem sechsten Monat geht man im allgemeinen daran, das Baby an etwas festere Nahrung zu gewöhnen. Je später man damit anfängt, desto schwieriger wird es, das Kind von der breiigen Kost auf die festere umzugewöhnen. Es ist eine irrige Meinung, daß ein Kind, das noch nicht alle Zähne hat, mit seinem Essen nicht fertig wird, wenn es nur mit der Gabel zerkleinert ist. Es kann mit seinen Kiefern sehr gut gekochtes Gemüse, Obst, selbst Toast und auch Vollkornbrot schon bewältigen.

Natürlich reagieren die Babys verschieden auf die nicht passierte, d. h. die nur mit der Gabel zerdrückte Mahlzeit. Doch die meisten Babys oder Kinder, die beim Essen mäkeln und am liebsten alles in Breiform essen, haben sich das angewöhnt, weil ihre Mutter sie zu spät oder zu gewaltsam umgestellt hat.

Zwei wichtige Punkte sind zu beherzigen, wenn man das Kind auf gröbere Kost umstellt: Man gehe langsam vor und gewöhne das Baby behutsam daran, daß es anfangen muß, zu kauen. Zuerst muß man Gemüse, Kartoffeln und Früchte mit der Gabel verhältnismäßig kleindrücken und darf auch dem Kind keine zu großen Bissen in den Mund schieben. Wenn es sich an die neue Art seines Essens gewöhnt hat, kann man nach und nach das Essen weniger kleindrücken. Ein Baby mag auf keinen Fall, daß man ihm den ganzen Löffel voll ungenügend zerkleinerter Nahrung in den Mund stopft.

Mit etwa sechs Monaten kann man mit dem Wechsel beginnen, indem man dem Kind Nahrung anbietet, die es selbst mit den Fingern greift. Sie nehmen das gekochte Gemüse und frisches Obst sowie Kompott, das Sie für die Familie vorbereiten und zerkleinern es, oder Sie kaufen die zerkleinerte Kindernahrung in Gläsern.

Es ist nicht notwendig, nur noch festere Nahrung zu füttern. Das Kind soll sich nur daran gewöhnen, mehrmals am Tag etwas festere Nahrung zu sich zu nehmen.

Fleisch sollte weiterhin grob oder fein durchgedreht werden. Viele Kinder mögen es nicht, auf Fleischstückchen lang herumzukauen. Sie trauen sich jedoch nicht, ein größeres Stück herunterzuschlukken, wie es die Erwachsenen tun. Das kann zum Würgen führen und zumindest dem Kind den Appetit auf das Fleisch verderben.

Das Würgen wird in Abschnitt 478 besprochen.

261. Alle Babys verschlucken sich, wenn sie sich daran gewöhnen, festere Nahrung zu essen, genauso wie sie hinfallen, wenn sie lernen zu gehen. Neun von zehn Kindern verschlucken sehr leicht die Nahrung oder würgen sie auch wieder hoch und brauchen keinerlei Hilfe. Wenn sie es nicht schaffen, müssen Sie versuchen, die Nahrung mit Ihren Fingern herauszunehmen, wenn Sie diese sehen können. Ist diese nicht zu sehen, legen Sie das Kind mit dem Kopf nach unten auf Ihren Schoß. Klopfen Sie kräftig mehrere Male mit der flachen Hand zwischen die Schulterblätter. Damit wird das Problem fast immer behoben und das Kind kann weiter essen. (In Abschnitt 854 finden Sie Hinweise zur Notbehandlung bei Würgen.) Einige Eltern sind so besorgt, wenn das Kind sich verschluckt, daß sie das Geben festerer Nahrung immer weiter hinausschieben, obwohl das Baby eigentlich schon alt genug ist.

Meistens verschlucken sich die Kinder unter fünf Jahren, wenn sie Hot Dogs, Bonbons, Erdnüsse, Weintrauben, Kekse, Fleischstückchen, rohe Möhrenstückchen, Erdnußbutter, Apfelstückchen und Popcorn essen. Das Problem besteht nicht darin, daß die kleinen Kinder nicht in der Lage wären, diese Nahrung zu kauen und herunterzuschlucken, sondern darin, daß ein Kind, wenn es lacht, schreit oder überrascht wird, ganz plötzlich tief einatmet. Dadurch kann die Nahrung vom Mund direkt in die Lunge gesogen werden, die Lunge blockieren oder zu ihrem Kollaps führen.

Das heißt natürlich nicht, daß Kinder unter fünf Jahren solche Nahrung nicht erhalten dürfen. (Hot Dogs und Bonbons würde ich ohnehin in keinem Alter empfehlen.) Das Kind sollte aber immer am Tisch sitzen und vom Erwachsenen beaufsichtigt werden.

262. Kartoffeln und andere stärkehaltige Nahrungsmittel können Sie hinzugeben, wenn Ihr Kind sie mag und sie braucht. Durch ihren Stärkegehalt ist die Kartoffel für ein hungriges Kind eine gute Mittagsmahlzeit bzw. kann auch die Cerealien zum Abendbrot ersetzen. Sie enthalten außerdem noch Eisen, andere Mineralstoffe, Vitamin C und sind ein wertvolles Nahrungsmittel.

Besonders wenn das Mittagessen zeitlich lange von der nächsten Mahlzeit entfernt liegt, ist so ein Kartoffelbrei mit seinem Sättigungswert angebracht.

Aber trotzdem: Vorsicht mit Kartoffeln! Die Babys lehnen sich zuerst viel mehr gegen Kartoffeln auf als gegen jedes andere Nahrungsmittel. Wenn die Kartoffeln zu trocken sind oder nicht richtig zerquetscht, ärgern sich die Kinder darüber und verweigern das Essen. Man muß sie also am Anfang durch ein feines Sieb streichen und mit genügend Milch einen dünnen Brei herstellen. Man darf auch ein paar Körnchen Salz daran tun, damit es gut schmeckt. Es hat keinen Zweck, dem Baby Kartoffelbrei einzutrichtern, wenn es ihn zuerst ablehnt. Nach ein paar Tagen oder einem Monat kann man es wieder versuchen. Wenn ein Baby sehr gut genährt ist, wenn es dick und rund und zufrieden mit einer Mittagsmahlzeit aus Gemüse, Fleisch und Obst ist, kann man die Kartoffeln weglassen. Sie sind nicht unbedingt nötig. Später kann man dann anstelle der Kartoffeln Makkaroni, Spaghetti, Nudeln oder Reis geben. Auch all diese Nährmittel müssen zuerst durch ein Sieb gedrückt werden.

263. Orangensaft. Man gibt heute Orangensaft erst ab dem Alter von 9 bis 12 Monaten, da einige Kinder damit nicht zurechtkommen und sogar Allergien entwickeln. Kinder bekommen in ihrer Flaschennahrung oder in Vitamintabletten genügend Vitamin C. Orangensaft kann man frisch gepreßt, als gefrorenes Konzentrat, in Flaschen, Kartons oder Dosen verwenden. Man mischt ihn am besten mit der gleichen Menge Wasser, um den Geschmack zu mildern. Man fange mit einem Teelöffel Orangensaft und einem Teelöffel Wasser an, und erhöhe am nächsten Tag auf zwei Teelöffel; am dritten Tag nehme man drei Teelöffel usw., bis etwa 30 ml Orangensaft erreicht sind. Dann darf man den Wasseranteil reduzieren, bis am Ende das Kind etwa 60 ml unverdünnten Orangensaft erhält. Wenn Sie den Orangensaft frisch auspressen, sollten Sie das Fruchtfleisch entfernen, damit es die Löcher des Saugers nicht verstopft. Das ist selbstverständlich nicht nötig, wenn das Kind schon aus der Tasse trinken kann. Orangensaft gibt man gerne vor dem Baden, da das Kind dann meist noch eine Stunde bis zur nächsten Mahlzeit hat. Man kann Orangensaft kalt, bei Zimmertemperatur oder leicht erwärmt geben; würde man ihn erhitzen, würde das Vitamin C zerstört.

Orangensaft ist nicht lebensnotwendig und ist bedeutend teurer als Vitamin-C-Tabletten; der einzige Vorteil ist sein angenehmer Geschmack. Wenn das Kind Orangensaft nicht mag, geben Sie ihm einfach Vitamin-C-Tabletten.

264. Eier. Heute gibt man Eier erst im Alter von 9 bis 12 Monaten der Nahrung bei; erst dann können Eigelb und Eiweiß vom kindlichen Körper gut aufgenommen werden. Keinesfalls sollte man mehr als drei bis vier Eier pro Woche verabreichen. Wie bei allen neuen Nahrungsmitteln fängt man am besten klein an. Wenn das Kind den Geschmack nicht mag, darf man das Ei mit Cerealien, Obst und Gemüse mischen. Wenn das Kind Ei ablehnt, sollten Sie nicht darauf bestehen. Eier kann man zum Frühstück, Mittag- oder Abendessen geben.

Lange glaubte man, Eigelb sei eine wichtige Quelle für Eisen in der Nahrung. Forschungen haben ergeben, daß das Eisen aus Eigelb vom Darm des Säuglings schlecht aufgenommen wird. Man weiß auch, daß es die Aufnahme von Eisen aus anderen Nahrungsquellen vermindert, wenn es nicht mit Vitamin C zusammen genommen wird. Außerdem enthält Eigelb viel Cholesterin, das vor allem bei entsprechender familiärer Belastung die Entwicklung einer Arteriosklerose und von späteren Herzinfarkten begünstigen kann. Man wußte auch seit langem, daß Eiweiß bei entsprechend belasteten Kindern häufig unangenehme Allergien auslöst.

265. Die meisten Puddinge und die im Handel erhältlichen Süßspeisen für Kinder enthalten Maisstärke und Zucker und sind daher für Kinder nicht geeignet. Sie stellen keine Bereicherung der Ernährung dar. Obst ist hier vorzuziehen.

Will man unbedingt Puddinge kochen, sollte man sie aus Milch und Quark, Milch und Eiern (nicht roh) oder Milch und Reis zubereiten.

266. Fisch. Vom 10. Monat an kann man dem Kind weißen mageren Fisch geben: Flunder, Scholle oder Steinbutt – vorausgesetzt, daß das Kind Fisch mag, was natürlich erst ausprobiert werden muß. Fisch muß sehr sorgfältig von den Gräten gelöst werden; am besten tun Sie das mit den Fingern, damit Baby ja keine Gräte verschluckt. Manche Kinder mögen Fisch gern, und das ist dann eine große Hilfe. Doch viele Babys ziehen auch ein Gesicht. Es ist besser, sie nicht zum Essen zu zwingen.

Fettes Fischfleisch wie etwa Schleie oder Aal ist für Kinder nicht zu empfehlen.

267. Was ißt das Kind am Ende des ersten Lebensjahres? Hier möchte ich die vorher gegebenen Empfehlungen noch einmal zusammenfassen. Am Ende des ersten Lebensjahres ist es oft so, daß die Kinder weniger essen als ihre Eltern für gut halten – und trotzdem gedeihen.

Frühstück: Cerealien (warme Speise aus Weizen- oder Haferflokken oder ungesüßte kalte Cerealien), Toast, Eierkuchen, französisches Weißbrot, Eier (weich- oder hartgekocht oder Rühreier), Obst, Obstsäfte und Milch.

Mittagessen: grünes oder gelbes Gemüse (in Stückchen), Kartoffeln, Fleisch oder Fisch, Obst, kleine Sandwiches (z. B. bestrichen mit Erdnußbutter, die mit Milch verdünnt und mit prürierten Bananen verrührt wird), Käsewürfel, Toast, Milch.

Abendessen: Cerealien, Obst und Milch bzw. das Abendessen der Familie.

Es ist auch möglich, daß sie ihre »große« Mahlzeit am Abend zusammen mit der Familie einnehmen. Die Mittagsmahlzeit sollte dann etwas kleiner sein, wie zum Beispiel Kartoffeln oder Cerealien mit Obst oder Gemüse.

Normalerweise wird zwischen den Mahlzeiten keine Milch gegeben, da sie drei bis vier Stunden im Magen bleibt und so den Appetit für die nächste Mahlzeit nimmt.

Obst, Saft (einschließlich Orangensaft) gibt man täglich zwischen den Mahlzeiten oder beim Frühstück. Weizen- und Roggenvollkornbrot kann man bei oder zwischen den Mahlzeiten mit etwas Butter oder Margarine anbieten.

Tiefgekühltes Obst ist für Kinder genauso gesund wie frisches Obst und Obstkonserven.

Zu den Nahrungsmitteln, die bei Raumtemperatur leicht verderben, gehören Milch, Milchprodukte (Puddinge, Tortenkrem und Salatkrem), Gemüse und Geflügel- und Fleischfüllungen.

Umstellung auf ein anderes Nahrungsschema

268. Wann soll man mit der 22-Uhr-Mahlzeit aufhören? Das wird weitgehend davon abhängen, wann das Kind dafür bereit ist. Zwei Punkte sind dabei zu berücksichtigen.

Erstens: Ist das Baby schon soweit, daß es während der Nacht durchschläft? Wenn man es zur letzten Mahlzeit um 22 Uhr oder um 23 Uhr einmal hat wecken müssen, so ist das noch kein Zeichen dafür, daß es nun ganz auf diese Mahlzeit verzichten könnte, es kann durchaus auch sein, daß das Baby ohne die letzte Flasche um Mitternacht aufwacht. Wenn es allerdings wochenlang hintereinander bis 23 Uhr nicht aufgewacht ist, kann man versuchen, die Mahlzeit wegzulassen, und ausprobieren, ob es durchschläft. Wacht es mitten in der Nacht auf und schreit vor Hunger, dann muß man ihm die 22-Uhr-Mahlzeit noch ein paar Wochen länger gönnen.

Bei einem Baby, das sehr zart und schwächlich ist, nur langsam zunimmt und Schwierigkeiten mit der Verdauung hat, ist es besser, man behält die späte Mahlzeit noch etwas länger bei, auch wenn das Kind nicht hungrig zu sein scheint und durchhält.

Zweitens: Wenn ein Kind sehr viel am Daumen lutscht, kann das ein Zeichen dafür sein, daß es bei der Flasche oder beim Stillen nicht genügend »Sauggymnastik« hat. Hört man mit der 22-Uhr-Mahlzeit auf, dann hat das Baby noch weniger Gelegenheit zum Saugen. Wenn es jedoch trotz beibehaltener Spät-Mahlzeit das Nuckeln am Daumen nicht läßt, hat es keinen Sinn, ihm für alle Zeiten um 22 Uhr noch etwas zu geben.

Man kann also mit der 22-Uhr-Mahlzeit aufhören, wenn das Kind ruhig durchschläft und im übrigen mit den restlichen Mahlzeiten des Tages zufrieden ist. Im allgemeinen wird eine Mutter schon selbst merken, wenn es soweit ist: dann nämlich, wenn das Kind keine Lust mehr hat, um 22 Uhr richtig aufzuwachen, und kein Interesse mehr an der Flasche zeigt. Im allgemeinen wird es irgendwann zwischen dem dritten und sechsten Monat soweit sein. Die meisten Babys gewöhnen sich die 22-Uhr-Mahlzeit so schnell wie möglich ab. Gelegentlich wird das eine oder andere Kind sehr lange daran hängen, vor allem, wenn die Mutter bei jeder kleinsten Bewegung aufspringt und ihm gleich die Flasche holt. Um den siebten oder achten Monat herum sollte man spätestens versuchen, ihm die 22-Uhr-Mahlzeit abzugewöhnen. In diesem Alter ist ein normales Kind soweit, daß es abends nichts mehr braucht, wenn es den Tag über genügend gegessen hat und ordentlich zunimmt. Auch wenn es zunächst etwas zu vermissen scheint, sollte man ruhig 20–30 Minuten abwarten, bis es von selbst wieder einschläft.

Wenn man mit der Abendflasche aufhört, kann es sein, daß das Kind bei den anderen Mahlzeiten mehr trinken möchte. Dagegen ist nichts einzuwenden.

269. Wenn das Baby plötzlich seinen Appetit verliert. Es kann vorkommen, daß ein Kind die feste Nahrung zwei oder drei Monate lang sehr eifrig nimmt und dann plötzlich nur noch sehr wenig Appetit hat. Es kann natürlich sein, daß das Baby von nun an nicht mehr so viel zuzunehmen braucht wie in der ersten Zeit seines Lebens. Während der ersten drei Monate hat es vielleicht eineinhalb bis zwei Pfund im Monat zugenommen, mit sechs Monaten beträgt seine natürliche Gewichtszunahme nur noch ein Pfund, andernfalls würde das Baby zu dick werden. Auch die Zähnchen können ein Grund dafür sein, daß sein Appetit nachläßt. Im übrigen ist das eine Baby mehr auf Milch eingestellt, das andere wieder ist gegen Milch und zieht seine feste Nahrung vor.

Wenn also ein Baby sichtbar an Appetit einbüßt, zwinge man es dennoch nicht zum Essen. In diesem Falle kann man zweierlei tun. Man kann nach und nach den Zucker der Flaschennahrung weglassen. Zucker hat während der ersten Monate seines Lebens vornehmlich den Zweck, genügend Kalorien zuzuführen. Es braucht nun diese Zuckerkalorien nicht mehr unbedingt, wenn es dreimal am Tage Brei oder Gemüse bekommt. Die Süße der Flaschennahrung kann unter Umständen seinen Appetit auf ungesüßte Nahrungsmittel verderben. Zweitens könnte man die Anzahl der Mahlzeiten am Tag auf drei reduzieren, egal ob man die späte Abendmahlzeit noch gibt oder nicht (Abschnitt 272).

Wenn der Appetit des Babys trotz dieser beiden Maßnahmen nicht besser wird, ist es ratsam, zum Kinderarzt zu gehen, um sich zu vergewissern, ob das Kind auch wirklich ganz in Ordnung ist.

270. Wann sollte man Frischmilch geben? Heute erhalten die Kinder nicht vor dem ersten Lebensjahr Frischmilch. Wir wissen, daß viele Babys das Eiweiß in der frischen Kuhmilch nicht richtig verdauen, so daß dies zu Magen-Darm-Reizungen und kleinen Blutungen führen kann. Diese Blutungen sind so gering, daß man sie im Stuhlgang des Kindes nicht erkennt. Auf die Dauer kann es aber zu Blutarmut kommen. Wenn Sie also mit der Vollmilch warten, bis das Kind ein Jahr alt ist, gehen Sie diesem Problem aus dem Weg.

271. Welche Milch ist zu empfehlen? Bis zum Alter von zwei Jahren, sollten die Kinder *pasteurisierte, homogenisierte Vitamin-D-haltige Vollmilch* trinken. Pasteurisiert heißt, daß die Milch so hoch erhitzt wurde, daß die Bakterien, die dem Menschen schaden könnten, abgetötet wurden, aber wiederum nicht hoch genug, um sie zu sterilisieren (das heißt alle Keime abzutöten). Dann würde die Milch wie abgekocht schmecken. Homogenisiert bedeutet, daß die Fetttröpfchen aufgespalten wurden und so für das Kind leichter verdaulich sind, und das Fett sich auch nicht in der Milch absetzen kann. Vitamin-D-haltige Milch enthält meist 400 Einheiten Vitamin D. Vollmilch ist Milch mit einem Fettgehalt von 3,5 %. So erhält das Kind die Kalorien und das Fett, das es für eine ausgewogene Entwicklung benötigt.

Kinder, die sich an Dosenmilchzubereitungen gewöhnt haben, können auch weiterhin verdünnte *Dosenmilch* erhalten. Sie vermischen vor der Mahlzeit einfach Dosenmilch und Leitungswasser (oder abgekochtes Wasser, wenn Sie sterilisieren) zu gleichen Teilen in der Tasse oder Flasche. Sie können auch gleich eine ganze Dose Milch mit der entsprechenden Menge Wasser (abgekocht, wenn nötig) mischen und sie dann bis zur Mahlzeit abgedeckt in den Kühlschrank stellen. Dosenmilch ist steril, leichter aufzubewahren, leichter verdaulich, verursacht weniger Allergie und die Zubereitung macht nur wenig mehr Umstände. Medizinische Gründe für einen Wechsel weg von der Dosenmilch bestehen also nicht.

Es gibt verschiedene Sorten *fettreduzierter Milch* in flüssiger und auch Pulverform. Für Kinder unter zwei Jahren ist sie dennoch nicht geeignet, es sei denn, Ihr Arzt verschreibt Ihnen fettreduzierte Milch als Teil eines besonderen Diätplanes für Ihr Kind.

Rohe, unpasteurisierte Milch, wie sie von der Kuh kommt, muß abgekocht werden, nicht nur für Säuglinge, sondern auch für ältere Kinder, damit die Gefahr einer Infektion durch in der Milch enthaltene Krankheitserreger vermieden wird. Lassen Sie die Milch schnell aufkochen und nehmen Sie den Topf dann sofort vom Herd. Dadurch werden die Bakterien abgetötet, ohne daß zuviel Wasser verkocht und die Milch zu konzentriert wird. Manchmal ist rohe Milch fetthaltiger als normale Milch und kann so zu Verdauungsstörungen führen. Deshalb sollten Sie den Rahm abschöpfen. *Am sichersten ist es natürlich, überhaupt keine rohe Milch zu verwenden.*

272. Ab wann kann man dem Kind drei Mahlzeiten täglich geben? Das hängt davon ab, ob das Kind dazu bereit ist; die Zeit schwankt zwischen dem vierten und zehnten Lebensmonat. Wenn Ihr Kind eine Stunde vor der nächsten Mahlzeit bereits Hunger hat und nach Nahrung schreit, dann ist es für drei Mahlzeiten am Tag noch nicht reif genug. In jedem Fall wird ein Kind, das gerade anfängt, sich auf drei Mahlzeiten am Tag einzustellen, zwischendurch immer noch eine Kleinigkeit essen bzw. die Brust oder Flasche bekommen.

Im Alter von vier bis sechs Monaten beginnen die Kinder einmal täglich festere Nahrung zu erhalten. Wie schnell sie drei Mahlzeiten täglich erreichen, ist von Kind zu Kind unterschiedlich. In dieser Eingewöhnungsphase werden sie früh morgens immer noch die Brust oder die Flasche haben wollen. Dann wird es für eine Stunde weiterschlafen (zusammen mit seinen dankbaren Eltern). Im Anschluß steht die ganze Familie auf und macht Frühstück. Vor dem Vormittagsschlaf werden kleinere Babys noch einmal eine Brust- oder Flaschenmahlzeit benötigen, ältere eventuell eine Zwischenmahlzeit. Versucht das Kind, seinen Vormittagsschlaf aufzugeben, können Sie die Mittagsmahlzeit etwas vorverlegen, so daß es den Schlaf am Nachmittag nachholt. Jüngere Kinder werden vor dem Nachmittagsschlaf vielleicht noch eine Brust- oder Flaschenmahlzeit benötigen, die älteren eine Zwischenmahlzeit nach dem Schlaf. Abendbrot gibt es meist frühzeitig, ältere Kinder können auch mit der Familie zusammen Abendbrot essen. Die Mahlzeit vor dem Schlafengehen werden viele Kinder noch beibehalten wollen, bis sie ganz entwöhnt sind. Haben Sie mit dem Entwöhnen angefangen, werden die Mahlzeiten am frühen Morgen und spät nachts die letzten sein, die das Kind aufgibt.

Manchmal zeigt Ihr Kind sehr deutlich, daß es jetzt mit drei Mahlzeiten täglich auskommt. Wenn es nur bei jeder zweiten Mahlzeit viel ißt, sollte nur dreimal täglich gefüttert werden, damit es bei den Mahlzeiten ordentlich Hunger hat. Ansonsten können sich leicht Ernährungsprobleme ergeben.

Natürlich muß auch sichergestellt sein, daß dies in den Plan der Eltern paßt. Nehmen wir einmal an, sie müßten noch für ältere Kinder Mahlzeiten zubereiten und das Kleine sei in der Lage, mehr als vier Stunden zwischen den Mahlzeiten auszuhalten. Natürlich möchten diese Eltern das Kleinkind auch auf drei Mahlzeiten täglich setzen, und es gibt keinen Grund für sie, das nicht zu tun. Es gibt auch andere Eltern, denen der Vier-Stunden-Rhythmus besser in den Tagesablauf paßt. Dann sollte er nicht geändert werden. In anderen Worten: Ob man drei oder vier Stunden oder mehr verstreichen läßt, ist keine wesentliche Frage. Versuchen Sie, zwischen den Bedürfnissen des Kindes und Ihrem Tagesablauf einen vernünftigen Kompromiß zu finden.

Die Planung der drei Mahlzeiten hängt weitgehend von den Gewohnheiten der Familie und etwas vom Hunger des Kindes ab. Mit der Zeit werden Sie erkennen, wann es eine Zwischenmahlzeit braucht, wieviel Sie ihm geben, so daß es weder zu hungrig noch zu satt zwischen den Mahlzeiten ist. Normalerweise gibt man Milch nicht zwischen den Mahlzeiten, da sie drei bis vier Stunden im Magen verbleibt und den Appetit auf die nächste Mahlzeit nimmt.

Wenn das Kind nur dreimal täglich Milch trinkt, erhält es wahrscheinlich etwas weniger als vorher, da es nicht nach mehr verlangt. Versuchen Sie aber nicht, irgendwie dem Kind seinen Liter Milch zukommen zu lassen. Es ist vollkommen in Ordnung, wenn das Kind nur etwa 750 ml Milch am Tag trinkt. Wenn das Kind aber dennoch 300 bis 400 ml pro Mahlzeit mag, sollten Sie ihm die Milch nicht verweigern.

BABYS TÄGLICHE PFLEGE

Die Fontanelle

273. Die weiche Stelle auf dem Scheitel des Babys rührt daher, daß die vier Teile des Schädels, die die Schädeldecke bilden, noch nicht zusammengewachsen sind. Die Größe der Fontanelle bei der Geburt ist nicht bei jedem Kind gleich. Ist sie verhältnismäßig groß, braucht man sich dennoch keine Sorgen zu machen, es dauert nur etwas länger, bis sie sich geschlossen hat. Bei einigen Kindern schließt sich die Fontanelle bereits bis zum neunten Monat. Bei anderen dauert es zwei Jahre lang. Der Durchschnitt liegt bei etwa 12 bis 18 Monaten. Bei richtigem Licht kann man deutlich erkennen, wie die Fontanelle gleichzeitig mit dem Herzschlag pulsiert.

Oft glauben junge Mütter, es könne dem Baby schaden, wenn man die Fontanelle berührt, doch die Natur hat Vorsorge getroffen. Die Fontanelle ist mit einer derben Membran überzogen, die Gefahr einer Verletzung ist nicht allzu groß.

Der Schlaf

274. Wieviel Schlaf sollte ein Baby haben? Diese Frage beschäftigt die Mütter sehr, doch beantworten kann sie eigentlich nur jedes Baby selbst. Ein Kind braucht mehr, das andere weniger Schlaf. Solange das Kind mit gutem Appetit ißt, genug frische Luft hat und in einem kühlen Zimmer schläft, läßt man es so viel und so lange schlafen, wie es selbst will.

Die meisten Kinder schlafen während der ersten Monate ihres Lebens von Mahlzeit zu Mahlzeit, vorausgesetzt, daß sie genügend zu trinken bekommen und ihre Verdauung in Ordnung ist. Es gibt indessen Babys, die von Geburt an verhältnismäßig lebendig und wach sind, ohne daß ihnen etwas fehlt. Es ist eben ihre Natur.

Je älter das Baby wird, desto weniger Schlaf braucht es. Zunächst wird es am Nachmittag länger wach bleiben, dann auch zu anderen

Zeiten des Tages. Jedes Baby hat seinen eigenen Rhythmus von Schlaf- und Wachzeiten, dem es jeden Tag ziemlich pünktlich folgt. Gegen Ende des ersten Lebensjahres wird es nur noch zweimal am Tag ein Schläfchen halten und zwischen dem ersten und zweiten Jahr wird eines davon auch noch wegfallen, dann bleibt nur noch der Schlaf nach dem Mittagessen übrig. Dem Säugling kann man es überlassen, wieviel Schlaf er braucht, doch wenn das Kind älter wird, 1 ½–2 Jahre etwa, können äußere Einflüsse es davon abhalten, seinen notwendigen Schlaf zu bekommen. Dann muß die Mutter allerdings dafür sorgen, daß das Kind sein genügendes Quantum Schlaf am Tag erhält.

275. Das Zubettgehen. Man sollte sein Kind von Anfang an daran gewöhnen, daß es gleich nach der Mahlzeit zu Bett geht und schläft. Es gibt Babys, die nach dem Füttern spielen oder unterhalten sein wollen, doch das sollte man ihnen abgewöhnen. Es ist auch ratsam, ihm gleich beizubringen, daß es allein und in sein eigenes Bettchen geht. Wenn gutmütige Mütter das Kind zunächst mit in ihr Bett nehmen, weil sie meinen, dann schlafe es schneller ein, ziehen sie sich unter Umständen eine arge Plage heran. Von solchen Gewohnheiten lassen Kinder nur ungern wieder ab.

Im übrigen gewöhnen sich die meisten Babys von Anfang an entweder an eine sehr ruhige Umgebung oder an eine durchschnittlich belebte Geräuschkulisse. Man braucht also nicht auf Zehenspitzen herumzuschleichen und sich nur flüsternd zu unterhalten, wenn das Baby schlafen soll. Das Kind muß sich an die normalen Geräusche des Haushalts gewöhnen, tut es auch meistens sehr schnell und schläft dann ruhig, auch wenn nebenan gelacht, geredet, Radio gehört wird. Selbst wenn jemand das Zimmer betritt, wacht ein gesundes Baby nicht so schnell auf.

276. Wie soll ein Baby liegen? Auf einer Seite, auf dem Rücken oder auf dem Bauch? Die meisten Babys scheinen von Anfang an eine Vorliebe dafür zu haben, auf dem Bauch zu schlafen. Wenn ein Baby zu Koliken neigt, ist es wohl auch auf alle Fälle besser, weil die Blähungen dann leichter abgehen. Anderen Babys wieder scheint es gleichgültig zu sein, ob sie nun so oder so liegen. Das Schlafen auf dem Rücken hat zwei Nachteile, wenn das Baby bricht, besteht

Gefahr, daß das Erbrochene wieder in seinen Hals läuft und das Baby daran erstickt. Das Baby neigt außerdem dazu, sein Köpfchen immer in die gleiche Richtung zu drehen, meist zur Zimmermitte hin, und dadurch kann diese Kopfseite angeflacht werden. Das wird ihm nun zwar keinen Schaden am Gehirn einbringen, und früher oder später wird sich auch der Schädel wieder richtig formen. Legen Sie deshalb das Baby nach jeder Mahlzeit auf die jeweils andere Seite; sollte das Baby einen bestimmten Gegenstand oder eine bestimmte Blickrichtung bevorzugen, drehen Sie einfach den Wagen oder Korb in die entsprechende Richtung – einmal so herum, das nächste Mal um 180° entgegengesetzt.

Im allgemeinen hat das Kleine innerhalb weniger Wochen eine ausgesprochene Vorliebe für eine bestimmte Lage – Bauch- oder Rückenlage – entwickelt, und dann wird es schwierig, eine Änderung durchsetzen zu wollen. Auf alle Fälle scheint es aber besser zu sein, ein Kind von vornherein an die Bauchlage beim Schlafen zu gewöhnen. Von einigen orthopädischen Fachärzten wurde nun gegen die Bauchlage der Einwand erhoben, daß sie die Angewohnheit einiger Kinder, die Beinchen zu stark ein- oder auch auswärts zu drehen, noch verstärken könne. Wieder andere sind jedoch der Ansicht, daß sich dieses Ein- oder Auswärtsdrehen auf alle Fälle verliert, wenn das Kind erst eine Zeitlang läuft. Fragen Sie am besten Ihren Kinderarzt, was gerade für Ihr Baby am besten ist.

Manchmal wird auch empfohlen, das Baby mit Hilfe fester Kissen an die Seitenlage zu gewöhnen. Dies ist aber ein recht schwieriges Experiment, denn das Kleine rutscht immer wieder vom Kissen herunter und wird schließlich doch auf dem Rücken oder Bauch liegen. Allerdings gibt es auch Kinder, die von etwa einem halben Jahr ab mit Vorliebe auf der Seite schlafen. Von Anfang an sollte ein Baby ohne Kopfkissen schlafen. Das gilt besonders, wenn es die Bauchlage bevorzugt, weil bei Bauchlage mit Kopfkissen die Gefahr besteht, daß es erstickt.

277. Probieren Sie aus, ob das Kind lieber früher einschläft oder lieber morgens im Bett liegt. In der Mitte des ersten Lebensjahres fangen Kinder oft an, etwas länger als bis 5 oder 6 Uhr morgens zu schlafen. Die meisten Eltern hören unbewußt auf ihr schlafendes Kind und springen beim kleinsten Geräusch schon aus dem Bett; so können die Kinder nicht mehr einschlafen oder müssen sich daran gewöhnen, noch etwas wach zu liegen. Die Folge ist, daß viele Eltern auch noch vor 7 Uhr aufstehen, wenn das Kind zwei oder drei Jahre alt ist. Denn wenn man es an diese frühen Stunden einmal gewöhnt hat und es sich freut, daß da noch jemand anders wach ist, fällt die Umstellung schwer.

Wenn Sie also bis 7 oder 8 Uhr schlafen möchten, sollten Sie Ihren Wecker stellen, nicht aber auf Ihr Kind hören. Stellen Sie die Klingel so, daß sie fünf Minuten später weckt als das Kind normalerweise aufwacht. Rücken Sie innerhalb von wenigen Tagen den Wecker jeweils um fünf Minuten vor. Wacht das Kind vor dem Klingeln auf, so kann es wieder einschlafen oder lernen, wie man wach liegt, ohne daß sofort jemand herbeikommt. Wenn das Kind quengelt, sollten Sie etwas warten, bis es sich wieder beruhigt. Nur wenn es schreit und nicht damit aufhören will, müssen auch Sie aufstehen. Versuchen Sie aber Ihr Glück nochmal in ein paar Wochen.

278. Mit sechs Monaten sollte das Baby, wenn möglich, das elterliche Schlafzimmer verlassen. An sich kann ein Kind von seiner Geburt an in einem Raum für sich schlafen, solange die Eltern nahe genug sind, um zu hören, wenn es schreit. Wenn es jedoch sein Leben im Schlafzimmer der Eltern beginnt, sollte man mit zwei oder drei Monaten daran denken, es ins Kinderzimmer zu bringen. Sie schlafen dann schon meist durch und brauchen nicht mehr soviel Betreuung. Im Alter von 6 Monaten ist es auf jeden Fall besser, wenn es nicht mehr im Zimmer der Eltern schläft. Es geschieht zu leicht, daß das Kind sich daran gewöhnt, es dann Angst hat und sich sträubt, woanders zu schlafen. Je älter das Kind ist, desto schwerer fällt ihm die Umgewöhnung.

Der Geschlechtsverkehr der Eltern kann kleine Kinder sehr verwirren. Sie wissen nicht, was da geschieht, und können sehr erschrecken. Manche Eltern meinen, man sollte warten, bis das Kind sicher eingeschlafen ist. Kinderpsychiater aber kennen Fälle, in denen das Kind aufwachte und sehr verstört war, ohne daß die Eltern jemals davon erfuhren.

Ob Kinder allein oder mit einem Geschwister in einem Zimmer schlafen, ist in erster Linie eine praktische Frage. Wenn möglich, sollten Kinder ein eigenes Zimmer haben, insbesondere wenn sie älter sind und ihre Privatsphäre ausbauen möchten. Wenn zwei kleine Kinder im gleichen Raum sind, wecken sie sich leider oft zu den unglücklichsten Zeiten gegenseitig auf.

279. Es ist besser, das Kind nicht mit ins Bett zu nehmen. Manchmal haben Kinder Zeiten, in denen sie nachts erschreckt aufwachen, entweder schreien oder sogar in das Schlafzimmer der Eltern gelaufen kommen. Viele Eltern nehmen das Kind dann in ihre Betten, damit es wieder einschläft. Das scheint im Augenblick eine praktische Maßnahme zu sein, doch für gewöhnlich stellt sich am Ende heraus, daß es ein Fehler ist. Das Kind wird sich schließlich nur noch im elterlichen Bett sicher fühlen, und es ist sehr schwer, es wieder an das eigene Bettchen zu gewöhnen. Inkonsequenz kommt die Eltern gerade in solchen Fällen teuer zu stehen. Man tut gut daran, das Kind sofort und sehr bestimmt in sein eigenes Bettchen zurückzubringen.

Trösten Sie das Kind in seinem Zimmer: Setzen Sie sich im Dunkeln an seine Wiege oder sein Bett, sagen Sie ihm, daß Sie da sind und daß es nichts zu fürchten hat. Bleiben Sie solange sitzen, bis das Kind fest eingeschlafen ist. Das werden Sie vielleicht ein paar Nächte wiederholen müssen.

Manchmal legt sich die Mutter mit zum Kind ins Bett, um es zu trösten, was aber zu weiteren Problemen führen kann. Für diese Nacht ist das Kind beruhigt. Ihm wird diese Extrakuschelzeit jedoch so sehr gefallen, daß es keine Nacht darauf verzichten möchte. Nach ein oder zwei Nächten wird es schließlich aufwachen, wenn die Mutter aufstehen will. Auf die Dauer ist es also wirklich besser, sich in einen bequemen Stuhl neben das Bett zu setzen.

Vernünftige Eltern nehmen ihre Kinder überhaupt nicht zum Schlafen mit in ihr Bett, auch nicht zum »Trost«, wenn der Vater auf Reisen ist.

Die einzige Ausnahme wäre eine akute Erkrankung des Kindes, zum Beispiel eine Magengrippe mit häufigem Erbrechen. Wenn es dann im Bett der Eltern liegt, zusammen mit einem großen Handtuch und einer Schüssel, können sich die Eltern viel schneller um das Kind kümmern. Es wird nicht so viel Wäsche schmutzig, und sie können zwischendurch immer etwas schlafen. Oder es ist sehr krank und unruhig mit hohem Fieber. Im selben Bett können die Eltern ihm dann zu Trinken anbieten, es trösten und trotzdem beruhigt selbst noch etwas schlafen. Das dauert unter Umständen ein oder zwei Tage, bis das Kind sich wieder etwas erholt hat. Dann legen die Eltern es konsequent wieder in sein eigenes Bett und verhindern so, daß das Kind sich an das Schlafen bei den Eltern gewöhnt.

Eine andere Frage ist, ob man das Kind morgens zum Kuscheln ins Bett nehmen sollte. Auf diese Weise haben Eltern und Kinder eine gute Zeit zusammen, solange die sexuelle Sphäre unangetastet bleibt. Wenn ein Kind, besonders im Alter zwischen drei und sechs Jahren, sexuelle »Annäherungsversuche« macht, dann können Vater oder Mutter sich im Bett etwas anders legen oder das Bett verlassen, als gingen sie zur Arbeit. Keinesfalls sollten Sie diese Sache hochspielen.

Das Wickeln

Siehe Abschnitte 90 und 91 zu Windeln, Windeltüchern und Windelhöschen.

280. Wie die Windeln gefaltet werden, das hängt von der Größe des Babys und der Windeln ab. Das Wichtigste ist, daß man den meisten Stoff da hat, wo am meisten aufzufangen ist und daß man nicht zuviel Windeln zwischen die Beinchen stopft. Für ein normal großes neugeborenes Baby faltet man eine normal große Windel etwa so, wie auf der Skizze gezeigt ist: das Quadrat wird über Eck zu einem

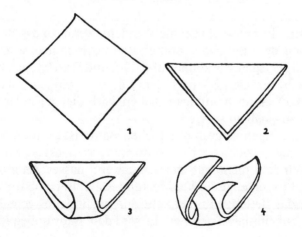

doppelten Dreieck gefaltet, das Baby wird daraufgelegt, die beiden unteren Zipfel werden zwischen den Beinchen hindurchgezogen und der eine rechts, der andere links herumgelegt. Dann führt man den einen der Seitenzipfel von oben zwischen den Beinchen hindurch nach unten, den zweiten Seitenzipfel wickelt man um die Hüften des Kindes herum.

In Amerika legt man sie anders, und zwar wird die Windel zweimal in der Längsrichtung gefaltet, so daß der Stoff in drei Lagen übereinanderliegt. Dann wird ein Drittel des langen Rechtecks eingeschlagen, so daß die eine Hälfte des Pakets aus sechs Lagen, die andere aus drei Lagen Mull besteht. Ein Junge braucht die doppelte dicke Packung vorn, ein Mädchen braucht sie vorn, wenn es auf dem Bauch liegt. Sie können auch vorgefaltete Windeln kaufen. Wenn man die Windeln mit der Patentsicherheitsnadel zusteckt, muß man die Finger zwischen den Körper des Babys und die Windel halten, damit man das Baby nicht sticht. Die Nadel gleitet besser, wenn Sie sie vorher in eine Seife stechen oder Sie ziehen die Nadel einfach durch Ihr Haar.

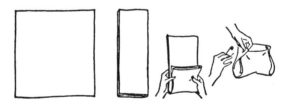

Die meisten Eltern wechseln die Windeln, wenn sie das Baby zum Füttern aus dem Bettchen nehmen und noch einmal, wenn sie es wieder zurücklegen. Sie können aber Zeit und Wäsche sparen, wenn Sie das Baby nur einmal - nach dem Füttern - windeln, da es meist bei der Mahlzeit noch Stuhlgang haben wird. Vielen Kindern macht es nichts aus, naß zu sein.

Nur bei einigen sehr empfindlichen Babys ist es nötig, sie öfter trockenzulegen. Wenn ein Kind genügend zugedeckt ist, wird es von nassen Windeln nicht kalt, denn nur wenn nasses Zeug der Luft ausgesetzt ist, erzeugt die Verdunstung Kälte. Bei einem Baby, das sich und das Bettchen immer sehr durchnäßt, ist es geraten, zwei Windeln auf einmal zu nehmen. Es wird dem Baby unbequem sein, wenn man sie beide in der gleichen Weise faltet, darum kann man die zweite Windel wie einen Schutz um seine Hüften wickeln.

Sie können auch eine dritte Windel nehmen. Wenn Sie das Baby nach dem Stuhlgang säubern, können Sie dazu entweder ein feuchtes Baumwolltuch oder einen Waschlappen mit Wasser, eine Babylotion oder Windeltücher verwenden. Mädchen wischen Sie immer von vorn nach hinten ab (Abschnitt 584). Wenn Sie eine feuchte Windel wechseln, müssen Sie das Kind nicht unbedingt abwaschen. Beim Wechseln der Windeln bei einem Jungen sollten Sie eine extra Windel lose über seinen Penis legen, bis Sie die Windeln fest machen, damit Sie nicht naßgespritzt werden, wenn er plötzlich uriniert. *Nach dem Wechseln der Windeln müssen Sie sich unbedingt die Hände mit Wasser und Seife waschen.* Dadurch verhindern Sie ein Übertragen von Krankheitserregern.

Wegwerfwindeln gibt es in verschiedenen Größen und Arten. Obwohl sie teurer und auch ökologisch bedenklich sind, werden sie noch viel verwendet. Besonders wenn man auf Reisen ist, sind sie bequem. Spülen Sie den Stuhl immer in die Toilette und entsorgen Sie die Windeln ordnungsgemäß.

281. Windeln waschen. Sie brauchen einen Eimer mit Deckel (zur Hälfte mit Wasser gefüllt), in den man die gebrauchten Windeln nach dem Wechseln sofort hineinlegt. Wenn das Wasser Seifenpulver enthält, lassen sich Flecken später besser entfernen. Den Stuhl in der Windel kratzt man mit einem Messer in die Toilette oder man spült ihn ab, indem man die Windel in die Toilette hält und die Spülung drückt (halten Sie die Windel gut fest). Den Windeleimer säubern Sie immer, wenn Sie die Windeln waschen.

Man kocht die Windeln mit einem nicht zu scharfen Seifenpulver und spült sie drei- bis viermal. Je empfindsamer die Haut des Baby ist, desto sorgfältiger muß man spülen. Hat Baby eine unempfindliche Haut, dann genügt es, die Windeln zweimal zu spülen.

Wenn Ihr Kind zu einer Windeldermatitis neigt, müssen Sie weitere Vorkehrungen treffen. Lesen Sie Abschnitt 352 über Windeldermatitis.

Werden die Windeln und andere Kleidungsstücke hart und nehmen sie keine Feuchtigkeit mehr auf oder färben sie sich durch Seifenrückstände grau, so können Sie sie durch einen Wasserenthärter wieder weich und sauber bekommen. Nehmen Sie bitte keinen Weichspüler, da dieser auf der Oberfläche des Gewebes einen Film zurückläßt, der die Wasseraufnahme behindert.

Der Stuhlgang

282. Reflektorische Vorgänge. Bei den meisten Menschen fangen die Eingeweide bald nach einer Mahlzeit an zu arbeiten, weil durch die Füllung des Magens auch die daruntergelegenen Darmabschnitte zur Tätigkeit angeregt werden. Dieser Vorgang ist nach dem ersten Frühstück und der vorausgegangenen, langen Nachtruhe meist besonders ausgeprägt.

In den ersten Lebensmonaten kann dieser reflektorische Vorgang nun besonders stark in Erscheinung treten, vorwiegend bei Brustkindern, wo er sich manchmal sogar nach jeder Mahlzeit auswirkt. Unangenehmer ist er allerdings bei Babys, die schon bald nach dem Beginn des Fütterns anfangen zu pressen, so daß sie nicht weitertrinken können, dabei aber nicht einmal etwas hervorbringen. Lassen Sie in solchem Fall dem Darm des Kindes eine Ruhepause und versuchen Sie es kurze Zeit später nochmals.

283. »Kindspech« oder Mekonium wird vom Baby am ersten Tag nach der Geburt entleert, es sieht grünschwarz aus und ist von geschmeidiger, dabei aber zäher Beschaffenheit. Später dann sieht der Stuhl braun bis gelb aus. Hat das Neugeborene bis zum zweiten Tag nichts entleert, muß der Arzt benachrichtigt werden.

284. Das Brustkind kann viel, aber auch wenig Verdauung haben. Ein Brustkind hat während der ersten Wochen seines Lebens für gewöhnlich mehrmals täglich Verdauung. Einige Kinder haben nach jedem Füttern etwas in der Windel. Der Stuhl hat eine hellgelbe Farbe. Er ist eher dünn als fest, die Verdauung bei Brustkindern ist niemals zu fest. Im Laufe der ersten zwei bis drei Monate ändert sich dann meist der Verdauungsrhythmus bei Brustkindern, sie haben wesentlich weniger Stuhlgang, einige einmal am Tag, manche sogar nur jeden zweiten Tag. Das kann eine Mutter, die in der Überzeugung aufgewachsen ist, daß jeder Mensch einmal am Tag Verdauung haben muß, beunruhigen. Das ist kein Grund, sich Sorgen zu machen, wenn das Baby im übrigen gesund ist und sich wohl zu fühlen scheint. Der Stuhl des Brustkindes bleibt weich, auch wenn das Kind nur alle zwei bis drei Tage Verdauung hat.

Einige Brustkinder mit nur gelegentlichem Stuhlgang müssen nach zwei oder drei Tagen sehr stark »drücken«. Dennoch ist der Stuhl sehr dünn. Man kann dies damit erklären, daß er durch seine Beschaffenheit keinen ausreichenden Druck auf die Innenseite des Afters ausüben kann. Wenn man etwas pürierte Pflaumen oder Zuckerwasser in den Speisezettel aufnimmt, bessert sich dieser Zustand meist. Zwei bis drei Teelöffel Pflaumen täglich sind ein erprobtes Mittel. Abführmittel allerdings müssen vermieden werden. Auch Zäpfchen oder Einläufe sollten nicht verwendet werden, um das Kind nicht davon abhängig zu machen. Versuchen Sie, das Problem mit Pflaumen oder Zuckerwasser zu lösen.

285. Die Verdauung des Flaschenkindes. Das Baby, das mit der Flasche ernährt wird, hat für gewöhnlich zwischen ein- und viermal am Tag Verdauung. Wenn es älter wird, verringert sich die Anzahl der Stühle auf ein bis zwei am Tag. Die Anzahl indessen ist unwichtig, wenn der Stuhl die richtige Beschaffenheit hat, und das Baby gut gedeiht.

Der Stuhl des Flaschenkindes ist überwiegend teigig und von hellgelber bis braungelber Farbe. Sehr junge Säuglinge können auch Stühle haben, die fast wie Rührei aussehen. Wenn sie sich dabei aber offensichtlich wohlfühlen und gut gedeihen, hat das weiter keine Bedeutung.

Die am meisten verbreitete Verdauungsstörung bei Flaschenkindern besteht in der Neigung zu Verstopfung, auf die wir in Abschnitt 347 noch zu sprechen kommen. Einige Säuglinge zeigen in ihren ersten Monaten eine Neigung zu grünlichen, wie geronnen aussehenden Stühlen.

Sieht der Stuhl immer ein klein wenig locker aus, müssen Sie sich keine Sorgen machen, wenn sich das Kind ansonsten normal entwickelt und der Arzt auch nichts Krankhaftes feststellt.

286. Veränderungen der Stühle. Es ist ganz natürlich und hat nichts zu bedeuten, daß die Verdauung des einen Babys anders ist als die des anderen, solange sich beide gut entwickeln. Es hat allerdings etwas zu bedeuten, wenn sich die Verdauung des gleichen Babys plötzlich ändert. Dann sollte der Arzt um Rat gefragt werden. Grünlicher Stuhl kommt zum Beispiel bei Brust- und auch Flaschenkindern durchaus vor. Ist der Stuhl immer grünlich und fühlt sich das Baby wohl, ist das kein Anlaß zur Sorge. Wenn der Stuhl vorher breiig war, auf einmal aber etwas flockig, etwas dünner und etwas häufiger wird, so kann das von einer leichten Verdauungsstörung oder einer leichten Infektion herrühren. Wird der Stuhl aber plötzlich sehr dünn, kommt sehr häufig, ist sehr grünlich und riecht auch anders, so ist dies fast immer ein Zeichen dafür, daß es sich hier um eine – leichte oder auch schwere – Darminfektion handelt. Allgemein gesagt sind Veränderungen in der Häufigkeit und Festigkeit des Stuhls wichtiger als Veränderungen in der Farbe.

Schleim im Stuhl hat das Baby für gewöhnlich bei Durchfall. Auch das ist ein Zeichen dafür, daß der Darm nicht ganz in Ordnung ist. Er kann aber seine Ursache auch in anderen Übeln haben, etwa in einer Halsentzündung oder einem Bronchialkatarrh. In den ersten Wochen ihres Lebens haben Babys oft auch ohne besonderen Grund schleimige Stühle.

Wenn der Nahrung des Babys ein *neues Gemüse* hinzugefügt wird, kann es vorkommen, daß ein Teil davon ebenso wieder zum Vorschein kommt, wie es hineingewandert ist. Wenn sich außerdem Darmstörungen bemerkbar machen, wenn also der Stuhl dünner oder schleimig wird, gibt man weniger von diesem Gemüse oder läßt es zunächst ganz weg. Treten aber keine weiteren Störungen auf, kann man das Gemüse ruhig weiterfüttern und die Menge ganz langsam erhöhen, bis das Verdauungssystem des Babys gelernt hat, damit fertig zu werden. Stühle, die dem Licht ausgesetzt sind, können braun oder auch grün werden – das hat nichts zu sagen.

Kleine Blutflöckchen an der Außenseite des Stuhles rühren gewöhnlich von einem leichten Riß des Afters her, den zu fester Stuhl verursacht hat. An sich ist das nicht weiter gefährlich, aber man kann den Arzt doch um Rat fragen, wie die Verstopfung zu beseitigen ist. Das ist aus psychologischen Gründen ebenso wichtig wie aus physiologischen (siehe Abschnitt 577). Größere Mengen Blut im Stuhl sind sehr selten und können von Darmmißbildung, schwerem

Durchfall oder auch von einer sogenannten »Invagination«, wo sich ein Darmabschnitt in den nächstunteren einstülpen und damit zu einem Darmverschluß führen kann, herrühren (Abschnitt 760). In diesem Fall muß der Arzt sofort gerufen oder das Kind in ein Krankenhaus gebracht werden. Die *Durchfallerkrankungen* werden später noch besprochen (350 und 351).

Das Baden

Nach ein paar Wochen Erfahrung genießen fast alle Babys das Bad in der Wanne. Nehmen Sie sich also ruhig etwas Zeit dafür. Genießen Sie es mit Ihrem Baby.

287. Man badet ein Baby vor dem Füttern. Im allgemeinen ist es üblich, das Baby vor der 10-Uhr-Mahlzeit am Vormittag zu baden, doch an sich könnte es auch vor jeder anderen Mahlzeit geschehen – auf keinen Fall *nach* dem Füttern, weil das Kind ja dann schlafen soll. Wenn der Vater dabeisein möchte, kann man das Baby auch um 18 oder 22 Uhr baden. Ist das Kind soweit, daß es auf weniger Mahlzeiten umgestellt wird, ist es vielleicht richtiger oder bequemer, es vor seiner Mittags- oder Abendmahlzeit zu baden. Von einem Jahr an darf man das Kind dann auch nach dem Abendbrot baden, vor allem dann, wenn es seine letzte Mahlzeit sehr früh bekommt. Die Temperatur im Raum muß gut warm sein, damit es sich nicht erkältet.

288. Gründliches Waschen genügt auch. Obwohl es üblich ist, das Baby jeden Tag in einer großen Schüssel oder einer Wanne zu baden, ist es doch nicht absolut notwendig, es öfter als ein- bis zweimal in der Woche zu baden, wenn man den Säugling sauber genug um die Windelgegend und um den Mund herum hält. Bei großer Kälte z. B. oder auch, wenn die Räume nicht warm genug sind, wäre es ratsam, das Baby nicht so oft zu baden. Gründlich waschen allerdings muß man es jeden Tag. Unerfahrene Mütter haben zuerst Angst davor, ihr Baby in der Wanne zu baden – das kleine Wesen scheint so hilflos und zerbrechlich, und es könnte einem so leicht aus den Händen gleiten, besonders wenn es eingeseift ist! Und das Baby mag sich zuerst auch ungemütlich in der Wanne fühlen, weil es die Unsicherheit der Mutter spürt. Während der ersten Wochen genügt es tatsächlich, das Kind gründlich zu waschen. Man kann das Baby auf dem Wickeltisch oder auf dem Schoß waschen, es empfiehlt sich, eine wasserdichte Unterlage zu benutzen. Gesicht und Kopf werden mit einem weichen Waschlappen und klarem warmen Wasser gewaschen – das Köpfchen kann ein- bis zweimal in der Woche mit Seife gewaschen werden. Dann wird der Rest des Körpers leicht mit dem Lappen oder der Hand eingeseift. Die Seife mit dem gut ausgespülten Lappen mindestens zweimal abspülen, besonders auf die Hautfalten achten! Mit dem Baden fängt man erst an, wenn der Nabel geheilt ist.

289. Das Bad in der Wanne. Bevor man mit dem Baden beginnt, sollte man sich vergewissern, daß alles griffbereit ist, was man braucht. Denn wenn man etwas vergißt, muß man mit dem nassen Baby im Arm unnötig herumlaufen. Armbanduhr abnehmen. Eine Schürze oder ein weißer Kittel schont die Kleider.

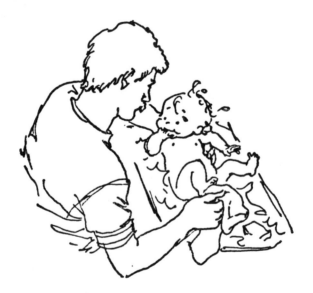

Man hält das Baby so, daß sein Kopf auf dem linken Handgelenk liegt, und die Finger das Kind an Schultergelenk und Achselhöhle halten.

218

Zum Baden braucht man: Seife (milde, überfettete Babyseife), Waschlappen, Badetuch, Watte zum Reinigen von Nase und Ohren, Babyöl und Puder, Hemdchen, Jäckchen, Windeln, Wickeltuch oder, etwas später, Strampelhöschen.

Das Kind kann praktisch in jeder größeren Schüssel gebadet werden, in die man genügend Wasser tun kann, auch im Abwaschtisch oder im Handwaschbecken, wenn es groß genug ist (siehe Abschnitt 92). In der großen Badewanne wird man es lieber nicht baden, weil das für die Mutter viel zu anstrengend wäre, und sie hätte dann das Baby auch nicht so sicher im Griff. Spezielle Babybadewannen werden von den Müttern natürlich sehr geschätzt, vorausgesetzt, daß man sich die Mehrausgabe leisten kann und genügend Platz dafür vorhanden ist. Die Mutter sollte sich das Bad des Babys so bequem wie möglich einrichten, damit sie Rücken, Arme oder Beine nicht unnötig anstrengt. Das Wasser muß etwa Körpertemperatur haben, ein Badthermometer ist für die unerfahrene Mutter eine Beruhigung, doch nötig ist es nicht. Man kontrolliert die Wärme des Wassers mit dem Handgelenk oder dem Ellenbogen, es sollte sich angenehm warm anfühlen. Bei den ersten Malen nehme man besser nicht allzuviel Wasser, da man das Baby noch nicht so sicher im Griff hat; hat man dann genügend Übung, dann kann man ihm ein richtiges Vollbad geben. Die Wanne ist weniger schlüpfrig und glatt, wenn man sie mit einer Windel auslegt. Man nimmt das Baby so, daß sein Kopf auf dem linken Handgelenk liegt und die Finger der Hand das Kind fest an Schultergelenk und Achselhöhle halten. Zuerst wird das Gesicht gewaschen, ohne Seife, mit einem weichen Waschlappen, dann das Köpfchen, das jedoch nur zweimal in der Woche eingeseift zu werden braucht. Die Seife wird vorsichtig, aber gründlich wieder abgespült, der Lappen sollte nicht zu naß sein, damit dem Baby nicht Wasser und Seife in die Augen laufen. (Es gibt Shampoos für Kinder, die nicht so stark in den Augen brennen.) Dann wird der ganze Körper eingeseift, das kann man mit der Hand oder mit dem Lappen tun. Seien Sie vorsichtig bei den äußeren Schamlippen. Abschnitt 295 gibt Hinweise zum Waschen des beschnittenen und unbeschnittenen Penis. (Wenn Sie Seife nehmen, ist es einfacher, Ihre Hand einzuseifen als den Waschlappen, wenn Ihre andere Hand das Kind hält.) Wird die Haut des Kindes trocken, ist es besser, ein- oder zweimal in der Woche auf Seife zu verzichten.

Wenn man zuerst Angst hat, man könnte das Baby nicht sicher halten, seift man es auf dem Wickeltisch oder Schoß ein und spült es in der Wanne ab, indem man es sicher mit beiden Händen festhält.

Zum Abtrocknen benutzt man ein weiches Badetuch oder ein großes Handtuch. Man tupft mehr, als daß man rubbelt. Ist der Nabel noch nicht vollständig abgeheilt, muß er nach dem Baden sorgfältig mit sterilem Mull trockengetupft und abgedeckt werden.

290. Ohren, Augen, Nase, Mund und Nägel. Von den Ohren wird nur die Ohrmuschel und der Eingang zum Gehörgang gereinigt. Nehmen Sie dafür nur einen Waschlappen, keinen Baumwolltupfer. Reinigen Sie nie den Gehörgang selbst! In ihm wird das sogenannte Ohrenschmalz gebildet, das den Gehörgang schützt und ihn auch reinigt.

Die Augen werden automatisch durch die Tränen gereinigt, gesunde Augen braucht man niemals zu baden, und man braucht auch keinerlei Tropfen hineinzutun.

Der Mund braucht keine besondere Pflege.

Die Nägel schneidet man am besten, wenn das Baby schläft, mit einem Knipser unter Umständen leichter als mit einer Nagelschere.

Auch für die Nase hat die Natur ein vorzügliches Reinigungssystem ersonnen: kleine unsichtbare Härchen befördern Nasenschleim und Staub die Nasengänge hinab und auf die Öffnung zu, wo sich das Zeug in den größeren, sichtbaren Härchen sammelt. Das aber kitzelt, Baby muß niesen, oder es reibt mit dem Fäustchen – auf diese Weise wird die Nase freigehalten. Beim Baden oder Waschen kann man dann das Näschen vorsichtig mit einem weichen Lappenendchen säubern.

Wird das Baby dadurch zu ärgerlich, sollten Sie diese Säuberung nicht zu lange dauern lassen.

Wenn allerdings die Nase des Babys verstopft ist, so daß es nicht frei atmen kann, dann muß man die Nase säubern, auch wenn es ihm nicht gefällt. Man feuchtet mit einem Wattepfröpfchen das Naseninnere etwas an, damit der Schleim sich lösen kann, und holt ihn dann vorsichtig heraus.

291. Öl oder Puder? Es macht zwar Spaß, das Baby nach dem Baden mit Öl oder Puder sozusagen kosmetisch zu behandeln, aber wirklich notwendig ist es in den wenigsten Fällen. (Wenn es nötig wäre, hätte die Natur es anders eingerichtet.) Puder ist zu empfehlen, wenn das Kind leicht wund wird. Hautfalten und kleine Speckrillen müssen manchmal mit Puder trockengehalten werden. Man gehe mit der Puderbüchse vorsichtig um, es wäre falsch, Baby in Wolken von Vasenol-Puder zu hüllen, den es dann in die Nase bekommt und einatmet. Am besten ist es, man streut ein wenig Puder in die eigene Hand und verreibt ihn dann zart auf die empfindsamen Stellen, so daß auch keine Puderklümpchen in den Hautfalten sitzenbleiben können. Wenn das Baby eine sehr trockene Haut hat oder eine Neigung zum Wundsein zeigt, kann man Babyöl oder Babycreme benutzen.

Der Nabel

292. Das Heilen des Nabels. Solange das Baby im Mutterleib ist, wird es durch die Blutbahnen der Nabelschnur ernährt. Gleich nach der Geburt wird die Nabelschnur getrennt, und zwar nicht am Körper des Babys. Das Stümpfchen, das zurückbleibt, trocknet ein oder fällt ab. Das dauert etwa eine Woche, braucht es etwas länger, dann ist es auch kein Grund, sich Sorgen zu machen. Wenn das Nabelstümpfchen abfällt, bleibt eine kleine wunde Stelle, und es dauert ein paar Tage, manchmal auch Wochen, bis sie geheilt ist. Die kleine wunde Stelle muß nur sehr sauber- und trockengehalten werden, damit sie sich nicht entzünden kann. Wenn man den Nabel trockenhält, bildet sich eine Schorfschicht, die ihn schützt, bis er ganz geheilt ist. Der Nabel muß nicht abgedeckt werden, er bleibt so trockener. Baden darf man das Baby erst, wenn der Nabel abgefallen ist. Trocknen Sie den Nabel danach mit einem Handtuchzipfel oder einem sterilen Mulltupfer ab, bis er ganz verheilt ist. Manchmal blutet er auch noch ein klein bißchen oder wässert bis zur vollständigen Abheilung noch etwas.

Es empfiehlt sich, das Baby so zu wickeln, daß der noch nicht verheilte Nabel frei bleibt, damit die Nässe der Windeln nicht daran kommt. Wird der noch nicht verheilte Nabel feucht und sondert Flüssigkeit ab, ist er besonders aufmerksam vor ständiger Feuchtigkeit durch die Windeln zu schützen und die Hautfalten um den

Nabel herum jeden Tag mit einem mit Alkohol befeuchteten Mulltupfer zu reinigen. Wenn sich die Heilung verzögert, kann der Nabel ein kleines Geschwülstchen, das sogenannte »Granulationsgewebe« aufweisen. Das ist aber kein Grund zur Besorgnis. Der Arzt wird dies mit antiseptischen Mitteln behandeln, die das Trocknen und das Abheilen beschleunigen werden.

Wenn der Nabel und die nähere Umgebung sich röten, ist es ein Zeichen für eine Entzündung, und man sollte sofort den Arzt konsultieren. Bis man ihn erreichen kann, mache man ständig feuchte Umschläge.

Manchmal wird der Schorf des noch nicht ganz verheilten Nabels durch die Reibung der Windeln abgerissen, es kann dann vorkommen, daß der Nabel ein wenig blutet. Das braucht die Mutter nicht zu beunruhigen.

Der Penis

293. Die Vorhaut ist die Hautfalte, die die Peniseichel bei der Geburt bedeckt. Die Öffnung in der Vorhaut ist bereits groß genug, um den Urin hindurchzulassen, aber auch klein genug, um die Öffnung des Penis vor Windeldermatitis zu schützen. (Lesen Sie Abschnitt 776 über wunde Flächen auf der Peniseichel.) Wenn das Baby älter wird, beginnt sich normalerweise die Vorhaut von der Eichel zu trennen, so daß man sie jetzt zurückziehen kann. Dieser Prozeß wird etwa im Alter von drei Jahren abgeschlossen sein. Bei einigen Jungen dauert es länger, manchmal bis zum Jugendalter, bis sich die Vorhaut vollständig zurückziehen läßt. Das muß dem Kind keine Sorgen bereiten, denn auch ohne die Vorhaut zurückzuziehen kann man den Penis durch regelmäßiges Waschen sauber halten.

Wenn Sie die Vorhaut des Babys ganz vorsichtig so weit zurückziehen, bis Sie einen Widerstand spüren, werden Sie eine weißliche käsige Flüssigkeit, das Smegma, auf der Peniseichel bemerken. Das ist ganz normal. Das Smegma wird von den Zellen der Vorhautinnenseite gebildet und vermeidet, daß die Vorhaut und die Peniseichel aufeinander scheuern. (Es befeuchtet auch die Peniseichel beim Geschlechtsverkehr.)

294. Beschneidung. Bei der Beschneidung wird die Vorhaut entfernt, so daß die Peniseichel nicht mehr bedeckt wird. Das geschieht meistens in den ersten Tagen nach der Geburt. Die genaue Herkunft der Beschneidung ist nicht bekannt, man weiß aber, daß sie seit mindestens 4000 Jahren in vielen Teilen der Welt aus den verschiedensten Gründen durchgeführt wird. Bei den Juden und Mohamedanern sind es religiöse Gründe. In einigen anderen Kulturen ist es ein Ritual der Pubertät, um den Übergang ins Erwachsenenalter deutlich zu machen.

In der Bundesrepublik Deutschland ist die Beschneidung sehr selten. Viele Ärzte nehmen an, daß die normale Ansammlung von Smegma unter der Vorhaut unter Umständen zu leichten Entzündungen oder Infektionen führen kann. Es ist aber so, daß regelmäßiges Waschen diese Probleme genauso verhindert wie eine Beschneidung es tun würde.

Wissenschaftler waren der Meinung, daß die Frauen nicht beschnittener Männer häufiger Karzinome des Muttermundes entwickeln als Frauen von beschnittenen. Diese Auffassung ist durch jüngste Forschungsergebnisse widerlegt worden. In den späten 80er Jahren deuteten Studien an, daß nicht beschnittene Jungen im Kindesalter häufiger Entzündungen der Harnwege erleiden. Die Studien haben aber nicht untersucht, ob diese Jungen den Penis regelmäßig gewaschen haben, so daß es also keinen eindeutigen Beweis dafür gibt, daß die Beschneidung solche Infektionen verhindert. (Auch bei beschnittenen Jungen kommen Infektionen der Harnwege vor.) Bei frühzeitiger Diagnose kann man diese Infektionen leicht mit Antibiotika behandeln. Eine gute Hygiene im Genitalbereich (regelmäßiges Waschen beim Baden) ist von größerer Bedeutung für die Gesundheit Ihres Babys als die Beschneidung.

Wenn Sie sich doch für eine Beschneidung entscheiden, müssen Sie wissen, daß es eine relativ harmlose Operation ist. Es kann kleinere Komplikationen geben, wie z. B. Blutungen oder eine Infektion, die jedoch leicht zu behandeln sind. Da bei Neugeborenen aufgrund des Gesundheitsrisikos noch keine Betäubung eingesetzt wird, ist die Beschneidung schmerzhaft. Die meisten Babys brauchen etwa 24 Stunden, um sich von der Anstrengung dieser Operation zu erholen. Fühlt sich Ihr Baby noch länger danach unwohl, blutet es am Penis oder schwillt dieser an, melden Sie sich sofort beim Arzt.

Meiner Meinung nach gibt es keinerlei medizinischen Grund für eine generelle Beschneidung bei Jungen. Bei einigen Eltern werden religiöse Gründe eine Rolle spielen. Wenn dies bei Ihnen nicht der Fall ist, würde ich Ihnen doch empfehlen, darauf zu verzichten.

295. Die Pflege des Penis ist von Geburt an wichtig. Dabei spielt es keine Rolle, ob das Baby beschnitten ist oder nicht. Eine gute Hygiene im Genitalbereich ist Teil der allgemeinen Erziehung der Kinder zu einer guten Hygiene.

Erfolgte keine Beschneidung, ist der Penis bei jedem Baden des Babys zu waschen. Schon die äußere Waschung der Vorhaut wird überflüssige Ansammlungen von Smegma entfernen. Manche Eltern wollen ganz sicher sein, daß die Vorhaut und die Peniseichel wirklich sauber sind. In diesem Fall können Sie die Vorhaut sehr vorsichtig, nicht zu weit, zurückziehen. Spülen Sie die Seife gut ab. *Ziehen Sie die Vorhaut niemals mit Gewalt zurück.* Das könnte zu Infektionen und anderen Komplikationen führen. Wenn das Kind älter wird, wird sich auch die Vorhaut leichter zurückziehen lassen.

Ist das Baby beschnitten worden, müssen Sie seine Windeln häufiger wechseln, bis die Wunde verheilt ist. Das vermindert das Risiko einer Reizung oder Infektion der Wunde durch Urin oder Stuhl. In der nächsten Woche, die bis zur Heilung vergeht, befolgen Sie den Rat des Arztes zur Pflege des Penis: Wie sollten Sie verbinden, baden und abtrocknen, welche Salbe oder Lotion sollten Sie nehmen. Ist die Wunde abgeheilt, können Sie den Penis ganz normal beim Baden mitwaschen.

296. Warum ist die Beschneidung nach dem Säuglingsalter gefährlich?
Die Frage der Beschneidung wird manchmal später in der Kindheit nochmals gestellt, wenn das Kind eine Infektion unter der Vorhaut hat oder wenn es masturbiert. Früher, als man die Masturbation noch nicht als einen natürlichen Vorgang anerkannt hatte und auch die Bedeutung der Gefühle des Kindes leugnete, wurde in solchen Fällen einfach beschnitten. Das bedeutet aber, das Pferd von hinten aufzuzäumen. Wir wissen heute, daß ein Junge besonders im Alter von drei bis sechs Jahren oft viel Angst hat, sein Penis könnte

verletzt werden (dies wird in Abschnitt 615 erklärt). Daher befühlt er den Penis und kann ihn dabei reizen. Eine Operation würde in einem solchen Fall seine Angst bestärken.

Eine Beschneidung nach dem Säuglingsalter ist in emotionaler Hinsicht bedenklich, da Kinder die Vorstellung haben, daß der Penis als Bestrafung abgeschnitten werden könnte (siehe Abschnitt 618). Im Alter zwischen ein und sechs Jahren besteht das größte Risiko einer psychischen Schädigung durch die Beschneidung. Selbst bis ins Jugendalter hinein bestehen psychische Risiken.

Sollte es aus medizinischen Gründen einmal notwendig sein, einen älteren Jungen zu beschneiden, müssen Sie das mit ihm vorher besprechen. Zeigen Sie ihm die Vorhaut und vergewissern Sie sich, daß er verstanden hat, daß auch nach der Operation sein Penis noch vollständig und unverletzt ist. Sagen Sie ihm, daß am Anfang der Penis etwas wund sein wird, jedoch schnell heilt. Geben Sie ihm viel Zeit, über die Beschneidung nachzudenken und Fragen zu stellen. Viele Fragen werden mehrmals gestellt werden oder auch nur anders formuliert – so lange, bis Ihr Junge mit der Antwort zufrieden sein wird. Haben Sie also Geduld und machen Sie ihm klar, daß die Operation keine Bestrafung ist.

297. Erektion. Kleine Jungen haben gelegentlich Erektionen, wenn die Blase voll ist oder während sie Wasser lassen. Diese Erscheinung ist ohne Bedeutung.

Kleidung, frische Luft und Sonnenschein

298. Die Zimmertemperatur. Die Frage, wie man ein Baby im Zimmer zudecken soll, kann natürlich nur mit allgemeinen Richtlinien beantwortet werden, da es immer von den gegebenen Umständen abhängt. Bei einem Neugeborenen unter fünf Pfund ist die eigene Wärmeregulation des Körpers noch nicht recht ausgebildet, und es muß daher vorerst in einem Brutschrank aufgezogen werden. Zwischen fünf und acht Pfund braucht es im allgemeinen keine zusätzliche Wärmezufuhr von außen; bei einer angenehmen Zimmertemperatur von etwa 20–22 ° kann es dann also bereits für sich selbst aufkommen. Wiegt es erst einmal acht Pfund und darüber, ist seine

Wärmeregulation bereits gut in Gang gekommen, und nach und nach bekommt es ja nun auch ein kleines Fettpolster, das ebenfalls schützt. Jetzt kann auch sein Schlafraum etwas kühler beschaffen sein; unter 16° sollte die Temperatur aber nicht liegen.

Babys und Kleinkinder sollten nicht direkt vor einer Klimaanlage schlafen, da dadurch ihre Körpertemperatur auf gefährliche Weise absinken könnte. Das gleiche gilt für Heizlüfter oder Heizkörper.

Das Zimmer, in dem man das Kleine aus dem Bettchen nimmt und füttert oder sich sonst mit ihm beschäftigt, sollte etwa 20–22° warm sein, eine Temperatur also, bei der sich auch ältere Kinder und Erwachsene wohl fühlen.

Bei kaltem, klarem Winterwetter enthält die Luft weniger Feuchtigkeit. Wenn diese Luft nun im Hause geheizt wird, ist sie noch viel trockener. Besonders, wenn die Temperatur auf 23–24° steigt. Trockene, heiße Luft aber dörrt und verhärtet den Nasenschleim in Babys kleiner Nase und verstopft die Atemwege. Dadurch fühlt sich das Baby höchst unbehaglich. Und es wird sich viel eher anstecken.

Junge, noch unerfahrene Eltern neigen dazu, ihr Baby in zu warmem Raum und, weil sie glauben, sie müßten es vor Erkältung schützen, auch zu warm zugedeckt zu halten. Die Folge sind manchmal sogar Hitzepickelchen – das sicherste Zeichen, daß es des Warmen zuviel war.

Ich finde, daß selbst erfahrene Eltern Kinder meist zu dick anziehen. Auch Kinder haben einen hervorragenden eingebauten »Thermostaten«, den man nur nicht unter soviel Kleidung verstecken darf; denn dann arbeitet er nicht richtig.

Wenn Baby bei kühlem Wetter im Zimmer schläft, sollte man das Fenster öffnen, damit genügend frische Luft im Raum ist. 14–15° schaden ihm nichts, wenn es warm genug angezogen ist. Ist das Kind wach und spielt, dann sollte es in normaler Zimmertemperatur gehalten werden. Überheizte Räume sind äußerst ungesund für Kinder, es ist zu empfehlen, ein Zimmerthermometer im Raum zu haben, damit man die Temperatur kontrollieren kann, falls kein Thermostat vorhanden ist, der die Temperatur regelt.

299. Kleidung. Säuglinge und Kleinkinder, die mit »Babyspeck« gepolstert sind, brauchen im allgemeinen weniger dick angezogen zu sein als ältere Kinder und Erwachsene. Man kann immer wieder beobachten, daß viele Babys eher zu warm als zu dünn angezogen sind. Das aber ist nicht gut für sie. Wenn jemand zu warm angezogen ist, verliert sein Körper die Fähigkeit, sich auf Temperaturunterschiede einzustellen. Er wird sich viel eher erkälten. Es ist also besser, das Kind eher etwas leichter als zu dick anzuziehen, und es dann gut auf seine Reaktion hin zu überwachen. Die Händchen sind kein geeignetes Thermometer, da die meisten Babys auch kalte Hände haben, wenn sie warm genug angezogen sind. Man befühle seine Beinchen, die Arme oder den Hals. Der beste Wärmemesser ist aber seine Gesichtsfarbe. Wenn einem Baby kalt wird, werden seine Bäckchen blaß, und außerdem wird es merklich unruhig werden.

Wenn man Hemdchen oder Pullover mit kleiner Kopföffnung überzieht, muß man auch daran denken, daß der Kopf des Babys eher eiförmig als kugelförmig ist! Man muß das Pulloverchen also erst über den Hinterkopf und von dort nach vorn streifen, es dabei gleichzeitig etwas nach vorn ziehen, damit man es ohne Quälerei über Stirn und Nase bekommt. Will man es dann später wieder ausziehen, müssen erst Babys Arme von den Ärmeln befreit werden, anschließend erfolgt die Prozedur dann in umgekehrter Reihenfolge wie beim Anziehen: erst über Nase und Stirn und zuletzt über den Hinterkopf.

Will man dem Baby bei kühler Zimmertemperatur auch zum Schlafen ein Mützchen aufsetzen, so sollte dies locker aus Wolle gestrickt oder gehäkelt sein, damit das Kind notfalls dadurch gut Luft bekommt, falls es ihm wirklich einmal über das Gesicht rutschen sollte!

300. Das Bettzeug. Wie schon gesagt, ist es besser, ein Kind mit Wolldecken zuzudecken als mit Federbetten. Sie sind am wärmsten und dabei am leichtesten. Sehr praktisch sind gestrickte Decken und große Wollschals, in die man das Kind auch hineinwickeln kann. Da sie verhältnismäßig dünn sind, kann man die Zahl dieser Decken der Zimmertemperatur genauer anpassen, als es bei dicken Decken möglich wäre. Ungeeignet als Zudecke für das Baby sind Baumwollsteppdecken.

Alle Decken, Daunendecken, Bettlaken sollten so groß sein, daß man sie fest unter die Matratzen stecken kann, da Babys gerne strampeln. Wasserdichte Unterlagen und Flanellunterlagen sollten gleichfalls so groß sein, daß sie gut befestigt werden können und nicht hin und her rutschen. Die Matratze muß fest und flach sein, das Baby darf nicht in einer Mulde liegen. Die Matratze des Kinderwagens muß genau in den Wagen passen, damit kein Zwischenraum entsteht, in dem Füßchen oder Händchen eines Babys eingeklemmt werden könnten. Kopfkissen in Wiege, Bett oder Wagen sind überflüssig, sogar ungesund.

301. Frische Luft. Wechsel in der Lufttemperatur sind durchaus nicht schädlich, sondern sogar zu empfehlen, weil der Körper des Babys es lernen muß, sich umzustellen und Kälte ebenso wie Hitze zu ertragen. Ein Bankangestellter z. B. wird sich bei kaltem Wetter viel eher erkälten als ein Landarbeiter, der jedes Wetter gewohnt ist. Kalte oder kühle Luft erhöht den Appetit, bringt Farbe in die Wangen und regt Menschen jeden Alters an. Ein Baby, das fortwährend in einem warmen Zimmer gehalten wird, sieht meist blaß und nach Stubenluft aus und hat nur geringen Appetit.

Es ist deshalb gut für ein Baby (wie für jeden anderen Menschen auch), zwei bis drei Stunden am Tage an der frischen Luft zu sein. Vor allem während der Heizperiode des Jahres.

Ich bin im nordöstlichen Teil der Vereinigten Staaten aufgewachsen und habe auch dort als Kinderarzt gearbeitet, wo die Eltern es für richtig halten, wenn ihre Kinder bei jedem einigermaßen erträglichen Wetter zwei oder drei Stunden täglich draußen sein sollten. Kinder freuen sich, wenn sie draußen sind, sie bekommen rote Wangen und entwickeln einen gesunden Appetit. Ich mag diese Tradition.

Wenn es draußen über 20 ° C warm ist, darf ein Kind von vier Kilogramm gerne nach draußen. Die Lufttemperatur ist nicht der einzige Faktor; feuchte, kalte Luft kühlt viel mehr aus als trockene Luft der gleichen Temperatur; auch der Wind entzieht viel Körpertemperatur. Selbst wenn die Temperatur unter dem Gefrierpunkt ist, kann ein sechs Kilogramm schweres Kind an einem sonnigen windgeschützten Ort ein bis zwei Stunden im Freien bleiben.

Im Winter ist es gut, wenn das Kind mitten am Tag draußen ist. Ist das Wetter gut, so dürfen Sie es auch länger als 3 Stunden im Freien lassen.

Wenn die Kinder älter werden und längere Zeit wach sind, würde ich sie nicht alleine draußen lassen. In der zweiten Hälfte des ersten Lebensjahres möchten Kinder andere Menschen um sich haben, auch wenn sie sich mit sich selbst beschäftigen können. Sie sollten zwei oder drei Stunden täglich mit ihren Eltern im Freien sein.

Wenn Sie in einer Stadt wohnen, und es gibt keinen Hof oder Park in der Nähe, können Sie das Kind auch in einen Wagen setzen oder es in einem Tragesitz auf Brust oder Rücken tragen. Das ist sportliches Training für Sie und dem Baby wird der enge Kontakt gefallen, es wird sich die Welt ansehen oder einfach schlafen. Und wenn Sie selbst gern draußen sind und auch die Zeit dafür finden, dann ist es für Sie und Ihr Kind am besten.

Wenn es im Sommer im Hausinneren drückend heiß wird, und Sie finden einen kühlen Ort draußen, dann ist es gut, wenn das Kind draußen etwas schlafen kann. Bleibt das Haus kühl, so würde ich das Kind dennoch ein paar Stunden täglich nach draußen lassen, jedoch dafür den frühen Morgen oder den späten Nachmittag auswählen.

Wenn Ihr Kind gerade anfängt, dreimal täglich seine Mahlzeiten einzunehmen, so können Sie die draußen zugebrachten Stunden so legen, daß der Tagesablauf nicht durcheinandergebracht wird. Allgemein aber gilt, daß das Kind zwei bis drei Stunden im Freien zubringen sollte. Später, im Alter von etwa einem Jahr, interessiert es sich für seine Umgebung; es schläft nicht ein, wenn es zu Mittag gegessen hat und sollte dann auch nicht herumgeschoben werden, sondern die Gelegenheit zu einem Schläfchen in seinem Bett haben, das bedeutet allerdings, daß für die Zeit im Freien, besonders im Winter, nur wenig Zeit bleibt. Sie können daher das Kind auch morgens ein bis zwei Stunden und nachmittags eine Stunde draußen lassen. Einige Kinder schlafen nach dem Frühstück gleich wieder ein, andere halten erst gegen Ende des Vormittags ein Schläfchen. Wenn Ihr Kind draußen nicht schlafen kann, müssen Sie mit ihm dann nach draußen gehen, wenn es wach ist.

302. Sonne und Sonnenbaden. Das Sonnenlicht enthält ultraviolette Strahlen, die in der Haut Vitamin D erzeugen. Früher, als noch nicht alle Babys das Vitamin D, das sie benötigen, durch ihre Nahrung oder als Vitamintropfen erhielten und bevor die schädlichen Auswirkungen der ultravioletten Strahlung erkannt wurden, habe ich das Sonnenbaden für Babys empfohlen. Jetzt, da man nachgewiesen hat, daß übermäßige Sonneneinwirkung in früher Kindheit mit der Entwicklung von Hautkrebs im Erwachsenenalter in Verbindung steht, rate ich dringend vom Sonnenbaden in jedem Alter ab.

Dermatologen empfehlen, die Haut durch eine Creme oder Lotion mit einem Sonnenschutzfaktor zu schützen. Dieser Faktor sollte mindestens 15 betragen, wenn das Baby oder Kind (oder auch der Erwachsene) sich direkt dem Sonnenlicht aussetzt oder den reflektierten Sonnenstrahlen am Strand oder in einem Boot. *Alle* nicht bedeckten Körperteile müssen eingecremt werden. Höhere Lichtschutzfaktoren bieten keinen größeren Schutz. Sie schützen nur länger. Am Strand sollten Babys einen Hut aufgesetzt bekommen und unter einem Sonnenschirm liegen. Kinder mit heller Haut sind empfindlicher gegenüber Sonnenstrahlen und müßten bei sonnigem Wetter immer eingecremt werden.

Der Sonnenschutz wird durch drei Wirkungsbestandteile erreicht: PABA-Ester, Cinnemate, Benzophenone. Überprüfen Sie, ob mindestens einer dieser drei Bestandteile in Ihrer Sonnencreme enthalten ist.

Das Sonnenbaden ist bei uns zur Gewohnheit geworden und eine gebräunte Haut gilt als »gesund«, schön und anziehend. Aus diesem Grund ist es natürlich schwer, sich zu einem solchen Sonnenschutz durchzuringen. Da man damit jedoch Hautkrebs verhindern kann, lohnt er sich schon.

Spielzeiten

303. Ruhige Freundlichkeit sollte den Umgangston mit kleinen Babys bestimmen. Das Baby bekommt sehr schnell ein Gefühl dafür, wieviel es seinen Eltern bedeutet. Dieses Gefühl wird gefestigt, jedesmal, wenn die Mutter es badet, anzieht, füttert, es im Arm hält, mit ihm spielt oder auch nur im gleichen Raum mit ihm ist. Wenn man es liebkost oder eine kleine lautmalerische Unterhaltung mit ihm führt, wenn man ihm zeigt, daß es das reizendste, das allerliebste Baby auf der Welt ist, so ist das Nahrung für seinen kleinen Geist, ebenso wie die Milch Nahrung für seinen Körper ist. Das ist wohl auch der Grund, warum wir Erwachsenen ganz instinktiv in eine

Babysprache verfallen, kleine Grimassen schneiden oder mit dem Kopf wackeln, wenn wir ein Baby begrüßen, auch Erwachsene, die sonst als würdig und gesetzt gelten. Unerfahrene Eltern indessen nehmen ihre neue Aufgabe manchmal so ernst und schwer, daß sie es aus pädagogischen Gründen für falsch halten, ihr Baby zu genießen. Beide Teile, die Eltern und das Kind, vermissen dann etwas.

Natürlich soll damit nicht gesagt sein, daß man nun jedesmal, wenn das Baby aufwacht, eine Unterhaltung in Babysprache mit ihm beginnen oder kindische Spiele treiben soll. Das würde das Kind nur ermüden und schließlich ein gereiztes oder unleidliches Kind aus ihm machen. Bei neun von zehn Malen braucht man keine Unterhaltung zu beginnen, wenn man zu dem Kind kommt. Es ist die freundliche, selbstverständliche Art der absoluten Gemeinsamkeit, die gut für die Mutter und gut für das Kind ist. Es ist das behagliche Gefühl, das man in den Armen spürt, wenn man sein Baby hält, das liebevolle und freundliche Gesicht, das man dem Baby zeigt, wenn es einen anschaut, und der sanfte und freundliche Ton in der Stimme der Mutter.

304. Verwöhnen darf man das Kind nicht. Es ist psychologisch gut für ein Baby, wenn es während der Spielzeit des Tages in der Nähe der Mutter und, wenn welche da sind, in der Nähe der Geschwister ist, so daß es sie sehen kann und sprechen hört und die Mutter ihm gelegentlich zeigen kann, wie man ein Spielzeug anfaßt oder wie man damit umgeht. Es ist aber nicht nötig und auch nicht vernünftig, das Kind ständig auf dem Schoß oder auf dem Arm zu halten und sich die ganze Zeit mit ihm zu beschäftigen. Das Baby kann die Gegenwart der Mutter genießen und doch lernen, sich selbst zu unterhalten. Wenn eine junge Mutter von ihrem Baby so entzückt ist, daß sie es einen Großteil seiner Spielzeit am Tag auf dem Arm herumträgt und Spielchen mit ihm treibt, wird es von diesen Unterhaltungen abhängig werden und die Zeit seiner Mutter mehr und mehr beanspruchen (siehe Abschnitte 334 und 335).

305. Dinge, auf die man aufpassen muß, und Dinge, die zum Spielen da sind. Im Laufe der Monate wacht das Baby nach seinen Mahlzeiten früher und früher auf, besonders am Nachmittag. Dann will es etwas zu tun und will Gesellschaft haben. Mit zwei, drei und vier Monaten lieben es die Babies, auf leuchtende Farben zu gucken und auf Dinge, die sich bewegen. Im Freien finden sie es wunderbar, sich bewegende Blätter und Schatten zu beobachten. Liegen sie in ihrem Bettchen oder im Zimmerwagen, studieren sie ihre Hände und Finger. Man kann um diese Zeit Streifen von helleuchtendem bunten Plastikmaterial quer über das Bettchen von der einen Seitenwand zur anderen spannen, und zwar so, daß es mit den Händen gerade daranreichen kann. Man kann auch buntbeklebte Pappkringel und -kegel herstellen, die man an einem dünnen Bindfaden von der Decke herabhängen läßt, so daß sie sich leicht bewegen. Das Kind kann sich lange damit beschäftigen, ihnen zuzusehen. Oder aber man bindet ein Eierlöffelchen, einen kleinen Plastikbecher oder dergleichen an ein Bändchen, auch davon ist das Kind fasziniert und versucht, danach zu greifen. Mit einem halben Jahr ist es nämlich sein größtes Vergnügen, nach allen möglichen Dingen zu greifen und sie in den Mund zu stecken. Es gibt genügend Spielsachen für diese erste Zeit: Klappern, Beißringe, Tiere und Puppen aus Gummi, Haushaltsgeräte, an denen es sich nicht weh tun kann. Man gebe dem Baby oder dem kleinen Kind jedoch nichts zum Spielen, was mit Farbe angestrichen ist, keine dünnen Zelluloidspielsachen, die es unter Umständen zerbeißen kann, nichts aus Glas oder Porzellan und überhaupt nicht so kleine Dinge, die es in den Mund stecken und dann verschlucken kann; bei Gummitieren und Gummipuppen sollte man die kleinen Quietschen und Pfeifen aus Metall herausnehmen.

Jeden Nachmittag, wenn das Baby in seinem Bettchen sich zu langweilen anfängt, sollte man es herausnehmen, in den Wagen legen und zu sich in den Raum holen, in dem man gerade beschäftigt ist.

Wenn man beabsichtigt, das Baby später in ein Ställchen (Laufgitter) zu setzen, sollte man es möglichst früh daran gewöhnen, sogar schon bevor es anfängt zu krabbeln, um die Freiheit auf dem Fußboden kennenzulernen. Andernfalls wird es das Ställchen von Anfang an als ein Gefängnis betrachten. Wenn es anfängt zu sitzen und zu krabbeln, wird es danach trachten, Dinge, die es in einiger Entfernung sieht, zu erlangen. Beliebte Spielzeuge sind dann hölzerne Kochlöffel, leichte Aluminium-Kochtöpfe, Topfdeckel und ähnliche Dinge. Wenn der Aufenthalt im Ställchen ihm zu langweilig geworden ist, kann man das Kind noch für ein Weilchen in ein Kinderstühlchen setzen. Es ist gut, wenn man ihm am Ende seiner täglichen Spielzeiten ein bißchen Freiheit zum Herumkrabbeln gewährt.

306. Das Ställchen (Laufgitter). In Abschnitt 76 bin ich bereits auf die unterschiedlichen Meinungen zum Ställchen eingegangen. Gewöhnlich empfehle ich ein Ställchen aus praktischen Gründen, da es ab einem Alter von drei Monaten besonders für die stark beschäftigte Mutter eine große Hilfe ist. Ställchen mit einem Netzgitter werden jetzt den Holzgittern vorgezogen, sie sind besser zu handhaben. Am Nachmittag, wenn das Baby sich in seiner Wiege langweilt, können Sie es zu sich in ein Ställchen bringen. Damit sollte man in einem Alter von drei oder vier Monaten beginnen, bevor es sitzen und krabbeln kann. Sonst würde es sich im Ställchen eingesperrt fühlen. Langweilt es sich im Ställchen, können Sie es in eine Babyhopse oder einen sicheren Babystuhl mit Tischchen setzen. Zum Abschluß sollten Sie das Baby aber noch etwas frei herumkrabbeln lassen.

Kinder sollten, selbst wenn sie es mögen, nicht die ganze Zeit im Laufställchen zubringen. Sie sollten auch herumkrabbeln dürfen, während die Eltern auf sie aufpassen. Sie sollten mindestens jede Stunde einmal geknubbelt oder von den Eltern etwas herumgetragen werden. Wenn Kinder 12, 15 und 18 Monate alt werden, möchten sie immer weniger Zeit im Ställchen zubringen.

307. Schaukel und Laufstuhl. Eine Schaukel ist schön, wenn das Kind sitzen, aber noch nicht stehen kann. Das Kind hat seinen Spaß daran, übt sich und setzt sich weniger Gefahren aus, als wenn es herumkrabbelt. Auf einer Schaukel sollten Kinder aber nicht ihre gesamte Zeit zubringen. Sie müssen auch die Möglichkeit haben, herumzukrabbeln, das Haus oder die Wohnung zu erkunden, zu stehen und zu gehen.

Es gibt Schaukeln für drinnen oder draußen, und Schaukeln mit Federn, bei denen sich das Kind abstoßen kann. Die Federn müssen so ummantelt sein, daß das Kind seine Finger auf keinen Fall verletzen kann.

Laufstühlchen sind sehr beliebt, da man das Kind dort gut aufgehoben glaubt, und einige Eltern nehmen sogar an (fälschlicherweise), daß das Kind so früher laufen lernt. *Laufstühle sind gefährlich und haben schon bei vielen Kindern zu Verletzungen geführt.* In einem Laufstuhl kann das Kind viel höher reichen, so daß es jetzt an Gegenstände herankommt, die es verletzen könnten. Außerdem liegt der Schwerpunkt höher und sie kippen leicht um. Das Kind kann sich im Laufstuhl erstaunlich schnell vorwärtsbewegen. Die schwersten Verletzungen gab es, wenn Kinder mit ihren Laufstühlen von Treppen gefallen sind. Ich stimme mit denen überein, die fordern, daß die Produktion von Laufstühlen eingestellt werden sollte.

IMPFUNGEN

Was Sie beachten sollten

308. Legen Sie ein Impfbuch an! Es ist gut, wenn man ein vom Arzt abgezeichnetes Dokument über alle Impfungen (Impfbuch) und Überempfindlichkeiten (Allergiepaß) zu Hause hat und auf Reisen mit sich führt. Das ist auch wichtig, wenn die Kinder in die Tagesstätte aufgenommen werden, in die Schule kommen oder wenn man umzieht bzw. den Arzt wechselt. Natürlich kann man auch den Arzt, der die Impfung durchführte, anschreiben oder am Telefon fragen, aber in einem medizinischen Notfall ist das oft unmöglich. Dieser Notfall ist meist eine Verletzung, wegen der ein Schutz gegen Tetanus (Wundstarrkrampf) notwendig wird. Der behandelnde Arzt muß sicher wissen, ob das Kind gegen Tetanus geimpft wurde. Bei vollständiger Impfung ist ein zusätzlicher Schutz nur in seltenen Fällen nötig.

309. Bereiten Sie Ihr Kind vor. Die beste Vorbereitung besteht darin, dem Kind ehrlich und mit einfachen Worten die Impfung zu erklären. Sagen Sie ihm, daß die Impfung weh tut, daß sie aber vor Krankheiten schützt, die viel schmerzhafter wären als die Spritze. Sagen Sie ihm auch, daß es ruhig weinen und Angst haben darf. Selbst kleine Babys, die Ihre Worte noch gar nicht verstehen, werden sich durch den Ton Ihrer Stimme beruhigt fühlen, wenn Sie sie halten und Ihnen die Notwendigkeit der Impfung erklären.

310. Von Zeit zu Zeit wurden Eltern durch Berichte in Zeitungen und im Fernsehen über Kinder beunruhigt, die auf eine bestimmte Impfung mit schweren Impfschäden reagierten. Einige dieser Eltern beschließen daraufhin, ihre Kinder überhaupt nicht impfen zu lassen, da sie fürchten, durch die Impfung würde das Kind kränker als durch die Erkrankung, gegen die der Impfstoff schützen soll. Das ist ein Fehler. Denn wir wissen, daß in den meisten Fällen die Erkrankung für die große Mehrzahl der Kinder viel gefährlicher ist als die seltene schwere Impfreaktion. Wenn Sie durch einen solchen Bericht beunruhigt sind, dann sollten Sie mit Ihrem Arzt sprechen.

Die Impfstoffe

Ihr Kinderarzt wird Sie über mögliche Nebenwirkungen der einzelnen Impfungen aufklären und Ihnen sagen, wie Sie sich dann verhalten müssen. Abschnitt 317 enthält einen Impfplan, wie er derzeitig empfohlen wird.

311. Diphtherie, Tetanus, Pertussis (Keuchhusten), (DTP). Die Impfung gegen diese drei Erkrankungen wird kombiniert gegeben (drei Impfstoffe in einer Spritze). Die erste Impfung sollte etwa im Alter von zwei Monaten erfolgen. Insgesamt werden drei Injektionen gegeben. Der Abstand zwischen den Impfungen sollte zwei Monate betragen.

Der Impfschutz nimmt nach einigen Monaten ab. Daher gibt man etwa ein Jahr nach der dritten Impfung und nochmals im Alter von vier bis sechs Jahren eine Auffrischungsimpfung. Weitere Impfungen gegen Tetanus und Diphtherie werden im Abstand von zehn Jahren wiederholt.

Verletzt sich Ihr Kind schwer an einem schmutzigen Gegenstand, kann eine weitere Tetanus-Impfung erforderlich sein, besonders wenn mehr als fünf Jahre seit der letzten Injektion vergangen sind. Fragen Sie Ihren Arzt.

Nach der Impfung kann es zu Schmerzen an der Injektionsstelle und auch zu Fieber kommen. Diese Nebenwirkungen lassen sich durch die vorbeugende Verabreichung von Acetaminophen bei der Impfung verringern. Entwickeln sich Fieber, Griesgrämigkeit, Appetitlosigkeit oder Schmerzen an der Injektionsstelle, wird Ihr Arzt Ihnen Arzneimittel zur Bekämpfung der Symptome verschreiben. Am nächsten Tag fühlt sich das Kind besser. Geht das Fieber nicht zurück, ist es nicht der Impfung anzulasten, sondern Folge einer neuen Infektion. Die Impfung löst keinen Husten oder Erkältung aus.

Meist bleibt an der Injektionsstelle mehrere Monate lang eine Verdickung in der Haut; sie hat nichts zu bedeuten.

312. Die Polio-Schluckimpfung (Sabin-Impfung) sollten alle Säuglinge im Alter von zwei Monaten, spätestens aber kurz danach erhalten. Es handelt sich um ein lebendes Virus, das im Labor gezüchtet wurde, und das geschluckt werden kann. Es gibt drei Virustypen, die Polio auslösen können; bei der Impfung müssen alle drei geschluckt werden, um ausreichenden Schutz zu gewährleisten.

Es wird empfohlen, daß ein Kind eine Dreifachimpfung erhält; die erste Dosis soll im Alter von zwei Monaten, die zweite im Alter von vier Monaten und die dritte im Alter von sechs Monaten gegeben werden. Eine vierte Dosis wird ein Jahr später, d. h. im Alter von 18 Monaten, eine fünfte bei Schulbeginn, d. h. zwischen vier und sechs Jahren gegeben. Der Impfstoff ist geschmack- und geruchlos und wird auf die Zunge geträufelt beziehungsweise mit einem Zuckerstückchen eingenommen.

Kommt es bei der Auffrischungsimpfung zu einer Verzögerung, so besteht während der überfälligen Zeit ein reduzierter Impfschutz; nach Abschluß der gesamten Impfungen ist der Schutz allerdings genauso hoch, als wenn die Impfungen in regelmäßigem Abstand gegeben worden wären, sofern insgesamt alle Impfungen gegeben worden sind. Die Polio-Impfung darf gleichzeitig mit der DPT-Impfung verabreicht werden.

Inaktivierte (abgetötete) Polio-Impfstoffe (Salk-Impfstoffe) gibt man Kindern, deren Eltern dies möchten, die gegenüber Infektionen wenig widerstandsfähig sind oder die mit Menschen leben, die eine solche herabgesetzte Widerstandsfähigkeit infolge chronischer Krankheiten oder medikamentöser Behandlung derselben haben. Bei der Schluckimpfung werden einige Polio-Viren mit dem Stuhlgang des geimpften Kindes ausgeschieden und können auf andere Familienmitglieder übertragen werden. Das ist beim inaktivierten Impfstoff nicht möglich. Ihr Arzt wird Ihnen raten, ob der Salk-Impfstoff für Sie geeigneter ist.

313. Röteln, Mumps und Masern. Vor diesen drei Viruserkrankungen werden die Kinder durch eine einzelne Kombinationsimpfung geschützt. Sie erfolgt meistens im Alter von 15 Monaten. Die Reaktion auf den Masernimpfstoff ähnelt einer ganz leichten Maserninfektion. Etwa jedes zehnte Kind hat 38 ° C Fieber, das eine Woche nach der Impfung beginnt und ein bis zwei Tage andauert; einen leichten Hautausschlag haben etwa 10 % der Kinder.

Die Regelungen zur Auffrischimpfung sind in den einzelnen Bundesländern verschieden. Erkundigen Sie sich bei Ihrem Arzt.

314. HIB: Haemophilus influenzae Typ B. Diese Krankheit wird durch das Haemophilus-Bakterium hervorgerufen und hat nichts mit dem Grippe-Virus (Influenza-Virus) gemein. In den meisten Fällen ähneln die Symptome denen einer Erkältung. Nimmt die Krankheit einen schweren Verlauf, führt sie zur Meningitis mit ihren schweren Folgen, wie Gehirnschädigung, Taubheit oder Tod.

Die Impfung gegen diese Erkrankung besteht aus drei Injektionen, die im Abstand von zwei Monaten gegeben werden. Die Erstimpfung erfolgt im zweiten Lebensmonat, eine Auffrischimpfung im Alter von 15 Monaten.

315. Varizellen-Impfstoff (Windpocken). In mehreren Ländern ist ein Impfstoff für Kinder gegen Windpocken entwickelt und erprobt worden. Er ist jedoch noch nicht zugelassen.

316. Eine Impfung gegen Pocken wird nicht mehr empfohlen, da die Erkrankung weltweit als ausgerottet gilt.

317. Empfohlener Impfplan.

Alter	Impfung
2 Monate	1. DTP, HIB und Kinderlähmung
4 Monate	2. DTP, HIB und Kinderlähmung
6 Monate	3. DTP und HIB
15 Monate	kombinierte Masern-Mumps-Rötelnimpfung, HIB-Booster
18 Monate	4. DTP und Kinderlähmung
4–6 Jahre	5. DTP und Kinderlähmung
10–12 Jahre	Masern-Boosterimpfung
14–16 Jahre	Tetanus-Diphtherie (nach dem Alter von 6 Jahren wird keine Keuchhustenimpfung mehr gegeben) und Rötelnimpfung (für Mädchen)

PROBLEME IM KINDERZIMMER

Schreien in den ersten Lebenswochen

318. Was bedeutet es? Beim ersten Kind ist es oft eine wichtige Frage. Wird es älter, ist das Schreien kein so großes Problem mehr: man macht sich weniger Sorgen, man weiß, wie sich das Kind zu den verschiedenen Tageszeiten verhält, man kann verschiedene Schreie voneinander unterscheiden – und das Kind schreit auch weniger.

Einige Fragen kommen Ihnen beim Schreien in den Sinn: hat das Kind Hunger? Ist es naß? Ist es krank? Hat es Verdauungsprobleme? Wird es von einer Nadel gepieckt? Wird es etwa verwöhnt? Eltern denken oft nicht an Müdigkeit, obgleich ein Kind deswegen am meisten schreit. Wir wollen diese Fragen eine nach der anderen beantworten.

Vieles beim Weinen und Schreien läßt sich nicht erklären. Wenn Kinder ein paar Wochen alt sind, fangen sie oft an zu quengeln. Kommt das nur morgens oder nachmittags vor, so nennen wir es eine Kolik (wenn Schmerzen, Blähungen und Winde vorkommen) oder periodisches Schreien (wenn keine Blähungen vorkommen). Schreit das Kind hin und wieder, mal am Tage und mal bei Nacht, dann können wir beruhigt sein: es ist eben ein quengeliges Kind. Ist das Kind ungewöhnlich verspannt und wirft sich umher, nennt man es ein hypertones Kind. Die Bedeutung dieser Verhaltensmuster kennen wir nicht. Wir wissen nur, daß sie nicht selten sind und daß sie, meist im Alter von drei Monaten, langsam verschwinden. Vielleicht handelt es sich um verschiedene Ausprägungen einer Grundstörung. Wir können nur vermuten, daß in der Zeit von der Geburt bis zum Alter von drei Monaten sich das unreife Nerven- und Verdauungssystem des Säuglings an die Außenwelt anpaßt; einige Säuglinge tun sich dabei schwerer als andere. Wir sollten uns daran erinnern, daß Schreien in den ersten Lebenswochen meist eine vorübergehende Sache ist, über die man sich keine Gedanken zu machen braucht.

319. Hunger? Ob man nun das Baby nach einem genauen Stundenplan füttert oder immer dann, wenn es Hunger zu haben scheint – man wird sehr bald herausfinden, wie der Lebens- und Verdauungsrhythmus seines Kindes beschaffen ist und zu welcher Zeit des Tages es den meisten Hunger hat. Das hilft einem zu entscheiden, ob das Kind Hunger haben könnte, wenn es zu ungewöhnlichen Zeiten schreit. Hat das Baby bei seiner letzten Mahlzeit weniger als die Hälfte der sonst um diese Zeit üblichen Mahlzeit genommen, so könnte es Hunger haben, wenn es aufwacht und schreit, bevor seine Zeit herangekommen ist. Es könnte, es muß nicht der Grund sein. Ein Baby, das sehr viel weniger als seine übliche Portion genommen hat, schläft ebensooft ruhig und friedlich seine vier Stunden durch.

Wenn das Kind bei der letzten Mahlzeit sein Durchschnittsquantum genommen hat, nach zwei Stunden aber wieder aufwacht und schreit, kann es kaum Hunger sein (wacht es schon innerhalb der ersten Stunde nach der Mahlzeit wieder auf, besonders am Nachmittag oder Abend, dann leidet es unter Blähungen); hat es nach dem Füttern bereits drei bis vier Stunden geschlafen, kann man zuerst einmal annehmen, daß es schon wieder Hunger hat.

Könnte es sein, daß das Baby mit seiner Flaschenkost oder der Brustnahrung nicht mehr zufrieden oder daß nicht mehr genügend Muttermilch vorhanden ist? Diese Sorgen braucht man sich nicht zu machen. Ein Kind zeigt nicht von einem Tag zum anderen seine Unzufriedenheit mit der Art der Ernährung oder dem Quantum. In dem Fall, daß es nun größere Portionen braucht, würde es sein Fläschchen bei jeder Mahlzeit bis zum letzten Tropfen leeren und sich fordernd umgucken, weil es mehr haben möchte. Es fängt an jedem Tag ein *bißchen* früher an aufzuwachen und sich zu melden. In den meisten Fällen wird das Kind erst dann, wenn es tagelang hintereinander vor Hunger früher aufgewacht ist und nicht genügend Nahrung erhalten hat, *nach* der Mahlzeit schreien.

Normalerweise erhöht sich das Quantum der Muttermilch, wenn das Baby es braucht. Je gewissenhafter das Kind die Brust leert, desto mehr wird die Milchproduktion angeregt. Es kann natürlich vorkommen, daß die Mutter, wenn sie sehr ermüdet ist oder Sorgen hat, vorübergehend dem Baby nicht genügend Nahrung bietet.

Kurz zusammengefaßt wäre also folgendes zu sagen: Wenn ein Baby zwei Stunden oder später nach der letzten Mahlzeit hartnäckig schreit (oder früher als zwei Stunden nach einer sehr kleinen Portion), so bietet man ihm etwas an. Ist es dann zufrieden, legt man es schlafen – dann weiß man den Grund. Hat es eine ausreichende Mahlzeit zu sich genommen und fängt an zu schreien, bevor zwei Stunden um sind, ist nicht anzunehmen, daß es Hunger hat. Man lasse es 15–20 Minuten schreien (wenn man es aushalten kann), gebe ihm auch mal den Schnuller und warte ab, ob es nicht von selbst wieder einschläft. Wird das Gebrüll schlimmer, kann es nicht schaden, ihm zum Trost etwas zu trinken zu geben (man gebe es aber nicht gleich beim erstenmal, wenn man fürchtet, das Baby könne nicht genügend Muttermilch bekommen haben. Vor der Flasche immer zuerst die Brust geben!).

320. Ist es krank? Während der ersten Monate ihres Lebens sind Babys schnell einmal erkältet, oder sie holen sich eine leichte Darminfektion. Doch merkt man das meist daran, daß das Kind hustet, eine laufende Nase hat oder einen zu dünnen Stuhl. Andere Infektionen kommen sehr selten vor. Wenn ein Baby nicht nur schreit, sondern *Aussehen* und *Gesichtsfarbe* sich plötzlich verändern, messe man die Temperatur und setze sich mit dem Arzt in Verbindung.

321. Schreit das Kind, weil es naß ist oder die Windeln voll hat? Sehr wenige Kleinkinder stören sich daran. Den meisten macht es nichts aus. Trockenlegen sollte man sie dennoch.

322. Ist eine Sicherheitsnadel daran schuld? Auch wenn das nur einmal in hundert Jahren passiert, ist es besser, wenn man nachschaut.

323. Sind es Verdauungsprobleme? Man kann das Kind noch einmal ein Bäuerlein machen lassen. Verdauungsprobleme mit dünnen, schleimigen, grünen Stühlen werden im Abschnitt 352, Koliken in Abschnitt 336 besprochen.

324. Ist das Kind verwöhnt? Auch wenn ältere Säuglinge verwöhnt sein können (Abschnitt 333), kann man doch davon ausgehen, daß dies kein Grund ist, wenn ein Kind in den ersten drei Lebensmonaten schreit.

325. Übermüdung? Ein kleines Baby kann sehr sensibel sein. Ist es ungewöhnlich lange wach geblieben oder hat man sich mehr als gewöhnlich mit ihm beschäftigt (weil vielleicht Besuch im Hause war, weil man mit ihm auswärts gewesen ist, oder auch nur, weil die Eltern Lust hatten, mit ihm zu spielen), kann es vorkommen, daß es überreizt und ärgerlich wird. Anstatt daß es nun schnell einschläft, kann es überhaupt keinen Schlaf finden, und wenn Eltern oder Besucher versuchen, das Kind zu trösten und zu beruhigen, indem sie weiterhin mit ihm spielen oder ihm gut zureden, machen sie die Sache nur noch schlimmer.

Es gibt Kinder, die *niemals* friedlich und ohne daß sie erst über einen kritischen Punkt hinwegkommen müssen, einschlafen. Sie sind nach jeder Mahlzeit und dann später, wenn sie längst wach sind, so übermüdet, daß sie sich in den Schlaf schreien müssen. Manche tun das sogar mit wütendem Gebrüll. Dann plötzlich ist es still, und die Mutter weiß, nun ist Baby eingeschlafen.

Man lasse ein solches Kind etwa 15–30 Minuten schreien, wenn es das braucht. Manche Babys schlafen schneller ein, wenn man sie ruhig in ihrem Körbchen läßt, und das ist langfristig auch die beste Methode. Andere Kinder, die vor Übermüdung schreien, beruhigen sich eher, wenn man sie in sanfter Bewegung hält – man kann sie auf dem Arm ein bißchen wiegen (obwohl man ihnen das eigentlich gar nicht erst angewöhnen sollte), oder aber man fährt den Wagen oder das Körbchen, in dem sie liegen, ein bißchen hin und her.

Ich würde gelegentlich mit dem Kind herumgehen oder es in den Schlaf wiegen, wenn es sich überhaupt nicht beruhigen kann, aber ich würde das nicht wochenlang tun. Das Kind würde immer abhängiger davon und immer mehr diesen Zuspruch verlangen. Als Eltern würde Ihnen das früher oder später zuviel werden.

326. Quengelige Kinder. Vor allem Erstgeborene quengeln in den ersten Lebenswochen öfters. Einige gehen besonders auf die Nerven – an ganzen Tagen oder dem überwiegenden Teil des Tages. Die quengelige Zeit wird oft von Schlafenszeiten gefolgt, in denen das Kind wie ein Murmeltier schläft und sich kaum aufwecken läßt. Den Grund kennen wir nicht: vielleicht ist es die Verdauung durch ein noch nicht voll entwickeltes Verdauungssystem, vielleicht ist es die Reizbarkeit und Labilität des noch unreifen Nervensystems. Die quengelige Zeit ist nichts Schlimmes; sie verschwindet wieder, aber vorher haben die Eltern darunter zu leiden. Für die Eltern gibt es verschiedene Tricks: ein Schnuller zwischen den Mahlzeiten; oder das Kind fest in eine Decke einwickeln. Einige Eltern und erfahrene Hebammen meinen, daß quengelige Kinder am besten auf kleinstem Raum schlafen – einem kleinen Korb, einer Autotragetasche oder sogar einem kleinen Karton, der mit Kissen und Decken weich gepolstert ist. Haben Sie einen Kinderwagen oder eine Wiege, so können Sie beobachten, welche Bewegung Ihr Kind am besten beruhigt. Eine Fahrt mit dem Auto ist bei vielen quengeligen Kindern ein Wundermittel, aber Ärger gibt es, wenn Sie wieder zu Hause ankommen – oder bereits an jeder Ampel. Eine Wärmflasche kann ein Trost sein (Abschnitt 329). Auch mit Musik kann man es versuchen. Und für die Nerven der Eltern gibt es in Abschnitt 330 einige Hinweise.

327. Hypertone Kinder sind solche, die in den ersten Lebenswochen ungewöhnlich verspannt und ruhelos sind. Ihr Körper entspannt sich nicht gut. Ein solches Kind schreckt beim kleinsten Geräusch oder bei einer schnellen Lageänderung sofort hoch. Legt man sie zum Beispiel auf den Rücken und dreht sie nach der Seite, hält man sie locker auf dem Arm, bewegt man sich plötzlich mit ihnen, so fahren sie fast aus der Haut. Manchmal lassen sie sich monatelang nicht baden. Hypertone Kinder haben oft Koliken oder schreien regelmäßig. Ruhe ist für sie die beste Behandlung. Ein ruhiger Raum, wenige Besucher, leise Stimmen, langsame Bewegungen, ein fester Griff, wenn man sie trägt, ein großes wasserdichtes Kissen, auf das man sie legt, wenn Windeln gewechselt oder sie mit dem Schwamm gewaschen werden. Auch hilft es, sie in einer Decke gut einzupacken, sie im Bett auf den Bauch zu legen und in einem kleinen Körbchen unterzubringen (Abschnitt 326 und 329).

328. Koliken und periodisches Schreien im Alter von drei Monaten. In diesem Abschnitt beschreibe ich zwei ähnliche Erscheinungen, die miteinander in Verbindung stehen. Die erste ist die Kolik, d. h. scharfe Schmerzen im Darmbereich. Der Bauch bläht sich mit Gas, das Kind hebt oder streckt die Beine, schreit durchdringend und läßt Winde. Die zweite Erscheinung nenne ich das periodische Schreien. Auch wenn diese Kinder genügend zu essen haben, schreien sie regelmäßig täglich stundenlang erbärmlich, ohne daß sichere Hinweise für Schmerzen oder Blähungen vorliegen. Solange man sie hält und herumträgt, geben sie Ruhe. Ein Kind hat Koliken, ein anderes schreit periodisch, und ein drittes ist eine Mischung von beidem. Beide Erscheinungen sind verwandt, sie beginnen im Alter von zwei bis vier Wochen und sind meist nach drei Monaten vorüber. Beliebt ist die Zeit zwischen 18 und 22 Uhr. Häufig läuft es so ab: im Krankenhaus war das Kind unauffällig und ruhig, aber nach wenigen Tagen zu Hause schrie es täglich drei bis vier Stunden lang. Die Eltern wechseln die Windeln, drehen es vom Rücken auf den Bauch und umgekehrt, geben ihm etwas zu trinken, aber die Wirkung ist nur von kurzer Dauer. Nach ein paar Stunden fragen sich die Eltern, ob das Kind Hunger hat, weil es versucht, alles in den Mund zu stecken. Also bereiten die Eltern die Flascche, oder die Mutter beginnt mit Stillen. Zunächst ist das Kind ganz dabei, aber kurz vor dem Ende hört es auf und fängt wieder an zu schreien. Manchmal hält das Schreien zwei bis vier Stunden bis zur nächsten Mahlzeit an. Danach kommt das Kind oft auf wunderbare Weise zur Ruhe. Bei den meisten Kindern kommen diese Anfälle nur ein paarmal vor. Es gibt aber auch Säuglinge, die jede Nacht bis zum Alter von drei Monaten diese Symptome haben (die schweren Fälle heißen deshalb Dreimonatskoliken). Ganz selten können die Koliken sechs Monate lang dauern. Bei einigen Kindern sind Koliken und Schreien sehr regelmäßig. Nach jeder Mahlzeit schlafen sie wie Engel, dafür schreien sie von 18 bis 22 oder von 14 bis 18 Uhr. Ihre unglückliche Stimmung dehnen manche Kinder noch länger aus, so daß die Eltern sagen: »Nachts schläft mein Kind wie ein Murmeltier, aber den halben Tag schreit es herum.« Schlimmer ist es, wenn das Kind den ganzen Tag schläft und die halbe Nacht schreit. Andere Kinder sind am Tag ruhelos und beruhigen sich, wenn es Abend wird – oder umgekehrt. Schreien infolge einer Kolik beginnt meistens nach der Mahlzeit, manchmal sofort, manchmal eine halbe Stunde später. Im Gegensatz dazu schreit ein hungriges Kind vor der Mahlzeit.

Eltern sind beunruhigt, wenn ihr Kind scheinbar unglücklich ist, und sie denken an das Schlimmste. Sie fragen sich, wie lange das Kind so viel Schreien durchhält. Und sie fragen sich, wie lange sie es selbst aushalten. Rein körperlich gesehen gedeihen Kinder mit Koliken trotz des Schreiens ganz gut. Sie legen an Gewicht zu, meist mehr als das Durchschnittskind. Denn sie sind hungrig. Sie schlukken ihre gesamte Mahlzeit und verlangen immer noch mehr.

Hat ein Kind Koliken, so denkt die Mutter zuerst, daß sie es nicht richtig ernährt. Stillt sie, so schreibt sie es ihrer Muttermilch zu. Bei einem Flaschenkind denkt sie an eine grundsätzliche Ernährungsumstellung. In einigen wenigen Fällen verbessert das die Lage. Es ist klar, daß die Qualität der Mahlzeiten nicht die Hauptursache der Kolik sein kann. Warum sollte ein Kind vier von fünf Mahlzeiten problemlos verdauen und nur abends Schwierigkeiten machen? Koliken gibt es mit Muttermilch und mit jeder Flaschennahrung. Einige gestillte Kinder haben weniger Koliken, wenn ihre Mutter keine Kuhmilch mehr trinkt. Man sollte es wenigstens eine Woche lang versuchen.

In den meisten Fällen von Koliken und periodischem Schreien kennen wir die Ursache nicht. Man nimmt an, daß in beiden Fällen eine Spannung im Bereich des unreifen Nervensystems vorliegt. Einige dieser Kinder sind ständig hyperton (Abschnitt 327). Das Auftreten am Abend oder späten Nachmittag läßt Ermüdung als einen wichtigen Faktor vermuten. Viele Kinder bis zum Alter von drei Monaten haben Einschlafschwierigkeiten. Statt friedvoll einzuschlummern, müssen sie erst ein paar durchdringende Schreie loswerden.

329. Die Behandlung von Koliken. Das Wichtigste ist, daß die Väter und Mütter wissen: Koliken sind etwas ganz Alltägliches beim Säugling, die Situation ist nicht besorgniserregend, dem Baby widerfährt nichts, was ihm auf die Dauer schadet. Koliken bekommen meistens Kinder, die sich sonst gut entwickeln und schnell zunehmen. Die Eltern müssen wissen, daß im Alter von drei Monaten die Tendenz zu diesen kolikartigen Schmerzen überwunden ist, oft sogar schon früher. Wenn die Eltern sich das alles klarmachen, ist der Kampf schon halb gewonnen.

Einige Babys, die zu Koliken neigen (die Überempfindlichen), scheinen damit besser fertig zu werden, wenn man sie sehr ruhig hält: man lasse sie in einem ruhigen Raum schlafen, mache keine heftigen Bewegungen, dämpfe die Stimme, wenn man mit ihnen spricht. Man setze sie keinem Straßenlärm und keinem lauten Radio aus, bis sie die Periode der kolikartigen Störungen überwunden haben. Das Kolik-Baby möchte natürlich wie jedes andere Kind oft Gesellschaft haben und mit Zärtlichkeit behandelt werden. Aber all das sollte man auf sehr sanfte und ruhige Weise tun. In besonderen Fällen kann der Arzt beruhigende Mittel verschreiben.

Nehmen wir einmal an, der Arzt sei nicht sofort erreichbar. Welche Hausmittel können helfen?

In vielen Fällen ist ein Schnuller die wirksamste Behandlung (Abschnitte 387–389).

Kinder mit Koliken fühlen sich wohler, wenn sie auf dem Bauch liegen. Noch schöner ist es, wenn sie über dem Knie von Vater oder Mutter oder auf einer Wärmflasche liegen können und wenn dabei ihr Rücken massiert wird. Sie sollte warm sein, daß die Innenseite des Handgelenks bei längerer Berührung als angenehm warm empfunden wird. Als zusätzliche Vorsichtsmaßnahme sollte eine Windel oder ein Tuch um die Wärmflasche gewickelt werden, bevor das Kind daneben oder halb auf sie gelegt wird. Sollten Kinder während einer Kolik gewiegt oder herumgetragen werden? Könnte es sie zwar beruhigen, aber gleichzeitig verwöhnen? Heute haben wir weniger Angst als früher, Kinder zu verwöhnen. Werden sie getröstet, wenn es ihnen schlecht geht, verlangen sie nur selten nach diesem Trost, wenn sie sich wohlfühlen. Wenn Kinder wegen einer Kolik oder allgemeiner Reizbarkeit schreien, und wenn Wiegen oder Herumtragen ihnen Erleichterung verschafft, dann sollten die Eltern es auch tun. Wenn aber nicht, so kann man es ebensogut bleiben lassen, damit die Kinder sich nicht zu sehr an das Getragenwerden gewöhnen (Abschnitt 332).

Geht es dem Kind ungewöhnlich schlecht oder ist es auffällig verspannt, so muß ein Arzt herangezogen werden. In den meisten Fällen aber verschwindet das Problem mit dem Heranwachsen, und zwei bis drei harte Monate gehören dann für Eltern und Kind der Vergangenheit an.

330. Ein quengeliges, hypertones, von Koliken geplagtes oder reizbares Kind ist eine Belastung für die Eltern. Hat Ihr Kind Koliken oder ist reizbar, wird es zunächst beruhigt sein, wenn es hochgehoben wird. Aber nach wenigen Minuten schreit es oft mehr als zuvor. Es zappelt mit den Armen und strampelt mit den Beinen. Ihren Trost lehnt es ab – schon der Versuch, es zu trösten, scheint es in Wut zu bringen.

Das ist schmerzlich für Sie. Am Anfang bedauern Sie das Kind. Später fühlen Sie sich frustriert, weil Sie dem Kind keine Hilfe bieten können. Im Laufe der Minuten – das Kind wird immer zorniger – haben Sie als Eltern das Gefühl, daß das Kind Sie zum Narren hält: Sie werden innerlich wütend. Aber dann schämen Sie sich, weil Sie auf ein kleines unschuldiges Etwas wütend geworden sind, und Sie möchten dieses Gefühl unterdrücken. Damit steigert sich Ihre innere Spannung. Unter solchen Umständen werden alle Eltern zornig, und Sie brauchen sich deswegen nicht zu schämen. Wenn Sie zu diesem Gefühl stehen und mit Ihrem Partner darüber lachen können, haben Sie das Schlimmste schon überwunden. Zum anderen sollten Sie sich daran erinnern, daß Ihr Kind nicht böse auf Sie ist. Es weiß eben nicht, daß Sie und es Personen sind. Im ersten Lebensmonat ist das Kind ein Bündel von Organen und Nerven. Sobald Schmerz durch diesen Körper geht, fangen alle Glieder zu strampeln an, so wie ein Stoß auf die Kniescheibe den Unterschenkel in einem Reflex nach vorne schleudert.

Haben Sie das Pech, daß Ihr Kind wegen Koliken, Reizbarkeit, oder weil es quengelig ist, viel schreit, dann sollten Sie auch an sich selbst denken. Vielleicht gehören Sie zu den Eltern, die sich keine Sorgen machen, wenn Sie die Harmlosigkeit des Problems erkannt und alles getan haben, um dem Kind zu helfen. Prima, wenn Sie das können. Aber viele Eltern werden durch das Schreien besonders beim Erstgeborenen ganz nervös und aufgeregt. Für die Mutter, die ständig bei dem Kind ist, wird das besonders schwierig.

Mindestens zweimal pro Woche, möglichst aber öfter, sollte sie sich von Heim und Kind entfernen dürfen. Am besten ist es, wenn die Eltern zusammen ausgehen können. Mieten Sie sich einen Babysitter oder bitten Sie einen Freund oder Nachbarn zu kommen und die Mutter zu entlasten. Wenn Sie wie die meisten Eltern sind, zögern Sie da. »Warum sollten wir unser Kind jemandem anderen anvertrauen? Außerdem bekämen wir Gewissensbisse, wenn wir solange von zu Hause weg wären.« Ein solcher »Kurzurlaub« kann für Sie eine besondere Vergünstigung sein. Für Sie, das Kind und Ihren Partner ist es sehr wichtig, nicht erschöpft und depressiv zu werden. Wenn Sie niemanden für das Kind finden, können sich die Eltern an einem oder zwei Abenden der Woche abwechseln, um Freunde zu besuchen oder ins Kino zu gehen. Das Kind braucht nicht gleichzeitig zwei besorgte Eltern, die an seinem Bett sitzen. Laden Sie sich Freunde ein! Und denken Sie daran: alles, was Sie im Gleichgewicht hält und von übermäßiger Beschäftigung mit dem Kind fernhält, hilft letzten Endes dem Kind und dem Rest der Familie.

Kinder werden selten verwöhnt

331. Die von einigen Menschen und auch Ärzten geäußerte Meinung ist falsch: Kinder versuchen nicht bei jeder sich bietenden Gelegenheit, ihre Eltern zu schikanieren. Sie haben ein Recht auf Bedürfnisse – auf Nahrung, Spielzeug, körperliche Zuneigung, Trost bei Schmerzen, Zuspruch bei Angst, auf Eingehen bei Kontaktaufnahme und auf die beständige Liebe der Eltern. Sie haben ein Recht darauf, daß die Eltern ihnen ihre Aufmerksamkeit schenken, wann immer sie Hilfe brauchen oder sich – im vernünftigen Rahmen – vergnügen wollen. Um diese Wünsche zu erfüllen, muß man ein Kind nicht gleich verwöhnen.

Ein Beispiel: Wenn ein Kind, das sonst gut schläft, eines Nachts schreiend aufwacht, sollten die Eltern sofort zu ihm eilen, es trösten und den Grund für die Beunruhigung herauszufinden versuchen. In einigen Fällen – nicht im ersten oder zweiten Lebensmonat – wird ein Kind an ein Übermaß von Aufmerksamkeit gewöhnt, etwa wenn es krank ist oder weil die Eltern übermäßig eifrig, ängstlich oder willfährig sind. Diese Gewohnheit gibt das Kind später nur schwer wieder auf.

332. Kann man einen Säugling bereits verziehen? Diese Frage taucht in den ersten Wochen schon auf, besonders bei Kindern, die sehr unruhig sind und zwischen den Mahlzeiten aufwachen und schreien, anstatt ruhig durchzuschlafen. Die Eltern nehmen das Kind auf, tragen es hin und her, und es wird aufhören zu schreien, zumindest für diesen Augenblick. Legt man das Kind wieder hin, beginnt das Konzert gleich von neuem. Während der ersten ein bis zwei Monate braucht man sich wohl noch keine Gedanken darüber zu machen, ob man das Kind verzieht oder nicht. Es ist immer möglich, daß ein so kleines Kind innerlich Schmerzen hat. Wenn es sich also auf dem Arm und beim Hinundhertragen beruhigt, kann es sein, daß die Bewegung ihm guttut, daß sie die Blähungen verteilt. Der sanfte Druck auf Magen und Darm, den man ausübt, indem man das Kind auf dem Arm hält, lindert vielleicht die Schmerzen. Wenn man das Baby also in dieser Zeit auch etwas verwöhnt, so ist nicht anzunehmen, daß man damit seine spätere Erziehung gefährdet.

333. Vom dritten Monat an kann man etwas vorsichtiger sein. Um diese Zeit haben die meisten Babys das Stadium der Koliken, des »Weltschmerzes«, des grundlosen, nervösen Geschreis überwunden (einige wenige Babys haben etwa bis zum sechsten Monat und sogar darüber noch unter Koliken zu leiden). Man stellt nun fest, daß das Baby nicht mehr wie in den ersten Monaten plötzlich aufwacht und mit allen Zeichen krampfartiger Schmerzen schreit. Das Kind, das zuvor unmotiviert Schreikonzerte gab, obwohl es sonst ruhig und zufrieden war, hat damit allmählich aufgehört und sich an das friedliche Gleichmaß der Tage gewöhnt. Wenn diese Kinder während der vorausgegangenen drei Monate sehr oft aufgenommen und auf den Armen gewiegt wurden, sind sie natürlich etwas verwöhnt. Sie wollen ihre kleinen Spaziergänge und trostreichen Unterhaltungen weiterhin haben. Jetzt aber sollte man etwas weniger gutmütig sein. Man braucht nicht von heut auf morgen mit einem strengen Regiment zu beginnen, doch wenn Schlafenszeit ist, muß man freundlich, aber fest bleiben und das Kind daran gewöhnen, daß es nun Ruhe zu halten hat. Ernstere Formen dieses Problems werden in den Abschnitten 338 und 339 besprochen.

334. Eltern, die zu nachgiebig sind. Wenn eine Mutter sich durch das Geschrei und die Wünsche ihres Babys zu schnell herumkriegen läßt und ihm seinen Willen tut, wenn sie es also aus dem Bettchen nimmt und herumträgt, sobald es sich unzufrieden zeigt, wird sie im Laufe von zwei Monaten feststellen, daß ihr Kind das als selbstverständlich ansieht und jedesmal aufgenommen werden will, sobald es aufwacht. Ist sie weiterhin nachgiebig, wird sie es erleben, daß das Baby seine Mutter tyrannisiert und ihr dadurch das Leben schwermacht. Es bleibt nicht aus, daß eine solche geplagte Mama sich darüber ärgern wird, doch das wiederum läßt eine Art Schuldgefühl in ihr aufkommen – und alles nur, weil sie ihr Kind tatsächlich im ersten halben Jahr seines Lebens zu sehr verwöhnt hat.

335. Eltern voller Angst und Spannung. Nehmen wir den Fall, daß eine Mutter ihr Kind nicht eine Minute quengeln hören kann, und daß sie es daher die meiste Zeit mit sich herumträgt. Ist das Kind sechs Monate alt, fängt es jedesmal an zu schreien und streckt die Arme aus, wenn es abgesetzt worden ist. Hausarbeit wird dadurch unmöglich. Die Mutter freut sich nicht über ihr Sklavendasein, aber das bevorstehende Geschrei kann sie nicht aushalten. Diese seltene Situation kommt bei Müttern in unserer Gesellschaft oder in Entwicklungsländern nicht vor, wenn das Kind immer, also nicht nur wenn es quengelt, mit der Zuwendung der Mutter rechnen kann und umhergetragen wird. Ich vermute, daß das Kind die anfängliche Angst angespannter Eltern bemerkt; es fühlt sich unwohl und spürt den zunehmenden Widerwillen der Mutter; der Kleinkrieg ist vorprogrammiert.

336. Landläufige Gründe für das Verwöhnen. Wie kann es geschehen, daß Eltern ihre kleinen Kinder auf diese an sich ziemlich verbreitete Art verziehen? In erster Linie passiert es Eltern bei ihrem ersten Kinde, und es ist schwer, ihnen einen Vorwurf daraus zu machen. Das erste Kind ist das bezauberndste Spielzeug für alle Eltern in der ganzen Welt. Aber die Freude ist nicht der einzige Faktor. Im allgemeinen übertragen Eltern alle ihre Hoffnungen und Ängste, all das, was sie selbst betrifft, auf ihr erstes Baby. Da ist Angst vor der neuen Aufgabe, die noch unbekannte Verantwortlichkeit für das Wohlergehen und das glück ihres Babys, das jetzt ganz in ihren Händen liegt. Wenn es schreit, dann ist das zunächst eine unabweisbare Forderung, der sich die Eltern einfach nicht entziehen können. Beim zweiten Kind ist man schon viel klüger geworden und weiß, wie man sich zu verhalten hat. Man weiß, daß es zum Besten des Kindes nötig ist, ihm dies und das zu verweigern und nicht auf all seine Forderungen einzugehen.

Aber Eltern sind nun einmal verschieden geartet. Die einen Eltern lassen sich eher dazu verleiten, das Baby zu verziehen als andere – Eltern z. B., die sehr lange auf Nachwuchs gewartet haben und nun glauben, daß sie nur dieses eine Baby haben werden. Eltern mit zu wenig Selbstvertrauen, die sich zum Sklaven ihres Kindes machen und hoffen, daß das Kind alles das im Leben sein werde, wovon sie glauben, daß sie es niemals schaffen werden. Auch Eltern, die ein

Baby adoptiert haben und glauben, daß sie sich nun besonders anstrengen müssen, um ihren Entschluß zu rechtfertigen, neigen dazu. Oder auch Eltern, die Kinderpsychologie oder Medizin studiert haben, deren Beruf Kinderpflege war und die nun ihre Fähigkeiten unter Beweis stellen wollen (die Aufgabe ist schwerer zu bewältigen, wenn man sie theoretisch kennt). Eltern, die ein schlechtes Gewissen haben, wenn sie ärgerlich auf das Baby waren und nun versuchen, es wieder gutzumachen, indem sie ihm alles gewähren, was es verlangt. Siehe Abschnitt 594 zu übertriebener Sorge.

Was immer der tiefere Grund sein mag – alle diese Eltern sind etwas zu schnell bereit, ihre eigenen Rechte und Vorteile zu opfern. Sie sind allzu bemüht, des Babys Wünsche zu erfüllen. Das wäre nicht weiter schlimm, wenn ein Baby schon wüßte, wieweit das, was es will, vernünftig ist. Aber es weiß ja noch nicht, was für es gut ist. Die Natur hat es so eingerichtet, daß die Eltern die feste Führung zu übernehmen haben. Die instinktive Sicherheit, daß die Eltern das Richtige tun, tröstet das Kind. Sind sie indessen selbst unsicher, dann wird das Kind sich auf die Dauer auch unbehaglich fühlen. Wenn sie es bei jeder geringsten Unzufriedenheit ängstlich aufnehmen, so als sei es für das Kind schädlich, in seinem Bettchen zu bleiben, wird das Baby auch allmählich das Gefühl haben, daß ihm Schreckliches geschähe. Und je mehr sie sich seinen Wünschen unterordnen, desto anspruchsvoller wird das Baby werden. (Menschen jeden Alters werden einen anderen ausnutzen, der zu nachgiebig ist.)

337. Wie kann man allzu verzogene Kinder wieder an das normale Maß gewöhnen? Je früher man sich an die Lösung dieses Problems heranwagt, desto leichter wird man damit fertig werden. Aber es braucht eine Menge Willenskraft und, für die Dauer dieser Erziehungsperiode, nicht allzuviel Mitleid. Um sich Mut zu machen, braucht man sich nur klarzumachen, daß es für das Kind selbst schlimmer ist als für die Mutter, wenn es in unvernünftiger Weise verzogen wird und uferlos Ansprüche an seine Umwelt stellen darf. Es wird das rechte Maß sich selbst und der Welt gegenüber verlieren. Wenn man also mit einer strengeren Erziehung beginnt, so ist es nur zum Besten des Kindes.

Am klügsten ist es, man macht sich einen festen Plan (wenn nötig, sogar schriftlich), der einen den größten Teil der Zeit, während der das Baby wach ist, mit Hausarbeit oder anderen Dingen in Atem hält. Man gehe mit viel Elan an die Arbeit – das macht dem Baby Eindruck und einem selbst auch. Wenn es unzufrieden ist, wenn es ein Protestgeschrei anstimmt und seine Ärmchen hebt, erkläre man dem Baby mit freundlicher, aber fester Stimme, daß man zu tun habe, und daß es nun artig sein müsse. Obwohl es die Worte nicht begreift, wird es den Ton der Stimme doch verstehen. Man lasse sich nicht erweichen, sondern bleibe bei seiner Arbeit. Während der ersten Stunden am ersten Tag der pädagogischen Bemühungen ist es am schwersten. Das eine Baby wird die veränderte Situation eher akzeptieren, wenn es seine Mutter nicht sieht und nicht hört. Es wird sich dann unter Umständen mit etwas anderem beschäftigen. Ein anderes Baby wieder stellt sich leichter um, wenn es wenigstens ein Zipfelchen von der Mama sieht und ihre Stimme vernimmt, auch wenn sie es nun nicht mehr auf den Arm nimmt.

Wenn Sie ihm ein Spielzeug bringen oder dessen Gebrauch erklären oder am späten Nachmittag mit ihm spielen wollen, setzen Sie sich zu ihm auf den Boden. Lassen Sie den Kleinen auf ihren Arm klettern, aber fangen Sie nicht an, ihn dann herumzutragen. Wenn Sie mit ihm auf dem Boden spielen, kann er wegkrabbeln, sobald er bemerkt, daß Sie ihn nicht auf den Arm nehmen wollen. Tragen Sie ihn aber herum, wird er unter großem Lärm Widerstand leisten, wenn Sie die kleine Reise beenden wollen. Wenn er bei Ihnen auf dem Boden in einem fort quengelt, gehen Sie wieder zu Ihrer Hausarbeit über.

338. Anhaltender Widerstand gegen das Schlafengehen. Dieses Problem entwickelt sich schleichend. Meist fing es mit einer Episode kolikartiger Schmerzen oder gereiztem Schreien an. Es ist eine Form der Verwöhnung. Beispiel: Ein kleines Mädchen litt an den meisten Abenden der ersten zwei oder drei Lebensmonate unter Koliken. Die Eltern bemerkten, daß Herumgetragenwerden dem Kind Erleichterung verschaffte. Auch für die Eltern war es eine Wohltat. Nach drei oder vier Monaten dämmert ihnen dann, daß Schmerz und Unwohlsein nun eigentlich vorbei sein müßten – das Schreien wird zornig und verlangend. Das Mädchen will herumgetragen werden, weil es daran gewöhnt ist und darauf ein Recht zu haben glaubt.

Böse funkelt es seine Mutter an, wenn sie sich zur wohlverdienten Ruhe niederläßt, als wollte es sagen: »Auf, Frau, los geht's!«

Ein Baby, das einen allabendlichen Kampf mit seiner Mutter ausficht, bei dem Mama unterliegt und es erst ein Weilchen auf dem Arm herumgetragen werden muß, bevor es einschläft, erzieht sich selbst allmählich dazu, daß es wach bleibt, bis es seinen Willen durchgesetzt hat. Im Laufe der Monate hält es sich dabei immer länger wach, bis 21, 22, ja bis 23 Uhr. Seine Mutter stellt fest, daß seine Augen zufallen und sein Kopf zur Seite rollt, während sie das Baby hin und her trägt, aber sobald sie aufhört, um es ins Bett zu legen, wacht es mit einem empörten Geschrei auf.

Wenn es dazu kommt, daß das Einschlafen ein solches Problem wird, ist es für Kind und Eltern eine ermüdende, erschöpfende Angelegenheit. Das Baby wird auch bei Tage gereizt und quengelig sein und vielleicht weniger essen. Die Eltern aber werden unwillkürlich ob der gestörten Nachtruhe verbittert sein. Man sollte es einem Baby nicht durchgehen lassen, jeden Abend eine solche Vorstellung zu geben. Die Erwachsenen wissen das und wissen doch nicht, was sie dagegen tun sollen. Und selbst das Baby, darf man wohl annehmen, hat irgendwie das Gefühl, daß man ihm solche Tyrannei nicht durchgehen lassen dürfte.

Sobald die Eltern sich nur einmal klargemacht haben, daß dieser Zustand für das Baby ebenso schädlich ist wie für sie selbst, ist es im Grunde gar nicht schwer, ihn zu ändern. Die Kur ist einfach: man bringe das Baby zu einer vernünftigen Zeit ins Bett, sage liebevoll, aber bestimmt »Gute Nacht«, verlasse das Zimmer und gehe nicht wieder zurück. Die meisten Babys, die ihre armen Eltern in der so beschriebenen Weise tyrannisiert haben, werden am ersten Abend 20 bis 30 Minuten lang wütend brüllen. Wenn sie aber merken, daß sie damit nichts erreichen, schlafen sie ein. Am zweiten Abend werden sie nur noch zehn Minuten brüllen, in der dritten Nacht haben sie sich bereits daran gewöhnt.

Gewiß, für gutherzige und weiche Eltern ist es schwer, wenn sie ihr Kind schreien hören. Sie stellen sich das Schlimmste vor: es könnte den Kopf zwischen den Stäbchen des Bettchens eingeklemmt haben; es könnte sich übergeben haben und nun in seinem schmutzigen Bettchen liegen; es könnte schreckliche Angst haben, weil es nun allein ist.

Ich glaube, daß Kinder vor allem aus Wut schreien: denn diese Schlafprobleme lassen sich schnell beheben, und die Kinder erscheinen anschließend viel gelöster. Man sollte nicht auf Zehenspitzen ins Zimmer gehen, um nachzuschauen und dem Kind zu verstehen geben, daß man in der Nähe ist. Es wird nur noch zorniger und schreit länger. Einige Eltern nehmen eine Zeitschaltuhr und stellen sie auf 20–30 Minuten ein, damit sie sich über die Dauer des Schreiens keiner Täuschung hingeben. Überprotektive Eltern werden in Abschnitt 594 beschrieben.

Werden durch nächtliches Schreien Geschwister aufgeweckt oder Nachbarn verärgert, so empfiehlt es sich, das Geräusch durch einen Teppich oder eine Decke vor dem Fenster zu dämpfen. Weiche Oberflächen dieser Art absorbieren sehr viel Schall.

Empfindlichen Nachbarn sollte man sein Vorgehen erklären, damit sie sicher sein können, daß alles nur ein paar Nächte dauert und ihre Geduld nicht überstrapaziert wird.

339. Kinder, die nachts aufwachen. Diese Kinder gehen ruhig zu Bett und schlafen dann wie ein Murmeltier, wachen aber gewohnheitsmäßig mitten in der Nacht auf; häufig sieht man das am Ende des ersten und Anfang des zweiten Lebensjahres. Manchmal fängt es mit einer Ohrenentzündung an, die Schmerzen verursacht und so den Schlaf unterbricht. Wenn der Arzt die Diagnose gestellt hat, fühlen sich die Eltern oft schuldig, weil sie nicht selbst darauf gekommen sind. Strampelt das Kind in den folgenden Nächten, weint und schreit es, rennen die Eltern voller Sorge ins Zimmer, um das Kind zu trösten, obwohl die Schmerzen diesmal nicht die Ursache waren. Ich vermute, daß das Kind die Angst der Eltern spürt und die Zuwendung in der Mitte der Nacht genießt. Manchmal wacht das Kind auch nachts auf, wenn es Schmerzen beim Zahnen hat. Wie alte Menschen wachen kleine Kinder mehrmals nachts auf, um ihre Lage zu wechseln. Ich glaube, daß sie den halbwachen Zustand zum Wachzustand weiterentwickeln, weil sie dann Menschen um sich haben, Unterhaltung bekommen und vielleicht auch eine Mahlzeit.

In wenigen Fällen wacht das Kind gleich mehrmals pro Nacht auf und bleibt immer länger wach; es will dann nicht nur herumgetragen werden, sondern widersetzt sich dem Zubettgehen durch wildes Geschrei.

Die Behandlung ist meist einfach. Das Kind muß lernen, daß Wachsein und Schreien ihm nichts bringen. Man erreicht es, wenn man das Kind einmal zwei oder drei Nächte schreien läßt und nicht zu ihm geht. Das Geschrei hält in der ersten Nacht meist 20 bis 30 Minuten an (subjektiv erscheint es viel länger); in der zweiten Nacht sind es noch zehn Minuten, und in der dritten Nacht gibt es sofort Ruhe.

Nach meiner Erfahrung muß aber noch etwas anderes dazukommen. Beim Aufwachen darf das Kind die Eltern nicht sehen. Sieht es sie trotzdem, so wird es wütend und schreit endlos, auch wenn die Eltern so tun, als schliefen sie. Bis die Gewohnheit durchbrochen ist, muß das Kind mindestens ein paar Nächte sein Bett in einem anderen Raum haben, auch wenn das unbequem scheint. Ist es absolut unmöglich, so kann man die Betten auch durch einen Wandschirm oder Vorhang optisch trennen. Im vorherigen Abschnitt wurden weitere Vorschläge dazu gegeben. Eine Reihe von Kinderärzten, Kinderpsychologen und -psychiatern vermuten, daß das nächtliche Aufwachen im Alter zwischen 6 und 18 Monaten eine Folge der Trennungsangst ist (Abschnitt 591). Die beste Behandlung wäre, wenn Mutter und Vater in das dunkle Zimmer gehen, sich neben die Wiege setzen und leise dem Kind zusprechen (»Ganz ruhig, Mutti ist da. Schlaf jetzt schön ein.«). Wenn das funktioniert, ist diese Methode leichter, als wenn das Kind zwei oder drei Nächte lang schreit. Funktioniert sie nicht, so empfiehlt sich die oben beschriebene und weniger zartfühlende Methode.

340. Das verwöhnte Kind, das erbricht. Einige Säuglinge und kleine Kinder erbrechen leicht, wenn sie aufgeregt sind. Die Eltern sind dann nervös und ängstlich, sie putzen das Erbrochene weg, versuchen netter zu sein und kommen beim nächsten Schreien viel schneller angelaufen. Kinder machen sich das zunutze, und beim nächsten Wutanfall geht das Spucken noch früher los. Andererseits ängstigen sie sich beim Erbrechen, weil sie spüren, wie sehr es die Eltern beunruhigt. Ich finde, daß Eltern beim Erbrechen ihrer Kinder kühles Blut bewahren sollten, damit sie nicht untergebuttert werden. Wenn sie das Kind zu Bett bringen wollen, dann dürfen sie jetzt keine Konzessionen machen. Das Erbrochene kann man noch wegwischen, wenn das Kind eingeschlafen ist.

Verdauungsstörungen

Man sollte den Arzt gleich verständigen, wenn sich des Babys Verdauung plötzlich ändert. Es hat keinen Zweck, selbst eine Diagnose stellen zu wollen – zu viele Irrtümer sind möglich. Es gibt außer den hier erwähnten noch viele andere Gründe für Erbrechen, Krämpfe, Durchfall. Die hier aufgezählten Möglichkeiten sollen lediglich Eltern helfen, ein paar der herkömmlichsten Arten von Verdauungsstörungen eines Babys zu erkennen. Und zwar nachdem der Arzt die Diagnose gestellt hat.

341. Schluckauf. Viele Babys haben während der ersten Monate nach den Mahlzeiten regelmäßig Schluckauf. Das hat an sich nichts zu bedeuten, und wenn das Baby sein Bäuerchen gemacht hat, braucht man nichts weiter dagegen zu tun. Wenn ein Schluck warmes, abgebrühtes Wasser dem Kind hilft, kann man es ihm geben.

342. Spucken und Erbrechen sind nicht selten. Spucken sagt man, wenn der Mageninhalt meist in kleinen Schüben dem Kind zum Mund herauskommt. Der Schließmuskel des Mageneingangs ist noch nicht so funktionsfähig wie bei älteren Kindern oder Erwachsenen. Spucken läßt sich durch viele Bewegungen auslösen: Hochwerfen, zu starkes Drücken, Hinlegen, oder die Magenbewegungen selbst.

Die meisten Säuglinge spucken in den ersten Lebensmonaten sehr oft, ohne daß dies eine Bedeutung hätte. Einige spucken nach jeder Mahlzeit gleich mehrmals, andere nur gelegentlich. (Milchflecken lassen sich aus Laken, Windeln und Kleidungsstücken besser entfernen, wenn man sie zunächst in kaltes Wasser legt.)

Man spricht von Erbrechen, wenn der Mageninhalt mit einiger Kraft ausgestoßen wird und nicht einfach aus dem Mund fließt. Frischgebackene Eltern bekommen einen Schreck, wenn das Kind zum erstenmal eine größere Menge Milch erbricht. Ist das Kind gesund, so besteht kein Grund zur Beunruhigung. Besonders hypertone Säuglinge (Abschnitt 327) in den ersten Lebenswochen erbrechen oft täglich einmal eine größere Menge. Wenn Ihr Kind regelmäßig spuckt oder erbricht, sollten Sie auch dann den Arzt aufsuchen, wenn die Gewichtszunahme nicht vermindert ist. Besonders sollte man sich bemühen, daß das Kind ein Bäuerchen zustandebringt. In den meisten Fällen ändert sich das Spucken und Erbrechen nicht, auch wenn Größe und Zusammensetzung der Mahlzeiten geändert werden.

Was soll man tun, wenn das Kind die gesamte Mahlzeit erbrochen hat? Soll man gleich noch einmal von vorne beginnen? Eine weitere Mahlzeit sollte nur gegeben werden, wenn das Kind erkennen läßt, daß es sehr hungrig ist. Denn oft ist der Magen durcheinander, und man sollte ihm eine Ruhepause gönnen. Denken Sie auch daran, daß Erbrochenes oft mehr aussieht als es ist. Manche Kinder scheinen die Mehrzahl ihrer Mahlzeiten zu erbrechen, und dennoch Gewicht zuzulegen.

Es ist nicht wichtig, ob die erbrochene Milch sauer oder geronnen ist. Der erste Schritt der Verdauung im Magen ist die Abgabe der Magensäure. Jedes Nahrungsmittel, das eine gewisse Zeit im Magen ist, wird angesäuert. Säure läßt Milch gerinnen. Bei manchen Kindern ist der Verschluß zwischen Speiseröhre und Magen weniger dicht als bei ihren Altersgenossen. Legt man sie gleich nach dem Essen flach, erbrechen sie häufig, da die Milch aus dem Magen in die Speiseröhre zurückfließt. Die Gewichtszunahme ist dann beeinträchtigt, und es empfiehlt sich, das Kind nach den Mahlzeiten 30 Minuten sitzen zu lassen. Dadurch wird der Rückfluß von Milch verhindert.

Spucken nimmt im Laufe der Wochen und Monate ab. Meist endet es, wenn das Kind sitzen kann. Manchmal bleibt es aber über das Krabbelalter hinaus. Einige Kinder fangen erst im Alter von mehreren Monaten zu spucken an. Probleme beim Zahnen verstärken es. Spucken verursacht Schmutz und Ärger, hat aber nichts zu bedeuten, wenn das Kind zunimmt und fröhlich dabei ist.

Das heißt natürlich nicht, daß man Erbrechen nie ernst nehmen müßte. Ein Säugling, der nach der Geburt alles erbricht, braucht dringend einen Arzt. Oft kommt das Erbrechen von Schleim im Magen und verschwindet nach wenigen Tagen, aber ganz selten verlangt es, vor allem in Verbindung mit grüner Galle, nach sofortiger medizinischer oder chirurgischer Behandlung.

Hat Ihr Kind noch nicht erbrochen und fängt damit plötzlich an, so sollten Sie seine Temperatur messen, um sicher zu sein, daß das Kind nicht krank ist. Viele Infektionen fangen mit Erbrechen an.

Machen Sie sich keine Sorgen, wenn das Kind fieberfrei ist und normal aussieht; scheint es aber krank zu sein oder erbricht es weiter, benachrichtigen Sie besser den Arzt. Tritt Erbrechen, verbunden mit Schmerzen und mit grüner Galle im Erbrochenen bei etwas älteren Kindern auf, so bedeutet dies oft einen Darmverschluß, der die Folge von gegeneinander verdrehten Darmabschnitten (Abschnitt 760) oder eines eingeklemmten Bruches (Abschnitt 811) ist. Sofortiges Eingreifen ist nötig.

343. Gefährliches Erbrechen bei Pylorusstenose. Diese seltene Ursache für Erbrechen setzt erst wenige Wochen nach der Geburt ein. Bei der Pylorusstenose öffnet sich die Verbindung zwischen Magen und Dünndarm nicht richtig. Es sind vor allem Jungen betroffen. Die Nahrung wird in hohem Bogen erbrochen und kommt weit entfernt vom Mund zu liegen. Das Erbrechen kann während oder kurz nach der Nahrungsaufnahme einsetzen. Wenn Ihr Kind gelegentlich in hohem Bogen erbricht, bedeutet das noch keine Pylorusstenose. Kommt es aber zweimal täglich vor, so muß unbedingt ein Arzt herangezogen werden. Bei gesicherter Diagnose ist eine Operation unausweichlich; sie ist einfach, und das Kind kann nach wenigen Tagen aus der Klinik entlassen werden.

344. Leichte Verdauungsstörungen und Blähungen. Bei den Dreimonatskoliken (so genannt, weil sie während der ersten drei Monate auftreten) haben Säuglinge regelrechte Anfälle von Schmerzen und Beschwerden, die jedoch mehr mit der Tageszeit zu tun haben als mit dem, was sie gegessen haben. Andere Kinder wieder haben Verdauungsbeschwerden, die von längerer Dauer sind. Die allgemeinen Symptome dafür sind eine gewisse Unruhe und Quengeligkeit des Babys; Blähungen gehen ab; es spuckt mehr als gewöhnlich und übergibt sich vielleicht auch; der Stuhl ist teils dünn, teils geronnen und vielleicht grünlich. In diesen Fällen hilft eine Änderung der Nahrung eher als in Fällen von sogenannten Koliken der ersten drei Monate. Sie sollten natürlich den Arzt konsultieren, selbst wenn das Baby bei leichten Verdauungsstörungen an Gewicht zunimmt. Absolut notwendig aber ist es, den Arzt hinzuzuziehen, wenn das Baby Verdauungsstörungen hat und nicht mehr zunimmt.

Verstopfungen

345. Was ist Verstopfung und was nicht? Das eine Baby hat regelmäßig zur selben Zeit des Tages Stuhl, das andere Baby zu ganz verschiedenen Zeiten. Das eine ist ebenso gesund wie das andere. Es wäre nichts damit gewonnen, wollte man versuchen, aus dem »unregelmäßigen« ein »regelmäßiges« Kind zu machen. Erstens läßt sich im allgemeinen eine solche Umerziehung gar nicht durchführen, zweitens besteht die Gefahr, daß man das Baby unnötig aufregt und verärgert, wenn man versucht, es so abzurichten, daß es jeden Tag zur selben Stunde Stuhl hat, besonders dann, wenn es selbst noch nicht soweit ist.

346. Verstopfung beim Brustkind. Es ist keine Verstopfung, wenn das Brustkind nur jeden zweiten Tag oder erst nach mehreren Tagen wieder Stuhlgang hat – vorausgesetzt, der Stuhl ist noch weich. Es gibt keinen Grund, warum ein Baby jeden Tag Stuhlgang haben müßte. Brustkinder haben in den ersten Monaten meist weniger Stuhlgang als Flaschenkinder.

Eine Verstopfung kann auftreten, wenn das ältere Brustkind das erste Mal feste Nahrung erhält. Die Brustmilch war so gut verdaulich, daß die Umstellung schwer fällt. Das Baby hat dann festen, unregelmäßigen Stuhlgang und scheint sich nicht ganz wohl zu fühlen. Sie können ihm etwas Zuckerwasser anbieten (ein Teelöffel Rohrzucker auf 60 ml Wasser) oder etwas Fruchtsaft oder gegarte Zwetschgen. Hält die Verstopfung länger als eine Woche an, sollten Sie den Arzt zu Rate ziehen.

347. Harter Stuhl beim Flaschenkind. Verstopfung tritt auch auf, wenn der Stuhl eines Babys, das Dosenmilchzubereitung oder Fertignahrung erhält, hart wird. Das macht den Stuhlgang für den Säugling zu einer unangenehmen Angelegenheit. Besprechen Sie das Problem mit dem Arzt. Ist er nicht erreichbar, probieren Sie zwei Hausmittel. Zuerst setzt man bei zwei Flaschenmahlzeiten jeweils einen Teelöffel Rohrzucker hinzu. Zweitens kann das Baby Zwetschgensaft oder Zwetschgenpüree bekommen. Sie geben ihm einmal am Tag zwei Teelöffel gegarte Zwetschgen, Zwetschgenkompott oder den Saft von gekochten Zwetschgen. Bei Bedarf können Sie auf vier Teelöffel und mehr steigern. Einige Säuglinge bekommen durch Zwetschgen oder Zwetschgensaft Bauchkrämpfe. Die meisten vertragen sie jedoch gut.

348. Die Hirschsprung'sche Erkrankung. Diese seltene, bei der Geburt schon vorhandene Verstopfung führt zu einer gewaltigen Ausdehnung des Dickdarms. Das kommt daher, weil die Nerven, die die Darmmuskulatur versorgen, dort von Geburt an fehlen. Weitreichende diagnostische Maßnahmen und ein chirurgischer Eingriff sind oft nötig.

349. Krampfartige (»spastische«) Verstopfung. Bei dieser Art der Verstopfung löst sich der Stuhl in einer Menge kleiner harter Bällchen. Sie kann bei der Ernährung mit Kuhmilch oder auch später bei fester Nahrung auftreten. Die einzelnen Glieder des Dickdarms ziehen sich krampfartig zusammen und verschließen in sich kleine Portionen des Stuhls, bis sie zu harten Kügelchen eingetrocknet sind. Niemand weiß, warum der Darm mancher Menschen diese Tendenz aufweist. Manchmal mag es von nervösen Spannungen herrühren. Oft ist diese krampfartige Verstopfung schwer zu kurieren. Manchmal hilft ein Wechsel in der Ernährung, oder eine bestimmte Diät, häufig aber auch nicht. Kinder können diese krampfartige Verstopfung in jedem Alter überwinden. Man sollte sie bei einem gelegentlichen Besuch beim Arzt zur Sprache bringen, im übrigen aber dem Kind viel Obst, Gemüse, Pflaumensaft und Honig geben.

Durchfall

350. Ein leichter Durchfall kommt bei Babys häufig vor. Der Darm eines kleinen Kindes ist im ersten und zweiten Jahr sehr empfindlich. Er wird nicht nur gereizt von Erregern, die Durchfall hervorrufen, sondern auch von harmloseren Keimen oder durch ein anderes Essen oder zuviel Fruchtsaft. Zum Glück verlaufen diese Störungen meistens sehr leicht. Lediglich der Stuhl wird einige Male weicher als gewöhnlich sein. Normalerweise hat er eine grünliche Farbe und unterschiedlichen Geruch. Bei dieser leichten Art der Darmreizung fühlt sich das Kind weiterhin wohl bzw. fast wohl. Es spielt aktiv, uriniert normal und zeigt auch sonst keine Symptome, von einer leicht verstopften Nase und etwas weniger Appetit einmal abgesehen. Schon nach ein oder zwei Tagen verschwindet diese Störung von selbst ohne besondere Behandlung. Hält der Durchfall länger als zwei oder drei Tage an, sollten Sie den Arzt benachrichtigen, auch wenn sich das Baby sonst nicht beeinträchtigt fühlt.

Bieten Sie zusätzlich etwas Wasser oder stark verdünnten Saft an bzw. setzen Sie neu hinzugekommene Nahrung erst einmal wieder ab. Fehlt dem Kind der Appetit, sollten Sie es für ein paar Tage ganz auf Brust- oder Flaschenmahlzeiten umstellen, bis der Stuhl wieder fester wird und das Kind sich besser fühlt.

Früher hat man einem Kind mit leichtem Durchfall gar keine feste Nahrung und auch keine Flaschenzubereitung gegeben, sondern ihm statt dessen große Mengen stark zuckerhaltiger Flüssigkeit angeboten (z. B. Apfelsaft). Neuere Studien haben gezeigt, daß diese traditionelle »Durchfalldiät« die Erkrankung noch verschlimmert. Bieten Sie also bei vorübergehend leicht dünnem Stuhl Muttermilch oder Flaschenzubereitung an und bleiben Sie ansonsten beim normalen Speiseplan. Lassen Sie das Kind soviel essen, wie es Hunger hat. Das hilft am besten.

351. Schwerer Durchfall bei Säuglingen. Ist bei einem Baby mit dünnem Stuhl nach einigen Tagen noch keine Besserung eingetreten oder hat es viel häufiger Stuhlgang oder auch Eiter und Blut im Stuhl, erbricht es, hat Fieber oder sieht auch sonst krank aus, müssen Sie sofort den Arzt oder den Notdienst rufen. Erbrechen und Durchfall sind bei Kleinkindern potentiell gefährlich, da die Möglichkeit des Wasserentzugs (Dehydration) besteht (siehe Abschnitt 757).

Ausschlag

Man sollte den Arzt bei jeder Art von Ausschlag befragen, es können allzu leicht Fehler gemacht werden.

Ekzeme werden in Abschnitt 785 behandelt.

352. Windelausschlag. Während der ersten Monate ihres Lebens haben die meisten Babys eine sehr empfindliche Haut. Besonders die Windelgegend ist leicht angegriffen. Es kommt vor, daß man das Baby mit einem wunden Hinterteil aus dem Krankenhaus nach Hause bringt. Das bedeutet nicht, daß man in der Klinik nicht zuverlässig für das Kind gesorgt hat, sondern daß seine Haut einer besonderen Pflege bedarf. Die häufigste Form des Windelausschlags sind kleine rote Pickelchen und rauhe rote Stellen auf der Haut. Einige der Pickelchen entzünden sich manchmal, und es entstehen weiße Pusteln. Wenn das Baby sehr wund ist, kann das rohe Fleisch zu sehen sein.

In den ersten Monaten wird der Ausschlag einfach auf die Einwirkung der meistens feuchten Windeln auf die zarte Säuglingshaut zurückgeführt. Fast jedes Baby ist zeitweise etwas wund. Tritt das nur in ganz geringem Maße auf und geht es genauso schnell vorbei, wie es kam, ist auch keine besondere Behandlung nötig. Bei älteren Babys wird der Windelausschlag meist durch einen längeren Kontakt der Haut mit dem warmen, säurehaltigen Urin verursacht.

Ist die Entzündung in den Hautfalten stärker ausgeprägt als auf den erhabenen Körperpartien, kann es sich auch um ein sogenanntes »seborrhoisches Ekzem« handeln. Dieser Ausschlag spricht auf eine cortisonhaltige Salbe, die der Arzt verschreibt, gut an. Sieht man viele mit Eiter gefüllte Pickel und kommt es zu erhöhten Temperaturen, so kann ein *Staphylococcus* die Ursache sein. In diesem Fall verschreibt der Arzt ein Antibiotikum. Wird der Hautausschlag durch einen Pilz verursacht, so sieht man häufig hellrote Flecken, die zusammenfließen und eine feste hellrote Fläche bilden, deren Rand von roten Punkten gesäumt ist. Auch in diesem Fall verschreibt der Arzt eine bestimmte Salbe. Abschnitt 776 behandelt wunde Flächen auf der Peniseichel.

Hat das Baby längere Zeit Windelausschlag, müssen die wasserdichten Höschen zumindest für die Dauer des Ausschlages wegbleiben. Versuchen sie es mit Windeleinlagen, die die Haut trockener halten. Waschen Sie die Windelgegend nicht mit Seife, dadurch wird der Ausschlag nur verstärkt. Nehmen Sie reines Wasser und keine Windeltücher. Wenn die Haut eine Schutzcreme braucht, sollten Sie Vaseline auftragen oder eine Salbe aus Vaseline und Lanolin. Diese haften länger als Puder, Lotion oder Öl, die sich leicht abwischen. Ein Windelservice verwendet spezielle Spülmittel beim Windelausschlag, so daß es bei starkem Ausschlag vielleicht günstig ist, darauf zurückzugreifen. Wenn Sie die Windeln zu Hause waschen, empfiehlt es sich, eine halbe Tasse hellen Weinessig in das letzte Spülwasser zu geben. Handelt es sich um einen schweren Ausschlag mit Pusteln, so ist es besser, mehrere Stunden am Tag frische Luft an alle betroffenen Stellen kommen zu lassen (ohne Salbe). Wird dem Kind kalt, kann man Brust und Beine leicht bedecken. Legen Sie das Kind auf eine Windel oder eine wasserdichte Unterlage.

Neigt Ihr Kind dazu, öfter eine schwere Windeldermatitis zu entwickeln, so sollten Sie ausprobieren, welche von den genannten Maßnahmen die besten Ergebnisse bringen.

Bei dünnen Stühlen im Verlauf einer Durchfallerkrankung kommt es auch gelegentlich zu einer wunden Stelle um den After oder auch zu hellem roten Ausschlag auf dem Gesäß. Am schnellsten heilt sie ab, wenn man die Windeln sofort nach dem Verschmutzen wechselt, die betroffene Stelle mit Öl reinigt oder, wenn sie dafür zu wund ist, spülen Sie den Po des Babys unter warmem, fließenden Wasser ab, tupfen ihn trocken und tragen eine dicke Schicht Salbe aus Vaseline und Lanolin auf. Bringt diese Behandlung keinen Erfolg, so sollte man einmal die Windel weglassen und diese Stelle der frischen Luft aussetzen. Manchmal gewinnt man den Eindruck, daß für die Dauer des Durchfalls nichts richtig hilft. Zum Glück verschwindet der Ausschlag von selbst, wenn der Durchfall aufhört.

353. Ausschlag im Gesicht. Es gibt verschiedene Arten von leichtem Ausschlag im Gesicht, die während der ersten Monate auftreten, keine besonderen Namen haben, aber sehr häufig sind. In erster Linie sind es winzige kleine weiße Hautbläschen mit keinerlei Rötung drumherum; sie sehen aus wie sehr kleine Perlen in der Haut. Sie verschwinden auf jeden Fall wieder, wenn das Baby älter wird. Manchmal treten Ansammlungen kleiner roter Fleckchen oder kleiner Pickelchen auf den Wangen auf. Sie können sich recht lange halten und stören eine Mutter sehr. Manchmal vergehen sie und sind auf einmal wieder da.

Es gibt keine Cremes oder Salben, die dabei viel helfen. Meist verschwinden diese Flecken von selbst. Seltener ist eine rauhe fleckige Rötung der Wangen, die kommt und verschwindet und wieder kommen kann.

Manchmal bilden sich auch leicht erhabene rote Flecken mit

einem Durchmesser von 0,5 bis 1,5 cm, in deren Mitte sich ein kleiner weißer Pickel befinden kann. Sie treten in verschiedenen Teilen
des Gesichts auf und verschwinden auch wieder. (Sind es größere
mit Eiter gefüllte Blasen oder Pusteln, so handelt es sich um eine Infektion und der Arzt muß sofort benachrichtigt werden.)

Bei Säuglingen findet man in den ersten Wochen weiße Bläschen
in der Mitte der Lippe; diese Bläschen kommen von der Saugbewegung und schälen sich auch manchmal. Sie verschwinden aber von
selbst und benötigen keine weitere Behandlung.

354. Hitzepickelchen. Hitzepickelchen auf Schultern und Hals treten
im Sommer bei großer Hitze auf, kleine rosa Pickelchen, die von
einem geröteten Hof umgeben sind und auf denen sich manchmal
kleine Bläschen bilden können; wenn sie abtrocknen, sieht der
betreffende Hautbezirk dann leicht gebräunt aus. Hitzepickelchen
fangen meistens um den Hals herum an, in schlimmen Fällen breiten sie sich über Brust und Rücken aus, ziehen um die Ohren herum,
und manchmal treten sie auch im Gesicht auf. Im allgemeinen stören sie das Baby nicht weiter.

Man kann mehrfach am Tag den Hautausschlag mit einer Lösung
aus Natriumbikarbonat (ein Teelöffel Natriumbikarbonat auf eine
Tasse Wasser), die auf ein Stück Baumwolle gebracht wird, abtupfen.
Hitzepickel lassen sich auch durch Bestäuben mit Stärkemehl behandeln. Viel wichtiger ist, daß man das Kind vor Hitze schützt. Man
sollte sich deswegen auch nicht scheuen, bei sehr heißem Wetter das
Kind seiner Kleider zu entledigen.

355. Kopfgrind. Ein Kopfgrind ist eine Infektion der Kopfhaut. Die
kommt vor allem in den ersten Lebensmonaten vor. Zunächst bilden
sich Flecken, die schmutzig aussehen. Sie lassen sich am einfachsten
durch tägliches Waschen mit Wasser und Seife behandeln. Man
kann auch versuchen, die Flecken mit Öl einzureiben und anschließend mit einem Anti-Schuppen-Shampoo waschen; den trockenen
Grind von den Flecken kann man daraufhin leicht ausbürsten. Ein
Kopfgrind bleibt selten über die ersten Lebensmonate bestehen.

356. Impetigo (Eiterflechte) beim Neugeborenen. Sie fängt mit einem
kleinen Bläschen an, das gelbliche Flüssigkeit oder weißen Eiter

enthält und von geröteter Haut umgeben ist. Das Bläschen platzt leicht auf und läßt einen kleinen roten Punkt zurück. Anders als bei älteren Kindern entwickelt sich kein dicker Grind. Beim Säugling beginnt die Impetigo oft an einer feuchten Stelle etwa am Rand der Windel, in der Leiste oder der Achselhöhle. Später gesellen sich weitere Bläschen dazu. Impetigo sollte umgehend von einem Arzt behandelt werden; ist er nicht erreichbar, so sollten Sie das Bläschen mit einem sauberen Wattebausch abtupfen, um den Eiter nicht zu verteilen. Die wunde Stelle soll nicht abgedeckt, sondern der frischen Luft ausgesetzt sein. Das Kind soll leichte Kleidung tragen, unter Umständen muß man den Raum etwas besser heizen. Während einer Impetigo müssen Windeln, Laken, Unterwäsche, Nachthemden, Handtücher und Waschlappen täglich, z. B. mit Hypochlorit-Lösung desinfiziert werden. Da diese Lösung bleicht, empfiehlt sich für das Kind weiße Kleidung.

Muttermale und andere Hautveränderungen

357. Eine bläuliche Marmorierung der Haut an den Händen und Füßen ist bei vielen Neugeborenen anzutreffen. Hat das Baby eine sehr helle Haut, kann sich diese Färbung auch über den gesamten Körper erstrecken. Diese Hautverfärbung ist vollkommen ungefährlich und gibt sich, wenn das Kind älter wird.

358. Muttermale. Die meisten Babys haben bei der Geburt eine Kollektion von roten fleckigen Stellen im Nacken. Auch an zwei anderen Stellen treten sie auf: zwischen den Augenbrauen und auf den oberen Augenlidern. In den meisten Fällen verschwinden diese Flecken wieder, ohne daß etwas dagegen getan werden muß.

»Portweinflecke« nennt man größere Hautflecken, die dunkelrot gefärbt, aber nicht erhaben und außer der Verfärbung ganz normal sind. Sie ähneln den roten Flecken auf Nacken und Augenlidern, doch treten sie an anderen Stellen des Körpers auf, sind meist größer, dunkler und hartnäckiger. Einige von ihnen verblassen nach und nach, besonders diejenigen, die von Anfang an heller sind. Sie sind nicht leicht zu behandeln.

Mongolenflecke sind blau-graue Stellen in der Haut von dunkelhäutigen Babys. Sie treten meist um das Gesäß herum auf, sind aber auch woanders zu finden. Fast immer verschwinden sie in den ersten zwei Lebensjahren.

Lachsflecken sind flache, rosa bis rote, unregelmäßige Stellen auf den Augenlidern, der Stirn oder im Nacken. Die Flecken im Gesicht verschwinden meist vollständig, die im Nacken bleiben manchmal bis zum Jugendalter.

Erdbeermale treten ziemlich häufig auf. Sie sind erhaben und von einer intensiv roten Farbe. Sie sehen aus wie ein Stück schimmernde Erdbeere auf der Haut. Bei der Geburt können sie klein sein und dann später noch wachsen oder sie erscheinen überhaupt erst nach der Geburt. Sie wachsen ein Weilchen und bleiben dann, wie sie sind. Im Alter von zwei Lebensjahren schrumpfen die meisten und verschwinden ohne jede Behandlung.

Die sogenannten *»kavernösen Hämangiome«* sind relativ ausgedehnte, bläulich-rote, durch die Haut schimmernde Male, die durch eine Anhäufung von erweiterten Blutgefäßen in den tieferen Hautschichten entstanden sind. Sollten sie zu Entstellungen führen, kann man sie auch entfernen lassen.

Leberflecke können verschiedene Größen haben, sie können glatt oder auch behaart sein. Man kann sie chirurgisch entfernen, wenn sie entstellend sind oder wenn die Kleidung daran scheuert. (Wächst der Leberfleck oder wird er dunkler oder bildet sich ein neuer Leberfleck, bitten Sie Ihren Arzt, dies zu überprüfen.)

Gelbsucht

359. Gelbsucht. Manche Neugeborenen entwickeln eine leichte Gelbsucht, die Folge ihrer ungenügend entwickelten Leber ist. Obgleich etwas Gelbsucht häufig vorkommt, so gibt eine schwerere Gelbsucht Anlaß zur Besorgnis. Der Arzt kann die für die Gelbsucht verantwortlichen Blutbestandteile mit einem einfachen Test messen. Oft reicht es aus, wenn das Kind reichlich Kalorien und Flüssigkeit erhält. Manchmal müssen weitere Maßnahmen dazukommen. Nach den ersten sieben bis zehn Lebenstagen kommt Gelbsucht allerdings selten vor.

Nabelbruch

360. Nabelbruch. Wenn die Haut über dem Nabel bereits verheilt ist, verbleibt meist doch zunächst noch eine Öffnung zwischen den daruntergelegenen Muskelschichten der Bauchdecke, durch welche die Blutgefäße der Nabelschnur hindurchgetreten sind. Wenn das Baby nun stark schreit, preßt oder hustet, kann ein kleiner Darmabschnitt durch diesen Nabelring gedrängt und der Nabel dadurch etwas vorgewölbt werden. Häufig ist dieser »Nabelbruch« nur etwa erbsgroß, und der Nabelring dichtet sich von allein innerhalb weniger Wochen oder Monate völlig ab. Ist die Öffnung jedoch groß, kann es Monate und selbst Jahre dauern, bis sie völlig zu ist, der Bruch kann mehr als Kirschgröße haben. Häufig wird versucht, den Verschluß des Nabelringes durch Heftpflasterverbände zu beschleunigen; manche Kinderärzte sind allerdings auch zu der Ansicht gelangt, daß diese Behandlung die Heilungschancen auch nicht wesentlich verbessert. Bei uns ist jedoch im allgemeinen das Anbringen des sogenannten Nabelpflasters durch den Arzt oder eine Schwester durchaus üblich. Gelegentlich kann das Heftpflaster Hautreizungen und Ekzeme verursachen.

Im allgemeinen macht ein Nabelbruch nur selten solche Beschwerden oder Komplikationen, wie man sie von anderen Brüchen her kennt (Abschnitt 811). Es ist auch nicht nötig, nun das Baby etwa ständig am Schreien hindern zu wollen.

Beim gut ernährten älteren Kind und auch beim Erwachsenen wirkt der Nabel durch die gut ausgebildete Fettschicht der Bauchdecken wie der Boden eines Loches. In den ersten 2–3 Lebensjahren sieht man das aber nur selten, hier ragen die Hautfältchen des Nabels etwas über das wohlgefüllte Bäuchlein heraus. Diesen hervorstehenden Nabel darf man nun nicht etwa mit einem Nabelbruch verwechseln, den man nämlich unterhalb der Hautfältchen des Nabels dann wie einen kleinen weichen Ballon tasten kann.

Wenn ein Kind noch mit etwa 6–8 Jahren eine große Bruchöffnung hat und keine Anzeichen einer Besserung vorhanden sind, ist meist doch ein operativer Eingriff nötig.

Entzündungen am Mund

361. Entzündungen der Mundschleimhaut (Soor), hervorgerufen durch einen Pilz. Es sieht aus, als hätten sich Milchreste innerhalb der Wangen, an der Zunge und am Gaumen abgelagert. Aber diese Fleckchen lassen sich nicht leicht entfernen. Wenn man sie abzureiben versucht, fängt unter Umständen die Haut darunter an zu bluten und sieht entzündet aus. Da dann das Saugen dem Baby Schmerzen bereitet, wird es nur unwillig seine Flasche nehmen. Der Mund entzündet sich auch bei Babys, die sehr sauber gehalten werden. Wenn man annimmt, daß das Baby davon befallen ist, konsultiere man gleich den Arzt. Die Untersuchung von Milchresten und Soor kann man sich dadurch erleichtern, daß man dem Baby nach der Mahlzeit einige Schlucke Tee gibt, da Milchreste dadurch entfernt werden. Man lasse sich nicht von der Farbe des Gaumens an jenen Stellen täuschen, wo die oberen Backenzähne durchkommen wollen. Dort ist die Haut im allgemeinen sehr blaß.

362. Zahnfleischzysten. Bei manchen Kindern finden wir ein oder zwei kleine perlengroße weiße Zysten am harten Gaumen. Man denkt zunächst an einen Zahn; für einen Zahn aber sind sie zu rund und geben bei Berührung mit einem Löffel nicht das typische Geräusch ab. Sie sind nicht weiter wichtig und verschwinden im Laufe der Entwicklung.

Entzündungen am Auge

363. Absonderungen vom Auge und Augentränen. Wenige Tage nach der Geburt entwickeln viele Kinder eine milde Augenentzündung. Dies ist wahrscheinlich die Folge eines unreifen Tränenkanals, der auch teilweise verstopft ist. Eine Behandlung ist nicht nötig.

Eine weitere harmlose, aber oft hartnäckige Infektion der Augenlider entwickelt sich in den ersten Monaten bei vielen Säuglingen, wenn auch häufig nur in einem Auge. Das Auge sondert vor allem bei windigem Wetter viel Wasser und Tränen ab. Weißliches Material sammelt sich im Augenwinkel und an den Rändern der Augenlider. Gelegentlich verklebt es die Augen, so daß das Kind sie zunächst nicht öffnen kann. Diese Erkrankung ist die Folge eines *verstopften Tränenkanals*. Der Tränenkanal führt von einer kleinen Öffnung im inneren Augenwinkel zunächst in Richtung auf die Nase, später entlang dem unteren Rand der Augenhöhle in die Nasenhöhle. Ist er teilweise verstopft, so können die Tränen nicht so schnell, wie sie gebildet werden, abgeleitet werden. Sie sammeln sich im Auge und rinnen die Wangen hinunter. Die Augenlider erliegen dabei einer leichten Infektion, das das Auge nun nicht mehr durch die Tränen ausreichend saubergehalten werden kann. Der Arzt sollte einen Blick auf die Augen werfen und die Diagnose sichern.

Für Sie als Eltern ist es wichtig, daß Sie wissen, daß es sich hier um eine häufige und ungefährliche Erkrankung handelt, die den Augen keinen bleibenden Schaden zufügt. Manchmal dauert sie allerdings mehrere Monate. In vielen Fällen aber verschwindet sie, auch wenn man gar nichts tut. Besteht sie aber noch über das erste Lebensjahr hinaus, so kann ein Augenarzt den Tränenkanal durch einen einfachen kleinen Eingriff wieder durchgängig machen. Kleben die Augenlider zusammen, so können Sie die Kruste aufweichen und die Lider öffnen, wenn Sie Ihre Finger oder ein sauberes Taschentuch mit etwas Wasser befeuchten. Manchmal empfiehlt der Arzt, den Tränenkanal zu massieren; Sie sollten sich aber dabei von ihm genaue Hinweise geben lassen. Ein verstopfter Tränenkanal führt nicht zu einer Entzündung der weißen Bereiche (der Lederhaut) des Auges.

Bekommt das Kind aber eine Entzündung, bei der sich das Weiße des Auges mit Blutgefäßen füllt oder ganz rosa wird, so handelt es sich wahrscheinlich um eine Infektion, die von einem Arzt behandelt werden muß.

364. Schielen. Unkoordinierte Augenbewegungen kommen bei kleinen Kindern in den ersten Lebensmonaten gelegentlich vor. Meist wird die Augenbewegung aber mit dem Alter normal. Rollen sich die Augen aber ständig ein- oder auswärts, sollte man einen Augenarzt aufsuchen, auch wenn dies im ersten Monat vorkommt (Abschnitt 813). Viele Eltern aber glauben, daß die Augen ihres Kindes schielen, wenn sie in Wirklichkeit völlig normal sind. Zu diesem Trugschluß kommt es, weil die Hautfläche zwischen den Augen (über dem Nasenrücken) bei einem Kind relativ breiter ist als bei einem Erwachsenen; das Weiße im Auge zwischen Iris und Nase erscheint viel kleiner als das Weiße an der äußeren Seite (zwischen Iris und Ohrbereich). Ein anderer Grund, weshalb Eltern oft glauben, ihr Kind schiele, sind die kurzen Arme eines kleinen Kindes: es muß die Augen viel stärker konvergieren (zusammenführen) wenn es sich etwas, was es in Händen hält, genauer ansehen will. Sie müssen nicht befürchten, daß ein Kind die Augen aus dieser Position nicht mehr herausbekommt. Mit einem einfachen Test können Sie überprüfen, ob Ihr Kind schielt; schauen Sie sich das Bild einer Lichtquelle an, die in der Pupille Ihres Kindes reflektiert wird. Befindet sich das Abbild der Lichtquelle immer symmetrisch auf den Pupillen des Kindes, so ist ein Schielfehler fast ausgeschlossen.

Eltern fragen oft, ob man über das Kinderbettchen Spielzeuge hängen soll, da das Kind, um sie zu sehen, gelegentlich schielen müßte. Daher sollte man das Spielzeug nicht direkt über die Nase des Kindes, aber sehr wohl in Greifnähe hängen.

Schielt ein Kind, so benutzt es unwillkürlich ein Auge nicht; dieses Auge kann dann erblinden, obwohl Horn- und Netzhaut völlig normal sind. Daher ist es wichtig, daß die Augen eines Kindes möglichst früh auf Schielfehler untersucht werden. Sind die beiden Augen nicht koordiniert und können sich nicht auf ein Objekt konzentrieren, so hat jedes Auge ein etwas unterschiedliches Bild. Das Kind sieht »doppelt«. Das ist verwirrend und außerordentlich unbequem. Das Gehirn lernt dann, das Bild des einen Auges automatisch nicht zu beachten und zu unterdrücken. Das Auge wird blind – nicht im üblichen körperlichen Sinne – infolge einer Umschaltung auf der Ebene des Gehirns. Dauert dieser Zustand zu lang, läßt er sich nicht mehr korrigieren. Es ist die Aufgabe des Augenarztes, das »faule« Auge wieder in den Sehprozeß zu integrieren; er erreicht dies, indem das Kind auf dem normalerweise verwendeten Auge eine Binde oder Abdeckung trägt. Er kann auch besondere Brillen verschreiben, um die gemeinsame Funktion beider Augen zu fördern. Erst dann muß die Frage eines chirurgischen Eingriffs diskutiert werden. Gelegentlich führen erst mehrere Operationen zu dem gewünschten Erfolg.

Bei neugeborenen Kindern ist es nicht ungewöhnlich, wenn das eine Augenlid etwas weiter herunterhängt oder ein Auge etwas kleiner erscheint als das andere. Meistens wachsen sich diese Unterschiede im Laufe der Entwicklung heraus. Dennoch sollte man die Entwicklung in diesen Fällen genau beobachten.

Atemprobleme

365. Niesen. Kleine Kinder niesen leicht. Außer wenn die Nase läuft, bedeutet Niesen nicht unbedingt eine Erkältung. Meist ist die Ursache Staub oder ein Klumpen aus getrocknetem Schleim, der sich am Naseneingang gesammelt hat und die Nasenschleimhaut kitzelt. Über Atemprobleme siehe Abschnitt 290.

366. Schwache Atmung. Junge Eltern machen sich oft Sorgen, wenn sie dem Atmen ihres Babys lauschen. Es klingt häufig unregelmäßig und ist manchmal so leise, daß sie es kaum hören oder sehen können. Auch wenn sie zum erstenmal hören, daß das Baby beim Schlafen leicht schnarcht, ist das für sie ein Grund zur Besorgnis. All das sind aber ganz normale Erscheinungen.

367. Chronische laute Atmung. Bei manchen Babys ist das Atmen ständig mit einem leichten Schnarchen aus der Tiefe der Nase verbunden. Es ist genauso, wie wenn Erwachsene schnarchen, nur daß das Baby auch schnarcht, wenn es wach ist. Das kommt wahrscheinlich daher, daß das Kind noch nicht gelernt hat, regelmäßig und richtig zu atmen. Nach und nach lernt es das aber von selbst, und das Schnarchen gibt sich.

Eine laute, geräuschvolle Atmung hat aber noch häufiger ihre Ursache im Kehlkopf. Der Kehldeckel (die Epiglottis), der oberhalb der Stimmbänder liegt, kann bei einigen Kindern noch so weich und biegsam sein, daß er beim Atmen angesaugt wird und dadurch vibriert. Es kommt dabei bei der Einatmung zu einem lauten, rasselnden Geräusch, das von den Ärzten als Stridor bezeichnet wird. Es hört sich fast so an, als ob das Baby am Ersticken wäre, tatsächlich kann es aber auf diese Art und Weise für unbeschränkte Zeit atmen. Meist tritt es bei angestrengter Atmung auf und verliert sich wieder, wenn es ruhiger wird oder schläft. In Bauchlage ist es oft besser. Der Arzt muß natürlich darüber informiert und befragt werden. Behandlung ist aber meist nicht notwendig, und im allgemeinen verlieren sich diese Erscheinungen nach einigen Monaten von selbst.

Laute und plötzlich einsetzende Atemgeräusche bei älteren Säuglingen oder Kindern müssen anders interpretiert werden. Es kann Folge von Krupp, Asthma oder anderen Infektionen sein und erfordert schnelle medizinische Behandlung.

Jedes Kind mit lautem Atmen, ob es sich um akute oder chronische Form handelt, sollte von einem Arzt untersucht werden.

Verstopfte Nase infolge getrockneten Schleims wird in Abschnitt 290 besprochen; über verstopfte Nasen durch feuchten Schleim im Verlauf einer Erkältung sehen Sie bitte in Abschnitt 724 nach.

368. Atemnot beim Brüllen. Manchen Babys bleibt, wenn sie sich in Wut schreien, vor Zorn und Ärger der Atem weg, so daß sie blau anlaufen. Wenn das zum erstenmal passiert, sind die Eltern meist so erschreckt, daß sie im Augenblick völlig hilflos sind. Es bedeutet indessen selten etwas anderes, als daß ihr Baby eben ein sehr ausgeprägtes Temperament hat (oft sind es Kinder, die sonst von sehr heiterer Natur sind). Man muß dem Arzt natürlich darüber berichten, damit eine genaue körperliche Untersuchung erfolgen kann. Weitere Maßnahmen sind meist nicht erforderlich. Wenn einem Baby hin und wieder vor Wut die Luft wegbleibt, so ist das kein Grund zu verhüten, daß es überhaupt schreit. Nimmt man es jedesmal, wenn es zu brüllen anfängt, auf, wird man es nur unnötig verziehen.

Nervöse Erscheinungen

369. Schreckhafte Babys. Neugeborene Kinder erschrecken bei lauten Geräuschen und plötzlichem Lagewechsel, manche mehr, manche weniger. Wenn Sie das Kleine auf eine flache, harte Unterlage legen und es dann mit Ärmchen und Beinchen strampelt, fängt der ganze kleine Körper dabei an zu zucken. Dieser unerwartete Antrieb kann das Baby völlig aus der Fassung bringen, so daß es aus vollem Hals schreit. Es ist auch durchaus möglich, daß es sein Bad deshalb nicht liebt, weil man es dabei zu locker hält, denn es will sicher und fest gehalten und dabei leicht bewegt werden. Wenn es erst einmal etwas älter geworden ist, wird es dieses Unbehagen nach und nach überwinden. Lesen Sie auch in Abschnitt 327 über hypertone Kinder nach.

370. Zittern. Es gibt Säuglinge, die in ihren ersten Monaten zeitweise zu zittern anfangen, besonders wenn sie erregt sind oder auch bei kühler Zimmertemperatur, wenn man sie ausgezogen hat. Dies bedeutet jedoch keine ernstliche Störung; das ganze Nervensystem des Kleinen ist einfach noch sehr jung. Auch diese Erscheinungen verlieren sich mit der Zeit.

371. Zucken. Manche Babys zucken hin und wieder im Schlaf, bei einigen kann man das sogar recht häufig beobachten. Auch das wird sich später meist geben. Es ist aber richtig, dem Arzt darüber zu berichten, damit er es daraufhin untersucht und gegebenenfalls etwas verordnet.

Geschwollene Brust

372. Bei vielen Babys zeigt sich kurz nach der Geburt eine leichte Schwellung der Brust, und zwar bei Jungen wie bei Mädchen. In manchen Fällen tritt sogar etwas Milch aus. Das ist eine Folge der Drüsentätigkeit im Mutterleib, kurz bevor das Baby geboren wird. Diese Erscheinung braucht nicht behandelt zu werden, die Schwellung klingt wieder ab. Auf keinen Fall sollte man die Brust des Babys massieren, das könnte sie nur entzünden.

Absonderungen aus der Scheide

373. Weibliche Babys sondern manchmal Schleim aus der Scheide ab. Das ist nicht ungewöhnlich. Der Schleim ist meist weiß, dick und klebrig. Gelegentlich enthält er auch Blut. Das ist ohne jede Bedeutung, bedarf keiner Behandlung und wird durch die hormonalen Veränderungen bei der Mutter (die auch für die geschwollenen Brüste verantwortlich sind) hervorgerufen.

Tritt der blutige Ausfluß auch noch nach einer Woche auf, sollten Sie den Arzt benachrichtigen.

Nicht deszendierte Hoden

374. Hoden am falschen Platz. Bei einer Reihe von Neugeborenen befinden sich ein oder beide Hoden nicht im Scrotum (dem Hodensack), sondern weiter oben in der Leiste oder sogar im Unterleib. Meist kommen die Hoden spontan nach der Geburt wieder an ihren Platz. Andere scheinen bei oberflächlicher Untersuchung nicht im Hodensack zu liegen, sind aber doch dort. Sie können sich nur leichter als andere in den Unterleib zurückziehen.

Die Hoden bilden sich im Unterleib und wandern erst kurz vor der Geburt in den Hodensack. Durch Muskelzüge können sie sich in den Leistenkanal oder sogar in den Unterleib zurückziehen. So werden die Hoden bei Verletzungen durch Schlag oder Zug in dieser Körperregion geschützt. Bei vielen Jungen ziehen sich die Hoden bei der geringsten Reizung zurück, manchmal schon dann, wenn beim Ausziehen der Körper kurzzeitig etwas abkühlt. Auch das Anfassen des Hodensacks bei einer Untersuchung läßt die Hoden von dort manchmal verschwinden. Daher sollten Eltern nicht annehmen, die Hoden seien nicht deszendiert, nur weil sie sie nicht sehen. Man sollte, ohne sie anzufassen, danach sehen, wenn der Junge in einer warmen Badewanne sitzt.

Wenn Hoden jemals, auch nur für kurze Zeit, im Hodensack gesehen wurden, muß nicht behandelt werden, da sie im Laufe der Pubertät ihren endgültigen Platz dort finden werden.

Manchmal ist nur ein Hoden nicht am Platz; selbst wenn eine Behandlung notwendig ist, besteht kein Anlaß zur Besorgnis; auch mit einem Hoden kann man sich entwickeln und Kinder zeugen.

Wenn im Alter von zwei Jahren kein Hoden im Hodensack gesichtet wurde, sollte ein Kinderchirurg herangezogen werden. Wenn einer oder beide Hoden nicht deszendiert sind, müssen sie operativ an ihren Platz gebracht werden, um den Hoden vor Schaden durch die Wärme im Körperinnern zu bewahren. Meist geht das Kind morgens ins Krankenhaus und verläßt es abends wieder. Bleiben Hoden bis zur Pubertät in der Bauchhöhle, so ist mit hoher Wahrscheinlich Sterilität die Folge.

Man sollte nun aber nicht übermäßig oft nach den Hoden suchen und gar ein besorgtes Gesicht machen, da Jungen und Männer sich insgeheim um ihre Sexualität viele Gedanken machen. Jedes Kind über zwei Jahre sollte aber wissen, daß die Hoden jetzt am richtigen Platz sein müßten und daß, wenn dem nicht so ist, Sorgen berechtigt sind. Das Kind muß in seinen Worten aufgeklärt werden, und es soll dem Arzt und den Eltern ruhig Fragen stellen.

TROSTSPENDER
UND DAUMENLUTSCHEN

In diesem Kapitel behandeln wir die Möglichkeiten, die von kleinen Kindern genutzt werden, um sich das Leben angenehmer zu machen, wenn sie müde oder unglücklich sind. Das kann ein Stofftier oder ein Stück Stoff zum Streicheln sein, ein Schnuller, ein Daumen, eine Flasche oder Gewohnheiten wie Umherpendeln oder Kopfrollen.

Ab dem sechsten Lebensmonat, wenn zum erstenmal das Gefühl der Trennung von den Eltern bei den Kindern aufkommt, geben ihnen diese Verhaltensweisen, wenn sie müde oder erschöpft sind, das Gefühl allumfassender Sicherheit, das früher nur die Eltern vermitteln konnten.

Mit sechs Monaten pocht das Kind auf Unabhängigkeit, aber es braucht auch Trostspender

375. Das erste Gefühl, selbständig zu sein. Säuglinge mit sechs Monaten ahnen erstmals, daß sie eigenständige Personen sind. Vielleicht sollte man besser sagen, daß es ihre erwachenden Instinkte sind: sie drängen auf körperliche Distanz von den Eltern, die den größten Teil ihrer Umgebung ausmachen; sie drängen darauf, selbst etwas tun zu dürfen. So lernen die Kinder, wie wichtig ihre Eigenständigkeit ist. Denken wir einmal an den sechs Monate alten Säugling, der sich beim Füttern nicht mehr gerne in den Arm legen läßt, sondern versucht gerade zu sitzen; an das Kind, das jetzt seine Flasche halten will; den ungeduldigen Säugling, der jetzt beginnt, die helfende Hand der Mutter wegzustoßen. Von jetzt an wird das Kind versuchen, körperlich und seelisch immer mehr Unabhängigkeit zu gewinnen.

376. Trostspender bringen die Sicherheit der ersten Kindheitsmonate zurück. Ist ein Kind älter als sechs Monate, so möchte es gerne wieder in die Vergangenheit zurück, wenn es sehr müde oder frustriert ist; damals war die Fütterung auf den Armen der Mutter der paradiesische Zustand. (Psychologen nennen die Neigung, sich unter Streß zurückzuentwickeln, »Regression«; auch ein Erwachsener kann hilflos oder fordernd wie ein Kind sein, wenn er krank ist.) Andererseits möchten sie das mühsam gewonnene bißchen Unabhängigkeit nicht aufgeben. Hier kommen die verschiedenen Trostspender zum Einsatz. Sie geben dem Kind Vergnügen und Sicherheit, ohne seine Unabhängigkeit anzutasten. Daumen- oder Schnullerlutschen erinnert an das Vergnügen, an Mutterbrust oder Flasche gesaugt zu haben. Wenn das Kind ein kuscheliges Stofftier, eine geliebte Decke oder Windel streichelt, kehrt das Gefühl zurück, das mit dem Streicheln der Kleidung der Mutter oder der Decke, in der das Kind eingewickelt war, verbunden gewesen ist. (Kleine Hunde und Katzen streicheln instinktiv die Brust der Mutter, wodurch die Milch einschießt. Das kleine Menschenkind hat diesen Instinkt aus grauer Vorzeit noch stückweise erhalten.) Zappelt ein Kind auf dem Stuhl oder rollt es den Kopf in seinem Bettchen, so kommt die Erinnerung an Zeiten, in denen die Eltern das Kind gewiegt oder mit ihm umhergegangen sind.

Ein Kind kann so einige Aspekte seiner Eltern mit Hilfe eines kuscheligen Spielzeugs oder seines Daumens rekonstruieren; diesmal *aber* kann keiner der Eltern das Kind kontrollieren: es ist vielmehr *das Kind*, das Kontrolle über diesen Aspekt der Eltern ausübt. (Man beobachte einmal, wie ein Kind mit einem so wertvollen Gegenstand umgeht; manchmal wird er tüchtig verprügelt oder herzlos gegen ein Möbelstück geworfen.)

Warum geben wir uns so lange mit den Trostspendern ab? Zum Teil deshalb, weil es uns verstehen hilft, wie wichtig die erwachende Unabhängigkeit und die Bedeutung der Regression für das Kind ab dem Alter von 6 Monaten ist. Es erklärt uns auch einige sonderbare Phänomene in der frühen Kindheit. So ist z. B. das Daumenlutschen in den *ersten 6 Lebensmonaten* ein Ausdruck des Saugbedürfnisses, vor allem wenn das Kind Hunger hat. Später aber wird daraus etwas anderes: eine schöne Erinnerung, die nur noch gebraucht wird, wenn das Kind müde oder erregt ist. So wird der Daumen zum Trostspender, einem so wertvollen, daß manche Kinder erst nach drei, vier oder fünf Jahren darauf verzichten können.

Auch der Schnuller wechselt seine Rolle: zunächst befriedigt er ersatzweise das Saugbedürfnis, später spendet er Trost in schweren Stunden. So wertvoll wie ein Daumen ist ein Schnuller selten: die meisten Kinder verwenden ihn nicht mehr, wenn sie ein oder zwei Jahre alt sind, außer wenn die Mutter dies fördert. (Das Kind nutzt Daumen oder Schnuller, beide aber nicht.)

Auch die Bedeutung der Flasche wandelt sich. Das könnte damit zusammenhängen, daß viele Eltern ihrem Kind die Flasche ins Bett zur freien Verfügung geben. So wird die Flasche ein bedeutender Trostspender; gewöhnt sich das Kind an sie, so bleibt es ihr bis zum Alter von eineinhalb bis zwei Jahren eng verbunden. Wird die Flasche aber nur gegeben, wenn das Kind auf dem Schoß der Eltern sitzt, kann sie als Trostspender die Eltern nicht ersetzen – denn die Eltern sind immer dabei. Einige Kinder brauchen keinen Trostspender zum Streicheln, etwa ein Kuscheltier oder ein Stück Stoff, und auch keinen Trostspender zum Saugen, eine geliebte Flasche, einen Schnuller oder den Daumen. Ich weiß nicht, warum das so ist. Zwischen den beiden Gruppen von Kindern scheint es keine psychologischen Unterschiede zu geben. Ich kenne auch keinen Grund, weshalb Eltern den Gebrauch von Trostspendern fördern oder behindern sollten, außer bei der Flasche im Bett (siehe Abschnitte 236 und 238) und dem Schnuller (Abschnitte 388 und 389).

377. Ein Trostspender zum Streicheln. Nach meiner Erfahrung greifen daumenlutschende Kinder eher zu einem streichelbaren Trostspender als andere. Sie scheinen so in die frühe Kindheit zurückzugleiten und möchten dem Daumenlutschen noch das Vergnügen am Streicheln hinzusetzen.

Kinder entwickeln dadurch oft eine jahrelange Beziehung zu einem bestimmten Gegenstand; bei einigen Kindern ist diese Beziehung sehr locker und läßt bald wieder nach; bei anderen wechselt der Gegenstand häufig.

Die enge Beziehung an ein Stofftier oder ein Stück Stoff kann so intensiv sein, daß es praktische Probleme für die Eltern gibt. Das Kind möchte den Gegenstand überallhin mitnehmen. Er wird also immer schmutziger und vergammelt. Das Kind wehrt sich mit Händen und Füßen, daß sein Kuscheltier gewaschen oder gereinigt oder gar durch ein anderes ersetzt wird. Wird der Gegenstand verloren, bricht das Kind in tiefe Verzweiflung aus und kann oft stundenlang keinen Schlaf finden.

Ich finde es unfair (und oft auch unrealistisch), wenn Eltern die Beziehung des Kindes zu einem Trostspender brechen wollen, den dieses in sein Herz geschlossen hat. Ich kenne einige Eltern, die das Problem in Grenzen hielten, indem sie eine klare Linie durchsetzten: der Trostspender war erlaubt, aber er durfte das Kinderzimmer oder die Wohnung nicht verlassen.

Es ist besser, dem Kind die Decke oder Windel regelmäßig nachts wegzunehmen, sie zu waschen und zu trocknen, bevor sie ganz unansehnlich wird, so daß der Unterschied in Farbe und Geruch nach dem Waschen nicht allzusehr auffällt. (Der Geruch des Trostspenders kann für das Kind sehr wichtig sein.) Noch besser ist es, wenn eine genaue Kopie des Trostspenders gekauft und regelmäßig ausgetauscht wird, ohne daß das Kind es ahnt. Das Problem dabei ist, im voraus zu wissen, ob das Spielzeug für das drei Monate alte Kind ein Jahr später zu einem unverkäuflichen Objekt geworden ist. Außerdem lassen sich viele Stofftiere nicht über Nacht waschen und trocknen.

Ersatzweise wasche man die Oberfläche mit Wasser und Seife und trockne sie mit einem Föhn. (Fleckenwasser ist zu vermeiden; es verdampft über Nacht nicht.) Einige Stofftiere können je nach Füllung in eine alte Nylonstrumpfhose gesteckt und in Waschmaschine und Trockner behandelt werden.

Ist es gefährlich, wenn ein Kind ein Kuscheltier ins Bett nimmt? Außer der Meinung der Eltern, es sei zu unansehnlich, gibt es kein Argument dagegen. Verhindern läßt es sich ohnehin nicht. Die meisten Kinder bekommen Kuscheltiere geschenkt, und wenn die Eltern diese enge Beziehung nach 15 oder 18 Monaten bemerken, ist es zu spät.

Zwischen zwei und fünf Jahren verliert sich bei den meisten Kindern die Abhängigkeit von einem Trostspender. Die Eltern sollten ihr Kind mehrmals im Jahr, aber nicht jede Woche, in positivem Ton daran erinnern, daß es als großer Junge oder großes Mädchen so etwas nicht mehr brauchen wird. Dieser Hinweis erleichtert es den Kindern, je nach ihrer Entwicklung aus dieser Phase herauszuwachsen.

Daumenlutschen

378. Die Bedeutung des Daumenlutschens. Säuglinge lutschen anscheinend vor allem deshalb am Daumen, weil sie ihr Saugbedürfnis an Mutterbrust oder Flasche nicht ausreichend befriedigen konnten. Das hilft ihnen auch, physische und emotionale Spannungen abzubauen. Dr. David Levy berichtete, daß Säuglinge, die alle drei statt alle vier Stunden gefüttert wurden, seltener am Daumen lutschen. Auch Säuglinge, die statt 20 nur noch 10 Minuten gestillt werden, weil die Brustwarze durch den verminderten Druck der Milch kleiner und das Saugen schwieriger wird, lutschen eher am Daumen als Säuglinge, die 20 Minuten lang saugen. Dr. Levy fütterte kleine Hunde mit einer Tropfflasche, so daß diese während dem Füttern nicht saugen konnten. Sie verhielten sich wie Kinder, die beim Gestilltwerden nicht genug saugen dürfen. Sie saugten so lange an Pfoten und Haut, bis sich sogar das Fell löste.

Alle Kinder werden mit einem unterschiedlichen Sauginstinkt geboren. Das eine saugt nie länger als 15 Minuten und lutscht doch nie am Daumen, ein anderes wird immer länger als 20 Minuten gefüttert und hat ständig den Daumen im Mund. Einige Säuglinge beginnen mit dem Daumenlutschen im Kreißsaal. Man vermutet, daß der Sauginstinkt vererbt wird. Wir wissen heute, daß einige Säuglinge schon im Uterus am Daumen lutschen und gelegentlich mit Saugmalen an Hand oder Arm zur Welt kommen.

Machen Sie sich keine Sorgen, wenn Ihr Kind ein paar Minuten vor dem Füttern am Daumen lutscht. Wahrscheinlich ist es ein Zeichen, daß das Kind Hunger hat. Wenn das Kind seinen Daumen aber nach dem Füttern oder zwischen den Mahlzeiten in den Mund steckt, so müssen Sie ihm eine Möglichkeit geben, diesen Sauginstinkt zu befriedigen. Daumenlutschen beginnt meist vor dem dritten Lebensmonat.

Daumenlutschen darf nicht mit dem Daumen-, Finger- und Handkauen verwechselt werden, das bei vielen Kindern während des Zahnens (d. h. im dritten oder vierten Lebensmonat) beobachtet wird. Ein daumenlutschendes Kind wird beim Zahnen zeitweise lutschen und zeitweise auch kauen. Versucht Ihr Kind, an Daumen, Finger oder Hand zu lutschen, so sollten Sie es nicht direkt hindern, sondern ihm häufiger Gelegenheit geben, an Brust, Flasche oder

Schulter zu saugen. Die beste Vorbeugung gegen Daumenlutschen ist der großzügige Gebrauch eines Schnullers in den ersten drei Lebensmonaten (Abschnitt 376). Außerdem ist die Anzahl und Dauer der Mahlzeiten ein wichtiger Faktor.

379. Wann soll man Daumenlutschen ernst nehmen? Daumenlutschen soll man nicht erst dann ernst nehmen, wenn das Kind ständig den Daumen im Munde hat. Denn viele Kinder können in ihren ersten Lebensmonaten ihre Armbewegungen schlecht steuern. Sie versuchen, ihre Arme zu heben und suchen mit ihrem Mund herum. Geraten dabei ihre Hände an den Mund, so saugt das Kind an ihnen, solange sie dort sind. Diese Kinder brauchen länger, von Brust oder Flasche entwöhnt zu werden, und sind in dieser Hinsicht mit Daumenlutschern vergleichbar.

Am meisten Hilfe brauchen sehr kleine Kinder, weil das Saugbedürfnis in den ersten drei Monaten am stärksten ist. Anschließend geht es langsam zurück und ist bei den meisten sechs bis sieben Monate alten Säuglingen bereits verschwunden. Daumenlutschen über den sechsten Monat hinaus ist lediglich ein Trostspender und nicht mit dem ursprünglichen Saugbedürfnis vergleichbar (siehe Abschnitt 376).

380. Daumenlutschen bei Brustkindern. Im allgemeinen hat man die Beobachtung gemacht, daß Brustkinder weniger zum Nuckeln am Daumen neigen als Flaschenkinder. Vielleicht liegt es daran, daß die Mutter eher geneigt ist, das Kind länger an der Brust trinken zu lassen, als sie es bei der Flasche täte. Die Brust ist nie ganz leer, so daß man es dem Baby überläßt, wie lange es saugt. Wenn die Flasche leer ist, sieht sie es, und der Fall ist erledigt. Die erste Frage also, wenn ein Brustkind am Daumen zu nuckeln anfängt, ist die: Würde es länger an der Brust saugen, wenn die Mutter es zuließe? Wenn ja, kann man es ein paar Minuten länger saugen lassen, sofern es für die Mutter erträglich ist. Im allgemeinen wird das Baby die Brust in den ersten 10 bis 15 Minuten geleert haben, den Rest der Zeit wird es damit verbringen, sein Saugbedürfnis zu befriedigen und hin und wieder noch ein Tröpfchen herauszuholen. In anderen Worten: 35 Minuten Stillen bringen nur wenig mehr Milch als 20 Minuten. Darf ein Säugling die Stillzeit bestimmen, so gibt es große Schwankungen. Einmal reichen ihm 10 Minuten, ein anderes Mal müssen es 40 Minuten sein. Die Stilldauer läßt sich so den Wünschen des Kindes anpassen.

Wird ein Säugling an einer Brust gestillt und will aufhören, dann ist es unmöglich, ihn zum Saugen an der anderen Brust zu bewegen. Erhält er aber *beide* Brüste und lutscht dennoch am Daumen, dann gibt es zwei Möglichkeiten. Man kann ihm bei jeder Mahlzeit nur eine Brust geben und ihn daran saugen lassen solange er will. Ist er dann immer noch hungrig, dann kann man ihm die zweite Brust geben. Anstatt ihn 10 Minuten an jeder Brust saugen zu lassen, sollte man ihm bei jeder Brust 20 Minuten geben.

381. Daumenlutschen bei Flaschenkindern. Flaschenkinder fangen meist mit dem Daumenlutschen an, wenn sie gelernt haben, die Flasche in 10 statt 20 Minuten auszutrinken. Dies ist die Folge davon, daß die Gummisauger dünner, die Kinder aber kräftiger werden. Flaschen mit Plastikschraubverschluß haben ein Luftloch am Rand des Saugers. Die Tropfgeschwindigkeit wird verringert, wenn man den Verschluß fester anzieht. Dadurch gelangt weniger Luft in die Flasche und läßt ein Vakuum entstehen. Man kann auch neue Gummisauger kaufen. Wenn die Löcher im Sauger allerdings zu klein sind, geben manche Kinder ihre Saugversuche bald auf. Die Löcher sollten so klein sein, daß das Kind zumindest in den ersten sechs Monaten etwa 20 Minuten zum Austrinken einer Flasche braucht. Mit dieser Zeitangabe sind die Minuten gemeint, während derer das Kind wirklich saugt; es ist natürlich Unsinn, die Dauer der Mahlzeiten künstlich zu verlängern, indem man in der Mitte der Mahlzeit eine Pause einlegt.

382. Bei Daumenlutschern sollte die Mutter beim Weglassen von Mahlzeiten behutsamer vorgehen. Nicht nur die Dauer jeder Mahlzeit, sondern auch die Häufigkeit der Mahlzeiten bestimmen, ob ein Säugling seinen Sauginstinkt befriedigen kann. Wenn also ein Säugling trotz ausgedehnter Mahlzeiten am Daumen lutscht, dann sollte man die Häufigkeit der Mahlzeiten nur langsam verringern. Wenn beispielsweise ein drei Monate altes Kind bis zur Mahlzeit spätabends durchschläft, aber viel am Daumen lutscht, dann würde ich diese Mahlzeit nicht allzu schnell ausfallen lassen; nach etwa zwei bis vier Monaten kann man dies versuchen, vorausgesetzt, das Kind will um diese Zeit überhaupt noch trinken.

383. Daumenlutschen und die Zähne. Die Eltern von Daumenlutschern machen sich natürlich Gedanken darüber, ob nicht das Lutschen dem Kiefer und den Zähnen des Babys schaden könnte. Es ist wahr, das Nuckeln drückt oftmals den vorderen Teil des Oberkiefers etwas nach außen und die unteren Zähne nach innen. Wieweit die Zahnstellung beeinträchtigt werden kann, hängt davon ab, wie stark das Baby nuckelt und in welcher Stellung es den Daumen hält. Zahnärzte meinen, daß das Nuckeln keinerlei abträgliche Wirkung auf die bleibenden Zähne des Kindes hat, die im Alter von sechs Jahren kommen. Mit anderen Worten: wenn das Daumenlutschen aufhört, bevor das Kind sechs Jahre alt ist – und das tut es in den meisten Fällen –, ist für die bleibenden Zähne des Kindes nichts zu befürchten. Aber ob nun das Nuckeln die ersten Zähne leicht verschiebt oder nicht – die meisten Eltern werden es ihrem Kind so schnell wie möglich abgewöhnen wollen. Auf keinen Fall aber sollten Eltern das mit drastischen Maßnahmen versuchen.

384. Warum keine Zwangsjacke? Warum bindet man die Arme des Kindes nicht nach unten, damit es nicht am Daumen lutscht? Die Folge wäre eine tiefgehende Frustration, die zu neuen Problemen führen könnte. Außerdem ist das keine Lösung für ein Kind, das viel am Daumen lutscht. Wir haben alle von verzweifelten Eltern gehört, die Ellenbogenschienen oder eine schlecht schmeckende Flüssigkeit verwenden, und das nicht nur für ein paar Tage, sondern für Monate. Kaum werden diese Zwangsmittel weggelassen, ist der Daumen wieder im Mund. Natürlich behaupten einige Eltern, mit diesen Methoden gute Ergebnisse erzielt zu haben. Bei den meisten dieser Kinder handelte es sich aber um eine milde Form des Daumenlutschens. Viele Kinder lutschen hin und wieder am Daumen. Ganz gleich, was die Eltern tun, hören die Kinder schnell auch wieder damit auf. Ich glaube, daß ein echter Daumenlutscher durch solche Zwangsmittel eher mehr als weniger am Daumen lutscht.

385. Daumenlutschen bei älteren Babys und Kindern. Bis jetzt war nur vom Daumenlutschen des Babys während der ersten Monate seines

Lebens die Rede. Dann aber, wenn das Baby aus dem Säuglingsalter heraus ist und sich dem Alter von einem Jahr nähert, sieht das Problem des Daumennuckelns schon anders aus. Dann bedeutet es für das Baby einen Trost, den es zu besonderen Zeiten braucht. Es nuckelt, wenn es sehr müde oder gelangweilt oder verdrossen ist, oft nuckelt es sich auch in den Schlaf. Wenn es sich den Anforderungen, die das Leben jetzt stellt, nicht ganz gewachsen fühlt, rettet es sich in die Gewohnheiten seiner ersten Lebenszeit, da das Nuckeln seine größte Freude war.

Das Verlangen nach Trostspendern wird in Abschnitt 376 besprochen.

Auch wenn Daumenlutschen nach dem sechsten Monat ein anderes Bedürfnis befriedigt, so sind es doch fast immer die Kinder, welche zunächst aus dem Sauginstinkt heraus lutschten, die dies nun als angenehme Freizeitbeschäftigung betreiben. Sehr selten beginnt das erste Daumenlutschen im Alter von sechs Monaten oder mehr.

Über die Verlängerung des Saugens beim 6- oder 12 Monate alten Säugling soll man sich keine Gedanken machen. Was müssen die Eltern tun? Wenn das Kind munter, glücklich, aktiv ist und meist abends und nur selten tagsüber am Daumen lutscht, brauchen die Eltern gar nichts zu tun. Anders gesagt, ist Daumenlutschen weder ein Zeichen für eine unglückliche Stimmung noch für gestörtes Sozialverhalten oder einen Mangel an Zuwendung. Die meisten Daumenlutscher sind sehr glückliche Kinder. (Kinder, denen jede Zuneigung fehlt, lutschen nicht am Daumen.) Lutscht ein Kind sehr viel mehr als es spielt, so sollten sich die Eltern fragen, was sie tun könnten, damit sich das Kind nicht so oft selbst trösten muß. Ein anderes Kind langweilt sich vielleicht, weil es zu wenige andere Kinder sieht oder zuwenig Spielzeug hat. Vielleicht muß es auch stundenlang im Laufgitter sitzen. Ein anderes Kind mag unzufrieden mit seiner Mutter sein, weil sie es von allen Aktivitäten fernhält, die es faszinieren, anstatt ihm Dinge zu zeigen, die es tun darf. Ein anderes Kind hat genügend Spielkameraden und viel Freiheit zu Hause, aber es traut sich nicht, schaut nur zu und lutscht dabei am Daumen. Was *kann* man also beim Daumenlutschen tun? Das Leben des Kindes erfüllter machen.

Ellbogenschienen, Kappen und übelschmeckendes Material auf

dem Daumen machen das Kind unglücklich und sind weder bei kleinen noch bei großen Kindern geeignet, die Gewohnheit langfristig zu durchbrechen. Manchmal wird es nur noch schlimmer. Es hilft auch nichts, das Kind auszuschimpfen oder den Daumen aus dem Mund zu ziehen. Ich erinnere mich an Anna, die aus eigenem Antrieb mit drei Jahren ihr Daumenlutschen einstellte. Sechs Monate später kam Onkel Georg ins Haus zurück, der besonders viel an ihr auszusetzen gehabt hatte. Kaum hatte er die Türschwelle überschritten, begann Anna wieder am Daumen zu lutschen. Oft hört man die Empfehlung, Kindern ein Spielzeug zu geben, wenn sie am Daumen lutschen. Sicher ist es gut, wenn das Kind von vielen Dingen zum Spielen umgeben ist, damit es sich nicht langweilt. Wenn Sie aber jedesmal dann aufspringen und ihm ein altes Spielzeug in die Hand drücken, merkt es bald, wo der Hase läuft.

Wie wäre es mit einer kleinen Bestechung? Wenn ein Kind – was an sich sehr selten vorkommt – etwa noch mit fünf Jahren am Daumen lutscht und die Eltern für seinen Kiefer und die bleibenden Zähne fürchten, könnte man unter Umständen damit etwas erreichen, vorausgesetzt, daß die Bestechung vernünftig ist. Einem kleinen Mädchen von fünf Jahren, das das Daumennuckeln überwinden soll, hilft man vielleicht damit, daß man ihm einen Fingernagel lackiert »wie bei einer Dame«. Doch kein Kind von zwei oder drei Jahren wird um einer Belohnung willen einen Instinkt verleugnen. Meistens wird man mit solchen Versuchen das Kind nur verwirren.

In erster Linie sollte man bei Nuckelkindern darauf achten, daß sie ein ruhiges, normales und harmonisches Leben führen. Freundliche Ermunterungen und – wenn das Kind alt genug ist – Hinweise darauf, daß es eines Tages schon ganz von selbst aufhören werde zu nuckeln, helfen dem Kind noch am ehesten. Auf keinen Fall sollte man es necken, und man darf es auch nicht andauernd darauf aufmerksam machen, so daß es schließlich von selbst anfängt, darüber nachzudenken. In den meisten Fällen gibt sich das Daumenlutschen von allein, und zwar noch bevor die zweiten Zähne erscheinen. Manchmal fangen Kinder, die es sich schon abgewöhnt hatten, während einer Krankheit oder einer seelischen Belastung noch einmal an zu nuckeln, doch auch das sind dann nur noch vorübergehende Erscheinungen. Selten hört ein Nuckelkind von drei Jahren damit auf, kaum je aber nuckelt es noch, wenn es in die Schule geht.

Die meisten daumenlutschenden Kinder haben gleichzeitig auch ein Spielzeug zum Streicheln. Das eine zerknittert oder reibt ein Stück Decke, eine Windel, einen Seidenschal oder ein Wollknäuel. Ein anderes streichelt das Ohrläppchen oder spielt in den Haaren. Ein anderes hält ein Stück Stoff mitten ins Gesicht und streichelt dann mit dem Finger Nase oder Lippen. Diese Bewegungen erinnern daran, wie kleinere Kinder beim Saugen an Brust oder Flasche ganz vorsichtig Haut und Kleidung der Mutter erfühlen. Und wenn ein Kind etwas an sein Gesicht hält, so scheint das Gefühl an die Brust der Mutter zurückzukehren.

Diese Gewohnheiten werden in Abschnitt 376 erklärt.

386. Wiederkäuen. Manchmal haben Babys oder kleine Kinder die Angewohnheit, so lange an ihrer Zunge zu saugen oder darauf herumzukauen, bis die letzte Mahlzeit wieder zurückkommt (nicht unähnlich einer Kuh), allerdings kommt das sehr selten vor. In manchen Fällen beginnt etwas Derartiges, wenn man versucht, einem Baby das Daumennuckeln dadurch abzugewöhnen, daß man ihm die Ärmchen festbindet. Anstelle seines Daumens nuckelt es dann auf seiner Zunge herum. Doch lieber sollte man dem Baby seinen Daumen lassen, und zwar sofort, bevor das Wiederkäuen zu einer Gewohnheit wird. Man sorge auch dafür, daß es genügend Gesellschaft, Spiel und Zärtlichkeit bekommt.

Manchmal tritt dieses Wiederkäuen auch auf, wenn die Beziehung zu den Eltern stark gestört ist.

Der Schnuller

387. Ein Schnuller hilft bei quengeligen Kindern und hält vom Daumenlutschen ab. Ein Schnuller ist eine »blinde« Brustwarze (d. h. sie hat keine Öffnung); sie ist an einer Scheibe befestigt, die an den Lippen anliegt und verhindert, daß der Sauger in den Mund gezogen werden kann. Am Rücken der Scheibe befindet sich ein Drehring, an dem das Kind den Schnuller greifen kann.

Ein Schnullertyp ist aus weichem Gummi hergestellt, so daß das Gesicht des Kindes nicht verletzt werden kann, wenn es darauf schläft, und außerdem der Sauger mit der Scheibe untrennbar verbunden ist und so nicht verschluckt werden kann. Gelegentlich kann aber der lange Sauger die Rachenrückwand berühren und Würgen auslösen. Es gibt auch Schnuller mit einem kurzen kugelförmigen Sauger. Sehr kleine Kinder mögen ihn lieber, weil er kleiner und weicher ist. Ein weiterer Schnullertyp hat einen auf einer Seite abgeflachten Sauger; während der Hersteller die gute Wirkung dieses Bautyps lobt, gibt es dafür keine wissenschaftlichen Beweise.

Ein gelegentlich gereiztes Kind läßt sich durch einen Schnuller oft vollkommen ruhigstellen. Wir wissen nicht, ob durch das Saugen eine unangenehme Stimmung vertrieben oder einfach der Mund beschäftigt wird. Bei Koliken mit ihren deutlichen Schmerzen bringt ein Schnuller zumindest teilweise Erleichterung.

Gereiztes Schreien und Koliken kommen nach den ersten drei Lebensmonaten selten vor, so daß man dann mit dem Schnuller aufhören kann, um ihn nicht zur Gewohnheit werden zu lassen.

388. Mit dem Schnuller läßt sich Daumenlutschen sehr wirksam verhindern. Die meisten Säuglinge, die während der ersten Lebensmonate oft einen Schnuller im Munde haben, werden auch dann später keine Daumenlutscher, wenn sie mit drei oder vier Monaten diese Gewohnheit wieder aufgeben.

Einige Eltern könnten nun sagen: warum sollen wir mit dem Schnuller das Daumenlutschen vermeiden, wenn das Lutschen am Schnuller ebenso ungünstig ist? Darauf kann ich nur antworten: Kinder, die in den ersten drei Lebensmonaten regelmäßig am Daumen lutschen – und das sind etwa 50 % aller Kinder – lutschen bis ins dritte, vierte, fünfte Lebensjahr oder sogar länger. die meisten Schnullerkinder aber geben ihren Schnuller mit drei oder vier Monaten wieder auf. So sehr sie ihren Schnuller heiß und innig liebten, so energisch spucken sie ihn nun aus, wird er in den Mund gesteckt. Wer den Schnuller mit drei oder vier Monaten noch benutzt, gibt ihn spätestens mit ein oder zwei Jahren auf; das ist immer noch erheblich früher als beim Daumenlutschen.

Vorteilhaft beim Schnuller ist auch, daß die Zahnstellung viel weniger als beim Daumenlutschen beeinträchtigt werden kann.

Wie verhindert man mit dem Schnuller das Daumenlutschen? Zunächst einmal lutschen 50 % aller Kinder nie oder nur ganz selten am Daumen. Es gibt also bei ihnen nichts zu verhindern, und ein

Schnuller sollte höchstens einmal bei Koliken eingesetzt werden. Andererseits sollten wir bei unserer Entscheidung nicht davon ausgehen, was das Kind tut, sondern was es versucht zu tun. Wenn es also nach den Mahlzeiten den Daumen in den Mund stecken will und kräftig am Daumen lutscht, ist ein Schnuller ratsam.

Wann soll man anfangen? Hat sich ein Kind wochen- und monatelang daran gewöhnt, den Daumen in den Mund zu stecken, wird es voraussichtlich den Schnuller ablehnen. Denn es hat nicht nur die Gefühle im Mund, sondern auch die Empfindungen am Daumen kennen- und schätzengelernt. Wenn Sie also den Schnuller verwenden wollen, dann müssen Sie damit in den ersten Lebenswochen beginnen.

Zu welcher Tageszeit? Man gibt den Schnuller, wenn das Kind mit seinem Mund herumsucht und an Daumen, Fingern, Handgelenk, Kleidung oder irgend etwas Greifbarem zu lutschen versucht. In den ersten Lebensmonaten geschieht das meist vor oder nach den Mahlzeiten, weil das Kind sonst schläft. Wacht es aber zwischen den Mahlzeiten, so soll es auch dann seinen Schnuller bekommen. Der Schnuller sollte während der ersten 3 Lebensmonate nicht so selten wie nötig, sondern so oft als möglich gegeben werden, so daß das Kind seine Befriedigung hat und den Schnuller auch bald wieder aufgibt.

389. Eltern beginnen ungern mit dem Schnuller, und oft hören sie ungern damit auf. Der wirksame Gebrauch eines Schnullers wird durch zwei Faktoren erschwert. Wo ein Schnuller sinnvoll wäre, wollen viele Eltern ihn oft nicht ersetzen oder versuchen es so spät, daß das Kind ihn nicht mehr mag, obgleich es ihn einige Wochen vorher angenommen hätte. Die Zurückhaltung der Eltern ist natürlich. Viele Menschen sehen es ungern, wenn so ein Schnuller, insbesondere bei einem Kind, das schon gehen kann, mitten im Gesicht thront. Das Gesicht wirkt dumm, vor allem wenn das Kind saugt. Manche Eltern lehnen zunächst den Rat des Arztes ab, befreunden sich aber dann mit dem Gedanken an einen Schnuller, wenn sie von ihren guten Erfahrungen ihrer Bekannten damit hören. Es gibt auch das umgekehrte Problem: Eltern nutzen den Schnuller erfolgreich bei ihrem quengeligen oder von Koliken geplagten Kind und werden so abhängig davon, daß sie das Kind in einem fort trösten; es erhält den Schnuller mehrfach täglich auch dann, wenn es ihn eigentlich aufgeben könnte. Mit fünf, sechs oder sieben Monaten entwickelt sich dann eine Abhängigkeit, die bis eineinhalb Jahre dauern kann. Ein Schnuller kann ebenso wie das Daumenlutschen ersatzweise das Saugbedürfnis bis zum Alter von drei bis fünf Monaten befriedigen. Mit drei bis vier Monaten nimmt das Bedürfnis bereits ab. Viele Kinder spucken den Schnuller aus; bei ihren Mahlzeiten wird das Saugbedürfnis voll befriedigt. Mit fünf oder sechs Monaten ist es fast ganz verschwunden, wie man an einigen Brustkindern feststellt, die nur noch wenig Interesse am Saugen zeigen. Wird der Schnuller jenseits des vierten Lebensmonats angeboten, so fungiert er als Trostspender; ob das Kind früher zu wenig saugen konnte oder ob es eine hartnäckige Gewohnheit entwickelt hat: ab jetzt kann es zwei Jahre dauern, bis es vom Schnuller läßt.

Hält das Kind am Schnuller fest, so darf man ihn nicht einfach wegnehmen. Man sollte ihn aber auch Kindern, die ihn ausspucken und so ihre Abneigung zu erkennen geben, nicht mehr anbieten. Auch die Anti-Schnuller-Verwandtschaft gibt dann etwas Ruhe. Schließlich verringert sich das Risiko von Fehlstellungen der Zähne.

Wenn das Kind schläfrig wird, sollten die Eltern den Schnuller aus dem Mund nehmen; wehrt es sich, so sollen sie damit warten, bis es schläft. Wird ein Kind daran gewöhnt, mit dem Schnuller im Mund zu schlafen, dann erwacht es und schreit mitleiderregend, wenn er herausfällt. Das kann ein dutzend Mal pro Nacht vorkommen, wenn das Kind gerade lernt, statt auf dem Rücken auch auf dem Bauch zu schlafen; und es ist eine sehr unerfreuliche Störung der Nachtruhe für die Eltern.

Ein Kind ist reif, sich den Schnuller abzugewöhnen, wenn es ihn aus dem Mund befördert oder wenn es seine Abwesenheit unbeeindruckt läßt. Das Abgewöhnen ist keine Sache für einen Tag, sondern muß langsam über 1 bis 2 Wochen, angegangen werden. Wenn das Kind den Schnuller noch etwas braucht, darf das Abgewöhnen auch etwas länger dauern. Hat das Kind den Schnuller noch im Alter von fünf bis sechs Monaten und wacht es mehrmals pro Nacht auf, weil es ihn verloren hat, so lege man mehrere davon in sein Bett, damit es seinen Ersatzschnuller selbst finden kann. Man kann auch einen am Nachtgewand befestigen. (Machen Sie aber keine lange Schnur an den Schnuller, an der er um den Kinderhals oder an einem Stab der

Wiege hängt. Das kann lebensgefährlich sein, wenn sich die Schnur um Finger, Handgelenk oder Hals wickelt.)

Hat das Kind ein paar Zähne, kann es den Sauger eines alten Schnullers zerbeißen und Stücke davon schlucken. Geraten sie in die Luftröhre, kann es zu gefährlichen Erstickungsanfällen kommen. Man kaufe daher einen neuen Schnuller, wenn der alte zu sehr abgenutzt ist.

Rhythmische Bewegungen

390. Schaukeln, Schiffschaukeln, Kopfrollen und Kopfschlagen. Beim Schaukeln schwingt ein Kind, das in einem Sessel oder auf einer Couch sitzt, hart gegen die Rückenlehne und wieder zurück. Schiffschaukeln nenne ich die Bewegung, wenn sich ein Kind mit Händen und auf Knien abstützt und den Körper in Richtung Ferse schwingen läßt. Das Kinderbettchen bewegt sich dann durch den Raum, bis eine Wand es aufhält. Ein Kind kann auch beim Liegen auf dem Rücken den Kopf von links nach rechts und wieder zurück rollen. Am meisten Sorgen machen sich die Eltern, wenn das Kind mit Stirn oder Hinterkopf gegen den Bettrand schlägt. Sie fragen sich, ob das Kind normal ist oder, wenn es normal ist, danach auch normal bleibt.

Welche Bedeutung haben diese rhythmischen Bewegungen? Zwar wissen wir nicht alle Antworten, haben aber gewisse Vermutungen. Diese Gewohnheiten entwickeln sich in der zweiten Hälfte des ersten Lebensjahres, wenn kleine Kinder einen Sinn für Rhythmik entwickeln und sich im Takt der Musik versuchen zu bewegen. (Hilft es den Kindern beim Laufenlernen?) Wie Daumenlutschen oder das Streicheln eines Stofftiers treten sie vorwiegend auf, wenn das Kind müde, schläfrig oder frustriert ist. Ich betrachte sie daher als Trostspender, die an die frühe Kindheit erinnern, als das Kind viel geschaukelt und herumgetragen wurde. Näheres siehe Abschnitte 375–377.

Schlägt das Kind mit dem Kopf gegen die Wand, so kann man das Bettchen auspolstern, damit es sich nicht verletzt. Man kann auch das Kopfteil durch einen festen Baumwollstoff ersetzen. Ein schiffschaukelndes Kind, das mit seinem ratternden Bett das ganze Haus erschüttert, läßt sich wie folgt kontrollieren: Man stelle das Bett auf einen Teppich, der fest am Boden anliegt oder schiebe ein Stück Gummimatte unter den Fuß des Bettes. Man kann auch das Bettchen gegen die Wand stellen und zwischen Bett und Wand ein dickes Polster befestigen. Mit dem Kind schimpfen oder es festbinden würde ich nicht.

DIE ENTWICKLUNG
VON KLEINKINDERN

Kleine Kinder werden größer

391. Die Entwicklung eines kleinen Kindes wiederholt die gesamte Geschichte der menschlichen Rasse. Es gibt nichts Faszinierenderes auf der Erde als ein Kind, das wächst und sich entwickelt. Zunächst glaubt man, daß es einfach die Größenzunahme ist. Später, wenn das Kind bestimmte Dinge tun lernt, so denkt man an die Aneignung von »Lerntricks«. In Wirklichkeit ist es aber viel komplexer und tiefer. Bei der Entwicklung jedes Kindes wiederholt sich in Spuren die Geschichte der menschlichen Rasse Schritt für Schritt in körperlicher und geistiger Hinsicht. Im Uterus beginnt ein Kleinkind als eine Einzelzelle – genau wie die Entwicklung des ersten Lebens im Ozean. Später, wenn das Kind in der Amnionflüssigkeit des Uterus liegt, besitzt es Kiemen wie ein Fisch. Gegen Ende des ersten Lebensjahres, wenn das Kind auf wackeligen Füßen zu stehen versucht, wiederholt es die Abkehr der Fortbewegung auf allen Vieren, die unsere Vorfahren vor Jahrmillionen durchliefen. Um diese Zeit lernen Kinder auch, ihre Finger geschickt und für feine Aufgaben zu gebrauchen. Unsere Vorfahren standen auf zwei Beinen, da sie bemerkt hatten, daß sie mit ihren Händen viel interessantere Dinge tun konnten als nur darauf zu gehen.

Nach dem sechsten Lebensjahr geben Kinder einen Teil ihrer Abhängigkeit von ihren Eltern auf. Sie werden selbständiger und können herausfinden, wie sie in die Welt außerhalb ihrer Familie passen. Die Spielregeln des Lebens treten nun an sie heran. So durchleben sie das Stadium der Frühgeschichte, als unsere wilden Vorfahren herausfanden, daß es besser war, nicht im Urwald in unabhängigen Familiengrüppchen herumzuziehen, sondern größere Gemeinschaften zu gründen. Dazu mußten sie Selbstdisziplin lernen, sich daran gewöhnen, nach Regeln und Gesetzen miteinander umzugehen, anstatt sich auf den Familienältesten zu verlassen, der die allerhöchste Autorität war.

Wenn Sie die Entwicklung Ihres Babys verfolgen, sollten Sie es so lieben, wie es ist – das ist die beste Grundlage für eine gute Entwicklung. (Lesen Sie dazu auch Abschnitt 12).

392. Babys können schon sehr früh sehen, hören und auch riechen. Eltern fragen oft: »Wann fängt das Kind an zu sehen?« Wir wissen heute, daß Kinder viel früher sehen, als wir früher glaubten. Bereits in den ersten Lebenstagen können sie einen Unterschied zwischen Gesichtern und anderen Gegenständen machen. Genaue Experimente zeigten, daß die meisten Kinder verschiedene Gesichter innerhalb der ersten Lebenstage nachzumachen versuchen. In den ersten Lebensmonaten können sie ihre beiden Augen noch nicht sehr gut koordinieren und schielen deswegen ab und zu für einige Augenblicke.

Wir wissen heute auch, daß neugeborene Kinder viel besser, als wir glaubten, hören und riechen können. Ein Säugling wird daher ganz zappelig, wenn er ein lautes Geräusch hört. Und nach einer Woche kann er den Still-BH seiner Mutter am Geruch erkennen.

393. Babys fangen schon früh an zu lächeln, weil das normale kleine Kind ein geselliges Wesen ist. Eines Tages, so im zweiten oder dritten Monat, erscheint plötzlich ein Lächeln auf seinem Gesicht, wenn die Mutter mit ihm spricht und es anlächelt. Natürlich ist das ein aufregender Moment für die junge Mama: Babys erstes Lächeln. Doch man mag darüber denken, was man will, das Baby selbst denkt sich noch nichts dabei und verbindet noch nichts mit seinem Lächeln. Es kann sein Köpfchen noch nicht drehen, und seine Händchen können noch nicht greifen, das einzige ist ein instinktives Gefühl dafür, daß es nun zu dieser neuen Umgebung gehört und daß das wohl etwas Richtiges sein muß. Und wenn es nun mit liebevollem Verständnis und dem richtigen Maß an Festigkeit behandelt wird, wird das Baby auch freundlich und vernünftig werden, weil das nun einmal so in seiner Natur liegt.

394. In den ersten zwei bis drei Monaten haben die Babys noch nicht viel Kontakt mit der Umwelt. Die meiste Zeit scheint es noch völlig in sich selbst zu ruhen. Es lächelt zwar friedlich, wenn man mit ihm spricht; aber was immer es sei, was Mama und Papa ihm erzählen – das Baby mißt ihm noch keine Bedeutung bei. Es ist sehr damit

beschäftigt, mit sich selbst fertig zu werden, denn die Zeit der Umstellung auf das neue Leben ist nicht leicht. Da sind Koliken, die
quälen, oder Kümmernisse unbestimmter Art, die niemand nach-
empfinden kann, dann muß man als Baby eben schreien, ehe man
sich in den tröstlichen Schlaf retten kann.

Wenn das Baby aus dem ersten, das man das »dumme Vierteljahr«
nennt, heraus ist, nimmt es wesentlich mehr von seiner Umwelt
wahr. Es beginnt das Köpfchen zu drehen und zu gucken, und es
scheint angenehm berührt zu sein von dem, was es da zu sehen
gibt.

395. Baby und die Fremden. Babys Reaktion Fremden gegenüber
vermittelt den Eltern ein anschauliches Bild von seiner stufenweisen
Entwicklung. Die Besuche beim Arzt oder bei der Beratungsstelle
sind ein Beispiel dafür: das Baby von zwei Monaten nimmt nicht viel
Notiz von dem Arzt, der sich über es beugt. Es liegt auf dem Behandlungstisch und guckt über die Schulter des Arztes hinweg auf seine
Mutter. Das drei Monate alte Baby ist des Arztes ganze Freude, es ist
zu Späßchen aufgelegt und lacht aus Herzenslust, wenn der Arzt es
anlächelt oder sich freundlich mit ihm unterhält. Mit fünf Monaten
allerdings scheint das Baby seine Meinung geändert zu haben, es ist
nicht mehr willens, sofort Freundschaft zu schließen. Wenn jemand
Unbekanntes sich ihm nähert, wird es ernst und zurückhaltend, hört
auf zu lachen, sein Körper nimmt eine steife Abwehrstellung an,
seine Augen werden mißtrauisch, sein kleiner Magen hebt und senkt
sich schnell, schließlich beginnt es zu zittern, und dann fängt das Gebrüll an. Manchmal ist das Baby so voller Schrecken, daß es immer
noch brüllt, wenn die Untersuchung längst vorbei ist. Das ist eine Periode, in der die Kinder im allgemeinen sehr empfindlich Fremden
gegenüber sind. Selbst Papas Gesicht, das sie nicht so oft sehen wie
das der Mama, erschreckt sie manchmal, woraufhin Papa dann recht
beleidigt ist. Vielleicht liegt diese Reizbarkeit daran, daß das Baby
nun soweit ist, daß es zwischen Freund und Feind unterscheiden
will. Wenn ein Kind besonders empfindlich ist und von großer
Schreckhaftigkeit fremden Menschen und einer andersartigen Umgebung gegenüber, dann sollte man es möglichst ruhig zu Hause
halten. Während dieser Zeit, die auch vorübergeht, hat es keinen
Sinn, mit dem Kind zu reisen oder viele Besuche zu machen oder

auch nur viele Besucher zu ihm ins Kinderzimmer zu führen, die es nur unnötig aufregen.

Manche Kinder nehmen gegen Ende des ersten Jahres nur wenig Notiz von Fremden und Besuchern. Jetzt sind sie in einem Alter, da sie die Dinge, die es zu untersuchen gibt, mehr interessieren als Menschen und Gesichter. Doch ist das Baby dann ein Jahr alt, ändert sich vieles. Mit 13 Monaten hat das Kind seine mißtrauische Zeit. Wenn man in dieser Periode mit ihm zum Arzt geht, schreit es schon von dem Moment an, da man mit ihm das Haus betritt. Es wehrt sich auf dem Behandlungstisch und versucht, in die schützenden Arme seiner Mutter zu flüchten. Es versteckt sein Köpfchen an Mamas Schulter und probiert es mit der Vogel-Strauß-Politik. Hin und wieder wird es einen mißtrauischen Blick in die Richtung des Arztes schicken, um sich zu orientieren, wie groß die Gefahr sei. Sein Protestgeschrei – wenn es nichts hilft und die Untersuchung ertragen werden muß – dauert meist an, bis die Mutter mit ihm das Haus wieder verläßt. Minuten später hat es den Schreck vergessen, nachtragen tut es den Erwachsenen jedenfalls nichts. Weitere Hinweise zum Umgang mit den empfindlichen Einjährigen finden Sie in Abschnitt 494.

Körperliche Entwicklung und motorische Fähigkeiten

396. Zunächst lernt das Kind seinen Kopf benutzen. Ein Kind lernt stufenweise, seinen Körper zu kontrollieren. Es beginnt mit dem Kopf und läßt dann die Hände, den Rumpf und die Beine folgen. Bereits bei der Geburt weiß es, wie man saugt. Und wenn jemand seine Wange berührt – sei es die Brustwarze oder ein Finger – dann versucht es diesen Gegenstand mit seinem Mund zu erreichen. So trägt das Kind auf seine Weise zum Gefüttertwerden bei. Wenn Sie seinen Kopf stillhalten wollen, wird es sehr böse und dreht sich, um ihn wieder freizubekommen. Wahrscheinlich hält es dieser Reflex vom Ersticktwerden ab.

397. Der Gebrauch der Händchen. Nur wenige Babys können von der Geburt an ihre Händchen an den Mund nehmen und an den Fingern nuckeln. Die meisten bringen es nicht fertig, die Fäustchen absichtlich und »gezielt« an den Mund zu nehmen, bevor sie zwei, drei Monate alt sind. Da sie die Fäustchen meist geballt halten, ist es noch schwerer, des Daumens allein habhaft zu werden.

Doch der Hauptzweck der Händchen ist es ja zu greifen und Dinge festzuhalten. Ein Säugling scheint schon immer im voraus zu wissen, was es als nächstes zu lernen hat. Wochen, bevor es dem Baby schließlich gelingt, einen Gegenstand festzuhalten, übt es Greifen, es fährt mit den Händchen herum und versucht, einen Halt zu finden. Wenn man ihm in diesem Stadium eine leichte Klapper in die Hand gibt, wird es sie festhalten und schütteln. Etwa um die Hälfte des ersten Lebensjahres lernt es, Dinge zu ergreifen, die man ihm in Reichweite seiner Ärmchen hinhält. Nach und nach wird es dabei Geschicklichkeit entwickeln, im letzten Vierteljahr des ersten Jahres macht es ihm Spaß, sehr kleine Dinge wie etwa Krümel, Fäden oder Staubflusen sorgsam und beinahe pedantisch aufzulesen.

398. Rechts- und Linkshändigkeit. Dies ist eine sehr komplizierte Geschichte. Einige Kinder sind im ersten Jahr beidhändig und entwickeln sich erst langsam zu Rechts- oder Linkshändern. Andere ziehen schon früh die linke oder rechte Hand vor und bleiben dabei. Andere verwenden eine Hand einige Monate lang und wechseln dann zur anderen.

Wissenschaftler, die sich für die Händigkeit interessieren, glauben, daß es sich um eine angeborene Eigenschaft handelt, die früher oder später ausgeprägt ist. Etwa 10 % aller Menschen sind linkshändig. Händigkeit hat genetische Faktoren; es gibt Familien mit mehreren Linkshändern, und andere Familien, die keinen Linkshänder haben. Viele Experten glauben, daß Stottern, Lese- und Rechtschreibstörungen oder emotionale Probleme entstehen, wenn man ein linkshändiges Kind zwingt, rechtshändig zu werden. Daher ist es am besten, wenn man einen Säugling oder ein Kleinkind überhaupt nicht beeinflußt.

Ist Ihr Kind beidhändig oder rechtshändig, was Sie sehen können, wenn es in der Mitte des ersten Lebensjahres das erste Mal Dinge zu greifen versucht, so können Sie davon ausgehen, daß es rechtshändig ist. Sie sollten dann seine Spielzeuge näher an seiner rechten Hand aufhängen, Spielzeuge, Nahrung und später ein Löffel ihm in die rechte Hand reichen. Ist es aber von Anfang an Linkshänder oder benutzt später nur die linke Hand, dann sollten Sie nicht mit ihm streiten, sondern ihm die Bevorzugung dieser Hand belassen.

399. Umdrehen und Aufsitzen. Im Gegensatz zur Kontrolle der Bewegung von Kopf oder Armen ist die Zeit, wenn Kinder sich umdrehen, aufsetzen, krabbeln, aufstehen oder laufen lernen, viel variabler. Vom Temperament und vom Körpergewicht ist eine Menge abhängig. Ein drahtiges, energisches Kind fängt früh an, sich zu bewegen. Ein dickes und friedliches wartet damit oft etwas länger.

Wenn ein Kind das erste Mal versucht, sich umzudrehen, so darf man es nicht unbeaufsichtigt auf dem Tisch liegen lassen, wenn es nicht abgesichert ist. Wenn es sich bereits öfter umdreht, irgendwann zwischen zwei und sechs Monaten, darf man es nicht einmal in der Mitte eines Erwachsenenbettes unbeaufsichtigt liegen lassen. Sie werden staunen, wie schnell ein Kind den Rand des Bettes erreicht hat.

Die meisten Kinder lernen das Sitzen (mit Hilfe) im Alter zwischen sieben und neun Monaten. Einige völlig normale und intelligente Kinder brauchen dazu 12 Monate. Bevor sie aber damit Erfolg haben, wollen die Kinder es auch versuchen. Wenn Sie versuchen, ihm ein Händchen zu geben, wird es sich dran hochziehen wollen. In diesem Zusammenhang stellt sich für Eltern oft die Frage: Ab wann darf ich mein Kind im Kinderwagen oder -stühlchen aufsetzen? Als Ärzte meinen wir, daß man ein Kind solange nicht aufsetzen sollte, bis es von sich aus viele Minuten lang sitzen kann. Das heißt nun nicht, daß Sie das Kind nicht in eine sitzende Position bringen dürfen, oder daß es nicht auf Ihrem Schoß sitzen darf. Solange Hals und Rücken gerade sind, darf es auch im Kinderwagen mit einem Kissen als Unterstützung sitzen. Nur eine verdrehte Haltung ist für lange Zeit nicht gut.

Hier spielt auch die Frage nach einem Hochsitz eine Rolle. Er ist sicher vorteilhaft, wenn Kinder mit dem Rest der Familie ihre Mahlzeit einnehmen. Leider kommen Unfälle, d. h. das Herausfallen aus dem Hochsitz häufig vor. Wenn Kinder die meisten ihrer Mahlzeiten selbst essen sollen, so sollte man besser einen kleinen Tisch und einen kleinen Stuhl kaufen. Wenn Sie unbedingt einen Hochsitz nehmen wollen, so nehmen Sie einen mit einer breiten Standfläche, so daß er nicht so leicht umkippt, und benutzen Sie immer die Halte-vorrichtung für das Kind. Lassen Sie aber Ihr Kind keinesfalls allein auf einem hohen oder niedrigen Stuhl, wenn es krabbeln oder ste-hen gelernt hat.

400. Beim Wechseln der Kleidung: ein Spielzeug oder etwas zu essen.
Kleine Kinder lernen nie, daß sie beim Wechseln der Kleidung oder der Windeln stillhalten müssen. Das geht völlig gegen ihre Natur. Ab dem Alter, wenn sie sich umdrehen können, bis zu einem Jahr, wenn sie im Stehen angezogen werden können, kämpfen oder schreien sie schrecklich, wenn sie sich hinlegen müssen, als hätten sie nie von einer solchen Ungeheuerlichkeit gehört.

Nur weniges kann da helfen. Ein Elternteil kann z. B. das Kind durch komische Geräusche ablenken, ein anderes kann ihm einen Zwieback reichen. Sie können auch ein besonders faszinierendes Spielzeug, etwa eine Musikbox verwenden, die nur zur Zeit des Anziehens zur Verfügung steht. Lenken Sie Ihr Kind ab, bevor Sie es hinlegen, und nicht erst, wenn es angefangen hat zu schreien.

401. Krabbeln. Irgendwann zwischen dem sechsten Monat und ei-nem Jahr beginnt unser Baby zu krabbeln. Es gibt allerdings Kinder, die gar nicht erst krabbeln, sie sitzen im Wagen oder im Ställchen, überlegen sich die Sache theoretisch und lernen gleich stehen. Es gibt Dutzende verschiedener Arten, sich krabbelnd fortzubewegen. Babys können ihren Krabbelstil beträchtlich variieren und sich zum Experten darin ausbilden. Das eine lernt zuerst, rückwärts zu krab-beln, das andere krabbelt zur Seite hin. Das eine auf Händen und Ze-hen mit durchgedrückten Knien, das andere auf Händen und Knien, das eine auf einem Fuß und einem Knie. Kinder, die es in der Kunst, schnell zu krabbeln, weit bringen, lernen unter Umständen das Laufen erst später, während andere, die ungeschickt krabbeln oder es überhaupt niemals tun, sich schnell aufrichten und bald laufen lernen.

402. Stehen. Sich aufzurichten und auf ihren Füßen zu stehen, ler-nen die Kinder im letzten Viertel des ersten Jahres, sehr ehrgeizige, sehr kräftige Kinder fangen manchmal schon mit sieben Monaten damit an. Doch auch wenn ein Kind, das im übrigen gesund, aufgeweckt und lebhaft ist, nicht stehen lernt, bevor es ein Jahr alt ist, braucht man sich keine Sorgen zu machen. Eine Untersuchung beim Arzt wird die Eltern beruhigen, denn die Entwicklung der Kinder ist sehr unterschiedlich.

Viele Babys geraten in arge Bedrängnis, wenn sie mit Mühe und Not gelernt haben, auf ihren Beinchen zu stehen, aber noch nicht wissen, wie sie sich nun wieder hinsetzen sollen. Die armen Wesen stehen so lange, bis sie vor Ermüdung ganz außer sich sind. Die Mutter wird großes Mitleid haben, wird den kleinen Anfänger vom Geländer seines Ställchens loslösen und ihn wieder auf den Boden setzen. Im gleichen Moment aber hat das Baby seine Müdigkeit vergessen und zieht sich wieder auf die Füße hoch. Diesmal fängt es nach ein paar Minuten an zu schreien. Das Beste, was man in einer solchen Situation tun kann, ist, daß man ihm besonders interessante Dinge zum Spielen gibt, so daß es ein Weilchen im Sitzen beschäftigt ist. Im übrigen muß man sich damit trösten, daß das Baby vielleicht in den nächsten Tagen schon gelernt haben wird, wie es sich von selbst wieder hinsetzt. Eines Tages nämlich wird das Baby es ganz von allein versuchen. Sehr vorsichtig wird es sein Hinterteil abwärts bewegen, so weit seine Arme reichen, und nach langem Zögern läßt es dann die Gitterstäbe los. Es stellt dabei fest, daß ihm nichts passiert und daß es weich und bequem gelandet ist. Im Laufe von Wochen lernt das Kind, sich umherzubewegen, indem es sich zunächst mit zwei, später mit einer Hand festhält. Irgendwann hat es genügend Gleichgewicht, um seine Hände ein paar Sekunden frei zu lassen, wobei es oft gar nicht merkt, welch wagemutiges Unternehmen es da eingeht. Jetzt kann es anfangen zu laufen.

(Abschnitt 307 sagt Ihnen, warum Sie keinen Laufstuhl nehmen sollten.)

403. Das Laufenlernen. Verschiedene Faktoren bestimmen den Zeitpunkt, zu dem das Baby allein laufen kann: Ehrgeiz, Gewicht, wie gut oder schnell sich ein Kind durch Krabbeln vorwärts bewegen kann, eventuelle Krankheiten oder schlechte Erfahrungen. Wenn ein Baby zu dem Zeitpunkt, da es gerade mit dem Laufen anfängt, krank wird und vielleicht zwei Wochen im Bett liegt, kann es sein, daß es während der nächsten vier bis sechs Wochen alle Versuche, zu laufen, wieder aufgibt. Oder aber wenn das Kind bei den ersten

Versuchen hingefallen ist und sich weh getan hat, mag es sobald den Mut zu neuen Gehübungen nicht wieder aufbringen.

Die meisten Kinder lernen zwischen dem 12. und 15. Monat laufen. Einige wenige, die sehr ehrgeizig sind und eine besonders kräftige Muskulatur haben, fangen schon mit einem dreiviertel Jahr an. Eine ziemliche Anzahl von gut entwickelten Kindern aber fangen nicht vor eineinhalb Jahren damit an.

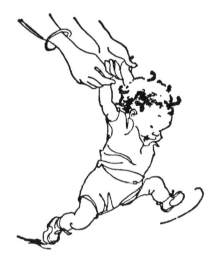

Wenn das Kind erst einmal läuft, tauchen natürlich noch zusätzlich kleine Probleme auf, ob es sich nun um die richtigen Schuhe oder um erzieherische Dinge handelt. Was das Laufen selbst anbelangt, brauchen Sie Ihrem Kind nichts beizubringen: sobald seine Muskeln, Nerven und auch sein Geist dazu bereit sind, läßt es sich ohnehin nicht mehr bremsen! Die Mutter eines sehr frühzeitig laufenden Babys braucht sich nun keine Gedanken darüber zu machen, daß dies eventuell seinen Beinchen schaden könne! Anfangs sind sie zwar manchmal etwas O- oder X-beinig, doch das kommt sowohl beim frühen wie auch beim späten Laufenlernen vor.

404. Hüfte, Füße und Beine. Bei den Routineuntersuchungen des Babys wird der Arzt auch überprüfen, ob die Hüfte normal geformt ist. Manchmal stellt sich eine Dislokation heraus. Durch eine sofortige Behandlung ist dies jedoch schnell zu beheben.

Bei allen Babys sind die Füße während der ersten zwei Jahre platt. Zum Teil, weil das Fußgewölbe noch nicht ausgebildet ist, zum Teil aber auch, weil die Füßchen noch so gut gepolstert sind. Erst wenn das Kind stehen und gehen lernt, werden die Muskeln trainiert und bilden allmählich die Wölbung des Fußes. (Abschnitt 405 gibt Hinweise zu Schuhen.)

Wie gerade die Beine, Knöchel und Füße des Babys wachsen, hängt von verschiedenen Faktoren ab, einschließlich der Veranlagung des Babys bei seiner Geburt, und davon, ob es unter Umständen zu Rachitis neigt (zu weiche Knochen infolge von ungenügendem Vitamin-D-Gehalt). Einige Babys neigen zu X-Beinen und nach innen gebogenen Knöcheln, obwohl sie niemals rachitisch waren. Bei einem schweren, dickeren Kind wird man das eher finden als beim leichten. Andere Babys wieder scheinen schon mit O-Beinen und einwärtsgerichteten Füßen geboren, und zwar gerade die sehr aktiven und kräftigen Kinder. Wenn ein Baby zu X-Beinen neigt und außerdem rachitisch ist, werden sich die X-Beine noch schneller entwickeln. Mit O-Beinen ist es natürlich dieselbe Geschichte. Ein anderer Faktor könnte die Stellung sein, in der das Baby seine Füßchen und Beine zu halten pflegt. Beispiel: Das Baby sitzt mit dem einen Füßchen unter den Oberschenkel des anderen Beinchens eingeklemmt, so daß das Füßchen im Knöchel umgedreht wird. Liegt ein Kind sehr oft auf dem Bauch, werden seine Füßchen auch verdreht, weil sie dann meist mit den Zehen zueinander liegen.

Alle Kinder stellen ihre Zehen zunächst etwas auswärts, wenn sie zu laufen anfangen. Erst nach und nach lernen sie die richtige Fußstellung einnehmen. Und während das eine Kind seine Füßchen vielleicht so nach außen stellt wie etwa Charlie Chaplin, wird das andere Baby die Füßchen weniger spreizen und sie schon sehr bald parallel zueinander setzen. Ein Kind, das schon am Anfang die Füße parallel setzt, wird am Ende unter Umständen »über den großen Onkel« laufen. Kinder, die das tun, haben meist auch Veranlagung zu O-Beinen.

Bei Routineuntersuchungen wird der Arzt von dem Moment an, da das Kind zu stehen beginnt, auch seine Beine und Knöchel untersuchen. Deshalb sind diese Routineuntersuchungen auch während des zweiten Lebensjahres wichtig. Wenn schwache Knöchel, X- oder

O-Beine oder einwärts gewandte Füße festgestellt werden, müssen unter Umständen entsprechende Schuhe verordnet werden.

405. Schuhe. Welche Art von Schuhen und wann soll man sie dem Kind anziehen? In den meisten Fällen braucht man dem Baby keine Schuhe anzuziehen, bis man mit ihm ausgeht. Normalerweise nämlich behalten die Füße die gleiche Temperatur wie die Hände, und wenn Händchen und Füßchen bloß sind, macht es dem Kind nichts aus. Mit anderen Worten: nicht einmal gestrickte Schuhchen sind im ersten Jahr notwendig, es sei denn, das Haus und der Fußboden seien ungewöhnlich kalt. Auch wenn das Baby stehen und laufen lernt, sollte man es, wenn die Verhältnisse es erlauben, nach Möglichkeit barfuß laufen lassen. Die Fußsohlen des Kindes sind zunächst noch verhältnismäßig platt. Nach und nach erst krümmt sich die Fußsohle und festigen sich die Knöchel, indem das Baby sie beim Stehen und Laufen kräftig trainiert. (Daß die Fußsohlen so kitzlig und empfindlich sind, ist von der Natur klug eingerichtet: es erinnert daran, daß wir den Fuß genügend vom Boden abheben.) Das Laufen auf einem unebenen Boden oder auf einer rauhen Oberfläche ist ein gutes Training für die Fuß- und Beinmuskeln.

Natürlich braucht ein Kind Schuhzeug, sobald es nach draußen geht oder auf Holzfußböden läuft, wo es sich Splitter einreißen könnte. Innerhalb der Wohnung aber sollte man, wenn es nicht zu kalt ist, die Kinder ruhig bis zu 2 oder 3 Jahren oft barfuß gehen lassen. Und im Sommer, wenn es warm genug ist, dürfen sie am Strand, im Sandkasten oder im Garten, wo nichts passieren kann, barfuß gehen. Die Ärzte verschreiben für gewöhnlich zuerst halbweiche Sohlen, so daß die Füße des Kindes die Möglichkeit haben, sich genügend zu bewegen. Wichtig ist, daß die Schuhe die richtige Größe haben: nicht zu klein, damit die Zehen nicht eingezwängt werden, aber auch nicht zu groß, damit das Füßchen nicht herausrutscht. Die Strümpfchen müssen natürlich auch groß genug sein.

Kleine Kinder haben ihre Schuhe meist nach entmutigend kurzer Zeit wieder ausgewachsen, manchmal schon nach zwei Monaten. Jede Mutter sollte es sich angewöhnen, die Füßchen in den Schuhen alle paar Wochen zu befühlen, ob sie auch noch hineinpassen. Die Zehen dürfen vorn nicht anstoßen, denn wenn das Kind läuft, rutschen die Füßchen ohnehin nach vorn. Passen die Schuhe nur eben, dann werden die Zehen gequetscht. Zwischen den Zehen und der Schuhspitze sollte etwa 1 Zentimeter Spielraum sein. Wenn das Kind sitzt kann man die richtige Schuhgröße nicht feststellen, erst wenn es steht, füllen die Füßchen die Schuhe richtig aus. Natürlich sollten die Schuhe auch eine bequeme Breite haben. Eine rutschfeste Sohle ist wichtig. Man kann eine Sohle auch mit grobem Sandpapier aufrauhen.

Sie können preiswerte Schuhe nehmen, wenn sie gut passen. Gegen Turnschuhe ist nichts einzuwenden, solange man darin nicht schwitzt. Während der ersten zwei bis drei Jahre sind die Füßchen der Kinder rundlich, infolgedessen sitzen Halbschuhchen nicht so gut wie hohe Schuhchen.

Das Sprechen

406. Das Sprechen. Rund um das erste Jahr herum fangen die meisten Babys an, die ersten, gelegentlich sogar verständlichen Worte zu sagen. Es gibt aber auch durchaus gesunde Kinder, die damit erst viele Monate später beginnen. Das dürfte vornehmlich eine Sache der Veranlagung, des Temperamentes und der Persönlichkeit sein. Ein freundliches, aus sich herausgehendes Baby fängt oft sehr frühzeitig an zu sprechen. Andere wollen die Welt sozusagen erst einmal beobachten, bevor sie sich zu einer mündlichen Stellungnahme entschließen. Im allgemeinen sprechen Mädchen früher als Jungen und Erstgeborene eher als die Geschwister.

Natürlich spielen auch die Atmosphäre, in der das Baby lebt, und die Behandlung, die man ihm angedeihen läßt, eine große Rolle. Wenn eine Mutter in einem Zustand nervöser Spannung alles das, was sie für ihr Baby tut, still und ohne eine Wort erledigt, wird das Baby nicht zur Teilnahme an seiner Umwelt angeregt, und es wird in seiner eigenen Muschel verharren. Das andere Extrem könnte sein, daß die Erwachsenen sich zuviel mit dem Baby beschäftigen, auf das kleine Wesen einreden, unaufhörlich mit ihm spielen, es allerhand Dinge lehren wollen; auch dann fühlt sich das Baby unbehaglich und findet nicht die rechte Verbindung zu seiner Umwelt. Es ist noch nicht in dem Alter, in dem es entweder mitreden oder sich der Flut von neuen Eindrücken erwehren kann, indem es einfach weggeht und Leute Leute sein läßt. Jung und alt plaudern gern, wenn sie mit freundlichen sympathischen Leuten zusammen sind, der einzige Unterschied bei einem Baby ist der, daß das Baby erst einmal verstehen lernen muß, was die Leute mit ihm reden.

Hin und wieder hört man die Meinung, ein Baby könne unmöglich sprechen lernen, wenn seine Mutter in langen Sätzen mit ihm redet, es hätte dann gar nicht die Möglichkeit, einzelne Worte zu begreifen, und auch gar nicht die Zeit, sie zu lernen. Solche Einwände sind unbegründet, denn instinktiv sprechen Erwachsene mit kleinen Kindern ohnehin nur in kurzen Sätzchen, sie gebrauchen nur einzelne Worte und betonen sie so, daß das Kind ihre Bedeutung erfassen kann.

Läßt langsames Sprechenlernen auf eine langsame geistige Entwicklung schließen? Dieser Gedanke kann Eltern zunächst sehr beunruhigen. Es ist natürlich wahr: Kinder, die geistig nicht sehr regsam sind, werden erst später sprechen lernen, und Kinder, die einen wirklichen Defekt haben und in ihrer Entwicklung so weit zurück sind, daß sie vielleicht erst mit zwei Jahren anfangen zu sitzen, werden mit dem Sprechen ebenfalls sehr viel später anfangen. Tatsache ist indessen, daß der größte Teil aller spät sprechenden Kinder, selbst die, die bis zu drei Jahren nicht viel sprechen, durchschnittlich begabt, manche sogar besonders klug sind.

Scheint Ihr Kind etwas spät mit dem Sprechen zu beginnen und sind Sie auch über sein Gehör besorgt, sollten Sie beim Arzt wegen einer Gehörüberprüfung nachfragen.

Nun können Sie sich denken, was Sie tun müssen, wenn Ihr Kind spät sprechen lernt. Machen Sie sich keine Sorgen und nehmen Sie nicht vorschnell an, daß es weniger intelligent ist. Wenden Sie sich ihm zu, und versuchen Sie nicht, es zu sehr zu dominieren. Geben Sie ihm Möglichkeiten, mit anderen Kindern zu spielen, damit es sich selbst finden kann. Sprechen Sie zu ihm in freundlichem Ton und in einfachen Worten. Ermuntern Sie es, Gegenstände mit Namen zu nennen, aber verlangen Sie nichts und dringen Sie nicht in es, um es zum Sprechen zu bringen.

Alle Kinder sprechen die Worte, die sie verwenden, zunächst einmal falsch aus und verbessern nur langsam diese Fähigkeiten. Das eine oder andere Kind hat mit dem einen oder anderen Laut längere Schwierigkeiten. Einige dieser Fälle von falscher Aussprache haben mit der Zunge oder anderen Teilen des Sprechapparates zu tun. Schließlich gibt es auch Erwachsene, die trotz allen Versuchen immer noch lispeln. Andere Aussprachefehler sind eine Folge emotionaler Probleme. Ein Aussprachefehler in einem Wort kann beibehalten werden, obgleich in einem anderen Wort der gleiche Laut richtig intoniert wird. Kleine Verzögerungen wie diese genannten haben nichts zu bedeuten, wenn das Kind im allgemeinen wohl angepaßt und munter ist und sein Wachstum in jeder anderen Hinsicht nichts zu wünschen übrig läßt. Gelegentlich korrigiere man das Kind auf freundliche Art, man nehme aber diese Dinge nicht zu ernst oder streite gar mit dem Kind.

Was soll man mit einem Kind tun, das mit drei, vier oder fünf Jahren immer noch Sprachschwierigkeiten hat, so daß es von anderen Kindern nicht verstanden und vielleicht verlacht wird? Zunächst einmal sollte das Gehör von einem Facharzt untersucht werden. Man kann auch zu einem Logopäden gehen, wenn er erfahren im Umgang mit kleinen Kindern ist und die Aufgaben für das Kind attraktiv machen kann. Unabhängig davon, ob ein Experte konsultiert wird, braucht ein Kind den regelmäßigen Umgang mit anderen Kindern seiner Altersgruppe, am besten in einer guten Vorschule. Ein guter Lehrer kann das Kind mit Sprachschwierigkeiten vor der Häme anderer Kinder taktvoll bewahren. Er kann auch leichter als die Eltern dieses Kind betreuen, da er weniger durch Sorgen darüber behindert wird. Einige Vorschulen haben auch speziell ausgebildete Sprachlehrer.

407. Echte Babysprache entwickelt sich oft, wenn ein Kind das Gefühl hat, daß ein jüngeres Familienmitglied zuviel Bewunderung und Zuneigung erhält. Das Kind wird eifersüchtig (siehe Abschnitte 549 und 552). Bekommt ein Vorschulkind ein jüngeres Geschwister und bringt dann Babysprache in die Vorschule, kann die ganze Klasse davon angesteckt werden.

Es gibt aber noch einen weiteren Rückfall in die Babysprache, wenn das Kind keinerlei Rivalen in der Familie hat. Ich denke beispielsweise an ein kleines Mädchen mit Korkenzieherlocken und schönen Kleidern, das das einzige Kind einer verwöhnenden Familie ist. Dieses Kind erscheint wie ein Spielzeug, und die Eltern vergessen manchmal, daß es auch größer wird. Sie sprechen zu ihm in der Kindersprache länger als dies natürlich ist, und zeigen ihre Liebe am meisten, wenn das Kind sich wie ein kleines Kind und ganz possierlich verhält. Das Kind ist nicht schuld, wenn es sich entsprechend aufführt. Aber es wird es schwer haben, wenn es mit Kindern seiner Altersgruppe zu tun hat, da diese das Kind für weniger nett und interessant halten; sie finden ein solches Kind meist schrecklich.

Die langsamere Entwicklung

408. Kinder, die Zeit zur Entwicklung brauchen. Die Entwicklung jedes einzelnen Kindes unterscheidet sich von der jedes anderen und ist eine Mischung von Mustern, wie bereits in Abschnitt 12 erklärt wurde. Diese werden vor allem durch genetische Faktoren erklärt – im Rahmen der normalen Entwicklung. Frühes oder spätes Laufenlernen, Zahnen, Sprechenlernen, frühe oder späte Pubertätsentwicklung, hohe oder niedrige Körpergröße scheinen vererbt zu werden. Aber alle diese Merkmale sind in derselben Familie nochmals unterschiedlich, da auch das Erbgut einer Familie eine Mischung darstellt.

Während die Eltern ihr Kind größer werden und sich entwickeln sehen, werden sie von den verschiedenartigsten Gefühlen bewegt. Wenn das Baby gut gedeiht und sich schnell entwickelt, sind sie stolz auf das Kind und stolz auf sich selbst. Die Eltern erleben in den Augen ihres Kindes, das die Welt um sich her begreifen lernt, ihre eigene Kindheit noch einmal. Andererseits aber sind Eltern auch leicht geneigt, sich Sorgen zu machen, wenn ihr Kind noch nicht soweit ist, wie es ihrer Meinung nach sein sollte, wenn andere Kinder im gleichen Alter schon vernünftiger, kräftiger oder selbständiger sind. Die Eltern machen sich nicht nur Sorgen, sondern sie haben auch irgendwo ein leichtes Schuldgefühl, zumindest findet man das bei allen guten Eltern. Sie werden sich bei den geringsten Anlässen fragen, ob sie auch nichts versäumt haben und ihrem Kind alles an Pflege und Liebe haben angedeihen lassen, was möglich war; ob sie ihm auch alles das mit auf den Lebensweg haben geben können, was ein Kind braucht, um glücklich und zufrieden zu sein. Solche Eltern machen sich auch leicht Gedanken darüber, ob in ihrer Familie nicht vielleicht irgendein geistiger, seelischer oder körperlicher Defekt gewesen sein könnte, den das Baby geerbt hat. Das Bibelwort von den Sünden der Väter wird sie zeitweilig beunruhigen, ebenso wie es »Beispiele« aus dem täglichen Leben tun, die einem immer wieder zu Ohren kommen.

Im allgemeinen hat eine langsame Entwicklung nichts mit mangelnder Pflege, genetischen Störungen oder Versäumnissen und Sünden der Eltern, wirklichen oder eingebildeten zu tun.

Die motorische Entwicklung schließt Fähigkeiten wie das Geradehalten des Kopfes, Sitzen, Krabbeln, Stehen und Gehen ein. Es gibt dafür Durchschnittswerte, aber die Abweichungen sind selbst bei völlig gesunden und normalen Kindern sehr groß.

Es gibt einige sehr seltene Erkrankungen, die die motorische Entwicklung beeinträchtigen, aber diese werden im allgemeinen von einem Arzt diagnostiziert.

In der überwältigenden Mehrheit der Fälle langsamer motorischer Entwicklung – in 9 von 10 Fällen – handelt es sich lediglich um eine Abweichung im Bereich der normalen Entwicklung.

Die Entwicklung der Intelligenz. Eltern, deren Kind eine langsame motorische Entwicklung durchläuft, sollten auf jeden Fall wissen, daß dies wenig mit Intelligenz zu tun hat. 9 von 10 Säuglingen, die sich motorisch besonders langsam entwickeln, haben eine normale Intelligenz. Zufällig sind die Entwicklungstests, die bei Säuglingen angewandt werden (besonders in Fällen für die Adoption) hauptsächlich Tests für motorische Fähigkeiten und Sozialreaktionen. Sie zeigen, ob das Kind eine Erkrankung oder Verletzung des Gehirns hatte oder ob es in seiner Gefühlswelt durch Vernachlässigung geschädigt worden ist. Abgesehen davon können sie aber keinerlei Voraussagen über die Intelligenz des Kindes machen. Intelligenz, die mit Fähigkeiten wie logischem Denken und Gedächtnis zu tun hat, kann erst ab dem Alter von zwei Jahren zuverlässig untersucht werden.

Im Gegensatz zur motorischen Entwicklung hat die Intelligenz erheblich mehr mit der Umwelt als mit erblichen Faktoren zu tun. Säuglinge, deren Eltern wenig intelligent waren, die aber in intelligenzmäßig durchschnittliche oder überdurchschnittliche Familien adoptiert wurden, entwickeln eine Intelligenz, die eher der ihrer Adoptiveltern entspricht.

Die soziale und emotionale Entwicklung kann stärker auf dem Temperament beruhen, mit dem die Kinder zur Welt kamen – z. B. ob die ruhig oder aktiv waren – aber im allgemeinen beruhen sie auf den Erfahrungen, die ein Kind macht. Es gibt keinen Hinweis, daß spezielle Störungen wie Unwahrhaftigkeit, Gemeinheit und kriminelle Veranlagung vererbt werden.

Langsamentwickler sollten regelmäßig vom Arzt untersucht werden, um eine Krankheit oder Störung auszuschließen, die zu behandeln wäre. Das ist besonders dann wichtig, wenn nicht nur die motorische Entwicklung langsam ist, sondern wenn sie auch auf Menschen und ihre Umwelt nicht reagieren. Dann sollten Sie einen Kinderarzt, einen Augenarzt und einen HNO-Arzt aufsuchen.

Zahnen

409. Wann das Kind zahnt, hat wenig zu bedeuten. Das Zahnen beginnt bei Kindern zu unterschiedlichsten Zeiten. Das eine Kind kaut auf Gegenständen herum, quengelt und jammert drei bis vier Monate lang, bevor jeder einzelne Zahn durchgekommen ist und macht das Leben für die ganze Familie sehr schwierig. In einem anderen Fall entdeckt die Mutter einen Zahn, ohne daß sie jemals vermutet hätte, daß ihr Kind zahnt. Die meisten Babys beginnen im Alter von drei bis vier Monaten zu sabbern, da ihre Speicheldrüsen aktiver werden. Das muß nicht heißen, daß das Zahnen eingesetzt hat.

Das eine Baby kriegt seinen ersten Zahn schon mit drei Monaten, ein anderes nicht, bevor es ein Jahr alt ist. Beide Kinder sind normale, gesunde Kinder. In manchen Fällen kann es natürlich vorkommen, daß bestimmte Krankheiten das Zahnen beeinflussen, so daß die Zähnchen später kommen, doch das ist sehr selten. Bei einem normalen Baby hängt das Alter, in dem die Zähnchen erscheinen, nur von der Veranlagung ab. In der einen Familie zahnen die Kinder früh, in der anderen eben später.

410. Wie Zähne sich entwickeln. Der erste Zahn kommt etwa im Alter von 7 Monaten, Beißen, Quengeligkeit und Sabbern gingen dem aber um mehrere Monate voraus. Da das Kind in den ersten

2 ½ Lebensjahren 20 Zähne bekommt, sieht man, daß das Zahnen fast die gesamte Zeit hindurch geht. Daher ist es auch leicht, jede Beschwerde auf das Zahnen zu schieben.

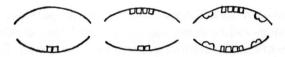

Früher war es üblich, die Zähne für Erkältungen, Durchfälle und Fieber verantwortlich zu machen. Natürlich haben diese Erkrankungen nichts mit dem Zahnen sondern mit Krankheitserregern zu tun. Bei einigen Kindern sieht es aber so aus, als vermindere das Zahnen die körpereigene Abwehr und machte es dadurch für eine Infektion leichter, sich zu behaupten. Wird Ihr Kind während des Zahnens krank oder hat Fieber über 38° C, so sollte ein Arzt geholt werden, um die Krankheit zu diagnostizieren und zu behandeln – genauso, als sei es nicht während des Zahnens, sondern während einer anderen Zeit krank geworden.

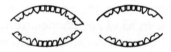

Die ersten zwei Zähne sind meist die unteren Schneidezähne. (Man nennt sie auch Inzisoren und bezeichnet damit die acht Vorderzähne, die scharfe Kanten haben.) Nach einigen wenigen Monaten kommen die oberen vier Schneidezähne dazu. Im Alter von etwa einem Jahr haben die Kinder durchschnittlich sechs Zähne, vier oben und zwei unten. Danach kommt eine Pause von mehreren Monaten. Jetzt folgen meist sechs weitere Zähne, ohne daß eine größere Pause dazwischen liegt – die zwei unteren Schneidezähne und die ersten Molaren (Backenzähne). Diese Molaren liegen nicht neben den Inzisoren, sondern weiter hinten und lassen eine Lücke für die Eckzähne.

Nach den ersten Backenzähnen setzt eine Pause von mehreren Monaten ein, bevor die Eckzähne (der Fachausdruck ist Canini) sich in die Zwischenräume zwischen Inzisoren und Molaren schieben. Dies kommt meist in der zweiten Hälfte des zweiten Lebensjahres vor. Die letzten vier Zähne eines Kindes sind die zweiten Molaren. Sie befinden sich direkt hinter den ersten Molaren und kommen in der ersten Hälfte des dritten Jahres durch.

411. Wachliegen beim Zahnen. Die ersten vier Molaren, die beim Kind meistens zwischen ein und eineinhalb Jahren durchkommen, bereiten meist mehr Schwierigkeiten als die anderen. Die Kinder können gereizt sein und manchmal tagelang keinen Appetit haben. Oft schreien sie mehrfach in der Nacht. Das kann ein Problem sein, wenn sie nicht sofort wieder einschlafen. Eine kleine Flasche oder eine Tasse Milch ist oft der leichteste Weg, um sie wieder zu beruhigen. Ist das gefährlich? In den meisten Fällen wacht das Kind nachts nicht mehr auf, wenn die Zähne durchgekommen sind. Gelegentlich aber entwickelt sich daraus eine Gewohnheit; das Kind wacht auf, und es weiß, daß es eine Flasche und Gesellschaft bekommt (Abschnitt 339). Daher sollte man mit dieser Gewohnheit, ein Kind nachts zu füttern oder aus dem Bettchen zu nehmen, gar nicht erst beginnen, wenn das Kind sich ohnehin in wenigen Minuten wieder selbst beruhigt hat.

Auch das Durchkommen der ersten Zähne in der Mitte des ersten Lebensjahres kann beim Kind nächtliches Aufwachen bewirken.

In Abschnitt 141 besprechen wir die Abneigung, Flasche oder Brust während des Zahnens anzunehmen.

412. Man lasse das Baby ruhig kauen. Manche Mütter glauben, es sei ihre Pflicht, ihr Baby daran zu hindern, Dinge in den Mund zu stecken und daran herumzukauen. Diese »Pflicht« aber macht sie und das Baby mit der Zeit rasend. Die meisten Babys müssen etwas haben, was sie in den Mund stecken können, zumindest im Alter von sechs bis 15 Monaten. Das Beste, was eine Mutter tun kann, ist zu verhindern, daß das Baby dabei Dinge erreicht, die ungeeignet zum Kauen sind. Es gibt genügend Gegenstände, die man dem Kind unbeschadet belassen kann. Ein Beißring z. B. wird in der ersten Zeit das Baby vollauf befriedigen. Vorsichtiger sollte man mit Zelluloidspielsachen sein, weil ein sehr kräftiges Baby unter Umständen dünnes Zelluloid zerbrechen und Stückchen davon hinunterschlucken kann. Man muß auch darauf achten, daß das Baby nicht an Dingen knabbert, die mit Farbe angestrichen sind, weil Farbe manchmal

Blei enthält. Neuerdings werden allerdings alle Möbel und alles Spielzeug für Kinder mit bleilosen Farben angestrichen. Dennoch muß man aufpassen, da ein Baby auch einmal andere Gegenstände in die Finger bekommt, etwa bunte Stopfpilze oder dergleichen, die nicht von vornherein im Hinblick auf Kinder hergestellt worden sind. Manche Kinder haben eine Vorliebe, auf einer bestimmten Art von Stoff herumzukauen. Man kann ihnen ihren Willen lassen, solange es nicht gefährlich ist. Natürlich ist es gut, wenn man die vom Baby bevorzugten Utensilien immer gründlich säubert, besonders wenn sie auf dem Boden gelegen haben oder der Hund sie sogar inzwischen bearbeitet hat!

Wodurch bekommt das Baby gute Zähne?

413. Wodurch bekommt das Baby gute Zähne? Schon bevor das Baby geboren wird, sind die Zahnkronen in seinem Kiefer geformt. Mit anderen Worten, sie werden bereits im Mutterleib gebildet, und ihre Qualität hängt davon ab, was die Mutter während der Schwangerschaft ißt. Untersuchungen haben ergeben, daß folgende Bestandteile der Ernährung gute und starke Zähne ausbilden: Calcium und Phosphor (Milch und Käse), Vitamin D (angereicherte Milch, Vitamintabletten und Sonnenschein), Vitamin C (Vitamintabletten, Orangen und andere Zitrusfrüchte, rohe Tomaten, Kohl). Wahrscheinlich sind auch noch weitere Stoffe notwendig, einschließlich des Vitamins A und einiger B-Vitamine.

Die bleibenden Zähne des Kindes, die es erst nach seinem sechsten Lebensjahr erhält, werden bereits *während der ersten Monate nach der Geburt* entwickelt. Während dieser Zeit bekommt das Baby ohnehin große Mengen von Calcium und Phosphor, und zwar mit der Milch, die es trinkt. Es sollte aber vom ersten Monat an auch Vitamin C und D bekommen. Gewöhnlich werden sie in Form von Konzentrattabletten zugesetzt, wenn sie nicht in der Nahrung enthalten sind.

414. Fluoridiertes Wasser macht Zähne widerstandsfähiger. Wir kennen einen Stoff, der bei der Bildung von Zähnen wichtig ist: das Fluorid, wenn es in kleinen Mengen der Nahrung der Mutter während der Schwangerschaft und beim Kind während der Zahnungsperiode zugegeben wird. In Gegenden, in denen Fluorid natürlich im Wasser vorkommt, gibt es sehr viel weniger Karies. Heute fügt man Fluorid in kleinen und medizinisch sicheren Mengen dem Wasser als allgemeine Vorbeugemaßnahme zu. Enthält das Wasser kein Fluorid, so kann der Frauenarzt oder Zahnarzt eine kleine Menge für die Mutter während der Schwangerschaft und für das Kind nach der Geburt verschreiben. Der Zahnarzt kann auch fluorhaltige Paste auf die Zähne pinseln oder eine fluorhaltige Zahnpasta empfehlen.

Der Zusatz von Fluorid zum Trinkwasser erschreckt manche Bürger. Sie zitieren Berichte, nach denen die Fluoridierung gefährlich sein soll, und laden Experten ein, die gegen die Fluoridierung zu Felde ziehen, wenn ein entsprechender Antrag für ihre Gemeinde diskutiert wird. Da es einige sehr negative Berichte gibt, fragt der Bürger schon nach dem Wert und der Gefahr einer Fluoridierung des Trinkwassers. Allerdings kann man heute sagen, daß ausgedehnte und intensive Untersuchungen von Wissenschaftlern durchgeführt wurden, bevor die Fluoridierung des Trinkwassers jemals vorgeschlagen wurde, und daß die potentiellen Gefahren sehr gründlich ausgelotet worden sind. Wenn Sie nicht wissen, ob Ihr Wasser Fluor oder zugesetztes Fluorid enthält, so rufen Sie bitte Ihr Wasserwerk an. Im allgemeinen enthält künstlich fluoridiertes Wasser 0,7 bis 1,0 ppm (parts per million = Teile pro Million) Fluor. Wenn Sie Ihren eigenen Brunnen haben, wenden Sie sich an das Gesundheitsamt.

Wie Sie sich erinnern, waren ähnliche Bedenken bei der Pockenimpfung, der Diphtherieimpfung und der Wasserchlorierung geäußert worden, bevor diese Maßnahmen allgemein eingeführt wurden.

415. Karies wird durch häufigen Kontakt mit zucker- und stärkehaltigen Nahrungsmitteln gefördert. Bisher hat die Wissenschaft noch nicht alle Antworten auf das Rätsel Karies gefunden. Die Ernährung der werdenden Mutter und des Kindes sind wichtig bei der Bildung der Zähne. Auch erbliche Faktoren spielen wahrscheinlich eine Rolle.

Aber einige Zähne, die zunächst stark und widerstandsfähig aussehen, werden später kariös. Zahnärzte glauben, daß die Hauptursache der Karies die Milchsäure ist. Milchsäure wird von Bakterien synthetisiert, die sich von Zuckern und Stärken ernähren und auf den Zähnen siedeln. Je länger Stärke und Zucker während des Tages auf dem Zahn sind, desto größer ist auch die Anzahl der Bakterien und um so mehr Milchsäure wird synthetisiert, die den Zahnschmelz auflöst und zu Löchern führt. Daher gehört zu den Hauptursachen der Karies die Zwischenmahlzeit mit Lutschern, Süßigkeiten, getrockneten Früchten, Limonaden, Gebäck und Kräckern – all dies bleibt für Stunden am Zahn hängen.

Wenn Kinder im zweiten Lebensjahr mit der Flasche ernährt werden und mit Milchresten im Mund einschlafen, kommt es oft zu einer ganz schnellen Zerstörung der Zähne. Daher sollte ein Kind eine Flasche Milch oder Saft nie ins Bett bekommen. Natürlich enthalten die meisten Früchte etwas Zucker, und selbst in Gemüse kommt eine Spur davon vor. Dieser Zucker ist aber verdünnt und wird deshalb schneller von den Zähnen abgewaschen. Die faserhaltigen Früchte reinigen außerdem das Zahnfleisch. Jeder von uns ißt stärkehaltige Nahrungsmittel mehr oder weniger, aber im allgemeinen nehmen wir sie nur zu den Hauptmahlzeiten zu uns. Vor allem aber kleben die faserhaltigen Lebensmittel, etwa Vollkorn und Kartoffeln, nicht sehr lange an unseren Zähnen. Gefährlich für die Gesundheit der Zähne sind häufige Zwischenmahlzeiten mit zucker- und stärkehaltigen Nahrungsmitteln, weil sie besonders an den Zähnen kleben bleiben.

416. Die Pflege der Zähne. Es wird manchmal empfohlen, die Zähne des Kindes zu putzen, wenn der erste Satz Backenzähne durchgekommen ist. Bei den meisten Babys wäre dies in der ersten Häfte des zweiten Jahres der Fall. Doch es scheint wesentlich vernünftiger, mit dem Zähneputzen zu warten, bis das Kind etwa zwei Jahre alt ist. In diesem Alter nämlich entwickelt das Kind eine Leidenschaft dafür, alles das nachzumachen, was die Erwachsenen tun. Wenn Mama und Papa sich die Zähne putzen, wird das Kind eines Tages auch ein Glas und eine Zahnbürste ergreifen und dieses neue Spielchen selbst versuchen. Jetzt sollte man ihm eine kleine Zahnbürste kaufen, einen unzerbrechlichen kleinen Becher und ihm zeigen, wie man damit umgeht. Zuerst wird der Erfolg nicht groß sein, aber die Mutter kann freundlich und taktvoll dabei helfen. Es ist damit wie mit vielen anderen Dingen, die die Kinder lernen müssen: es ist nicht immer leicht, sie an die Pflichten, die sie nun einmal haben werden, zu gewöhnen, es fällt ihnen aber auf jeden Fall leichter, wenn sie es freiwillig tun und die Eltern bestimmt, aber freundlich Hilfestellung leisten. Mit Zwang ist in den seltensten Fällen etwas getan. Der Hauptzweck des Zähneputzens ist es, die Speisereste zwischen den Zähnchen zu entfernen. Logischerweise also werden die Zähne *nach dem Essen* geputzt. Wer ganz korrekt sein will, tut es nach jeder Mahlzeit. Am wichtigsten ist es nach dem Abendbrot, damit die Zähne die Nacht über sauber sind. Während der langen Stunden der Nacht können nämlich die Fäulnisbakterien in Ruhe ihre zerstörerische Arbeit tun, und gerade das soll verhindert werden.

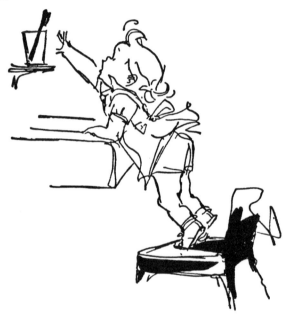

Eines Tages wird das Kind ein Glas und eine Zahnbürste ergreifen und das neue Spielchen selbst versuchen.

417. Ab dem Alter von 12 Monaten zweimal im Jahr zum Zahnarzt. Ab dem Alter von einem Jahr sollte man mit dem Kind zweimal im Jahr zum Zahnarzt gehen. Denn um diese Zeit beginnt die Karies. Löcher in den Zähnen sollte man füllen, solange sie noch klein sind.

Der Zahn kann so gerettet werden, und die Schmerzen sind für das Kind erträglich. Selbst wenn im Alter von ein oder eineinhalb Jahren das Kind keinen kariösen Zahn hat, so sollte der Besuch beim Zahnarzt dennoch nicht ausgelassen werden. Zum einen weiß man dann, daß die Zähne gesund sind. Das Kind lernt, zum Zahnarzt ohne Angst zu gehen. Es kann so ein Vertrauen aufbauen, das sich bewähren kann, wenn die erste Zahnfüllung ansteht.

Wenn Sie zu den vielen Erwachsenen gehören, die selbst Angst vor dem Zahnarzt haben, versuchen Sie, dieses Gefühl nicht an Ihr Kind weiterzugeben.

Eltern glauben manchmal, daß sie sich über Karies bei Kinderzähnen nicht sorgen sollten, da diese ohnehin wieder verloren gehen. Aber das ist falsch. Ein kariöser Zahn kann Schmerzen verursachen und gelegentlich zu einer Infektion des Kiefers führen. Ist ein Zahn so beschädigt oder verursacht soviel Schmerzen, daß er gezogen werden muß, so läßt er einen Platz im Kiefer zurück, der Fehlstellungen der nachrückenden Zähne begünstigt. Dann kann es sein, daß für die bleibenden Zähne nicht genügend Platz im Kiefer vorhanden ist. Denken Sie bitte auch daran, daß die letzten Kinderzähne nicht vor dem Alter von 12 Jahren verloren werden. Daher sollte man sich um sie genauso kümmern wie um die bleibenden.

418. Die bleibenden Zähne. Mit dem Wechseln der Zähne beginnt ein Kind etwa im Alter von sechs Jahren. Die bleibenden Backenzähne stehen weiter zurück als die Babybackenzähne. Als erste Zähne wird das Kind die unteren Schneidezähne verlieren. Die bleibenden Schneidezähne stoßen von unten nach, drücken die Wurzel heraus, die Zähnchen werden lose und fallen aus. Die Zähne wechseln in der gleichen Reihenfolge, in der sie Jahre zuvor gekommen sind: Schneidezähne, Backenzähne, Eckzähne. So etwa zwischen 12 und 14 Jahren ist das neue Gebiß des Kindes vollkommen, es fehlen nur noch die Weisheitszähne, die, wenn überhaupt, erst um die Zwanzig herum, manchmal auch nie, durchbrechen.

Wenn Zähne schief durch den Kiefer stoßen, drücken sie sich manchmal später von allein gerade, wieweit, ist allerdings nicht vorauszusagen. Der Zahnarzt, der die Zähne des Kindes ständig kontrolliert, wird den Eltern sagen können, ob eine Korrektur (Kieferorthopädie) notwendig ist.

Wenn die zweiten Zähne durchkommen, befinden sie sich zuerst hinter den Milchzähnen und bewegen sich später nach vorn. Sie haben scharfe Ecken, die im Laufe der Zeit abgenutzt werden. Auch sind sie gelblicher als ein Milchzahn.

UNFALLVERHÜTUNG

Grundsätze zur Vorbeugung von Unfällen

419. Die Haupttodesursache bei Kindern über einem Jahr sind nicht Krankheiten, sondern Unfälle. An der Spitze stehen Autounfälle, Feuereinwirkungen (Rauchvergiftungen und Verbrennungen) und Ertrinken.

Wenn man von »Unfall« spricht, nimmt jeder an, es handelt sich um etwas Unvermeidliches – so wie viele andere Dinge im Leben, auf die man keinen Einfluß hat. Die meisten dieser »Unfälle« sind jedoch leicht zu verhindern. Wir wissen auch wie: Durch Autokindersitze, Sicherheitsgurte, Fahrradhelme, aufmerksames Verhalten als Fußgänger und beim Baden, Einbau von Rauchwarngeräten und Verringerung der Temperatur von Heißwasserboilern könnten die häufigsten Katastrophen verhindert werden.

Warum fällt es uns so schwer, diese Regeln einzuhalten? Ich glaube, es liegt vor allem daran, daß wir oft mit der Einstellung durch das Leben gehen: So etwas kann mir nicht passieren.

Der erste Schritt der Unfallverhütung besteht darin, die Möglichkeit eines Unfalls einzuräumen. Zudem beachten Sie die folgenden Grundprinzipien: *Aktive Wahrnehmung* der Umwelt, um Risiken zu erkennen und soweit wie möglich zu reduzieren sowie eine aufmerksame *Beaufsichtigung*.

Kraftfahrzeuge

Kinder sind gefährdet als Insassen von Autos, als Fußgänger und als Fahrradfahrer. Ich erwähne Fahrradfahrer, weil fast 90 % der tödlichen Fahrradunfälle mit Kraftfahrzeugen in Zusammenhang stehen.

420. Autokindersitze und Sitzgurte. Wenn Sie Ihr Kind mit dem Auto aus der Klinik holen, dann sollte es schon in einem TÜV-geprüften

Säuglingssitz liegen. Ab einem Gewicht von 10 kg – etwa ab dem 12. Monat – sollte es in einem Autositz angegurtet sein, der sowohl frontale als auch seitliche Zusammenstöße abfängt und das Kind schützt. Erst im Alter von etwa fünf Jahren, wenn es mehr als 20 kg wiegt, kann es mit einem Kindersitzgurt angeschnallt werden. Kindersitze und auch -gurte bieten nur Schutz, wenn sie ordnungsgemäß befestigt sind. Bei gebraucht gekauften Kindersitzen besteht die Gefahr, daß wichtige Teile fehlen.

Einige Eltern schnallen ihre Kinder nicht an, mit der Entschuldigung, die Kinder wollen das nicht. Diese Entschuldigung gilt nicht. Eltern können sich immer durchsetzen. Fangen Sie erst mit Ausnahmen an, wird es jedesmal Streit geben. Am sichersten ist es, das Auto erst dann zu starten, wenn *jeder* angeschnallt ist. (Nehmen Sie nie einen Sitzgurt für zwei kleine Kinder oder für einen Erwachsenen mit einem kleinen Kind auf dem Schoß.)

Studien haben gezeigt, daß der Kindersitz bzw. der Sitzgurt noch einen zusätzlichen Nutzen hat. Sind die Kinder angeschnallt, verhalten sie sich *ruhiger* im Auto.

421. Unfälle als Fußgänger. Die häufigste Unfalltodesursache bei Kindern im Alter von fünf bis neun Jahren ist das Auto. Schulkinder sind besonders gefährdet, da sie viel über Straßen gehen müssen, aber noch nicht geübt darin sind. Ihr Sichtwinkel ist noch zu klein. Sie sind nicht in der Lage, die Geschwindigkeit und die Entfernung von entgegenkommenden Autos einzuschätzen und wissen nicht, wann sie die Straße überqueren können. Forschungen haben ergeben, daß die Erwachsenen ihre Kinder oft überschätzen. Es folgen einige Ratschläge für Fußgänger:

1. Kann das Kind schon auf dem Bürgersteig gehen, so sollten Sie ihm einschärfen, daß es nur den Bordstein verlassen darf, wenn Sie seine Hand halten. Beaufsichtigen Sie immer das Spielen von Vorschulkindern im Freien und geben Sie acht, daß sie nicht in Einfahrten oder auf Straßen toben.

2. Erläutern Sie den fünf- bis neunjährigen immer wieder, wie sie die Straße überqueren müssen. Geben Sie selbst ein gutes Beispiel. Zeigen Sie ihnen die Verkehrsampeln und Fußgängerschutzwege und erläutern Sie, warum es so wichtig ist, zuerst nach links, dann nach rechts und anschließend wieder nach links zu gucken,

auch wenn die Ampel grün ist oder sie auf einem Fußgänger-schutzweg laufen. Am schwersten verstehen die Kinder, daß Autofahrer noch bei Rot fahren und daß Fußgängerschutzwege nicht automatisch auch Sicherheit bedeuten. (Ein Drittel der Unfälle mit Fußgängern ereignen sich, wenn sich das Kind auf einem Schutzweg befindet!)

3. Denken Sie daran, daß Kinder erst im Alter von neun oder zehn Jahren in der Entwicklung so weit sind, daß sie auch stark befahrene Straßen überqueren können.

4. Suchen Sie zusammen mit ihrem Kind in ihrem Wohngebiet sichere Plätze zum Spielen. Schärfen Sie ihm ein, daß es niemals hinter dem Ball her auf die Straße laufen darf.

5. Überlegen Sie, welche Wege Ihr Kind nimmt, insbesondere zur Schule, zum Spielplatz und zu Freunden. Begleiten Sie es und »erforschen« Sie mit ihm zusammen den sichersten Weg und die besten Möglichkeiten, die Straße zu überqueren. So wird es begreifen, daß es nur diesen Weg nehmen darf.

6. Prüfen Sie, ob auf dem Schulweg ausreichend Verkehrsampeln und Schutzwege vorhanden sind. Wird eine neue Schule gebaut, sehen Sie sich die Verkehrsstruktur in diesem Gebiet an. Gibt es genügend Bürgersteige, Ampeln, Schutzwege?

422. Fahrradunfälle. Jedes Jahr sterben viele Kinder durch Fahrradunfälle. Besonders gefährlich ist die Zeit nach der Schule bis zur Dunkelheit. Wenn Sie die folgenden Regeln beachten, können Sie die Mehrzahl der schweren Verletzungen verhindern.

Etwa drei Viertel aller schweren Fahrradunfälle betreffen Kopfverletzungen. Eine Kopfverletzung heißt gleichzeitig eine Gehirnverletzung, bei der immer die Möglichkeit eines dauerhaften Gehirnschadens besteht. Fahrradhelme können die Gefahr um 75 % mindern. Die Helme sollten eine feste harte Schale und eine feste Polystyrolfütterung haben. Der Kinngurt sollte an drei Punkten am Helm befestigt sein: Unterhalb der Ohren und im Bereich des Hinterkopfes. Der Helm *muß passen*. Nehmen Sie bis zum Alter von fünf oder sechs Jahren eine Kindergröße und dann ein Jugendmodell. Nach einem Zusammenstoß oder Unfall müssen Sie dem Kind einen neuen Helm besorgen. Bei Beachtung der folgenden Regeln, lassen sich Unfälle vermeiden:

1. Keine Fahrt ohne Helm – niemals!
2. Auch die Eltern müssen einen Helm tragen, sonst können sie das von ihren Kindern nicht verlangen.
3. Kaufen Sie Ihrem Kind nur ein Dreirad oder ein Fahrrad in der richtigen Größe, nicht eines, in das es erst »hineinwachsen« muß.
4. Setzen Sie es nicht zu früh auf ein Fahrrad. Meist ist das Kind erst im Alter von fünf bis sieben Jahren reif genug.
5. Bis zum Alter von neun oder zehn Jahren sollten Sie Fahrräder mit Rücktrittbremse kaufen. Erst danach haben die Kinder genügend Kraft und Koordinierungsvermögen für Handbremsen.
6. Kinder sollten erst mit neun oder zehn Jahren am Straßenverkehr teilnehmen, wenn ihr Urteilsvermögen reif genug dafür ist. Erläutern Sie ihnen dann die Verkehrsregeln, die auch die Autofahrer befolgen müssen.
7. Bringen Sie reflektierende Schilder/Folien am Fahrrad, am Helm und an der Kleidung des Kindes an, damit es besser gesehen wird. Das ist besonders wichtig für Kinder, die in der Dämmerung zur Schule oder zu Freunden und zurück fahren.

Eltern, die mit ihrem Kind im Kindersitz Fahrrad fahren, sollten die folgenden zusätzlichen Regeln beachten:
1. Wählen Sie einen Kindersitz mit Nackenstütze, Speichenschutz und Schultergürtel. Setzen Sie es nie in einen Rückentragesitz. Üben Sie vorher, indem Sie ein Gewicht in den Fahrradsitz legen.
2. Setzen Sie kein Kind unter einem Jahr oder mit mehr als 20 kg Gewicht in den Fahrradsitz.
3. Setzen Sie erst Ihren eigenen Helm fest auf und dann den des Kindes, bevor Sie es in den Fahrradsitz setzen. Achten Sie auf die richtige Helmgröße.
4. Lassen Sie das Kind nie unbeaufsichtigt im Fahrradsitz. Mit diesem Gewicht kann ein Fahrrad nicht allein stehen.
5. Fahren Sie auf sicheren, wenig befahrenen Fahrradwegen, nicht auf der Straße.
6. Fahren Sie nicht im Dunkeln.

Feuer: Rauchvergiftungen und Verbrennungen

423. Feuer ist die zweithäufigste Todesursache bei Unfällen in der Kindheit. Kinder unter fünf Jahren sind besonders stark gefährdet. 75 % der tödlichen Unfälle mit Feuer sind auf das Einatmen von Rauch, nicht auf Verbrennungen zurückzuführen. 80 % aller Todesfälle bei Bränden ereignen sich in Wohnungen. (Die Hälfte aller Wohnungsbrände werden durch Zigaretten verursacht.) Lassen Sie die Kinder nie allein in einem Haus, nicht einmal für ein paar Minuten. Nehmen Sie sie mit, wenn Sie das Haus verlassen.

Verbrühungen zählen zu den häufigsten nicht tödlichen Verbrennungen. 20 % dieser Fälle sind verursacht durch heißes Leitungswasser, 80 % durch verschüttete Nahrungsmittel. 50 % der Verbrühungen sind so schwer, daß eine Hauttransplantation vorgenommen werden muß.

424. Ergreifen Sie die folgenden einfachen Vorsichtsmaßnahmen:
(Einige der Hinweise gelten nur für Hausbesitzer.)
1. Installieren Sie Rauchwarnmelder im Flur vor den Schlafzimmern Ihres Hauses.
2. Stellen Sie einen Trockenfeuerlöscher in die Küche und auf jede Etage Ihres Hauses.
3. Regeln Sie die Temperatur Ihres Heißwasserboilers herunter auf etwa 50° C. Die Standardeinstellung beim Kauf des Boilers liegt meist bei 70° C, einer Temperatur, bei der ein kleines Kind in weniger als zwei Sekunden Verbrennungen 3. Grades erleidet. Bei 50° C dauert es fünf Minuten bis zur Verbrühung.
(Außerdem verringern Sie Ihre Stromrechnung um circa 8 %.)
4. Schärfen Sie Ihren Kindern ein, daß sie sofort aus dem Haus rennen sollen, wenn sie Rauch bemerken und ein Feuer vermuten.
5. Erstellen Sie einen Fluchtplan für Ihr Haus, mit zwei Fluchtrouten von jedem Schlafzimmer und legen Sie einen Platz vor dem Haus fest, an dem Sie sich alle treffen. Üben Sie den Plan wenigstens einmal im Monat mit der ganzen Familie.

425. Weitere Hinweise:
Verbrühungen durch Kaffee muß der Arzt am häufigsten behandeln. Trinken Sie niemals heißen Kaffee (oder Tee) mit einem klei-

nen Kind auf Ihrem Schoß. Achten Sie darauf, daß keine heißen Tassen Kaffee am Tischrand stehen.

Nehmen Sie keine Tischdecken oder Platzdeckchen, die ein kleines Kind vom Tisch ziehen kann.

Erwärmen Sie niemals die Trinkflasche für Ihr Kind im Mikrowellenherd! Die Milch kann kochend heiß sein, obwohl sich die Flasche noch kühl anfühlt.

Die Schlafanzüge von Kindern bestehen aus feuerhemmendem Material. Befolgen Sie die Waschanleitung und benutzen Sie kein Waschmittel, das die feuerhemmenden Eigenschaften zerstört.

Die Griffe von Töpfen sollten immer vom Herdrand wegzeigen.

Bewahren Sie Streichhölzer so auf, daß selbst ein entschlossenes drei- oder vierjähriges Kind nicht an sie heranlangt. In diesem Alter sind viele Kinder vom Feuer fasziniert und können der Versuchung, mit Streichhölzern zu spielen, kaum widerstehen.

Offene Heizgeräte, Kachelöfen, Kamine, schlecht isolierte Herde und leicht zu öffnende Grillgeräte sind gefährlich.

Viele Feuer werden verursacht, weil Gardinen, Bettzeug und Handtücher gegen ein Heizgerät geweht werden.

Tauschen Sie abgenutzte elektrische Schnüre aus. Sichern Sie die Verbindungen zwischen Verlängerungsschnüren. Verlegen Sie keine elektrischen Schnüre unter Läufern oder so, daß man darüber stolpern kann.

Decken Sie alle offenen Steckdosen durch Kindersicherungen ab.

Ertrinken

426. Ertrinken ist die dritthäufigste Todesursache bei Unfällen mit Kindern im Alter von ein bis zwölf Jahren. Für Vorschulkinder ist die Badewanne am gefährlichsten: Sie können in einer fast leeren Badewanne ertrinken, mit dem Gesicht nach unten, während Sie gerade zum klingelnden Telefon unterwegs sind.

Es gibt keine Studien, die nachweisen, daß frühzeitiger Schwimmunterricht (vom Säugling bis zum Vorschulkind) die Kinder vor dem Ertrinken in Badewannen, Schwimmbecken, Teichen, Seen oder Flüssen schützen kann. Kinder unter fünf Jahren haben einfach noch nicht die Kraft und können ihre Bewegungen noch nicht so koordinieren – auch nicht nach Schwimmunterricht – daß sie in der Lage wären, sich im Wasser zu retten. Außerdem kann der frühzeitige Schwimmunterricht sogar das Risiko des Ertrinkens *erhöhen*, da er den Eltern und den Kindern fälschlich ein Gefühl der Sicherheit vermittelt.

Der Schutz Ihres Kindes vor dem Ertrinken erfordert ständige Aufmerksamkeit und Beaufsichtigung. Die folgenden Punkte müssen Sie auch Ihrem Babysitter erläutern:

1. Lassen Sie ein Kind unter fünf Jahren niemals allein in der Badewanne, nicht einmal einen Augenblick. Lassen Sie es auch nicht in der Badewanne unter Aufsicht eines Kindes unter 12 Jahren. Wenn Sie unbedingt zum Telefon oder zur Wohnungstür gehen müssen, wickeln Sie das eingeseifte Kind in ein Handtuch und nehmen Sie es mit sich.

2. Lassen Sie Ihr Kind beim Baden nie aus den Augen, auch nicht, wenn ein Bademeister dabei ist. Die beste Regel, die ich kenne, lautet: Kinder müssen am Strand, am See, in der Nähe eines Swimming-Pools oder in einem Boot eine Schwimmweste tragen, bis sie 400 m schwimmen können. Natürlich werden sich die Kinder gegen diese Regel wehren, solange, bis sie sehen, daß es keine Ausnahme gibt. Ist Ihr Kind schon ein guter und besonnener Schwimmer (10 bis 12 Jahre), kann es auch ohne elterliche Aufsicht, doch nie allein, schwimmen.

3. Wenn Sie einen Swimming-Pool haben, sollte er an allen vier Seiten von einem Zaun umgeben und das Tor abgeschlossen sein. Glauben Sie nicht, daß Ihr Haus eine Seite des Zaunes sein könnte. Ein Kind schlüpft nur allzu leicht durch eine Tür oder ein Fenster. Es gibt Alarmgeräte, die auf dem Wasser schwimmen und ein Signal geben, wenn jemand in das Becken fällt.

Gifte

Haben Sie die Telefonnummer der Giftnotzentrale immer griffbereit! In jedem Haushalt sollte für jedes Kind – auch für Kinder auf Besuch – eine Flasche Brechwurzelsirup vorhanden sein. Lesen Sie die Abschnitte 850 und 851 zur Notbehandlung bei Vergiftungen.

427. Lassen Sie das Kind nicht an Gift herankommen. Ein Fünftel aller zufälligen Vergiftungen kommen im zweiten Lebensjahr vor. Das Vergiftungszentrum einer mittelgroßen Stadt erhielt beispielsweise pro Jahr etwa 50 000 Anrufe, von denen 90 % auf Vergiftungsunfälle von Kindern entfielen. In dieser abenteuerlustigen und auf Riechen, Tasten und Schmecken ausgerichteten Lebensphase werden Kinder fast alles essen – ganz gleich wie es schmeckt. Insbesondere mögen sie Tabletten, gut schmeckende Arzneimittel, Zigaretten und Streichhölzer. Sie werden sich wundern, welche Stoffe meistens gefährliche Vergiftungen bei Kindern hervorrufen:

Aspirin und andere Arzneimittel
Insekten- und Rattengift
Kerosin, Benzin, Benzol und Reinigungsflüssigkeiten
Blei in Farben, die das Kind von irgendwo her abgekaut hat. Die
    meisten Farben im Hausinnenraum und bei Spielzeugen
    enthalten kein Blei. Die Hauptgefahr kommt von Menninge,
    die im Außenbereich verwendet wird.
Flüssige Möbel- und Autopolitur
Laugen und Alkalis, die für Abflüsse, Toiletten und Heizöfen
    verwendet werden
Menthol
Pflanzensprays

Im Badezimmer können Shampoos, Haarwasser, Mittel für Dauerwellen und zum Haarfärben gefährlich werden.

Versuchen Sie, in Küche und Abstellraum unzugängliche Orte für Reinigungsflüssigkeiten und -pulver zu finden; Detergenzien; Abfluß-, Toiletten- und Ofenreiniger; Salmiak; Bleichmittel; Wachsentferner; Metallpolitur; Borax; Mottenkugeln; Feuerzeugflüssigkeit; Schuhpolitur. Werfen Sie Rattengift, Insektenvernichtungsmittel und Gifte weg; sie sind zu gefährlich.

In Keller oder Garage können Sie einen sicheren Platz für Terpentin, Verdünner, Kerosin, Gasolin, Benzol, Insektizide, Pflanzensprays, Unkrautvernichtungsmittel, Frostschutzmittel, Lackreiniger und Polituren finden. Wenn Sie Behälter wegwerfen, vergewissern

Sie sich, daß diese vollständig leer sind und waschen Sie sie nochmals aus.

428. Pflanzliche Gifte. Wir als Erwachsene betrachten Pflanzen und Blumen einfach als etwas Schönes, krabbelnde Kinder halten sie aber auch für etwas Eßbares. Diese Einstellung ist gefährlich, denn über 700 Pflanzen oder Blumen können Krankheiten verursachen oder zum Tode führen. Am besten hält man weder Pflanzen noch Blumen im Haus bis die Kinder über das Alter hinaus sind, in dem sie alles essen, und Verbote begreifen können. Mindestens aber sollte man Pflanzen außerhalb der Reichweite von Kindern haben. Passen Sie auf Ihre kleinen Kinder auf, wenn sie außer Haus oder im Garten an Pflanzen und Blumen herumspielen. Die folgende Liste gefährlicher Pflanzen erhebt keinen Anspruch auf Vollständigkeit: Caladium, Diefenbachia, Philodendron, Efeu, Hyazinthen, Gänseblümchen, Narzissen, Misteln, Oleander, Weihnachtsstern, Ziererbsen, Rhizinuspflanze, Rittersporn, Belladonna, Fingerhut, Maiglöckchen, Azaleen, Lorbeer, Rhododendron, Goldregen, Hortensie, Jasmin, Liguster, Eibe, Dornbusch, Pilze und Nachtschattengewächse. Ihr Gesundheitsamt oder regionales Vergiftungszentrum kann Ihnen weiterhelfen, wenn Sie unsicher sind, ob bestimmte Pflanzen in Haus und Hof giftig sind.

Sicherheit zu Hause

429. Weitere Sicherheitshinweise. Viele schwere Unfälle lassen sich leicht verhindern, wenn man die allgemeinen Gefahren kennt und sie zu vermeiden sucht. Im folgenden seien einige davon aufgezählt: *Laufstühle* sind gefährlich, da sie die Mobilität eines Kleinkindes erhöhen und den Schwerpunkt zu weit nach oben verlagern. Sie sollten diese nie verwenden. (Lesen Sie auch in Abschnitt 307 nach.)

Kombinationen aus einem niedrigen Stuhl und einem niedrigen Tisch sind besser als normal *hohe Stühle*. Wenn Sie einen normal hohen Stuhl verwenden, so sollte er einen niedrigen Schwerpunkt haben und fest auf dem Boden stehen. Außerdem sollte er einen Gurt besitzen, der das Kind von Kletterübungen abhält. Auch ein *Kinderwagen* oder Sportwagen sollte einen solchen Gurt enthalten, damit das Kind nicht herausfällt. Oben und unten an *Treppen*, gleich wie hoch sie sind, sollten sich Sperr-Türen befinden, bis das Kind stehend Treppen hinauf- und hinuntergehen kann. An *Fenstern*, die ein Kind durch Klettern erreichen kann, sollten Sicherungen angebracht sein, wenn sie sich nicht ohnehin nur von oben öffnen lassen. Lesen Sie auch Abschnitt 74 zum Kinderbettchen.

Einem kleinen Kind, das immer noch Dinge in den Mund steckt, sollte man keine *kleinen Gegenstände* geben. Dazu gehören Knöpfe, Bohnen, Erbsen, Perlen, Nüsse oder Popcorn, da diese Dinge leicht in die Luftröhre geraten und Hustenanfälle auslösen können. Lesen Sie auch Abschnitt 261 zu Erstickungsanfällen bei Kindern unter fünf Jahren. Nehmen Sie dem Kind auch Bleistifte und alle anderen scharfen Gegenstände weg, wenn es diese beim Laufen oder Spielen in den Mund nimmt.

Kontrollieren Sie auch immer die Temperatur des *Bades*, bevor Sie das Kind hineinsetzen, selbst wenn Sie das schon vorher getan haben. Heiße Wasserhähne verursachen auch öfters Verbrennungen. Vermeiden Sie auch, daß Sie oder das Kind während des Badens oder am Wasserhahn elektrische Geräte berühren. Lassen Sie auch keine Bottiche mit heißem Wasser auf dem Fußboden herumstehen.

Lassen Sie *Toilettendeckel* immer heruntergeklappt. Das Baby kann bei Umherlaufen mit dem Kopf zuerst in das Becken fallen und ertrinken.

Drehen Sie in jede leere Lampenfassung in Reichweite des Kindes Birnen ein.

Es gibt *Türverschlüsse und Sicherheitsklinken*, die verhindern, daß das Kind verbotene Türen öffnet; für die Hausapotheke und Küchenschränke gibt es außerdem *Schlösser*.

Halten Sie *Zündhölzer* in Behältern hoch über dem Fußboden, so daß selbst ein drei bis vier Jahre altes Kind sie nicht erreichen kann.

Halten Sie gefährliche *Werkzeuge* ebenso wie Elektrowerkzeuge außerhalb der Reichweite von Kindern.

Fahren Sie nur ganz vorsichtig rückwärts in den Hof ein.

Gruben, Schwimmbäder und Zisternen sollten bestens abgesichert sein.

Bewahren Sie *Glasscherben* oder *geöffnete Dosen* in einem Behälter auf, der stabil und nur sehr schwer zu öffnen ist. Benutzen Sie eine Dose mit einem Schlitz für gebrauchte *Rasierklingen*.

Lassen Sie das Kind nicht einem *fremden Hund* zu nahe kommen, wenn es nervös ist und das Tier Ihr Kind verletzen könnte.

Plastiktüten führen immer noch zu Erstickungen.

Das gleiche gilt für *nicht gebrauchte Kühlschränke und Tiefkühlschränke.*

Babys und kleine Kinder hängen sich an *Vorhangschnüre, Telefonleitungen und Leinen* jeglicher Art.

Elektrische Rasenmäher können Finger abschneiden und Steine mit hoher Geschwindigkeit durch die Gegend befördern. Wenn Sie einen Motormäher besitzen, tauschen Sie ihn am besten ein.

Freiliegende Federn an Laufstühlen oder Spielzeugpferden können zum Verlust von Fingern führen.

Gewehre und Pistolen sollten sicher verwahrt sein, und die Munition sollte sich an einem anderen Ort befinden.

DIE ERNÄHRUNG KLEINER KINDER

Die Hauptsubstanzen der Ernährung

Bevor über die Nahrungsmittel im einzelnen gesprochen wird, ein Wort über die wichtigsten chemischen Substanzen, die in ihnen enthalten sind und die der Körper im besonderen braucht. Man kann den Körper eines Kindes etwa mit einem Haus vergleichen, das gebaut wird. Eine Menge sehr verschiedener Materialien wird gebraucht, damit es stabil und ein haltbares Haus wird. Aber ein menschliches Wesen ist gleichzeitig eine Maschine, die läuft. Sie braucht Kraftstoffe für die Energien, die sie entwickelt, und andere Substanzen, damit sie zuverlässig arbeitet, geradeso wie ein Auto, das Benzin, Öl und Wasser benötigt.

430. Eiweiß ist der Hauptaufbaustoff für den Körper. Die Muskeln, Herz, Gehirn, Nieren bestehen (neben Wasser) zu einem großen Teil aus Eiweiß. Die Knochen sind aus Protein, gefüllt mit Mineralien, etwa so wie ein Kragen mit Stärke gesteift ist. Das Kind braucht also eine eiweißreiche Ernährung, damit jeder Teil seines Körpers wachsen kann und auch, um Abnützungserscheinungen und Schädigungen wieder ausgleichen zu können. Die meisten natürlichen Nahrungsmittel enthalten Protein, einige mehr, einige weniger. Fleisch, Geflügel, Fisch, Eier, Milch enthalten besonders viel Eiweiß. Sie sind überdies die einzigen Nahrungsmittel, die Gesamteiweiß enthalten, das heißt, sie enthalten alle verschiedenen Arten von Protein, die der menschliche Körper braucht. Daher muß das Kind Milch, Fleisch, Geflügel oder Fisch und Eier erhalten. Am nächstwichtigsten sind alle Vollkorngetreidesorten und bestimmte mehlige Gemüsesorten (Bohnen, Erbsen). Allerdings sind die Eiweißbestandteile hier nicht so groß, und die verschiedenen Eiweißkörper sind auch nicht vollständig in jeder Getreide- oder Gemüseart enthalten. Sie sind ein Zusatz zu den Eiweißstoffen von Fleisch, Fisch, Eiern und Milch, können sie aber nicht ersetzen.

431. Kohlenhydrate, Stärke und Zucker. Den größten Teil der Nahrungsmittel, die ein Kind den Tag über ißt, braucht es als Kraftstoff, selbst wenn es sehr schnell wächst.

Die Kraftstoffsubstanzen sind Stärke, Zucker, Fett (und zu einer geringen Menge auch Protein). Auch Stärke ist in der chemischen Zusammensetzung Zucker; im Darm wird die Stärke aufgeschlüsselt und als Zucker vom Körper resorbiert. Da Stärke und Zucker chemisch sehr nahe verwandt sind, werden sie gemeinsam als Kohlehydrate bezeichnet.

432. Fett versorgt den Körper mit Brennstoff und das Fettpolster, das jeder Mensch in unterschiedlichem Ausmaß besitzt, ist nicht nur ein Brennstofflager, sondern hält vergleichbar mit einer Decke, auch warm. Jedes Gramm Fett liefert zweimal soviel Kalorien wie ein Gramm Eiweiß oder Kohlenhydrat. Fett befindet sich vor allem in Fleisch, Geflügel, Fisch und Milchprodukten.

Wenn ein Mensch mehr Fett, Zucker, Stärke oder Eiweiß zu sich nimmt, als er verbrennen kann, wird die überflüssige Nahrung in Fett umgewandelt und im Unterhautgewebe oder anderen Körperteilen gespeichert. Erhält der Körper zu wenig Brennstoff, baut er sein Fett ab und man wird dünner.

433. Zellulose, d. h. Fasern von Gemüse, Obst, Vollkornerzeugnissen kann das Magen- und Darmsystem nicht verdauen und resorbieren. Sie durchwandern den ganzen Körper und werden dann mit dem Kot wieder ausgeschieden, sie sind also in einem gewissen Sinne nutzlos, auf der anderen Seite aber braucht der Körper sie. Zellulose ist nämlich dazu da, die Darmfunktion anzuregen und zu verhindern, daß Stauungen im Darm auftreten. Wenn jemand auf eine leichte Diät gesetzt ist und etwa nur Milch, Fleischbrühe und Eier essen darf, so kann es sein, daß er unter Verstopfung leidet, weil der Darm nicht genügend zu tun hat.

Man vermutet heute, daß beim Darmkrebs der Mangel an Faserstoffen eine ursächliche Rolle spielt; Nahrungsmittel ohne Faserstoffe verweilen zu lange im Darm.

434. Kalorien. Der »Kraftstoff«, also der Verbrennungswert der Nahrung, wird nach Kalorien gemessen. Wasser und Minerale enthalten keine Kalorien. Das heißt, sie haben keinerlei Verbrennungsenergie in sich. Fett ist reich an Kalorien, 50 Gramm Fett haben doppelt soviel Kalorien wie etwa 50 Gramm Stärke, Zucker und Protein, Butter, Margarine, Pflanzenöl, die nahezu ganz aus Fett bestehen, und Schlagsahne sowie Salatöle, die sehr viel Fett enthalten, haben auch einen hohen Gehalt an Kalorien.

Zucker und Sirup haben ebenfalls viele Kalorien, weil sie fast pure Kohlehydrate sind und kein Wasser oder unverdauliche Fasern enthalten. Körner (die man als Brot, Kekse, Makkaroni, Pudding und so weiter ißt) und stärkehaltige Gemüse (Kartoffeln, Bohnen, Reis) haben viele Kalorien, weil sie einen hohen Prozentsatz an Stärke enthalten.

Fleisch, Geflügel, Fisch, Eier, Käse haben einen hohen Kaloriengehalt wegen ihrer Verbindung von Protein und Fett. Im allgemeinen nimmt man mit diesen Nahrungsmitteln weniger Kalorien zu sich als mit Brot, Nährmitteln und stärkehaltigen Gemüsen, weil man sie in kleineren Mengen ißt. Milch ist eine gute Quelle für viele Kalorien, da sie Zucker, Fett und Protein enthält.

Auch frische und gekochte Früchte haben ein gutes Teil Kalorien, da sie natürlichen Zucker enthalten. Bananen und getrocknete Früchte sind noch kalorienreicher.

Gemüse enthält, meist in Form von Stärke oder Zucker, viel oder wenig Kalorien. Hochkalorisch sind Gemüse wie Süßkartoffeln, Mais, Sojabohnen, Saubohnen und Buschbohnen. Mäßig kalorienreich sind Erbsen, rote Rüben, Möhren, Zwiebeln, Pastinak, Kürbis. Wenig Kalorien enthalten Stangenbohnen, Kohl, Broccoli, Sellerie, Spinat, Blumenkohl, Tomaten, grüner Salat und Spargel.

435. Mineralien sehr verschiedener Art spielen eine lebenswichtige Rolle beim Aufbau und auch bei der Arbeit eines jeden Körperteils. Die Festigkeit der Knochen und Zähne hängt vom Kalzium und vom Phosphor ab. Die Substanz in den roten Blutkörperchen, die den Sauerstoff in alle Teile des Körpers trägt, besteht zum Teil aus Eisen und Kupfer. Jod ist wichtig für die Funktion der Schilddrüse.

Alle natürlichen und unveredelten Nahrungsmittel (Obst, Gemüse, Vollkornbrot, Eier, Milch) enthalten wertvolle Mineralsalze. Sobald aber die Körner feingemahlen werden und das Gemüse in viel Wasser sehr lange gekocht wird, entweichen die Mineralsalze zum großen Teil. Die Mineralien, die der Ernährung am ersten fehlen, sind Kalzium, Eisen und in bestimmten Gebieten Jod. Kalzium ist in kleineren Mengen im Gemüse und in manchen Früchten enthalten. Aber sehr reichlich in Milch und in Käse. Eisenhaltig sind grüne Gemüse und vor allem Blattgemüse, Fleisch, Obst, ungemahlene Körner. Sehr viel Eisen enthalten Eigelb und Leber. Etwa ab dem sechsten Lebensmonat benötigen Babys mehr Eisen für ihre roten Blutzellen, da das wenige Eisen, das bei der Geburt in ihrem Körper war, nicht mehr ausreicht. Milch enthält praktisch kein Eisen und auch in anderen Lebensmitteln befindet sich nur wenig Eisen. Allerdings ist in den Cerealien, die das Baby bekommt, viel Eisen enthalten. (Vor kurzem erst wurde nachgewiesen, daß das Eisen in der Muttermilch, obwohl auch nur in geringen Mengen vorhanden, außerordentlich gut verdaut und aufgenommen wird.) Jod fehlt in manchen Binnenlandgegenden, hier sind das Trinkwasser und auch Früchte und Gemüse kaum jodhaltig, und Seefische sind oft nur schwer erhältlich. In diesen Gegenden sollte vorwiegend jodhaltiges Speisesalz verwendet werden, um dem Auftreten von Kröpfen vorzubeugen.

Fluorid ist in Abschnitt 414 besprochen worden.

436. Vitamine sind besondere Substanzen, die der Körper in kleinen Mengen ständig braucht, damit er gut und regelmäßig arbeiten kann.

Die meisten Kinder werden bei einer ausgewogenen Ernährung nach dem ersten Lebensjahr keine zusätzliche Vitamingabe benötigen. Fragen Sie Ihren Arzt.

437. Vitamin A ist notwendig, um die Auskleidungen des Bronchialsystems, des Magen-Darm-Kanals und der Harnwege gesund zu erhalten. Auch verschiedene Teile der Augen brauchen Vitamin A, unter anderem derjenige, der es uns möglich macht, im Dunkeln zu sehen. Der Körper erhält genügend Vitamin A aus dem Milchfett, aus dem Eigelb, aus grünen und gelben Gemüsen und aus Vitamintropfen. Menschen, die auf eine sehr strenge Diät gesetzt sind oder ein schweres Darmleiden haben, bekommen wahrscheinlich zu wenig Vitamin A.

Zuviel Vitamin A kann für Kinder gefährlich sein. Lesen Sie sorgfältig die Banderolen auf den Gläsern für Babynahrung, die Möhren oder Süßkartoffeln enthalten. Manchmal beträgt der Gehalt an Vitamin A das Achtfache des täglichen Mindestbedarfs.

438. Der Vitamin-B-Komplex. Lange Zeit glaubte man, daß es nur *ein* Vitamin B gäbe, das verschiedene Funktionen im Körper habe. Aber als man daranging, dieses *eine* Vitamin B gründlich zu untersuchen, stellte man fest, daß es zwölf verschiedene Arten gibt. Sie sind jedoch meistens in denselben Nahrungsmitteln enthalten. Da die B-Vitamine bis jetzt noch gar nicht alle erforscht sind und man sie auch noch nicht alle analysieren kann, ist es wichtiger, daß man genügend Nahrungsmittel ißt, die Vitamin B enthalten, als daß man sie in Pillenform zu sich nimmt.

Die für den Menschen wichtigsten vier B-Vitamine heißen Thiamin, Riboflavin, Niacinamid und Pyridoxin; sie werden von allen Geweben des menschlichen Körpers benötigt.

Thiamin – oder *Vitamin B_1* – kommt reichlich in Vollkorngetreiden, Milch, Eiern, Leber, Fleisch, bestimmten Gemüsesorten und Früchten vor. Durch langes Kochen wird es zerstört. Nimmt man viel verfeinerte Brot- und Mehlsorten zu sich, reicht die Zufuhr von Vitamin B_1 nicht aus, und es kommt zu Mangelerscheinungen. Diese bestehen in Appetitmangel, langsamem Wachstum, Müdigkeit, Beschwerden von seiten des Magen-Darm-Kanals und Nervenentzündungen (ganz abgesehen davon, daß es natürlich auch noch andere Ursachen für derartige Beschwerden gibt).

Riboflavin, auch als Vitamin B_2 bezeichnet, ist in reichem Maße in Leber, Fleisch, Eiern, Milch, grünen Gemüsen, Vollkorngetreide und Hefe enthalten. Zu Mangelerscheinungen kommt es nur, wenn sich jemand fast ausschließlich von verfeinerten Getreideerzeugnissen ernährt, es treten eingerissene Mundwinkel und andere unangenehme Erscheinungen an Lippen, Haut und Mund auf, außerdem kann es zu gewissen Augenstörungen kommen.

Niacinamid oder Nikotinsäureamid ist reichlich in den gleichen Nahrungsmitteln wie Riboflavin enthalten. Mangel an Nikotinsäureamid verursacht Störungen an der Mundschleimhaut, im Magen-Darm-Kanal und an der Haut; sie gehören zu den Symptomen einer bekannten Erkrankung mit Namen Pellagra (Vitaminmangelkrankheit).

Pyridoxin oder Vitamin B_6 kommt in sehr vielen Nahrungsmitteln vor, zu Mangelerscheinungen kommt es praktisch nur, wenn ein Mensch in seltenen Fällen aus bestimmten Gründen eine besonders große Menge davon benötigt. Vitamin B_{12} ist in tierischen Nahrungsmitteln einschließlich Milch reich vorhanden, fehlt aber in den pflanzlichen. Ungenügende Zufuhr kann zu einer besonders schweren Form von Blutarmut, der perniziösen Anämie, führen.

(Wer streng vegetarisch ohne Milchprodukte lebt, muß sein *Vitamin B_{12}* in Tablettenform oder in mit Vitamin B_{12} angereicherter Nährhefe oder Sojamilch zu sich nehmen.)

439. Vitamin C ist in reichlichen Mengen in Orangen, Zitronen und Grapefruits, Tomaten und rohem Kohl enthalten. In kleineren Mengen tritt es in verschiedenen anderen Obst- und Gemüsesorten und in Kartoffeln auf. Außerdem ist es in vielen Vitaminpräparaten enthalten. Vitamin C wird durch das Kochen leicht zerstört. Es ist notwendig für die gesunde Entwicklung der Knochen, Zähne, Blutgefäße und anderer Teile des Körpers und spielt eine große Rolle bei der Funktion fast aller Zellen. Mangel an Vitamin C tritt am häufigsten bei Babys auf, die mit Kuhmilch ernährt werden, aber ohne Orangen- oder Tomatensaft oder Vitamin-C-Tropfen. Der Mangel an Vitamin C löst im letzten Stadium Skorbut aus. Es gibt keinen Beweis dafür, daß hohe Dosen von Vitamin C vor Erkältungen und anderen Erkrankungen schützen oder gegen diese wirksam sind.

440. Vitamin D wird vor allem für das Wachstum von Knochen und Zähnen in großen Mengen gebraucht. Es fördert die Aufnahme von Calcium und Phosphor aus dem Darm und deren Einbau in die wachsenden Bestandteile des Knochens. Daher sollte Vitamin D besonders in der schnellen Wachstumsphase beim Säugling der Ernährung zugesetzt werden. Denn unsere Nahrungsmittel enthalten nur sehr wenig davon. Sonneneinwirkung fördert den Aufbau von Vitamin D im Unterhautfettgewebe; je mehr man Zeit im Freien und wenig bekleidet zubringt, um so mehr Vitamin D wird natürlich gebildet. In unseren Breiten aber müssen wir oft uns warm anziehen und innerhalb des Hauses leben. Unsere Sonnenstrahlen sind auch seltener und werden durch die Luftverschmutzung und das Glas der Fensterscheiben zusätzlich geschwächt. Die beste Quelle für Vitamin D ist Lebertran und künstlich hergestelltes Vitamin D. (Fische speichern Vitamin D in der Leber, das sie aus Oberflächenplankton aufnehmen. In diesen Pflanzen wird Vitamin D durch Sonneneinwirkung gebildet.) Vitamin-D-Mangel führt zu weichen, gebogenen Knochen, schlechten Zähnen sowie schwachen Muskeln und Bändern. Man nennt dies auch Rachitis. Erwachsene erhalten wahrscheinlich genügend Vitamin D aus Eiern, Butter, Fisch und – von der Sonne. Kinder, die zuwenig Sonnenschein abbekommen, sollten bis in ihre Jugend Vitamin-D-haltige Milch trinken oder sommers und winters Vitamin-D-Tabletten einnehmen. Während Schwangerschaft und Stillzeit braucht eine Frau zusätzlich Vitamin D.

441. Vitaminvergiftungen. Vitamingaben, die viele hundert Male größer sind, als die empfohlenen Dosen, können Kindern schaden. Die fettlöslichen Vitamine A und D verursachen eher eine schwere Vergiftung, aber selbst die wasserlöslichen Vitamine wie Pyridoxin (B_6) und Niacinamid können zu schweren Nebenwirkungen führen. *Geben Sie Ihrem Kind nur die von Ihrem Arzt empfohlenen Mengen!*

442. Wasser enthält keine Kalorien oder Vitamine, aber es ist lebenswichtig beim Aufbau und der Arbeit des Körpers. (Der Körper eines Babys besteht zu sechzig Prozent aus Wasser.) Es kann nicht schaden, wenn ein Kind hin und wieder zwischen den Mahlzeiten ein paar Schluck Wasser trinkt, besonders bei sehr heißem Wetter. Viele Nahrungsmittel enthalten größere Mengen an Wasser, und dadurch nehmen die meisten Menschen das notwendige Quantum auf.

Eine vernünftige Ernährung

443. Die Ernährung muß ausgewogen sein. Nahrungsmittel darf man nicht allein nach Kalorien, Vitaminen oder Mineralien beurteilen. Langfristig braucht jeder von uns ein Gleichgewicht aus Nahrungsmitteln mit hohem und niedrigem Kaloriengehalt. Probleme entstehen, wenn ein Gesichtspunkt der Ernährung zu ernst genommen wird und andere Aspekte nicht berücksichtigt werden. Ein Mädchen möchte beispielsweise unbedingt abnehmen und verzichtet auf alle Nahrungsmittel, die mehr als ein paar Kalorien enthalten. Ihre Ernährung auf der Basis von Gemüse, Säften, Obst und Kaffee kann sie krank machen. Überängstliche Eltern, die Vitamine für das Wichtigste halten und stärkehaltige Nahrungsmittel verabscheuen, reichen dann ihrem Kind zum Abendessen Möhrensalat und Grapefruitsaft. Von so wenig Kalorien könnte aber nicht einmal ein Hase satt werden. Eine füllige Mutter aus einer zum Übergewicht neigenden Familie gibt ihrem Sohn eine kalorienreiche Kost, »damit er nicht so dürr bleibt«. Sein Appetit kann dadurch eher abnehmen. Leicht entwickelt sich bei ihm dann ein Mangel an Vitaminen und Mineralstoffen.

444. Eine vegetarische Ernährung für Kinder sollte Milchprodukte enthalten. Jugendliche können sich streng vegetarisch ernähren, da Vollkornspeisen mit mehligem Gemüse, oder Nüsse mit mehligem Gemüse kombiniert werden können und so die lebenswichtigen Aminosäuren des »vollständigen Eiweiß« geliefert werden. Da aber hierbei immmer noch das Vitamin B_{12} und auch Calcium fehlen, sind diese zusätzlich zuzuführen. Eine Möglichkeit besteht darin, mit Vitamin B_{12} und Calcium angereicherte Soja-Milch zu trinken. Diese Ernährung ist für Kinder aber nicht geeignet. Sie brauchen zusätzlich die an essentiellen Aminosäuren reichen Milchprodukte.

Wenn Sie Ihr Kind vegetarisch ernähren möchten, sprechen Sie mit Ihrem Arzt, wie Sie dabei am besten vorgehen, ohne das Wachstum des Kindes zu stören. Es gibt auch eine Vielzahl guter Bücher zu diesem Thema – einige enthalten auch Rezepte.

445. Milch. Milch enthält fast alle Elemente, die der menschliche Körper braucht (Eiweiß, Fett, Zucker, Mineralsalze und die meisten Vitamine). Kinder, die eine gut zusammengestellte und ausbalancierte Ernährung haben, aber kaum Milch trinken, werden zwar die meisten dieser Stoffe auch den anderen Nahrungsmitteln entnehmen können, doch Milch ist das einzige Nahrungsmittel, das auch Calcium in größeren Mengen enthält. Darum sollte man darauf sehen, daß ein ein- oder zweijähriges Kind täglich etwa 400–600 ml und ein älteres Kind etwa 0,5–1 Liter Milch in der einen oder anderen Form zu sich nimmt.

Dabei muß man bedenken, daß viele Kinder zeitweilig eine gewisse Aversion gegen Milch haben und tagelang nur wenig trinken mögen. Wenn man verhüten will, daß diese im allgemeinen vorübergehende Aversion sich für immer festsetzt, darf man die Kinder nicht zwingen, Milch zu trinken, wenn sie nicht mögen. Weigert sich das Kind nach 14 Tagen immer noch, muß man sie ihm in anderer Form zuführen.

446. Viele Milchprodukte können reine Milch ersetzen. Vorgekochte und trockene Cerealien (Produkte aus Getreideflocken) benötigen viel Milch bei der Zubereitung. Außerdem gibt es viele Puddinge auf Dickmilchbasis, Reisbrei und Joghurt. Auch einige Suppen lassen sich mit Milch anstatt mit Wasser zubereiten. Auch bei gebackenen Makkaroni, Kartoffelschnitz und Kartoffelbrei können Sie Milch verwenden.

Soll man Geschmacksstoffe zusetzen? Es ist besser, auf Geschmacksstoffe zu verzichten, wenn das Kind andere Milchprodukte zu sich nimmt. Wenn nötig, kann man Kakao oder heiße Schokolade kochen oder kalte Milch mit *etwas* Schokoladesirup verändern. Da Kleinkinder Schokolade manchmal nicht vertragen, sollte man damit aber bis zum zweiten Lebensjahr warten und stufenweise damit anfangen. Milch läßt sich geschmacklich durch Vanille oder auch Malzprodukte (z. B. Ovomaltine) verbessern. Die Milch darf aber nicht zu süß schmecken, da sonst bald der Appetit nachläßt. Um Milch schmackhaft zu machen, kann man dem Kind zum Trinken einen Strohhalm anbieten.

Milch mit einem bestimmten Geschmack oder Aroma verliert, wenn sie immer angeboten wird, mit der Zeit ihre Attraktivität. Dies ist besonders dann der Fall, wenn die Eltern das Kind gleich drängen, nachdem es einmal weniger getrunken hat. Man kann es nicht oft genug sagen: die Aufforderung, etwas mehr Schokoladenmilch (oder irgend etwas anderes) zu trinken, nimmt dem Kind seinen Appetit.

Käse ist ein nützliches Milchprodukt. 125 g Käse enthalten soviel Calcium wie 1 Liter Milch. Es gibt aber 2 wichtige Ausnahmen: in Doppelrahmfrischkäse ist nur die Hälfte Calcium wie in der vergleichbaren Menge Milch, und auch Hüttenkäse enthält weniger Calcium als Milch.

Andererseits wird der fettarme Hüttenkäse gut verdaut und kann so in großen Mengen, vermischt mit kleingehacktem rohem Gemüse, Obst oder Apfelbrei gegessen werden. Fettreichere Käsesorten sollten nur langsam in die Ernährung eingebaut werden; man kann sie dem Kind in kleinen Stücken oder gerieben servieren.

Wenn Kinder keine Milch mögen oder dagegen allergisch sind, sollten sie vom Arzt ein calcium-haltiges Präparat verschrieben bekommen.

Butter oder Margarine sollte man im Alter von etwa einem Jahr zu Gemüse und Brot reichen. Da das Verdauungssystem sich daran erst gewöhnen muß, sollte man die Menge an Fett nur langsam steigern.

Kinder im Wachstumsalter (ab 3. Lebensjahr) sollten Milch mit 1,5 % Fettanteil trinken, um die Cholesterinzufuhr zu vermindern. Butter, Sahne und Speiseeis sollten Kinder nur in sehr kleinen Mengen zu sich nehmen, da sie vor allem in entsprechend belasteten Familien Arteriosklerose und Herzkranzgefäßerkrankungen begünstigen (siehe Abschnitt 461).

447. Fleisch und Geflügel. Die meisten Kinder von etwa einem Jahr essen passiertes oder feingehacktes Rindfleisch, Geflügel, Truthahn, Lamm, Leber, Speck, Schinken, Kalbs- und Schweinefleisch zusammen mit der Familie oder auch als extra Kindernahrung aus Gläsern oder Büchsen. Speck ist für die Ernährung des kleinen Kindes weniger günstig, er hat einen hohen Fettgehalt und enthält kaum Eiweiß. Schweinefleisch ist eine gute Vitaminquelle, es muß aber sehr mager sein und gut durchgekocht werden. Schinken oder Würstchen sollte ein Kind unter zwei Jahren möglichst noch nicht bekommen.

Viele kleine Kinder, die den Geschmack von Fleisch sehr gern mögen, schätzen es auf einmal nicht, wenn es nicht mehr ganz so feingehackt wird. Sollen sie Fleischstückchen kauen, hört die Begeisterung auf. Es empfiehlt sich daher, ruhig das Fleisch bis zum fünften oder sechsten Lebensjahr sehr fein zu schneiden.

448. Magerer, weißfleischiger Fisch, und zwar Seefisch wie Kabeljau, Schellfisch, Heilbutt, Flunder, kann schon vor einem Jahr gegeben werden. Man sollte ihn sehr sorgsam mit den Fingern zurechtmachen, damit auch ja keine Gräte dazwischenbleibt. Ist das Kind zwei Jahre alt, kann man ihm ganz allmählich auch etwas fetteren Fisch geben. Manche Kinder lieben Fisch, und das ist eine große Erleichterung für die Mutter, weil Fisch sehr gesund ist. Aber viele andere

Kinder lehnen Fisch sehr energisch ab. Es hat keinen Zweck, die Kinder dann zu zwingen, ihn zu essen.

449. Eier. Eier sind ein gesundes Nahrungsmittel, ob sie hartgekocht, als Rühr- oder Spiegelei oder Bestandteil von anderen Gerichten vorliegen. Wegen des wertvollen Eiweißes sollten Kinder ab dem Alter von 9 bis 12 Monaten pro Woche drei bis vier Eier erhalten, sofern sie sie mögen.

Wenn Kinder Fleisch und Fisch nicht mögen, so wird ihr Bedarf an Eiweiß durch ½ bis 1 Liter Milch pro Tag und drei bis vier Eier pro Woche gedeckt, da die Cerealien und das Gemüse ebenfalls Eiweiß enthalten.

Wenn Kinder Eier nicht mögen oder darauf allergisch sind, sollten sie regelmäßig Fleisch essen.

Siehe Abschnitt 461 über den Zusammenhang zwischen Eiern und Herzerkrankungen.

450. Gemüse. Im ersten Lebensjahr lernt ein Kind meist die folgenden gekochten Gemüse kennen: Spinat, Erbsen, Zwiebeln, Möhren, Kürbis, Spargel, Tomaten, Rüben, Sellerie und Kartoffeln.

Um diese Zeit sollte auch die Umstellung von püriertem auf kleingehacktes Gemüse erfolgt sein. (Selbstverständlich darf man auch weiterhin püriertes oder durchgeschlagenes Gemüse reichen.) Erbsen sollte man immer etwas zerdrücken, damit sie nicht ganz geschluckt werden. Gedünstete Gemüse wie zum Beispiel Möhren, Kartoffeln und grüne Bohnen kann man, in Stückchen geschnitten, dem Baby gut zum allein essen anbieten.

Süßkartoffeln (Bataten) kann man gelegentlich statt der normalen Kartoffeln verwenden. Wenn man im ersten Lebensjahr vorwiegend auf leichtverdauliche Gemüse zurückgegriffen hat, darf man jetzt auch die weniger gut verdaulichen verwenden: Broccoli, Kohl, Blumenkohl, Pastinak, zerdrückte Bohnen und Rüben. Der starke Geschmack läßt sich mildern, wenn man das Kochwasser zweimal wechselt, wodurch aber einige Vitamine verlorengehen. Die genannten Gemüse sind bei einigen Kindern beliebt und werden auch gut verdaut, während andere sie nicht anrühren. Warten Sie bis zum zweiten Lebensjahr mit Mais; kleine Kinder kauen ihn nicht, und er bleibt unverdaut. Nehmen Sie weichen Mais und schneiden Sie die

Körner nicht zu dicht am Kolben ab. Wenn Sie im Alter von drei bis vier Jahren dem Kind einen ganzen Maiskolben reichen, schneiden Sie am besten mit einem Messer mitten durch jede Reihe von Körnern durch.

Leichtverdauliches rohes Gemüse beginnt man im allgemeinen im Alter zwischen ein und zwei Jahren, sofern das Kind über eine gute Verdauung verfügt. Am besten nimmt man dazu geschälte Tomaten, grünen Salat, geschnittene Stangenbohnen, geraspelte Möhren oder kleingehackten Sellerie. Das Gemüse sollte gut gewaschen sein. Lassen Sie es langsam angehen und beobachten Sie, wie das Kind die neue Nahrung verdaut. Als Salat- oder Gemüsesoße kann man Orangensaft oder gesüßten Zitronensaft nehmen.

Zur gleichen Zeit kann man mit Gemüsesäften beginnen. Für das Kind, das gegartes Gemüse gut verdaut, sind rohe Gemüse und Gemüsesäfte nicht nur ebensogut, sondern sie sind sogar besser, da die Vitamine durch die Hitze noch nicht zerstört und Mineralstoffe und Vitamine durch das Kochwasser nicht herausgelöst wurden.

Ist das Kind gegenüber Gemüse einmal abgeneigt, so sollte man zu Gemüsesuppen übergehen: Erbsen-, Tomaten-, Sellerie-, Zwiebel-, Spinat-, rote Rübe-, Mais- und gemischte Suppen.

Da einige am Markt befindliche Gemüsesuppen sehr viel Kochsalz enthalten, sollten Sie die Banderole gründlich lesen. Fast alle im Handel befindlichen Suppen müssen mit gleichen Mengen Milch oder Wasser verdünnt werden. Gibt man sie den Kindern unverdünnt, so kann dies wegen des hohen Salzgehaltes gefährlich sein.

451. (Zeitweise) Ersatz für Gemüse. Nehmen wir einmal an, Ihr Kind habe Gemüse in jeglicher Form schon einige Wochen lang abgelehnt. Kann die Ernährung darunter leiden? Gemüse sind wegen der darin enthaltenen Mineralstoffe und Vitamine, aber auch wegen ihrer Faserstoffe, sehr wertvoll. Aber auch verschiedene Obstsorten können Mineralstoffe und Vitamine und auch Faserstoffe bereitstellen. Ein Kind, das zusätzlich Vitamintabletten, Milch, Fleisch und Eier zu sich nimmt, erhält so die anderen Salze und Vitamine, die in Früchten weniger reichlich vorhanden sind. In anderen Worten: wenn Ihr Kind alle Gemüse verabscheut, aber gerne Obst ißt, machen Sie sich bitte keine Sorgen. Reichen Sie dem Kind zwei- bis dreimal täglich Obst und denken Sie ein paar Wochen oder Monate gar nicht an Gemüse. Wenn Sie aus Gemüse keine Staatsaffäre machen, wird das Kind nach einiger Zeit wahrscheinlich wieder Appetit auf Gemüse bekommen.

452. Obst. Während des ersten Jahres hat das Kind wahrscheinlich geriebenen Apfel und Apfelmus, Birnen, Bananen und etwas Beerenobst bekommen, und zwar alles sehr fein zerquetscht oder durch ein Sieb gedrückt. Nach dem ersten Geburtstag braucht man das Obst nun nicht mehr ganz so fein zu zerkleinern, auch hier wie beim Gemüse soll das Kind allmählich anfangen zu kauen. Büchsenfrüchte, etwa Pfirsiche, Ananas und Birnen, sind für die kleinen Kinder weniger geeignet, weil sie meist sehr süß sind. Zumindest sollte man den Saft abtropfen lassen.

Alles rohe Obst, das man dem Kind gibt, muß gut reif sein, ungeschälte Früchte sind sorgsam zu waschen, da unter Umständen noch eine Spritzlösung daran haften kann. Kirschen und anderes Steinobst werden für gewöhnlich erst empfohlen, wenn das Kind etwa 2 Jahre alt ist. Es gibt Kinder, die gegenüber Erdbeeren allergisch sind und darauf mit einem Nesselausschlag reagieren. Kirschkerne sollte man herauslösen, bis man sicher ist, daß das Kind sie auch wirklich selbst ausspuckt. Wann immer man mit den diversen Obstsorten anfängt – man gehe vorsichtig vor und achte darauf, wie das Kind reagiert. Getrocknete Früchte kann man von zwei Jahren an geben, z. B. Pflaumen, Aprikosen, Datteln, Feigen; man kann sie (Pflaumen und Aprikosen) dünsten oder dem Kind auch so zum Kauen geben (nur Vorsicht mit dem Pflaumenkern!), auf alle Fälle aber vorher gut abwaschen, wenn auf der Packung nicht vermerkt ist, daß die Früchte zum Rohessen sind. Allzuoft sollte man das Kind getrocknete Früchte allerdings nicht kauen lassen, weil sie an den Zähnen kleben.

453. Cerealien und Brot. Ein Kind im Alter von einem Jahr wird im allgemeinen Cerealien in Form von Breichen zu sich nehmen, Grieß, Reismehl, Haferflocken, Mondamin oder Maizena vor allem in Form der präparierten Kindernährmehle, die bereits alle wichtigen Ingredienzien enthalten. Man achte darauf, daß das Breichen niemals zu dick und zäh ist, kleine Kinder mögen keine zu festen Breichen, lieber gieße man noch ein paar Tropfen Milch daran. Abwechslung ist auch hier der beste Appetitanreger; wenn das Kind an einer Art das Interesse verliert, wenn es also nicht tagaus, tagein Grießbrei mag, muß man – was man ohnehin tun sollte – ein anderes Nährmittel nehmen. Nährmittel aus Vollkornweizen oder Hafer sind besonders wertvoll, da sie reich an Vitaminen und Mineralien sind; Mais oder Reis sind in dieser Hinsicht nicht so günstig.

Ich würde nur Vollkorn-Cerealien kaufen. Enthalten Cerealien Zucker oder sind sie karamelisiert, so sind sie außerordentlich ungesund, und ihre Hersteller handeln sehr unverantwortlich. Erklären Sie Ihren Kindern sehr deutlich, daß solche Cerealien von Ihnen nicht gekauft werden.

Brot gehört auch zu den Cerealien. Gebackene Cerealien sind genauso gut wie gekochte. Der Nährwert oder die Verdaulichkeit hat mit der Zubereitung nichts zu tun. Wenn ein Kind das übliche Frühstücksmüsli satt hat, so können Sie ihm ebenso Brot, Toast, Brötchen oder Stangen aus Vollkorn-, Weizen-, Roggen- oder Hafermehl geben. Bestreichen Sie das Brot mit Butter oder Margarine, beginnen Sie mit sehr kleinen Mengen bei Einjährigen. Ebenso darf man Fruchtpüree oder Joghurt aufstreichen, wenn das Brot so leichter angenommen wird.

Nahrungsmittel, die weniger wertvoll oder abzulehnen sind

454. Deutschlands unzureichende Ernährung. Es ist traurig aber wahr: in einem führenden Industrieland der Welt ernähren sich Millionen Menschen so, daß ein Mangel an Vitaminen und Nährstoffen entsteht. Nur bei wenigen ist die unausgewogene Ernährung eine Geldfrage. Die Mehrzahl hat genügend Geld, ernährt aber dennoch sich und die Seinen mit gesundheitsgefährdendem Plunder; sie sind von der Werbung beeinflußt, sie lieben Süßigkeiten und überhören die Warnungen. Die Gefahr läßt sich auf den hohen Zuckeranteil zurückführen, es folgen Stärke, tierische Fette und Salz. Popcorn, süße Limonade, Schokoladenriegel, Kaugummi, karamelisierte Cerealien, fetthaltige Gebäcke und Kräcker nehmen unseren Appetit auf hochwertige Kost weg, verderben die Zähne, begünstigen das Übergewicht und fördern vorzeitigen Tod durch Diabetes und Arteriosklerose in damit belasteten Familien.

Zu Hause und insbesondere in den Fast-Food-Restaurants wird zu stark gesalzen, enthalten die Mahlzeiten zu viel gesättigte Fettsäuren und Cholesterin. Die meisten Kartoffelchips, Maischips und ähnliches sind voller Salz.

Wir sollten den Abstieg unserer Ernährung ernster nehmen. Wir sollten unseren Kindern gesunde Mahlzeiten reichen, die vorwiegend aus Gemüse, Obst, Körnern und magerem Fleisch bestehen. Allen anderen Plunder sollten wir von unserem Haus und Hof fernhalten und unseren Kindern helfen, diese schlechte Ernährung auch außerhalb des Elternhauses zu vermeiden. Siehe auch Abschnitt 433 bezüglich Mangel an Faserstoffen.

455. Gebäck, Kuchen, fetthaltige Kräcker und Tortenstücke. Alle machen schnell satt, aber enthalten praktisch keine Mineralstoffe, Vitamine, Faserstoffe oder Eiweiß. Manchmal nennt man sie auch nährstofflose Nahrungsmittel. Dem Kind wird vorgegaukelt, es sei satt, obwohl es noch halb hungrig ist, und zusätzlich wird ihm der Appetit für bessere Nahrungsmittel genommen.

Man muß nicht soweit gehen, daß man den Kindern die Geburtstagstorte vermiest. Aber der ständige Verzehr solcher Nahrungsmittel führt zu einem gefährlichen Mangel an Nährstoffen. Und deshalb sollte man zu Hause damit gar nicht erst anfangen.

Eine weitere Gefahr droht von Cremetorte, die mit Vanille- oder Schokoladencreme gefüllt ist, Meringen oder Eiweißbaisers. Gefährliche Bakterien wachsen auf diesen Füllungen, wenn man sie nicht gut gekühlt hält. Sie sind eine häufige Ursache für Nahrungsmittelvergiftungen.

456. Auch stark gesüßte Nahrungsmittel gehören nicht in eine gesunde Ernährung. Sie stillen rasch den Hunger, nehmen ihn aber von gesunden Nahrungsmitteln weg, und begünstigen Fettleibigkeit und Karies. Geben Sie also Ihren Kindern keinen Zucker zu Obst oder Müsli. Gelees, Marmeladen und die meisten Fruchtkonserven enthalten große Mengen Zucker, und daher sollte man sie gar nicht erst servieren. Wenn man gelegentlich den Kindern Obst aus der Dose geben will, da der Rest der Familie es auch ißt, sollte man auf jeden

Fall den Sirup abgießen oder Früchte im eigenen Saft ohne Zuckerzusatz kaufen. Putzen Sie auf jeden Fall nach jeder Mahlzeit die Zähne!

457. Schokoriegel, süße Limonaden und Eisbecher führen zu weiteren Problemen, da man sie meist zwischen den Mahlzeiten zu sich nimmt, wo sie eine ganz schlimme Wirkung auf Appetit und Zähne haben. Hinzu kommt, daß so viele *andere* Kinder sie essen. Es ist ganz in Ordnung, wenn Sie dem Kind bei den Mahlzeiten mit der Familie oder Freunden etwas gute Eiscreme reichen. Zwischen den Mahlzeiten sind Süßigkeiten auf jeden Fall zu vermeiden, und ein Schokoriegel gehört auch nicht ans Ende einer Mahlzeit. Diese Süßigkeiten fördern besonders die Karies, da nach deren Genuß besonders lange Zucker im Mund bleibt.

Es ist einfach, kleine Kinder von solchen Süßigkeiten fern zu halten, indem man sie einfach nicht zu Hause hat; das gleiche gilt für Limonaden und Eisbecher, wenn man sie erst gar nicht kauft. Schwieriger ist es mit Kindern im Schulalter, die diese Süßigkeiten alle kennen. Eltern sollten ihrem Kind so früh es geht die gefährliche Wirkung von Süßigkeiten auf die Zähne klarmachen und davon auch nicht abgehen.

458. Oft wird das Verlangen nach Süßigkeiten von den Eltern selbst verursacht. Kinder mögen Süßes im allgemeinen, weil ihr im Wachstum begriffener Körper zusätzliche Kalorien verlangt. Doch Kinder, die nicht verwöhnt und für die Süßigkeiten nicht erreichbar sind, haben gar nicht das Bedürfnis nach großen Mengen. Es gibt sogar Kinder, die sehr süßes Essen gar nicht mögen. Frau Dr. Davis hat bei ihrem Ernährungsexperiment, bei dem kleine Kinder ihre Nahrungsmittel selbst wählen durften, festgestellt, daß sie, auf die Dauer gesehen, nur ein sehr vernünftiges Quantum an süßen Dingen begehrt haben.

Wahrscheinlich wird in den meisten Fällen das besondere Verlangen nach Süßigkeiten von den Eltern selbst unwissentlich verursacht. Eine Mutter sagt vielleicht bei dem Versuch, das Kind zu überreden, sein Gemüse aufzuessen: »Wenn du das Gemüse fein ißt, gibt es ein Bonbon zur Belohnung!« Oder: »Du kannst kein Schokolädchen haben, wenn du nicht das Gemüse aufißt.« Doch das, was einem vorenthalten wird, möchte man erst recht haben. Die Mutter erzielt die entgegengesetzte Wirkung von dem, was sie zu erreichen hoffte. Das Kind wird das Gemüse und den Fisch verabscheuen und die Schokolade und das Bonbon nur noch heißer begehren. Man sollte niemals versuchen, ein Kind mit *einem* Nahrungsmittel zu locken, damit es das *andere* ißt. Es darf gar nicht erst auf den Gedanken kommen, daß etwa der süße Nachtisch etwas Besseres sei als Gemüse, Kartoffeln oder Fisch. Wenn es eines Tages seinen Nachtisch zuerst entdeckt und gleich davon etwas essen will, sollte man es ruhig probieren lassen – in dem Sinne: das eine sei so gut wie das andere.

Wenn die Eltern viel Brause trinken oder jeden Abend Eis und Schokoriegel essen oder ständig in die Chipstüte greifen, werden ihre Kinder das auch alles haben wollen. (Die Süßigkeiten, die die Oma gelegentlich beim Besuch mitbringt, kann man als etwas Besonderes ansehen.)

459. Mais, Reis und gebleichter Weizen sind weniger nahrhaft als Vollkornweizen und Hafer. Mais und Reis haben relativ wenig Vitamine und wertvolles Eiweiß, wenn man sie mit Hafer, Roggen oder Vollkornweizen vergleicht. Wird das Korn gereinigt, so gehen viele Vitamine, Mineral- und Faserstoffe verloren. Daher sollte man Kindern keine Cerealien aus gebleichtem Weizenmehl, Weißbrot, Makkaroni, Spaghetti, Nudeln, Kräcker (außer Kräcker aus Vollkornweizen), Reis, Maismehl oder Maisflocken servieren. Auch Desserts aus diesen Körnern sind zu vermeiden: Maisstärke, Reis- oder Sago-Puddinge. Verwendet man Reis für Cerealien, Puddinge oder als Kartoffelersatz, so sollte man den unpolierten, braunen Reis nehmen. Bei angereichertem Weißbrot sind einige der ursprünglich darin enthaltenen Vitamine des B-Komplexes zugesetzt, aber selbstverständlich ist dieses Brot mit dem aus Vollkorn nicht zu vergleichen.

460. Kaffee, Tee, Cola und Schokoladengetränke sind für Kinder nicht gut, da sie die Milch ersetzen und die anregende Substanz Coffein enthalten. (Coca-Cola, andere Limonaden und Schokoladengetränke enthalten auch zuviel Zucker.) Die meisten Kinder werden tagsüber genügend angeregt; daher sollte man mit diesen Getränken gar nicht erst anfangen. Kräutertee eignet sich gut als Abwechslung.

461. Jetzt schon gegen Herzkranzgefäßerkrankungen vorbeugen! Die Arteriosklerose sehen wir heute bei immer jüngeren Menschen, gelegentlich sogar bei Kindern, und vor allem in den hochentwickelten Industrieländern.

Möglicherweise liegt dem eine chemische oder mit dem Stoffwechsel gekoppelte arteriosklerose-fördernde Tendenz zugrunde, die im Erbgut festgeschrieben ist. Familien, bei denen im frühen Lebensalter Herzinfarkte und Schlaganfälle vorkommen, sollten ihre Kinder bereits auf Störungen des Fettstoffwechsels untersuchen lassen. Liegt eine solche Störung vor, so sollte bereits in der Kindheit mit einer entsprechend angepaßten Ernährung begonnen werden.

Obwohl abschließende wissenschaftliche Ergebnisse über die Ursache der Arteriosklerose noch nicht vorliegen, sollten alle Eltern die Ernährung ihrer Kinder vernünftig gestalten. Auf alle Fälle sollten sie vermeiden, daß das Kind bereits in der Säuglingszeit (Abschnitt 144) und später (Abschnitt 482 und 483) übergewichtig wird. Als meine Kinder zu Jugendlichen heranwuchsen, reduzierte ich die Zahl der Eier auf eines pro Woche, vermied fettreiches Fleisch (Steaks, Hamburger, Fankfurter Würstchen, Wurst, Frühstücksfleisch und z. B. Salami). Bei Rind-, Lamm-, Schweinefleisch und Schinken sollte man das sichtbare Fett abschneiden. Mit Ausnahme kleiner Kinder sollte nur entrahmte Milch getrunken und statt Butter Margarine aus Maiskeimöl verwendet werden; Kuchen, Torten und Gebäck sind auf alle Fälle zu vermeiden. In anderen Worten: das Eiweiß sollte aus magerem Fleisch, Geflügel und Fisch bezogen werden; als Nachtisch nehme man Obst. Um das Risiko, übergewichtig zu werden, so gering wie möglich zu halten, gab es bei mir im Haus keine süßen Limonaden, zuckerhaltige Müslis, süße Kräcker oder Bonbons.

Mahlzeiten

462. Eine einfache Regel. Die Ernährung sieht sehr kompliziert aus, aber das muß nicht so sein. Glücklicherweise müssen Eltern die perfekte Ernährung für ihr Kind nicht austüfteln. Die Versuche von Dr. Davis und anderen zeigten, daß Kinder sich langfristig natürlich ernähren (Abschnitt 503), vorausgesetzt man zwang sie nicht, sie haben keine Vorurteile gegen bestimmte Nahrungsmittel und man bietet ihnen eine vielfältige Ernährung aus gesunden, natürlichen und unverfälschten Bestandteilen an. Die Eltern müssen wissen, was die Bestandteile einer guten Ernährung sind, und wie sie im Bedarfsfall den einen Bestandteil gegen den anderen austauschen können. Nahrungsmittel können wir in vier Gruppen einteilen: Milch, Fleisch, Gemüse/Obst und Brot/Getreideflocken (Cerealien). Benötigt werden pro Tag:

1. Milch, etwa 600 bis 800 ml
2. Fleisch, Geflügel oder Fisch
3. bis viermal pro Woche ein Ei
4. grünes oder gelbes Gemüse, teils roh, ein- oder zweimal
5. Obst, davon die Hälfte roh, zwei- oder dreimal (zusätzliches Obst kann Gemüse ersetzen und umgekehrt)
6. stärkehaltiges Gemüse, ein- oder zweimal
7. Vollkornbrot, Zwieback, Cerealien, ein- bis dreimal
8. Vitamin D (in der Milch).

463. Ein Vorschlag für eine vernünftige Ernährung. Sie können die Vorschläge natürlich je nach Geschmack Ihres Kindes oder Abläufen in der Familie variieren. Frucht- und Tomatensaft kann bei Bedarf zwischen den Mahlzeiten angeboten werden, Vollkornbrot zu den Mahlzeiten. Wenn Sie sich für eine Ernährung für Ihr Kind entschieden haben, prüfen Sie am besten im Kindergarten oder in der Vorschule, ob dort ähnliche Mahlzeiten verfügbar sind.

Frühstück
1. Obst oder Obstsaft
2. Müsli
3. Ei (3- bis 4mal pro Woche)
4. Milch

Mittagessen
1. ein sättigender Gang etwa:
    Müsli (aus Vollkornweizen oder Hafer)
    oder Brot oder Sandwich (Vollkorn)
    oder Kartoffeln

oder Suppe mit Kräckern, Toast oder Malz
oder ein Milchpudding
2. Gemüse oder Obst, roh oder gegart
3. Milch

Abend
1. Fleisch, Fisch oder Geflügel
2. grünes oder gelbes Gemüse, gegart oder roh
3. Kartoffeln
4. frisches Obst
5. Milch

464. Abwechslung beim Mittagessen. Viele Eltern wissen nicht, wie sie Abwechslung ins Mittagessen bringen können. Dafür gibt es eine einfache Regel:
1. ein sattmachender Gang mit vielen Kalorien, *und*
2. entweder Obst oder Gemüse.

Brot oder belegte Brote verschiedener Art können bei größeren Kindern als Hauptmahlzeit gesehen werden. Bei Kleinkindern, etwa im Alter von einem Jahr, macht das Brotessen Schwierigkeiten, und bei einem Sandwich gehen sie oft zunächst an die Füllung. Später, im Alter von etwa 2 Jahren, kommt ein Kind leicht mit einem Sandwich zurecht. Sie können mit Roggen-, Vollkornweizen-, Hafer- oder Bananenbrot beginnen; im Alter von 2 Jahren darf man Pumpernickel oder Nußbrot hinzufügen. Bestreichen Sie das Brot mit etwas Butter, Margarine, Hütten- oder Dopelrahmfrischkäse.

Ein Sandwich läßt sich mit verschiedenen Nahrungsmitteln einzeln oder in Kombination herstellen: rohes Gemüse (grüner Salat, Tomaten, geriebene Möhren oder Kohl), gegartes Obst, kleingehackte Trockenfrüchte, Erdnußbutter, Ei, Fischkonserve, Geflügelgeschnetzeltes und Fleisch. Man kann auch geriebenen Käse nehmen, später auch dünne Käsescheiben verwenden. Doppelrahmfrischkäse oder etwas Joghurt kann man mit vielen der obengenannten Nahrungsmittel kombinieren.

Eine recht vollwertige Mahlzeit ist eine Brühe oder Suppe, die viel Graupen oder Naturreis enthält, oder eine Gemüsesuppe mit und ohne Sahne, in die das Kind handliche Stücke aus Vollkornweizen- toast tunken darf.

Ein pochiertes Ei oder ein Rührei kann man auf Toast legen oder mit Toaststückchen vermengen. Ein Ei kann man auch mit Brot servieren.

Sie dürfen dem Kind auch ungesalzene Vollkorn-Kräcker geben, die ohne oder mit Belag oder mit heißer oder kalter Milch gereicht werden. (Graham-Kräcker haben wenige Kalorien.) Auch Brot oder geschnittener Toast können mit heißer oder kalter Milch serviert werden.

Kartoffeln sind ein wertvoller Bestandteil von Mahlzeiten, wenn das Kind sie mag.

Gekochte, vorgekochte oder trockene Cerealien als Abendessen können durch frisches Obst in Stücken, gegartes Obst, kleingeschnittenes Trockenobst oder etwas braunem Zucker, Honig oder Ahornsirup geschmacklich verbessert werden.

Statt eines reichhaltigen ersten Ganges, der von gegarten oder rohen Früchten gefolgt wird, dürfen Sie auch gekochtes grünes oder gelbes Gemüse oder einen Gemüse- oder Fruchtsalat servieren. Anschließend darf ein Milchpudding-Dessert kommen: gebackener oder gekochter Vanille- oder Brotpudding. Auch eine Banane kann ein ausgezeichnetes Dessert sein.

Es gibt einige Kinder, die nie viel stärkehaltige Nahrungsmittel mögen. Sie erhalten ihre Kalorien aus Milch, Fleisch, Obst und Gemüse und nehmen normal an Gewicht zu. Auch die Vitamine des B-Komplexes erhalten sie aus diesen Nahrungsmitteln. In anderen Worten: über Körner und andere stärkehaltigen Nahrungsmittel brauchen Sie sich am wenigsten Sorgen zu machen; das Kind kann ruhig wochenlang ohne sie auskommen, wenn es ihm ansonsten gut geht.

Das Füttern zwischen den Mahlzeiten

465. Zwischen den Mahlzeiten sollte man seinen gesunden Menschenverstand walten lassen. Viele kleine Kinder und auch noch einige ältere brauchen einen kleinen Imbiß zwischen den Hauptmahlzeiten. Wenn es das richtige Nahrungsmittel ist und zu einer vernünftigen Zeit gegeben wird, kann es den Appetit für die Hauptmahlzeiten nicht beeinträchtigen oder zu Essensschwierigkeiten führen.

Frisches Obst oder in Dosen, Gemüse und auch Fruchtsäfte werden schnell und leicht verdaut und schaden auch den Zähnen am wenigsten. Milch bleibt viel länger im Magen und ist daher mehr geeignet, den Appetit für die nächste Mahlzeit zu beeinträchtigen. Wenn ein Kind, das bei seinen Hauptmahlzeiten nicht viel essen mag, sehr schnell wieder hungrig wird, braucht es auch zwischendurch etwas Nahrhaftes, und wenn es einen Becher Milch bekommt, wird es zufrieden sein. Bei der nächsten Mahlzeit ist es dann nicht überhungert, sondern wird wahrscheinlich einen gesunden Appetit haben.

Kuchen, Biskuits und Torten haben drei Nachteile: sie enthalten zu viele Kalorien, sind arm an anderen Nährwerten und schaden den Zähnen. Selbst Brot und Zwieback bleiben lange zwischen den Zähnen sitzen und sind deshalb gar nicht so sehr geeignet für die Zwischenmahlzeit.

Am sinnvollsten ist es, wenn man den Kindern eine kleine Magenstütze ungefähr auf der halben Strecke zwischen zwei Mahlzeiten gibt, aber nicht später als anderthalb Stunden vor der nächsten Mahlzeit. Aber auch da gibt es Ausnahmen. Kinder, die nach der Hälfte des Vormittags ein Glas puren Fruchtsaft bekommen, sind unter Umständen vor dem Mittagessen schon wieder so hungrig und müde, daß sie widerspenstig werden und nicht essen mögen. In solchen Fällen empfiehlt es sich, den Kindern, wenn sie vom Spaziergang oder vom Kindergarten nach Hause kommen – und sei es auch nur 20 Minuten vor dem Essen –, noch ein Glas Orangen- oder Tomatensaft zu geben. Sie werden sich dann viel besser fühlen und auch besseren Appetit haben.

Was man also den Kindern zwischen den Mahlzeiten gibt und *wann*, das muß eine Mutter selbst ausprobieren, denn es richtet sich sehr nach der Konstitution des einzelnen Kindes. Viele Kinder brauchen überhaupt keine Zwischenmahlzeiten, und das ist für die Zähne das beste.

Es kann vorkommen, daß eine Mutter seufzt, ihr Kind esse so schlecht bei den Hauptmahlzeiten, aber verlange ständig zwischendurch etwas zu essen. Dieses Problem wird durchaus nicht dadurch ausgelöst, daß die Mutter zu nachgiebig in bezug auf die Zwischenmahlzeiten ist. Ganz im Gegenteil: Meist haben die Mütter versucht, das Kind bei den Hauptmahlzeiten zum Essen zu zwingen und ihnen zwischen den Mahlzeiten nichts gegeben. Man hat herausgefunden, daß es der Zwang ist, der den Kindern den Appetit nimmt; nach ein paar Monaten kann es schon allein der Anblick des Eßzimmers sein, der bei solchen Kindern den Magen revoltieren läßt. Doch wenn die Zeit des Essens vorüber ist (obgleich das Kind nur sehr wenig zu sich genommen hat), beruhigt sich sein Magen wieder. Bald benimmt er sich so, wie ein ganz gesunder, aber leerer Magen reagiert: er verlangt nach etwas Eßbarem. Man behandelt einen solchen Fall nicht damit, daß man nun das Kind bis zur nächsten Mahlzeit hungern läßt, sondern mit einer positiven Therapie: Man bereitet die Mahlzeiten so lecker zu, daß dem Kind das Wasser im Munde zusammenläuft. Wenn ein Kind die Hauptmahlzeiten weniger begehrenswert findet als die kleinen Zwischenmahlzeiten, dann liegt es mehr oder weniger an der Küche und an Mamas Kochkunst.

Ernährungsprobleme

466. Womit fangen die Probleme beim Essen des Kindes gemeinhin an? Warum essen Kinder oft so schlecht? In den meisten Fällen deshalb, weil ihre Mütter sie ständig ermahnen und nötigen, »tüchtig« zu essen. Andere kleine Lebewesen, etwa kleine Hunde oder auch Kinder in primitiven Stämmen, wo die Mütter sich um die Ernährung ihrer Sprößlinge keine Gedanken machen, kennen keine derartigen Schwierigkeiten. Man könnte fast sagen, der zivilisierte Mensch bemüht sich Wochen und Monate hindurch, die Probleme des Essens künstlich zu erzeugen.

Es gibt Kinder, die mit einem Bärenappetit geboren werden, der ihnen auch erhalten bleibt, wenn sie unglücklich oder krank sind. Andere wieder haben einen durchschnittlichen Appetit, der leicht von seelischen Störungen beeinflußt wird. Der erste Typ wird wahrscheinlich durch Vererbung immer kräftig, rundlich sein, der zweite dagegen wird schlank und sensibel bleiben. Doch *jedes* Baby wird mit einem genügend großen Appetit geboren, die Natur richtet es so ein, daß es soviel an Nahrung verlangt und sich nimmt, wie sein Körper braucht, um gesund und leistungsfähig zu bleiben.

Das Problem liegt nur darin, daß ein Baby auch einen gewissen

Widerspruchsgeist mit auf die Welt bekommt, der sich regt, sobald man versucht, ihm einen fremden Willen aufzuzwingen. Dieser Widerspruchsgeist wird in Aktion treten, sobald das Kind gezwungen wird, mehr zu essen, als es mag. Wenn das Baby, und später das Kind, schlechte Erfahrungen beim Füttern gemacht hat, wird es mißtrauisch sein, und der erste Schritt in Richtung auf das Problem »Essen« ist getan. Noch ein zweiter Punkt ist in diesem Zusammenhang wichtig: Der Appetit eines Menschen – auch eines kleinen Kindes – ist nicht immer auf die gleichen Dinge gerichtet. Auch ein Kind kann sich bestimmte Speisen »überessen«. Es mag vielleicht viele Wochen lang sehr gern Spinat, doch dann eines Tages verzieht es das Gesicht und schiebt den Löffel von sich. »Keinen Spinat« bedeutet das, und eine kluge Mutter wird auf solche Zeichen achten und ihr Kind nicht zu etwas zwingen, was es offensichtlich nicht mag (es sei denn, sie ist in einzelnen Fällen davon überzeugt, daß es nur spielt oder Dummheiten macht).

Der Zeitpunkt, zu dem man den Appetit eines Kindes verderben kann, liegt schon beim wenige Wochen alten Säugling. Wenn die Mutter das Baby bei jeder Mahlzeit drängt, ein paar Schlucke mehr aus der Flasche zu nehmen, als es freiwillig mag, dann wird das Baby einen Widerwillen gegen die Flasche entwickeln, und es wird schwer sein, ihm die gesunde und normale Freude am Trinken wiederzugeben. Auch bei der Umstellung auf festere Nahrung werden oft Fehler gemacht. Wenn man dem Kind nicht Zeit genug läßt, sich an die neue Ernährungsweise zu gewöhnen, oder es zwingt, auch etwas hinunterzuwürgen, was es nun einmal nicht essen mag, wird man auch aus einem gesunden Kind einen »schlechten Esser« machen.

Doch nicht immer rühren Schwierigkeiten beim Essen am Anfang daher, daß man die Kinder zu sehr nötigt. Manchmal sind auch andere Gründe dafür verantwortlich. Ein kleines Kind kann z. B. seinen Appetit verlieren, weil es eifersüchtig auf ein neu geborenes Baby ist. Doch was immer der Grund sein mag – wenn die Mutter dann anfängt, das Kind zu nötigen und möglichst viel in das kleine Wesen hineinzustopfen, wird sein Appetit nur noch mehr gelähmt werden.

467. Wenn ein Kind aus irgendwelchen Gründen seinen Appetit verloren hat und nun ein schlechter Esser ist, braucht man sehr viel Zeit und Geduld, um das zu kurieren. Die Mutter macht sich Sorgen, sie kann ihren Seelenfrieden nicht wiederfinden, solange das Kind nicht auf seine Kosten kommt, weil es nicht genug ißt. Und doch sind es gerade ihre Besorgnis und das ständige Nötigen, die verhindern, daß das Kind seinen normalen Appetit zurückgewinnt. Auch wenn die Mutter sich die Gründe der Appetitlosigkeit klarmacht und ihr Verhalten ändert, wird es sehr lange dauern, bis das Kind zu seinen alten und normalen Gewohnheiten zurückgekehrt ist. Man muß ihm die Möglichkeit geben, die unfreundlichen Erfahrungen, die mit jeder Mahlzeit verbunden waren, zu vergessen und wieder eine regelrechte Freude am Essen zu entwickeln.

Sein Appetit ist, um es an einem Beispiel klarzumachen, eine Maus, und das ständige und besorgte Nötigen der Mutter ist die Katze, die das Mäuschen in sein Loch zurückgetrieben hat. Man kann die Maus nicht überreden, tapfer zu sein, weil die Katze in eine andere Richtung guckt. Die Katze muß verschwinden, damit das Mäuschen wieder aus seinem Loch schlüpft.

468. Auch die Mutter leidet darunter. Doch nicht nur das Kind, dem das Essen eine Qual ist, hat mit unangenehmen Gefühlen zu kämpfen, auch eine Mutter hat es nicht leicht, wenn ihr Kind nicht essen will und zusehends magerer wird. Zunächst einmal macht sie sich Sorgen, daß die Appetitlosigkeit chronisch werden und das Kind nicht mehr imstande sein könnte, genügend Abwehrkräfte gegen Infektionen zu entwickeln. Der Arzt versucht ihr beizubringen, daß Kinder, die schlecht essen, durchaus nicht anfälliger für ansteckende Krankheiten zu sein brauchen, als gut essende Kinder, aber für die Mutter ist es schwer, das zu glauben.

Dann wird sich ein Gefühl der Schuld einstellen, und sie glaubt, daß ihre Verwandten, die Angehörigen ihres Mannes, Nachbarn und der Arzt der Ansicht sein müßten, sie sei eine nachlässige Mutter. Diese Befürchtungen sind natürlich in den meisten Fällen unbegründet, es ist viel öfter so, daß die anderen eine geplagte Mutter, deren Kind nicht essen will, gut verstehen und bemitleiden, weil sie selbst solch ein Kind in der Familie haben oder Fälle kennen, in denen die gleichen Schwierigkeiten bestehen.

Neben Sorge und Schuld fühlt die Mutter eines schlecht essenden Kindes aber allmählich auch Ärger und Verbitterung in sich aufsteigen. Wenn all ihre Mühe, dem Kind mit Liebe, Güte und Strenge sein tägliches Quantum an Nahrung zu verabfolgen, nichts fruchtet, wird es schwer sein, gleichbleibende Geduld zu bewahren. Auch wenn sie weiß, daß es sinnlos ist, das Kind zu nötigen und ihm das Essen einzutrichtern, und daß es noch sinnloser wäre, die Geduld zu verlieren, wird eine derart geplagte Mutter es manchmal nicht verhindern können, daß ihr Vorrat an Langmut erschöpft ist. Diese Augenblicke sind für die Mutter sehr unerfreulich, weil sie sich hinterher sagt, wie unnötig Temperamentsausbrüche sind, und sich ihrer schämt.

Es ist eine interessante Tatsache, daß viele Eltern, deren Kinder zeitweilig Sorgen bereiten, weil sie nicht essen, sich daran erinnern, daß sie selbst auch schlechte Esser waren und ihren eigenen Eltern damit das Leben schwergemacht haben. Sie erinnern sich gut genug daran, wie schrecklich es ihnen selbst war, genötigt zu werden, und doch bringen sie es nicht fertig, sich gemäß diesen Erfahrungen ihren eigenen Kindern gegenüber zu verhalten. Zu der Sorge und der leichten Ungeduld, die ihnen jetzt ihr eigenes Kind bereitet, kommen noch die Reste der zum Teil ins Unterbewußtsein verdrängten unerfreulichen Erinnerungen aus ihrer eigenen Kindheit.

469. Gefahr besteht für Kinder, die zeitweilig schlecht essen, kaum. Es ist wichtig, daß Eltern es sich einmal klarmachen: Die Natur ist höchst sinnvoll eingerichtet, und Kinder werden mit einem inneren Mechanismus geboren, der dafür sorgt, daß sie so viel Nahrung zu sich nehmen, wie sie brauchen. Das Quantum hängt von der Größe und der Konstitution des Kindes ab und auch von der Veranlagung und dem Typ des einzelnen Menschen. Es kommt nur sehr selten vor, daß schwere Unterernährung oder eine infektiöse Krankheit dadurch hervorgerufen wird, daß ein Kind schlecht ißt. Es ist jedoch gut, wenn man ein Kind, das längere Zeit hindurch keinen Appetit hat, hin und wieder vom Arzt untersuchen läßt.

470. Das Ziel der – nennen wir es einmal – **»Ernährungstechnik«** ist es, den Appetit des Kindes wieder gesunden zu lassen, so daß es von selbst und mit Freuden seine Mahlzeiten einnimmt. Man muß deshalb versuchen, die Mahlzeiten so zu arrangieren, daß das Kind sich nicht davor fürchtet, sondern sie als etwas Selbstverständliches hinnimmt – besser noch: sich darauf freut.

Man sollte auf jeden Fall versuchen, während der Mahlzeiten nicht vom Essen zu reden, weder mit Drohungen noch mit Ermunterungen. Die Mutter sollte weder ihre Enttäuschung zeigen, wenn das Kind sich nur eine kleine Portion auf den Teller nimmt, noch sollte sie es loben, wenn es sich einen ganzen Berg auf den Teller häuft. Mit einiger Übung sollte man es dahin bringen, daß weder das Kind noch man selbst an das Essen auch nur denkt: das wäre ein großer Fortschritt. Wenn das Kind spürt, daß die Erwachsenen keinen Druck mehr ausüben, kann es anfangen, so etwas wie einen eigenen Appetit zu entwickeln.

Manchmal hört die Mutter folgenden Ratschlag: »Stell dem Kind einfach das Essen ohne Kommentar hin, und nimm es nach einer halben Stunde weg, ob es nun gegessen hat oder nicht . . .« Das ist an sich nicht schlecht, nur gehört dazu, daß es auch in der richtigen Weise durchgeführt wird, d. h. die Mutter muß es fertigbringen, das Kind in dieser halben Stunde auch wirklich in Ruhe zu lassen, darf sich nicht über die Esserei ärgern und muß außerdem noch nett und freundlich bleiben. Aber eine gereizte Mutter ist dazu meist nicht mehr in der Lage, sie stellt dem Kind vielleicht seinen Teller mit gereizten oder drohenden Worten hin, stellt sich möglicherweise noch daneben, wartet und beobachtet es argwöhnisch. Nun ist auch das letzte bißchen Appetit verschwunden, und das Kind wappnet sich! Ein widerspenstiges Kind, das noch dazu förmlich zu einem Kampf um die Esserei aufgefordert wird, bleibt meist Sieger in diesem Kampf!

Eine Mutter hat es ja nicht darauf abgesehen, daß ihr Kind ißt, weil sie ihren Willen durchsetzen will. Es muß ihr bloß daran liegen, daß ihr Kind seine Mahlzeit einnimmt, weil es wirklichen Appetit hat, denn nur dann wird das Essen anschlagen.

Beginnen Sie mit den Nahrungsmitteln, die es am ehesten mag. Ihm soll bei den Mahlzeiten das Wasser im Mund zusammenlaufen, es soll sich freuen und nicht abwarten können, bis es anfangen darf. Als ersten Schritt gebe man 2 bis 3 Monate alle gesunden Nahrungsmittel, die das Kind sehr mag (wobei die Ernährung aber ausgeglichen sein sollte) und lasse alles weg, was das Kind ablehnt.

Wenn Ihr Kind nur eine oder mehrere Gruppen von Nahrungsmitteln nicht mag, ansonsten aber sehr gut ißt, sollten Sie die Abschnitte 446, 448–451, 453 und 464 lesen. Dort wird der gegenseitige Austausch von Nahrungsmitteln erklärt, den man solange fortsetzen soll, bis das Kind bei den Mahlzeiten weniger mißtrauisch und lockerer geworden ist.

471. Es gibt Kinder – die wir als mäklig bezeichnen –, die freiwillig nur einige wenige Dinge essen. Da kommt z. B. eine Mutter und sagt: »Ich weiß gar nicht, was ich machen soll, mein Kind mag nur Würstchen, Bananen, Orangen und Saft. Hin und wieder kann ich es zu einem halben Semmelchen oder zu ein paar Löffelchen Kartoffelbrei überreden, aber damit ist es auch aus, etwas anderes will es einfach nicht.«

In einem solchen Fall hat es eine Mutter sehr schwer, denn es ist ein Problem, die Ernährung eines derart wählerischen Kindes in der richtigen Balance zu halten.

Es wäre ratsam, diesem Kind zunächst nichts anderes aufzuzwingen, sondern die von ihm selbst gewählten Mahlzeiten, bestehend aus Bananen, etwas Weißbrot, Würstchen und Orangensaft, ein paar Tage lang zu variieren. Das Kind wird dann sein Mißtrauen verlieren, und wenn es sieht, daß man seine Wünsche respektiert, wird sein Appetit wachsen. Ganz allmählich kann man das eine oder andere Nahrungsmittel hinzufügen, doch darf man das Kind nicht nötigen, es zu nehmen, sondern muß es freiwillig davon essen lassen. Wenn das Kind es nicht mag, erwähne man das mit keinem Wort.

Wie schnell Sie neue Nahrungsmittel in den Speisezettel aufnehmen können, hängt von der Steigerung des Appetits des Kindes und seiner Bereitschaft ab, etwas Neues anzunehmen.

472. Man sollte keine Unterschiede zwischen den verschiedenen Gerichten machen. Früher war es üblich, daß ein Kind, ebenso wie die Erwachsenen, die Reihenfolge der Speisen – Suppe, Hauptgang,Dessert oder wie immer das Menü aussah – einhalten mußte: Sätze wie »Wer seine Suppe nicht ißt, bekommt auch keinen Braten« oder »Wer das Gemüse nicht ißt, bekommt auch keinen Nachtisch« gehörten zu den Erziehungsmaximen. Man ist heute von dieser Praxis abgekommen. Man sagt sich, daß bei einer wohldurchdachten und ausbalancierten Ernährung jedes Nahrungsmittel gleich wertvoll sein sollte, und es wäre pädagogisch falsch, dem Kind das eine Nahrungsmittel auf Kosten eines anderen einquälen zu wollen. Mit anderen Worten: Man kann es ruhig zwei Teller Gemüsesuppe essen lassen und auf den Auflauf verzichten, den es hinterher gibt, wenn es die Gemüsesuppe sehr gern ißt. Man kann aber auch umgekehrt ruhig einmal erlauben, daß es keine Gemüsesuppe ißt und dafür eine doppelte Portion Auflauf. Wenn man nämlich sagte: »Es gibt keinen Nachtisch, bevor nicht das Gemüse aufgegessen ist«, wird man den Widerwillen gegen das Gemüse nur noch verstärken, und bei der nächsten Mahlzeit wird das Gemüse schon von vornherein wie ein unüberwindlicher Berg auf dem Teller liegen. Das aber dürfte das Gegenteil dessen sein, was man erreichen wollte.

Damit soll nun nicht gesagt sein, daß man dem Kind jede Freiheit lassen und ihm bei allen Mahlzeiten seine eigene Speisenfolge erlauben darf. Doch in Fällen, in denen das Essen ein Problem für die Kinder bedeutet, muß man ihnen solche Hilfen angedeihen lassen. Wenn man zu einem normalen und gesunden Appetit zurückkehren will, ist es notwendig, gewisse Zugeständnisse zu machen, die Eltern andernfalls als Verstoß gegen ihre Erziehungsprinzipien ansehen würden. Bei Kindern, die einen gesunden, normalen Appetit haben, braucht man absolut nicht so heikel zu sein, sie werden die übliche Reihenfolge der Gerichte bei Tisch als gegeben hinnehmen und als etwas Selbstverständliches einhalten.

473. Weniger ist besser als zuviel. Es ist besser, man gibt dem Kind etwas weniger auf den Teller, als es wahrscheinlich essen wird, als daß man zuviel vorlegt. Jedem Kind, das schlecht ißt, sollte man aus psychologischen Gründen kleine Portionen servieren. Füllt man ihm zuviel auf, so vergeht ihm schon beim Anblick eines solchen Berges, von dem es glaubt, daß es ihn nie schaffen werde, der Appetit. Legt man ihm indessen weniger vor, ermutigt man das Kind, zunächst einmal die erste Portion aufzuessen und dann vielleicht noch eine zweite Portion. Wenn ein Kind wirklich sehr schlecht ißt und nur einen minimalen Appetit hat, ist es besser, man gibt ihm auch nur minimale Portionen, und wenn es diese Portionen aufgegessen hat, sollte man auch nicht gleich fragen: »Möchtest du noch mehr haben?«, sondern warten, bis das Kind von selbst darum bittet.

474. Soll die Mutter ein Kind, das schlecht ißt, füttern? Ein normales Kind, das genügend ermutigt wird (Abschnitte 511 und 512), fängt zwischen 15 und 20 Monaten an, allein zu essen. Wenn eine Mutter indessen sehr besorgt ist und ihr Kind bis zum Alter von zwei, drei oder gar vier Jahren füttert (wobei sie es unter Umständen sehr zum Essen nötigen muß), ist es nicht einfach damit getan, daß man ihr sagt, sie solle nun damit aufhören. Das Kind, das nicht rechtzeitig gelernt hat, selbst zu essen, hat jetzt gar nicht mehr den Wunsch nach Selbständigkeit, es sieht es als sein gutes Recht an, daß die Mutter es füttert, und es erscheint ihm als ein wichtiges Zeichen ihrer Liebe und Zuneigung. Wenn sie plötzlich aufhört, ihm diesen Liebesdienst zu erweisen, und es nicht mehr füttert, wird das Kind sich verletzt fühlen, es wird gekränkt sein und nicht wissen, womit es diese »Strafe« verdient hat. Es könnte sein, daß es zwei oder drei Tage überhaupt nicht ißt, und das ist mehr, als irgendeine Mutter ertragen könnte. Wenn sie dann wieder nachhilft und das Kind füttert, hat es neuen Grund, unzufrieden zu sein. Bei solchen Manövern lernt das Kind seine eigene Stärke und die Schwäche der Mutter kennen.

Ein Kind von zwei Jahren sollte so schnell wie möglich lernen, selbst zu essen. Das bringt es allerdings nicht von heute auf morgen fertig, es dauert mehrere Wochen, währenddessen die Mutter Geduld braucht. Man darf nicht das Gefühl erwecken, man entziehe ein Privileg. Die Mutter muß es so einrichten, daß das Kind glaubt, es sei eine Bevorzugung, ganz für sich allein essen zu dürfen.

Während dieser Zeit muß man sich genau überlegen, was man dem Kind vorsetzt, und zwar nur Gerichte, die es wirklich gern mag, so daß es Freude an den Mahlzeiten hat. Wenn man ihm den Teller mit dem Essen auf seinen Platz gestellt hat, gehe man für ein kleines Weilchen hinaus, so, als habe man etwas in der Küche vergessen. Jeden Tag kann man ein kleines Weilchen länger draußen bleiben, und wenn man dann zurückkommt, füttere man das Kind wie selbstverständlich und ohne Kommentar, ob es nun schon selbst etwas gegessen hat oder nicht. Wenn das Kind ungeduldig wird, während man nebenan oder in der Küche ist, und wenn es dann ruft, sollte man gleich mit einer freundlichen Entschuldigung zurückkommen. Nach ein oder zwei Wochen ist das Kind vielleicht schon soweit, daß es sein Tellerchen ganz allein und ohne Hilfe leeren kann. Nötigen darf man das Kind während dieser Zeit, da es lernen soll, allein zu essen, auf keinen Fall. Wenn man sieht, daß es Spaß daran hat, den Löffel allein in den Mund zu stecken, und eifrig daran arbeitet, seinen Teller zu leeren, dann lobe man es und mache ihm ein Kompliment. Doch sei man nicht allzu enthusiastisch dabei, damit das Kind nicht sofort Verdacht schöpft.

Nehmen wir einmal an, Sie hätten das Kind eine Woche lang bei den Mahlzeiten mit seinen Lieblingsgerichten 10 bis 15 Minuten allein gelassen und es habe nichts angerührt. Dann sollten Sie dafür sorgen, daß es mehr Hunger hat. Reduzieren Sie über mehrere Tage die Größe der gewohnten Mahlzeiten um die Hälfte; es sollte sich schnell so viel Hunger einstellen, daß das Kind, wenn Sie das freundlich und taktvoll angehen, von selbst zu essen beginnt.

Wenn das Kind schon die halbe Mahlzeit ohne fremde Hilfe zu sich nimmt, dann sollte es lieber die Tafel verlassen dürfen als den Rest der Mahlzeit gefüttert zu werden. Machen Sie sich keine Gedanken, wenn es einige Nahrungsmittel stehenläßt. Der Hunger kommt wieder und läßt ihr Kind auch mehr essen; wenn Sie ihm aber immer den Rest der Mahlzeit füttern, wird es nie diese Aufgabe voll und ganz übernehmen wollen. Sagen Sie ihm einfach: »Du scheinst jetzt wohl satt zu sein.« Wenn es um mehr bittet, geben Sie ihm noch ein oder zwei Mundvoll und deuten Sie ihm dann an, daß es jetzt wohl wirklich genug hat.

Wenn nach ein paar Wochen das Kind ganz allein ißt, sei man konsequent und beginne nicht, es wieder zu füttern. Ist es einmal sehr müde und sagt es: »Füttere mich«, so gebe man ihm gleichsam geistesabwesend ein paar Löffel voll und sage dann irgend etwas dergleichen, daß es ja wohl nicht mehr sehr hungrig sei. Dieser Punkt wird besonders deshalb erwähnt, weil es sehr oft vorkommt, daß Mütter, die ihr Kind schon viel zu lange gefüttert haben, zudem noch leicht rückfällig werden und es wieder füttern, sobald sie merken, daß sein Appetit einmal nachläßt. Auf diese Weise wird die Schwierigkeit mit dem Essen über Gebühr lang hingezogen.

475. Soll die Mutter im Zimmer bleiben, während das Kind ißt? Das hängt davon ab, woran das Kind gewöhnt ist und inwieweit es die Mutter fertigbringt, ihre Besorgnis nicht merken zu lassen. Wenn das Kind daran gewöhnt ist, immer in der Nähe der Mutter zu sein, wird sie den Raum nicht verlassen können, ohne daß es sich aufregt.

Bringt sie es fertig, entspannt und freundlich zu sein und sich nicht einzig und allein auf die Sorge zu konzentrieren, ob das Kind auch genügend ißt, kann sie ruhig im Zimmer bleiben. Doch ist es ihr unmöglich, das Kind zu beobachten, ohne es ständig zu nötigen und ihm gut zuzureden, dann ist es vielleicht besser, sie zieht sich während der Mahlzeiten zurück, nicht abrupt, so daß das Kind die Absicht merkt, sondern unter irgendeinem glaubwürdigen Vorwand und so, als sei es ganz selbstverständlich und habe nicht etwa irgend etwas mit dem Kind selbst zu tun.

476. Keine Kunststücke, Bestechungen oder Belohnungen. An sich versteht es sich von selbst, daß man das Kind nicht mit allerhand Kunststücken und Bestechungen zum Essen bringen sollte. Das Versprechen, daß Papa einen Kopfstand vormacht, wenn der Spinat aufgegessen ist, gehört nicht unbedingt zur Kindererziehung. Im Augenblick scheint es so, als esse das Kind auf derlei Versprechen hin etwas mehr, doch auf die Dauer wird es seinen Appetit mehr und mehr lähmen. Die Eltern müssen sich immer neue Bestechungsmanöver ausdenken, um das Kind überhaupt zum Essen zu bringen. Am Ende ist eine Mahlzeit für alle Beteiligten eine anstrengende Unternehmung, vor der die ganze Familie sich fürchtet.

Es ist völlig falsch, dem Kind zu sagen, es müsse sich seinen Nachtisch verdienen, indem es das Hauptgericht aufißt. Auch ein Stück Schokolade oder eine andere Belohnung sollte man nicht in Aussicht stellen. Man sage auch nicht, es müsse einen Haps für den Onkel Paul und einen Haps für die Großmama nehmen oder es müsse essen, damit es groß und stark werde oder damit Papa sich freut. Den Kindern sollte weder körperliche Bestrafung noch die Streichung von Vergünstigungen angedroht werden, damit sie besser essen. Kurz und gut: Man sollte das Kind nicht zwingen zu essen.

Es schadet nichts, wenn die Eltern während der Mahlzeit eine Geschichte erzählen oder wenn das Radio läuft, solange das Kind diese Art der Unterhaltung nicht mit dem Essen in Zusammenhang bringt – d. h. es darf nicht das Gefühl haben, das Essen rutsche besser, wenn es unterhalten wird.

477. Es ist nicht nötig, daß man sich von seinem Kind tyrannisieren läßt. Wir haben bereits so viel darüber gesagt, daß man die Kinder freiwillig und nach ihrem Belieben essen lassen solle, daß unter Umständen ein falscher Eindruck entstehen kann. Das Beispiel einer Mutter sei hier erwähnt, die die Ratschläge, wie sie oben gegeben worden sind, falsch verstanden hatte: Jahrelang hatte diese Mutter mit ihrer kleinen Tochter erbitterte Kämpfe ausgefochten, weil das Kind nicht essen wollte. Sie hatte es ermahnt, genötigt und gezwungen zu essen, und der Erfolg war entsprechend kläglich. Als das Kind etwa sieben Jahre alt war, brachte jemand der Mutter bei, wie falsch sie es anfange und daß es viel richtiger sei, wenn man dem Kind erst einmal die Gelegenheit gäbe, seinen Appetit zu entwickeln, es habe wenig Zweck, diese Kämpfe fortzusetzen. Die Mutter sah das ein, doch nun verfiel sie in das andere Extrem. Sie versuchte ihre bisherigen Fehler durch übertriebene Nachgiebigkeit gutzumachen. Das Kind, das das veränderte Verhalten der Mutter wohl wahrnahm, fing an, sich – unbewußt mehr oder weniger – für die Jahre des Zwanges zu rächen, indem es seiner Mutter nun auf der Nase herumtanzte. Wenn seine Mutter es fragte, was es denn essen wolle, wünschte es Würstchen, und wenn die Mutter sie vom Fleischer holte, sagte das Kind, es wolle Klopse essen, und die Mutter ging wieder los und besorgte das Gewünschte.

Auch das ist natürlich falsch – die goldene Mittelstraße ist der richtige Weg. Ein Kind muß lernen, daß es pünktlich zu den Mahlzeiten erscheint, daß es den anderen Personen gegenüber bei Tisch freundlich ist, daß es keine abfälligen Bemerkungen über das Essen macht und erklärt, es möge dies oder jenes nicht, und daß es seinem Alter entsprechend gute Tischmanieren hat. Wenn eine Mutter es irgend einrichten kann, wird sie die Wünsche ihrer Kinder bei der Zusammenstellung der Mahlzeiten ohnehin berücksichtigen, und sie wird auch gelegentlich das eine oder andere Kind fragen, was es denn gerne essen möge, und ihm als Überraschung oder Belohnung auch einmal sein Leibgericht kochen.

Aber ein Kind sollte nicht auf den Gedanken kommen, daß ihm derlei Privilegien zustehen. Es ist vernünftig und richtig, wenn die Mutter Süßigkeiten und Kuchen begrenzt und wenn sie dabei auch konsequent bleibt. Sofern die Mutter davon überzeugt ist, daß ihre Maßnahmen richtig sind, sollte sie sich auf keine Debatten mit ihren Kindern einlassen.

478. Würgen. Wenn ein Kind, das älter als ein Jahr ist, nur pürierte Mahlzeiten zu sich nehmen kann, dann ist es früher wohl meist zum Essen gezwungen oder mindestens gedrängt worden. Es geht nicht darum, daß das Kind keine Brocken schlucken könnte; es würgt, weil sie ihm hineingeschoben werden. Meist erklären die Eltern dann: »Das ist schon merkwürdig; es schluckt Brocken, wenn es das Essen sehr mag, es beißt sogar große Stücke Fleisch vom Knochen ab und bekommt sie anstandslos hinunter.« Es gibt drei Schritte zur Behandlung. Zunächst muß man das Kind sich selbst beim Essen zu versorgen lernen (Abschnitte 511 und 512). Dann muß es sein Mißtrauen gegenüber der Nahrung im allgemeinen verlieren (Abschnitt 466). Drittens soll man ganz langsam vorgehen und die Bröckchen und Brocken in der Nahrung schrittweise größer machen. Lassen Sie dem Kind über Wochen und notfalls Monate seine pürierte Nahrung, bis es alle Ängste vor dem Essen verloren und Freude daran gewonnen hat. Geben Sie dem Kind beispielsweise während dieser Zeit auch kein Fleisch, wenn es das selbst in kleingehacktem Zustand nicht mag.

In anderen Worten: Die Geschwindigkeit bestimmt das Kind mit seiner Fähigkeit, das Neue anzunehmen.

Bei manchen Kleinkindern können selbst pürierte Mahlzeiten einen Würgereflex auslösen. Gelegentlich ist die pastöse Beschaffenheit der Nahrung daran schuld. Verdünnen Sie diese also mit etwas Milch oder Wasser. Oder zerkleinern Sie Obst und Gemüse soweit, bis sie gerade nicht zerdrückt und zum Brei werden.

Dünne Kinder

479. Wenn Kinder sehr mager sind, so kann das verschiedene Ursachen haben. Es kann erblich sein, und wenn ein oder beide Elternteile aus schlank gewachsenen Familien stammen, braucht man sich weiter keine Sorgen zu machen. Die Kinder sind weder krank noch nervös, sie haben genug gegessen, aber sie setzen kein Fett an, weil sie keine Veranlagung dazu besitzen.

Manche Kinder aber bleiben dünn, weil die Eltern ihnen mit allzu vielem Nötigen den Appetit verdorben haben (siehe Abschnitt 466). Kinder, die man zum Essen zwingt, werden gewiß nicht zunehmen.

Andere Kinder wieder leiden unter nervösen Störungen und können deshalb nicht essen. Ein Kind, das sich vor Monstern fürchtet oder davor, daß seine Mutter es verlassen könnte, verliert unter Umständen auch seinen Appetit. Eifersüchtige Kinder, die von dem Ehrgeiz besessen sind, es in allem ihren älteren Geschwistern gleichzutun, verbrauchen ihre Energien für den täglichen Konkurrenzkampf und sind oft schlechte Esser. Das nervöse Kind, das unter inneren Spannungen leidet, wird sogar aus zwei Gründen dünn und zart bleiben: Erstens hat es keinen Appetit und zweitens werden seine Kräfte von dem ständigen Druck, unter dem es steht, verzehrt.

Viele Kinder in der Welt sind unterernährt, weil die Eltern die richtige Nahrung nicht bekommen oder erschwingen können. Es gibt einige physische Leiden, die Unterernährung verursachen. Doch Kinder, die infolge einer akuten Krankheit abnehmen, gewinnen, sobald sie gesund sind, ihr Gewicht schnell zurück, da ihr normaler Hunger sich dann wieder einstellt.

480. Plötzlicher Gewichtsverlust ist gefährlich. Wenn ein Kind innerhalb kurzer Zeit Gewicht verliert, muß es gründlich untersucht werden – und zwar schnell. Meist sind Diabetes (der mit starkem Hunger- und Durstgefühl sowie häufigem Wasserlassen einhergeht), seelische Belastungen in der Familie, Tumore oder fixe Ideen heranwachsender Mädchen, die unbedingt abnehmen möchten, die Ursache (siehe auch Abschnitt 820 über Anorexia nervosa).

481. Was kann man für zu dünne Kinder tun? Ein unterernährtes Kind sollte natürlich regelmäßig untersucht werden. Das ist besonders wichtig, wenn das Kind sehr leicht ermüdet, wenn es plötzlich und rapide abmagert oder überhaupt nicht zunimmt.

Magerkeit, keine Gewichtszunahme und Ermüdung sind viel eher auf seelischen Druck zurückzuführen als auf physische Leiden. Wenn das Kind bedrückt und nervös zu sein scheint und man nicht weiß, was der Grund sein könnte, sollte man zur Beratungsstelle oder zum Arzt gehen und sich zu einem Kinderpsychiater überweisen lassen. Es könnte sein, daß die Ursache der Störung mit einem einfachen psychologischen Test herausgefunden werden kann und auf diese Weise schnell zu helfen ist. Auch mit dem Klassenlehrer sollte man sprechen, denn es könnte ja sein, daß das Kind in der Schule irgendwelche Schwierigkeiten hat – unter anderem auch mit Mitschülern –, von denen die Eltern nichts wissen können. Gestörter Appetit des Kindes *muß* behoben werden, da das an die Grundlage der gesamten Entwicklung eines Menschen rührt (Abschnitt 467).

Das Essen zwischen den Mahlzeiten – im allgemeinen nicht zu empfehlen – erweist sich bei Kindern, deren Magen nur kleine Mengen zu vertragen scheint, aber gern mehr essen würden, als Hilfe. Deshalb darf man aber nicht nur noch »zwischendurch« essen lassen. Kinder, die das tun dürfen, entwickeln schlechte Eßgewohnheiten. Ich wäre für einen nahrhaften Imbiß zwischen zwei Mahlzeiten und einen vor dem Schlafengehen. Widerstehen Sie der Versuchung, dem Kind stark kalorienhaltige aber nährwertarme »Nahrungsmittel« – entweder als Bestechung oder als Trost, daß es überhaupt etwas ißt, anzubieten.

Gesunde Kinder bleiben manchmal auch bei kräftigem Appetit und genügend Nahrung dünn, das ist dann wahrscheinlich ihre Veranlagung. Kinder dieser Art ziehen meist schon von sich aus kalorienarme Kost vor, sie essen gern Fleisch, Gemüse und Obst und machen sich nichts aus Pudding oder Kuchen.

Schließlich und endlich: Wenn ein Kind von Geburt an mager ist, im übrigen aber gesund und munter, wenn es genügend große Portionen ißt und regelmäßig zunimmt, dann lasse man es in Ruhe. Es entspricht seiner Natur, ein Zwirnsfaden zu sein und zu bleiben.

Dicke Kinder

482. Die Behandlung hängt von der Ursache ab. Viele glauben, daß der Grund für übermäßige Dicke bei kleinen Kindern in Hormonstörungen zu suchen sei. Aber genau betrachtet, ist das selten der Fall. Es gibt verschiedene Faktoren, die zu einem Übergewicht führen können, einschließlich der Vererbung, des Temperaments und der Unzufriedenheit eines Kindes. Wenn ein Kind aus einer Familie stammt, in der beide Linien gedrungen gewachsen sind und zu Wohlbeleibtheit neigen, so ist es wahrscheinlich, daß bereits das

Baby Übergewicht besitzt. Das ruhige, phlegmatische Baby, das sich wenig Bewegung macht, hat im allgemeinen auch eine größere Menge von Kalorien übrig, die sich in Fett umsetzen. Der entscheidende Faktor aber ist der Appetit eines Kindes.

Hat es einen großen Appetit und ißt es gern Kuchen, Biskuits, Cremes und süße Sachen, so wird es natürlich schwerer werden als ein anderes, das lieber Gemüse, Früchte und Fleisch ißt. Dabei aber erhebt sich die Frage, *warum* ein Kind so besonderen Appetit auf kalorienreiche Kost entwickelt. Die Gründe dafür sind noch nicht ganz klar. Man muß sich wohl damit zufriedengeben, daß so etwas angeboren ist und einfach zur Konstitution des Kindes gehört. Kinder, die mit solch einem Appetit geboren werden, bleiben meistens von der Babyzeit an und ihre ganze Kindheit hindurch rund und dick (siehe Abschnitt 144).

483. Kummer macht dick. So widersinnig das klingen mag – aber manchmal rührt ein überdurchschnittlicher Appetit auch daher, daß ein Kind unglücklich ist. Oft geschieht das etwa im Alter von sieben Jahren, in der Zeit, in der sich die engen Bande zu den Eltern schon ein wenig lockern und die Kinder sich bisweilen einsam und unglücklich fühlen. Wenn ein Kind dann nicht gleich Freunde und Spielkameraden findet, die die Lücke ausfüllen, fängt es an, seelisch zu frieren. Indem es Süßigkeiten, Kuchen und sehr nahrhafte Dinge ißt, schafft es sich einen gewissen Ausgleich für den Verlust der Nestwärme. Auch Schwierigkeiten und Kummer in der Schule führen manchmal dazu, daß es von einem nervösen Appetit befallen wird. Übergewicht hängt in manchen Fällen auch mit den Entwicklungsjahren zusammen. Es ist ganz normal, daß der Appetit sich in dieser Zeit vergrößert. Doch auch seelische Störungen und das Gefühl, mit all den neuen Fragen nicht fertig zu werden, bringen die heranwachsenden Kinder zuweilen dazu, daß sie sich mit dem Essen trösten.

Wirkliche Fettleibigkeit aber macht auch einem Kind das Leben schwer, ganz gleich, wodurch sie hervorgerufen worden ist. Je dicker es ist, desto schwerer wird ein Kind es haben, beim Spiel und beim Turnen mitzuhalten. Je weniger Bewegung das Kind aber hat, desto dicker wird es werden. Und auch in anderer Hinsicht befindet sich das dicke Kind in einem Circulus vitiosus. Da es sich an den Spielen der anderen Kinder nicht recht beteiligen kann, wird es mehr und mehr zum Außenseiter werden, den man neckt und mit kindlich rücksichtslosen Späßen in die Einsamkeit treibt. Man sollte die Fettsucht also möglichst schon bei ihrem Auftreten bekämpfen. Wenn das Baby bereits im ersten Lebensjahr ungewöhnlich dick wird, muß der Ernährungsplan umgestellt werden. Meist reicht es schon, wenn Fett und Kohlehydrate – also Stärkeerzeugnisse und Zucker – eingeschränkt werden und das Kind dafür mehr Eiweiß, Gemüse und Obst bekommt.

484. Zwischen sieben und zwölf Jahren sind alle (oder fast alle) etwas pummelig. Nicht jedes Kind mit Übergewicht ist gleich unglücklich. Zwischen sieben und zwölf Jahren setzen selbst glückliche und erfolgreiche Kinder etwas Speck an, werden aber nur selten richtig fett. Meist sind sie in den zwei Übergangsjahren zur Pubertät etwas pummelig, verlieren aber im weiteren Verlauf dieses Gewicht wieder. Ohne große Mühe werden Mädchen mit 15 Jahren auch wieder schlanker aussehen. Eltern sollten wissen, daß diese geringe Fettleibigkeit häufig ist und später spontan wieder verschwindet; sie sollten daher die Angelegenheit nicht hochspielen.

Manchmal macht sich ein Junge mit dickeren Oberschenkeln Sorgen, daß sein Penis kleiner scheint, als er wirklich ist. Dies wird in Abschnitt 821 behandelt.

485. Was kann man tun, damit fettleibige Kinder etwas von ihrer Fülle verlieren? Spontan würde man vielleicht sagen, man sollte sie auf Diät setzen. Das ist leicht gesagt, aber sehr schwer zu verwirklichen. Man brauche nur an Erwachsene zu denken, die unglücklich sind, wenn sie ein Übergewicht haben und es doch nicht fertigbringen, diät zu leben. Ein Kind hat noch nicht die Vernunft und erst recht nicht die Selbstbeherrschung eines Erwachsenen. Wenn eine Mutter einem dicken Kind etwas anderes zu essen gibt als der Familie, wird es sich zurückgesetzt fühlen, und es wird nicht ertragen, wenn die Erwachsenen und Geschwister leckerere Dinge essen als es selbst. Wie kann man von dicken Kindern erwarten, daß sie so viel Vernunft besitzen, einzusehen, was für sie gut und richtig ist? Das Gefühl der Benachteiligung würde unter Umständen ihren Appetit nur noch stärker anregen, und für den Kummer, den man ihnen bereitet hat, entschädigen sie sich dann vielleicht mit Süßigkeiten. Und wenn im Eßzimmer oder überhaupt im Hause Süßigkeiten nicht zu erlangen sind, wird das Taschengeld heimlich in das Schokoladengeschäft getragen.

Dennoch kann eine kluge und taktvolle Mutter ein gut Teil dazu beitragen, die Versuchungen fernzuhalten und ihr dickes Kind vor allzu vielen schädlichen Nahrungsmitteln zu bewahren, ohne daß das Kind darunter leidet. Sie kann besonders schwere und nahrhafte Speisen überhaupt vermeiden oder nur selten servieren. Es schadet auch den anderen Kindern nichts, wenn Kuchen und Biskuits nicht immer erreichbar sind – mit anderen Worten: wenn nur ausnahmsweise einmal Leckereien gekauft werden und statt dessen mehr Obst im Hause ist. Sehr dicke Kinder, die sich mit einer gewissen Diät nicht zufriedengeben, sollte man ruhig einmal zum Arzt schicken. Es hilft bisweilen schon, wenn – besonders bei größeren Kindern – der Arzt allein mit ihnen spricht und ihnen auseinandersetzt, wieviel davon abhängt, daß sie ihre Diät einhalten und das allzu viele Fett loswerden. Auf keinen Fall aber darf man den Kindern irgendwelche Appetitzügler geben, ohne daß sie vom Arzt verordnet sind und ohne daß der Arzt die Kinder überwacht.

Da zu vieles Essen oft ein Symptom für Einsamkeit oder seelischen Kummer ist, sollte man sich zunächst vergewissern, ob das Kind nicht im häuslichen Leben, in der Schule oder in seinem Verhältnis zu anderen Kindern irgendwelcher Hilfe bedarf (Abschnitt 649). Wenn trotz aller Anstrengungen, dem Kind zu helfen, das Übergewicht nur noch zunimmt, sollte man auf alle Fälle zum Arzt gehen oder unter Umständen zur psychologischen Beratungsstelle. Fettleibigkeit ist ein ernstes Problem für jedes Kind.

486. Abmagerungskuren können sehr schädlich sein und müssen daher stets vom Arzt überwacht werden. Junge Mädchen im besonderen sind leicht vom Ehrgeiz besessen, möglichst schlank zu sein, und praktizieren eine selbstverschriebene Diät, von der sie gehört haben, daß sie wirksam sei. In den meisten Fällen halten die »guten Vorsätze« nicht lange an, der Hunger treibt sie sehr bald zu Tisch und Teller zurück. Doch das eine oder andere Mädchen bleibt vielleicht fanatisch bei seiner Diät. Es ist schon vorgekommen, daß Mädchen erschreckend schnell abgenommen und dann auf einmal normale

Kost nicht mehr vertragen haben, auch wenn sie sie gern zu sich genommen hätten (siehe Abschnitt 820 zu Anorexie). Eine gewisse Hysterie bei dem Wunsch, schlank zu sein, hat eine Aversion gegen fast jegliches Essen hervorgerufen, die ihre tiefe Ursache wahrscheinlich in irgendwelchen ungelösten Problemen der Kindheit hat. Wenn die Entwicklungsjahre anfangen und die jungen Mädchen den sogenannten Fohlenspeck ansetzen, erklärt die eine oder andere, sie werde zu dick, selbst dann, wenn sie so dünn ist, daß ihre Rippen hervorstehen. Wahrscheinlich ist das Mädchen seelisch noch nicht auf die Entwicklung ihres Körpers eingestellt und ist erschreckt und beschämt über die Veränderung der Figur und das Wachsen der Brust. Kinder in diesem Alter, die damit anfangen, dünner werden zu wollen, und nicht ordentlich essen, brauchen besonders kluge und vorsichtige psychologische Hilfe.

Wenn also das Kind glaubt oder die Eltern glauben, es sei zu dick und müsse dünner werden, so geht man als erstes zum Arzt, und zwar aus mehreren Gründen: Erstens wird der Arzt entscheiden, ob es richtig und zu verantworten ist, wenn das Kind eine Diätkur macht. Zweitens wird ein heranwachsendes Kind mehr auf den Rat des Arztes hören als auf die Eltern. Wenn es sich herausstellt, daß eine Diätkur zum Dünnerwerden angebracht ist, muß der Arzt sie verschreiben. Schließlich aber, da Gewichtsverlust anstrengend ist und unter Umständen die Gesundheit gefährden kann, muß der Arzt das Kind beaufsichtigen und regelmäßig untersuchen.

Wenn die Überwachung durch einen Arzt nicht möglich ist, müssen die Eltern darauf bestehen, daß die tägliche Ernährung zumindest folgendes enthält: Milch, Fleisch oder Geflügel oder Fisch und Ei, eine ausreichende Portion grünes oder gelbes Gemüse und zwei Portionen Obst. Vernünftige Mengen dieser Nahrungsmittel verursachen keine Gewichtsabnahme, sind aber notwendig, damit Muskeln, Knochen und die inneren Organe sich weiterentwickeln und keinen Schaden erleiden.

Der Nachtisch kann ohne irgendwelches Risiko entfallen, und er sollte es sogar, wenn man zu dick ist und abnehmen will. Die Menge der Nährmittel und der Stärke enthaltenden Nahrungsmittel (Brot, Kartoffeln, Teigwaren) ist bei den meisten Menschen dafür verantwortlich, wieviel sie zu- oder abnehmen. Jedes heranwachsende

Kind braucht einige dieser Nahrungsmittel, selbst dann, wenn es dünner zu werden versucht. Auch ein dicker Mensch darf nicht mehr als ein Pfund in der Woche abnehmen, wenn nicht der Arzt ihn sorgfältig überwacht.

DAS KIND VON EINEM JAHR

Die Welt öffnet sich ihm

487. Baby wird übermütig. Ein Jahr – das ist ein aufregendes Alter. Viele Veränderungen gehen jetzt in des Babys Leben vor – seine Ernährung ändert sich, das Interesse an der Umwelt wird von Tag zu Tag lebhafter, Mutter und Vater sind nun schon ganz bekannte Wesen, zu denen man sich hingezogen fühlt, und im übrigen darf man nun auch einmal »sagen«, was man selbst von der Sache hält. Als das Baby noch klein und völlig hilflos war, konnte man es hinlegen, wo man wollte, ihm Spielzeug in die Hand geben, es füttern oder mit ihm spielen, wann immer man es für richtig hielt. Meistens ließ das Baby alles geduldig mit sich geschehen – was die anderen taten, war schon recht, jetzt aber wird das schwieriger. Nun, da es ein Jahr alt ist, scheint das Baby zu begreifen, daß es nicht für den Rest seines Lebens eine reizende kleine Babypuppe bleiben wird, sondern ein menschliches Wesen ist mit eigenen Empfindungen und seinem eigenen Willen.

Im Alter zwischen 15 und 18 Monaten deutet vieles im Verhalten des Kindes darauf hin, daß es auf das »schreckliche zweite Jahr« zugeht. Wenn die Eltern etwas vorschlagen, das dem Kind nicht gefällt, meint es, jetzt müsse es sich bestätigen. So sagt es der Instinkt. Das Kind gibt ein »Nein« in Worten oder Gebärden von sich, auch wenn es das Vorgeschlagene eigentlich gerne tun würde. Die Psychologen nennen das »Negativismus«; viele Eltern nennen es »die schreckliche Neinphase«. Nun aber denken Sie einmal einen Augenblick nach, wie sich Kinder entwickeln werden, die nie nein sagen. Würden sie nicht zu Robotern werden? Werden die Eltern sie nicht ständig herumschikanieren? Werden die Kinder dann noch lernen und sich entwickeln können? Und wenn sie alt genug wären, in die Welt, die Schule und später zur Arbeit zu gehen, so könnte jedermann sie auch ausnutzen. Sie wären nie zu etwas nütze.

488. Abenteuerlust. Kinder in diesem Alter sind echte Abenteurer. In jede Ritze und Fuge stecken sie ihre Nase hinein, betasten das Schnitzwerk am Möbel, schütteln an einem Tisch und nehmen jedes Buch aus dem Regal. Dann klettern sie überall hoch, stecken kleine Dinge in große Behälter und versuchen es auch umgekehrt. Die Eltern werden dieses Treibens leicht müde und sind gar nicht so begeistert, wenn das Kind »seine Nase in alles hineinsteckt«. Oft bemerken sie möglicherweise nicht, wie wichtig diese Zeit für ihr Kind ist. Kinder müssen Größe, Form und Beweglichkeit aller Gegenstände ihrer Welt kennen und ausprobieren, bevor sie zur nächsten Entwicklungsstufe fortschreiten können; das ist ähnlich wie die Klassen in der Grundschule, die vor der Aufnahme in weiterführende Schulen stehen. Und wenn ein Kind seine Nase in alles hineinsteckt, dann heißt das nur, das es in Geist und Seele gesund ist.

Wahrscheinlich haben Sie als Eltern nun auch bemerkt, daß das Kind, wenn es wach ist, überhaupt nicht mehr ruhig ist. Das Kind ist aber nicht nervös; es ist nur eifrig. Dieses Verhalten gehört dazu und garantiert, daß das Kind ständig Neues lernt und erprobt.

Vermeiden von Unfällen

489. Mit einem Jahr lebt es sich gefährlich. Eltern können nicht alle Unfälle verhindern. Und wären sie zu sorgfältig und besorgt, so würden diese Versuche das Kind nur ängstlich und abhängig machen. Jedes Kind wird sich einmal eine Schramme oder eine Beule holen als ganz natürliche Folge ihres aktiven, gesunden Spielens. Wenn Sie aber aufmerksam sind und einige wenige Vorsichtsmaßnahmen treffen, können Sie größere Verletzungen verhindern. Lesen Sie auch den Abschnitt zur Unfallverhütung.

Der Umgang mit dem einjährigen Kind

Angst vor Fremden wird in Abschnitt 395 und 494 besprochen, Angst vor der WC-Wasserspülung in den Abschnitten 565 und 574.

490. Schirmen Sie Ihr Kind von Geräuschen und optischen Eindrücken ab, die es erschrecken können. Im Alter von einem Jahr können sich kleine Kinder wochenlang mit einem Gegenstand beschäftigen – etwa dem Telefon, Flugzeugen oder dem elektrischen Licht. Lassen Sie das Kind diese Gegenstände berühren, solange sie nicht gefährlich für das Kind sind. Manchmal aber mischt sich Erschrecken in das Staunen. Dann sollten die Eltern mit diesem Gegenstand nicht weiterarbeiten, vor allem aber die Angst des Kindes nicht schüren, wenn es sich um etwas Gefährliches handelt. Es ist besser, das Kind abzulenken als seinen Schrecken zu vergrößern.

Kinder in diesem Alter erschrecken durch fremdartige Gegenstände, die sich schnell bewegen oder laute Geräusche von sich geben. Das können Faltbilder sein, die aus einem Buch hochschnellen, ein automatischer Regenschirm, ein Staubsauger, eine Sirene, ein bellender Hund, ein Zug und manchmal sogar eine Vase mit raschelnden Zweigen. Stellen Sie solche Dinge solange nicht in die Nähe eines einjährigen Kindes, bis es sich daran gewöhnt hat. Wenn der Staubsauger das Kind erschreckt, so sollten Sie ihn, wenn überhaupt, nur benutzen, wenn das Kind nicht in der Nähe ist.

491. Angst vor dem Wasser. Im Alter zwischen ein und zwei Jahren kann das Kind Angst vor dem Bad entwickeln, etwa wenn es unter Wasser kommt, wenn Seife in die Augen gerät oder wenn es das Wasser durch den Abfluß verschwinden sieht. Um Seife in den Augen zu vermeiden, sollte man das Kind mit einem nicht zu nassen Waschlappen einseifen und die Seife mit einem feuchten aber nicht tropfenden Waschlappen in mehreren Schritten entfernen. Für Kinder gibt es auch Spezialshampoos, die die Haut weniger reizen. Kinder, die Angst vor der Badewanne haben, sollten nicht dazu gezwungen werden. Sie können aber auch eine Waschschüssel verwenden, aber wenn das Kind auch davor Angst hat, sollten Sie es so lange mit dem Schwamm waschen, bis es wieder Mut gefaßt hat. Dann können Sie es wieder zunächst mit wenigen Zentimeter Wasser versuchen, wobei das Kind nicht sehen soll, wie das Wasser abfließt.

Wenn sich Ihr Kind gegen Ende des ersten Lebensjahres dagegen wehrt, daß das Essen ihm von Gesicht und Händen abgewaschen wird, so können die Eltern dem Kind eine kleine Waschschüssel daneben stellen und das Gesicht mit der nassen Hand abwischen, während das Kind seine Hände selbst in die Waschschüssel hält.

Selbständigkeit und Aufgeschlossenheit

492. Das Kind wird sich seiner Umwelt bewußt. In diesem Alter (von einem Jahr an) wird das Kind selbständiger, gleichzeitig aber von den Erwachsenen abhängiger. Das scheint zwar ein Widerspruch zu sein, gehört aber in die gleiche Periode der Entwicklung. Eine Mutter berichtete etwa von ihrem ein Jahr alten Baby: »Es fängt jedesmal an zu brüllen, wenn ich den Raum verlasse.« Das bedeutet nun wirklich noch nicht, daß das Kind unartig ist, es bedeutet, daß es größer wird und sich allmählich dessen bewußt wird, wie sehr es von seiner Mutter abhängig ist. Des Kindes Anhänglichkeit, wenn sie sich in Gebrüll manifestiert, ist zwar unbequem, aber im Grunde ein gutes Zeichen seiner Entwicklung. Zur gleichen Zeit aber, da das Kind solcherart seine Abhängigkeit von Mama entdeckt, entwickelt es ja doch auch einen starken Drang zur Selbständigkeit. Es will neues Gelände erobern und fremde Leute kennenlernen.

Man beobachte einmal ein Baby im Krabbelalter, wenn seine Mutter das Geschirr abwäscht. Eine Weile spielt es zufrieden mit Töpfen und Deckeln, dann fängt es an, sich zu langweilen und beschließt eine Entdeckungsreise ins Eßzimmer. Es krabbelt unter den Möbeln herum, beguckt interessiert kleine Staubflusen, probiert, ob sie eßbar sind, richtet sich an den Griffen einer Schublade auf. Doch nicht lange – und es scheint wieder Gesellschaft zu brauchen, denn plötzlich kommt das Baby in die Küche zurückgekrabbelt. Der Drang nach Selbständigkeit und das Verlangen nach menschlicher Nähe und Geborgenheit wohnen dicht beieinander. Abwechselnd strebt unser Baby danach, sich das eine oder das andere zu verschaffen. Im Laufe der Monate wird es tapferer und wagemutiger bei seinen Entdeckungsreisen und Experimenten. Es braucht seine Mutter immer noch, aber nicht mehr ganz so oft. Es baut zwar Steinchen um Steinchen an seiner Selbständigkeit, aber ein Teil seines Mutes basiert auf der Gewißheit, daß es jederzeit Schutz findet, wenn es ihn braucht.

Es muß besonders betont werden, daß die Selbständigkeit eines Kindes ebenso dem Gefühl der Sicherheit entspringt wie dem der Freiheit, die man dem Kinde läßt. Gerade zu diesem Punkt werden leicht Fehler gemacht. Es gibt Eltern, die versuchen, ein Kind zu Mut und Selbständigkeit zu erziehen, indem sie es allein in einem Raum lassen, auch wenn das Kind nach Gesellschaft schreit. Wird ein Kind gezwungen, etwas zu lernen, besonders wenn es sich um gewisse Dinge der Veranlagung handelt, dann wird selten etwas Gutes daraus.

In einem Baby von einem Jahr stecken noch alle Möglichkeiten, sich so oder so zu entwickeln: Gibt man ihm die Chance, wird es nach und nach selbständig werden, es wird anderen Leuten gegenüber umgänglich sein, es wird Selbstvertrauen haben und mehr aus sich herausgehen. Wenn es aber zu streng erzogen wird, wenn es keinen Umgang mit anderen Kindern hat und die Mutter immer wie eine Glucke mit ausgebreiteten Flügeln über dem Kind wacht (Abschnitt 594), wird das kleine Wesen ständig an ihren Schürzenbändern hängen, es wird in sich gekehrt und Fremden gegenüber meistens ängstlich sein.

Wie kann man die Selbständigkeit in einem Kind fördern? Wenn das Baby laufen kann, lasse man es ruhig aus dem Wagen heraus. Ein Kind, das laufen kann, sollte auch auf den täglichen Spaziergängen neben seinem Wagen herlaufen dürfen, solange es mag. Man mache sich nichts daraus, wenn es dabei schmutzig wird, es gibt Wasser und Seife. Nach Möglichkeit soll man mit dem Kind dorthin gehen, wo man nicht jede Sekunde hinter ihm herrennen muß und wo es sich an andere Kinder gewöhnen kann: auf Spielplätze, in Parks oder Anlagen.

Hält man ein Kind, das schon selbst laufen kann, im Kinderwagen fest, so schützt man es zwar, kann aber seine Entwicklung durchaus behindern. Einige Eltern meinen, ein Laufgurt sei beim Einkaufen und bei Spaziergängen sehr praktisch. Es sollte aber nicht dazu benutzt werden, das Kind an einem Ort anzubinden (siehe auch Abschnitt 106).

493. Nehmen Sie das Kind aus dem Ställchen (Laufgitter), wenn es darauf besteht. Das eine Kind bleibt zufrieden und ruhig in seinem Ställchen - wenigstens eine Zeitlang -, bis es etwa anderthalb Jahre alt ist. Das andere Kind betrachtet die Gitterstäbe rundum schon mit neun Monaten als ein unerträgliches Gefängnis. Die meisten finden sich damit ab, bis sie laufen gelernt haben, das ist durchschnittlich im Alter von einviertel Jahren der Fall. Die moderne Kinderpsychologie rät, das Baby aus dem Ställchen zu befreien, wenn es sich darin ganz offensichtlich unglücklich fühlt. Man braucht jedoch das Ställchen nicht beim ersten Widerstand aufzugeben, denn oft kann man das Kind mit interessanten Spielsachen über die anfängliche Unzufriedenheit hinweglocken, und nach einem Weilchen mag es dann im Ställchen noch ganz glücklich sein. Im allgemeinen wachsen die Kinder allmählich aus dem Ställchenalter heraus. Zunächst dauert es eine ganze Weile, bis sie es überhaben, innerhalb der Gitterwände zu sitzen. Nach und nach aber wird das Kind immer rascher ungeduldig werden. Manchmal dauert es Monate, bevor es sich dagegen wehrt, in das Ställchen hineingesetzt zu werden. Auf jeden Fall aber ist es ratsam, das Baby herauszunehmen, wenn es »genug« hat.

494. Das Kind muß sich an Fremde gewöhnen. Ein kleines Kind ist von Natur aus mißtrauisch und skeptisch gegenüber Fremden, bis es sie durchschaut hat. Dann aber möchte es ihnen näherkommen und

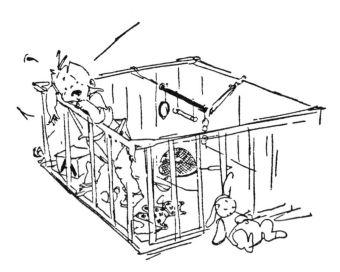

Lassen Sie es heraus, wenn es genug hat.

freundlich zu ihnen sein. Das Kind möchte dann dem Fremden nahestehen und ihn ansehen, ihm feierlich etwas übergeben und danach wieder zurücknehmen oder einen Gegenstand in den Raum bringen und auf seinen Schoß legen.

Viele Erwachsene haben nun keine Geduld, wenn ein Kind sie abschätzt. Sie laufen zu ihm hin und fangen an zu reden, und das Kind muß sich wieder unter den Schutz der Eltern zurückziehen. Dann braucht es um so länger, bis es wieder Mut gefaßt hat und freundlich ist. Daher ist es gut, wenn die Eltern einen Besucher von Anfang an vorwarnen: »Wenn Sie gleich auf das Kind zugehen, wird es schreckhaft. Wenn wir aber zunächst miteinander reden, wird es seine Schüchternheit überwinden.«

Wenn Kinder laufen können, so sollten die Eltern ihnen oft Gelegenheit geben, fremde Menschen kennenzulernen. Die Eltern können ihr Kind mehrmals in der Woche in den Lebensmittelladen mitnehmen. Auch ein Spielplatz sollte wenn möglich täglich aufgesucht werden. Auch wenn das Kind noch nicht mit den anderen spielen kann, kann es doch zuschauen. Wenn es daran gewöhnt ist, in der Nähe von anderen zu spielen, wird es um so leichter im Alter von zwei bis drei Jahren mit den anderen spielen können. Wenn das Kind im Alter von drei Jahren nie mit anderen Kindern zusammengewesen ist, wird es später Monate brauchen, um sich an sie zu gewöhnen.

Bleiben Sie ruhig und besonnen

495. Es ist sehr leicht abzulenken, und das ist eine große Hilfe. Mit einem Jahr ist ein Kind so eifrig dabei, die Welt zu erkunden, daß es ihm nicht darauf ankommt, wo es anfängt und wo es aufhört. Auch wenn es noch so sehr vom Klappern des Schlüsselrings fasziniert ist, läßt es ihn sofort fallen, wenn Sie ihm eine leere Plastetasse geben. Gegen Ende des ersten Jahres läßt Ihr Baby es sich vielleicht nicht mehr gefallen, daß Sie ihm nach dem Essen den Mund und die Hände abwaschen. Setzen Sie ihm dann zur Ablenkung einfach einen Topf Wasser auf das Tablett und lassen Sie es mit den Händen planschen, während Sie ihm das Gesicht abwischen. Ablenkungsmanöver sind eine der Hilfen, mit denen kluge Eltern ihr Kind lenken.

496. Sicherheit für Baby. Während der Zeit, in der einem Baby die erste Freizügigkeit in der Wohnung erlaubt wird, muß man wohl oder übel die Wohnung dafür herrichten. Früher oder später muß man das Kind aus dem Ställchen herauslassen, da es die Bewegungsfreiheit körperlich und geistig braucht – wenn nicht mit 10, dann eben mit 15 Monaten, sobald es laufen kann. In welchem Alter immer man ihm die Freiheit in der Wohnung oder im Hause läßt – man muß sich darauf einstellen, und es ist am klügsten, man tut es zu dem Zeitpunkt, in dem das Baby diese Freiheit nötig hat.

Wie kann man ein Baby von einem Jahr davor bewahren, daß es sich selbst verletzt oder die Möbel ruiniert? In erster Linie wird man die Räume, in denen das Baby sich aufhalten darf, so herrichten, daß es mit drei Vierteln aller Dinge, die es erreichen kann, auch spielen darf. Dann braucht nur ein Viertel verboten zu sein. Wenn nämlich umgekehrt drei Viertel aller Dinge dem Kind verboten werden müssen, werden Mutter und Kind aus Ärger, Zorn und Rebellion gar nicht mehr herauskommen. Hat das Baby indessen genug Möglichkeiten zum Spielen und seinen Forschungsdrang zu befriedigen, dann wird es an den verbotenen Dingen gar nicht soviel Interesse haben. Praktisch gesprochen bedeutet dies, daß man zerbrechliche Aschenbecher und Vasen von niedrigen Tischen und Borden nimmt und sie außer Reichweite stellt. Es bedeutet, daß man wertvolle Bücher aus niedrigen Bücherregalen herausnimmt und an ihre Stelle alte Zeitschriften oder Hefte legt, mit denen das Kind sich beschäftigen darf. Gute Bücher sollte man so festklemmen, daß das Baby sie nicht herausholen kann. In der Küche ist es zweckmäßig, Töpfe, Deckel und unzerbrechliche Geräte in die niedrigen Schrankfächer zu tun, alles zerbrechliche Gut aber oberhalb der Reichweite des Kindes zu verstauen. Eine kluge Mutter füllt ein unteres Fach mit alten bunten Lappen, Spielzeug und anderen interessanten Dingen, mit denen das Baby spielen, die es aus- und einpacken, untersuchen und zerlegen darf.

497. Wie stellt man es an, daß ein Kind bestimmte Dinge in Ruhe läßt?
Hier liegt das Hauptproblem im Alter zwischen ein und zwei Jahren. Einiges müssen Sie ihm schon selber sagen. Da muß es z. B. Lampen auf dem Tisch geben; das Kind darf sie nicht an der Schnur her-

unterziehen oder den Tisch umstoßen. Das Kind darf auch nicht die heiße Herdplatte berühren, das Gas anstellen oder aus dem Fenster krabbeln.

498. Nein sagen genügt nicht. Ein Kind läßt sich, zumindest am Anfang, durch ein einfaches »Nein« nicht stoppen. Sogar später hängt es sehr von Ihrer Tonlage, der Häufigkeit und Bestimmtheit ab. Man sollte sich auf das »Nein« nicht allzusehr verlassen, solange das Kind aus Erfahrung noch nicht gelernt hat. Rufen Sie dem Kind das »Nein« laut und herausfordernd über den ganzen Raum zu, so lassen Sie ihm zwei Möglichkeiten. Es sagt zu sich selber: »Soll ich jetzt ein kleines Kind sein und tun, was sie sagen, oder wie ein richtiger Erwachsener an der Lampenschnur ziehen?« Denken Sie daran, daß das Kind jetzt neue Erfahrungen machen und Ihren Weisungen nicht folgen will. Wahrscheinlich wird es nach der Lampenschnur greifen und aus dem Augenwinkel beobachten, ob Sie böse werden. Besser ist es, wenn Sie das erste Mal, wo Ihr Kind sich

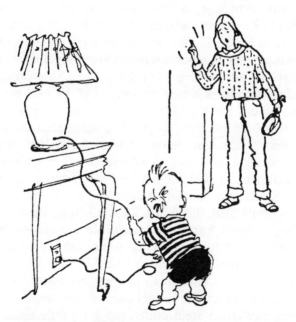

Besser ihn hinausschicken und abzulenken, als dauernd »Nein, Nein!« zu sagen.

der Lampe nähert, hinübergehen und es in einen anderen Teil des Raumes scheuchen. Sie können dabei »Nein« sagen, damit es dessen Bedeutung kennenlernt. Geben Sie ihm schnell ein Heft, eine leere Schachtel oder irgend etwas anderes, das sicher ist und das Kind interessiert. Geben Sie ihm also nicht die Rassel, die ihm schon vor Monaten nicht mehr gefallen hat.

Und was tun Sie, wenn das Kind nach ein paar Minuten wieder zurückkehrt? Scheuchen Sie es sofort und bestimmt wieder weg und lenken Sie es ab. Sagen Sie »Nein, nein«, wenn Sie das Kind wegführen. Setzen Sie sich mit dem Kind eine Minute hin und zeigen Sie ihm, was es mit dem neuen Spielzeug anfangen kann. Wenn nötig, stellen Sie die Lampe etwas weg oder ganz aus dem Zimmer.

Zeigen Sie dem Kind freundlich aber bestimmt, daß Sie hier nicht nachgeben und daß die Lampe kein Spielzeug ist. So vermeiden Sie Streit, böse Blicke und Schimpfereien – die, wenn das Kind bockig ist, ohnehin nichts ausrichten.

Sie können auch sagen: »Aber das Kind wird es nicht lernen, wenn ich ihm nicht sage, daß es etwas Böses getan hat.« Ganz im Gegenteil. Ein Kind lernt viel leichter, wenn sie ihm direkt und ohne Umschweife etwas verbieten. Wenn Sie aber Ihr Mißfallen quer durch den Raum durch einen ausgestreckten Zeigefinger andeuten, so erreichen Sie oft das Gegenteil dessen, was Sie wünschen. Das Kind wird versuchen, wie weit es gehen darf. Es hilft auch wenig, wenn Sie sich das Kind greifen und ihm eine Strafpredigt halten. Denn so kann das Kind sein Gesicht nicht wahren. Es kann nur klein beigeben oder Widerstand leisten. Ich denke an Frau Müller, die sich bitter beklagte, weil ihre 16 Monate alte Tochter »böse« war. Gerade in diesem Augenblick lief Susi ins Zimmer, ein lebhaftes und nettes Kind. Sofort bemerkte Frau Müller: »Denk daran! Gehe nicht ans Radio!« Susi, die an das Radio nicht gedacht hatte, erinnerte sich nun daran. Langsam bewegte sie sich auf das Radio zu. Frau Müller wird nicht damit fertig, wenn sich ein Kind zu einer selbständigen Persönlichkeit entwickelt. Sie fürchtet, ein solches Kind nicht mehr kontrollieren zu können. So macht sie aus einer Mücke einen Elefanten. Sie verhält sich wie ein Junge, der Fahrrad fahren lernt und einen Stein mitten auf der Straße sieht. Er ist so aufgeregt, daß er genau auf den Stein zufährt.

Nehmen Sie das nächste Beispiel, wenn ein Kind nahe an einen heißen Ofen kommt. Eltern bleiben dann nicht sitzen und sagen mißbilligend »Nein«, sondern springen auf und holen das Kind vom Ofen weg. Das ist ganz natürlich, wenn Eltern ihr Kind davor schützen wollen, etwas Gefährliches zu tun – es geht dann nicht um die Frage, wer den stärkeren Willen hat.

499. Man braucht eine Menge Zeit und muß ein gutes Vorbild sein, wenn man Kinder richtig erziehen will. Da ist z. B. eine Mutter, die ihren eindreiviertel Jahre alten Jungen jeden Tag mit zum Einkaufen nimmt. Sie klagt darüber, daß das Kind, anstatt daß es neben ihr herläuft, in jeden Hauseingang hineingeht, auf die Sockel der Gartenzäune klettert. Je mehr sie es ruft, desto weniger hört es, und wenn sie es schilt, läuft es in die entgegengesetzte Richtung. Diese Mutter nun befürchtet, daß sich darin bereits die ersten schwierigen Erziehungsprobleme des Kindes zeigen. Aber da irrt sie sich. Bisher ist das Benehmen des Kindes absolut noch kein Problem, obwohl bei falscher Behandlung eins daraus werden könnte. Jetzt aber ist das Kind noch nicht soweit, daß es das Ziel des Spazierganges im Kopf behalten könnte. Sein kleines Ich sagt ihm: »Guck mal in das Haus hinein! Betrachte mal jenen Stein und versuche, auf der Bordschwelle entlangzugehen.« Jedesmal, wenn die Mutter ruft, wird das Kind daran erinnert, daß es sein neugewonnenes Selbstbewußtsein bestätigen muß. Was kann die Mutter tun? Wenn sie es eilig hat, kann sie es in seinen Wagen packen, doch wenn sie die Besorgungen lediglich mit dem Spaziergang des Kindes verbindet, sollte sie dem Kind ruhig erlauben, seine kleinen Seitensprünge und Forschungsausflüge zu unternehmen. Wenn sie langsam weitergeht, wird das Kind immer wieder nach ihr gucken und von Zeit zu Zeit angelaufen kommen. So kommen sie schließlich Stückchen für Stückchen vorwärts.

Und hier ein anderer Punkt, der auch immer wieder Anlaß zu Schwierigkeiten gibt: Das Kind spielt im Garten oder auf dem Kinderspielplatz selig im Sand. Es ist Zeit, nach Hause zu gehen. Wenn man nun sagt: »Schluß mit dem Spiel, wir müssen jetzt gehen«, und zwar in einem Ton, der nicht mit sich handeln läßt, wird man meistens auf Widerstand stoßen. Sagt man aber heiter und freundlich: »Komm, wollen wir doch mal versuchen, ob wir Treppensteigen können«, wird das Kind sich viel eher auf den Weg bringen lassen, denn das Treppensteigen ist ein Sport, den es gern ausüben mag.

Doch gesetzt den Fall, das Kind ist sehr müde und quengelig, und auch freundliche Ermunterung hilft nicht mehr, dann sollte man es in den Arm nehmen und nach Hause bringen, ungeachtet seines Protestes. Auch wenn das Kind schreit und strampelt, nehme man es ruhig und freundlich in die Arme, als wollte man zu ihm sagen: »Ich weiß, du bist übermüdet, und das Leben ist ohnehin eine Plage. Doch das hilft nun nichts, wir müssen eben heimgehen.« In solchen Momenten hat es gar keinen Zweck, das Kind anzufahren oder zu schelten, es ist dann nicht mehr fähig einzusehen, was zu seinem Besten geschieht. Ein kleines Kind, das sich vor Übermüdung oder irgendwelchen Schmerzen schlecht fühlt und mit sich und der Welt nichts anzufangen weiß, wird noch am ehesten von dem instinktiven Gefühl getröstet, daß die Mutter auf alle Fälle weiß, was richtig ist, ohne daß sie jemals ungeduldig oder zornig wird.

500. Das Kind läßt Dinge fallen oder wirft mit ihnen. Etwa im Alter von einem Jahr lassen Kinder absichtlich Dinge fallen. Feierlich beugen sie sich über die Stuhllehne und lassen Essen auf den Boden fallen, oder sie werfen ihr Spielzeug eines nach dem anderen aus dem Bett. Dann fangen Sie an zu weinen, weil das Spielzeug fort ist. Versuchen diese Kinder absichtlich, ihre Eltern zu schikanieren? Nein, sie denken gar nicht an ihre Eltern. Ihre neue Tätigkeit macht ihnen so viel Freude, daß sie damit so wenig aufhören möchten wie ein älteres Kind mit seinem Roller. Wenn Sie als Eltern den weggeworfenen Gegenstand aufheben, glaubt das Kind, das sei ein neues Spiel, und sein Vergnügen daran wächst. Es ist besser, wenn die Eltern die fallengelassenen Gegenstände nicht sofort aufheben. Setzen Sie Ihre Kinder auf den Boden, wenn sie in der Stimmung sind, alles fallen zu lassen. Auf keinen Fall soll das Kind mit Essen um sich werfen; es fängt aber meist erst damit an, wenn es keinen Hunger mehr hat. Nehmen Sie dem Kind also sein Essen weg, wenn es damit wirft, und geben Sie ihm etwas anderes zum Spielen. Eltern erleben nur Frustrationen, wenn sie das Kind schimpfen, weil es alles fallen läßt. Lesen Sie Abschnitt 510 zu den Mahlzeiten.

Die Schlafenszeiten ändern sich

501. Im Alter von etwa einem Jahr ändern sich bei den meisten Kindern die Schlafenszeiten. Kinder, die ihr Nickerchen um 9 Uhr machten, möchten es viel später oder überhaupt nicht machen. Schlafen sie spät, so kann das nächste Nickerchen erst am späten Nachmittag beginnen, und auch die Zeit für das Zubettgehen am Abend wird hinausgeschoben. Andere Kinder möchten nachmittags überhaupt nicht mehr schlafen. Darüber hinaus sind die Schlafenszeiten nicht konstant; ein Kind, das morgens kein Nickerchen mehr machen wollte, kehrt manchmal nach zwei Wochen wieder zu seiner alten Gewohnheit zurück. Ziehen Sie also keine voreiligen Schlüsse und denken Sie daran, daß auch diese Zeit vorübergeht. Wenn ein Kind am frühen Morgen nicht schlafen will, so kann man es, sofern es will, etwa um 9 Uhr in sein Bettchen legen oder setzen. Es gibt aber Kinder, die dagegen protestieren, im Bett sein zu müssen, wenn sie wach sind.

Wenn das Kind kurz vor Mittag müde wird, so können die Eltern das Mittagessen ein paar Tage lang auf 11 oder 11 Uhr 30 vorverlegen. Das ermöglicht einen langen Nachmittagsschlaf. Mit einem einzigen Schlaf tagsüber werden manche Kinder vor dem Abendessen sehr müde sein. Es scheint, als seien zwei Schläfchen zuviel, aber eines zuwenig. Sie können ihrem Kind helfen, wenn Sie das Abendessen etwas früher reichen und das Kind danach ins Bettchen legen.

Glauben Sie nun nicht, alle Kinder gäben ihr Morgenschläfchen im gleichen Alter auf. Während bei einem Kind 9 Monate reichen, profitiert das andere noch im Alter von zwei Jahren von einem Schläfchen am Morgen.

Das Essen wird eine ernsthafte Beschäftigung

502. Baby wird wählerisch. Wenn das Baby ein Jahr alt ist, entwickelt es bereits einen gewissen Geschmack, und es wird wählerischer und ist weniger hungrig. Das ist nicht weiter überraschend. Wenn es genauso weiteräße und an Gewicht zunähme wie im ersten Jahr, würde das Kind sich bald in einen Fettwanst verwandeln. Nun aber ist die Zeit gekommen, da das Baby sich das, was es essen soll, anguckt und sich selbst zu fragen scheint: »Was sieht da nun lecker aus und was wird mir schmecken?« Welch ein Gegensatz zu seinen Gewohnheiten etwa im 8. Monat! Damals glaubte das Baby, es müsse verhungern, ehe die nächste Mahlzeit fällig war. Es wimmerte kläglich, während seine Mutter das Breichen abkühlte, und sperrte den Schnabel auf wie ein hungriger Vogel. Es spielte keine große Rolle, was es zu essen bekam. Das Baby war zu hungrig, um sich daraus viel zu machen.

Jetzt aber gibt es, neben dem weniger großen Hunger noch andere Gründe, die das Baby wählerisch sein lassen. Unser Baby beginnt nämlich, sich seiner eigenen Persönlichkeit bewußt zu werden, es beginnt, so etwas wie eigene Ansichten zu entwickeln. Sein Wille regt sich und wird der Mutter bedeuten, daß es das eine mag und das andere nicht ausstehen kann. Bis jetzt wußte das Baby das noch nicht so genau, jetzt aber sagt es sich: »Hm, mein Essen bekomme ich ja doch immer, sie passen schon auf, daß ich genug bekomme, und werden mir schon geben, was ich mag.«

Oft schwindet der Appetit des Kindes, wenn es Zähnchen kriegt, besonders wenn die ersten Backenzähne durchbrechen. Tagelang ißt ein Kind dann manchmal nicht mehr als die Hälfte seiner üblichen Portion. Gelegentlich wird es auch die Nahrung ganz verweigern. Schließlich aber – und vielleicht am wichtigsten – ist die Tatsache, daß der Appetit sich von Natur aus von Tag zu Tag und von Woche zu Woche ändern kann.

502. Die Experimente von Dr. Clara Davis. Eine amerikanische Kinderärztin, Dr. Clara Davis, wollte herausfinden, was Kinder essen würden, wenn man es ihnen überließe, sich selbst den Speisezettel zusammenzustellen. Sie begann mit ihrem Experiment bei Kindern im Babyalter, da sie befürchtete, daß ältere Kinder bereits eine Menge Vorurteile gegen bestimmte Gerichte und Nahrungsmittel entwickelt hätten. Frau Dr. Davis begann mit drei Babys im Alter von acht bis zehn Monaten, die bisher nichts anderes als Muttermilch kennengelernt hatten.

(Sie wurden in einem Waisenheim von einer Amme betreut.) Das war ihr Speiseplan:

Zu jeder Mahlzeit stellte eine Schwester sechs oder acht Teller mit verschiedenen Nahrungsmitteln vor die Kinder hin. Es gab Gemüse, Früchte, Eier, Nährmittel, Fleisch, Vollkornbrot, Milch, Wasser und Fruchtsaft. Die Schwestern hatten die Anweisung, dem Baby nicht zu helfen, bis es nicht gezeigt hatte, was es haben wollte. Das acht Monate alte Baby zum Beispiel beugte sich vor und stippte sein ganzes Fäustchen in einen Teller mit roten Rüben und versuchte, etwas davon in den Mund zu stecken. Daraufhin durfte die Schwester ihm ein Teelöffelchen voll roter Rüben zu essen geben. Dann mußte sie warten, bis das Kind darauf reagierte und zum zweiten Male seine Wahl traf, vielleicht blieb es bei roten Rüben, vielleicht auch stippte es seinen Finger in das Apfelmus.

1. Babys, die unter einer Anzahl von bekömmlichen Grundnahrungsmitteln wählen durften, entwickelten sich sehr gut, keines von diesen Kindern wurde zu dick oder blieb zu dünn.
2. Jedes Baby wählte nach einer gewissen Zeit instinktiv genau das, wovon der Ernährungswissenschaftler sagen würde, es sei eine ausgewogene Kost.
3. Von einer Mahlzeit zur anderen wandelte sich der Appetit der Kinder.

Nicht jede Mahlzeit war gut ausbalanciert. Es kam vor, daß ein kleines Kind bei mehreren Mahlzeiten grüne Gemüse oder Früchte vorzog. Dann wieder mochte es ein paarmal hintereinander lieber Stärkeprodukte. Manchmal hatte ein Kind einen Heißhunger auf nur Obst oder nur rote Rüben und aß dann eine solche Menge davon, wie ein Erwachsener sie gerade eben geschafft hätte. Und merkwürdigerweise bekam es weder Durchfall, noch hatte es sonst irgendwelchen Schaden davon. Zu manchen Mahlzeiten tranken die Kinder viel Milch, und manchmal mochten sie nur ein paar Schlucke. Ein Baby sogar aß mehrfach einige hartgekochte Eier noch zusätzlich zu seiner kompletten Mahlzeit. Frau Dr. Davis beobachtete z. B., daß ein kleines Mädchen mehrere Tage lang eine Vorliebe für Rindfleisch entwickelte. Nach einigen Tagen aber hörte sein Rindfleisch-Appetit wieder auf, obwohl es zuvor eine ganze Menge davon verputzt hatte. Die Art, in der sein Verlangen nach dem Fleisch sich entwickelte und dann wieder abnahm, veranlaßte Frau Dr. Davis zu der Annahme, daß hier ein wirkliches körperliches Bedürfnis vorlag, das den Appetit des Kindes beeinflußte.

Die Ärztin führte diese Experimente dann auch mit vielen älteren

Kindern durch, auch mit Kindern in Krankenhäusern, und sie kam überall zu den gleichen Resultaten.

504. Was können Eltern von Frau Dr. Davis lernen? Das Ergebnis dieses Experimentes bedeutet nun natürlich nicht, daß eine Mutter ihrem Kinde ständig sechs oder acht verschiedene Teller mit Nahrungsmitteln hinstellen soll, etwa so, wie die Vorgerichte in einem schwedischen Restaurant gereicht werden. Doch das Experiment beweist immerhin, daß die Mutter sich nach dem Appetit eines unverwöhnten Kindes richten kann, daß sie ihm ruhig verschiedene und abwechslungsreiche Kost bieten und ihm das geben sollte, was es offensichtlich gern mag. Aufgrund dieses Experimentes weiß man, daß ein Kind ruhig auch einmal größere Mengen von etwas essen darf, worauf sein Sinn gerade gerichtet zu sein scheint, weil sein Körper es anscheinend verlangt. Man braucht sich um die Konsequenzen keine allzugroßen Sorgen zu machen. Was aber noch wichtiger ist: es bedeutet, daß eine Mutter es nicht tragisch zu nehmen braucht, wenn ihr Kind eine besondere Abneigung etwa gegen ein Gemüse oder ein anderes Nahrungsmittel entwickelt. Der Geschmack kann sich sehr schnell ändern.

505. Lassen Sie das Kind bestimmte Gemüse nicht mehr essen, wenn es sie nicht mag. Manchmal wendet sich ein Kind gegen ein Gemüse, das es in der Woche vorher noch sehr mochte. Lassen Sie das Kind bei seinem Willen. Wenn Sie jetzt kein Aufhebens machen, kehrt das Kind in einer Woche oder einem Monat zu seiner alten Gewohnheit zurück. Wenn Sie auf dem Gemüse bestehen, betrachtet Ihr Kind dieses Nahrungsmittel leicht als seinen Feind. Vorübergehendes Mißfallen wird so zu einem dauerhaften Haß. Wenn das Kind mehrfach dasselbe Gemüse ablehnt, dann lassen Sie es am besten ein paar Wochen aus dem Speisezettel. Natürlich ist es für Eltern ärgerlich, wenn sie Nahrungsmittel kaufen, zubereiten und darreichen, nur damit so ein Balg ein Essen ablehnt, das er noch vor wenigen Tagen heiß und innig liebte. Da fällt es den Eltern schwer, nicht bösartig zu reagieren und das Kind zum Essen zu zwingen. Mit letzterem Verhalten würde das Gegenteil erreicht. Wenn ein Kind die Hälfte des Gemüses ablehnt, so gebe man ihm die andere Hälfte, die es mag. So können Eltern die Vielfalt frischer, gefrorener und eingemachter Gemüse nutzen. Wenn das Kind jegliches Gemüse ablehnt, aber Obst sehr mag, dann gebe man ihm mehr Obst. Nimmt das Kind genügend Milch, Obst und gute Cerealien zu sich, läßt sich der Verlust an Gemüse ausgleichen (siehe auch Abschnitt 451 bezüglich Ersatz für Gemüse).

506. Was soll man tun, wenn das Kind keine Getreideflocken mehr mag? Viele Kinder haben gegen Ende des zweiten Lebensjahres Getreideflocken am Abend satt. Zwingen Sie sie nicht hinein! Es gibt viele Ersatzstoffe, die im Abschnitt 453 besprochen werden. Ein Kind nimmt keinen Schaden, auch wenn es mehrere Wochen lang keine stärkehaltigen Nährmittel zu sich nimmt.

507. Viele Kinder wollen mit einem Jahr zeitweise kein Fleisch mehr essen. Trotzdem erhalten sie noch ausreichend Eiweiß durch die Milch- und Getreideprodukte. Bieten Sie Ihrem Kind dann einfach einmal ein zartes Fischfilet oder Stückchen weichgekochtes Huhn oder ein Stück Unterschenkel vom Huhn an. Ein paar Wochen später können Sie dann wieder Fleisch anbieten. Bestehen Sie aber nicht darauf. Das Kind wird Ihnen zeigen, wann es soweit ist.

508. Sie brauchen sich nicht zu beunruhigen, wenn der Appetit des Kindes auf Milch nachläßt. Milch ist ein sehr wertvolles Nahrungsmittel. Wie in Abschnitt 488 erklärt wird, sind in ihr die meisten Nährstoffe und Spurenelemente enthalten, die ein Kind zur gesunden Entwicklung braucht. In einigen Erdteilen gibt es aber weder Kuh noch Schaf noch Ziege: die Kinder erhalten alle Nährstoffe, die sie nach der Entwöhnung brauchen, auf anderem Wege. Im Alter zwischen ein und drei Jahren braucht ein Kind etwa 600 bis 800 ml Milch pro Tag, wenn die Ernährung im übrigen ausgewogen ist. Kinder zwischen ein und zwei Jahren möchten manchmal sogar weniger trinken. Wenn nun die Eltern das Kind zwingen, eine größere Menge Milch aufzunehmen, verstärkt sich des Kindes Abneigung. Langfristig trinkt es dann weniger Milch, als wenn es nicht gezwungen worden wäre.

Einige Babys wollen nach dem Entwöhnen nur noch Saft trinken. Sie nehmen keine Milch aus der Tasse. Dieses Problem können Sie umgehen, wenn Sie dem Baby schon vor dem Entwöhnen zu Beginn der Fütterung immer erst Milch aus der Tasse anbieten. Aber nur Milch, keinen Saft zu den Mahlzeiten. Zeigen Sie dem Kind aber auch nicht immer wieder die Tasse, wenn es die Milch einmal abgelehnt hat. Mit jedem Mal wird die Ablehnung schroffer ausfallen. Trinkt das Kind weniger als ¼ Liter Milch pro Tag, sollten Sie ein paar Tage warten, ob es nicht von selbst wieder etwas zulegt.

Wenn es wochenlang weniger als 500 ml Milch trinkt, so kann man auf andere Milchprodukte übergehen; sie werden in Abschnitt 446 besprochen. Ihr Nährwert ist genauso hoch, als käme die Milch direkt von der Kuh. Joghurt und Käse sind vom Nährwert her mit Milch zu vergleichen, wobei Doppelrahmkäse und Hüttenkäse weniger wertvoll sind.

Wenn auch das Ausweichen auf andere Milchprodukte keine Besserung bringt, so sollten Sie zum Arzt gehen, der dem Kind Calcium-Tabletten oder -Lösung verschreibt, bis der Appetit auf Milch zurückkommt.

509. Achten Sie jetzt auf Ernährungsprobleme! Die verschiedenen Spielarten des Appetits bei Kindern sind für die weitere Entwicklung sehr wichtig. Ernährungsprobleme haben meist im Alter von ein bis zwei Jahren ihren Ursprung. Hat ein Kind bereits einen starken Widerwillen entwickelt und sind die Eltern bereits zornig, dann ist es 5 Minuten vor 12. Je mehr die Eltern drängen, desto weniger ißt das Kind. Und je weniger das Kind ißt, um so größer wird die Sorge der Eltern. Mahlzeiten werden zur Tortur, und das Problem kann sich über Jahre hinziehen. Aus dieser Spannung zwischen Eltern und Kind erwachsen auch andere Verhaltensprobleme. Kinder essen gut, wenn sie lernen, daß Nahrung etwas Interessantes für sie ist. Wenn sie eine bestimmte Nahrung bevorzugen, sollen sie davon mehr essen dürfen, und im Gegenzug andere Nahrung wenig oder gar nicht verzehren müssen. Bei der Zusammenstellung der Mahlzeiten achte man auf einen ausgewogenen Küchenzettel, der aber vor allem die gesunden Nahrungsbestandteile, die das Kind mag, beinhalten soll. Denken Sie auch daran, daß sich der Geschmack des Kindes von Monat zu Monat ändern kann. Wenn Sie bei der Zusammensetzung der Ernährung keinen Arzt zu Rate ziehen können, schauen Sie am besten in den Abschnitten 445–453 und 464 nach;

dort steht, wie man Nahrungsbestandteile durch andere austauschen kann, wenn der Appetit des Kindes sich wandelt.

Wenn Sie aus der Ernährung keine Streitfrage machen, wird das Kind voraussichtlich Woche für Woche eine ausgewogene Ernährung bevorzugen; die Schwankungen in der Nahrungszusammensetzung von Mahlzeit zu Mahlzeit und von Tag zu Tag gleichen sich mittelfristig aus. Erst wenn die Ernährung über Wochen einseitig zu werden droht, sollten Sie – aber dann unbedingt – mit Ihrem Arzt sprechen.

510. Stehen und Spielen bei den Mahlzeiten. Während des ersten Lebensjahres kann dies bereits zum Problem werden. Das Kind interessiert sich viel weniger für das Essen als für andere Tätigkeiten, z. B. Klettern, mit dem Löffel hantieren, im Essen herumrühren, die Tasse umgekehrt aufstellen und Gegenstände auf den Boden fallen lassen. Ich habe gesehen, wie einjährige Kinder im Stehen auf dem Stuhl gefüttert wurden oder wie die Eltern ihnen mit Löffel und Teller durch das Haus folgten.

Herumspielen beim Essen zeigt nur, daß das Kind heranwächst, und daß die Eltern viel mehr Interesse am Essen haben als das Kind selbst. Das Herumspielen ist nicht nur unangenehm, sondern es kann auch Probleme bei der Ernährung nach sich ziehen. Ich würde es keinesfalls fördern. Sicher haben Sie schon bemerkt, daß ein Kind nur herumklettert und spielt, wenn es teilweise oder ganz satt ist, nicht aber, wenn es noch Hunger hat. Wenn ein Kind kein Interesse mehr am Essen zeigt, dürfen Sie annehmen, daß es satt ist, es von seinem Stuhl heben und das Essen forträumen. Festigkeit ist gut, aber Ärger schadet nur. Verlangt das Kind anschließend gleich wieder etwas zu essen, und zeigt damit, daß es eigentlich noch hungrig ist, so sollten Sie ihm noch eine Chance geben. Jammert es aber nicht, dann sollten Sie auch nicht versuchen, die Mahlzeit nach kurzer Unterbrechung fortzusetzen.

Verspürt ein Kind zwischen den Mahlzeiten Hunger, so gebe man ihm eine Zwischenmahlzeit oder die nächste Hauptmahlzeit etwas früher. Wenn Sie immer die Mahlzeiten beenden, sobald das Interesse am Essen nachläßt, wird Ihr Kind seinen Hunger regelmäßig anmelden.

Hier gilt aber eine Einschränkung. Im Alter von einem Jahr unterliegt ein Kind dem unwiderstehlichen Drang, mit dem Finger ins Gemüse zu tupfen, etwas Haferflocken in der Hand zu zerdrücken oder einen Tropfen Milch im Teller zu verteilen. Das ist mit Herumspielen nicht gemeint; denn das Kind öffnet gleichzeitig meist seinen Mund für weitere Nahrung. Das Kind sollte ruhig seine Nahrung »erfühlen« dürfen. Aber halten Sie es zurück, wenn es den Teller ausleeren will. Im schlimmsten Fall müssen Sie den Teller wegstellen und die Mahlzeit unter- oder abbrechen.

511. Lassen Sie Ihr Kind so früh wie möglich selber essen. Man weiß, daß es von der Einstellung der Eltern abhängt, wann ein Kind selber zu essen beginnt. So fand man beispielsweise heraus, daß einige Kinder bereits vor Abschluß des ersten Lebensjahres mit dem Löffel essen können. Überbesorgte Eltern dagegen meinen, daß selbst Zweijährige noch nicht allein essen können. Es hängt davon ab, ob Sie als Eltern Ihrem Kind dazu die Möglichkeit geben.

Die meisten Kinder versuchen, im Alter von einem Jahr mit dem Löffel umgehen zu lernen, und sie können oft im Alter von 15 Monaten bei genügend Übung allein mit dem Löffel essen. Eine Vorbereitung lernt das Kind mit 6 Monaten, wenn es Brot und andere Nahrungsmittel selbst in Händen halten darf. Im Alter von 9 Monaten versuchen Kinder, ihr kleingeschnittenes Essen Stück für Stück mit den Fingern aufzunehmen und zum Mund zu führen. Ein Kind, das nie mit den Fingern essen durfte, wird später oft mit dem Löffel Schwierigkeiten haben.

Ein braves Kind im Alter von 10 bis 12 Monaten hält nur sein Händchen auf der Hand von Mutter oder Vater, wenn es gefüttert wird. Viele Kinder aber versuchen, den Eltern den Löffel aus der Hand zu nehmen. Das ist keine schlimme Sache; am besten geben Sie dem Kind den Löffel und nehmen sich selbst einen neuen. Bald wird es erkennen, daß es viel schwerer ist, mit dem Löffel umzugehen, als ihn zu besitzen. Es dauert Wochen, bis das Kind Nahrung auf den Löffel schaufeln kann, und es dauert weitere Wochen, bis es den Löffel vom Teller zum Mund führen kann, ohne daß er seine Ladung verliert. Wenn das Kind keine Lust mehr hat und mißmutig im Essen herumrührt oder herumstochert, sollte man den Teller wegstellen. Man kann ein paar Fleischstücke auf dem Tablett lassen, mit denen das Kind weiter versuchen kann zu essen.

Sie müssen sich darauf gefaßt machen, daß auch ein Kind, das red-lich essen lernen will, viel Durcheinander anrichtet. Wenn Sie um Ihren Teppich fürchten müssen, sollten Sie ein großes Tischtuch aus Plastik unter dem Stuhl ausbreiten. Es hilft auch, wenn man einen Wärmteller mit Einteilung benutzt. So bleibt das Essen warm, der Teller kann nicht so leicht umgeworfen werden und seine Wand ver-hindert, daß Essen aus ihm herausfallen kann. Kinderlöffel mit einer breiten, flachen Löffelfläche und einem kurzen, geschwungenen Griff sind sehr gut. Sie können aber auch einen normalen Teelöffel nehmen.

512. Wenn Ihr Kind allein essen kann, dann soll es auch immer allein essen dürfen. Es reicht nicht, dem Kind einen Löffel in die Hand zu geben; man muß ihm immer öfter die Gelegenheit verschaffen, ihn auch zu benutzen. Anfangs probiert ein Kind, mit dem Löffel umzu-gehen, weil es manche Dinge eigenständig tun will. Wenn das Kind sieht, wie schwierig das ist, und wenn Sie es weiterhin vergleichs-weise schnell füttern, gibt es diese Versuche bald wieder auf. In anderen Worten: wenn das Kind einen Bissen erfolgreich in den Mund befördert hat, sollten Sie es ein paar Minuten mit dem Essen allein lassen. Der Appetit wird das Kind zu weiteren Versuchen veranlassen, vor allem zu Beginn der Mahlzeit, wenn es noch sehr hungrig ist. Je besser das Kind allein essen kann, desto mehr sollten Sie ihm bei jeder Mahlzeit Gelegenheit dazu geben.

Ist das Baby soweit, daß es einen Teller voll von seinem Lieblings-gericht in zehn Minuten allein aufessen kann, darf Mama ganz von der Bildfläche verschwinden. Gerade in diesem Punkt machen viele Mütter es falsch: Sie sagen:»Es ißt zwar Fleisch und Obst schon sehr schön, aber das Gemüse und die Kartoffeln muß ich selbst füttern.« Das ist ein bißchen riskant: wenn nämlich das Kind mit der einen Speise technisch fertig wird, kann es zweifellos auch die andere be-wältigen. Füttert die Mutter nun etwa das Gemüse oder den Kartof-felbrei, weil sie glaubt, das Baby äße es dann besser, wird das Kind gegen diese Nahrungsmittel voreingenommen werden. Es unter-scheidet dann allmählich zwischen dem, was es zu seinem eigenen Vergnügen allein essen darf, und dem, was es pflichtgemäß von Ma-mas Löffel nehmen muß. Überläßt man es dem Kind aber, nach und nach mit jeder Art von Nahrungsmitteln, ob Gemüse, ob süßem

Pudding, ob Brot, Milch oder Fleisch, fertig zu werden, bestehen größere Chancen, daß es nach und nach zu einem guten Gleichgewicht findet, selbst wenn es manche Dinge bei dieser oder jener Mahlzeit einmal übergeht.

Über die Manieren bei Tisch mache man sich noch keine Gedanken. Ein Kind wird mit der Zeit lernen, sauber und manierlich zu essen. Es wird von den Fingern zum Löffelchen übergehen, vom Löffelchen zur Gabel und den Erwachsenen abgucken, wie man mit Speise und Trank fertigwird.

Dieser Punkt, die Selbständigkeit des Kindes beim Essen, ist absichtlich so ausführlich behandelt worden. Man muß wissen, daß ein Kind zwischen 12 und 15 Monaten in einem Alter ist, in dem es versuchen möchte, allein zu essen. Nehmen wir an, eine Mutter geht nicht darauf ein und füttert das Kind immer weiter, ohne ihm die Möglichkeit zu geben, es selbst zu lernen. Ein paar Monate später, wenn die Mutter dann meint, nun sei es Zeit, das Kind an Selbständigkeit zu gewöhnen, wird sie merken, daß das Baby keine Ambitionen mehr hat, das Löffelchen allein zu führen. Jetzt scheint es zu sagen: »O nein, es ist mein gutes Recht, gefüttert zu werden.« Es ist über das Alter hinaus, in dem es reizvoll gewesen wäre, einen Löffel handhaben zu lernen. Das Kind ist uninteressiert daran, weil der richtige Zeitpunkt, der von der Natur bestimmt ist, von der Mutter verpaßt wurde.

Indessen sollte man sich auch darüber keine grauen Haare wachsen lassen. Verpaßt man aus irgendwelchen Gründen diesen an sich »richtigen« Zeitpunkt, so wird es später zwar etwas schwieriger für Mutter und Kind, wenn das Kind allein essen lernen soll, aber schließlich wird es auch das begreifen. Nur zwingen sollte man es nicht und auch nicht versuchen, ihm mit Strenge etwas beibringen zu wollen, was es mit der Zeit von selbst lernt.

Lesen Sie in den Abschnitten 466–478 über Ernährungsprobleme nach.

DER UMGANG MIT DEM KLEINKIND

Spiel und Aufgeschlossenheit

513. Das Spiel ist für das kleine Kind eine ernsthafte Beschäftigung.
Wenn wir Erwachsenen Kindern beim Spielen zusehen – sie schieben Klötzchen hin und her und erklären, daß es Autos oder Flugzeuge seien, sie setzen Brotstückchen aneinander und meinen, das sei eine Eisenbahn –, so glauben wir in unserem höchst welterfahrenen und erwachsenen Sinn, das seien eben die Spielchen der Kleinen, und wir kommen gar nicht auf die Idee, etwa eine Parallele zu ziehen zu der Ernsthaftigkeit, mit der ein Erwachsener seiner Arbeit nachkommen muß. (In unserer Jugend hat man uns allen oft genug gesagt, daß das Spielen ein Vergnügen, die Schularbeit eine Pflicht und der Beruf eine Schinderei seien.)

In Wirklichkeit aber leisten auch das Baby, das sein Klapperchen von der einen Hand in die andere nimmt oder eine Treppe hinaufkrabbeln lernt, der kleine Junge, der ein Klötzchen die Fußbodenritze entlangschiebt, weil seine Eisenbahn ja fahren muß, harte Arbeit: sie lernen die Welt und das Leben kennen. Sie trainieren für eine im allgemeinen Sinn nützliche Arbeit, die sie später einmal leisten müssen. Und zwar ebenso ausdauernd wie der Gymnasiast, der über seinen Mathematikaufgaben brüten muß. Das Kind liebt sein Spiel nicht, weil es Vergnügen, sondern weil es harte Arbeit ist. Es bemüht sich von Stunde zu Stunde, mit Schwierigkeiten fertig zu werden und das zu tun, was ältere Kinder oder Erwachsene auch tun. Die Mutter eines einjährigen Kindes z. B. wird feststellen, daß es seine bunten Klötzchen verläßt und dafür mit Töpfchen, Deckeln und Küchengeräten spielt. Nun, Baby hat bereits gesehen und begriffen, daß Mama auch mit Töpfen, Deckeln und Pfannen spielt und nicht mit Klötzchen. Mama ist Vorbild, und deshalb will Baby diese Dinge auch gern haben.

514. Die einfachsten Spielsachen sind die besten. Im allgemeinen lieben Kinder die primitivsten und einfachsten Spielsachen am meisten und spielen mit ihnen am liebsten. Nicht etwa, weil die Kinder primitiv wären – nein, sondern weil sie eine sehr lebhafte Phantasie haben. Da gibt es z. B. zwei verschiedene Sorten von Eisenbahnen: die eine aus Metall, naturgetreu angemalt, läuft auf kleinen Metallschienen. Die andere ist aus Holz gedrechselt, rund und glatt, eigentlich sind es nur kleine Holzstückchen, die aneinandergehängt sind. Alles, was ein noch sehr kleines Kind mit einer Blecheisenbahn zu tun vermag, ist, daß es einen Wagen auf dem Boden entlangschiebt. Weder kann es die einzelnen Wagen aneinanderkoppeln, noch kann es sie auf den Schienen laufen lassen. Es kann nicht einmal etwas in die Wagen hineintun, wenn es nicht das Blechdach demontiert. Die hölzernen Wagen aber kann es leicht aneinanderhängen und sich einen langen Zug zusammenbauen. Es kann zudem kleine Klötzchen oben auf das flache Dach legen und kann Güterzug spielen. Wenn das Kind die Überlandfahrt satt hat, kann es den Zug auseinandernehmen, und die einzelnen Wagen sind auf einmal Schiffe auf dem Meer oder Kühe im Stall. Auf diese Weise kann sich unser Baby, das nun langsam größer und verständiger wird, lange Zeit beschäftigen.

Manchmal sind Eltern, die nur wenig Geld haben, traurig darüber, daß sie ihren Kindern nicht blitzende Automobile und andere verlockende Spielsachen kaufen können. Aber ihnen zum Trost sei gesagt: Man bedenke doch nur, was alles ein Kind mit einem Schuhkarton anfangen kann – ein solcher Karton ist ein Bett, ein Haus, ein Lastwagen, ein Tankauto, eine Puppenstube, eine Garage. Es wäre völlig falsch, sich Gedanken darüber zu machen, daß man seinem Kind nicht genügend Spielsachen kaufen kann. Später, wenn es größer ist, wird ein Kind dann irgendwann auch Spielsachen haben wollen, die komplizierter und anspruchsvoller sind. Es ist jedoch besser, solange das Baby noch klein ist, lieber für das Dreirad oder den Roller jeweils etwas Geld zurückzulegen, als daß man für ein Einjähriges viel Spielzeug kauft.

Bevor das Baby seine Händchen richtig gebrauchen lernt, liebt es farbenfrohe und schwarzweiße Dinge, die in Reichweite seiner Augen über oder an seinem Bettchen angebracht sind und sanft hin und her baumeln. In der zweiten Hälfte des ersten Jahres beginnt es dann ein Klapperchen festzuhalten und damit zu klappern. Oder es hat schon kleine Stoff- oder Plastiktierchen, an denen es mit mehr oder weniger Inbrunst herumkaut. Man muß aufpassen, daß man den Kindern keine Dinge gibt, die mit Farbe angemalt sind, und auch keine dünnen Zelluloidspielsachen.

Im Alter von 12 bis 18 Monaten liebt das Kind es, ein Ding in das andere zu stecken und die Spielsachen vor sich herzuschieben oder hinter sich herzuziehen. Das Klötchen, das auf vier Rädern läuft und Löcher hat, in die man etwas hineinstecken kann, ist das Lieblingsspielzeug, doch ein leerer Karton mit einem Bindfaden daran ist genauso interessant und schön. Das Schieben kommt in der Entwicklung des Kindes vor dem Ziehen. In dieser Zeit gehören Töpfe, Deckel, Siebe und Küchenlöffel zum begehrtesten Spielzeug.

Stoffpuppen und -tiere werden von den meisten Kindern während der ersten Jahre sehr geliebt, doch es gibt auch Kinder, die sich gar nichts daraus machen. Je mehr sich Baby dem Ende des zweiten Lebensjahres nähert, desto mehr wird es die Erwachsenen kopieren wollen. Zunächst macht es das nach, was es direkt sieht: wenn Mama saubermacht, aufwischt, das Geschirr abwäscht oder Papa sich rasiert, dann muß es das auch versuchen. Je älter das Kind aber wird, desto phantasievoller wird sein Spiel, und auch die Imitation der Erwachsenen wird schöpferischer. Jetzt fängt die Zeit der Puppen und Puppenmöbel an, der Spielautos in verschiedenen Ausführungen und vor allem der Bauklötze – Bauklötze, die man aneinanderstellen und zu hohen Häusern und Kirchtürmen aufschichten kann, Bauklötze, aus denen man – wie wunderschön – immer wieder einen Zug herstellen kann. Oder sie sind auch ein Zaun, den man um ein Haus herumlegt, ein Gatter um eine Weide, und schließlich sind sie die hübschesten Haustiere im Schuhkartonställchen. Ein Beutel voller Holzklötzchen in verschiedenen Größen ersetzt mindestens zehn andere, mehr oder weniger komplizierte Spielzeuge, und zwar bis zum Alter von sechs bis acht Jahren.

515. Man muß Kinder auf ihrem eigenen Niveau spielen lassen. Wenn Erwachsene mit kleinen Kindern spielen, geschieht es leicht, daß das Spiel zu kompliziert wird. Eine Mutter, die ihrem kleinen Mädchen eine Puppe mit einer ganzen Ausstattung gekauft hat, möchte dem Kind vielleicht beibringen, wie man die Puppe an- und auszieht, und zwar mit Unterwäsche und Oberbekleidung. Das Kind aber möchte mit der roten Regenkapuze anfangen und findet, daß das eine völlig ausreichende Bekleidung für das Puppenkind ist. Nun denn. Eine andere Mutter kauft ihrem kleinen kranken Jungen etwa einen Kasten mit Buntstiften und ein Buch zum Ausmalen von Zeichnungen. Das Kind nimmt einen roten Stift und kritzelt damit kreuz und quer über die Seiten, es versucht gar nicht erst, innerhalb der vorgezeichneten Linien zu bleiben, und es macht ihm auch nichts aus, daß sein roter Stift auch über den blauen Himmel und das grüne Gras fährt. Es ist schwer für die Eltern, in einem solchen Fall nicht zu sagen: »O nein, nicht so mußt du das machen.« Oder aber ein Vater, der selbst als Kind niemals eine elektrische Eisenbahn gehabt hat, schenkt seinem drei Jahre alten Sohn zu Weihnachten eine solche Eisenbahn mit allem Drum und Dran. Papa kann es gar nicht erwarten, bis er sie aufbauen kann, er bastelt liebevoll und pedantisch die Schienen aneinander, doch der Sohn ergreift einen der Wagen und läßt ihn über den Teppich flitzen – bums, gegen ein Stuhlbein. »Aber nein«, sagt Papa, »du mußt den Wagen auf die Schienen stellen, guck mal so.« Bübchen gibt dem Wagen einen temperamentvollen Schubs, so daß er die Schienen entlangläuft und in der nächsten Kurve aus der Bahn geschleudert wird. »Nein«, sagt Papa wieder, »du mußt den Motor anstellen, dann zieht er die Maschine von selbst.« Aber das arme Bübchen weiß weder, was ein Motor ist, noch weiß es, wie man ihn anstellt, es macht sich noch nichts aus der Wirklichkeit. Wenn Papa das nicht einsieht und eine halbe Stunde lang vergeblich versucht hat, vernünftig mit ihm zu spielen, werden beide das Spiel verärgert aufgeben, und das Kind wird sich aus Eisenbahnen zunächst einmal gar nichts mehr machen, weil es mit dieser Art von Spielzeug doch nicht fertig wird.

Nach und nach lernt ein Kind sein Püppchen ordentlich anziehen, Bilder akkurat ausmalen und mit Spieleisenbahnen vernünftig umgehen. Doch man soll Kinder nicht drängen und ihrer Entwicklung nicht vorgreifen wollen. Wenn man zu große Anforderungen stellt, wird man nur Komplexe züchten, das aber muß auf jeden Fall vermieden werden. Ein Kind findet es wunderbar, wenn die Eltern oder andere Erwachsene mit ihm spielen, aber es muß auf seinem Niveau geschehen. Die Erwachsenen müssen sich von dem Kind zeigen lassen, was es gern spielen möchte. Wenn man ein Spielzeug gekauft hat, das noch zu kompliziert ist, soll man das Kind damit auf seine Weise spielen lassen, auch wenn es der Meinung der Erwachsenen nach »falsch« ist, oder man soll es wieder verschwinden lassen, bis das Kind alt genug ist, um es zu begreifen.

516. Großzügigkeit kann man nicht erzwingen. Wenn die Kinder von eineinhalb bis zweieinhalb Jahren anfangen, miteinander zu spielen, haben sie zunächst die Tendenz, alle Spielsachen an sich zu raffen und das, was begehrenswert ist, dem anderen Kind ohne viel Umstände zu entreißen. Ein kleines Kind gibt seine Besitztümer niemals her, auch nicht, wenn man ihm sagt, daß es ein liebes Kind sein solle. Es klammert sich an den Gegenstand, um den es geht, als hänge sein Leben davon ab, und nur mit Gewalt kann man ihn ihm wegnehmen. Mütter, die das beobachten, sind manchmal erschreckt und glauben, es handle sich um ein sehr egoistisches Kind.

Doch wenn auch das Kind im Alter von zwei Jahren seine Spielsachen um die Welt nicht hergeben und nicht mit anderen teilen will, sondern sogar den anderen Kindern die ihren noch wegnimmt, so bedeutet das noch lange nicht, daß das Kind später ein besitzgieriger Egoist wird. In diesem Alter ist das Baby noch zu klein, als daß es schon ein Gefühl für andere hätte. Man darf es ruhig gewähren lassen. Wenn es immer und unter allen Umständen der Sieger in solchen Kämpfen ist, lasse man es eine Weile mit etwas älteren Kindern spielen, die sich und ihre Rechte selbst verteidigen können. Wenn das eine Kind ein anderes immer übervorteilt und sich als stärker erweist, lasse man gerade diese beiden nicht so oft miteinander spielen. Wenn zwei Kinder sich schrecklich zu zanken anfangen, soll man sie auf möglichst unauffällige Weise voneinander trennen, indem man sie ablenkt und ihnen interessante Dinge zeigt. Es ist besser, man beschimpft die Kinder nicht und zwingt sie nicht, sich schämen zu müssen – das würde sie unter Umständen im Unterbewußtsein nur noch angriffslustiger machen und die Gegnerschaft verstärken.

Wenn ein Kind ungewöhnlich aggressiv und im Alter von 3 Jahren nicht gewillt ist zu lernen, mit anderen Kindern zusammen zu spielen, sich einzufügen und auch einmal einen Pflock zurückzustecken, ist es Zeit, nach dem Grund dafür zu forschen. Dieses Verhalten kann unter Umständen eine Reaktion auf seine Umwelt sein oder in dem Verhältnis des Kindes zu seinen Eltern begründet liegen. Ein guter Arzt kann in diesem Stadium bei der Lösung dieser Probleme helfen (Abschnitte 861 und 862).

Ist ein Kind im Alter von zwei Jahren nicht dazu zu bewegen, seine Besitztümer herauszugeben, so verhält es sich durchaus normal. Erst nach und nach erwacht der Sinn für Großzügigkeit und dafür, daß man mit anderen teilen muß, erst nach und nach wächst das Verständnis des Kindes, lernt es, mit anderen Kindern zu spielen und sie liebzuhaben.

Wenn man ein Kind in diesem Alter zwingt, sein geliebtes Stoffpüppchen abzugeben, wann immer ein anderes Kind es begehrt, wird man in ihm das Gefühl erwecken, daß die ganze Welt nur darauf aus ist, ihm seine liebsten »Besitztümer« wegzunehmen. Dieses Gefühl aber bewirkt, daß es nur noch mehr an seinen Schätzen hängt, es wird nicht, wie die Eltern wünschen, eine Großzügigkeit entwickeln. Hat das Kind das Alter erreicht, in dem es ihm Freude macht, mit anderen zu spielen – etwa gegen Ende des 3. Lebensjahres –, dann kann man ihm helfen, indem man ein hübsches Spiel daraus macht, mit anderen zu teilen: »Zuerst setzt Hänschen sich auf das Dreirad und Katrinchen schiebt es, und dann setzt Katrinchen sich darauf und Hänschen wird schieben!« Auf diese Weise wird das Kind dazu gebracht, andere Kinder mitspielen zu lassen, und das Teilen eines Spielzeugs nicht als lästige Pflicht, sondern als Vergnügen zu betrachten.

517. Schüchternheit. Das erstgeborene Kind, das mit anderen Kindern nicht viel spielen konnte, wird im Alter von zwei Jahren anderen bereitwillig sein Spielzeug überlassen und wird von anderen gerne herumgestoßen. Es ist dann ganz überrascht und läuft oft weinend zu Mutter oder Vater. Diese sind darüber beunruhigt. In den meisten Fällen handelt es sich aber um fehlende Erfahrung mit anderen Kindern, und das geht vorbei, wenn Ihr Kind regelmäßig mit anderen spielt. Dann lernt es sicher, auch einmal auf seinem Recht zu beharren und zu zeigen, wenn es böse auf ein anderes Kind ist. Die Eltern sollten jetzt nicht zuviel Sorge oder Sympathie zeigen, vor allem sollen sie nicht für das Kind kämpfen oder ihm sagen, es müsse sein Spielzeug teilen. Viel besser ist es, wenn sie ihrem Kind raten, doch einmal zu versuchen, das Spielzeug zurückzubekommen.

Das zweite oder dritte Kind einer Familie hat selten dieses Problem, da es um sein Recht schon im Alter von einem Jahr kämpfen mußte.

Wenn in der Gruppe aber ein aggressives Kind ist, das regelmäßig Ihr Kind anfällt, und wenn Ihr Kind im Laufe von Wochen immer stärker eingeschüchtert wird, dann sollten Sie es vorübergehend woanders spielen lassen. Nur so hat es die Möglichkeit, wieder neuen Mut zu fassen.

Wenn ein Kind im Alter von drei bis vier Jahren von anderen immer nur gehänselt wird, wenn andere immer nur auf ihm herumhakken, so sollten Sie den Kinderarzt, Kinderpsychologen oder Kinderpsychiater um Rat fragen.

518. Trost für ein verletztes Kind. Wenn ein Kind sich verletzt hat, will es getröstet werden, und auch die Eltern möchten das. Ein Kind trösten ist eine völlig natürliche und rechte Sache.

Manchmal haben Eltern Angst, ihre Kinder würden zu Muttersöhnchen werden, wenn sie immer getröstet würden; sie möchten lieber, daß ihre Kinder tapfer sind und sich nicht beklagen. Ich meine aber, daß ein sicheres Kind vom Trost der Eltern nur gewinnen kann. Ein Kind, das sich über kleine Verletzungen und Schmerzen gleich beklagt, hat meist eine schwierige Vergangenheit. Möglicherweise ist es früher viel zu sehr beschützt worden. Das findet man manchmal beim ersten Kind. Da waren die Eltern noch unerfahren. Oft sind es auch ziemlich strenge und kritische Eltern, die ihre Zuneigung nur zeigen, wenn das Kind verletzt oder krank ist. Als Eltern sollten Sie also nicht um das Kind besorgter sein, wenn es ihm einmal schlecht geht, sondern ihm zeigen, daß Sie es lieben und an ihm Freude haben, wenn es unverletzt und gesund ist.

Es gibt auch Eltern, die vor Verletzungen eine schreckliche Angst haben, und deren Kind diese Angst mitbekommt.

In vielen Familien ist es Tradition, daß Jungen Schmerz und Furcht nicht zeigen sollen. So aber unterdrücken und verneinen Jungen alle möglichen Gefühle einschließlich das der Zärtlichkeit, und dies kann im Laufe des Lebens die guten Beziehungen in Familie, mit Freunden und Kollegen schwer beeinträchtigen.

Eine Verletzung beim Kind soll man nicht übertreiben. Mit dem Trost soll man schlußmachen, so früh dies eben geht. Gehen Sie davon aus, daß ein Kind, wenn es älter wird, immer tapferer sein möchte und für kleine Verletzungen immer weniger Trost braucht.

519. »**Ein bißchen toben**« kann lang anhaltende Folgen haben. Viele Väter lieben es, mit ihren kleinen Kindern zu toben, und die meisten Kinder finden das auch wunderbar. Doch werden kleine Kinder schnell übererregt, und manchmal führt das zu Angstträumen in der Nacht. Es ist gut, wenn man sich vergegenwärtigt, daß die Gefühlsregungen bei kleinen Kindern – Liebe, Haß und Angst – noch völlig unkontrolliert sind. Kleine Kinder können zwischen Scherz und Ernst noch nicht unterscheiden. Für sie ist der Vater, der im Spiel den »bösen Wolf« oder den »Brummbär« darstellt, in diesem Moment wirklich ein solches Ungeheuer. Das ist für gewöhnlich zuviel für sein Fassungsvermögen. Es ist besser, man spielt und tobt mit kleinen Kindern nicht zu wild, besonders nicht am Abend vor dem Schlafengehen, auch dann nicht, wenn das Kind nach mehr bettelt! Das Herumtoben soll auch nicht wie ein Kampf oder eine Verfolgungsjagd aufgezogen werden, sondern lieber turnerische Züge haben; wenn das Kind einen überanstrengten Eindruck macht, wird natürlich sofort aufgehört.

Wenn Menschen sich gegenseitig nicht ausstehen können, dürfen sie nicht einfach aufeinander einschlagen oder Beleidigungen austauschen. Aber es ist völlig in Ordnung, wenn man sich etwas neckt. Auch das soll ein Kind lernen. Wenn Eltern sich über ihre Kinder etwas ärgern, so können sie den Dampf ablassen, indem sie sie nekken oder etwas aufziehen. Kinder fühlen sich aber erniedrigt, wenn man über sie lacht, da sie nicht wissen, wie man mit gleicher Münze zurückzahlt. Es ist nicht gut für kleine Kinder, wenn man sie hänselt.

Aggressionen

520. Die Entwicklung von Aggressionen. Wenn Kinder aufwachsen, können sie ihre Aggressionen ganz natürlich mehr und mehr unter Kontrolle bringen, wenn die Eltern ihnen dabei helfen. Ein ein- bis zweijähriges Kind, das mit einem anderen einen Streit hat, beißt gelegentlich ohne Zögern in dessen Arm. Im Alter von drei oder vier Jahren hat ein Kind aber meist schon gelernt, daß grobe Aggression nicht in Ordnung ist. Dennoch »schießt« ein Kind gerne auf einen Bösen. Manchmal tun sie so, als erschössen sie Mutter oder Vater, aber lachen dazu, um anzudeuten, daß es mit dem Gewehr und ihrer feindlichen Einstellung gar nicht soweit her sei.

Im Alter von 6 bis 12 Jahren spielen Kinder manchmal ernste Kriegsspiele, die aber eine Menge Regeln enthalten. Sie streiten sich und kämpfen miteinander zu Hause, aber echte Kämpfe sind doch sehr selten. In dieser Altersstufe schießen Kinder nicht einmal im Spaß auf Mutter oder Vater. Nicht die Eltern sind strenger geworden, sondern das Gewissen des Kindes. Selbst der Gedanke, ihren Eltern etwas Böses zu wünschen, ist für sie belastend. Bei Jugendlichen werden die aggressiven Gefühle noch stärker, aber wohlerzogene Kinder lassen sie in Sport und andere Wettbewerbe einfließen, oder sie lassen diese Aggression an ihren Kameraden aus.

521. Gewehre und Kriegsspielzeug. Soll ein Kind mit Gewehren spielen oder nicht? Lange Jahre glaubte ich, das sei harmlos. Wenn nachdenkliche Eltern ihre Kinder nicht mit Pistolen oder anderem Kriegsspielzeug beschenkten, da sie sie keinesfalls ermuntern wollten, Kriminelle oder Militaristen zu werden, pflegte ich ihnen zu erklären, wie gering die Verbindung zwischen diesen Dingen sei.

In anderen Worten: ich habe früher erklärt, daß Kriegspielen ein natürlicher Weg zur Kontrolle der Aggression bei kleinen Kindern sei; ich sagte, daß die meisten Priester und Pazifisten wahrscheinlich das Gleiche täten, und daß idealistisch gesinnte Eltern sich über diese Sache keine Gedanken machen müßten. Ich glaubte auch, daß der jugendliche Kriminelle nicht persönlichkeitsgestört war, weil er als 5- oder 10jähriger einen Räuber oder Ganoven spielen durfte, sondern weil er in seinen ersten Lebensjahren vernachlässigt war, als sich sein Charakter formte; das heißt: seine Zukunft sei festgeschrieben worden, noch bevor er irgendwelche Spielsachen, die diesen Namen verdienten, hatte.

Heute ermutige ich Eltern, ihr Kind weg von der Gewalt zu erziehen. Verschiedene Eindrücke haben mich von der Richtigkeit dieses Rates überzeugt.

522. Aggressionen in unserer Gesellschaft. Da war zunächst einmal die Beobachtung einer erfahrenen Kindergärtnerin. Ihre Kinder kämpften plötzlich, ohne daß man sie provoziert hätte, mehr als früher miteinander. Als sie sie darauf hinwies, protestierten sie mit dem Hinweis, sie hätten dies in einer Kindersendung im Fernsehen gesehen. Dies zeigte mir, daß bereits das Beobachten von Gewaltszenen den Verhaltensstandard eines Kindes senken kann. Psychologische Versuche aus jüngster Zeit haben gezeigt, daß auch bei Erwachsenen Brutalität im Film Grausamkeit im Leben zur Folge haben kann.

Ein weiterer Grund war die Reaktion mancher Kinder bei der Ermordung Präsident Kennedys: sie freuten sich darüber. (Ich fand, daß weniger die Kinder daran schuld seien als vielmehr die Eltern, die über einen Präsidenten, den sie nicht mochten, leichtfertig sagen: »Wenn ich ihn bekäme, würde ich ihn erschießen!«)

Ich habe dann darüber nachdenken müssen, daß Amerikaner und andere westliche Nationen gegenüber Härte, Gesetzlosigkeit und Gewalt oft sehr tolerant sind. Amerika war mit den Indianern sehr rücksichtslos. In manchen Grenzgebieten wurde Lynchjustiz geübt. Später, bei den Einwanderern, verhielten wir uns auch nicht eben gastfreundlich. Gruppen mit unterschiedlichen religiösen oder politischen Ansichten wurden nicht immer gerecht behandelt. Die Kriminalitätsrate in den Vereinigten Staaten, aber auch in anderen westlichen Industrienationen, liegt weit über dem Weltdurchschnitt. Mit Gewalt angefüllte Westernfilme, brutale Kriminalgeschichten im Fernsehen und im Kino haben einen unübersehbaren Einfluß auf Erwachsene und Kinder. In den USA kam die Geschichte des Rassismus hinzu. Es gibt Kinder und Säuglinge, die im Krankenhaus mit Verletzungen behandelt werden, die ihnen von ihren brutalen Eltern zugefügt wurden.

Natürlich sind diese Phänomene für einen kleinen Prozentsatz der Bevölkerung charakteristisch. Es heißt auch nicht, daß Amerikaner oder Deutsche im allgemeinen häufiger und stärker aggressiv sind als andere Nationen. Es könnte aber sein, daß die Aggressivität etwa in den Vereinigten Staaten von Kindheit an viel weniger kontrolliert wird.

523. Für die Zukunft unserer Zivilisation wäre es besser, wenn die kommende Generation mehr Respekt für das Recht, die Rechte anderer Menschen und deren Empfindlichkeiten lernen würde. Eine solche Haltung kann man auf vielerlei Weise anerziehen. In der ersten Hälfte der Kindheit können wir Eltern zeigen, daß wir Gesetzlosigkeit und Gewalt im Fernsehen und beim Kriegsspiel der Kinder nicht billigen.

Ich glaube auch, daß das Überleben der Menschheit heute viel mehr von dem Bewußtsein abhängt, daß Krieg vermieden und friedliches Einvernehmen erreicht werden muß. Es gibt genügend Kernwaffen, um die gesamte Zivilisation zu vernichten. Ein einziger Zwischenfall auf internationaler Ebene, sei es aus Kriegslist oder Schlamperei, könnte innerhalb weniger Stunden die gesamte Menschheit auslöschen. Diese schreckliche Situation verlangt von den Führern der Nationen und ihren Bürgern sehr viel mehr Stabilität und Selbstbeschränkung, als es in den vergangenen Jahren verlangt wurde. Unsere Kinder verdienen diese Rücksicht, und wir sollten sie auf diese schreckliche Verantwortung frühzeitig vorbereiten. Mir scheint, als sei diese Vorbereitung heute sehr dürftig.

Durch unser Verhalten können wir rücksichtsloses und gedankenloses Verhalten fördern. Wir dürfen daher nicht so tun, als ob Grausamkeit in Ordnung sei, wenn sie sich gegen bestimmte Individuen oder Gruppen richtet, wenn sie im Dienste des Vaterlandes steht (gleich ob das Vaterland recht oder unrecht hat) oder wenn es sich um eine Manipulation handelt.

Aber können wir uns vorstellen, daß unsere Kinder auf Kriegsspielzeug verzichten und keine Western oder Kriminalgeschichten mehr ansehen? Ich glaube, wir sollten uns ernsthaft daran gewöhnen – zumindest teilweise.

Ich glaube, daß Eltern das Kriegspielen ihrer Kinder oder andere Spiele, die Grausamkeit oder Bösartigkeit fördern, unterbinden sollten. (Das heißt allerdings nicht, daß jeder kleine Streit oder jede Rauferei verboten sein soll.)

Hätte ich einen drei oder vier Jahre alten Sohn, der sich von mir ein Spielzeuggewehr wünscht, so würde ich ihm mit einem freundlichen Lächeln erklären, daß er kein Gewehr bekommt. Ich würde ihm erklären, daß zuviel Bösartigkeit und Morden auf der Welt passiert, und daß wir alle lernen müssen, freundlich und gutnachbarlich miteinander auszukommen. Und ich würde ihn fragen, ob er statt dessen ein anderes Geschenk wollte.

Sähe ich bald darauf, daß er ein Stück Holz als Pistole benutzt, um sich einer Jugendbande anzuschließen, dann würde ich nicht gleich auf ihn zurennen und meine Ansicht noch mal darlegen. Er sollte seine Freude haben, solange dies nicht mit Grausamkeit verbunden ist. Bekäme er von seinem Onkel ein Gewehr oder einen Soldatenhelm zum Geburtstag, so würde ich den nicht wegnehmen wollen. Wäre er sieben oder acht Jahre und wollte sein Taschengeld für Kriegsspielzeug ausgeben, so würde ich es ihm nicht verbieten. Ich würde ihn allerdings erinnern, daß ich Kriegsspielzeug nicht gekauft oder als Geschenk verwendet haben möchte; nur müssen wir daran denken, daß ein Junge von jetzt an immer öfter weg von zu Hause ist und seine eigenen Entscheidungen trifft; er wird auch hier selbst entscheiden müssen. Mein Gespräch mit ihm würde ich nur nicht so aufzäumen, daß er eingeschüchtert würde und nur aus Gehorsam meinem Rat folgte. Ich würde natürlich versuchen, ihn von meinem Standpunkt aus möglichst zu beeinflussen. Und ich glaube, daß, selbst wenn er sich jetzt Spielzeugwaffen kaufte, er als Jugendlicher und Erwachsener ein Gefühl für die Probleme des Friedens hätte – ob ich es ihm nun verböte oder nicht.

Ich lehne ein striktes Verbot auch deswegen ab, weil dies auf die Menschen, die es am wenigsten benötigten, den größten Einfluß hätte. Wenn alle Eltern davon überzeugt wären, daß Kriegsspielzeug nicht gut für ihre Kinder ist und keines mehr kaufen würden, wäre das natürlich ideal. Aber dies wird in absehbarer Zeit nicht der Fall sein, wenn nicht eine Atomrakete zufällig abgeschossen wird und das Ergebnis die Welt so schockiert, daß sie alle echten und vorgetäuschten Waffen verbannt. Ein kleiner Prozentsatz der Eltern, die besonders viel Rücksicht nehmen und gewissenhaft sind, werden zunächst ihre Kinder von Kriegsspielzeug abzubringen versuchen; aber ihre Kinder werden ohnehin viel empfindsamer und verantwortungsbewußter als andere Kinder sein. Daher sollte man es bei den Menschen nicht übertreiben, die ohnehin für Frieden und gute Nachbarschaft einstehen, während ihre Bekannten das Gewehr zu Hause im Schrank stehen haben. (Es wäre vielleicht gut in einer Nachbarschaft, wo die meisten Eltern die gleiche Überzeugung haben.) Wichtig ist, daß Kinder mit einer liebevollen Haltung gegenüber allem Menschlichen aufwachsen. Den Grundstein dazu legt die Atmosphäre in unseren Familien. Die Erziehung wird verstärkt durch die Haltung, die wir gegenüber anderen Ländern und Gruppen in der Gesellschaft einnehmen. Die Abschaffung des Kriegspielens hätte sicher einen zusätzlichen Einfluß, der aber den Einfluß der beiden zuerst genannten Faktoren nicht übertrifft.

Ich bin allerdings kompromißlos hinsichtlich der Brutalität in Film und Fernsehen. Wenn Kinder sehen, wie ein menschliches Gesicht von einer Faust zerrissen wird, so hat das viel mehr Bedeutung für sie als das, was sie sich unter Gewalt in ihren eigenen Erzählungen vorstellen können.

Ich meine, daß Eltern ihren Kindern solche gewalttätigen Sendungen einfach verbieten müssen. Nebenbei gesagt sind sie auch für Erwachsene nicht gut. Hinzu kommt, daß kleine Kinder kaum zwischen Schauspiel und Wirklichkeit unterscheiden können. Sie als Eltern können es so erklären: »Es ist nicht richtig, wenn Menschen sich verletzen oder gegenseitig umbringen, und ich möchte nicht, daß du dabei zusiehst.«

Selbst wenn Kinder im Geheimen solche Programme ansehen, wissen sie doch genau, daß ihre Eltern dies nicht billigen. Dieses Wissen schützt sie zu einem gewissen Grad vor der brutalisierenden Wirkung dieser Szenen.

524. Schimpfworte. Im Alter von drei, öfter noch vier Jahren gehen die Kinder durch eine Phase, in der sie es lieben, mit Schimpfworten um sich zu werfen. Mit dem größten Vergnügen beleidigen sie sich gegenseitig, und Drohungen halten sie für sehr witzig und ausgesprochen tapfer. Man sollte dieses Stadium als ganz normal betrachten. Natürlich kann man dem Kind sagen, es solle derlei unterlassen, doch man kann ihm ebensogut seinen Spaß lassen, bis es von selbst genug davon hat.

Wenn sie größer werden, lernen alle normalen Kinder, die mit anderen zusammen spielen (und das sollten sie auf alle Fälle), eine Menge Schimpfworte und unflätige Ausdrücke. Sie benutzen sie oft, ohne daß sie wissen, was die Worte bedeuten. Sie glauben, daß es ein Beweis für ihre Selbständigkeit und ihre Klugheit ist, wenn sie mit solchen Worten um sich werfen und zeigen, daß es ihnen nichts ausmacht, sich auch mal schlecht zu benehmen. Im allgemeinen bedeutet es einen ziemlichen Schock für verantwortungsbewußte Eltern, wenn sie derlei Worte aus dem Munde ihrer unschuldigen Kleinen vernehmen. Was haben gute Eltern zu tun? Es empfiehlt sich, nicht aus der Haut zu fahren oder sich übermäßig zu entsetzen. Für ein furchtsames Kind könnte die Wirkung zu stark sein. Wenn die Eltern sehr böse werden, wird es Angst bekommen, und es wird sich nicht mehr recht trauen, mit anderen Kindern zu spielen, zu deren Vokabular solche Worte gehören. Die meisten Kinder aber, die entdecken, daß sie ihre Eltern schockiert haben, sind darüber höchst entzückt, zumindest im geheimen. Einige werden den neuen Sport zu Hause weiterbetreiben in der Hoffnung, diese Belustigung fernerhin zu genießen. Andere, denen die Eltern die Schimpfworte streng verboten haben, werden, da sie ihn zu Hause nicht loswerden können, ihren Vorrat an Schimpfworten an anderer Stelle mit Spielgefährten abschießen. Man braucht nun aber auch nicht so zu tun, als hörte man derlei Worte nicht, und braucht sich nicht verpflichtet fühlen, sie zu ertragen. Es genügt in den meisten Fällen, wenn man seinem Sprößling ruhig, aber fest bedeutet, daß man selbst – und die meisten anderen auch – solche Worte absolut nicht schön fände und daß er sie lieber nicht benutzen solle.

525. Kinder, die beißen. Es ist ein ganz natürlicher Reflex, wenn ein Baby um das erste Jahr herum Mutter oder Vater in die Wangen zu beißen versucht. Seine Zähnchen wollen betätigt sein, und wenn das Baby müde ist, neigt es im besonderen dazu zu beißen. Das hat in diesem Alter nichts zu sagen, auch nicht, wenn ein Kind von einem Jahr ein gleichaltriges Kind beißt – ob nun aus freundlichen oder feindlichen Gefühlen.

Die Eltern oder ein anderer Erwachsener kann dann in bestimmtem Ton zum Kind sagen: »Das tut doch weh!« und es zurechtweisen oder auch für einen Augenblick aus der Gruppe herausnehmen.

Im Alter von zwei bis zweieinhalb Jahren aber hängt es dann davon ab, wie oft das Kind beißt und wie es sich im übrigen benimmt und entwickelt. Wenn das Kind gesund, fröhlich und aufgeschlossen ist und nur hin und wieder, in seinem Zweikampf zur Waffe seiner Zähnchen greift, so ist das nichts Außergewöhnliches und kein Grund, sich Gedanken zu machen. Wenn das Kind aber leicht gereizt, in sich gekehrt und unglücklich ist, wenn es andere Kinder oft beißt, und zwar ohne ersichtlichen Grund, so ist das ein Zeichen dafür, daß irgend etwas nicht stimmt. Vielleicht hat das Kind zuwenig Gelegenheit, mit anderen Kindern zu spielen und sich »zurechtzuraufen«; vielleicht hat es Angst, fühlt sich ständig in der Defensive und glaubt, sich wehren zu müssen. Vielleicht wird es von seinen Eltern zu streng gehalten, wird dauernd und zuviel an ihm herumerzogen, so daß es sich in einem ständigen Zustand der Erregung und der Abwehr befindet. Vielleicht auch ist das Kind eifersüchtig auf ein jüngeres Baby zu Hause und überträgt nun seine Ressentiments und seine Angst, zu kurz zu kommen, auf alle anderen Kinder, so als nähmen auch sie ihm etwas von der elterlichen Liebe weg. Wenn die Eltern den wahren Grund nicht erkennen oder nicht beseitigen können, wäre Fühlungnahme mit erfahrenen Psychologen oder Pädagogen angebracht. (Siehe Abschnitt 861).

Einige Eltern, die selbst gebissen wurden, fragen, ob sie zurückbeißen sollten. Eltern können ihr Kind aber viel besser lenken, wenn sie freundlich die Oberhand bewahren und nicht auf die Stufe des Kindes hinabsteigen, indem sie beißen, schlagen oder streiten. Im übrigen kann ein Kind durchaus weiter kämpfen und Freude daran haben, wenn Sie es beißen oder schlagen. Und wenn Sie es tadelnd anblicken, dann provozieren Sie nur seinen Widerstand. Sie müssen nur eines tun: wenn das Kind diesen bestimmten Blick im Auge hat, dann sollten Sie sich zurückziehen, um nicht nochmal gebissen zu werden; zeigen Sie dem Kind aber auch, daß Sie das nicht mögen und daß dies nicht wieder vorkommen darf.

Zubettgehen

526. Zubettgehen als eine glückliche Zeit. Ob ein Kind gerne zu Bett geht oder sich dagegen wehrt, hängt von mehreren Faktoren ab.

Die Schlafengehenszeit sollte man angenehm und glücklich gestalten. Denken Sie daran, daß es für ein müdes Kind angenehm und einladend ist, wenn man daraus nicht eine ungemütliche Pflicht macht. Begegnen Sie der Schlafengehenszeit mit heiterer Gelassenheit. Erwarten Sie von Ihrem Kind, daß es pünktlich nach Hause kommt – so wie es ja auch pünktlich sein Sandmännchen sehen will. Kinder sollten ihre Eltern manchmal ruhig dazu überreden dürfen, ihre Absichten zu ändern und die Schlafengehenszeit hinauszuschieben (z. B. am Geburtstag, zu Weihnachten oder Neujahr). Oft aber ist das Zubettgehen die Quelle vieler Streitigkeiten. Ein Mittagsschläfchen hält man am besten gleich nach dem Mittagessen, bevor die Kinder Zeit hatten, mit Spielen zu beginnen. Der Zusammenhang zwischen Abendessen und Schlafengehen ist meist schwieriger, da das Kind noch gebadet werden muß und der arbeitende Elternteil jetzt nach Hause kommt.

Kinder sollte man zum Bett geleiten und nicht ins Schlafzimmer abkommandieren, insbesondere wenn sie weniger als drei bis vier Jahre alt sind. Wiegen Sie ein kleines Kind zärtlich zu Bett, führen Sie das drei bis vier Jahre alte Kind an der Hand und reden Sie mit ihm, während Sie auf das Bett zusteuern.

Bei kleinen Kindern hilft ein gewisses Ritual. Beispielsweise kann man die Puppe ins Bett stecken und zudecken. Anschließend steigt auch der Teddybär ins Kinderbettchen. Und zuletzt folgt das Kind und bekommt noch einen dicken Kuß. Danach ziehen die Eltern die Rolläden herunter oder löschen das Licht. Verfallen Sie dabei aber, auch wenn Sie wenig Zeit haben, nicht in Hektik. (Andererseits sollte das Kind auch nicht dieses Ritual hinausschieben dürfen.) Schlafengehen soll ein friedliches Ereignis sein. Wenn Sie genügend Zeit haben, erzählen Sie dem Kind oder lesen ihm eine Geschichte vor. Diese Geschichte soll das Kind aber nicht erschrecken. Die meisten Kinder mögen es, wenn sie ein kuscheliges Spielzeugtier oder eine Puppe als Schlafgenossen haben.

Probleme beim Zubettgehen und Schlafprobleme bei Babys werden in den Abschnitten 338 und 339, im Alter von zwei Jahren in den

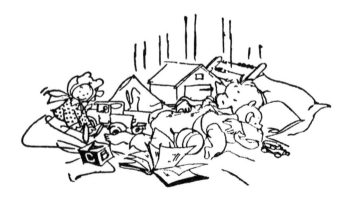

Abschnitten 591, 592 und 596, ab drei Jahren in Abschnitt 607 behandelt.

527. Wieviel Schlaf braucht ein Kind? Im allgemeinen kann man darauf vertrauen, daß ein Kind sich so viel Schlaf nimmt, wie es braucht. Wenn das Kind zwei Jahre und älter ist, kann man es ihm nicht mehr überlassen, das selbst zu entscheiden. Unter Umständen braucht es sehr viel Schlaf, aber es wird ihn nicht bekommen, weil sein Leben voller Spannungen ist: Einsamkeit, Angst, allein gelassen zu werden, Angst vor Dunkelheit, vor Alpträumen, Angst auch, das Bettchen naß zu machen, Aufregung aufgrund all der Erlebnisse und Erfahrungen, die der Tag bringt. Das eine Kind kann, obwohl übermüdet, unter Umständen nicht einschlafen, weil es alles genauso machen möchte wie sein älterer Bruder, das andere verzehrt sich vielleicht vor Eifersucht auf eine jüngere Schwester. Es kann sein, daß sich jeden Abend erst ein Kampf entspinnt, weil das Kind nicht zu Bett gehen will und die Eltern energisch werden müssen, dann ist es recht erregt und kann nicht einschlafen.

Wie man verhindern kann, daß das Kind in solche Schwierigkeiten gerät, wird an anderer Stelle erörtert werden. Hier seien diese Punkte nur angeführt, um zu zeigen, daß ein Kind, nachdem es zwei Jahre alt geworden ist, wahrscheinlich mehr Schlaf braucht, als es sich freiwillig nimmt. Das zweijährige Kind braucht durchschnittlich 12 Stunden Schlaf während der Nacht und ein bis zwei Stunden am Nachmittag. Der Nachmittagsschlaf wird kürzer, je älter das Kind wird, doch der Nachtschlaf sollte der gleiche bleiben. Erst zwischen den sechsten und neunten Lebensjahr kann das Kind eine Stunde des nächtlichen Schlafes aufgeben, und im Alter von 12 Jahren genügen dann etwa 10 Stunden Schlaf. Dies sind indessen Durchschnittsgrößen – das eine Kind braucht mehr, das andere weniger Schlaf. Viele Kinder hören mit dem Nachmittagsschlaf schon im Alter von drei oder vier Jahren auf. Doch im Grunde brauchen sie diese Ruhe noch, und wenn sie absolut nicht ins Bett wollen, so sollte man sie wenigstens ein bis zwei Stunden verhältnismäßig ruhig zu Hause spielen lassen. Im einzelnen hängt das Schlafbedürfnis natürlich von der Konstitution und dem Temperament eines jeden Kindes ab.

Pflichten

528. Man sollte ein Kind seine Pflichten genießen lassen. Wie lernt ein Kind, verschiedene Pflichten zu übernehmen und auszuüben? Es liegt in der Natur des Kindes, daß es Dinge wie sich selbst an- und ausziehen, Zähneputzen, Auffegen oder Aufräumen als etwas betrachtet, was Erwachsene tun. Es wird deshalb zunächst das Bestreben haben, es den Eltern nachzumachen. Haben seine Eltern ein freundliches und liebevolles Verhalten zu dem Kind – um so verständnisvoller, je älter es wird –, so wird es stolz darauf sein, wenn es den Eltern helfen kann. Es erledigt kleine Besorgungen, es trägt Holz heran, klopft Teppiche, weil es genauso wichtige Aufgaben übernehmen möchte wie Papa und Mama. Mit zwei Jahren kann man von ihnen schon verlangen, beim Aufräumen der Spielsachen zu helfen. Im Alter von drei Jahren kann es schon kleine Pflichten übernehmen, wie zum Beispiel beim Tischdecken helfen oder den Papierkorb leeren, obwohl sie dabei den Eltern noch nicht viel Arbeit erleichtern. Mit sieben oder acht Jahren sollten sie dann wirklich jeden Tag nützliche Tätigkeiten verrichten. Die meisten Eltern (der Autor dieses Buches eingeschlossen) bringen es nicht fertig, ihre Kinder so vollkommen zu erziehen, daß sie jederzeit auf ihr absolutes Entgegenkommen rechnen können; aber wenn man sich nur einmal klarmacht, daß Kinder im Grunde hilfsbereit sein möchten, wird man vielleicht eher einen Weg finden, sie die kleinen Pflichten des Alltags nicht als unerfreulichen Zwang ansehen zu lassen.

Es wäre auch verkehrt, wollte man das Kind dafür verantwortlich machen, wenn es seinen Pflichten nicht hundertprozentig nachkommt. Selbst mit 15 Jahren ist das zeitweilig noch zuviel verlangt (auch manche Erwachsenen geraten von Zeit zu Zeit in einen Zustand, in dem sie nicht voll verantwortlich sein können). Das Kind aber muß immer wieder erinnert werden. Wenn man genügend Geduld aufbringt, sollte man versuchen, diese Erinnerungen ganz beiläufig und höflich vorzubringen, so, als spräche man mit einem anderen Erwachsenen. Es ist der nörgelnde, herabsetzende Ton, der allen Stolz auf eine Arbeit tötet. Es hat sich auch als sehr hilfreich erwiesen, wenn man einem Kind eine Aufgabe zuweist, die es in der Gesellschaft anderer Familienmitglieder ausführen kann, sei es nun Geschirrabtrocknen oder Rasenmähen. Dadurch, daß das Kind in den Kreis der Erwachsenen mit einbezogen ist und dieselbe Arbeit leisten darf wie Vater und Mutter, wird sein Ehrgeiz angeregt und gleichzeitig auch die Freude an der Arbeit.

529. Selbständiges An- und Ausziehen. Im Alter von eineinhalb bis zwei Jahren fängt ein Kind an zu versuchen, sich selbst auszuziehen. (Es zieht die große Zehe von seinem Strümpfchen direkt auf seinen Magen zu, wo es einen Halt hat.) Weit kommt es mit seinen Versuchen zunächst noch nicht. Doch mit 2 Jahren wird es sich schon ganz schön allein seiner Sachen entledigen können. Nun versucht es, Hemd und Höschen auch wieder anzuziehen, doch zunächst wird es sich heillos verheddern. Es wird wahrscheinlich ein Jahr dauern, bis es lernt, wie man die Kleidungsstücke überzieht, und ein weiteres Jahr (bis vier oder fünf), wie man mit schwierigen Dingen, wie Knöpfen, Reißverschlüssen und Bändern, fertig wird.

Diese Zeit von eineinhalb bis zu vier Jahren erfordert viel Takt. Wenn man das Kind nicht all das, was es bereits allein kann, tun läßt oder sich zuviel einmischt, besteht die Möglichkeit, daß man es reizt und ärgerlich macht. Wenn man ihm gar keine Chance läßt, jeweils das zu lernen, was dem Grad seiner Entwicklung entspricht, lähmt man seinen Trieb, überhaupt zu lernen. Andererseits: hilft man ihm gar nicht, wird es auch nicht zu Rande kommen, und es ist vielleicht ratlos und am Ende wegen seiner Unfähigkeit voller Komplexe. Man muß einem Kind auf taktvolle und psychologisch richtige Weise helfen. Man kann ihm zum Beispiel die Strümpfchen halb überziehen, so daß es sie dann allein hochziehen kann. Man kann ihm auch Hemdchen oder Höschen so zurechtlegen, daß es den richtigen Einschlupf findet. Man kann dem Kind den leichteren Teil des Anziehens überlassen und es dafür interessieren, während man selbst den schwierigeren Teil übernimmt. Wenn das Baby sich in seinen Sachen verheddert, sollte man nicht die Geduld verlieren und es nun selbst anziehen, sondern ihm zeigen, wie es richtig ist, und es dann allein weitermachen lassen. Wenn das Kind fühlt, daß man Geduld und Verständnis hat, wird es sich viel mehr Mühe geben, selbst mit der neuen Aufgabe fertig zu werden.

Problematisch ist auch das Auswählen der Kinderbekleidung. Einige Eltern fragen das Kind überhaupt nicht, was es anziehen möchte. Andere Eltern führen einen täglichen Kampf ums Anziehen. Eine

Möglichkeit wäre, bei bestimmten Anlässen das Kind wählen zu lassen – in Grenzen (natürlich keine Lackschuhe am Strand) während bei anderen besonderen Anlässen (Urlaub, Hochzeiten) die Eltern das letzte Wort haben müssen. Ich glaube ein Grund, weshalb sich Eltern so über die Kleidung ihrer Kinder aufregen, besteht darin, daß sie meinen, nach der Kleidung ihres Kindes beurteilt zu werden.

530. Aufräumen. Wenn Ihr Kind noch sehr klein ist und Sie dennoch erwarten, daß es seine Spielsachen aufhebt und nach dem Spielen wegräumt, so kann man auch dies mit dem Spiel verbinden. »Die viereckigen Blöcke kommen hier auf große Haufen, die langen Blöcke gehören hierher. Und da drüben, siehst du, da ist eine Garage, und da gehen alle Autos abends schlafen.« Im Alter von vier oder fünf Jahren hat das Kind die Gewohnheit, seine Spielsachen aufzuräumen und dies gerne zu tun, angenommen. Oft braucht man es gar nicht mehr daran zu erinnern. Wenn es aber manchmal Hilfe braucht, sollten Sie als Eltern es bereitwillig unterstützen.

Wenn Sie einem dreijährigen Kind sagen: »Räum' endlich deine Sachen auf«, dann klingt das recht unfreundlich. Selbst wenn das Kind es gerne macht, so ist dies doch eine Aufgabe, die seine Ausdauer überfordert. Außerdem ist das Kind noch stark im Trotzalter.

Für die Eltern ist es leichter, dem Kind mit Freude beim Aufräumen zu helfen und damit eine positive Haltung zu prägen, als wegen des Aufräumens einen Streit auszulösen.

531. Trödeln. Wenn man sieht, wie diese und jene Mutter ihr trödelndes Kind am Morgen in Gang bringen will, wie sie es drängt, verwarnt, mit Schimpfen antreibt, aufzustehen, sich zu waschen, sich anzuziehen, sein Frühstück zu essen und sich auf den Schulweg zu machen, tun einem Mutter und Kind leid. Das Kind, das trödelt, war nicht von Geburt an so. Es ist das Produkt einer Erziehung, bei der es nach und nach als Antwort auf ständiges Antreiben einen gewissen Widerstand entwickelt hat. »Beeil dich und iß schnell auf.« – »Wie oft soll ich dir noch sagen, daß du schneller ins Bett gehen sollst?« Wie leicht verfallen Eltern in den Fehler und in die Gewohnheit, ihre Kinder auf diese Weise anzutreiben? Und sie wundern sich dann, daß die Kinder eine gewisse Dickfelligkeit an den Tag legen.

Die Eltern entschuldigen sich und sagen, wenn sie das Kind nicht drängten, würde es niemals fertig werden. Für gewöhnlich werden solche Eltern es gar nicht merken, wieviel Initiative sie ihren Kindern dadurch nehmen.

In den ersten Jahren, bevor das Kind fähig ist, Anweisungen allein auszuführen, muß man es praktisch bei der Hand nehmen und es bei allen Aufgaben, die es zu bewältigen hat, führen. Ist das Kind alt genug, daß es selbst Verantwortung übernehmen möchte, sollte man sich zurückziehen und sie dem Kind soweit wie möglich überlassen. Gibt es einen Rückschlag und zeigt es sich, daß das Kind vergißt, was es tun sollte, sei man zur Hand und übernehme wieder die Führung.

Wenn das Kind zur Schule kommt, soll man ihm den Glauben lassen, daß es seine persönliche Aufgabe sei, zur rechten Zeit dort zu sein. Wenn man ihm ruhig einmal erlaubt, zu spät zu kommen, wird es ihm peinlich sein, und es wird sich in Zukunft von selbst bemühen, pünktlich zu sein. Kinder hassen es, etwas zu versäumen, und für den kleinen Trödler ist es der beste Antrieb, sich am nächsten Tage mehr zu beeilen.

Hier soll gewiß nicht der Eindruck erweckt werden, daß es richtig sei, wenn man ein Kind nicht zu seinen Pflichten anhält. Im Gegenteil. Das Kind muß zu Tisch kommen, wenn die Mahlzeit angerichtet ist, und muß am Morgen zur rechten Zeit aufstehen. Aber es muß dem Kind erlaubt sein, eigene Initiative zu entwickeln. Man soll es beiläufig erinnern, wenn es etwas zu tun vergißt, doch man soll es nicht unnötig und übertrieben drängen, weil man dadurch das Kind lediglich zu Widerstand und Trotz treiben würde.

532. Ein bißchen Dreck schadet gar nichts. Ein kleines Kind liebt Beschäftigungen, bei denen es schmutzig wird, und es braucht diese Beschäftigungen auch. Es buddelt leidenschaftlich gern im Sand oder in schwarzer Erde, spielt mit »Kleckermatsch«, patscht mit Vorliebe in Pfützen oder in das Wasser im Waschbecken. Es kugelt auf dem Rasen herum und zerquetscht Sand und Matsch zwischen seinen Händchen. Wenn man dem Kinde die Möglichkeit läßt, sich so herrlich zu unterhalten, wird sein kleiner Geist angeregt, es wird von Lebensfreude erfüllt und liebt das Leben genauso, wie etwa ein Erwachsener ein gutes Konzert hört oder sich verliebt. Ein kleines Kind, das immer streng ermahnt wird, nur ja seine Sachen nicht schmutzig zu machen, das nicht nach Herzenslust auch einmal im Matsch buddeln darf und sich diese Ermahnungen zu Herzen nimmt, wird seelisch verkrampft werden. Kinder, die dazu erzogen werden, sich ängstlich vor jedem Fleckchen zu hüten, werden auch in anderer Beziehung überängstlich sein und keine Chance haben, sich zu einem unabhängigen, warmherzigen und dem Leben gegenüber aufgeschlossenen Menschen zu entwickeln, der sie doch eigentlich werden sollten.

Natürlich braucht man nun nicht alles über sich ergehen zu lassen, was ein kleines Kind anzurichten in der Lage ist. Aber wenn man seinem Sprößling Einhalt gebieten muß, sollte man es auf eine freundliche Weise tun, man sollte das Kind nicht beschimpfen und nicht einschüchtern; am besten ist es, man bietet ihm einen Ersatz an, der es vollauf befriedigt. Wenn das Kind in seinen Sonntagskleidern mit Kleckermatsch spielen möchte, dann ziehe man es zuvor um und stecke es in alte Sachen. Wenn es eine alte Bürste in die Finger kriegt und das Haus anmalen will, lasse man es ruhig »arbeiten« (mit einem Eimer und Wasser als Farbe), auf dem Kachelfußboden der Küche oder des Badezimmers kann es nach Herzenslust »anstreichen«.

533. Gute Manieren stellen sich ganz von selbst ein. Es ist nicht sehr sinnvoll, dem Kind als erstes beizubringen, wie es »Bitte« und »Danke schön« zu sagen habe. Am wichtigsten ist es, daß das Kind andere Menschen erst einmal mag. Wenn es nicht bereit ist, die anderen gern zu haben, wird es schwer sein, ihm auch nur die äußeren Regeln der Höflichkeit beizubringen. Das Kind muß sich ganz allmählich und ohne daß es dazu gezwungen wird, an andere Menschen gewöhnen. Eltern sind oft so stolz auf ihr Kind (besonders, wenn es das erste ist), daß sie es jedem Besucher sofort vorführen und am liebsten eine kleine Konversation zwischen dem Kind und dem Besucher anregen. Ein zweijähriges Kind aber findet das höchst überflüssig und lästig. Schon wenn es sieht, daß die Eltern jemanden begrüßen, bekommt es Angst und bezieht Abwehrstellung, weil es aus Erfahrung weiß, daß es nun gleich herbeigeholt und vorgeführt wird. Es ist sehr viel richtiger, wenn man einem Kind in den ersten drei bis vier Jahren Zeit läßt, sich an Fremde zu gewöhnen. Ein Kind von drei oder vier Jahren beobachtet den Fremden, der mit seiner

Mutter spricht, sehr aufmerksam einige Minuten lang. Dann plötzlich mischt es sich in die Unterhaltung, indem es etwas sagt: »Das Wasser ist heute im Klosett übergelaufen und hat alles überschwemmt.« Das ist zwar nicht das, was man unter gutem Benimm nach Knigge versteht, aber es ist ein erster Annäherungsversuch, und das Kind glaubt, daß es ein so faszinierendes Ereignis auch den anderen mitteilen müsse. Wenn diese Einstellung Fremden gegenüber erhalten bleibt, wird das Kind bald lernen, sich in einem freundlichen konventionellen Umgangston mit seiner Umwelt zu unterhalten.

Der wichtigste Punkt bei der Erziehung zur Höflichkeit aber ist das Beispiel in der Familie. Haben die anderen Mitglieder der Familie einen liebevollen und freundlichen Umgangston untereinander, dann wird das Kind ganz von allein diesen Ton annehmen. Es wird »bitte« und »danke« sagen, weil die ganze Familie es sagt und es auch meint. Es findet es wunderbar, sein Mützchen zu ziehen wie Papa seinen Hut, wenn eine Dame vorübergeht. Denn so wie Papa möchte der kleine Junge auf alle Fälle auch sein. Natürlich muß man ein Kind auch *lehren*, wie es höflich und aufmerksam zu sein hat. Wenn das aus einem freundlichen Geist heraus geschieht, wird es stolz darauf sein zu lernen. Wichtiger noch: Jedermann hat ein gut erzogenes Kind gern und ist unwillkürlich voreingenommen gegen gedankenlose, schlecht erzogene und unhöfliche Kinder. Die Eltern schulden es also ihrem Kind, daß sie ein liebenswertes Geschöpf aus ihm machen. Die Anerkennung, die ein Kind erringt, läßt es in Erwiderung noch freundlicher sein.

Wenn man ein Kind seiner Manieren wegen tadeln muß, sollte man es tun, wenn man mit ihm allein ist, nicht in Gegenwart anderer Leute.

Disziplin

534. In den letzten Jahrzehnten haben sich Psychologen, Pädagogen, Psychoanalytiker, Kinderpsychiater und Kinderärzte in vielen wissenschaftlichen Studien mit der Kinderpsychologie befaßt. Die Eltern waren gespannt, die Ergebnisse zu erfahren, und in Zeitungen, in Zeitschriften ist viel darüber veröffentlicht worden. Man hat, nach und nach, manches gelernt, z. B., daß Kinder die Liebe ihrer Eltern mehr brauchen als sonst irgend etwas; daß sie von allein an sich arbeiten, um möglichst erwachsen zu sein und Verantwortung zu tragen; daß viele von denen, die in die größten Schwierigkeiten geraten, viel eher unter einem Mangel an Liebe gelitten haben als unter einem Mangel an Strenge; daß Kinder mit Eifer lernen, wenn sie von verständnisvollen Lehrern unterrichtet werden und die Aufgaben ihrer Entwicklungsstufe entsprechen; daß Gefühle der Eifersucht Brüdern und Schwestern gegenüber und gelegentlicher Zorn auf die Eltern ganz natürlich sind und daß sich ein Kind dessen nicht zu schämen brauche; daß ein kindliches Interesse an den Dingen des Lebens und in einiger Hinsicht auch des Geschlechts ganz normal sei; daß eine zu heftige Unterdrückung aggressiver Gefühle und sexuellen Interesses zu Neurosen führen könne; daß unbewußte Gedanken einen ebensolchen Einfluß ausüben können wie bewußte Gedanken; daß jedes Kind eine Persönlichkeit für sich sei und daß man ihm erlauben solle, es zu sein.

All diese Eigenschaften erscheinen heute selbstverständlich, doch als sie zum ersten Male klar ausgesprochen wurden, fand man sie erstaunlich. Viele von ihnen standen im Gegensatz zu dem, was man jahrhundertelang für richtig befunden hatte. Es ist unmöglich, so viele tief eingewurzelte Maximen und Gesetze der Kindererziehung zu ändern, ohne daß viele Eltern dadurch verwirrt oder zu Widerspruch gereizt werden. Eltern, die selbst eine sehr liebevolle und von ihren eigenen Eltern klug geleitete Kindheit erlebt haben und außerdem einsichtsvoll sind, werden am wenigsten von diesem Wechsel der Anschauungen betroffen gewesen sein. Sie haben interessiert von all diesen neuen Ideen gehört und mögen ihnen selbst zugestimmt haben. Wenn sie dann der Aufgabe gegenüberstanden, die eigenen Kinder zu erziehen, werden sie es doch genauso getan haben wie ihre eigenen Eltern. Und der Erfolg wird ebenso groß sein, wie er in ihrer eigenen Kindheit gewesen ist. Dies ist die ganze natürliche Art und Weise, Kindererziehung zu erlernen: indem man selbst das Kind einer glücklichen, verantwortungsbewußten Familie war.

535. Einige häufige Mißverständnisse. Die Eltern aber, die selbst nicht allzuviel Glück in ihrer eigenen Kindheit erfahren haben, fanden all diese neuen Ideen zunächst abwegig, und es fiel ihnen schwer, sie zu begreifen. Viele von ihnen waren immer noch von einem Gefühl teils des Ressentiments, teils der Schuld belastet, wenn sie an das gespannte Verhältnis zu ihren eigenen Eltern zurückdachten. Sie wollen es ganz gewiß vermeiden, daß ihre eigenen Kinder ein ähnliches Gefühl ihnen gegenüber hegen. Aus diesem Grunde haben sie die neuen Theorien sehr eingehend studiert. Sie haben z. B. gelesen, daß alles, was Kinder brauchen, Liebe ist. Daß man ihnen erlauben sollte, ihre gewalttätigen Anwandlungen Eltern und Geschwistern gegenüber ruhig auszutoben; daß, wenn immer irgend etwas schiefgeht, es die Schuld der Eltern sei; daß Kinder, die sich schlecht benehmen, nicht gestraft, sondern mit größerer Liebe behandelt werden müßten. All diese halben Wahrheiten und falsch verstandenen Theorien erweisen sich als gefährlich, wenn man sie zu weit treibt. Sie ermutigen die Kinder, unbescheiden und aufsässig zu werden. Sie sind dafür verantwortlich, wenn Kinder sich schlecht benehmen und dann von Schuldgefühlen befallen werden. Sie treiben Eltern dazu, Übermenschen sein zu wollen. Wenn die Kinder sich schlecht benehmen und ungezogen sind, versuchen die Eltern eine Weile, ihren Zorn zu unterdrücken, aber irgendwann werden sie explodieren, dann fühlen sie sich schuldig und entmutigt, das aber löst wiederum weitere Ungezogenheiten bei den Kindern aus.

Manchmal trifft man Eltern, die selbst sehr höfliche Menschen sind und ihren Kindern doch erlauben, abscheulich unartig nicht nur ihnen selbst gegenüber, sondern auch zu Fremden zu sein. Es scheint, als ob sie es gar nicht bemerkten. Wenn man der Sache auf den Grund geht und das Verhalten dieser Eltern genau betrachtet, so wird man meist feststellen, daß sie in ihrer eigenen Kindheit ständig ermahnt worden sind, gut zu sein, und daß sie all ihre natürlichen Gefühle unterdrücken mußten. Nun wollen sie, zum Teil vielleicht unbewußt, ihre Kinder nicht unter einen gleichen Druck zur Güte setzen, und sie lassen ihrem eigenen Fleisch und Blut alle Freiheit, sich auszutoben, die man ihnen selbst vorenthalten hat. Als Alibi für sich selbst werden sie immer sagen, daß sie sich nach den neuesten Theorien der Kindererziehung richten.

536. Schuldgefühle der Eltern können Erziehungsprobleme heraufbeschwören. Es gibt viele Situationen, in denen Eltern sich dem einen oder anderen ihrer Kinder gegenüber ein bißchen schuldig fühlen können: die Mutter, die nebenbei einen Beruf hat und zur Arbeit geht, ohne daß sie sich klargemacht hat, wie sehr ihr Kind dadurch vernachlässigt wird; Eltern, die ein Kind mit einem körperlichen oder geistigen Schaden haben; Eltern, die ein Kind adoptiert haben und nun das Gefühl nicht loswerden, daß sie sich zuviel aufgebürdet oder daß sie eine gute Tat getan haben, indem sie das Kind eines anderen aufnahmen und nun großziehen; Eltern auch, die sich mit Kinderpsychologie beschäftigt haben und wissen, was alles man falsch machen kann – sie werden unter Umständen unsicherer sein als Eltern, die aus natürlichem Instinkt heraus das Richtige tun.

Was immer auch der Grund für diese Schuldgefühle sein mag – sie sind hinderlich bei der Erziehung des Kindes und belasten nicht nur die Eltern, sondern am Ende auch das Kind. Die Eltern werden dazu neigen, von ihrem Kind zuwenig, von sich selbst aber zuviel zu verlangen. Die Mutter wird im allgemeinen von diesem Problem mehr betroffen sein, da sie sich den Tag über direkt mit der Sorge um das Kind und mit seiner Erziehung beschäftigt, aber manchmal wird für den Vater das gleiche gelten. Die Mutter wird oft selbst dann, wenn ihre Geduld auf eine allzu harte Probe gestellt wird, noch versuchen, freundlich und versöhnlich zu sein, während das Kind tatsächlich einmal eine energisch feste Hand brauchte.

Ein Kind aber weiß genau wie ein Erwachsener recht gut, wann es zu weit gegangen ist, wann es ungezogen und rüde ist, auch wenn seine Mutter versucht, es nicht zu bemerken. Innerlich hat es ein schlechtes Gewissen, und es wäre ihm sehr lieb, wenn man es an weiteren Unarten hinderte. Doch wenn man es nicht zurechtweist, wird es aus einem zunächst noch unbewußten Drang heraus in immer stärkerem Maß ungezogen sein. Es benimmt sich so, als wollte es sagen: »Wie schlecht muß ich mich eigentlich benehmen, bis es euch zuviel wird?«

Unter Umständen wird es sich so provozierend benehmen, daß der Geduldsfaden der Mutter endlich reißt. Sie schimpft oder sie bestraft den kleinen Sünder. Der Friede ist wiederhergestellt. Doch die Schwierigkeit bei den Eltern, die mit Schuldgefühlen belastet sind, liegt darin, daß sie sich schämen, wenn sie einmal die Geduld verlieren. Haben sie ihr Kind schließlich einmal bestraft, versuchen sie hinterher, es zu trösten. Manchmal auch nehmen sie die Strafe wieder zurück oder erlassen dem Kind den Rest der Strafe. Auf alle Fälle sind sie inkonsequent.

All das klingt sehr kompliziert und vielleicht übertrieben. Doch wenn man sich nicht vorstellen kann, daß es diese Probleme gibt, dann zeigt das nur, daß man selbst von derartigen Schuldgefühlen gottlob nicht geplagt wird. Tatsächlich aber bedeuten sie kein so sehr seltenes Problem. Die meisten aller verantwortungsbewußten Eltern lassen dem Kind hin und wieder einmal etwas durchgehen, wenn sie das Gefühl haben, daß sie ungerecht oder achtlos waren. Aber sie finden ihr Gleichgewicht schnell zurück. Wenn jedoch Eltern sagen: »Wir haben das Gefühl, daß wir mit unserem Kind nicht fertig werden«, so ist das ein Zeichen dafür, daß die Eltern unter einem Schuldkomplex leiden und zu nachgiebig sind. Das Kind reagiert darauf mit ständiger Provokation. Kein Kind ist von Natur aus so geartet, daß es seine Eltern derart irritiert. Wenn die Eltern herausfinden, daß sie und in welcher Hinsicht sie zu nachgiebig sind, wenn sie sich selbst korrigieren und das Kind fester an die Hand nehmen, werden sie in den meisten Fällen mit Freude feststellen, daß ihr Kind sich nicht nur besser benimmt, sondern auch viel glücklicher ist. Auch die Eltern werden ihr Kind dann mehr lieben können, und die ganze Atmosphäre wird eine wärmere und zufriedenere sein.

537. Man kann beides sein: fest und freundlich zugleich. Ein Kind braucht das Gefühl, daß Mutter und Vater – wie liebevoll sie auch immer sind – ihre eigenen Rechte haben, daß sie fest bleiben können und daß sie das Kind nicht unvernünftig oder wissentlich ungezogen sein lassen. Das Kind, wenn es das weiß, wird seine Eltern mehr lieben. Dieses Wissen erzieht es von Anfang an dazu, mit anderen Leuten vernünftig umzugehen. Das verwöhnte Kind ist nicht glücklich, nicht einmal in seinem eigenen Heim. Und wenn es in die Welt hinauskommt, ob das nun mit 2, mit 4 oder mit 6 Jahren geschieht –, wird es zunächst einen argen Schock zu überwinden haben. Es wird merken, daß keiner bereit ist, sich nach ihm zu richten und all seine Wünsche zu erfüllen; im Gegenteil – niemand mag es leiden, da es selbstsüchtig und verwöhnt ist, oder aber es muß unter vielen bitteren Erfahrungen lernen, wie man seine Selbstsucht zügelt.

Viele Eltern erlauben ihrem Kind eine Zeitlang, ihnen auf der Nase herumzutanzen – bis ihre Geduld erschöpft ist. Und dann werden sie zornig. Aber weder das eine noch das andere ist wirklich nötig. Wenn Eltern ein gesundes Selbstbewußtsein haben, setzen sie ihren Willen durch, solange sie noch überlegen und ruhig bleiben können. Wenn z. B. ein Kind darauf besteht, in einem Spiel fortzufahren, die Mutter aber ermüdet ist oder keine Zeit mehr hat, sollte sie freundlich, aber bestimmt sagen: »Ich bin jetzt müde, jetzt ruhe ich mich ein Weilchen aus und lese ein Buch, und du kannst auch ein Buch lesen.« Will das Kind mit seinem Spiel immer noch nicht aufhören und schafft man es mit Güte allein nicht, dann kann man ruhig energisch werden, auch wenn es zunächst für eine Minute Gebrüll gibt.

538. Natürlicher Zorn. Man sollte das Kind wissen lassen, daß es ganz normal sei, wenn es hin und wieder wütend und bockig wird. Wenn ein Kind ungezogen gegen seine Eltern wird – vielleicht, weil es gestraft werden mußte oder weil es eifersüchtig auf seine Geschwister ist –, sollten die Eltern ihm sofort Einhalt gebieten und darauf bestehen, daß es wieder höflich und artig ist. Aber zur gleichen Zeit könnten die Eltern ihm auch erzählen, daß sie sehr wohl wüßten, daß alle Kinder hin und wieder ungezogen seien. Sie könnten durchaus verstehen, daß man einmal wütend wird, aber dann müsse man hinterher auch wieder vernünftig sein. Das scheint vielleicht ein Widerspruch in sich und klingt so, als wollte man widerrufen, daß man eben zuvor das Kind ermahnt habe, artig zu sein. Alle pädagogischen Untersuchungen haben ergeben, daß ein Kind glücklicher ist und sich besser benimmt, wenn seine Eltern auf gutem Benehmen bestehen. Doch gleichzeitig hilft es dem Kind, wenn es weiß, seine Eltern haben Verständnis für gelegentliche Wutanfälle und tragen sie ihm nicht nach. Es kommt dann viel leichter über sein »Böckchen« und seinen akuten Ärger hinweg, und es setzen sich keine Schuldgefühle im Unterbewußtsein fest.

539. Man frage ein Kind nicht, ob es dieses oder jenes möge, sondern tue, was notwendig ist. Es kommt immer wieder vor, daß Mütter in die Gewohnheit verfallen, ihre kleinen Kinder zu fragen: »Möchtest du jetzt dein Breichen essen?« oder »Wollen wir uns jetzt anziehen?« oder »Mußt du wohl ein Bächlein machen?« Die Antwort des Kindes wird in 95 von 100 Fällen »Nein« heißen, und dann muß die

Mutter mit vielen Worten versuchen, das Kind zu überreden, das zu tun, was doch nicht zu vermeiden ist. Es ist viel richtiger, dem Kind erst gar nicht die Wahl zu lassen. Wenn es Zeit zum Essen ist, trägt oder führt man es an den Tisch und unterhält sich dabei mit ihm, um es abzulenken, über das, was es gerade im Sinn hat. Wenn die Zeit heran ist, daß es aufs Töpfchen muß, setze man es darauf, ohne viel zu fragen.

Indessen kann man, wenn man ein Kind in einem Spiel unterbrechen muß, das es gerade sehr fesselt, ihm kleine psychologische Stützen geben. Wenn das Zweijährige vor der Schlafenszeit mit seinem Stoffhund spielt, könnte man sagen:»Komm, wir bringen den Bello jetzt zu Bett«; wenn der Dreijährige auf das Töpfchen im Badezimmer gesetzt werden muß und gerade so herrlich mit seinem Auto spielte, kann man ihm sagen, was für eine weite Reise das doch sei und ob das Auto wohl die lange Strecke bis zum Badezimmer zurücklegen könne? Erleichtert man es den Kindern auf solche Weise, mit dem Spiel aufzuhören und das zu tun, was zunächst noch störende Unterbrechung ist, wird man ihnen über manche Klippe hinweghelfen.

Je älter das Kind wird, desto weniger läßt es sich jedoch ablenken, desto mehr konzentriert es sich auf seine jeweilige Beschäftigung. Dann nützt es mehr, wenn man ihm eine kleine freundliche Verwarnung erteilt. Wenn ein Junge von 4 Jahren eine halbe Stunde lang damit beschäftigt gewesen ist, aus Klötzchen ein Segelschiff zusammenzubauen, und es wird allmählich Zeit, zu Bett zu gehen, kann man etwa sagen:»Nun richte noch schnell die Segel auf, ich will noch sehen, wie es dahinschwimmt, bevor du ins Bett gehst.« Das ist besser, als wenn man es ohne Warnung aus seinem Spiel herausreißt. Natürlich braucht auch diese Taktik den Kindern gegenüber viel Geduld, die man nicht immer hat.

540. Man soll kleinen Kindern nicht zuviel Gründe nennen. Es kann durchaus geschehen, daß man ein Kind im Alter von ein bis drei Jahren dadurch verwirrt und belastet, daß man ihm für alle Anordnungen und Verweise Gründe sagt. Die Mutter eines zweijährigen Jungen etwa versucht immer, ihn mit exakten Erklärungen dazu zu bringen, zu gehorchen:»Hänschen, du mußt die Brille vom Onkel Doktor liegen lassen – wenn du sie kaputt machst, kann er nicht mehr sehen.« Hänschen guckt die Brille mit einem sehr besorgten Ausdruck an und sagt: »Der Onkel Doktor kann nicht sehen.« Eine Minute später versucht er, die Tür zur Straße zu öffnen, seine Mutter warnt ihn: »Geh nicht aus der Tür, Hänschen. Hänschen könnte verlorengehen, und Mami weiß dann nicht, wo er ist.« Das arme Hänschen wälzt diese neue Gefahr in seinem Kopf und wiederholt: »Mami weiß nicht, wo er ist.« Es ist schlimm für ihn, damit fertig zu werden, daß das Leben so gefährliche Dinge bereithält. Seine Phantasie wird unnötig mit Pessimismus belastet. Ein zweijähriges Kind sollte sich nicht damit befassen müssen, was dabei herauskommt, wenn es dies oder jenes tut. Das soll nun nicht heißen, daß man ein Kind niemals warnen soll; man soll es nur nicht unnötig damit belasten, daß man ihm allerlei noch unverdauliche Ideen in den Kopf setzt. Es gibt Mütter, die glauben, daß sie einem Kind von drei Jahren eine vernünftige Erklärung für alles, was sie tun oder was das Kind tun soll, geben müßten. Wenn es Zeit zum Spazierengehen ist, werden diese Mütter es niemals fertigbringen, das Kind einfach und ganz selbstverständlich anzuziehen und mit ihm auszugehen, nein, sie sagen: »Wollen wir jetzt unseren Mantel anziehen?« – »Nein«, sagt das Kind. »Oh, aber wir wollen doch spazierengehen, die Luft ist so schön.« Das Kind ist es gewöhnt, daß die Mutter sich verpflichtet fühlt, für alles einen Grund anzugeben, und das ermutigt das kleine Wesen, auch seine eigene Meinung zu sagen und zu streiten. Es wird also jetzt sagen: »Warum?« – doch nicht etwa, weil es das wirklich wissen will: »Frische Luft ist gesund, davon bekommst du Appetit und wirst groß und stark.« – »Warum?« fragt das Kind, und so geht es weiter und weiter den ganzen lieben langen Tag. Dieses sinnlose Hin und Her von Frage und Antwort macht durchaus kein vernünftigeres Kind aus ihm und wird es nicht davon überzeugen, daß seine Mutter ein vernünftiger, zu respektierender Mensch sei. Das Kind wäre viel glücklicher und würde sich viel sicherer bei seiner Mutter fühlen, wenn sie eine Atmosphäre von ruhigem Selbstvertrauen ausstrahlte und das Kind in einer freundlichen, aber bestimmten Art durch den Tag steuerte.

Sehr kleine Kinder bewahre man vor gefährlichen oder verbotenen Dingen und Situationen, indem man sie aufnimmt und sie mit etwas anderem Interessanten, aber Harmlosen ablenkt. Wenn das Kind älter wird und begreift, was man ihm sagt, sollte man es mit einem beiläufigen »Nein« ermahnen und es noch intensiver ablenken. Wenn es eine Erklärung oder einen Grund zu hören wünscht, sollte man dem Kind in einfachen Worten klarmachen, worum es geht. Man braucht aber nicht anzunehmen, daß ein Kind für jede Anordnung, die man ihm zuteil werden läßt, eine Erklärung haben möchte. Das Kind weiß im Grunde, daß es noch unerfahren ist, und es rechnet damit, daß seine Eltern es vor Gefahr bewahren. Es fühlt sich sicher, wenn es weiß, die Eltern passen auf, daß ihm nichts geschieht, vorausgesetzt, daß man es auf verständnis- und taktvolle Art tut.

541. Wutanfälle. Im Alter zwischen ein und drei Jahren haben fast alle Kinder hin und wieder einmal einen Wutanfall, ihr »Böckchen«. In diesem Alter entwickelt sich die Persönlichkeit des Kindes, und es wird sich seiner eigenen Wünsche bewußt. Wenn sie abgeschlagen oder nur einfach nicht erfüllt werden, merkt das Kind es schon ganz gut und wird dann ärgerlich. Für gewöhnlich ist das aber noch kein Grund, daß es seine Eltern, die ihm den Wunsch nicht erfüllt haben, angreift. Vielleicht sind die Erwachsenen noch zu überwältigend groß und zu unbegreiflich. Sein Kampfgeist ist im übrigen auch noch nicht voll entwickelt.

Wenn der Ärger in einem kleinen Kind hochschießt und es aufbringt, fällt ihm nichts Besseres ein, als diesen Zorn am Fußboden und an sich selbst auszulassen. Es wirft sich auf die Erde, schreit und trommelt mit Händen und Füßen und vielleicht auch mit seinem Kopf auf die Erde.

Ein Wutanfall hin und wieder hat nichts zu bedeuten. Gründe dafür gibt es immer: Hunger, Ermüdung oder man verlangt einfach zuviel vom Kind (die meisten Wutanfälle im Kaufhaus zählen dazu). Ist das der Grund, kann die Mutter den Auslöser ignorieren und gleich das Grundproblem ansprechen: »Du bist jetzt müde und hungrig, nicht wahr? Komm, wir gehen nach Hause. Dann essen wir etwas und gehen ins Bett. Dann ist dir besser.« Häufige Wutanfälle lassen auch darauf schließen, daß die Mutter es nicht versteht, ihr Kind mit Verständnis und kluger Geduld zu behandeln. In diesem Falle wären mehrere Fragen zu stellen: Hat das Kind genügend Möglichkeiten, im Freien zu spielen, und zwar an einem Ort, wo die Mutter nicht dauernd daneben steht und aufpassen muß, und hat das Kind dort Geräte, an denen es klettern und sich ausarbeiten kann? Und zu Hause, hat es dort genug Spielsachen oder Küchengeräte, mit denen es spielen kann, und ist der Haushalt so eingerichtet, daß die Mutter ihm nicht alles und jedes verbieten muß? Erregt die Mutter vielleicht, ohne daß sie es selbst merkt, seinen Widerspruch, indem sie es ständig ermahnt, dies und das zu tun, anstatt daß sie dem Kind hilft, zunächst mit allen Schwierigkeiten fertig zu werden? Wenn sie sein Spiel unterbrechen und es ins Haus oder zum Essen holen muß – tut sie es dann vielleicht zu abrupt, ohne daß sie dem Kind die Übergänge vom Spiel zu den Pflichten des Daseins erleichtert? Wenn sie sieht, daß sich ein Sturm zusammenbraut – wird sie ihn grimmig entschlossen mit sozusagen geballter Energie erwarten oder wird sie ihn ablenken und das Schlimmste sich in anderer Richtung austoben lassen?

Man kann nicht allen Wutanfällen ausweichen. Eine Mutter hätte übernatürliche Kräfte, wenn es ihr Gelänge, so viel Geduld und Klugheit aufzubringen. Wenn der Sturm losbricht, sollte man ihn beiläufig über sich ergehen lassen und auf diese Weise dem Kind und sich selbst helfen, damit fertig zu werden. Ganz gewiß soll man nicht resignieren und das Kind aus Schwäche gewähren lassen, dann nämlich würde es Wutanfälle bekommen, sooft es ihm Spaß macht. Doch man kann in solch einem Moment ein Kind nicht zur Rede stellen, weil es nicht in der Lage ist, seinen Irrtum einzusehen. Wenn man selbst in Zorn entflammt, wird das Kind sich noch weniger schnell beruhigen können. Man muß ihm die Möglichkeit geben, seinen »Bock« von selbst und freiwillig zu überwinden.

Das eine Kind kommt am schnellsten wieder zu sich, wenn die Mutter aus seinem Blickfeld entschwindet und ihrer Tätigkeit nachgeht, als ob ihr des Kindes Zorn gar nichts ausmache. Das andere Kind, das vielleicht mehr Selbstbewußtsein und Stolz besitzt, wird seinen Zorn solange auskosten, bis die Mutter ihm mit einer freundlichen und versöhnlichen Geste entgegenkommt. Sie könnte sich dem Kind zuwenden und so tun, als sei ihr etwas Hübsches eingefallen, was man jetzt unternehmen sollte; sie könnte den kleinen Schreihals auf den Arm nehmen und ihm zeigen, daß alles halb so schlimm und das Ärgste vorüber ist.

Es ist natürlich höchst unangenehm, wenn ein Kind mitten auf einer belebten Straße einen Wutanfall bekommt. Dann ist es das beste, man nimmt es schnell auf den Arm, mit einem Lächeln, wenn man das fertigbringt, und bringt es an eine verhältnismäßig ruhige Stelle, wo das eigene Gemüt und das Kind sich erst einmal wieder abkühlen können.

Oft brüllt ein Kind so sehr, daß es keine Luft mehr bekommt und blau anläuft – das kann durchaus ein Ausdruck der Erregung und seines Temperaments sein. Solche Augenblicke ängstigen eine Mutter sehr, aber sie sollte versuchen, mit Vernunft darüber hinwegzukommen, damit das Kind es sich nicht angewöhnt, übermäßige Wut zu einer Taktik werden zu lassen, mit der es die Mutter zwingt, ihm seinen Willen zu erfüllen. Siehe Abschnitt 368.

542. Ist Strafe notwendig? Die einzige Antwort darauf ist, daß gute Eltern wissen, daß sie ihr Kind hin und wieder einmal strafen müssen. Vielleicht gibt es einige wenige Eltern, die es fertigbringen, ihre Kinder mit Erfolg zu erziehen, ohne das Mittel der Strafe jemals anzuwenden. Es hängt viel davon ab, wie die Eltern selbst erzogen worden sind. Wenn sie mit guten Gründen hin und wieder einmal eine Strafe erhalten haben, werden sie es für richtig finden, in ähnlichen Situationen ihre eigenen Kinder auch zu strafen. Und wenn sie nur durch das gute Vorbild mit Vernunft und Verständnis erzogen worden sind, werden sie versuchen, ihre Kinder ähnlich zu behandeln. Es kann jedoch nicht verheimlicht werden, daß es eine ganze Menge sehr unerzogener Kinder gibt: Ein Teil dieser Kinder wird viel gestraft, andere haben nie Strafen erhalten. Man kann also weder sagen, daß es immer wirkt, wenn man die Kinder mit gelegentlichen Strafen erzieht, noch daß es besser wäre, sie ganz zu vermeiden. All das hängt von den Erziehungsprinzipien der Eltern im ganzen ab.

Bevor wir uns aber eingehender mit dem Thema »Strafen« befassen, sollten wir uns klarmachen, daß sie *niemals* das Hauptelement der Erziehung sind – Strafe ist lediglich ein etwas kräftiger Hinweis für das Kind, daß die Eltern das, was sie sagen, auch meinen und befolgt wissen wollen. Wir alle kennen Kinder, die viel geohrfeigt, geschlagen und ausgeschimpft wurden und doch sehr ungezogen sind. Viele Verbrecher haben die Hälfte ihres Lebens im Gefängnis verbracht, und doch waren sie jedesmal, wenn sie entlassen wurden, kurze Zeit später wieder in eine neue Untat verwickelt.

Die beste Basis für eine gute Erziehung ist es, wenn das Kind in einer liebevollen Familie aufwächst – es ist so wichtig, daß es geliebt wird und lernt, die anderen wiederzulieben. Der Mensch möchte gern freundlich und aufgeschlossen sein – jedenfalls zumeist –, weil er dazu geschaffen ist, in Gemeinschaft zu leben, und weil er gern auch von anderen geliebt werden möchte. (Gewohnheitsverbrecher sind Menschen, die in ihrer Kindheit nicht genug Liebe genossen haben, so daß sie ihrerseits auch kein Gefühl dafür haben – viele von ihnen sind sogar mißhandelt worden.) Im allgemeinen wird ein Kind etwa im Alter von 3 Jahren damit anfangen, freiwillig etwas abgeben zu wollen – nicht nur, weil seine Mutter das von ihm verlangt und es erinnert (obwohl auch das manchmal hilft), sondern weil seine Zuneigung zu anderen Kindern sich jetzt allmählich entwickelt.

Ein anderes sehr vitales Element der Erziehung ist der Wunsch des Kindes, den Eltern so sehr wie möglich zu gleichen. Es strengt sich an, höflich und zivilisiert und pflichtgetreu zu sein, und zwar kann man diesen Zug der Entwicklung vor allem im Alter von drei bis sechs Jahren beobachten (Abschnitt 602). Dies ist die Zeit, in der sich kleine Jungen an männliche Freunde anschließen; sie wollen in Gefahr genauso tapfer sein wie ein Mann, höflich zu Damen und zuverlässig bei der Erledigung einer Aufgabe, wie Papa es ist. Und dies ist auch das Alter, in dem das Mädchen angeleitet wird, im Haushalt kleine Dienste und Pflichten zu übernehmen, und in dem es mit großer Liebe an kleinen Babies hängt (Puppen eingeschlossen) und zärtlich zu anderen Familienmitgliedern ist, wie sie es der Mama abgeguckt hat.

543. Zur täglichen Aufgabe der Eltern gehört es, die Kinder durch Festigkeit zu leiten. Obwohl Kinder den Hauptteil ihrer Erziehung der Liebe und dem Trieb zur Nachahmung verdanken, bleibt, wie man weiß, immer noch eine Menge für die Eltern zu tun übrig. Mit dem Auto verglichen, liefert das Kind die Energie, die Eltern müssen das Steuer übernehmen. Einige Kinder sind fordernder als andere – sie sind aktiver, impulsiver und hartnäckiger. Dann braucht man mehr Kraft, damit sie nicht aus der Spur brechen. Die Motive des Kindes sind in den meisten Fällen gut, aber das Kind hat noch nicht die Erfahrung und Ausdauer, die man braucht, um auf dem richtigen Weg zu bleiben. Die Eltern müssen sagen: »Nein, über die Straße darf man nicht gehen, das ist zu gefährlich.« Oder: »Damit darfst du nicht spielen, du könntest jemanden verletzen.« Oder: »Das Dreirad können wir nicht mit nach Hause nehmen, das gehört Fritzchen.« Und so weiter. Wieweit die Führung der Eltern Erfolg hat, hängt davon ab, ob sie auf vernünftige Weise ihren Willen durchsetzen (es ist unmöglich, daß man seinen Willen *immer* durchsetzt), ob man wirklich *meint*, was man sagt, und ob man einem Kind mit gutem Grund etwas verbietet oder befiehlt – und nicht nur, weil man glaubt, daß man dem Kind seine eigene Macht zeigen müsse.

Man sitzt nicht neben einem kleinen Kind, beobachtet, wie es irgend etwas kaputtmacht, und bestraft es dann hinterdrein. Man greift aber schließlich doch zum Mittel der Strafe in den Augenblikken, in denen man mit ruhiger Konsequenz nichts auszurichten scheint. Ein Kind ist manchmal in der Stimmung, daß es ausprobieren will, ob ein Verbot, das ihm wohl bewußt ist, immer noch Geltung hat. Oder es ist sehr verärgert und absichtlich ungezogen. Vielleicht auch macht es etwas sehr Kostbares kaputt, aus Achtlosigkeit oder aus Übermut. Manchmal auch fällt der Moment, in dem ein Kind unartig ist, mit einem anderen Ärgernis zusammen, oder das Kind ist auf der Straße achtlos und wäre fast in Gefahr geraten, überfahren zu werden. In solchen Situationen kochen der Ärger oder die Sorge in der Mutter über, und sie gibt dem Kind einen Klaps oder schimpft es aus.

Den besten Beweis dafür, ob man mit der Bestrafung recht getan hat, wird das Verhalten des Kindes selbst erbringen. Wenn das Kind bockiger, ungezogener und aggressiver ist, als zuvor, dann waren die Erziehungsmaßnahmen zweifellos falsch. Wenn das Kind über Gebühr zerknirscht ist und sich die Sache sehr zu Herzen nimmt, ist man zu energisch geworden. Jedes Kind reagiert auf Strafen anders.

Es gibt Zeiten, in denen das Kind aus Ungeschick oder aus Achtlosigkeit einen Teller zerschlägt oder ein Loch in sein Höschen reißt. Wenn es in einem liebevollen Verhältnis zu seinen Eltern steht, wird es über solche kleinen Mißgeschicke selbst unglücklich sein, und es ist nicht nötig, daß man es dafür bestraft. Manchmal muß man es dann sogar trösten. Ein Kind zu schelten, das von sich aus schon beschämt ist, wäre falsch. Man würde es verwirren, unter Umständen sein Bedauern in das Gegenteil verkehren und Streitlust in ihm entfachen.

Bei älteren Kindern, die mit dem Geschirr immer dummes Zeug und ständig etwas kaputtmachen, hilft es manchmal, wenn man sie Ersatz von ihrem eigenen Taschengeld kaufen läßt.

Das Kind von sechs Jahren entwickelt einen ausgesprochenen Sinn für Gerechtigkeit und sieht es ein, wenn eine Strafe angebracht ist. Bevor es sechs Jahre alt ist, sollte man aber nicht immer auf der Logik von Unart und Strafe beharren – bei einem Kind *unter* drei Jahren ist sie noch vollends überflüssig. Es hat keinen Zweck, in kleinen Kindern belastende Schuldgefühle zu wecken. Im Alter von ein und zwei Jahren ist es die Aufgabe der Eltern, das Kind zu behüten und vor Schwierigkeiten und Gefahren zu schützen, es ist noch nicht notwendig, die eigene Verantwortlichkeit in einem so kleinem Kind wecken zu wollen.

Einige Eltern glauben, daß »Stubenarrest« ein gutes Mittel der Erziehung sei. Doch das hat einen anderen Nachteil: auf diese Weise wird einem Kind sein Zimmer als Gefängnis erscheinen. In manchen Familien – und das scheint die bessere Methode zu sein – setzt man kleine Kinder zur Strafe lediglich auf einen bestimmten Stuhl, wo sie ein paar Minuten sitzen bleiben müssen, ohne daß sie herunterkrabbeln dürfen.

Drohungen sollte man möglichst vermeiden. Sie sind bestenfalls geeignet, die Disziplin zu schwächen. Es scheint, flüchtig gesehen, ganz vernünftig, zu sagen: »Wenn du mit deinem Dreirad nicht von der Straße wegbleibst, muß ich es Dir wegnehmen.« Aber im Grunde ist eine Drohung für ein Kind nur eine Herausforderung, denn sie schließt die Möglichkeit ein, daß das Kind eben *nicht* gehorcht. Es macht dem Kind viel mehr Eindruck, wenn man ihm klar und bestimmt sagt, es habe sich von der Straße fernzuhalten, und wenn es aus Erfahrung weiß, daß die Mutter auch das meint, was sie sagt. Es gibt indessen Fälle, in denen man wirklich einmal drastische Maßnahmen ergreifen und dem Kind das Dreirad vielleicht für ein paar Tage wegnehmen muß. Dann ist es besser, man läßt dem Kind zuvor eine Warnung zukommen. Ganz gewiß aber ist es töricht und zerstört sehr schnell die Autorität der Eltern, wenn man Drohungen äußert, die man weder wahrmachen will noch kann. Drohungen, die das Kind ängstigen, etwa »ein Monster« oder »die Polizei kommt«, sind in jedem Falle falsch und zu unterlassen.

544. Aus mehreren Gründen sollte man auf körperliche Bestrafung verzichten. Das Kind bekommt den Eindruck, daß der Größere, Stärkere sich durchsetzen kann, auch wenn er nicht im Recht ist. Das wird es seinen Eltern vielleicht nie verzeihen. Einige Kinder, die geschlagen werden, finden es dann ganz richtig, wenn sie ihrerseits schwächere Kinder schlagen.

Wenn ein Abteilungsleiter in einem Büro oder ein Meister in der Industrie mit der Arbeit eines Angestellten unzufrieden ist, wird er ihn nicht anbrüllen und verprügeln. Er tritt ihm mit Achtung gegenüber und erklärt, wie die Arbeit auszuführen ist. In den meisten Fällen reicht das auch. Kinder unterscheiden sich nicht so sehr von Erwachsenen in ihrem Wunsch, Verantwortung zu tragen und dieser Verantwortung auch gerecht zu werden. Sie reagieren gut auf Lob und eine angemesse Erwartungshaltung.

Früher wurden die Kinder meist geschlagen, da man der Auffassung war, dies sei notwendig, um ihnen gutes Benehmen beizubringen. Jetzt, im 20. Jahrhundert, da Eltern und Wissenschaftler die Kinder bei uns und in anderen Ländern beobachtet haben, mußten sie erkennen, daß sich Kinder auch ohne körperliche oder andere Bestrafung gut benehmen können, hilfsbereit und höflich sind. Ich selbst kenne viele Kinder, auf die das zutrifft, und es gibt Länder in der Welt, in denen körperliche Bestrafung unbekannt ist.

545. Eltern, die mit ihren Kindern nicht fertig werden oder sie ständig strafen müssen, brauchen Hilfe. Manche Eltern haben über Gebühr große Schwierigkeiten mit der Erziehung ihrer Kinder. Sie erklären, ihr Kind wolle einfach nicht gehorchen, es habe wohl einen schlechten Charakter. Das erste, was man feststellt, wenn man solche Eltern – nehmen wir einmal an, es sei die Mutter – beobachtet, ist, daß sie gar nicht *wirklich* versuchen, den richtigen Ton zu finden, obwohl sie es im Grunde möchten und denken, sie täten es. Manche Mutter droht und schimpft ständig. Aber sie läßt ihren Drohungen niemals die Tat folgen. Im anderen Falle setzt die Mutter, obwohl sie eine Strafe diktiert, am Ende ihren Willen niemals durch und bringt das Kind nicht dazu, ihren Anordnungen zu folgen. Wieder eine andere Mutter wird vielleicht einmal ihren Willen durchsetzen, doch 5 oder 10 Minuten oder eine halbe Stunde später läßt sie dem Kind wieder seinen eigenen Willen.

Es gibt viele Möglichkeiten, Fehler dieser Art zu begehen. Es ist zum Beispiel auch grundverkehrt, Kinder in Gegenwart von Fremden zur Rede zu stellen oder etwa die Nachbarin zu fragen: »Haben sie schon jemals ein so unartiges Kind gesehen?« Wenn das Kind so etwas hört, wird es ganz gewiß bockig und renitent werden und seine eigenen Wege gehen. Eltern, die solche Erziehungsfehler machen, glauben zumeist, daß mit ihrem Kind eben nichts anzufangen sei und daß man nichts tun könne, um einen guten Menschen aus ihm zu machen. Sie sind sich gar nicht dessen bewußt, daß sie, ob sie nun freundlich oder aber streng zu dem Kind sind, es nicht um des Kindes willen sind, sondern weil sie selbst irgendwelche Gefühle abreagieren.

Eltern dieser Art haben oft selbst eine sehr unglückliche Kindheit hinter sich und niemals die Versicherung erhalten, daß sie nette und wohlerzogene Menschen seien. Sie haben deshalb nicht genügend Selbstvertrauen und setzen auch nicht genügend Vertrauen in die Natur ihres Kindes. In solchen Fällen ist es ratsam, daß Eltern sich mit Kinderärzten oder Kinderpsychologen unterhalten, damit sie klarsehen und damit das ungute Verhältnis zu ihren Kindern gebessert werden kann (Abschnitt 861 und 862).

Jammern

546. Jammern tritt am häufigsten in der Vorschulzeit und in den ersten Schuljahren auf. In diesem Abschnitt möchte ich das besondere Problem des chronischen ununterbrochenen Jammerns behandeln, das den Kindern und den Eltern so viel zu schaffen macht. Hier handelt es sich um ein übersteigertes Verlangen etwas zu fordern, das sich über Wochen und Monate herausbildet und das lange anhält. (Damit meine ich das gewohnheitsmäßige Jammern eines physisch gesunden Kindes. In selteneren Fällen jammern Kinder aufgrund von Erkrankungen oder akutem Kummer, zum Beispiel nach der Scheidung der Eltern.)

Das Jammern selbst vollzieht sich in den verschiedensten Formen. »Ich weiß nicht, was ich machen soll«, nörgelt das Kind an einem Regentag. Oder: »Warum kann ich den Film nicht sehen?«, nachdem die Eltern bereits darauf hingewiesen haben, daß am nächsten Tag Schule ist. Dabei handelt es sich nicht um einen einzelnen Wunsch, sondern der Wunsch wird immer wieder in einem nörgelnden Ton geäußert. Die meisten Wünsche sind ganz natürlich, das heißt sie betreffen Dinge oder Tätigkeiten, die allen Kindern Spaß machen, doch sie werden ständig ohne jede Einsicht wiederholt.

Meist jammert das Kind nur bei einem Elternteil, nicht bei beiden (es gibt Ausnahmen). Das Jammern ist also nicht nur ein Ausdruck einer Gewohnheit oder einer Stimmung des Kindes, sondern auch der Haltung zu einem Elternteil oder Ausdruck einer leicht gestörten Beziehung zu diesem Elternteil. Oft geschieht es, daß eine Mutter oder ein Vater mit zwei oder mehr Kindern bei einem Kind das Jammern zuläßt. Ich war einmal bei einer Familie zu Besuch. Die Mutter war sehr sachlich, nüchtern und drei ihrer Kinder waren höflich, hilfsbereit, selbständig und fröhlich. Die fünf Jahre alte Tochter jedoch ließ die Mutter nicht in Ruhe. Ständig beschwerte sie sich. Zuerst wegen Langeweile, dann wegen Hunger, wegen Durst, dann war ihr kalt. Dabei hätte sie sich sehr leicht selbst helfen können. Für eine Weile ignorierte die Mutter ihr Benehmen, dann gab sie unentschlossen und sich rechtfertigend nach. Selbst nach einer Stunde ständigen Jaulens setzte sie sich nicht durch.

Kurz gesagt, das Jammern ist keine schlimme Angelegenheit, aber es zerrt an den Nerven der anderen Familienmitglieder und ihrer Freunde und kann bei dem Elternteil, der es zu oft hören muß, zu Frustrationen führen.

547. Warum tolerieren Eltern das Jammern ihrer Kinder? Sie spüren, zumindest unbewußt, daß das Kind ein Recht hat, übertriebene Forderungen zu stellen und daß sie aus einem Schuldgefühl heraus nachgeben müssen. Vielleicht fühlen sie sich schuldig, weil sie ihrem Kind nicht all das geben, was es möchte oder weil sie glauben, sie seien geizig oder lieben das Kind nicht genug. Ganz gewissenhafte Eltern, die selbst in ihrer Kindheit viel von den eigenen Eltern kritisiert wurden und die sich demzufolge sehr schnell unsicher fühlen, haben oft von Anfang an ein leichtes Schuldgefühl, da sie meinten, sie wüßten nicht genug über die Kinderpflege und würden etwas falsch machen.

Für dieses unterschwellige Schuldgefühl gegenüber einem ihrer eigenen Kinder gibt es vielfältige Gründe. Vielleicht waren die Eltern auf die Schwangerschaft noch nicht vorbereitet, freuten sich nicht auf das Kind, bzw. ein Elternteil kommt mit dem Kind, das möglicherweise sehr quengelig und fordernd ist, überhaupt nicht zurecht. Es kann auch sein, daß das Kind an die eigene Schwester oder den Bruder erinnert, der dem Vater oder der Mutter damals das Leben schwer gemacht hat. Schon damals entwickelte sich dann ein Gefühl von Feindschaft und Schuld, das auch jetzt noch ihr Verhalten bestimmt. Oft ist es also dieses Gefühl der Unsicherheit oder Schuld, das es den Eltern unmöglich macht, sich durchzusetzen, nüchtern und fest und sofort zu reagieren. Das würde dem Jammern ein Ende setzen, denn die Kinder wissen ganz genau, wann die Eltern es ernst meinen. Sie finden die Schwachstellen der Eltern und setzen sich durch.

548. Wie kann man dem Kind das ständige Jammern abgewöhnen? Als erstes müssen Sie sich fragen, ob Sie nicht selbst durch Ihr Verhalten dazu beitragen. Vielleicht sind Sie zu ausweichend oder zögernd in Ihren Reaktionen oder zeigen Unsicherheit bzw. Schuldgefühle zusammen mit der unvermeidlichen Gereiztheit, die sich entwickelt, wenn man sich ausgeliefert fühlt. Dieser erste Schritt ist der schwierigste, da die Eltern sich für gewöhnlich dessen ganz unbewußt sind und nur ihre eigene Ungeduld und das fordernde Verhalten des Kindes bemerken. Sie können sich mit diesen Problemen auch an einen Fachmann wenden, der Ihnen hilft, die Gründe für das Jammern und für andere Probleme in Ihrer Familie zu erkennen.

Eltern, die ausreichend Selbstvertrauen bei der Erziehung ihrer Kinder haben, verbinden Freundlichkeit mit der nötigen Strenge. Diese Freundlichkeit hält das Kind für die Erziehung aufgeschlossen und die Bestimmtheit gibt dem Kind die Orientierung, die es braucht.

Man kann verschiedene Regeln aufstellen, von denen nicht abgegangen wird. Das Kind geht stets zur gleichen Zeit ins Bett, da hilft keine Ausrede. Nur bestimmte Fernsehsendungen dürfen gesehen werden. Auch der Besuch von Freunden kann eindeutig geregelt werden.

Jammert Ihr Kind wegen Langeweile, schlagen Sie ihm verschiedene Aktivitäten vor, so daß es einsehen muß, die Langeweile liegt an ihm selbst. Sie sind nicht dazu da, das Kind zu unterhalten.

Kinder haben das Recht, gelegentlich etwas Außergewöhnliches zu verlangen. Die Eltern müssen jedoch lernen, ein Jammern der Kinder zu verhindern, indem sie von Anfang an mit Bestimmtheit Grenzen festlegen.

Eifersucht und Rivalität

549. Eifersucht kann sich als hilfreich, aber auch als sehr schädlich erweisen. Sie ist auch bei Erwachsenen oft sehr stark ausgeprägt, doch in der Entwicklung eines keinen Kindes kann sie ein erheblicher Störungsfaktor sein, weil das Kind noch nicht analysieren kann, was es quält, wenn es eifersüchtig ist. Ist die Eifersucht sehr stark, vermag sie des Kindes Sicht und sein Verhältnis zum Leben für eine ganze Weile zu trüben. Eifersucht aber ist nun einmal eines jener Gefühle im Leben, die man nicht völlig verhindern kann, und Eltern sollten nicht erwarten, daß ihnen das Unmögliche gelingt. Sie können jedoch viel dazu beitragen, daß die Eifersucht in Grenzen gehalten wird, und können dem Kind helfen, seine Eifersucht umzuformen in etwas weniger schmerzhafte, dafür aber konstruktivere Gefühle. Wenn das Kind merkt, daß es gar keinen Grund hat, einen Rivalen zu fürchten, wird sein Charakter geformt und gestützt, und später wird es mit der Rivalität anderen Kindern und noch später anderen Menschen gegenüber eher fertig werden – sei es nun zu Haus, in der Schule oder im Beruf.

550. Wenn ein neues Baby erwartet wird, sollte man das andere Kind darauf vorbereiten. Ist das erste Kind alt genug, daß es die Tatsache überhaupt begreift, dann ist es gut, wenn man ihm rechtzeitig erzählt, daß es ein neues Baby in der Familie geben wird – so daß es Zeit genug hat, sich an den Gedanken zu gewöhnen (man verspreche ihm nicht, daß es ein Junge oder ein Mädchen wird, Kinder nehmen solche Versprechungen sehr ernst). Die Beantwortung der Frage, wo das Baby denn herkomme, wird ausführlich in den Abschnitten 626–633 behandelt werden. Natürlich nicht vom Klapperstorch!!!!
Die meisten Pädagogen und Kinderpsychologen sind dafür, dem Kind zu sagen, daß das Baby im Leib seiner Mutter wachse, und daß es auch einmal fühlen darf, wie sich bewegt. Natürlich ist es sehr

schwer, solche Dinge schon einem Kind unter zwei Jahren erklären zu wollen.

Die Ankunft eines neuen Babys sollte das Leben eines Kindes so wenig wie möglich verändern – besonders, wenn es bis dahin das einzige Kind in der Familie gewesen ist. Betonen Sie, was alles bleiben wird, wie immer: Du wirst dein Lieblingsspielzeug behalten; wir werden immer weiter auf deinen Spielplatz gehen; wir werden weiter unsere kleinen Vergnügen haben. Es ist besser, wenn man die notwendigen Veränderungen einige Monate vor der Geburt des Kindes vornimmt. Ist das andere Kind über 10 oder 12 Monate und noch nicht entwöhnt, wird es jetzt für das Kind einfacher sein als später. Es wird mit Stolz die Tasse halten. Wenn Sie das nicht machen, wird es sich vielleicht zurückgesetzt fühlen, wenn es zusehen muß, wie das neue Baby gestillt oder mit der Flasche gefüttert wird. Wenn zum Beispiel das Zimmer, in dem das Kind bis jetzt geschlafen und gespielt hat, nun an das Baby abgegeben werden muß, sollte man das ältere Kind drei oder vier Monate zuvor in seinen neuen Wohnraum ziehen lassen. Als Begründung gibt man an, daß es doch nun schon recht groß sei und ein anderes hübsches Zimmer gebrauchen könne. Auf diese Weise kommt das Kind gar nicht auf den Gedanken, daß das Baby es aus seinem Zimmer vertrieben habe. Dasselbe ist es, wenn das erste Kind in ein größeres Bettchen umziehen muß. Bedeutet die Ankunft des neuen Kindes, daß das ältere nun in den Kindergarten geschickt wird, dann sollte man auch damit ein paar Monate früher beginnen. Nichts nimmt ein Kind mehr gegen den Kindergarten ein als das Gefühl, verbannt worden zu sein. Doch wenn das Kind sich bereits im Kindergarten eingelebt hat, wird es auch nach der Geburt des neuen Babys gern hingehen, und die Ereignisse zu Hause werden seine Zufriedenheit nicht sonderlich stören.

Ein entscheidender Faktor dafür, ob Mutter und Kind miteinander auskommen, ist das Verhalten des Kindes, während die Mutter im Krankenhaus ist. Ganz wichtig ist, wer sich um das Kind während dieser Zeit kümmert. Dies wird in den Abschnitten 60, 63 und 593 besprochen.

551. Mutter bringt das Baby nach Hause. Für gewöhnlich ist es ein äußerst aufregender Moment für alle Familienmitglieder, wenn Mama mit dem neuen Sprößling aus der Klinik kommt. Sie ist müde und noch immer sehr angegriffen, der Papa rennt in der Wohnung umher und will sich nützlich machen. Wenn das ältere Kind zu Hause ist, steht es herum und fühlt sich verlassen und sehr unglücklich. Das also ist das neue Baby!

Solche Situation könnte man dem Kind vielleicht ersparen. Wenn es sich einrichten läßt, ist es besser, man schickt es mit der Großmama oder mit jemand anderem Zuverlässigen auf einen Spaziergang. Eine Stunde später, wenn Mama ein bißchen Ruhe gefunden hat, das Baby in seinem Körbchen verstaut ist, alle Sachen da sind, wo sie hingehören und der Papa auch nicht mehr so aufgeregt agiert, ist der Moment viel geeigneter, die zurückgekehrte Mama und das neue Baby zu begrüßen. Mama kann das Älteste gleich in die Arme schließen, es liebkosen und ihm ihre ungeteilte Aufmerksamkeit zuwenden. Man sollte warten, bis das Kind die Rede selbst auf das Baby bringt, und es nicht drängen, von ihm Kenntnis zu nehmen. Man sollte während der ersten Wochen mit den Gefühlen des älteren Kindes schonend umgehen und nicht zuviel Begeisterung und aufgeregte Freude über das neue Baby an den Tag legen. Das neue Kind gehört nun selbstverständlich mit zur Familie, man braucht aber nicht *mehr* über das Baby zu reden (in Gegenwart des älteren Kindes) als über jedes andere Mitlgied der Familie auch. Merkt man, daß das ältere Kind eifersüchtig ist, so vermeide man es, das Baby zu herzen und mit ihm zu spielen, wenn das ältere Kind dabei ist. Viele Kinder sind am eifersüchtigsten, wenn sie sehen, daß Mama das neue Baby füttert, besonders, wenn sie stillt. Vielleicht kann man es so einrichten, daß man das ältere Kind während der Stillzeiten auf einen Spaziergang schickt oder es im Kinderzimmer beschäftigt. Ist das Kind in der Nähe und möchte es gern dabeisein, so kann man ihm erlauben, beim Füttern zuzugucken. Merkt man indessen, daß es dem Kind unangenehm ist, wenn das Baby gestillt wird, so lasse man es in Frieden und versuche nicht, es dafür zu interessieren.

Wenn das Kind den Wunsch äußert, auch einmal aus der Flasche zu trinken, sollte die Mama auf den Spaß eingehen und ihm ein Extrafläschchen zurechtmachen. Natürlich ist es ein etwas trauriger Anblick, wenn man sieht, wie das ältere Kind versucht, aus der Flasche zu trinken, weil es das Baby beneidet. Das Kind glaubt, daß dies nun wunderschön sei. Wenn es die Flasche versucht, wird sich Enttäuschung auf seinem Gesichtchen malen. Es ist nichts als Milch, sogar mit einem Geschmack nach Gummi. Wenn es auch ein paar Tage daran festhält, daß es seine Flasche haben will, braucht die Mutter dennoch nicht zu befürchten, daß es nun auf die Dauer die Flasche zu trinken wünscht. Es wird dem Kind ganz von allein wieder langweilig werden, und es wird diese Klippe der Eifersucht überwinden, wenn die Mutter ihm Brücken baut.

Andere Menschen spielen bei dieser Eifersucht ebenfalls eine Rolle. Wenn der Vater nach Hause kommt, sollte er seinen Impuls unterdrücken, als erstes nach dem neuen Baby zu fragen. Es ist besser, er verhält sich so wie zu der Zeit, als es noch kein neues Baby gab, und läßt erst ein Weilchen verstreichen, ehe er sich beiläufig erkundigt oder ins Kinderzimmer geht. Auch Großmamas, die dazu neigen, aus jedem neuen Kind eine Sensation zu machen, können ein Problem bedeuten. Wenn Großmama zu Besuch kommt, mit einem in Seidenpapier gewickelten Paket im Arm, und sagt: »Wo ist denn unser kleines Schwesterchen? Ich habe ihr etwas Schönes mitgebracht«, dann ist des Kindes Freude, die Großmama zu sehen, plötzlich in Bitterkeit verwandelt. Bei anderen Besuchern kann Ähnliches geschehen. Wenn eine Mutter nicht sicher ist, daß die Besucher soviel Taktgefühl besitzen, für das ältere Kind auch ein kleines Geschenk mitzubringen, so sollte sie selbst ein paar kleine Geschenkpäckchen bereithalten, die sie dem Kind dann eventuell von den Besuchern geben läßt oder, wenn das nicht geht, dem Kind selbst gibt.

Für viele Kinder, ob Jungen oder Mädchen, bedeutet es einen großen Trost, mit einer Puppe zu spielen, während die Mutter das Baby zurechtmacht. Das ältere Kind wird die Flasche der Puppe ebenso wärmen wollen, wie Mama es tut, und es möchte Windeln, Jäckchen und Mützchen haben, damit es sein Püppchen an- und ausziehen kann, als wäre es das Baby. Aber das Spiel mit der Puppe kann im Grunde die Anteilnahme an dem lebendigen Baby nicht ersetzen und sollte es auch gar nicht; es ist lediglich Ablenkung und vorübergehender Trost.

552. In solchen Perioden seines kleinen Lebens hilft es, wenn man dem Kind das Gefühl vermittelt, es sei doch schon recht groß. Wenn ein zweites Baby in der Familie erscheint, reagieren die ersten Kinder meist damit, daß sie so tun, als seien sie nun auch wieder ein kleines Baby, und das ist eine ganz normale Erscheinung. Sie wollen aus der Flasche trinken, und es kommt sogar vor, daß sie, eben mühselig zur Sauberkeit erzogen, auf einmal wieder ins Bettchen machen und öfter am Tage nasse Hosen haben. Sie reden auf einmal wieder in der Babysprache und tun, als ob sie dies und das nicht allein könnten, was sie zuvor schon sehr ordentlich bewältigt haben. Solche Versuche des Kindes, die Eltern auf sich aufmerksam zu machen und seine Eifersucht abzureagieren, sollen die Eltern mit Humor nehmen. Sie können sogar in einzelnen Fällen das Spielchen mitmachen, das Kind in sein Zimmer tragen, es ausziehen und ins Bettchen legen. Dann wird das Kind feststellen, daß man ihm nicht böse ist, wenn es sich auf einmal anders benimmt als sonst, doch der Reiz des Spiels wird sich sehr bald geben.

Dennoch dürfte man einem Kind wahrscheinlich auf die Dauer mehr helfen, wenn man es auf vernünftige Weise bei seinem Ehrgeiz packt. Man kann ihm vor Augen halten, wie groß, stark, klug und geschickt es doch schon sei. Nicht etwa, daß man ihm ständig eine übertriebene Darstellung seiner Fähigkeiten geben sollte – doch wenn es angebracht ist, kann man es lieber einmal zuviel als zuwenig loben. Wenn man mit ihm dann von Zeit zu Zeit von der Hilflosigkeit des jüngeren Babys spricht, wird das Kind von sich aus sich lieber zu den Größeren zählen wollen. Einen direkten Vergleich zwischen den beiden Kindern anzustellen und dem älteren Kind zu sagen, daß man es natürlich lieber habe, wäre völlig verkehrt. Gewiß mag es das eifersüchtige Kind vorübergehend trösten, wenn man ihm sagt, daß es nach wie vor das liebste Kind sei. Aber auf die Dauer wird das Kind mißtrauisch werden und Angst davor haben, daß die Eltern diese Ansicht zugunsten des jüngeren Familienmitglieds ändern könnten. Die Eltern sollten ihre Liebe zu dem kleinen Baby sichtbar werden lassen, so daß das ältere Kind von Anfang an daran gewöhnt wird, daß die Liebe der Eltern gleichmäßig verteilt ist. Wenn man ihm darüber hinaus die Möglichkeit gibt, stolz darauf zu sein, daß es älter als das Baby ist, wenn man ihm erzählt, daß es gar nicht so schön sei, so klein zu sein und im Körbchen liegen zu müssen, dann wird es mit seiner Eifersucht schon fertig werden, ohne daß sie allzu schmerzhaft ist. Natürlich sollte man auch bei dem Verfahren, des Kindes Ehrgeiz anzufachen, damit es sich »größer«

fühlt, mit Vorsicht vorgehen. Wenn die Eltern alles das mißbilligen, was das Kind gar zu gern tun möchte (weil es ihm als ein Weg erscheint, die Konkurrenz des neuen Babys in der Familie auszuschalten), und ihm nun ständig vorhalten, es sei doch schon »ein so großes Kind«, wird es sich am Ende entschließen, die Rolle eines Babys erst recht zu spielen.

553. Rivalität wandelt sich in Hilfsbereitschaft. Es gibt noch eine andere Art, mit der kleine Kinder instinktiv über den Schmerz, einen jüngeren Rivalen zu haben, hinwegzukommen versuchen: und zwar tun sie manchmal so, als seien sie selbst kein Kind mehr, sondern ein dritter Elternteil. Natürlich – wenn das Kind sehr eifersüchtig auf das neue Baby ist, wird es so tun, als sei es ein unzufriedener Erwachsener. Doch wenn seine Gefühle freundlicher sind und es irgenwo doch sicher ist, daß seine Eltern es genauso lieben wie das Baby, wird es versuchen, einen Elternteil darzustellen, der dem Baby Spielsachen gibt, der versucht, ihm etwas beizubringen, der beim Füttern, Baden und Wickeln helfen will, der das Baby tröstet, wenn es unglücklich ist, und es vor Gefahren bewahrt. Das Kind versucht, in eine solche elterliche Rolle zu schlüpfen, ohne daß die Eltern selbst ihm dabei helfen. Aber die Eltern *können* ihm tatsächlich helfen, wenn sie ihm nachdrücklich klarmachen, was für eine große Hilfe es ihnen bedeutet, und es für seine Anstrengungen und Bemühungen loben. Tatsächlich haben Mütter von Zwillingen bestätigt, wieviel ehrliche Hilfsbereitschaft sie bei ihrem älteren Kind, das selbst erst 3 oder 4 Jahre alt war, gefunden haben. Auch ein kleines Kind kann schon ein Handtuch herbeiholen oder eine Windel, oder es kann eine Flasche aus dem Kühlschrank holen. Es wir dem Kind große Befriedigung gewähren, wenn es schon auf das Baby »aufpassen« darf, während die Mutter außer Sicht ist. Ein kleines Kind möchte das neue Baby in der Familie fast immer gar zu gern auf dem Arm halten, eine Mutter aber wird zögern, ihm diese Bitte zu erfüllen, weil sie Angst hat, es könnte es fallen lassen. Doch wenn das Kind auf dem Fußboden sitzt, einen Teppich oder eine dicke Decke unter sich, oder wenn es in einem großen Lehnsessel oder in der Mitte des Bettes sitzt, besteht kaum die Gefahr, daß dem Baby etwas passiert. Außerdem paßt die Mutter ja auf, und hin und wieder sollte sie dem älteren Kind seinen Wunsch erfüllen.

Auf diese Art können Eltern ihrem ersten Kind helfen, mit seiner Eifersucht auf das neue Baby fertig zu werden und sie in ein Gefühl der Zärtlichkeit und der Hilfsbereitschaft umzuwandeln. Im allgemeinen wird diese Art der Eifersucht immer nur beim ersten Kind auftreten, da es sich bisher als Mittelpunkt der Familie hat fühlen können und die Liebe der Eltern mit niemand anderem zu teilen brauchte. Die folgenden Kinder brauchen sich mit diesem Problem nicht mehr zu beschäftigen, für sie ist es bereits selbstverständlich, daß sie zu mehreren sind. Wahrscheinlich ist dieses Gefühl der ersten Kinder, daß sie gleichsam wie die Eltern über die kleineren Kinder wachen müssen, der Grund dafür, daß erstgeborene Kinder häufig Berufe ergreifen, in denen sie für andere sorgen können (Lehrer, Sozialpfleger, Krankenschwestern, Ärzte).

554. Eifersucht nimmt viele Formen an. Wenn ein Kind ein Bauklötzchen nimmt und damit nach dem Baby wirft, so weiß die Mutter gut genug, daß das Eifersucht ist. Aber andere Kinder sind weniger spontan. Sie bewundern das Baby zwei Tage lang ohne Enthusiasmus und sagen dann ungerührt: »So, jetzt bring es zurück in die Klinik.« Das eine Kind läßt alle seine gekränkten Gefühle an der Mutter aus und versucht, ihr absichtlich Kummer zu machen; es bringt seinen Buddeleimer voll Sand mit in die Wohnung und schüttet ihn auf dem Wohnzimmerteppich aus. Ein anderes Kind wird auf einmal quengelig und hält sich den ganzen Tag am Schürzenzipfel der Mutter fest, und alle Spielsachen können es nicht mehr reizen. Unter Umständen wird es, mühsam zur Sauberkeit erzogen, nachts wieder das Bett naß machen oder sogar am Tage die Höschen voll haben. Gelegentlich trifft man ein Kind, bei dem die Eifersucht sozusagen »nach innen« geschlagen hat. Es wird alles, was es sieht und denkt, in meist sinnlosen Zusammenhang mit dem neuen Baby bringen. Sieht es einen Hund, sagt es: »Das Baby mag den Hund leiden.« Wenn es seinen Freund auf einem Dreirad sieht, sagt es: »Baby hat auch ein Dreirad.« Das Baby belastet alle seine Gedanken, obwohl das Kind selbst sich darüber gar nicht klar ist. Ein solches Kind braucht noch mehr Hilfe als dasjenige, das genau weiß, es kann das neue Baby – aus Eifersucht – nicht leiden.

Eltern behaupten manchmal: »Wir brauchen uns gar keine Sorgen darüber zu machen, daß unser Ältestes eifersüchtig sein könnte, es hat das neue Baby sehr gern.« Natürlich ist man froh, wenn ein Kind Zuneigung zu dem Neuankömmling zeigt, doch das bedeutet noch keineswegs, daß man nicht auf Eifersucht gefaßt zu sein braucht. Sie kann sich unter Umständen indirekt zeigen oder auch nur bei besonderen Gelegenheiten. Vielleicht ist das ältere Kind innerhalb der vier Wände mit dem Baby ausgesöhnt – sobald aber auf der Straße fremde Leute das Baby bewundern, wird das Kind vor Kummer ungezogen. Monatelang wird das ältere Kind vielleicht kein Zeichen von Eifersucht von sich geben, doch wenn das Baby eines Tages auf dem Boden herumkrabbelt und ein Spielzeug des Älteren in die Finger kriegt, schießt Eifersucht wie eine Stichflamme hoch. Manchmal stellt sich dieser Wechsel der Gefühle bei dem ersten Kind zu dem Zeitpunkt ein, zu dem das jüngere Kind laufen lernt. Manchmal beobachten Mütter, daß das ältere Kind das Jüngere umarmt und herzt und dabei so drückt, daß das Baby quietscht oder schreit. Das ist kein Zufall und nicht aus Versehen passiert. Die Gefühle des älteren Kindes sind noch ganz ungeklärt, und es weiß sich selbst keinen Rat, wie es mit seiner Eifersucht fertig werden soll.

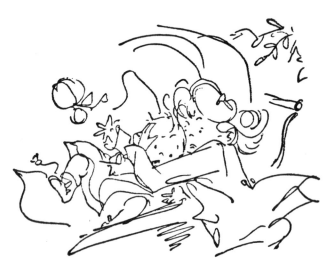

Die kindlichen Gefühle sind eine Mischung aus Liebe und Eifersucht auf das Baby.

Man geht wohl nicht fehl in der Annahme, daß jedes Kind, vor allem jedes erste Kind, für das neue Baby eine Mischung aus Eifersucht und Zuneigung empfindet. Bei dem einen Kind mag sich das eine, bei dem anderen das andere stärker zeigen. Die Eltern sollten die Eifersucht nicht ignorieren und auch nicht versuchen, sie dem Kind auszutreiben oder gar es veranlassen, sich zu schämen; vielmehr sollten sie ihm helfen, das Gefühl der Zuneigung allmählich stärker zu entwickeln, so daß es nach und nach den Sieg über die Eifersucht davonträgt.

555. Wie behandelt man die verschiedenen Fälle und Arten der Eifersucht? Wenn ein Kind dem Baby gegenüber tätlich werden will, wird der erste Impuls der Mutter sein, das Kind abzuwehren, es zu schelten und ihm zu sagen, es solle sich schämen. Das aber wäre aus zwei Gründen nicht richtig. Das Kind kann das Baby nicht leiden, weil es Angst hat, daß seine Mutter das Baby nun *mehr* lieben wird als es selbst. Wenn sie nun dem Kind droht und ihm sagt, es sei ein böses Kind und solle sich schämen, so wird seine Befürchtung nur noch verstärkt werden, es wird sich innerlich quälen und das Baby hassen. Das Gefühl der Scham wird seine Eifersucht nur noch komprimieren. Eifersucht wird, wenn das Kind sie unterdrücken muß, seiner kleinen Seele mehr Schaden zufügen, und sie wird länger dauern, als wenn es ihr rasch einmal Luft machen darf.

Drei Dinge muß eine Mutter beachten: Sie hat das Baby zu schützen, sie muß dem Kind klarmachen, daß sie ihm nicht erlauben wird, seine Gefühle dem Kleinen gegenüber in die Tat umzusetzen, und sie muß ihm zeigen und immer wieder versichern, daß ihre Liebe zu ihm nicht geringer geworden ist. Wenn sie sieht, daß das Kind mit einem wild entschlossenen Ausdruck auf seinem Gesichtchen und einem harten Gegenstand in der Hand auf das Baby zugeht, muß sie schnell zuspringen, das Kind ergreifen und ihm ruhig, aber bestimmt bedeuten, daß es das Baby nicht verletzen dürfe. (Sollte es dem Kind nämlich einmal gelingen, dem Baby wirklich weh zu tun, so wird es sich schuldig fühlen, und es wird noch weit mehr irritiert sein.) Die Mutter kann dann den festen Griff allmählich in eine liebevolle Umarmung münden lassen und freundlich sagen: »Ich weiß schon, wie dir manchmal zumute ist. Du möchtest am liebsten, daß Mami nicht für das Baby zu sorgen hätte.

Aber du brauchst nicht traurig zu sein, Mami hat dich genauso lieb wie das Baby.« Wenn dem Kind in einem solchen Augenblick klar wird, daß die Mutter seine zornigen Gefühle (nicht Handlungen) versteht, daß sie sie verzeiht und das Kind immer noch liebhat, dann wird es am ehesten einsehen, daß es keinen Grund hat, sich zu grämen.

Was das Kind betrifft, das sein Buddeleimerchen voll Sand im Zimmer ausstreut, so wäre es eine natürliche Reaktion, wenn die Mutter ärgerlich oder gar böse würde und das Kind vielleicht strafte. Doch in solchen Fällen sollte sich eine Mutter vor Augen halten, daß das Kind nur aus einem tiefen Gefühl der Enttäuschung und der Verzweiflung heraus so handelt.

Nicht ohne Grund reagiert das Kind in dieser Weise, denn sein Seelenfrieden ist durch den Neuankömmling zunächst einmal empfindlich gestört.

Ein Kind, das von Eifersucht gequält wird und deprimiert ist, weil es besonders empfindsam und seine kleine Seele noch sehr labil ist, braucht viel Liebe und Zärtlichkeit. Die Mutter muß ihm immer wieder versichern, wie lieb sie es noch hat. Einem Kind, das unbewußt oder bewußt Hemmungen hat und nicht seine Gefühle zu zeigen wagt, kann eine Mutter ebenfalls helfen: wenn sie ihm sagt, sie wisse wohl, daß es ärgerlich auf das neue Baby sei, wird das Kind vielleicht aus sich herausgehen und seinen unterdrückten Gefühlen Luft machen. Wenn indessen gar nichts hilft und das ältere Kind ernstlich zu leiden scheint, so sollte man sich entschließen, eine Zeitlang jemanden zur Pflege des Babys herbeizuholen oder anzustellen, auch wenn das eine finanzielle Belastung bedeutet, die man sich im Grunde nicht leisten kann: Für den Seelenfrieden des älteren Kindes muß man sorgen, und wenn es nach einiger Zeit wieder fröhlich und obenauf ist, macht sich die Mehrausgabe bezahlt.

Mit Kindern, bei denen die Eifersucht keinen Weg nach außen findet und das neue Baby sich zu einer Art Komplex entwickelt, sollte man vielleicht zu einem Kinderpsychiater gehen. Unter Umständen gelingt es dem Arzt, die Gefühle des Kindes aufzuschlüsseln, so daß es sich über den Grund seiner inneren Unruhe klarwerden kann und damit fertig wird.

Tritt die Eifersucht des älteren Kindes erst zutage, wenn das Baby herumkrabbelt und sich an des Kindes Eigentum »vergreift«, dann hilft es manchmal, wenn man die beiden trennt und dem älteren Kind ein Zimmer für sich allein zuweisen kann. Es kann dann in Ruhe für sich spielen, ohne unliebsame Unterbrechungen fürchten zu müssen. Wenn ein Extraraum nicht zur Verfügung steht, sollte man dem älteren Kind ein Regal oder ein Schränkchen bauen, das man mit einem Schloß verschließen kann. Dort kann es dann seine Spielsachen und seine übrigen Besitztümer in Sicherheit bringen, und außerdem gibt das Bewußtsein, wie die großen Leute einen Schlüssel in der Tasche zu tragen, dem Kind ein wärmendes Gefühl von Wichtigkeit.

Sollte das Kind angehalten oder dazu gezwungen werden, seine Spielsachen mit dem Baby zu teilen? Gezwungen auf keinen Fall. Die Ermunterung, dem Baby etwas von seinen Spielsachen abzugeben, Dinge, über die es selbst längst hinausgewachsen ist, kann unter Umständen den Sinn für Großzügigkeit in dem Kind wecken. Aber Großzügigkeit, wenn sie auch nur den geringsten Sinn haben soll, muß aus dem Innern kommen. Und man muß seiner selbst sicher und dem anderen Menschen zugetan sein. Wenn man ein Kind zwingt, seine Besitztümer zu teilen, solange es selbst noch unsicher und noch nicht zu rechtem Bewußtsein gekommen ist, wird das Kind nur noch selbstsüchtiger und unsicherer werden.

Die Eifersucht auf ein Baby ist bei Kindern unter fünf Jahren am stärksten ausgeprägt, da sie in diesem Alter noch unbedingt abhängig von ihren Eltern sind und die Welt außerhalb des Familienkreises ihnen noch nicht viel bedeutet. Das Kind, daß sechs Jahre alt ist oder darüber hinaus, beginnt sich schon ein wenig von den Eltern zu entfernen und sich unter seinen Spielgefährten eine eigene Position zu erobern. Zu Hause nicht mehr im Mittelpunkt zu stehen, tut dann nicht mehr ganz so weh. Dennoch wäre es ein Fehler zu glauben, ältere Kinder könnten nicht eifersüchtig sein. Auch Schulkinder brauchen die Überzeugung und sichtbare Zeichen dafür, daß ihre Mutter sie genauso liebt wie eh und je. Ein älteres Kind, das ungewöhnlich sensibel ist und seinen Platz in der Außenwelt noch nicht gefunden hat, benötigt unter Umständen genausoviel seelischen Schutz und sichtbare Zärtlichkeit wie ein sehr kleines Kind. Stiefkinder, deren Beziehungen in der Familie noch nicht so gefestigt sind, benötigen unter Umständen besondere Hilfe und Zuspruch. Sogar heranwachsende Mädchen mit ihrem ständig stärker werdenden

Wunsch, eine Frau zu werden, sind im Unterbewußtsein oft sehr eifersüchtig, wenn ihre Mutter ein Kind erwartet.

Bei diesem ganzen Komplex aber gibt es auch eine Gefahr, vor der man sich hüten sollte: Wenn man die Eifersucht des Kindes zu tragisch nimmt, dieses ältere Kind sehr vorzieht und ihm mit allen Mitteln klarzumachen versucht, daß das neue Baby ja noch gar keine Bedeutung habe, können die Eltern einen Punkt erreichen, bei dem sie sich schließlich dem Baby gegenüber schuldig fühlen, da sie wissen, daß ihr Handeln nicht richtig ist. Kommt es soweit, wird das ältere Kind unwillkürlich spüren, daß irgend etwas nicht in Ordnung ist, und wenn die Eltern sich entschuldigen und unsicher werden, wird das Kind ebenfalls unsicher sein. Am Ende wird es Mißtrauen gegen die Eltern und natürlich auch gegen das Baby hegen, und nichts ist gebessert. Mit anderen Worten: Die Eltern sollten Verständnis für die Gefühle ihres ersten Kindes haben, doch sollten sie nicht anfangen, sich zu entschuldigen.

556. Braucht das neue Baby nicht auch Aufmerksamkeit? Wir haben jetzt hauptsächlich an das ältere Kind gedacht und überlegt, wie man ihm helfen kann, die Eifersucht auf das jüngere Baby in der Familie zu überwinden. Das neue Kind aber braucht ebenfalls Aufmerksamkeit und Liebe, doch in der ersten Zeit seines Lebens schläft es drei Viertel des Tages, und nur wenige Minuten ist es wach, und auch dann erwartet es zunächst noch nicht, daß man sich mit ihm unterhält oder mit ihm spielt. Im Hinblick auf das ältere Kind ist das von der Natur weise eingerichtet, denn gerade während der ersten Wochen und Monate, nachdem ein neues Kind angekommen ist, braucht es besondere Aufmerksamkeit und Zeichen der Zuneigung von seiten seiner Eltern. Wenn die Eltern sich von Anfang an dem ersten Kind gegenüber richtig verhalten, wird es seine Vorurteile dem Baby gegenüber überwinden und sich nach und nach an die neue Situation gewöhnen. Wenn dann das Baby soweit ist, daß es nun ebenfalls die Gesellschaft und die sichtbare Zuneigung der Umgebung braucht, hat das ältere Kind bereits gelernt, sich leichter damit abzufinden.

Hat das Neugeborene eine Kolik oder benötigt es aus anderen Gründen mehr Aufmerksamkeit, müssen die Eltern auch dem älteren Kind zeigen, daß sie es noch genauso wie vorher lieben. (Ihm muß auch gesagt werden, daß es selbst keine Schuld an der Erkrankung des Babys hat.) Es kann sich als günstig erweisen, daß die Eltern ihre Pflichten aufteilen, so daß sich immer auch jemand um das ältere Kind kümmern kann.

557. Eifersucht zwischen älteren Kinder. Etwas Eifersucht ist bei mehreren Kindern in der Familie immer im Spiel, und wenn sie nicht schwerwiegend ist, hilft sie den Kindern vielleicht, toleranter, selbständiger und großzügiger zu werden. Es ist einleuchtend: Je richtiger – in pädagogischem und freundlichem Sinne – die Eltern ihre Kinder erziehen, desto weniger Eifersucht wird in der Familie herrschen. Wenn jedes Kind zufrieden ist und der Liebe seiner Eltern gewiß sein darf, hat es keinen Grund, nach den anderen Kindern zu schielen und sie zu beneiden. Ein Kind muß das sichere Gefühl haben, daß seine Eltern es um seiner selbst willen liebhaben und anerkennen, ob es nun ein Junge oder Mädchen, ob es klein oder groß, klug oder durchschnittlich begabt, ob es hübsch oder weniger ansehnlich ist. Wenn die Eltern ein Kind mit seinen Brüdern und Schwestern vergleichen, ob offen oder im geheimen, wird das Kind das fühlen und wird unglücklich sein und in seinem Innern einen Groll gegen Eltern und Geschwister hegen. Eine pflichtbewußte Mutter, die ihren eifersüchtigen Jungen mit absoluter Gerechtigkeit zu behandeln versucht, sagt vielleicht: »Guck mal, Hänschen, hier ist ein herrliches rotes Feuerwehrauto, es ist genau das gleiche, das auch Peter bekommt«, und sie wird glauben, sie habe es richtig gemacht, weil sie beiden Buben das gleiche Spielzeug mitgebracht hat. Aber Hänschen, anstatt daß es nun zufrieden ist, wird sein eigenes Auto mißtrauisch mit dem des Brüderchens vergleichen, ob auch nicht irgendein Unterschied oder ein Makel festzustellen sei. Mutters Bemerkung hat die Rivalität erst wachgerufen. Es wirkt so, als hätte sie gesagt: »Ich habe für dich auch ein Auto gekauft, damit du nicht denkst, ich ziehe dein Brüderchen vor.« Dabei hätte das Kind es so gern gehört, wenn die Mutter gesagt hätte: »Ich habe dir das schöne Auto mitgebracht, weil ich weiß, daß du diesen Typ besonders gern magst.« Je weniger Vergleiche – ob nun positiver oder negativer Art – zwischen Geschwistern angestellt werden, um so besser. Wenn man zu einem Kind sagt: »Warum kannst du nicht so lieb sein wie deine Schwester«, so wird es dazu führen, daß das Kind sein Schwesterchen nicht mag. Und auch gegen die Mutter und gegen den Gedanken, »lieb« zu sein, ist das Kind dann voreingenommen. Und wenn man etwa zu einem Schulkind sagt: »Mach dir nichts draus, wenn Barbara dich nicht besuchen will, du bist klüger als sie, und das allein zählt«, so hilft das dem Kind nicht über seine Enttäuschung hinweg.

Im allgemeinen ist es besser, wenn die Mutter sich aus den Kämpfen ihrer Kinder heraushält, und zwar von dem Zeitpunkt an, da sie sich selbst verteidigen können. Wenn sie, um den Streit zu schlichten, einem Kind recht gibt, wird das andere sich benachteiligt fühlen und nur noch eifersüchtiger sein. Wenn sich Kinder aus Eifersucht zanken, so geht es darum, daß jedes die besondere Liebe seiner Eltern für sich haben möchte. Ergreifen die Eltern nun also Partei und versuchen sie, zu entscheiden, wer recht und wer unrecht hat, so wird das die Kinder nur noch mehr aufstacheln, und die Zänkereien werden schlimmer, denn jedes Kind will erreichen, daß die Eltern es vorziehen und das andere ausschalten.

Wenn Eltern einen Streit beenden müssen, um ungerechte Rangkämpfe zu vermeiden oder einfach die Ruhe wiederherzustellen, so sollten sie ein Ende der Streitigkeiten verlangen. Es ist falsch, sich die Argumente anzuhören oder sich bei der Suche nach der Schuld zu beteiligen (außer wenn die Schuldfrage ganz eindeutig ist): man sollte sich lieber auf die Zukunft konzentrieren und die Vergangenheit Vergangenheit sein lassen. In dem einen Fall können sie einen Kompromiß vorschlagen, in einem anderen die Kinder mit etwas ablenken. Man kann auch die Kinder voneinander trennen und jedes in eine nicht so interessante Richtung schicken.

Das Kind in der Familie

558. Das Einzelkind. In der heutigen Zeit haben viele Familien, insbesondere wenn beide berufstätig sind, nur ein Kind. Ein Einzelkind kann genauso glücklich und gut aufwachsen, wie ein Kind mit Geschwistern. Achten Sie aber darauf, daß sie nicht alle Ihre Hoffnungen und Träume auf dieses eine Kind setzen – kein Kind könnte diese Last ertragen. (Lesen Sie auch die Abschnitte 336, 407, 559 und 634.)

559. Das erste Kind braucht im allgemeinen die meiste Hilfe, wenn es sich an seine Umgebung gewöhnen, sich an andere Kinder anschließen muß. Die ersten Kinder wachsen zwar genauso glücklich und in das Leben wohl eingeordnet auf wie die zweiten, dritten und vierten Kinder der Familie; aber man stellt doch oft fest, daß die ersten Kinder es schwerer haben, sich in der Umwelt zurechtzufinden.

Man hört immer wieder Mütter sagen: »Das zweite Baby ist so leicht zu erziehen. Es schreit nicht, da gibt es kaum Probleme, es ist zufrieden mit sich selbst und ist immer freundlich, wenn man in seine Nähe kommt.« Ist es ein paar Jahre älter, sagt die Mutter: »Der zweite ist so ein lieber Bub, ein aufgeschlossenes Kind, und jeder liebt es gleich bei der erste Begegnung.« Auf der Straße bleiben Fremde stehen, lächeln das Kind an und fragen, wie alt es denn sei. Von dem ersten, älteren Kind nehmen sie erst hinterher Notiz und fragen, um nicht unhöflich zu sein, auch nach seinem Alter. Natürlich ist das ältere Kind verletzt, denn eigentlich braucht es vielmehr Beachtung und Anerkennung als das jüngere.

Woher mag das rühren? Was ist der Unterschied zwischen den beiden? Das erste Kind, bei dem die Eltern noch nicht ganz sicher sind, wie es zu behandeln und zu erziehen sei, ist mehr oder weniger ein Experimentierkind. Meist werden viel zuviel Umstände um das erste Kind gemacht, und besonders vom sechsten Monat an, wenn das Kind sich mit sich selbst zu beschäftigen und seine Umwelt zu erkennen beginnt, wird es oft gestört. Die Eltern nehmen zuviel Notiz von ihm, suggerieren ihm allerlei, versuchen ihm dies und das beizubringen, nehmen es auf und wollen selbst ihren Spaß mit ihm haben – und all das in viel größerem Maße, als notwendig oder auch nur gut für das Kind ist. Dadurch hat das Kind zu geringe Möglichkeiten, seine eigenen Interessen zu entwickeln. Es wird zum Beispiel selten Gelegenheit haben, von sich aus die Erwachsenen anzusprechen oder zu grüßen, weil die Eltern immer zuerst reden. Das erste Kind wird anderen Erwachsenen zu oft vorgezeigt. In geringerem Maße ist das nicht schlimm, aber auf die Dauer wird das Kind seiner selbst allzu bewußt, und das führt unter Umständen zu einer gewissen Egozentrik. Wenn das erste Kind krank wird, ist es an sich ganz natürlich, daß die Eltern sich viel größere Sorgen machen und das Kind ängstlicher bewachen, als das bei den folgenden Kindern der Fall sein wird, bei denen sie schon wesentlich mehr Erfahrung haben. Und wenn ein Kind unartig ist, werden sie ihm viel mehr Beachtung schenken, als sie es später bei den anderen tun würden.

Diese ständige, allzu große Aufmerksamkeit, die man einem Kind widmet, wird es entweder verwöhnen oder von seiner nächsten Umgebung über Gebühr abhängig machen, so daß es ihm schwerer fällt, Kontakt mit der Außenwelt zu finden. Ein solches Kind hat das Gefühl, daß es der Mittelpunkt des Universums sei und daß jeder es bewundern müsse. Auf der anderen Seite aber hat das erste Kind keine Übung darin, sich selbst zu genügen und neuen Menschen gegenüber aufgeschlossen und freundlich zu sein.

Nun bedeutet das natürlich nicht, daß man sein Kind – das erste – weniger liebhaben soll. Es braucht zärtliche Aufmerksamkeit. Aber man sollte es doch auch seine eigenen Spielchen spielen lassen und sich nicht zuviel mit ihm beschäftigen, solange das Kind glücklich und zufrieden ist. Man störe es nicht, indem man glaubt, es unterhalten oder aber an ihm herumerziehen und seinen Verstand wecken zu müssen.

Man sollte einem Kind die Möglichkeit geben, manchmal selbst ein Gespräch zu beginnen. Wenn Besucher kommen, lasse man es von allein herankommen und die Bekanntschaft suchen. Will das Kind mit den Eltern spielen oder möchte es ein bißchen schmusen, sollten sie warmherzig und freundlich sein, aber sie sollten es dann auch wieder in Ruhe lassen, wenn es ganz offensichtlich zu seinem eigenen Spieleckchen zurückkehren möchte.

Auch wenn die Eltern zu streng sind, kann sich das in der Haltung des Kindes seiner Umwelt gegenüber ausdrücken. Es braucht gar nicht zu bedeuten, daß Mama und Papa an sich grimmige Leute sind, doch glauben Eltern manchmal, daß man ein Kind nur mit äußerster Konsequenz erziehen könne.

Sie können sich denken, was ich meine, wenn Sie einmal sehr verspannte Leute bei ihrem ersten Ritt zu Pferde beobachtet haben. Sie sitzen steif wie Porzellanpuppen, wissen nicht sich den Bewegungen des Pferdes anzupassen und versuchen es, viel zu sehr zu lenken. Für Pferd und Reiter ist es eine Qual. Erfahrene Reiter wissen, wie man sich entspannt, wo man ab und zu gibt, ohne aus dem Sattel zu fallen, und wie man das Pferd sanft aber bestimmt lenkt. Die Erziehung eines Kindes läßt sich zwar nicht mit dem

Zureiten eines Pferdes vergleichen, aber: es hilft, wenn man mit einer vergleichbaren Geisteshaltung herangeht.

Ein weiteres Beispiel ist der junge Offizier oder Manager, der zum ersten Mal Personalvorgesetzter ist. Ist er zu unsicher, so ist er anfangs zu feierlich und restriktiv, weil er Angst hat, die Kontrolle zu verlieren. Hat er mehr Erfahrung, so fürchtet er sich nicht mehr, freundlich und zugänglich zu sein. Nun könnten Sie einwenden: »Das Problem ist, daß ich keine Erfahrung habe.« Aber Sie brauchen wirklich keine Erfahrung, um mit einem Kind umgehen zu können – Sie brauchen nur die richtige Einstellung dazu. Ein Kind wirft Sie im Gegensatz zu einem Pferd nicht aus dem Sattel (zumindest solange es noch klein ist), und es lacht Sie auch nicht aus wie ein Bataillon Soldaten. Entspannen Sie sich, gehen Sie auf das Kind zu und versuchen Sie, nicht so steif zu sein.

560. Das mittlere Kind. Es wird so viel über das mittlere Kind geredet, daß man manchmal sogar von einem »Syndrom« spricht, als ob es eine Krankheit wäre. So etwas gibt es natürlich nicht. Richtig ist jedoch, daß das mittlere Kind ab und zu das Gefühl hat, seine älteren und jüngeren Geschwister werden von den Eltern als etwas »Besonderes« angesehen. Dadurch fühlt es sich ausgeschlossen. (Dieses Gefühl kann bei jedem Kind auftreten, daß nicht das älteste oder das jüngste Kind in der Familie ist.) Diesen Kindern kann am besten geholfen werden, indem man jeden Vergleich zwischen seinen älteren und jüngeren Geschwistern vermeidet. Es muß wissen, daß es genauso geliebt und geachtet wird wie die anderen.

561. Das jüngste Kind in der Familie findet aus verschiedenen Gründen mehr Beachtung. Daran ist nichts auszusetzen, solange die Eltern für eine ausgewogene Entwicklung des Kindes sorgen. Es gibt auch Situationen, in denen die Eltern von ihrem älteren Kind enttäuscht sind. Vielleicht ist es nicht der Sportler oder der Wissenschaftler gworden, den sie sich erhofft hatten. Das wollen sie mit dem Jüngsten wettmachen; oder sie wollten eigentlich einen Jungen als »Stammhalter« haben. Jetzt ist es aber ein Mädchen geworden, und die Eltern zeigen ihre Enttäuschung deutlich, so daß das Kind darunter leidet. Es ist wichtig, solche Dinge zu vermeiden.

ERZIEHUNG ZUR SAUBERKEIT

Was heißt das?

562. Die Bereitschaft der Eltern. Jeder redet von der Bereitschaft der Kinder zur Sauberkeit, aber auch die Eltern müssen dazu bereit sein. Viele Eltern sind sehr besorgt um die Sauberkeit des Babys. Das hat damit zu tun, daß man über alles das, was mit der Funktion des Darmes und der Blase zu tun hat, nicht offen redet. Dadurch fühlen wir uns von dem Interesse, das die Kinder ihren Körperfunktionen entgegenbringen, unangenehm berührt.

Diese Besorgnis rührt auch daher, daß wir unbewußt wollen, daß unser Kind, zur »richtigen« Zeit und auf die »richtige« Art sauber wird. Bei arbeitenden Eltern kommt hinzu, daß ein sauberes Kind weniger Arbeit für einen Babysitter bedeutet bzw. manche Kindertagesstätten nur Kinder aufnehmen, die bereits sauber sind.

Als ersten Schritt zur Sauberkeit Ihres Kindes sollten Sie sich über Ihre eigenen Gefühle im klaren sein. Haben Sie eine ablehnende Haltung, seien Sie bemüht, sich wenigstens neutral zu geben, wenn Sie bei einem zweijährigen Kind stark verschmutzte Windeln wechseln. Anstatt zu schimpfen, sollten Sie so etwas sagen, wie: »Meine Güte, das ist heute aber viel. Wärst du auf dein Töpfchen gegangen, müßtest du jetzt nicht die ganze Zeit stilliegen und warten, bis ich dich sauber gemacht habe. Das nächste Mal sagst du es mir vorher, damit ich dir auf den Topf helfen kann.« Haben Sie das erst einmal geschafft, werden Sie auch die Anzeichen des Kindes besser erkennen und ihm helfen können, sich zur Sauberkeit zu erziehen.

563. Für das Kind bedeutet es in mehrfacher Hinsicht einen Schritt nach vorn, wenn es gelernt hat, das Töpfchen oder die Toilette zu benutzen.
Wenn Sie also das natürliche Bedürfnis des Babys ausnutzen, erwachsen und unabhängig zu werden, dann wird Ihnen beiden die Erziehung zur Sauberkeit einfacher fallen. Nun ist es nämlich in der

Lage, zwei seiner Körperöffnungen selbst unter Kontrolle zu halten, und darauf ist es natürlich stolz. Es hat damit sozusagen seine erste schwere Verantwortung übernommen. Diese neu erworbene Reinlichkeit hat für die Mutter natürlich auch die Bedeutung, daß von nun an schmutzige Windeln und damit viel Arbeit wegfallen, viel wichtiger ist aber ein anderer Aspekt: Die Sauberkeit, die das Baby nun gelernt hat, stellt nämlich praktisch die Grundlage für die ein ganzes Leben lang bestehenbleibende Vorliebe für jede Art von Sauberkeit und Ordnung dar, ob es sich nun um einen sauberen Körper, saubere Kleidung, ein gepflegtes Zuhause oder eine ordentliche Berufsausbildung handelt. Diese Erziehung hilft dem Kind also bei der Entwicklung eines Sinnes für Verpflichtung und systematisches Handeln.

Was hat das zu bedeuten? Wenn Kinder lernen, eine Toilette zu benutzen, ist es für sie ein großer Schritt vorwärts. Zum einen können sie zwei Körperöffnungen kontrollieren, die vorher automatisch funktionierten, und sie sind sehr stolz darauf; sie sind manchmal so stolz, daß sie die Toilette alle paar Minuten ausprobieren. Sie übernehmen gerne die erste große Verantwortung, die ihnen die Eltern geben. Wenn die Zusammenarbeit auf diesem Gebiet klappt, so lernen Eltern und Kinder einander neu vertrauen. Und ein Kind, das mit Essen und Stuhlgang vorher recht sorglos umging, legt jetzt plötzlich Wert auf Sauberkeit. Die Eltern glauben oft, daß dies vorwiegend sich in weniger verschmutzten Windeln niederschlägt. Das ist schon richtig. Aber die Neigung zur Sauberkeit, die bei einem Kind im Alter von etwa zwei Jahren sich aufbaut, bedeutet eine Menge mehr. Sie ist in der Tat die Begründung für eine lebenslange Vorliebe für saubere Hände, saubere Kleidung, ein nettes Zuhause, und eine ordentliche Art, sich im Geschäftsleben zu bewegen. Die Sauberkeitserziehung sagt den Kindern, daß es richtige und falsche Wege im Leben gibt; sie entwickeln dadurch einen Sinn für Verantwortung und Systematik. Die Sauberkeitserziehung spielt also bei der Bildung der Persönlichkeit des Kindes und beim Aufbau des Urvertrauens zwischen Eltern und Kind eine große Rolle.

Der Stuhlgang

564. Das erste Jahr. Im ersten Lebensjahr ist sich das Kind der Funktion seines Darmes wenig bewußt; es nimmt auch nicht freiwillig und bewußt an der Darmentleerung teil. Füllt sich der Enddarm, insbesondere nach einer Mahlzeit, wenn die Muskelaktivität des Magens den gesamten Verdauungstrakt anregt, so drückt der Inhalt des Rektums gegen die innere Afteröffnung und weitet diese ein bißchen. Durch einen Reflex führt dies zum Drücken und zu einer abwärts gerichteten Bewegung der Bauchmuskulatur. Im Gegensatz zu älteren Kindern oder Erwachsenen entscheidet das Kind also nicht zu »drücken«, sondern drückt automatisch.

Während des ersten Lebensjahres sind die Kinder im gewissen Rahmen bereit, eine Erziehung durchzumachen: die erste Darmentleerung findet meist 5 bis 10 Minuten nach dem Frühstück statt. Sofern Eltern das wünschen, können sie solche Kinder auf das Töpfchen setzen, damit sie rechtzeitig zur Darmentleerung kommen. Nach einigen Wochen gewöhnt sich das Nervensystem daran, es wird »konditioniert«, und die Kinder drücken automatisch, sobald sie den Rand des Töpfchens unter sich fühlen. Hier gehört nur wenig Übung dazu, da das kleine Kind sich der Darmentleerung und seiner eigenen Rolle dabei nicht bewußt ist. Das Kind arbeitet nur unbewußt mit.

Man vermutet, daß Kinder, die sehr früh an diese Art Sauberkeitserziehung gewöhnt wurden, später durch verlängertes Verschmutzen der Windeln oder Bettnässen gegen ihre Eltern rebellieren. Daher empfehle ich nicht, mit der Sauberkeitserziehung im ersten Jahr zu beginnen.

565. In der ersten Hälfte des zweiten Lebensjahres bemerken Kinder immer früher, wenn eine Darmentleerung bevorsteht. Sie unterbrechen dann ihre Tätigkeit und ändern plötzlich ihren Gesichtsausdruck, auch wenn sie noch lange nicht bereit sind, jetzt ihre Eltern zu verständigen.

Wenn sie ihren Stuhl entweder in der Windel oder auf dem Fußboden haben liegen sehen, oder wenn er sich im Töpfchen befand, entwickeln sie einen Besitzerinstinkt. Sie sind stolz darauf, wie sie stolz auf ihre Nase oder auf ihren Nabel sind. Manchmal riechen sie sehr intensiv daran, wie sie an einer schönen Blume riechen.

Ein Aspekt dieses Besitzerstolzes ist der Widerwille, den Stuhl dem Töpfchen und damit den Eltern zu überlassen, und wenn es den Eltern gelungen ist, das Kind auf das Töpfchen zu bringen. Manche Kinder entwickeln auch Angst, wenn der Stuhl in der Toilette hinuntergespült wird. Für kleine Kinder ist das so störend, als werde ihr Arm dort hinuntergespült.

566. Indirekte Zeichen, daß das Kind bereit ist. Zu Beginn des zweiten Lebensjahres zeigen sich andere Zeichen der Bereitschaft, die wir mit der Sauberkeitserziehung meist nicht in Verbindung bringen. Kinder entwickeln den Wunsch, Geschenke zu verteilen, und das befriedigt sie sehr – auch wenn sie die Geschenke sofort wieder zurückhaben wollen. (Ihre widersprüchlichen Gefühle zeigen sich beispielsweise, wenn sie eines ihrer Spielzeuge einem Besucher hinreichen, es aber nicht loslassen wollen.)

In dieser Altersstufe sind Kinder davon fasziniert, Dinge in Behälter hineinzustecken – dies ist eine enge Verbindung zum Benutzen des Töpfchens.

Wenn sie gelernt haben, Spielzeuge und Kleidung wegzuräumen, haben sie auch mitbekommen, daß bestimmte Dinge an ihren Platz gehören.

Im Laufe der Zeit versuchen sie immer mehr, die Tätigkeiten ihrer Eltern oder älteren Geschwister nachzuahmen. Dieser Nachahmungstrieb kann bei der Sauberkeitserziehung eine wichtige Rolle spielen.

Sie sind sehr stolz darauf, jede Tätigkeit zu lernen, die sie unabhängig ausführen können – und sie freuen sich am Lob über ihren Erfolg.

567. Bocken. Kinder, die schon zu Beginn des zweiten Lebensjahres das Töpfchen benutzt haben, wechseln oft ihr Verhaltensmuster. Sie setzen sich willig auf das Töpfchen, haben aber während dieser Zeit keinen Stuhlgang. Kurz danach aber machen sie ihr »Geschäft« in eine Ecke oder in ihre Hose. Die Eltern sagen dann manchmal: »Ich glaube, mein Kind hat alles vergessen.« Ich glaube nicht, daß Kinder so leicht vergessen. Ich glaube, daß ihr Besitzerstolz aus psychologischen Gründen kurzzeitig wieder stärker geworden ist und daß sie einfach ihren Stuhl nicht aufgeben wollen. Zu Beginn des zweiten Lebensjahres möchten Kinder möglichst alles selbst und auf ihre Weise tun, und die Sauberkeitserziehung scheint ihnen zu sehr eine Sache der Eltern zu sein. Sie halten eben dann ihren Stuhlgang ein, bis sie vom Töpfchen wieder runterkommen: das Töpfchen ist ein Symbol der Aufgabe und des Nachgebens.

Hält der Widerstand viele Wochen an, so halten die Kinder nicht nur den Stuhl zurück, wenn sie auf dem Töpfchen sitzen, sondern sie dehnen dieses Zurückhalten auf den ganzen Tag aus. Dies nennt man dann eine psychologische Verstopfung.

Bocken kommt in der ersten Hälfte des zweiten Lebensjahres häufiger als in der zweiten Hälfte vor. Daher sollte man mindestens bis zur Mitte dieses Jahres warten, bis man mit der Sauberkeitserziehung beginnt, so daß das Kind das Gefühl hat, es selber habe Darm und Blase jetzt steuern wollen; das Kind hat so nicht das Gefühl, dem Verlangen der Eltern nachgegeben zu haben.

568. Gesteigerte Bereitschaft zwischen 18 und 24 Monaten. Zwischen 18 und 24 Monaten zeigen die meisten Kinder ihre Bereitschaft zur Sauberkeitserziehung deutlich. Sie bemerken eher, wenn eine Darmentleerung bevorsteht oder sich vollzieht. Sie hören kurz mit dem Spielen auf oder sie fühlen sich anschließend etwas unwohl. Den Eltern deuten sie durch Zeichen oder Geräusche an, daß die Windel verschmutzt ist und daß sie gerne wieder saubergemacht würden. Das Kind macht diese Mitteilungen eher, wenn die Eltern ihm dies vorher vorgeschlagen haben. Meist dauert es etwas länger und braucht den Zuspruch der Eltern, bevor Kinder sie bereits vom bevorstehenden Stuhlgang informieren; nur dann – und nicht wenn er schon in der Windel ist – haben Sie die Möglichkeit, dem Kind aufgrund seines Hinweises zu helfen.

Zunächst hat das Kind einen starken Stolz auf seinen Stuhl, einschließlich dessen Geruch entwickelt, und es spielt gerne damit herum; in der zweiten Hälfte des zweiten Lebensjahres läßt sich dieses Verhalten leicht in Neigung zur Sauberkeit umwandeln. Ich glaube nicht, daß es gut oder notwendig ist, dem Kind eine negative Reaktion auf den Stuhlgang oder andere Körperfunktionen anzuerziehen. Aber die Bereitschaft, sauber zu werden, hilft dem Kind, die

Sauberkeitserziehung durchzumachen und das Gelernte auch bei-
zubehalten.

569. Bevor die Eltern mit der Sauberkeitserziehung beginnen, sollten
sie auf zusätzliche Zeichen achten, wie sie in den Abschnitten 565,
566 und 568 beschrieben wurden.

Das Kind sollte auch nicht gerade eben erst das Gehen gelernt
haben, da es sich sonst sehr ungern ruhig hinsetzt.

Auch eine Trotzphase ist zu vermeiden, da das Kind in dieser Zeit
bei jedem Vorschlag außer sich gerät.

Es wäre auch eine große Hilfe, wenn das Kind mitteilen könnte,
daß es zur Toilette muß, obwohl dies nicht Voraussetzung ist.

570. Der Hintergrund der Sauberkeitserziehung. Dr. T. Berry Brazelton, ein Kinderarzt, der sich lange mit der Sauberkeitserziehung
beschäftigt hat, hat die folgende Idee und Technik ausgearbeitet.
Mehr als 2000 Kinder in seiner Praxis haben sie bereits erprobt, und
80 % von ihnen haben noch im Alter von 28 Monaten einen plötzlichen Erfolg bei Darm- und Blasenentleerung erreicht. Nächtliches
Bettnässen verschwand noch im Alter von drei Jahren. Das sind
vergleichsweise hervorragende Ergebnisse.

Dr. Brazeltons Grundprinzip ist die Freiwilligkeit und nicht der
Zwang; so können Kinder am einfachsten geübt werden, und so
werden sie später am wenigsten in die Hosen machen oder bettnässen. (Nur 1,5 % seiner Kinder waren im Alter von fünf Jahren noch
Bettnässer. Dies steht im Gegensatz zu den 15 % beim Beginn des
Wehrdienstes, die aus einem europäischen Land mit einer bekannt
strengen Sauberkeitserziehung berichtet wurden.) Dr. Brazelton rät
den Eltern, sie sollten das Kind taktvoll vorbereiten, es aber nicht
tadeln, wenn die Darm- und Blasenkontrolle nicht sofort funktioniert. Sie sollten auch das Kind nicht auf das Töpfchen setzen, wenn
es dagegen ist. Ebenso sollte das Kind nicht länger auf dem Töpfchen bleiben, als es unbedingt will.

So entscheiden die Kinder selbst, freiwillig und nach ihren Fähigkeiten, weil sie schließlich ja erwachsen werden wollen.

Diese Methode verlangt, daß die Eltern auf den Wunsch ihres
Kindes heranzuwachsen vertrauen, und daß sie bereit sind, ohne
Ungeduld darauf zu warten.

571. Toilette oder Töpfchen? Von Anfang an gewöhnen sich einige Kinder an die Kinderklobrille, die an der Toilette der Erwachsenen befestigt wird. Bei einer solchen Konstruktion ist es gut, wenn für das Kind eine Fußstütze vorhanden ist, so daß es sich sicherer fühlt. Die Eltern könnten außerdem eine Art Treppe für den Toilettensitz bauen, so daß das Kind alleine hinaufkommen kann.

Meines Erachtens sollte ein Kind bis zum Alter von zweieinhalb Jahren ein Töpfchen benutzen. Kinder mögen ein eigenes Stück Möbel lieber, auf das sie sich selbst setzen und wieder herunterbewegen können. Ihre Füße können so auf dem Boden bleiben, und es besteht nicht die Gefahr, daß der Höhenunterschied sie unsicher macht. Bis zum Alter von zweieinhalb Jahren würde ich das Töpfchen leeren und die Toilette spülen, nachdem das Kind wieder weggegangen ist.

572. Die Gewöhnung an das Töpfchen. Der erste Schritt bei der Sauberkeitserziehung sollte nicht darin bestehen, daß man die Windel des Kindes wegnimmt und es auf das Töpfchen setzt. Das wäre eine zu seltsame und plötzliche Erfahrung. Es ist viel besser, wenn man nach dem Kauf des Töpfchens das Kind sich mindestens eine Woche lang daran gewöhnen läßt; dann betrachtet es das Töpfchen als eigenes Stück Möbel, setzt sich angezogen darauf und sieht in dem Töpfchen nicht eine geheimnisvolle Falle, mittels derer die Eltern (ich übertreibe jetzt) dem Kind seinen Besitz wegnehmen wollen.

Die Eltern können dem Kind das Töpfchen zeigen, ihm erklären, daß es ihm gehört und vorschlagen, daß es früher oder später einmal damit Versuche unternimmt. (Kinder in dieser Altersstufe werden sehr ängstlich, wenn man sie drängt oder in eine unbekannte Situation manövriert.) Sie können auch dem Kind zeigen, wie man auf der Toilette sitzt (Sie behalten natürlich Ihre Kleider an). Aber reden Sie bei dieser Gelegenheit nicht von Stuhlgang oder Urin, bis das Kind mit dem Töpfchen als einer Sitzgelegenheit vertraut geworden ist. Man sollte nicht versuchen, dem Kind mehr als eine neue Idee zu vermitteln.

Wenn das Kind vom Töpfchen will, so sollten Sie ihm das sofort erlauben. Diese Erfahrung wird, auch wenn sie kurz ist, dem Kind sehr helfen. Das Sitzen auf dem Töpfchen sollte dem Kind nicht als eine Art Zwang, sondern als freiwilliges Ritual erscheinen, über dessen Ausführung es stolz ist.

Beim Babysitz für die Toilette können Sie genauso verfahren. Wenn das Kind sich nach einer Woche noch nicht an das Töpfchen gewöhnt hat, so geben Sie ihm noch etwas mehr Zeit.

573. Wenn das Kind sich mit dem Töpfchen vertraut gemacht hat und es nicht mehr fürchtet, dann kann man es anleiten, dort seine »Geschäfte« zu verrichten. Die Eltern können ihm erklären, wie sie oder ältere Bekannte des Kindes die Toilette benützen. Vielleicht kann Ihr Kind auch zusehen, wenn ein Freund von ihm auf dem Töpfchen sitzt. (Wenn ein älteres Geschwister da ist, wird das Kind wahrscheinlich schon zugeschaut und daraus gelernt haben.)

Sollen die Eltern es zeigen, wenn keine Freunde da sind? Einige Kinderpsychiater meinen, daß Eltern ihre Genitalregion vor ihren Kindern nicht entblößen sollten; aber der Stuhlgang sollte ohne zuviel Entkleiden doch möglich sein (Abschnitt 608).

Nachdem Sie die Frage der Darm- oder Blasenentleerung in das Töpfchen mit dem Kind ein paar Mal besprochen haben, können Sie jetzt die Windel des Kindes abnehmen, wenn der nächste Stuhlgang bevorsteht, das Kind zum Töpfchen führen und es einmal darauf probieren lassen. Drängen Sie das Kind bitte nicht, wenn es nicht möchte. Versuchen Sie es ein anderes Mal oder an einem anderen Tag. Wenn das Kind ein einziges Mal gemerkt hat, daß der Stuhl in das Töpfchen fiel, hat es viel mehr Verständnis dafür und arbeitet da besser mit.

Machen Sie eine Woche lang einmal am Tag diesen Gang zum Töpfchen. Zeigen Sie außerdem dem Kind jedesmal, wenn es Stuhl in der Windel hat den Inhalt der Windel, nachdem Sie das Kind zum Töpfchen geführt und es dort draufgesetzt haben. Erklären Sie dem Kind, daß Mutti und Vati ihren Stuhl auf der Toilette machen, und daß das Kind seinen eigenen Sitz hat; vergessen Sie auch nicht zu erklären, daß eines Tages das Kind seinen Stuhl dort auch erledigen wird – genau wie Sie auch. (Für einen Erwachsenen ist das ja ziemlich langweilig und wiederholt sich ständig, finden Sie nicht?)

Hat es innerhalb einer Woche mit dem Stuhlgang oder Wasserlassen auf dem Töpfchen nicht geklappt, dann setzen Sie ein paar Wochen aus und versuchen es behutsam wieder.

574. Wasserspülung. In dieser Phase ist es besser, wenn Sie den Stuhl aus der Windel erst herunterspülen, wenn das Kind sein Interesse daran verloren hat und weggegangen ist. Die meisten ein- bis zweijährigen Kinder sind von dem Spülvorgang zunächst begeistert und möchten es selbst tun. Später erschrecken sie aber, weil das Wasser den Stuhl so schnell wegspült; sie entwickeln sogar Angst, auf der Toilette zu sitzen. Möglicherweise befürchten Sie, daß sie hineinfallen und auf ähnliche Weise verschwinden könnten. Bis zum Alter von etwa zweieinhalb Jahren würde ich das Töpfchen erst leeren und die Toilette erst spülen, wenn das Kind weggegangen ist.

575. Wenn das Kind Interesse entwickelt. Fängt das Kind an, Interesse zu entwickeln und mitzuarbeiten, dann können Sie es zwei- oder dreimal am Tag zum Töpfchen führen, insbesondere wenn es den ersten Hinweis auf einen bevorstehenden Stuhlgang oder Wasserlassen gibt.

Wenn es etwa nach einer Mahlzeit geklappt hat oder das Kind ein paar Stunden trocken gewesen ist, dann müssen Sie ihm kübelweise Lob spenden. (»Das hast du gut gemacht, genau wie Vati« oder Mutti oder Schwester oder ein lieber Freund.) Aber übertreiben Sie es nicht. In diesem Alter möchte ein Kind nicht als allzu willfährig erscheinen.

576. Das Kind geht von sich aus. Wenn Sie das Gefühl haben, daß Ihr Kind für den nächsten Schritt bereit ist, lassen Sie es eine gewisse Zeit ohne Kleider um den Bauch spielen. Setzen Sie das Töpfchen in die Nähe, drinnen oder draußen, und erklären Sie ihm, daß Sie das deswegen tun, damit es das Töpfchen selbständig benutzen kann. Wenn das Kind mitmacht, können Sie es etwa alle Stunde daran erinnern, daß es von nun an allein auf das Töpfchen gehen darf. Wenn es dadurch gelangweilt oder verärgert wird oder sich verletzt hat, ziehen Sie ihm wieder die Windeln an und warten ab.

577. Angst vor schmerzhaftem harten Stuhlgang. Manchmal entwickelt ein Kind eine Verstopfung mit ungewöhnlich hartem Stuhlgang, der nur schwer abgesetzt werden kann und dabei Schmerzen verursacht. (Nicht jeder harte Stuhlgang verursacht Schmerzen.) Eine

Sammlung kleiner harter Kugeln – die Folge einer sogenannten spastischen Verstopfung – verursacht selten Schmerzen. Meist ist daran ein Stuhlgang in einem großen breiten Stück schuld. Manchmal reißt der After ein ganz klein wenig ein und blutet dabei. Wenn eine solche Blutung im Rahmen einer »Fissur« vorhanden ist, so wird sie bei jedem weiteren Stuhlgang gedehnt. Das macht unter Umständen starke Schmerzen, und die Fissur heilt daher nur langsam. Daher ist es leicht zu verstehen, warum ein Kind, das sich beim Stuhlgang so verletzt hat, sich vor Wiederholung fürchtet und gegen die Sauberkeitserziehung eingestellt ist. Daraus entwickelt sich manchmal ein Teufelskreis, da das Kind den Stuhlgang tagelang zurückhält und er daher nur um so härter wird.

Beim Beginn harter Stühle sollte man insbesondere in diesem empfindlichen zweiten Jahr umgehend den Arzt verständigen, damit er unter Umständen die Zusammensetzung der Nahrung ändert oder ein Arzneimittel verschreibt, das den Stuhl weich macht. Im allgemeinen reicht es, wenn man Pflaumen oder Pflaumensaft der Nahrung jeden Tag hinzugibt. Auch Nährmittel aus Vollkorn, Haferflocken, Müsli, Brot und Kräcker können etwas dazu beitragen. Manchmal ist es auch günstig, wenn das Kind im warmen Wasser in der Badewanne mit gekreuzten Beinen mehrfach am Tage jeweils 10 bis 15 Minuten sitzt. Eine Mischung aus Vaseline und Lanolin kann man so oft wie nötig in die Aftergegend einreiben.

Man sollte dem Kind sagen, daß man weiß, wie sehr es Angst vor einem weiteren Stuhl hat; man darf ihm auch sagen, daß es keine Angst mehr vor Verletzungen oder Schmerzen haben muß, da nun der Stuhlgang durch das Arzneimittel oder Veränderungen in der Ernährung weich gehalten wird.

Hat das Kind aber Angst oder weiter Schmerzen, so sollte der Arzt den After untersuchen, ob nicht doch eine Fissur entstanden ist und nicht abheilen will.

Die Blasenentleerung

578. Die gleichzeitige Kontrolle von Darm und Blase. Dr. Brazeltons Vorgehen wird durch die Tatsache bestätigt, daß Kinder die Kontrolle über Darm und Blase meist gleichzeitig erreichen, wenn sie ohne Zwang herangeführt werden. In anderen Worten: in der ersten Hälfte des dritten Lebensjahres ist das Kind vom Bewußtsein und von seinen körperlichen Fähigkeiten her für Darm- und Blasenkontrolle bereit. Jetzt muß das Kind nur noch wünschen, in dieser Hinsicht erwachsen zu werden; zusätzliche Anstrengungen der Eltern für die Kontrolle der Blasenentleerung sind nicht nötig.

579. Die Einstellung zu Stuhl und Urin. In ihrer Einstellung zu Stuhl und Urin gibt es bei Kindern erhebliche Unterschiede, die das Verhalten des Kindes erklären.

Die Kontrolle der Blasenentleerung geht langsamer als die des Enddarms; es ist für den Afterschließmuskel leichter, etwas Festes zurückzuhalten, als für den Blasenschließmuskel, den Durchfluß von Urin zu stoppen. (Bei Durchfällen nimmt die Wirkung des Afterschließmuskels bekanntermaßen ab.)

Wasserlassen während des Tages ist für Kinder keine große Sache. Anders als den Stuhl betrachten sie den Urin nicht als ihren Besitz. Nächtliches Bettnässen kann andererseits für verschiedene Formen von Protest und Aufregung stehen.

Die Blasenfunktion reift von selbst ohne Übung heran. Im ersten Jahr entleert sich die Blase recht oft. Aber im Alter von 15 bis 18 Monaten hält sie den Urin schon ein paar Stunden zurück, selbst wenn das Kind dazu nicht angehalten wird. Gelegentlich gibt es sogar kleine Kinder, die bereits im Alter von einem Jahr nachts nicht mehr bettnässen.

Während des Schlafens hält die Blase den Urin länger zurück als während des Wachens; ein Kind kann nach zwei Stunden Schlaf immer noch trocken sein, obwohl es während des Tages noch nicht die Kontrolle über die Blasenentleerung erreicht hat.

Gelegentlich näßt das Kind auch während des Tages noch ein, obwohl es im allgemeinen die Kontrolle über die Blasenentleerung schon erreicht hat; dies kommt zum Beispiel vor, wenn das Kind spielt und dabei nicht unterbrochen werden möchte.

580. Übungshosen. Wenn Ihr Kind Darm und Blase erfolgreich unter Kontrolle hat, so können Sie ihm Übungshosen anziehen, die es selbst herunterlassen kann. Dadurch vermindert sich das Risiko, daß das Kind in seine alten Gewohnheiten zurückfällt. Verwenden Sie diese Hosen aber nicht, bevor das Kind mit Blase und Darm im allgemeinen zurechtkommt; einem Kind, das noch größere Probleme damit hat, helfen sie gar nichts und ihre »Verstärkerfunktion« ist damit vertan.

581. Kinder, die nur auf ihrem eigenen Töpfchen Erfolg haben. Es gibt Fälle, in denen ein etwa zweijähriges Kind sich so an sein eigenes Töpfchen in seinem Zimmer gewöhnt hat, daß es woanders einfach sein Geschäftchen nicht erledigen kann. Man kann ein solches Kind weder zwingen, noch es unter Androhung von Strafe dazu bringen. Vielleicht wird es die Höschen naß machen, aber auch dann sollte man es nicht ausschimpfen. Wenn die Blase des Kindes schmerzhaft gefüllt ist und es doch sein Bächlein nicht machen kann, sollte man es eine halbe Stunde lang in warmes Badewasser setzen, das hilft vielleicht. Sagen Sie ihm, daß es ruhig in die Badewanne pullern darf. Diese Möglichkeit muß man in Betracht ziehen, wenn man mit dem Kind verreist, und auf alle Fälle sollte man auf Reisen immer sein eigenes Töpfchen mitnehmen. Es ist jedoch besser, man gewöhnt das Kind schon von Anfang an daran, daß es an verschiedenen Orten sein Geschäftchen erledigt, übrigens auch im Freien.

582. Das Wasserlassen im Stehen kommt erst später. Manche Eltern machen sich Sorgen, wenn ihr zwei Jahre alter Junge keine Anstalten macht, im Stehen wasserzulassen. Man soll daraus keine Staatsaffaire machen. Früher oder später wird der Junge auch dies tun, besonders wenn er ältere Jungens oder seinen Vater dabei beobachtet hat. Als Vorstufe lassen manche Jungens Wasser in eine Kanne oder Urinflasche, die man vor sie hält. Über die Nacktheit der Eltern wird in Abschnitt 608 gesprochen.

583. Nachts trocken bleiben. Viele Eltern glauben, der einzige Grund, warum ein Kind lernt, nachts trocken zu bleiben, ist die abendliche Toilette. Sie fragen: »Nun ist mein Kind einigermaßen trocken am Tag; wann sollte ich es abends nochmals auf die Toilette setzen?« Dieser Gedanke ist falsch und legt nahe, daß nachts trocken zu bleiben eine schwere Arbeit ist. Man sollte eher sagen, daß ein

Kind ganz natürlicherweise nachts trocken wird, wenn die Blase dazu reif ist – vorausgesetzt, das Kind ist nicht nervös oder trotzig (Abschnitt 768). Man kann dies daran sehen, daß eines von hundert Kindern ab dem Alter von 12 Monaten nachts nicht mehr bettnäßt, obwohl die Eltern sich nicht darum kümmerten und das Kind während des Tages noch nicht trocken ist. Einige andere Kinder werden im Alter von zwei oder drei Jahren nachts zunächst trocken und erreichen die Kontrolle über ihre Blase tagsüber erst sehr viel später. Der Grund, weshalb die Blase Urin während des Schlafens länger zurückhalten kann, beruht darauf, daß bei Menschen im Schlaf die Nieren automatisch weniger Urin, dafür aber konzentrierten Urin, herstellen.

Die meisten Kinder werden im Alter von etwa drei Jahren nachts trocken. Bei Jungens dauert es meist etwas länger als bei Mädchen, und verspannte Kinder brauchen länger als entspannte. Oft spielen dabei auch erbliche Faktoren eine Rolle.

Ich glaube, daß Eltern mit dem Kind wegen des nächtlichen Trockenbleibens keine Anstalten machen sollten. Das natürliche Reifen der Blase zusätzlich zur Erziehung am Tag – nämlich dem Hinweis, daß Urin in die Toilette gehört – reichen in den meisten Fällen aus. Natürlich hilft es einigermaßen, wenn die Eltern das Kind loben und sich mit ihm freuen, wenn es das erste Mal nachts trocken geblieben ist. Wenn das Kind sechs oder auch acht Monate nachdem es tagsüber sauber ist, den Wunsch äußert, auch nachts ohne Windel zu schlafen, sollten Sie sich darüber freuen und es probieren.

Säubern nach dem Stuhlgang

584. Wenn Ihr Kind sich nach der Toilette selbst säubern möchte, sollten Sie mit ihm ausmachen, daß es zuerst den Po sauber wischen darf und Sie dann noch einmal nachwischen, bis es das auch selbst tun kann. Jetzt ist der Zeitpunkt gekommen, dem Mädchen zu zeigen, daß es immer von *vorn nach hinten* wischen muß, damit es keine Infektion der Harnwege bekommt (siehe Abschnitt 777).

Rückschläge

585. Erwarten Sie Rückschläge. Die Erziehung zur Sauberkeit geht bei den meisten Kindern in kleinen Schritten vor sich. Dabei kommt es immer wieder zum Stillstand oder auch zu Rückschlägen. Die Gründe dafür sind vielfältig: Aufgeregtheit, Krankheit, Verreisen, ein neues Baby. Schimpfen oder bestrafen Sie das Kind nicht, wenn es einmal passiert. In diesem Fall benötigt Ihr Kind Zuspruch, daß es bald wieder sauber ist und daß Sie wissen, das Kind schafft es.

586. Ein Rückschlag bei der Darmentleerung, wenn die Blasenentleerung unter Kontrolle ist. Viele Kinder, häufiger Jungens, machen ihren Stuhl nicht mehr ins Töpfchen, wenn sie die Blasenentleerung üben. Anscheinend können sie nicht gleichzeitig allen Anforderungen ihrer Eltern nachgeben. Wenn die Eltern jetzt aber versuchen, das Kind zu drängen oder zu zwingen, so hält es oft seinen Stuhl zurück, was zu harten und schmerzhaften Darmentleerungen führt; ein neuer Teufelskreis kann so beginnen. In diesem Fall können die Eltern dem Kind sagen, daß es seinen Stuhlgang in die Windel machen darf.

DAS KIND VON ZWEI JAHREN

Wie und was ist so ein Kind, das nun schon aufrecht auf seinen Beinchen steht und mit wachen Augen die Welt anschaut?

Was es liebt

587. Das Kind von zwei Jahren lernt, indem es die Erwachsenen kopiert. Wenn es zur Untersuchung zum Arzt gebracht wird, setzt es sich feierlich das Stethoskop auf seine eigene Brust, guckt mit dem Ohrenspiegel in Onkel Doktors Ohr und ist sehr erstaunt, daß es gar nichts sehen kann. Zu Hause folgt es der Mama auf Schritt und Tritt, fegt die Wohnung auf, wenn Mama fegt, wischt Staub, wenn sie Staub wischt, putzt sich die Zähne, wenn sie sich die Zähne putzt. Und all das tut es mit feierlichem Ernst. Das Kind macht jetzt in seiner Entwicklung Riesenschritte, und zwar wachsen seine Geschicklichkeit und sein Verstand am Vorbild der Erwachsenen.

Mit zwei Jahren ist ein Kind noch absolut abhängig von seiner Mutter, und es scheint, daß es wohl weiß, *wer* es ist, der es beschützt und ihm das Gefühl der Sicherheit verleiht. Das Kind zeigt das auf verschiedene Weise. Da klagt eine Mutter etwa: »Mein Zweijähriger scheint ein rechtes Muttersöhnchen zu werden, er hängt den ganzen Tag an meinem Schürzenzipfel. Wenn uns jemand besucht, versteckt er sich hinter meinem Rock.« Dies ist das Alter, in dem Kinder sehr leicht jammern und sich an ihre Mutter klammern – jetzt kommt es vor, daß sie abends aus ihrem Bettchen klettern und ins Wohnzimmer gelaufen kommen oder von ihrem Bettchen aus rufen. Oft haben die Kinder Angst, wenn sie von ihrer Mutter allein gelassen werden. Sie sind verstört, wenn ein Elternteil oder ein anderes Mitglied des Haushalts ein paar Tage lang nicht da ist oder wenn die Familie umzieht. Man sollte die Sensibilität eines Kindes in diesem Alter mit in Rechnung stellen, wenn größere Veränderungen in der Familie oder im Haushalt geplant werden.

588. Jetzt ist die Zeit, da man die Kinder ermutigen sollte, sich an andere anzuschließen. Mit zwei Jahren sind die Kinder im allgemeinen noch nicht soweit, daß sie von sich aus mit anderen Kindern spielen, sie lieben es jedoch, sie zu beobachten und, wenn auch für sich selbst, in der Nähe anderer Kinder zu spielen.

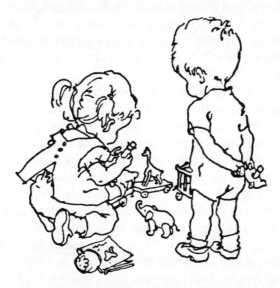

Nahe sein beim Spielen und Zuschauen geht dem gemeinsamen Spielen voraus.

Es ist der Mühe wert, ein zweijähriges Kind jeden Tag, zumindest aber ein paarmal in der Woche, dorthin zu bringen, wo es in Gesellschaft anderer Kinder sein und spielen kann. Ein zweieinhalb bis drei Jahre altes Kind wird es nicht lernen, mit anderen zusammen zu spielen und zu teilen, wenn es nicht mindestens einige Monate zuvor an die Gegenwart anderer Kinder gewöhnt worden ist.

Widerspruchsgeist und »Bock«

589. Das »Böckchen«. Im Alter zwischen zwei und drei Jahren melden sich meist sehr kräftige Zeichen von Widerspruchsgeist und anderen inneren Spannungen. Auch Babys haben manchmal Zeiten, in denen sie nicht so wollen wie Mama, und so ist das an sich nichts Neues. Aber jetzt ist das »Böckchen« viel kräftiger entwickelt und nimmt auch neue Formen an. Das ein Jahr alte Kind leistet Widerstand gegen seine Umwelt, mit zweieinhalb Jahren aber richtet sich dieser sogar gegen das Kind selbst. Es fällt ihm schwer, einen Entschluß zu fassen, und ist es ihm schließlich gelungen, so wünscht es, ihn wieder zu ändern. Das Kind ist sehr oft querköpfig und will bei allem, was es tut, nur seinen eigenen Vorstellungen folgen. Wenn ihm jemand beibringen will, daß man etwas anders machen müsse, wird es wütend.

Es sieht so aus, als wollte die Natur ein Kind zwischen zwei und drei Jahren dazu erziehen, für sich selbst zu entscheiden und jedem Druck von außen zu widerstehen. Da das kleine Wesen noch nicht genügend Welterfahrung hat, bedeutet das einen schweren Kampf, von dem es innerlich ganz ausgefüllt ist. Besonders dann, wenn die Eltern Menschen sind, die gern befehlen. Diese Periode im Leben des Kindes ist vergleichbar mit einer späteren, der Zeit zwischen sechs und neun Jahren, in der das Kind versucht, der Abhängigkeit von seinen Eltern zu entrinnen und die Verantwortlichkeit für sein Verhalten selbst zu übernehmen. Diese Stufe seiner Entwicklung bereitet dem Kind große innerliche Beschwerden und löst Gereiztheit und nervöse Angewohnheiten aus.

Es ist oft schwer, mit einem Kind im Alter von zwei bis drei Jahren fertig zu werden. Eltern müssen verständnisvoll sein. Sie dürfen während dieser Zeit nicht zuviel an dem Kind herumerziehen und es vor allem nicht zu etwas zwingen wollen. Man sollte das Kind selbst mithelfen lassen, sich an- und auszuziehen, wenn es das gern möchte. Mit dem Baden fange man früh genug an, so daß es Zeit hat, ein bißchen herumzuplanschen und in der Wanne zu spielen. Bei den Mahlzeiten sollte man es selbst essen lassen, ohne immerfort zu drängen und zu sagen: »Nun iß doch endlich.« Wenn es in seinem Essen nur noch herumspielt, beende man die Mahlzeit. Wenn es Zeit ist, ins Bett zu gehen oder einen Spaziergang zu machen oder vom Spielplatz wieder nach Hause zu gehen, sollte man das Kind ablenken, indem man ihm etwas erzählt, was seine Aufmerksamkeit fesselt. Es wäre falsch, sich auf Debatten einzulassen und dem Kind Unsicherheit zu zeigen.

Lassen Sie den Mut nicht sinken; auch das geht vorüber.

590. Manchmal ist ein Kind sehr lieb und folgsam, wenn es entweder mit dem Vater oder mit der Mutter allein ist, aber wenn der andere Elternteil auftaucht, scheint das zuviel für sein kleines Gemüt zu sein. Zum Teil mag das einer gewissen Eifersucht entspringen, zum Teil aber wird es auch daran liegen, daß ein Kind in diesem Alter mit zwei so wichtigen Persönlichkeiten noch nicht recht fertig wird. In den meisten Fällen ist es der Vater, der in dieser Zeit noch leicht Schrecken erregt, und manchmal hat solch ein armer Vater das Gefühl, er sei ein »schwarzer Mann«. Er sollte das nicht so ernst nehmen oder sich verletzt fühlen. Es hilft schon, wenn er sich regelmäßig selbst um das Kind kümmert, das heißt mit dem Kind spaßt und die täglichen Pflichten, wie füttern und baden, übernimmt. So lernt das Kind den Vater lieben und achten. Sollte es das erste Mal Probleme geben, wenn er das Kind von der Mutter übernimmt, darf man sich dadurch nicht entmutigen lassen. (Außerdem ist das eine gute Gelegenheit für die Mutter, sich ein wenig Ruhe zu gönnen.) Das Kind muß lernen, daß die Eltern sich lieben, daß sie zusammen leben wollen und sich nicht von ihm drangsalieren lassen.

Sorgen mit zwei Jahre alten Kindern

591. Trennungsangst. Viele normale Kinder entwickeln im Alter von etwa einem Jahr die Angst, sie könnten von ihren Eltern getrennt werden (siehe Abschnitt 492). Dies zeigt, wie sehr ihr Sinn für Sicherheit von der Nähe zu den Eltern abhängt. Wahrscheinlich ist es der gleiche Instinkt, der die Jungtiere in anderen Arten, etwa Schafe und Ziegen, nahe ihren Müttern folgen und blöken läßt, wenn man sie trennt. Es ist natürlich, daß Lämmer und Zicklein gleichermaßen diese Angst von Geburt an mitbringen, da sie nicht weglaufen können. Aber kleine Menschenkinder erlernen diese Angst im Alter von etwa einem Jahr, wenn sie endlich laufen lernen, so daß ein starker Drang zum Umkehren in ihnen erwacht, wenn sie sich einmal von der Mutter entfernt haben.

Wenn ein sehr sensibles Kind von eindreiviertel, zwei oder zweieinviertel Jahren – besonders das einzelne Kind – plötzlich von seiner Mutter getrennt wird, so entsteht eine schwierige Situation.

Es kann sein, daß die Mutter gezwungen ist, eine Reise zu machen, oder sie beschließt, ihren Beruf wiederaufzunehmen, und stellt ein Kindermädchen an, das tagsüber auf das Kind aufpaßt. Im allgemeinen ist das Kind den Tag über friedlich, aber wenn Mama dann nach Hause kommt, hängt es wie eine Klette an ihr und weigert sich, die andere Person auch nur in seine Nähe kommen zu lassen. Das Kind wird von Panik ergriffen, wann immer es denkt, die Mutter könnte wieder weggehen. Diese Angst wird zur Schlafenszeit am größten. Das erschreckte Kind weigert sich, ins Bett zu gehen. Wenn seine Mutter sich davonstiehlt, schreit es stundenlang vor Angst. Wenn sie sich neben sein Bettchen setzt, bleibt es solange liegen, wie sie still sitzen bleibt – die geringste Bewegung zur Tür hin läßt es sofort wieder hochfahren. In einigen dieser Fälle wird das Kind versuchen, seine Mutter an sich zu fesseln, indem es ständig sagt, es müsse aufs Töpfchen. Seine Mutter setzt es aufs Töpfchen, der Erfolg sind zwei Tröpfchen, und fünf Minuten, nachdem es wieder im Bettchen liegt, muß es schon wieder. Es scheint, als sei das eine Taktik des Kindes, seine Mutter in der Nähe zu halten. Aber es ist nicht nur das. Die Angst solcher Kinder teilt sich ihrem ganzen Nervensystem mit, und so haben sie auch mehr oder weniger unbewußt Angst, sie könnten ins Bettchen machen. Manchmal wachen sie alle zwei Stunden während der Nacht auf und fürchten, es könnte ein Malheur geschehen. Die Mutter, die sich eben bemüht, das Kind zur Sauberkeit zu erziehen, wird über jeden »Unfall« enttäuscht oder verärgert sein. Wenn das Kind das merkt, wird es von neuen Befürchtungen gequält werden, nämlich denen, daß seine Mutter es nun nicht mehr liebhat, weil es noch das Bettchen naß gemacht hat. So hat das Kind zwei Gründe, weshalb es sich wehrt, ins Bettchen zu gehen.

592. Wenn ein zweijähriges Kind sich in ein Stadium ständiger Angst vor dem Schlafengehen hineinmanövriert hat, so ist das sicherste, aber auch das für die Mutter härteste Mittel, neben seinem Bettchen sitzen zu bleiben, bis es sich beruhigt hat und eingeschlafen ist. Man darf es nicht eilig haben und das Zimmer verlassen wollen, bevor das Kind schläft. Dadurch würde es, wenn es vielleicht dicht vor dem Einschlafen ist, wieder alarmiert, und nun ist es erst recht aus. Jetzt ist seine Angst von neuem geweckt und beruhigt sich so schnell nicht wieder. Dieser Kampf kann Wochen dauern, aber am Ende sollte er wohl siegreich bestanden werden. Ist das Kind ängstlich geworden, weil man hatte verreisen müssen, dann möge man eine neue Reise mindestens ein paar Monate lang vermeiden.

Wenn man das Haus täglich verlassen *muß*, weil man berufstätig ist, so sage man dem Kind besonders liebevoll, aber mit einem Ton der Selbstverständlichkeit und Fröhlichkeit »Auf Wiedersehen«. Wenn man ihm beim Abschied zeigt, daß man selber traurig darüber ist, nun weggehen zu müssen und daß es im Grunde nicht richtig sei, wird sich diese Unsicherheit auf das Kind übertragen, und seine Ängste werden neu belebt.

Manchmal hilft es die Schwierigkeiten beim Einschlafen überwinden, wenn man das Kind ein bißchen länger aufbleiben läßt oder seinen Nachmittagsschlaf verkürzt, oder aber, wenn der Arzt ein harmloses beruhigendes Mittel verschreibt. Für gewöhnlich aber können diese Maßnahmen das Grundübel nicht beseitigen. Ein von panischer Angst ergriffenes Kind bringt es fertig, stundenlang wach zu bleiben, obwohl es todmüde ist. Man muß vor allem den Grund seiner Befürchtungen ausschalten.

Wenn ein Kind Angst hat, daß es sein Bettchen naß macht, muß man ihm versichern, daß das nicht so schlimm sei und daß man es trotzdem liebhabe.

593. Man vermeide drastische Änderungen. Kinder, die von klein auf daran gewöhnt sind, mit verschiedenen Menschen zusammen zu sein, und denen man erlaubt hat, eine gewisse Selbständigkeit und Unabhängigkeit zu entwickeln, sind weniger in Gefahr, von Angst vor einer Trennung befallen zu werden.

Wenn ein Kind zwei Jahre alt ist, sei man vorsichtig mit drastischen Änderungen im Ablauf des Tages und in seinen Lebensgewohnheiten. Wenn es nicht darauf ankommt, ob man mit einer Reise noch ein halbes Jahr wartet oder ob man wieder anfängt, in seinem Beruf zu arbeiten, dann entschließe man sich für den späteren Termin, besonders dann, wenn es das einzige Kind ist. Läßt sich eine vorübergehende oder auch eine tägliche Trennung nicht vermeiden, dann sorge man dafür, daß die Person, der man sein Kind anvertrauen muß, es auch richtig, vernünftig und liebevoll behandelt. Außerdem sollte sich das Kind, bevor es sich von seiner Mutter trennen muß, an diese Person gewöhnt haben. (Wenn das Kind in eine andere Umgebung übersiedeln soll, ist es noch wichtiger, daß es zuvor diese Umgebung kennengelernt und sich dort eingelebt hat.) Zwei Wochen zum Umgewöhnen sollte man dem Kind mindestens geben. Die Ersatzmama, ob es nun eine Schwester, die Großmama oder eine Freundin ist oder aber eine fremde Person, sollte sich zunächst ein paar Tage lang in der Wohnung, d. h. in der Nähe des Kindes, aufhalten und mit ihm Freundschaft zu schließen versuchen, ohne daß sie zunächst die Pflege übernimmt. Dann, nach und nach, kann sie die Aufgabe der Mutter übernehmen, so daß das Kind sieht: Mama und diese andere Person sind miteinander befreundet, man ist also bei dieser Ersatzmama auch gut aufgehoben. Wichtig ist, daß alle Übergänge langsam und schmerzlos vollzogen werden. Ein Kind in diesem Alter braucht Zeit, sich an einen neuen Zustand zu gewöhnen, schnelle Wechsel sind also auf jeden Fall zu vermeiden.

594. Übertriebene Sorgen um die Kinder steigert ihre Furcht. Ein Kind, das durch eine Trennung erschreckt worden ist – oder auch aus einem anderen Grunde –, hat ein feines Gefühl dafür, ob seine Mutter genauso empfindet wie es selbst. Wenn die Mutter jedesmal, wenn sie das Kind verlassen muß, sich schuldig fühlt und zögert und Unsicherheit zeigt, wenn sie nachts öfter in das Zimmer des Kindes kommt, um nachzusehen, ob ihm auch nichts passiert sei, wird ihre eigene Besorgnis das Kind anstecken, und es glaubt am Ende, es sei wirklich Grund vorhanden, Angst zu haben, wenn Mama nicht da ist.

Das, werden Sie sagen, stehe doch im Widerspruch dazu, daß eine Mutter das erschreckte Kind beruhigen soll, indem sie z. B. an seinem Bettchen sitzen bleibt, bis es eingeschlafen ist. Es ist jedoch kein Widerspruch, denn *wenn* ein Kind erst durch irgend etwas in einen Zustand der panischen Angst geraten ist, *muß* die Mutter ihm helfen, darüber hinwegzukommen, ebenso wie sie es im Falle einer Krankheit gesundpflegen würde. Aber ihre allgemeine Haltung dem Kind gegenüber, und zwar von Anfang an, sollte fröhlich, voller Selbstvertrauen und ohne Spuren von Unsicherheit sein. Sie soll das Kind beobachten, und wenn sie glaubt, daß es soweit sei, nun Schritt für Schritt selbständiger zu werden und eine eigene Persönlichkeit zu entwicklen, soll sie es ermutigen und ihm die Chance geben, sich selbst zu bewähren. Diese Grundhaltung der Mutter ist die wichtigste Stütze des Kindes, wenn es gilt, über seine Angst hinwegzukommen.

Gerade die Zusammenhänge zwischen der übertriebenen Besorgtheit der Mutter und der Abhängigkeit des Kindes lösen sehr viele andere schwierige Situationen aus. Sie führen nicht nur zu den Schlafproblemen, sondern auch dazu, Kinger übermäßig zu verwöhnen. Eine ganze Kindheit und Jugend kann dadurch überschattet werden.

595. Einige Gründe für die übertriebene Sorge. Ein übermäßiger Beschützerinstinkt wird zumeist dort auftreten, wo Eltern sehr weichherzig und ihrer Sache nicht ganz sicher sind. Auch dort, wo die Eltern ohne Grund leicht von irgendwelchen Schuldgefühlen geplagt sind. In den meisten Fällen aber ist es so, daß die Eltern sich einfach nicht vorstellen können, sie hätten auch bisweilen ein Recht darauf, auf ihre Kinder böse zu sein.

Eltern und Kinder, die nicht erkennen wollen, daß es in jedem Leben absolut natürliche Momente gibt, in denen sie Zorn gegeneinander hegen, machen sich das Leben unnötig schwer. Es ist nicht zu vermeiden, daß die Eltern manchmal von einem gerechten Zorn auf ihren Sprößling erfüllt sind und daß sie ihm, wenn es ihren Prinzipien entspräche, gern das Fell versohlen würden. Und bei Kindern ist es oft so, daß sie in ihrer Wut den Eltern alles Böse wünschen. Wenn man weiß, daß diese dunklen Momente zum Leben gehören, wird man, wenn man erwachsen ist, sich zwar zusammennehmen und den Zorn nicht überhandnehmen lassen, aber man wird sich seiner auch nicht schämen und deswegen ein schlechtes Gewissen dem Kind gegenüber haben. Wenn die Eltern ihrem Zorn – vielleicht halb im Scherz – Luft machen, reinigt das die Atmosphäre wie ein Sommergewitter, und es bleiben keine unterdrückten Unmutsgefühle irgendwo hängen, wo sie noch lange Zeit Unheil anrichten können. Aus dieser Erkenntnis heraus kann man auch dem Kind helfen, indem man ihm, wenn es gerade angebracht scheint, erklärt: »Ich weiß, daß du wütend auf die Mami bist, wenn sie dies oder jenes tun muß.«

596. Normale Schwierigkeiten beim Schlafengehen. Es soll nun nicht der Eindruck erweckt werden, als ob jedes zwei Jahre alte Kind, das sich dagegen wehrt, ins Bett gebracht zu werden, unter einem Furchtkomplex leide – weit entfernt davon. Wirklich schwere Angstzustände sind selten. Aber ein leichtes Mißtrauen, daß man sie allein läßt, ist bei Kindern nichts Außergewöhnliches. Die Kinder wenden kleine Tricks an, mit denen sie die Mutter im Raum halten wollen: Sie sagen z. B., daß sie aufs Töpfchen müssen, obwohl sie kurz vorher ihr Bächlein gemacht haben. Dadurch aber wird die Mutter in einen Erziehungskonflikt gebracht. Sie weiß genau, daß es sich nur um einen Vorwand handelt, andererseits aber fordert sie das Kind ständig auf, zu sagen, wenn es aufs Töpfchen gehen muß; es erscheint ihr unklug, das zu ignorieren. So sagt sie: »Gut, versuchen wir es noch einmal.« Sobald das Kind wieder im Bett liegt und sie nun endgültig das Zimmer verlassen will, ertönt eine Stimme: »Ich hab' Durst.« Wenn die Mutter nun hingeht und etwas zu trinken holt, wird das Kind diesen Trick jeden Abend wiederholen. Ein solches Kind hat nicht unbedingt große Angst, aber ein bißchen ungemütlich ist ihm abends, wenn das Licht ausgemacht wird, doch zumute. Für gewöhnlich ist es das beste und hat sich auch als erfolgreich erwiesen, wenn die Mutter das Kind in einem freundlichen, beruhigenden, aber festen Ton daran erinnert, daß es ja gerade eben ein Bächlein gemacht und vor einem Viertelstündchen erst seine Milch getrunken habe und unmöglich schon wieder Durst haben könne. Dann soll sie gute Nacht sagen und, ohne zu zögern, das Zimmer verlassen. Ist sie nachgiebig, ist ihr Blick voller Mitleid und ihre Stimme bedauernd, dann hat sie das Spiel schon wieder halb verloren. Auch wenn das Kind ruft und ein paar Minuten weint, ist es besser, die Mutter bleibt fest. Es ist viel leichter für das Kind, seine Lektion sofort zu lernen, als daß es einen wochenlangen abendlichen Kampf auszufechten gilt.

Wenn die Kinder soweit sind, daß sie aus ihrem Bettchen klettern können, versuchen sie, die Schlafenszeit hinauszuzögern, indem sie, nachdem die Mutter das Licht ausgemacht und das Zimmer verlassen hat, bei den Eltern im Wohnzimmer auftauchen. Sie sind raffiniert genug, daß sie in solchen Augenblicken besonders lieb und charmant sind. Sie klettern auf Papas Schoß und sind die reinsten Engelchen vor lauter Liebenswürdigkeit. Für die Eltern ist es dann schwer, fest zu bleiben. Aber fest bleiben *müssen* sie nun einmal und das Kind ins Bett zurückbringen. Andernfalls macht das Kind eine Gewohnheit daraus, aus dem Bett zu klettern und angelaufen zu kommen, und das führt zu allabendlichen Kämpfen, die dann gar nichts Erfreuliches mehr haben.

Manchmal fragen Eltern, ob sie die Tür des Kinderzimmers zuschließen sollen, wenn das Kind jeden Abend aus dem Bett klettert und sie mit dieser Angewohnheit nicht fertig werden können. Der Gedanke, daß ein Kind sich hinter verschlossener Tür in den Schlaf weint, ist etwas sehr Unerfreuliches, und von diesem Mittel ist abzuraten.

Solange das Kind noch nicht selbst aus dem Bettchen klettern kann, sollte man es in seinem Kinderbettchen lassen, auch wenn für ein neues Baby ein zweites Bett angeschafft werden müßte. Wenn man nämlich das Kind zu früh in ein größeres Bett legt, das keine Seitenwände hat, ist die Versuchung herauszuklettern zu groß. Man hört oft von Zweijährigen, die immer wieder aus ihrem Bett klettern und nachts umherlaufen, wenn sie aus ihrem Gitterbettchen in das nächstgrößere Bett umgezogen sind. Sobald mehrere Geschwister in einem Raum schlafen, lösen sich diese abendlichen Probleme meist ganz von selbst.

597. Wie hilft man einem ängstlichen Kind von zwei Jahren? Wenn man einem Kind helfen will, seine Ängstlichkeit zu überwinden, muß man ihm bei allem Zeit lassen. Es hätte keinen Sinn, ein solches Kind etwa drängen zu wollen, mit Hunden Freundschaft zu schließen oder »tapfer« zu sein und ins tiefe Wasser zu gehen. Irgendwann wird ein von Natur aus ängstliches Kind auch diese Dinge tun wollen, aber bevor es nicht soweit ist, sie freiwillig zu tun, quäle man es nicht mit Mutproben.

Nachts allerdings sollte man einem Kind nicht erlauben, in das Bett seiner Eltern zu kommen – es muß lernen, in seinem eigenen Bettchen zu bleiben. Ein Schulkind, das unter einer krankhaften Furcht vor der Schule leidet, muß früher oder später ja wieder in die Schule zurückkehren. Je länger es der Schule fernbleibt, um so schwerer wird der Anfang wieder sein. Bei all diesen verschiedenen Arten der Angst sollte die Mutter zunächst doch immer mit sich selbst zu Rate gehen, ob nicht ihre übertriebene Sorge um das Kind einen Teil dieser Angst ausgelöst haben könnte. Gelingt es den Eltern allein nicht, das Kind aus einem unnatürlichen und ständigen Zustand der Angst zu lösen, so empfiehlt es sich, mit Pädagogen oder Kinderpsychiatern zu sprechen.

598. Kinder nutzen die Trennungsangst manchmal, um ihre Eltern zu kontrollieren. Ein Kind klammert sich an Mutter oder Vater, weil es eine echte Angst entwickelt hat, von ihr (ihm) getrennt zu werden. Wenn es aber herausfindet, daß die Eltern diese Angst ernstnehmen und alles tun, um das Kind zu beruhigen, dann kann dieses Wissen für das Kind zu einem Druckmittel werden. Drei Jahre alte Kinder, die Angst haben, im Kindergarten zu bleiben, und deren Eltern nicht nur tagsüber dort bleiben, sondern auch ihren Kindern nahe sind und alles tun, was sie wünschen, nur um sie ruhig zu halten, übertreiben nach einiger Zeit ihr Unwohlsein, da sie gelernt haben, wie sie ihre Eltern dominieren können. Die Eltern könnten eigentlich sagen: »Ich finde, daß du jetzt größer bist und nicht mehr vor dem Kindergarten Angst haben mußt. Du willst nur, daß ich tue, was du willst. Morgen bleibe ich nicht bei dir im Kindergarten.«

Stottern

599. Im Alter zwischen zwei und drei Jahren kommt es oft vor, daß Kinder stottern. Man weiß zwar nicht ganz genau, wodurch dieses Gestotter und Gestammel ausgelöst wird, aber man weiß *einiges* darüber. In manchen Familien ist es Vererbung; bei Jungen kommt es häufiger vor als bei Mädchen. Manchmal beginnt es bei einem linkshändigen Kind, das man auf die rechte Hand umzuschulen versucht. Der Teil des Gehirns, der die Sprache kontrolliert, steht in engem Zusammenhang mit jenem Teil, der die Hand kontrolliert, die man für gewöhnlich braucht. Wenn man ein Kind zwingt, seine »falsche« Hand zu benutzen, so scheint das auch sein Sprachzentrum zu irritieren.

Man weiß auch, daß der seelische Zustand des Kindes viel mit dem Stottern zu tun hat. Meist sind es die übersensiblen Kinder, die unter irgendeiner inneren Spannung stehen, die stottern. Manche stottern nur, wenn sie aufgeregt sind oder wenn sie mit einer ganz bestimmten Person sprechen. Hier einige Beispiele aus der Praxis: Ein kleiner Junge fing an zu stottern, als seine neugeborene Schwester aus der Klinik nach Hause gebracht wurde. Er ließ seine Eifersucht äußerlich nicht merken. Er hat auch niemals versucht, das Baby zu schlagen oder ihm seine Abneigung tätlich zu zeigen. Das Kind vergrub seinen Kummer, und das Ergebnis war, daß es stotterte. Ein kleines Mädchen von zweieinhalb Jahren begann zu stottern, als eine Verwandte abreiste, die lange Zeit in der Familie gelebt hatte und an der das Kind sehr hing. Nach zwei Wochen legte sich das wieder. Als die Familie in ein neues Haus zog, hatte das Kind Heimweh nach dem alten Haus und stotterte wieder eine Zeitlang. Zwei Monate später wurde der Vater zum Militär eingezogen. Die Familie war sehr aufgeregt, und das kleine Mädchen fing von neuem an zu stottern. Mütter wissen zu berichten, daß das Stottern ihrer Kinder immer dann schlimmer wurde, wenn sie selbst gereizt und verärgert waren. Außerdem sind Kinder, deren Mütter sehr viel reden und die Kinder ermutigen, schnell sprechen zu lernen, besonders anfällig. Manchmal wird Stottern auch dadurch hervorgerufen, daß der Vater strengere Saiten der Erziehung aufzieht.

Warum ist das Stottern aber gerade zwischen 2 und 3 Jahren so verbreitet? Dafür gibt es zwei mögliche Erklärungen: Dies ist die Zeit, in der das Kind sich sehr bemüht, sprechen zu lernen. Als es noch kleiner war, bediente es sich einer Kurzsprache und brauchte nicht zu überlegen, wie es Sätze zu bilden habe. Doch wenn es zwei Jahre alt ist, versucht es, Gedanken auszudrücken, die gewisse Formulierungen und Sätze erfordern. Es beginnt mit einem Satz drei- oder viermal und hört in der Mitte wieder auf, weil es die richtigen Worte nicht finden kann. Seine Mutter hört schon gar nicht mehr recht zu. Sie sagt: »Ja, ja«, und geht ihrer Beschäftigung weiter nach. Das Kind aber ist verletzt und ratlos, weil es nicht imstande war, seine kleine Rede zu halten. Dann aber ist es auch möglich, daß die Widerspenstigkeit, mit der es in diesem Alter zu kämpfen hat, seine Sprache beeinflußt.

600. Was tut man gegen Stottern? Man wird sich vielleicht besonders große Sorgen machen, wenn man selbst oder ein anderes Mitglied der Familie zeit seines Lebens gekämpft hat, um das Stottern zu überwinden. Aber im allgemeinen ist kein Grund für besondere

Besorgnis vorhanden. Neun von zehn Kindern, die zwischen zwei und drei Jahren zu stottern anfangen, werden diesen kleinen Fehler in wenigen Monaten überwunden haben, wenn man ihnen nur eine kleine Chance gibt. Es sind nur die ganz besonders schweren Fälle, die von Dauer sind. Man sollte nicht versuchen, die Sprache des Kindes zu korrigieren oder das Kind etwa in eine Sprachschule zu geben. Man überlege lieber, was es wohl sein könnte, das das Kind aufregt oder ängstigt. Hat das Kind vielleicht darunter gelitten, daß es eine Weile von Mutter oder Vater getrennt worden ist, dann vermeide man solche Trennungen während der folgenden Zeit (siehe Abschnitt 593). Wenn man sich zuviel mit dem Kind unterhalten und zu große Anforderungen gestellt hat, bezähme man seine eigene Redseligkeit und seinen Ehrgeiz und lasse ihm Ruhe. Man kann auch mit ihm spielen, ohne daß man sich die ganze Zeit mit ihm unterhält. Hat das Kind auch genug Möglichkeiten, mit anderen Kindern zu spielen, die es gern mag und mit denen es sich verträgt? Hat es genug Spielsachen in seinem Zimmer und auch draußen, so daß es sich selbst beschäftigen oder den anderen Kindern auch ein Spiel vorschlagen kann? Wenn die Eltern sich mit ihrem Kind beschäftigen, sollten sie es ohne Hast und ohne Nervosität tun. Sie sollten fröhlich und entspannt sein und dem Kind die Führung im Spiel überlassen. Will das Kind etwas sagen, so höre man ihm ruhig und aufmerksam zu, damit es nicht ungeduldig wird. Wenn Eifersucht es aufregt, so sehe man zu, daß man den Grund dafür beseitigt. Stottern dauert in den meisten Fällen ein paar Monate, in denen es sich mehr oder weniger bemerkbar macht. Man sollte nicht erwarten, daß es von heute auf morgen wieder aufhört, sondern zufrieden sein, wenn nach und nach ein Fortschritt zu merken ist.

Wenn Sie nicht herausfinden können, woran es liegt, sollten Sie einen Kinderpsychiater um Rat fragen. Ein »Zungenband« (wenn das Zungenbändchen, die Hautfalte, die von der Mitte der Zungenunterseite zum Mundboden zieht, zu kurz für eine freie Bewegung ist) hat nichts mit Stottern zu tun und sollte auch nicht durchschnitten werden.

In einigen Schulen und Kliniken gibt es spezielle Spracherziehungsklassen oder -abteilungen, in denen älteren Kindern eine besondere Sprachausbildung zuteil wird.

Dies hilft oft, aber nicht immer. Solche Unterstützung hilft meistens dem Schulkind, das spezifische Hilfe benötigt. Ist das Kind aber eindeutig nervös, so sollte man erst zu einem Kinderpsychiater gehen, um die zugrundeliegende Nervosität und Spannung zu entdecken und zu beseitigen.

KINDER VON DREI BIS SECHS JAHREN

Große Anhänglichkeit an die Eltern

601. Im Alter von drei bis sechs Jahren sind Kinder im allgemeinen viel leichter zu lenken. Jungen und Mädchen haben mit drei Jahren ein Stadium erreicht, in dem sie herausgefunden haben, daß Vater und Mutter großartige Menschen sind. Sie wollen nun alles genauso machen wie die Eltern, die gleichen Sachen tragen wie Papa und Mama, dieselben Worte benutzen. (Abschnitt 45)

Die Neigung zu Wutanfällen und Bockigkeiten, die das Kind zwischen zwei und drei Jahren zu überwinden hatte, scheint jetzt abzuklingen. Die Gefühle des Kindes gegen seine Eltern sind nicht nur freundlich, sondern zärtlich und warm. Das schließt jedoch nicht aus, daß das Kind auch unartig sein kann und des öfteren nicht gehorcht. Es wird ja doch mehr und mehr eine Persönlichkeit eigener Prägung mit eigenen Vorstellungen und Ideen. Das Kind will sich selbst behaupten, auch wenn es dabei manchmal mit den Eltern in Konflikt gerät.

Bei Vierjährigen geht diese Selbstbehauptung manchmal so weit, daß sie viel Lärm machen, den ganzen Tag schwadronieren, voller Albernheiten stecken und über die Stränge schlagen. Dann braucht die Mutter eine feste Hand.

602. Jetzt möchten Kinder wie ihre Eltern sein. Im Alter von zwei Jahren wollten Kinder bei jeder Gelegenheit ihre Eltern imitieren: sie fegten den Boden oder hämmerten einen imaginären Nagel ein. Für sie war es wichtig, mit dem Handfeger und dem Hammer umgehen zu lernen. Im Alter von drei Jahren möchten die Kinder ihren Eltern als Persönlichkeiten ähnlicher werden (siehe Abschnitt 50). Im Spiel gehen sie zur Arbeit, machen den Haushalt (kochen, säubern, waschen), kümmern sich um Kinder (um eine Puppe oder ein kleineres Kind). Sie tun, als wollten sie im Familienauto einen Ausflug machen oder sich für den Abend vorbereiten. Sie ziehen die Kleider ihrer Eltern an, imitieren ihre Gespräche, ihre Tischmanieren und ihre Eigenheiten. Manchmal nennt man diesen Vorgang »Identifikation«.

Identifikation ist viel wichtiger als das einfache Spiel. Erst dadurch baut sich der Charakter des Kindes auf – und das ist viel mehr davon abhängig, wie Kinder ihre Eltern sehen und wie sie sich an ihnen ausrichten, als was ihre Eltern ihnen in Worten beizubringen versuchen. Jetzt werden ihre Grundideale und -haltungen geprägt – gegenüber der Arbeit, gegenüber anderen Menschen und gegenüber sich selbst. Später, wenn das Kind reifer und bewußter ist, werden sie nur noch leicht modifiziert. Die Kinder üben sich jetzt in die Rolle von Eltern ein, die sie vielleicht in 20 Jahren sein werden; und wenn man ihnen zuhört, dann hört man irgendwo die späteren Erwachsenen, die zärtlich oder mit Schimpfworten mit ihren Puppen (= Kindern) umgehen.

In diesem Alter lernt ein Mädchen, daß es einmal eine Frau sein wird. Sie beobachtet besonders ihre Mutter und verhält sich nach deren Vorbild. Sie lernt, wie ihre Mutter ihren Mann sieht (z. B.: Herr und Meister, armes Würmchen oder geliebter Partner); sie lernt das männliche Geschlecht im allgemeinen kennen; sie lernt Frauen als Freundinnen oder Wettbewerberinnen kennen; sie lernt, daß Jungen oder Mädchen manchmal bevorzugt werden, und sie lernt die Einstellung zu Arbeit und Hausarbeit – als Fron oder als positive Herausforderung.

Sicher wird ein kleines Mädchen nicht die exakte Kopie ihrer Mutter werden, aber sie wird in vielerlei Hinsicht von ihr bewußt oder unbewußt beeinflußt.

Ein Junge in diesem Alter bemerkt, daß er später einmal ein Mann sein wird, und er richtet sich vorwiegend nach seinem Vater aus. Er beobachtet, wie sein Vater sich gegenüber seiner Frau und dem weiblichen Geschlecht im allgemeinen verhält, wie er auf andere Männer wirkt und von ihnen behandelt wird, wie er sich seinen Kindern, ob Junge oder Mädchen, gegenüber verhält, und welche Rolle bei ihm die Arbeit und die Hausarbeit spielen.

Obgleich sich ein Kind in erster Linie mit dem Elternteil des gleichen Geschlechts identifiziert, so gibt es während dieser Lebensphase auch eine gewisse Identifikataion mit dem Elternteil des anderen Geschlechts. Nur so können sich die Geschlechter verstehen lernen und später miteinander leben und auskommen.

603. Mädchen und Jungen sind jetzt von allem begeistert, was irgendwie mit Babys zusammenhängt. Sie wollen wissen, woher sie kommen, wollen sie versorgen und liebhaben und können stundenlang Vater-Mutter-Kind spielen.

Meist macht man sich gar nicht so recht klar, daß auch kleine Jungen schrecklich gern selbst Babys bekommen möchten! Wenn man ihnen dann verständlich machen will, daß das halt nun einmal nicht geht, sehen sie das keinesfalls ein, sondern sagen: »Ich will aber . . .«, als ob sie glaubten, daß man etwas schließlich doch bekommt, wenn man es sich nur intensiv genug wünscht. In unseren zivilisierten Ländern wird nun ein Junge, der sich wie ein Mädchen benimmt, meist geneckt und ausgelacht. Wir wollen uns aber daran erinnern, daß bei manchen primitiven Volksstämmen sich auch heute noch die Männer ebenfalls ins Wochenbett legen, wenn ihre Frauen ein Kind bekommen, d. h. sie begeben sich mit mitleidenden Freunden stöhnend und sich krümmend in eine speziell für diese »Entbindung« bestimmte Hütte!

604. Jungen neigen in diesem Alter ihrer Mutter gegenüber zu romantischer Schwärmerei und Mädchen dem Vater gegenüber. Bis etwa zum Alter von drei Jahren hing der Junge mit einer absolut abhängigen Liebe, die noch die kreatürliche Liebe des Babys war, an seiner Mutter. Jetzt aber bekommt diese Liebe einen romantischen Zug, ebenso wie die seines Vaters zur Mutter. Im Alter von vier Jahren ist ein Junge oft wild entschlossen, Mami zu heiraten, wenn er groß ist. Er weiß zwar nicht genau, was das ist: »heiraten«, aber er weiß ganz sicher, welches die wichtigste und begehrenswerteste Frau der Welt ist. Das kleine Mädchen, das sich nach dem genauen Vorbild seiner Mutter entwickelt, wird ähnliche Gefühle seinem Vater gegenüber hegen.

Diese romantischen Schwärmereien helfen den Kindern, geistig und seelisch zu wachsen und die richtige Einstellung zum anderen Geschlecht zu erlangen, die sie später in einer guten Ehe leiten wird. Es gibt aber auch eine Kehrseite des Bildes, die in fast allen Kindern in diesem Alter gewisse Spannungen verursacht, manchmal sogar zu einem regelrechten Komplex wird. Wenn ein männliches Wesen, ob jung oder alt, eine Frau sehr liebt, wird es sie ganz für sich allein besitzen wollen. Es wird auf jede andere Liebe, die dieser Frau zuteil wird, eifersüchtig sein. Ein Junge von drei oder vier Jahren, der mit zärtlicher Liebe an seiner Mutter hängt, wird natürlich gewahr werden, daß sie ja doch eigentlich seinem Vater gehört. Im Unterbewußtsein irritiert ihn das sehr, unabhängig davon, wie sehr er den Vater liebt und bewundert. Manchmal wird der Junge wünschen, Papa möge verschwinden, gar nicht mehr wiederkommen, doch dann schämt er sich solcher Gedanken und ist ratlos, weil er mit diesem Konflikt nicht fertig wird. Der Junge wird nach Kinderlogik annehmen, daß der Vater die gleichen bitteren Gefühle auch gegen ihn, seinen Jungen, hege, weil er Mama liebt.

Bei kleinen Mädchen hat man die gleichen Erscheinungen mit umgekehrten Vorzeichen. Sie bringen es fertig, zur Mama zu sagen: »Du kannst mal auf eine längere Reise gehen, *ich* sorge inzwischen für Papi!«, und auch sie haben dann Angst, Mama könnte eifersüchtig sein – und dann haben wir den gleichen Kreislauf. Wenn Kinder auch versuchen, solche Gedanken und Gefühle aus Loyalität zu unterdrücken – im Unterbewußtsein arbeiten sie weiter und tauchen unter Umständen nachts in seinen Träumen auf. Diese Mischung von Liebe, Eifersucht und Angst ist es wahrscheinlich, die bei kleinen Jungen zwischen drei und sechs Jahren so oft Alpträume auslöst, in denen Riesen, Räuber, Ungeheuer und andere erschreckende Figuren ihnen die Ruhe nehmen. (Abschnitt 612)

Diese Angst bei Kindern – ihre Eltern könnten ihnen böse sein – vermischt sich jetzt auch noch mit ernsthaften und komplizierenden Betrachtungen darüber, warum Jungen und Mädchen verschieden aussehen. Im allgemeinen aber macht das normale Kind diese Entwicklungsphase ohne allzu große Schwierigkeiten durch. Dieses Problem wird auch in Abschnitt 615 behandelt.

Da unserer Meinung nach alle kleinen Kinder diese Phase durchmachen, ist das kein Grund besonderer Besorgnis für die Eltern. Wird das Kind aber übertrieben ängstlich oder lehnt es sich heftig gegen das Elternteil vom gleichen Geschlecht auf und nähert es sich zu stark dem Elternteil vom anderen Geschlecht, sollten Sie zum Beispiel den Rat eines Kinderpsychiaters suchen.

605. Diese romantische Anhänglichkeit des Kindes an den Elternteil des anderen Geschlechts geht mehr oder weniger mit einer bestimmten Entwicklungsphase konform. Im Alter zwischen drei und sechs Jahren legt die Natur wahrscheinlich den geistigen und seelischen Fonds für das spätere Leben der Kinder und damit auch den Fonds für das Leben zu zweien. Doch die Natur hat es ganz offensichtlich nicht so eingerichtet, daß diese Zuneigung von Dauer ist und ein ganzes Leben lang in dieser Form weiterbesteht, nicht einmal die ganze Kindheit hindurch. Sie hat es vielmehr so eingerichtet, daß das Kind von fünf oder sechs Jahren schon gar nicht mehr so unbedingt daran interessiert ist, die Liebe von Papa oder Mama für sich allein zu erringen. Jetzt richtet es sein Interesse bereits auf andere Dinge, die es ablenken und die so spannend sind, daß sie ein guter Ersatz für die romantische Liebe zu Mutter oder Vater sind. Die Spielkameraden, die Schule, neue Menschen, die man kennenlernt ... Die intensive »romantische Zuneigung« hat dann ihre Aufgabe erfüllt und das Wesen des Kindes in gewisser Richtung geformt; es ist vergleichbar mit jener Phase der Entwicklung, da das Kind von einem Jahr das Stadium des Kriechens überwindet, wenn es laufen lernt.

Wenn also ein Vater merkt, daß sein kleiner Sohn im Unterbewußtsein gegen ihn eingenommen ist und Angst vor ihm hat, dann hat es in diesem Stadium nicht viel Sinn, zu freundlich und zu nachgiebig zu sein und ihm vielleicht dadurch helfen zu wollen, daß man sagt: »Mami gehört ja nur dir allein. Papi hat Mami gar nicht so lieb wie du.« Wenn das Kind zu dem Schluß kommt, daß sein Vater nicht genügend Festigkeit und Selbstvertrauen besitzt und daß man ihm die Liebe zu Mama wegnehmen kann, wird der kleine Geist noch viel mehr in Verwirrung geraten. Das Kind wird den Vater bemitleiden, und es wird sich schuldig fühlen, weil es selbst die Mutter zu lieb hat, und am Ende wird die Angst vor dem Vater nur noch größer werden. Außerdem wird es das männliche Vorbild vermissen, das es so dringend braucht, um sich danach formen zu können.

Und am besten wird auch eine Mutter mit ihrer kleinen Tochter (selbst wenn sie weiß, sie ist manchmal eifersüchtig) zurechtkommen, wenn sie selbstbewußt und überlegen ist, sich nicht von dem Kind einengen und bedrängen läßt und sich auch nicht scheut, ihre Liebe zu ihrem Mann zu zeigen.

Es liegt ziemlich klar auf der Hand, daß es das Leben eines kleinen Jungen sehr erschweren muß, wenn seine Mutter nachgiebiger und zärtlicher zu ihm ist als der Vater. Auch wenn die Mutter dem

Jungen mehr Zuneigung entgegenbringt als ihrem Mann, wird das für das Kind einen innerlichen Konflikt bedeuten. In beiden Fällen wird der Junge dem Vater leicht entfremdet, und er wird beginnen, ihn zu fürchten. Und ebenso gefährlich ist es, wenn ein Vater seine Tochter vorzieht und ihr größere Aufmerksamkeit schenkt als seiner Frau. Dem Kind wird damit nicht geholfen, im Gegenteil – es wird ein falsches Bild vom Leben gewinnen und es später dann schwer haben, wenn das Leben dieses Bild korrigiert.

Im allgemeinen betrachtet man es als ganz normal, wenn Mutter und Sohn und Vater und Tochter im besonderen aneinander hängen. Die Natur hat es wohl so eingerichtet; und es gibt weniger Grund zur Rivalität zwischen den verschiedenen Geschlechtern als zwischen zwei männlichen oder zwei weiblichen Wesen.

Die Eltern sollen sich nun aber nicht so viele Gedanken über diese Zusammenhänge machen, daß sie selbst am Ende unsicher werden und befürchten, sie könnten etwas falsch machen. In den meisten Familien wird man eine vernünftige Ausgeglichenheit zwischen den Gefühlen der Eltern und denen ihrer Kinder finden, und im allgemeinen hilft der gesunde Menschenverstand den Eltern, das Richtige zu tun, ohne daß sie es absolut bewußt täten. Wenn dieses Thema so ausführlich behandelt worden ist, dann im Hinblick auf diejenigen Fälle, in denen die Beziehungen zwischen Eltern und Kindern gespannt und schwierig sind und die Eltern sich vielleicht nicht erklären können, woran das liegen mag.

Das trifft zum Beispiel zu, wenn die Eltern sich ständig über Disziplinfragen streiten oder der Junge anderen Jungen und Männern gegenüber zu schüchtern wird oder auch ein Mädchen ihrer Mutter zu herausfordernd gegenübertritt.

606. Die Eltern können den Kindern helfen, diese romantische, aber eifersüchtige Periode zu überwinden, indem sie ihnen freundlich klarmachen, daß Eltern nun einmal zueinander gehören, daß ein Junge seine Mutter nicht ganz für sich allein und ein Mädchen seinen Vater nicht nur für sich haben kann. Doch sollten die Eltern die Kinder auch wissen lassen, daß sie nicht böse darüber sind, wenn sie feststellen, daß die Kinder von Zeit zu Zeit mit besonderer, vielleicht auch übertriebener Überschwenglichkeit an dem einen Elternteil hängen.

Wenn ein Junge seiner Mutter erklärt, er werde sie später einmal heiraten, dann kann sie antworten, sie sei sehr erfreut über diese Aussicht, aber sie sei leider bereits verheiratet, und wenn er einmal ein großer Junge wäre oder ein Mann, würde er schon ein anderes Mädchen finden, das er heiraten könne. Wenn die Eltern beeinandersitzen und sich unterhalten, dann brauchen und sollten sie ihre Unterhaltung nicht von dem Kind unterbrechen lassen. Sie können es freundlich, aber bestimmt daran erinnern, daß sie nun über wichtige Dinge zu sprechen hätten und daß das Kind sich auch allein beschäftigen könne. Ihr Takt wird ihnen ohnehin verbieten, in Gegenwart eines Kindes, das eifersüchtig ist, zärtlich miteinander zu sein, aber sie brauchen auch nicht beschämt aufzuspringen, wenn das Kind unerwartet ins Zimmer tritt, und sie sich gerade umarmen und küssen.

Wenn ein Junge seinem Vater gegenüber ungezogen wird, weil er eifersüchtig ist, oder zu seiner Mutter, weil sie der Grund für diese Eifersucht ist, sollten die Eltern darauf bestehen, daß er sich entschuldigt. Gleichzeitig sollten sie durchblicken lassen, daß sie zwar seine Gefühle verstehen könnten, aber daß es doch sehr unvernünftig sei, sich so schlecht zu benehmen. Lesen Sie dazu auch Abschnitt 538.

607. Schwierigkeiten beim Einschlafen im Alter von drei, vier und fünf Jahren. Man hat in Kinderkliniken festgestellt, daß Schlafschwierigkeiten bei dieser Altersgruppe sehr oft durch diese romantische Eifersucht ausgelöst werden. Oft gehen Kinder mitten in der Nacht in das Schlafzimmer der Eltern und versuchen, in ihre Betten zu kriechen, weil sie, mehr oder weniger unbewußt, unter dem Gefühl leiden, ausgeschlossen zu sein, und weil sie nicht wollen, daß die Eltern miteinander allein sind. Es ist in jedem Falle richtiger, wenn die Eltern das Kind sofort und ohne irgendwelche Debatten, doch ohne daß sie böse werden, in sein eigenes Bettchen zurückzubringen. (Abschnitt 279)

608. Wie schamhaft soll man zuhause sein? In weniger als einem Jahrhundert sind wir von der außerordentlichen Prüderie zur teilweisen Nacktheit im Badeanzug und zur kompletten Nacktheit zuhause in einer Reihe von Familien gekommen. Die meisten Menschen meinen (und ich auch), daß die heutige lockere Haltung viel gesünder ist. Kindergärtnerinnen, Kinderpsychiater und -psychologen meinen übereinstimmend, daß es für *kleine* Kinder beider Geschlechter gut ist, wenn sie sich gelegentlich zuhause, am Strand und im Waschraum eines Kindergartens nackt sehen.

Es gibt aber auch Hinweise aus der Arbeit der Psychiatrie, daß zumindest einige kleine Kinder Schaden erleiden, wenn sie ihre Eltern regelmäßig nackt sehen. Die Hauptursache dafür ist, daß die Gefühle kleiner Kinder für ihre Eltern so intensiv sind. Ein Junge liebt seine Mutter viel mehr als irgendein gleichaltriges Mädchen. Er fühlt sich als Rivale mit seinem Vater, und dieses Gefühl der Rivalität hat er mit keinem Jungen seines Alters. Der Blick auf seine Mutter ist dann vielleicht zu stimulierend, und der Vergleich mit seinem Vater fällt Tag für Tag ungünstig aus; es kann der Wunsch erwachsen, seinem Vater etwas anzutun. (FKK-Anhänger unter den Vätern haben mir erzählt, daß ihre drei bis vier Jahre alten Söhne beim Rasieren am Morgen mit der Hand Abschneidebewegungen in der Nähe des Penis des Vaters andeuteten.) Anschließend fühlt sich ein Junge schuldig und voller Angst. Auch ein kleines Mädchen, das seinen Vater regelmäßig nackt sieht, kann zuviel Stimulation erfahren.

Ich behaupte nun nicht, daß alle Kinder durch die Nacktheit der Eltern beunruhigt würden. Es gibt keine statistischen Untersuchungen, da wir aber von der Möglichkeit wissen, sollten Eltern sich im Zweifel für das Wohl des Kindes entscheiden. Sie sollten also sich im Haus angezogen bewegen und ihre Kinder von Badezimmer/WC fernhalten, wenn einer der Eltern badet oder das WC benutzt. Man braucht dies nicht zum Extrem zu treiben. Gelegentlich werden Eltern überrascht und sollten nun nicht diese Überraschung oder Wut zeigen. Sie sollten einfach sagen: »Würdest du bitte draußen warten, bis ich mich angezogen habe?« Von sechs oder sieben Jahren an möchten die meisten Kinder ohnehin etwas mehr Privatleben für sich selbst, und man sollte dies auch respektieren.

Neugier und Einbildungskraft

609. Die Neugier eines Kindes ist in diesem Alter sehr ausgeprägt. Es will wissen, was dies und jenes und schlechthin alles bedeutet, was es sieht und hört. Seine Phantasie ist reich, und es zählt zwei und zwei zusammen und zieht seine Schlüsse. Es bringt alles mit sich selbst in Zusammenhang. Wenn von einem Zug gesprochen wird, will es sofort wissen: »Werde ich auch mal mit einem Zug fahren?« Wenn es hört, daß von einer Krankheit gesprochen wird, wird es denken: Ob ich das auch kriege?

610. Etwas Phantasie ist gut und nützlich. Wenn ein Kind von drei oder vier Jahren eine Geschichte erzählt und Dinge, die es sich ausgedacht hat, als wahr hinstellt, so lügt es keineswegs im Sinne der Erwachsenen. Seine Phantasie und Einbildungskraft sind äußerst lebendig, das Kind ist selbst nicht einmal sicher, wo die Wirklichkeit aufhört und seine Phantasie anfängt. (Deshalb auch sind Kinder in diesem Alter im Kino fast immer verängstigt und eingeschüchtert, und man sollte sie Filme, selbst Märchenfilme, noch nicht ansehen lassen.) Man sollte Kinder, die gern derlei Geschichten erzählen, nicht schelten und ihnen etwa vorhalten, daß es ja gar nicht stimme, was sie da sagen.

Es wäre falsch, wenn man in dem Kind ein Schuldgefühl erzeugte, und es ist auch völlig unnötig, daß man sich selbst Gedanken darüber macht, wenn das Kind im übrigen zufrieden und voller Harmonie ist und sich mit anderen Kindern verträgt.

Fabuliert das Kind jedoch auffällig viel, erzählt es von eingebildeten Freunden und Abenteuern, und zwar nicht aus Spaß, sondern weil es selbst daran glaubt, dann erhebt sich die Frage, ob es in seinem Alltag nicht etwas vermißt. In solchen Fällen hilft es oft, wenn man dem Kind Gelegenheit verschafft, mit anderen Kindern gleichen Alters zu spielen und mit ihnen zusammen fröhlich zu sein. Eine andere Frage ist, ob das Kind bei seinen Eltern genügend heitere Kameradschaftlichkeit findet. Ein Kind braucht es, daß man es von Zeit zu Zeit umarmt, huckepack trägt, es braucht kleine Späßchen mit seinen Eltern und freundliches Gespräch. Wenn die Erwachsenen rundum sich des Kindes nicht annehmen und weite Distanz zu ihm halten, träumt das Kind von verständnisvollen prächtigen Spielkameraden, wie ein Hungriger von einem Kotelett träumt. Haben die Eltern immer etwas an dem Kind auszusetzen, so erfindet es einen bösen Gefährten, den es wegen all der schlechten Dinge, die er tut oder tun will, tadeln kann.

Gelegentlich überfüttern Mütter, die selbst zeit ihres Lebens eine sehr stark entwickelte Phantasie gehabt haben, ihre Kinder mit Geschichten und Märchen, und alle beide, Mutter und Kind, leben in einer Art von Feenreich. Die Spiele und Geschichten der anderen Kinder sind dagegen armselig und uninteressant. Auf diese Weise wird das Kind von seinem Interesse an den lebendigen Menschen und Vorgängen abgelenkt und hat es später um so schwerer, sich in der Welt zurechtzufinden. Das heißt nicht, daß eine Mutter nun überhaupt keine Geschichten erzählen sollte, aber sie sollte mit Märchen und Phantasiefiguren vorsichtig umgehen.

Ängste im Alter von drei, vier und fünf Jahren

611. Imaginäre Ängste sind in diesem Alter sehr häufig. In den vorangegangenen Abschnitten habe ich darüber gesprochen, wie unterschiedlich Ängste in verschiedenen Lebensphasen sind. Im Alter von drei oder vier Jahren erlebt das Kind neue Ängste. Die Angst vor der Dunkelheit, vor Hunden, vor der Feuerwehr, vor dem Tod oder vor behinderten Menschen. Die Vorstellungswelt des Kindes ist jetzt in einem Stadium, wo das Kind sich in andere Menschen hineinversetzen und Gefahren ausmalen kann, die es noch gar nicht wirklich erlebt hat. Seine Neugier drängt nun in alle Richtungen. Es will nicht nur die Ursache von allem wissen, sondern will auch wissen, was die Dinge damit zu tun haben. Wenn das Kind zufällig etwas über das Sterben mitbekommt, will es wissen, was das ist. Sobald es auch nur eine Ahnung davon hat, wird es fragen: »Muß ich auch einmal sterben?«

Diese Ängste gibt es häufiger bei Kindern, die aufgrund der Kämpfe über Ernährung und Sauberkeitserziehung verspannt sind; sie sind auch häufiger bei Kindern, deren Vorstellungswelt durch schreckliche Märchen oder zu viele Warnungen überreizt ist. Viele Kinder, die ihre Unabhängigkeit nicht ausreichend entwickeln konnten und deren Eltern zu beschützend waren, leiden unter diesen Ängsten (Abschnitt 594). Das Unwohlsein, das diese Kinder im Laufe der Zeit ansammelten, wird durch die Vorstellungwelt des Kindes in konkrete Befürchtungen umgewandelt. Das klingt nun so, als sei jedes Kind, das bestimmte Ängste entwickelt, in der Vergangenheit schlecht behandelt worden, aber soweit möchte ich nicht gehen. Ich glaube, einige Kinder werden schon empfindlicher als andere geboren; und ich glaube auch, daß alle Kinder, ganz gleich wie sie erzogen werden, vor irgendetwas Angst haben. Bitte lesen Sie auch Abschnitt 604 über die Gefühle der Kinder gegenüber ihren Eltern.

Wenn Ihr Kind Angst vor dem Dunkeln hat, so sollten Sie es beruhigen. Da kommt es mehr auf die Art an wie Sie es tun, als auf Ihre Worte. Machen Sie sich nicht über das Kind lustig und seien Sie auch nicht ungeduldig mit ihm, versuchen Sie vor allem nicht, die Angst rational anzugehen. Wenn das Kind mit Ihnen darüber reden will, tun Sie das – aber es ist sehr unwahrscheinlich. Geben Sie dem Kind das Gefühl, daß Sie verstehen, was es empfindet, aber daß Sie sicher sind, ihm werde nichts Böses geschehen. Auf keinen Fall sollten Sie das Kind mit Zauberern, der Polizei oder dem Teufel bedrohen. Vermeiden Sie auch Filme und erschreckende Fernsehprogramme, ebenso wie grausame Märchen. Das Kind ist durch die »Erzeugnisse« seines eigenen Geistes erschreckt genug. Beenden Sie abends jeden Streit, etwa über das Essen oder das Trockenbleiben, der während des Tages begann. Sorgen Sie durch eine klare Führung, daß Ihr Kind sich gut benimmt; das ist besser, als wenn man das Kind sich zunächst daneben benehmen läßt und die Entwicklung von Schuldgefühlen später in ihm fördert. Bemühen Sie sich, daß Ihr Kind ein volles und kontaktfreudiges Leben mit anderen Kindern hat – und das jeden Tag. Je mehr das Kind in Spielen und Plänen beschäftigt ist, desto weniger wird es sich um seine inneren Ängste kümmern können. Lassen Sie auch nachts die Tür offen, wenn das Kind es will, oder lassen Sie ein ganz schwaches Licht in seinem Zimmer brennen. Das ist eine einfache Lösung, um die Gespenster zu bannen. Das Licht oder auch Gespräche im Wohnzimmer werden ein Kind viel weniger wach halten als seine Ängste es können. Wenn die Angst wieder nachläßt, wird das Kind auch die Dunkelheit wieder ertragen.

Manchmal nutzen Kinder eine Phobie, um ihre Eltern zu beherrschen. Siehe auch Abschnitt 598.

Denken Sie daran, daß in diesem Alter die Fragen über den Tod vom Kind erstmals gestellt werden. Versuchen Sie, die erste Erklärung einfach und nicht zu erschreckend zu machen. Sie könnten sagen:»Jeder Mensch muß eines Tages sterben. Die meisten Menschen sterben, wenn sie sehr alt, müde und schwach sind – sie hören einfach auf zu leben.« Einige Eltern möchten dem Kind den Tod religiös nahebringen: «Er war sehr, sehr krank, und Gott nahm ihn in den Himmel auf und kümmert sich um ihn.« Vergessen Sie nicht, Ihr Kind zu knubbeln, mit ihm zu lachen und es daran zu erinnern, daß Sie beide mit ihm zusammen noch lange Jahre leben werden.

Da Kinder in diesem Alter manchmal Schlaf und Tod durcheinanderbringen, so darf man den Tod nicht als »Einschlafen« oder »Schlafengehen« beschreiben. Dies ist oft der Fall, wenn ein Haustier sehr krank ist und vom Tierarzt getötet werden muß. Viele Eltern sagen dann, das Tier sei »eingeschläfert« worden. Ich glaube es ist besser, wenn man dem Kind sagt, das Tier habe ein besonderes Arzneimittel erhalten, durch das sein Herz zu schlagen aufgehört habe. Man kann dem Kind sagen, daß dieses Mittel keinerlei Schmerzen verursacht hat, und daß das Tier nun tot ist. Alle gesunden Menschen jeden Alters fürchten und verabscheuen den Tod. Diese Tatsache kann man nicht umgehen, wenn man mit Kindern vom Tod redet. Wenn Sie aber den Tod als etwas betrachten, das man mit Würde und Tapferkeit auf sich nimmt, so können Sie etwas von diesem Gefühl auch Ihrem Kind vermitteln. Viele Eltern fragen, ob ein Kind beim Begräbnis eines Verwandten oder eines engen Freundes der Familie dabeisein sollte. Ich glaube, daß ein Kind ab dem Alter von drei Jahren durchaus bei Begräbnissen dabeisein und sogar die Familie auf den Friedhof begleiten soll. Voraussetzung ist, daß das Kind dies will und daß die Eltern damit einverstanden sind sowie das Kind auf das Begräbnis vorbereiten. Es ist wichtig, daß um das Kind jederzeit ein Erwachsener ist, den es kennt und der Fragen beantworten und, wenn nötig, das Kind wieder mit nach Hause nehmen kann, wenn es von dem Ereignis zu stark mitgenommen wird.

Die Angst vor Tieren ist in dieser Periode an der Tagesordnung, selbst dann, wenn das Kind noch keine schlechten Erfahrungen gemacht hat. Es hat keinen Zweck, dem Kind seine Furcht vor dem Hund abgewöhnen zu wollen, indem man es ermutigt, nah an den Hund heranzugehen. Je näher man ein Kind an einen Hund heranführen will, desto stärker wird es in der entgegengesetzten Richtung ziehen. Läßt man es aber in Ruhe, ohne daß man etwas erzwingen will, dann wird es mit der Zeit auch diese Angst überwinden. Ähnlich ist es mit der Scheu vor Wasser. Wenn ein Kind nicht freiwillig im Schwimmbad ins Wasser gehen will, wäre es grundfalsch, das kleine schreiende Bündel zu packen und ins Wasser hineinzutragen, selbst wenn es nur mit den Füßen planschen soll. Es kommt wohl hin und wieder vor, daß ein Kind, das man zwingt, ins Wasser zu gehen, dann plötzlich Spaß daran findet und von einer Minute zur anderen seine Scheu überwindet. Doch in den meisten Fällen hat jeder Zwang nur das Gegenteil zur Folge. Im Grunde möchte nämlich jedes Kind sehr gern ins Wasser gehen, auch wenn es Angst davor hat. Läßt man ihm Zeit, Mut zu fassen, dann wird es der Verlockung des Wassers eines schönen Tages schon erliegen. Die Furcht vor Hunden, vor der Feuerwehr, der Polizei und anderen konkreten Dingen kann ein Kind manchmal überwinden, wenn es sie in sein Spiel mit einbezieht. Sich auf diese Weise aus dem Stadium der Angst herauszuarbeiten, ist das beste Mittel für ein Kind – wenn es ihm gelingt.

Jedwede Angst ist dazu geschaffen, eine Handlung auszulösen. Der menschliche Körper wird in der Sekunde der Angst von Adrenalin, einem Hormon (Wirkstoff) der Nebennieren, durchflutet; dieses Nebennierenhormon beschleunigt die Herztätigkeit und sorgt außerdem für die Freisetzung von Zucker aus den Speicherorganen des Körpers, womit die Energie augenblicklich verstärkt wird. In Momenten größter Angst ist der Mensch bereit, schnell wie der Wind zu rennen oder wie ein wildes Tier zu kämpfen. Das Rennen und das Kämpfen, die Aktion schlechthin, absorbiert dann die Angst. Bliebe man einfach still sitzen, wäre man weiterhin von der Angst gelähmt. Wenn also ein Kind, das sich vor Hunden fürchtet, im Spiel seinen Stoffhund in heldenhaftem Kampf besiegen kann, wird ihm schon das Erleichterung schaffen. Wird ein Kind von besonders intensiver Angst oder von verschiedenen Ängsten gequält, von Alpträumen zum Beispiel, sollte man sich an einen Kinderpsychiater bzw. Kinderpsychologen wenden.

612. Alpträume. Alle Kinder im Alter von drei bis sechs Jahren haben gelegentlich Alpträume. Den Grund dafür kennen wir nicht genau. Wir vermuten, es liegt zum Teil an dem Schuldgefühl, das sich entwickelt, wenn das Kind das Elternteil vom gleichen Geschlecht als Rivalen ansieht und dem Elternteil des anderen Geschlechts mehr Zuneigung entgegenbringt (siehe Abschnitt 604).

Wenn ein Junge oder Mädchen in diesem Alter davon redet, ihren Vater oder seine Mutter zu heiraten, sind sie sich tief im Innern darüber im klaren, daß sie sich damit gegen das jeweils andere Elternteil stellen. Das führt zu Angst vor Bestrafung. So träumen sie vielleicht von einem Monster (das »gegnerische« Elternteil), das sie holen will. Ein anderer möglicher Grund für Alpträume ist, daß die Kinder in diesem Alter sich noch nicht über den Unterschied zwischen Schlaf und Tod im klaren sind. Diese Verwirrung und das Unverständnis darüber kann sich nachts in einem Alptraum äußern.

Erwacht Ihr Kind durch einen Alptraum, schreit und weint es, müssen Sie es trösten und versuchen, den Grund herauszufinden. Dann erklären Sie ihm, daß es nur ein Traum war und daß Sie bei ihm bleiben, bis es einschläft. Am nächsten Morgen können sich die Kinder oft noch an ihre Alpträume erinnern. Gelegentlich haben sie den gleichen Alptraum mehrere Male.

613. Nächtliches Aufschrecken kommt durchaus, obwohl nicht so häufig, bei drei- bis sechsjährigen Kindern vor. Es ist nicht mit Alpträumen zu verwechseln. Nächtliches Aufschrecken scheint durch eine vorübergehende Störung im Nervensystem während des Schlafens verursacht zu sein. Es ist häufig erblich bedingt und ist spätestens nach ein paar Jahren überwunden. Das Kind wacht schreiend auf und, obwohl seine Augen weit geöffnet sind, reagiert es nicht, wenn Sie mit ihm sprechen, so als ob es Ihre Anwesenheit gar nicht wahrnimmt. Dieser Schreck läßt nach wenigen Minuten nach, das Kind verfällt in tiefen Schlaf und wird sich am nächsten Morgen an nichts erinnern.

Wenn dies bei Ihrem Kind vorkommt, versuchen Sie es zu trösten, indem Sie es festhalten (es wehrt sich vielleicht), es leicht schütteln und ihm erklären, daß alles in Ordnung ist, daß es nur einen bösen Traum hatte und daß Sie bei ihm bleiben werden, bis es wieder eingeschlafen ist. Manchmal hat ein Kind häufiger diese Störungen. Dann sollten Sie sich an Ihren Arzt wenden, der Ihnen ein Medikament verschreiben kann, das Sie einige Tage oder auch Wochen zur Schlafenszeit dem Kind geben, bis es wieder ruhig durchschläft.

614. Schlafwandeln scheint auch durch eine vorübergehende Störung im Nervensystem verursacht zu sein, ist meist erblich bedingt und gibt sich in der Mehrzahl der Fälle in wenigen Monaten oder Jahren ohne besondere Behandlung. In solch einem Fall führen Sie das Kind zurück zum Bett, beruhigen es und erklären ihm, daß es gleich weiterschläft und Sie solange bei ihm bleiben. Das Kind wird sich an sein Schlafwandeln nicht erinnern. Schlafwandelt Ihr Kind häufig oder besteht die Gefahr, daß es sich dabei verletzt, kann Ihr Arzt Ihnen die gleiche Medizin wie beim nächtlichen Aufschrecken verschreiben. Das Medikament ist sehr wirksam und muß nur für wenige Tage oder Wochen genommen werden.

615. Angst vor Verletzungen. Die Angst vor körperlichen Verletzungen im Alter zwischen zweieinhalb und fünf Jahren möchte ich getrennt behandeln und Wege zur Verhütung und Behandlung aufzeigen. In dieser Altersstufe möchten die Kinder den Grund für Alles und Jedes wissen, sie machen sich oft Sorgen und beziehen die Gefahren auf sich selbst. Sehen sie einen behinderten Menschen, wollen sie zuerst den Grund dafür kennenlernen, versetzen sich dann in die Lage dieses Menschen und fragen sich, ob ihnen so etwas auch zustoßen könnte.

In dieser Altersstufe möchte das Kind viele körperliche Aktivitäten beherrschen, wie z. B. hüpfen, laufen und klettern. Seine körperliche Unversehrtheit ist für das Kind daher sehr wichtig, und es regt sich über alles auf, was zerbrochen ist. Daher kann sich ein Kind im Alter von zwei oder drei Jahren an einem zerbrochenen Plätzchen so stören, daß es die zwei Hälften nicht annehmen will und nach einem ganzen Plätzchen verlangt.

Diese Angst entwickeln Kinder übrigens nicht nur bei körperlichen Verletzungen. Auch die natürlichen Unterschiede zwischen Jungen und Mädchen machen ihnen zu schaffen. Wenn ein kleiner Junge von drei Jahren ein kleines Mädchen sieht, das nichts anhat, so wird er sich wundern, daß es »da vorn nichts hat«. Er wird sagen: »Wie macht sie denn das Bächlein?« Wenn er nicht gleich eine befriedigende Antwort bekommt, kann er zu dem Schluß kommen, daß seiner Spielgefährtin etwas Schlimmes widerfahren sei. Als nächstes wird ihn Angst erfassen, dasselbe könne auch ihm widerfahren. Umgekehrt kann das gleiche Mißverständnis auch das kleine Mädchen belasten, wenn es feststellt, daß Jungen anders aussehen. Zuerst fragt es: »Was ist das?« Dann wird es ängstlich wissen wollen:

»Warum hab ich so was nicht?« Das etwa ist die Art, in der der dreijährige kleine Geist arbeitet. Das Kind wird im Augenblick so aufgeregt über diese Entdeckung sein, daß es Angst hat, seine Mutter zu fragen.

Diese schwierige Frage, warum Jungen anders gebaut sind als Mädchen, kann die Kinder auf sehr verschiedene Weise beschäftigen. Ein kleiner Junge von etwa drei Jahren beobachtete es zum Beispiel sehr genau und mit einem sorgenvollen Ausdruck im Gesicht, wenn seine kleine Schwester gebadet wurde, und sagte zu seiner Mutter: »Baby hat Auweh.« Seine Mutter wurde nicht recht klug daraus und wußte nicht, was er meinte, bis er den Mut aufbrachte, darauf zu zeigen. Von der gleichen Zeit an beobachtete er sich selbst genau und guckte sich seinen Penis besorgt an. Seine Mutter war bestürzt und dachte, das sei der Anfang einer schlechten Angewohnheit. Sie kam gar nicht auf den Gedanken, daß diese beiden Dinge miteinander im Zusammenhang stehen könnten. Die kinderärztliche Statistik weist viele Fälle auf, in denen kleine Kinder auf diese oder jene Weise mit ihrer Besorgnis fertig zu werden versuchten, wenn sie entdeckten, daß sie anders gebaut sind als Bruder oder Schwester. Die Eltern tun klug daran, von vornherein damit zu rechnen, daß Kinder zwischen zweieinhalb und dreieinhalb Jahren solche Dinge, wie etwa Unterschiede zwischen Jungen und Mädchen, beobachten. Wenn sie den Kindern keine befriedigende, ihrem Geistesniveau entsprechende Erklärung geben, werden die Kinder zu Schlußfolgerungen kommen, die sie ängstigen. Natürlich darf man nicht darauf warten, daß ein Kind fragt: »Warum sieht ein Mädchen anders aus als ein Junge?«, weil ein Kind so präzis gar nicht fragen würde. Es wird irgend etwas fragen, was vielleicht nur in losem Zusammenhang damit steht, es druckst an der Frage herum, oder aber es sagt nichts, und die offengebliebenen Probleme belasten sein kleines Köpfchen. Es wäre völlig falsch zu glauben, daß es sich hier um ein ungesundes Interesse an geschlechtlichen Dingen handelt. Für das Kind ist es eine Frage wie jede andere auch. Darum auch wäre es falsch, wenn man dem Kind den Mund verbieten, es schelten oder prüde tun und ihm nicht antworten wollte. Das Kind würde sofort argwöhnen, daß es sich hier um ein gefährliches Gebiet handelt, und gerade das soll man ja vermeiden. Andererseits braucht man auch nicht so feierlich zu tun, als wollte man dem Kind eine Lehre fürs

Leben erteilen. Es ist viel leichter als das. In erster Linie ist es gut, wenn man die Befürchtungen des Kindes offen ausspricht und meint, daß er (oder es) wohl denke, ein kleines Mädchen müsse auch etwas »vorn dran« haben, und nun sei es verletzt, und deshalb fehle das kleine Ding. Dann versucht man in einem beiläufigen, freundlichen Ton zu erklären, daß kleine Mädchen und auch Mamis eben anders gemacht seien als Jungen und Papis. Das sei ganz richtig so, und darüber brauche man sich gar keine Sorgen zu machen. Ein kleines Kind wird eher begreifen, wenn man ihm Beispiele nennt. Man kann ihm also erklären, daß Hänschen geradeso gemacht ist wie Papi und Onkel Fritz und der Gemüsemann und das Bärbelchen genauso aussieht wie Mami, das Kindermädchen oder die Gärtnersfrau. Ein kleines Mädchen braucht besondere Beruhigung, da sie ganz natürlicherweise auch etwas haben möchte, was man sehen kann. Man erzählte mir von einem kleinen Mädchen, das sich ihrer Mutter gegenüber beschwerte: »Aber Charlie sieht so lustig aus und ich so langweilig.« Es hilft kleinen Mädchen, wenn ihre Mutter ihnen versichert, daß sie es gerade wunderschön findet, daß sie so aussehen.

Das ist vielleicht auch der richtige Zeitpunkt zu erklären, daß bei Mädchen, wenn sie älter sind, Babys im Körper wachsen können, und daß sie dann Brüste haben werden, um sie zu stillen. Für ein Mädchen von drei oder vier Jahren ist das eine faszinierende Vorstellung.

616. Die Angst vor dem Atomkrieg oder atomaren Unfall beherrscht heute schon kleine Kinder. Kleine Kinder äußern oft die Befürchtung, ihre Eltern könnten getötet werden und niemand würde sich mehr um sie kümmern. Ältere Kinder beziehen die Gefahr auf sich direkt. Jugendliche neigen zu Pessimismus und fragen nach dem Sinn gesunder Lebensweise, wenn sie ohnehin stürben, bevor sie Aufgaben im Arbeitsleben oder Familie übernehmen.

Eltern können ihre Kinder teilweise beruhigen, indem sie sagen: »Die Gefahr besteht tatsächlich, aber es muß nicht zu einem Atomkrieg kommen, wenn wir alle für den Frieden arbeiten. Wir wählen Kandidaten für Bundestag und Landtag, die für die Abrüstung, den Abbau der Atomwaffen und die friedliche Lösung von Streitfragen eintreten. Wir schreiben unseren Abgeordneten, arbeiten in Friedensgruppen mit und nehmen an Demonstrationen teil. Briefe-schreiben und an Demonstrationen teilnehmen kannst auch du.« Manche Kinder sind zu klein, um Briefe zu schreiben oder bei Demonstrationen mitzumachen. Sie können ihnen aber sagen, daß ihre Eltern und andere Erwachsene sich darum bemühen, daß ein Atomkrieg nie ausbricht.

Nägelkauen

617. Nägelkauen ist ein Zeichen nervöser Spannungen. Überempfindliche Kinder sind besonders anfällig dafür. Sie fangen damit an, wenn sie Angst haben – z. B. wenn sie darauf warten, in der Schule aufgerufen zu werden, oder wenn sie im Kino eine sehr aufregende Szene sehen. Es muß nicht unbedingt ein besorgniserregendes Zeichen bedeuten, wenn das Kind im übrigen zufrieden und glücklich zu sein scheint. Aber Eltern sollten sich doch in jedem Fall Gedanken darüber machen. Ein Kind, das an den Nägeln herumkaut, zu necken oder zu bestrafen, hilft nicht länger als eine halbe Minute, weil das Kind es zumeist gar nicht merkt, wenn es das tut. Solche Maßnahmen können seine innere Spannung auf die Dauer nur verschärfen. Es hilft auch nicht, wenn man ihm etwas auf die Nägel streicht, was bitter oder schlecht schmeckt. Das führt nur zur Verschärfung der Spannungen und verstärkt die Angewohnheit.

Es ist viel besser, man versucht herauszufinden, was das Kind bedrückt, und befreit es von diesem Druck. Wird es zu streng erzogen? Zuviel ausgescholten? Erwarten die Eltern zuviel von ihm, hat es Angst, daß seine Zensuren nicht gut genug sind? Man sollte mit dem Lehrer über sein Verhalten in der Schule sprechen. Wenn Kino, Radio oder Fernsehen dieses Kind mehr aufregen als andere Kinder, sollte man ihm allzu abenteuerliche Programme nicht zeigen.

Ein Mädchen über drei Jahre kann man vielleicht bei seinem Ehrgeiz packen, indem man ihm ein Nagelnecessaire und etwas Nagellack schenkt, wie es die »großen Damen« haben. Manchmal hilft das über die Schwierigkeiten hinweg.

Masturbation

618. Dulden oder mißbilligen? Vor Beginn des 20. Jahrhunderts wurde in christlichen Ländern bei der Sexualität im allgemeinen und bei Masturbation im besonderen die Scham und die Schuld überbewertet. Den Kindern wurde gesagt, daß sie durch Masturbieren ihre Geschlechtsorgane verletzen würden – der Penis könnte schrumpfen oder sogar abfallen – und sie wahnsinnig werden könnten.

Ärzte, besonders Psychiater und Psychologen, die sich mit diesen Ängsten auseinandergesetzt haben, kamen zu der Schlußfolgerung, daß diese Ängste vollkommen unbegründet sind. Sehr viele Kinder und auch Erwachsene masturbieren, besonders in bestimmten Phasen der Entwicklung, ohne daß es zu physischen oder psychischen Schädigungen führt. Lediglich bei einigen sehr empfindlichen Menschen kann sich ein übertriebenes Schuldgefühl aufbauen. Diese Wissenschaftler gehen davon aus, daß die Masturbation zur normalen Entwicklung gehört, daß sie eine Möglichkeit für die Kinder ist, ihre eigenen Körper zu entdecken und Unterschiede zwischen den Geschlechtern kennenzulernen. Es baut Spannungen ab und beruhigt Kinder und Erwachsene, die versuchen, Ängste und Sorgen zu beherrschen.

Babys entdecken ihre Genitalien genauso, wie sie die anderen Teile des Körpers entdecken und empfinden die Berührung als angenehm. Die meisten Ärzte sind der Auffassung, daß sie im Alter von drei, vier und fünf Jahren eine Periode gesteigerten sexuellen Interesses durchleben, das schwächer ist als im Jugendalter, welches jedoch dazu führt, daß die Kinder die Genitalien in ihre Spiele einbeziehen. Sie bauen eine starke romantische Beziehung zum Elternteil des anderen Geschlechts auf, fragen sich, wo die Babys herkommen und möchten selbst eines haben und masturbieren häufiger. Im Alter von sechs bis elf Jahren geht dieses sexuelle Interesse etwas zurück (bzw. wird in andere Richtungen gelenkt, wie zum Beispiel Interesse an der Natur, Wissenschaft, Schulfächern), da die Kinder jetzt eifriger mit dem Elternteil des gleichen Geschlechts konkurrieren, sich Gedanken über die Unterschiede zwischen den Geschlechtern machen oder auch, weil die Eltern die Masturbation und andere sexuelle Aktivitäten ablehnen. Dann führen die hormonellen Veränderungen in der Pubertät und in der Jugendzeit dazu, daß die Sexualität – so stark wie nie zuvor – in den Vordergrund tritt.

Diese Auffassung der Ärzte über die Sexualität und Masturbation als Bestandteil einer normalen kindlichen Entwicklung wirft für Eltern mit entgegengesetzter religiöser oder moralischer Wertung Probleme auf. Diesen Eltern würde ich einen Kompromiß vorschlagen. Sie sollten nicht mit Verdammnis, Wahnsinn oder Verletzungen drohen, da das bei empfindlichen Kindern zu schweren Angstzuständen und dauerhaften Sexualproblemen führen kann. Statt dessen wäre es angebracht, die Masturbation durch solche Sätze wie: »Ich würde mich freuen, wenn du das nicht tätest.« oder »Wenn du so etwas tust, macht mich das sehr traurig.« zu unterbinden versuchen.

619. Babys in der zweiten Hälfte des ersten Lebensjahres entdecken ihre Genitalien genauso, wie sie ihre Finger und ihre Zehen und alle anderen Körperteile entdecken. Es bereitet ihnen Freude, wenn sie ihre Genitalien streicheln, und sie erinnern sich an dieses Gefühl, wenn sie älter werden. So berühren sie ihre Genitalien hin und wieder ganz bewußt.

620. Spiel- und Vorschulkinder. Im Alter von eineinhalb bis zweieinhalb Jahren werden sich die Kinder der Unterschiede zwischen den Geschlechtern immer mehr bewußt, konzentrieren sich dabei aber auf den Penis des Jungen und auf das Fehlen des Penis beim Mädchen. So sehen das die Kinder, bis sie lernen, daß Mädchen dafür eine Scheide und eine Gebärmutter haben, in der die Babys wachsen. Dieses natürliche Interessse an den Genitalien stimuliert mehr Kinder zur Masturbation.

Wir sind der Auffassung, daß im Alter von drei Jahren die Kinder, denen es nicht verboten wurde, von Zeit zu Zeit masturbieren. Sie streicheln dabei ihre Genitalien nicht nur mit der Hand, sondern reiben ihre Oberschenkel aneinander, machen rhythmische Beckenbewegungen im Sitzen oder im Liegen.

In diesem Alter interessieren sich Jungen und Mädchen deutlich für den Körper des anderen, spielen »Mutter und Kind« oder »Arzt« und befriedigen so ihre Neugier als Teil einer umfassenden Entwicklung. Sie streicheln ihre Genitalien auch, wenn sie sich trösten wollen oder Angst haben. (Im Abschnitt 615) besprachen wir Beispiele von Kindern aus der Nachbarschaft, die sich übermäßig mit ihren Genitalien beschäftigten, nachdem sie sich fragten, warum Jungs und Mädchen unterschiedlich aussehen. Eltern sollten wissen, daß die Angst, die Genitalien seien nicht in Ordnung oder ihnen könne etwas zustoßen, ein Hauptgrund für übermäßige Masturbation im Kleinkindalter ist.

Man macht die Sache nur um so schlimmer, wenn man den Kindern sagt, sie würden sich dadurch schädigen. Noch mehr Angst entsteht, wenn man ihnen versichert, sie seien böse und man liebte sie nicht mehr. Es ist vernünftig, die Angst schon im Keim zu ersticken. Wenn Ihr kleiner Junge eine solche Sorge äußert, sollten Sie ihn im Wissen um diese Probleme beruhigen. Das gleiche Verständnis braucht ein Mädchen, das ängstlich versuchte, andere Kinder auszuziehen. Geht ein Kind aber in die Badestube, um sich kurz an seine Genitalien zu greifen, ist das keine Masturbation.

621. Schulkinder. Nach Freud gibt es etwa ab sechs oder sieben Jahren bis zum Jugendalter eine »Latenzperiode« des verringerten sexuellen Interesses. Studien haben allerdings ergeben, daß die meisten Kinder weiterhin masturbieren, allerdings nicht mehr so offen und nicht mehr so häufig. Die beruhigende Wirkung der Masturbation hilft ihnen, sich mit ihren Sorgen auseinanderzusetzen.

In diesem Alter ist es ganz natürlich, daß die Jungen und die Mädchen Größe und Aussehen ihrer Genitalien untereinander vergleichen. Das ist ganz normal und kein Anzeichen für homosexuelle Neigungen.

622. Jugendliche. Die natürliche biologische und psychische Entwicklung des Jugendlichen fügt den Phantasien bei der Masturbation eine eindeutig sexuelle Komponente hinzu. Bei den meisten, aber nicht bei allen Jungen treten erstmals »feuchte Träume« auf, in denen es ohne Masturbation zum Samenerguß kommt, der dann beim Masturbieren regelmäßig auftritt. Bei den Mädchen werden die Scheide und die Schamlippen nach solchen Träumen oder nach der Masturbation sehr feucht mit Schleim, der von den Drüsen im Genitalbereich abgesondert wird.

In diesem Abschnitt masturbieren die Jugendlichen häufiger, um sexuelle und auch andere Spannungen abzubauen. Mit fortschreitender Entwicklung befriedigen sich viele verliebte Jugendliche auch gegenseitig und bereiten sich so auf einen späteren Geschlechtsverkehr vor.

623. Häufiges Masturbieren kann Ausdruck einer inneren Spannung oder Gequältheit sein. Es gibt Kinder jeden Alters, die sehr viel und manchmal sogar ganz öffentlich an ihren Geschlechtsteilen spielen. Meist handelt es sich um Kinder, die sich innerlich angespannt und gequält fühlen. Sie sind nun nicht etwa nervös, weil sie masturbieren, ganz im Gegenteil: sie masturbieren, weil sie nervös sind. Hier muß man auf alle Fälle versuchen, die Gründe dieser Angespanntheit und Nervosität herauszufinden und nicht das Masturbieren als solches bekämpfen wollen. Einige Beispiele sollen dazu beitragen, dieses Problem verständlicher zu machen: Da ist vielleicht ein Kind völlig verstört, weil es annimmt, daß seine kranke Mutter nun sterben müsse; es kann sich in der Schule auf nichts mehr konzentrieren, sitzt in seiner Bank, starrt aus dem Fenster und manipuliert völlig geistesabwesend an seinen Genitalien. Ein anderes Kind kann sich einfach nicht einfügen, es hat Schwierigkeiten mit anderen Kindern und steht überhaupt seiner gesamten Umwelt völlig kontaktlos gegenüber.

Da es von der Außenwelt abgeschnitten ist, muß es sich mit sich selbst beschäftigen. Solche Kinder und ihre Eltern brauchen Hilfe von einem Psychiater oder Kinderpsychologen (Abschnitt 861).

624. Die Haltung der Eltern. Die Eltern sollten sich einigen, welche Haltung sie zur Masturbation haben. Bei starken Meinungsverschiedenheiten, kann auch ein Arzt oder Psychologe helfen, einen Kompromiß zu finden. Unabhängig von Ihren persönlichen Auffassungen und Gefühlen sollten Sie Ihren Kindern aber niemals mit Strafe drohen. Sie werden dann nur versuchen, ihre sexuellen Gefühle vor Ihnen zu verstecken, was bei ihnen zu einem Gefühl der Schuld führt. Vielleicht erklären Sie Ihrem Kind einfach, wie Sie erzogen wurden und bitten es, bestimmte Dinge nicht vor Ihren Augen zu tun, weil es *Ihnen* unangenehm ist.

Stellt Ihr Kind Fragen oder – was häufiger vorkommen wird –

äußert es sich abwertend über die Masturbation, weil es das von anderen Kindern so gehört hat, versuchen Sie eine beruhigende Antwort zu geben. Sie müssen anfangs bestimmt auch falsche Vorstellungen korrigieren. Sagen Sie dem Kind, daß masturbieren häufig und normal ist, damit es merkt, es kann den Eltern auch Fragen zur Sexualität stellen.

Es gibt Eltern, die aufgrund ihrer eigenen Erziehung Hemmungen empfinden, wenn sie über das Thema Masturbation und Sexualität mit ihren Kindern reden müssen. Das sollten sie dem Kind offen sagen, damit es keine Mißverständnisse gibt. Vielleicht geben sie dem Kind eines der vielen guten Bücher, die diese Themen altersgerecht behandeln. Dieses Buch darf jedoch nicht als Ersatz für ein Gespräch angesehen werden. Es soll vielmehr als Anregung dazu dienen.

625. Drohungen schaden nur. Die moderne Forschung hat bestätigt: Die Masturbation führt *nicht* zu Wahnsinn, geistiger Unterentwicklung, körperlichen Entstellungen, Blindheit, Pickeln, Haaren auf der Handinnenfläche, Epilepsie, Unfruchtbarkeit, Homosexualität oder sexuellen Abweichungen.

Diese Drohungen werden nicht verhindern können, daß ein Kind masturbiert. Sie werden jedoch dazu führen, daß viele Kinder dabei ein Gefühl der Schuld und Angst aufbauen. Wenn sich nun keine der Drohungen erfüllt, beginnen die Kinder auch an anderen Antworten zu zweifeln, die ihnen die Eltern zur Sexualität geben.

»Die Zusammenhänge des Lebens«

626. Die Aufklärung des Kindes beginnt schon früh, ob man es nun bewußt plant oder nicht. Im allgemeinen ist man der Ansicht, Aufklärung bedeute ein feierliches Gespräch zwischen Eltern und Kind oder ein Unterrichtsfach in der Schule (wie es in Amerika üblich ist). Das heißt aber, das Thema sehr zu begrenzen. Ein Kind lernt schon während seiner ganzen Kindheit die »Tatsachen des Lebens« kennen, und zwar nicht immer auf wünschenswerte Weise, sondern oft auf ungute Art. Das Geschlechtsleben nimmt einen wesentlich breiteren Raum ein als nur die Tatsache, daß Kinder gezeugt werden. Es schließt den ganzen Komplex des Verhältnisses von Mann zu Frau und ihre Stellung in der Welt ein. Hier seien ein paar sehr schlechte Beispiele dafür gegeben: Man stelle sich vor, ein Junge hat einen Vater, der tyrannisch, launenhaft und häßlich gegen die Mutter ist. Man kann diesen Jungen nicht aufklären, indem man ihm sagt, die Ehe sei etwas, was auf gegenseitiger Liebe, Achtung voreinander und Zärtlichkeit aufgebaut sei. Seine Erfahrungen haben ihn etwas ganz anderes gelehrt. Wenn er Einzelheiten über die körperliche Seite der Liebe erfährt, sei es von anderen Kindern oder Erziehern, so wird er sie in das Bild einbauen, das er zu Hause vor Augen hat: das Bild eines Mannes, der unfreundlich und häßlich gegen seine Frau ist. Oder man nimmt das Beispiel eines Mädchens, das mit dem Gefühl aufwächst, es sei unerwünscht, weil die Eltern den jüngeren Bruder ganz offensichtlich vorziehen. Dieses Mädchen wird von Ressentiments gegen Männer schlechthin erfüllt sein, weil sie glaubt, daß Männer in jedem Fall die Oberhand hätten und die Frauen die Opfer seien. Es wäre ohne Belang, in wie vielen Gesprächen man ihm die richtigen Perspektiven klarzumachen versuchte. Was immer das Mädchen hört oder erfährt, wird es in Zusammenhang mit den häuslichen Verhältnissen bringen, und das bedeutet, daß ein Mann die Frau nur ausnutzt. Auch wenn sie dann heiratet, wird sich diese Einstellung nicht wesentlich ändern.

Mit anderen Worten: Die Aufklärung des Kindes beginnt zu dem Zeitpunkt, in dem es fähig ist, seine Umwelt zu beobachten und Schlüsse zu ziehen. Sie beginnt in dem Augenblick, in dem es begreift, wie Vater und Mutter miteinander auskommen und wie sie sich ihren Kindern gegenüber verhalten.

627. Ich bin der Auffassung, daß die Sexualität eine körperliche und eine emotionale Komponente hat. Die Kinder sollten wissen, daß ihre Eltern auch so empfinden. Damit wird das Verliebtsein zu einer starken emotionalen Erfahrung. Die Verliebten möchten füreinander sorgen, einander gefallen, sich trösten. Schließlich möchten sie gemeinsam Kinder haben. Diese emotionalen Aspekte können einem einjährigen Kind natürlich nicht erklärt werden, obwohl die Liebe zwischen ihm und seinen Eltern dafür schon die Grundlage legt. Im Alter von drei, vier oder fünf Jahren ist es gut, wenn die Kinder hören und sehen, daß sich ihre Eltern nicht nur umarmen und küssen, sondern daß sie sich auch freundlich, hilfsbereit und mit Achtung begegnen. Fragen Kinder ab diesem Alter, woher die Babys kommen und welche Rolle der Vater spielt, ist es wichtig, daß die Eltern von ihrer Zuneigung zueinander sprechen, von dem Wunsch, gemeinsam Kinder zu bekommen und großzuziehen. Sie werden erklären, daß dies von einer körperlichen Liebe begleitet wird und dem Wunsch, den Samen vom Penis in die Scheide zu bringen. Kurz gesagt, die Eltern sollten die anatomischen und physiologischen Vorgänge auch mit emotionalen Aspekten verbinden.

Sie sollten den Kindern durch ihr eigenes Beispiel zeigen, wie man in der Ehe sich gegenseitig hilft, sich achtet und freundlich miteinander umgeht, auch bei unterschiedlichen Standpunkten. Diese Qualitäten einer Ehe sollten betont werden.

628. Die ersten Fragen. Ein normales Kind beginnt im Alter von drei Jahren, Fragen zu stellen. Mit diesem Alter kommen die Kinder in die Warum-Fragezeit, und ihre Neugier bezieht sich auf alle Dinge schlechthin. Ein Kind will (wie bereits in Abschnitt 615 besprochen) wissen, warum Jungen und Mädchen verschieden aussehen. Das ist eine rein theoretische, aber wichtige Frage. Wenn es einen falschen Eindruck gewinnt, kann das später zu Komplexen führen und im Unterbewußtsein Störungen hervorrufen.

629. »Wo kommen die Babys her?« Diese Frage wird mit Sicherheit auch in diesem Alter auftauchen. Es ist leichter und besser, mit der Wahrheit anzufangen, als den Kindern Geschichten aufzutischen, die man später revidieren muß. Am richtigsten versucht man die Frage genauso einfach zu beantworten, wie sie gestellt wird. Man kann z. B. sagen:»Das Baby wächst in einem besonderen Stübchen im Bäuchlein seiner Mutter.« Man braucht gar nicht mehr zu sagen, wenn es das Kind zufriedenstellt. Kann sein, es will nach ein paar Minuten oder nach ein paar Monaten anderes und mehr wissen: »Wie kommt das Baby da hinein, und wie kommt es da heraus?« Die erste Frage wird Papa und Mama ein bißchen aus der Fassung bringen. Sie werden vielleicht denken, das Kind wolle bereits über sexuelle Dinge aufgeklärt werden. Natürlich ist das Unsinn – wie sollte das Kind solche Ideen haben? Es weiß, daß etwas in den Bauch eines Menschen gelangt, indem man es ißt, und nun möchte es wissen, ob das Baby vielleicht auch auf diese Weise in Mamis Bauch hineingekommen ist. Eine einfache Antwort ist die, daß das Baby sich aus einem winzigen Körnchen entwickelt und schon immer darin gewesen ist. Es wird Monate, vielleicht Jahre dauern, bis es wissen will, ob Papa denn auch etwas damit zu tun hat.

Manche Leute sind der Meinung, daß man solche Fragen auch schon vernünftig beantworten solle. Man kann das tun, besonders in Fällen, in denen der kleine Junge vielleicht das Gefühl hat, daß Papa eigentlich gar keine Aufgabe hat und in dem Bild, das er sich macht, fehlt. Doch die meisten Experten stimmen darin überein, daß es noch nicht nötig ist, Kindern von drei und vier Jahren Erklärungen über die geschlechtlichen Beziehungen der Eltern abzugeben. Das Kind ist noch nicht soweit, daß es Fragen im einzelnen beantwortet haben müßte. Man muß lediglich seine Neugier auf der Ebene seines kleinen Verstandes befriedigen und man muß dem Kind das Gefühl vermitteln, daß es richtig ist, diese Fragen zu stellen.

Auf die Frage, wie denn das Baby wieder herauskomme, kann man dem Kind erklären, daß es dafür ein bestimmtes Türchen gäbe, groß genug, damit das Baby herausschlüpfen könne. (Es ist wichtig, ihm zu sagen, daß das nicht die Öffnung für Verdauung und Urin ist.)

Ein kleines Kind bekommt manchmal etwas von der Menstruation mit und denkt, man sei verletzt worden. Die Mutter sollte frühzeitig ihrem Kind erklären, daß alle Frauen eine solche Blutung monatlich haben und daß dies nichts mit einer Verletzung zu tun hat. Ab dem Alter von 3 Jahren können Sie dem Kind auch etwas über die Ursache und den Zweck der Monatsblutung erklären.

630. Warum soll man nicht den »Storch« bemühen? Wäre es nicht leichter und für das Kind besser, wenn man den Klapperstorch ins Feld führte? Aus mehreren Gründen ist es *nicht* besser. Kinder von drei, vier Jahren, die beobachten, daß ihre Mutter oder Tante die Figur verändert, auffallend rundlich wird, und die gleichzeitig hören, daß ein Baby erwartet wird, machen sich dann ihre eigenen Gedanken. Sie spitzen die Ohren, wenn über das Baby gesprochen wird, und wahrscheinlich werden sie zwischen Mamas Rundlichkeit und dem zukünftigen Baby kombinieren. Wenn Mama dem Kind dann geheimnisvolle Geschichten erzählt, wird es mißtrauisch sein und sich von neuem Gedanken machen. Auch wenn es mit drei Jahren noch nichts argwöhnt, wird es mit fünf, sechs oder sieben bestimmt die Wahrheit oder die halbe Wahrheit herausfinden. Es ist besser, wenn man nicht mit Märchen anfängt und später den Eindruck erweckt, man sei ein Schwindler. Wenn das Kind nämlich zu irgendeinem Zeitpunkt herausfindet, daß die Eltern nicht gewagt haben, ihm die Wahrheit zu sagen, wird sich eine Barriere zwischen ihnen aufrichten, und das Kind wird sich unbehaglich und unsicher fühlen. Es wird sich nicht entschließen können, mit anderen Fragen zu den Eltern zu kommen, wie sehr sie es auch quälen. Im übrigen ist ein Kind von drei Jahren mit einfachen Antworten ja durchaus schon zufrieden.

Man wird Übung darin erlangen, solche Fragen zu beantworten, und man wird auf die schwierigen Fragen, die später folgen werden, besser vorbereitet sein. Kleine Kinder, denen man die Wahrheit gesagt hat, setzen ihre Eltern manchmal in Erstaunen, indem sie auf einmal vom Klapperstorch erzählen und so tun, als glaubten sie daran. Manchmal werfen sie auch zwei oder drei Theorien durcheinander. Das ist ganz natürlich, kleine Kinder haben eine sehr lebhafte Phantasie, und sie glauben von allem, was man ihnen erzählt hat, ein gutes Teil. Sie versuchen nicht wie Erwachsene, die richtige Antwort herauszufinden. Außerdem behält ja ein Kind noch nicht, was man ihm *einmal* erzählt hat. Es wird vielleicht ein bißchen davon zurückbleiben, doch das Kind wird noch oft wiederkommen und dieselbe Frage stellen, bis es begriffen hat, worum es sich handelt. Auf jeder neuen Stufe der Entwicklung wird es eine neue Sicht erlangen.

631. Ein Schrittchen vorwärts jeweils genügt vollkommen. Man muß sich klar darüber sein, daß die Fragen eines Kindes niemals in der Form und zu der Zeit gestellt werden, die man selbst erwartet. Man meint vielleicht, daß Kinder beim Schlafengehen, wenn sie voller Vertrauen und liebebedürftig sind, den Eltern ihre Fragen stellen werden. Tatsächlich aber taucht solch eine Frage vielleicht gerade beim Kaufmann auf, wenn der Laden voller Leute ist, oder wenn die Mutter sich mit einer Nachbarin unterhält, die ein Baby erwartet. In solchen Fällen wird man impulsiv versuchen, das Kind zum Schweigen zu bringen, aber diesen Impuls sollte man unterdrücken – wenn möglich, antworte man ihm gleich auf seine Frage, wenn das aber unmöglich ist, sagt man in selbstverständlichem Ton: »Das erkläre ich dir nachher. Das sind Dinge, über die man nur sprechen kann, wenn man zu Hause ist und nicht sehr viele Leute zuhören.« Es ist unnötig, die Angelegenheit zu dramatisieren. Wenn ein Kind fragt, warum das Gras grün ist oder warum der Hund einen Schwanz hat, antwortet man ihm ja auch offen und ohne zu zögern in einer Art, die dem Kind das Gefühl gibt, daß es sich um ganz natürliche Dinge handelt. Man sollte versuchen, dieselbe Atmosphäre des Natürlichen auch bei allen Gesprächen über die Dinge des Lebens zu schaffen. Man denke daran, wenn dieses Thema für einen selbst auch schwierig zu behandeln ist, für das Kind ist es lediglich etwas, was seine Neugier erregt. Die Frage, warum Babys erst kommen, wenn man verheiratet ist, oder was Papa dabei zu tun hat, werden Kinder nicht stellen, bevor sie nicht mindestens fünf oder sechs Jahre alt sind, oder aber bevor sie soweit sind, daß sie Tiere beobachten.

Dann können Sie erklären, daß der Samen aus dem Penis des Vaters in den Uterus der Mutter gelangt, der nicht mit dem Magen identisch ist, und worin das Kind heranwächst. Es wird einige Zeit dauern, bis das Kind sich diese Situation vorstellen kann. Wenn es reif genug ist, dann können Sie in Ihren eigenen Worten Liebe und zärtliche Umarmung erklären.

632. Wie ist das nun mit Kindern, die vier oder fünf Jahre alt sind und die noch keinerlei Fragen über all diese Dinge gestellt haben? Eltern nehmen manchmal an, das bedeute, ihr Kind habe sich mit diesen Vorgängen innerlich noch nie beschäftigt. Die meisten Menschen, die viel und sehr eng mit Kindern gearbeitet haben, bezweifeln das stark. Man nimmt an, daß es viel eher einen anderen Grund hat. Das Kind hat das Gefühl – ob Eltern es beabsichtigt haben oder nicht –, daß das unangenehme Dinge sind, die es ins Unterbewußtsein verdrängen will. Man wird dann auf indirekte Fragen und verschlüsselte Hinweise gefaßt sein müssen, die das Kind gebraucht, um herauszufinden, wie seine Eltern reagieren. Hier einige Beispiele: Ein Kind von sieben Jahren, von dem man annimmt, daß es nichts über Schwangerschaft wisse, beobachtet den größer werdenden Umfang seiner Mutter auf eine halb scherzhafte, halb aber irritierte Weise.

Jetzt wäre der Zeitpunkt gekommen, zu dem – besser spät als nie – die Mutter dem Kind die Zusammenhänge erklären müßte. Ein kleines Mädchen hat entdeckt und wundert sich nun, daß es nicht ebenso aussieht wie sein älterer Bruder. Es versucht auch, im Stehen sein Bächlein zu machen. Wenn die Mutter das beobachtet, hat sie nun die Gelegenheit, dem Kind vielleicht einige grundsätzliche Dinge in leicht faßlicher Form zu erklären, auch dann, wenn das Kind gar nicht danach gefragt hat. Es gibt fast jeden Tag Gelegenheit, in Gesprächen über Menschen, Tiere und Vögel dem Kind auf seine indirekten Fragen hin Auskunft zu geben. Die Mutter muß eben nur wissen, was solche Fragen bedeuten, und versuchen, die richtige Auslegung zu finden.

633. Der Einfluß der Schule. Wenn Vater und Mutter die ersten Fragen des Kindes richtig und für das Kind zufriedenstellend beantwortet haben, wird sein natürliches Interesse in Grenzen gehalten, aber das Kind wird mit zunehmendem Alter exaktere Kenntnisse gewinnen wollen. Im Biologieunterricht wird es die Tatsachen von Zeugung und Geburt auf sachliche und lehrplanmäßige Weise erfahren. In Amerika ist es üblich, daß all diese Dinge offen behandelt und die Kinder in der Schule auf wissenschaftlicher, sachlicher und unpersönlicher Basis unterrichtet werden. Es ist für die Kinder so leichter, sich an diese neuen Aspekte des Lebens zu gewöhnen, als wenn die Eltern es ungeschickt – und selbst unsicher – zu Hause täten.

Ab der fünften Klasse sollte in einfachen Worten auch die Biologie der Fortpflanzung erklärt werden. Zumindest einige Mädchen in diesem Alter kommen jetzt in die Pubertät und brauchen genaue Kenntnis über die dabei ablaufenden Vorgänge. Die Diskussion von etwas wissenschaftlicher Seite in der Schule sollte dem Kind dabei helfen, zuhause persönlicher darüber reden zu können.

Ich bin der Meinung, daß die Sexualerziehung, einschließlich seiner emotionalen Aspekte, Teil der gesamten gesundheitlichen und moralischen Erziehung vom Kindergarten an bis zum Ende der Schulzeit sein sollte. Hier können sich Eltern und Lehrer in idealer Weise ergänzen.

Kindertagesstätten, Vorschulen, Montessori-Schulen

634. **Im Alter zwischen zwei und drei und dem Kindergarten würden viele Kinder von einem Gruppenerlebnis Gewinn ziehen**, aber das gilt nicht in jedem Einzelfall. Für ein Einzelkind ist es besonders wichtig, ebenso für ein Kind, das keine Spielkameraden hat, in einer kleinen Wohnung lebt oder dessen Eltern mit ihm nicht zurechtkommen. Jedes kleine Kind ab dem Alter von drei Jahren braucht gleichaltrige Spielkameraden, nicht nur um Spaß zu haben, sondern auch um zu lernen, wie man mit anderen umgeht. Dies ist die wichtigste Aufgabe im Leben eines Kindes. Kinder brauchen Platz zum Laufen, Herumtollen und Schreien, Klettergeräte, Blöcke, Kisten und Bretter zum Bauen, Eisenbahnen und Puppen zum Spielen. Sie müssen lernen, wie man außer mit den Eltern auch mit anderen Erwachsenen zurechtkommt. Wenige Kinder haben heute alle diese Möglichkeiten zuhause. Daher ist es wichtig, daß Kinder in einer Gruppe leben lernen, da in vielen Familien beide Eltern arbeiten gehen.

635. Kindertagesstätten nehmen Kinder berufstätiger Eltern während der Arbeitszeit (z. B. von 8 bis 18 Uhr) auf. Manchmal werden sie von öffentlichen Institutionen oder Firmen unterstützt. So hat die Tagesstätte die Vorteile des Kindergartens: ein erzieherisches Konzept, ausgebildete Lehrer und die notwendige Ausrüstung.

Das Konzept der Kindertagesstätte entwickelte sich in den Vereinigten Staaten während des Zweiten Weltkriegs, als die Bundesregierung es für wichtig hielt, daß auch Mütter mit kleinen Kindern in der Kriegsindustrie mitarbeiteten. Eine Kindertagesstätte ist meist für Kinder im Alter von zwei bis fünf Jahren ausgelegt. Oft aber gehören auch Kindergarten-Kinder oder Schüler der ersten Grundschulklassen dazu. Die Letzteren bleiben nach Schulschluß, bis sie von ihren Eltern nach deren Arbeit abgeholt werden. Bei der Kindertagesstätte sind zumindest die Gruppenleiter ausgebildete Kindergärtnerinnen und Kindergärtner. Eltern, andere Erwachsene, Schüler und Studenten sind manchmal als Helfer tätig. Man sollte sich rechtzeitig überlegen, was man tut, wenn das Kind krank ist und nicht zur Kindertagesstätte gehen kann.

In den Abschnitten 60–63 werden Kindertagesstätten für Kinder unter zwei Jahren beschrieben.

636. Das Konzept von Kindergärten wurde zu Beginn des 20. Jahrhunderts entwickelt. Das Ziel war nicht das einer Kinderkrippe oder einer Vorschule. Vielmehr ging es darum, drei-, vier- und fünfjährigen Kindern einen halben Tag lang unter Aufsicht eine Vielzahl wertvoller Erfahrungen zu vermitteln. Mit diesen könnten Kinder in jeder Hinsicht aufwachsen und sensibler, fähiger und kreativer werden: dazu gehörten Tanzen, Eurhythmie, Malen, Fingermalen, Modellieren mit Lehm, Bauen mit Klötzen und Spielen im Freien. So können sich Kinder auf das Erwachsensein vorbereiten, wenn sie mit Puppen das Leben in Familien nachspielen – das ihrer Eltern und ihr eigenes.

Im idealen Fall gibt es ruhige Ecken für Kinder, die auch einmal allein spielen möchten. Im Kindergarten sollen möglichst viele Fähigkeiten gefördert werden – akademische, soziale, künstlerische, musische und sportliche. Der Schwerpunkt liegt dabei auf Initiative, Unabhängigkeit, Fähigkeit zum Zusammenarbeiten (miteinander reden und Gedankenaustausch statt Kampf und Streit) und der Möglichkeit, daß ein Kind seine Ideen im Spiel umsetzen kann.

637. Vorschulen als Privatinitiative. Manche Eltern, die sich keinen Kindergarten leisten können, tun sich mit anderen zusammen und stellen einen Lehrer oder Betreuer ein, wobei sie selbst als Betreuer in dieser Vorschule mitwirken. So können die Eltern von den Lehrern lernen und mit ihrem Kind und anderen Kindern Kontakt aufnehmen, den sie in einer anderen Konstellation nicht hätten.

Diese Einrichtungen gibt es jetzt schon in Schulen, Berufsschulen und anderen Gemeinschaftseinrichtungen.

638. Die Montessori-Vorschulen wurden nach Maria Montessori (1870–1952), der ersten weiblichen Ärztin in Italien benannt. Dr. Montessori wandte wissenschaftliche Methoden (Beobachtung und Experiment) bei der Erziehung der Kinder an. Die von ihr entwickelten Praktiken basieren auf der natürlichen Lernbegierde der Kinder und schließen die schrittweise Meisterung von Aufgaben mit steigendem Schwierigkeitsgrad ein.

In ihren jahrelangen Experimenten entwickelte sie Methoden zur Ausbildung von Fertigkeiten: So mußten zum Beispiel farbige Karten der Farbe nach, Würfel der Größe nach geordnet oder eine

Schleife gebunden werden. Hatte das Kind die eine Aufgabe gemeistert, erhielt es die nächst schwierigere. So arbeitete sich das Kind ab einem Alter von zwei oder drei Jahren in kleinen Schritten über die nächsten zwei oder drei Jahre bis zu den Anfängen des Lesens, Rechnens und Schreibens heran.

Frau Dr. Montessori arbeitete anfangs mit Kindern, die in der Entwicklung zurückgeblieben waren. Dann wandte sie ihre Methoden auch bei normal entwickelten Kindern an. Sie stellte fest, daß die Kinder im Alter von vier oder fünf Jahren aufgrund der in diesem Alter vorherrschenden Interessen und Fähigkeiten am leichtesten schreiben und lesen lernen. Die normale Schule fängt jedoch erst später an. Heute ist das frühzeitige Erlernen des Schreibens und Lesens (in dieser Reihenfolge) wahrscheinlich das bekannteste Merkmal der Montessori-Schulen, obwohl es nicht das Hauptziel ist.

Zu den pädagogischen Elementen in der Montessori-Schule gehören allgemeinbildende, künstlerische und kulturelle Aktivitäten, die die sozialen Fähigkeiten ergänzen. Beim Lernen wird darauf geachtet, daß das Kind das Tempo selbst bestimmt. Es lernt in Harmonie mit der Umwelt, in Kontakt mit der Natur durch Aktivitäten im Freien und die Pflege von Pflanzen und Tieren. Die Kinder arbeiten allein oder zu zweit oder gelegentlich auch in größeren Gruppen.

Konkurrenzkampf, Belohnung und Strafe haben keinen Platz in der Montessori-Schule. Die Eltern werden als Partner angesehen, der Lehrer als Führer, der eingreift, wenn er gebraucht wird.

Wenn Eltern an dieser Schule für ihre Kinder interessiert sind, sollten sie sich erkundigen, wo in ihrer Nähe eine Montessori-Schule ist, die Lehrer ansprechen und die Kinder dort beobachten. Man sollte sich vergewissern, ob die Schule wirklich von der »L'Association Montessori Internationale« bestätigt ist.

639. Spielen und Darstellen in Kindergarten und Kindertagesstätte.
Manche Menschen glauben, daß diese Institutionen zum Vergnügen und zu sonst keinem ernsthaften Zweck da sind, weil die Worte »spielen« und »darstellen« so oft verwendet werden. Aber weit gefehlt! Spiel ist meist für kleine Kinder etwas sehr Ernstes. So können sie die Tätigkeiten der Erwachsenen nachahmen und durchführen, nur so lernen sie, diese Fähigkeiten zu beherrschen und zu reifen.

Wenn sie Situationen aus dem Leben ihrer Eltern und ihrem eigenen Leben darstellen, so lernen sie, die damit verbundenen starken Gefühle zu kontrollieren. Vielleicht haben sie Angst vor dem Arzt: So werden sie selbst zum Arzt und stecken Nadeln in eine Puppe. (In der Psychologie kennt man diese Überwindung der Angst, wenn man aus der passiven in die aktive Rolle schlüpft.) Manche Kinder sind schmerzlich eifersüchtig auf Bruder oder Schwester und haben daher sehr starke Schuldgefühle entwickelt. Sie wollen wissen, daß sie von diesem »schlechten« Verhalten wieder loskommen; so erfinden sie dramatische Situationen, in denen sie Eltern spielen, sie ihr Puppenkind wegen schlechten, eifersüchtigen Verhaltens bestrafen.

Alle Kinder reifen in ihren Gefühlen, wenn sie diese Gefühle im Spiel darstellen und erproben können. Im Kindergarten helfen Ausrüstung und Freunde, an den Lebensdarstellungen der anderen teilzunehmen.

Im Spiel lernen Kinder auch, mit anderen Kindern und Erwachsenen unterschiedlicher Persönlichkeit auszukommen; sie lernen das Geben und Nehmen und wie man Konflikte löst. Spiel im Freien auf Schaukeln, Dreirädern und Wagen fördert die Koordination des Körpers und die Zusammenarbeit mit anderen.

Die Fähigkeit zur Zusammenarbeit, Initiative und Kreativität, die Kinder in guten Kindergärten oder -tagesstätten lernen, hilft ihnen. Sie bereitet sie in sozialer, emotionaler und geistiger Hinsicht auf Vorschule und Schule und letztlich auf das Erwachsen-Werden vor.

640. Die Auswahl der richtigen Vorschule. Einige der Montessori-Schulen, die in den vergangenen 20 Jahren entstanden sind, schöpfen viel aus der Kindergartenbewegung. Daher sind die Unterschiede zwischen ihnen meist nicht besonders groß. Wenn ich Eltern über die Auswahl der Vorschulerziehung beraten soll, so lege ich besonderen Wert auf die Lehrer. Sie sollen gut ausgebildet sein, am Umgang mit Kindern Freude haben, sie verstehen und sie führen können; wichtig ist, daß jede Möglichkeit für kreative Arbeit und erfindungsreiches Spiel bereitgestellt wird. Für die Schule ist ausschlaggebend, wie gut die Lehrer mit den Kindern zurechtkommen. Innerhalb jeder Gruppe – Kindergärten, Montessori-Schulen und Tagesstätten – gibt es in Qualität und Geist große Unterschiede. Am besten ist es, wenn Sie an verschiedenen Tagen jeweils für einige

Stunden sich die favorisierte Vorschule einmal ansehen und solange suchen, bis Sie die richtige gefunden haben.

Und wie können Sie die richtige erkennen? Sicher ist es wichtig, daß genügend Raum drinnen und draußen vorhanden ist, daß die Ausrüstung in Ordnung ist und daß kleine Plätzchen bereit stehen, wo ein oder zwei Kinder spielen können, daß genügend Lehrer und Helfer zur Verfügung stehen (ein Lehrer oder Helfer auf fünf Kinder).

Am wichtigsten aber ist die Einstellung der Lehrer und die Reaktion der Kinder darauf. Wenn die Lehrer sich mit Formalem aufhalten, meist die ganze Gruppe ansprechen und am liebsten »Vorlesungen« halten, dann ist das ein schlechtes Zeichen.

Wenn sie aber mit dem einzelnen Kind viel Zeit verbringen, sich dessen Bitten und Frustrationen anhören, ihm ins Auge sehen und ihm zulächeln können – dann haben Sie eine gute Schule gesehen. Stellen Sie sich in Gedanken noch weitere Fragen: Erziehen die Lehrer die Kinder, selbständig zu Antworten zu kommen? Lassen sie sie ihre eigenen Bilder, Gebäude und Darstellungen entwerfen?

Scheinen die Kinder entspannt zu sein? Vertrauen sie den Lehrern und wenden sie sich an sie um Hilfe? Arbeiten sie mit anderen Kindern zusammen oder gibt es häufig Kämpfe? Wenn sich Lehrer und Kind vertragen, dann zeigt sich das auch in den Beziehungen der Kinder untereinander. Eltern sollten in der Einrichtung gern gesehen sein und müßten jederzeit Zutritt haben.

Ich finde, daß die öffentliche Hand alle Vorschulen und Tagesstätten mit ausreichender Qualität unterstützen sollte; alle Kinder, deren Eltern dies wünschen, sollten eine Vorschule besuchen können, die mit ausgezeichnet ausgebildetem Personal bestückt ist.

Ich finde aber auch, daß für ein Kind unter drei Jahren die Familie der richtige Platz für die Erziehung ist. Im idealen Fall könnten sich Mutter und Vater die Sorge um das Kind teilen, indem sie versuchen, ihre Arbeitszeit entsprechend abzustimmen. Für den Rest des Tages könnte das Kind z. B. in einer anderen Familie untergebracht werden.

641. Wann soll man mit der Vorschule anfangen? Es gibt Vorschulen und Tagesstätten, die bereits zweijährige Kinder aufnehmen. Dies mag funktionieren, wenn das Kind ziemlich unabhängig und kontaktfreudig ist (was für die meisten Kinder dieser Altersstufe noch nicht zutrifft), wenn die Klassengröße klein ist (kleiner als acht) und wenn der Lehrer soviel Wärme und Verständnis ausstrahlt, daß das Kind rasch Zutrauen zu ihm fassen kann.

Es gibt aber bestimmte Kinder, die nicht reif genug sind, um im Alter von zwei Jahren einen ganzen Tag lang in einer solch großen Gruppe zu leben. Sie sind noch sehr von ihren Eltern abhängig, im Umgang mit anderen Kindern schüchtern, und sie ziehen sich gerne in ihr Schneckenhaus zurück oder lehnen sich an den Lehrer an. Ich meine damit nicht, daß diese Kinder ewig an ihren Eltern hängen sollten. Man sollte ihnen jede Gelegenheit geben, mit anderen Kindern zu spielen, damit sie sich daran gewöhnen können; sie müssen langsam das Interesse an anderen erfahren und sich aus ihrer Abhängigkeit lösen. Nur dauert dies eine gewisse Zeit. Wenn Sie nicht wissen, ob Ihr Kind für Vorschule oder Tagesstätte reif genug ist, sollten Sie dies mit einer guten Kindergärtnerin oder einem guten Kindergärtner besprechen.

642. Die ersten Tage im Kindergarten. Wenn ein vierjähriges Kind zum erstenmal in einen Kindergarten gebracht wird, geht es ihm im allgemeinen wie einem jungen Entchen, das zum erstenmal aufs Wasser geht. Es kann schwimmen, das Kind braucht keine Instruktionen, es mischt sich gleich unter die anderen Kinder. Anders ist es bei einem sensiblen Kind, das gewöhnt ist, an Mamas Schürzenzipfel zu hängen. Wenn die Mutter das Kind zum erstenmal allein im Kindergarten läßt, wird es zwar zunächst ganz friedlich sein, aber nach einem Weilchen wird es sie vermissen. Das Kind sucht seine Mutter, und wenn es sie nirgends finden kann, erschrickt es und beginnt sich zu fürchten. Am nächsten Tag wird es unter Umständen anfangen zu brüllen, wenn die Mutter es anzieht, um mit ihm in den Kindergarten zu gehen. Wenn das Kind so reagiert, ist es besser, man läßt ihm Zeit, sich an den Kindergarten zu gewöhnen. Mehrere Tage hintereinander geht seine Mutter dann mit ihm hin, sie bleibt ein Weilchen mit dem Kind da, guckt den anderen beim Spielen zu, und dann kehren sie miteinander wieder nach Hause zurück. Jeden Tag sollten sie dann ein bißchen länger dort verweilen, so daß das Kind die anderen Kinder und die Kindergärtnerin kennenlernen und sich an den Gedanken gewöhnen kann, mit ihnen zu spielen und einige

Stunden dort zu bleiben. Der springende Punkt dabei ist, daß man das Kind nicht zwingt, in einer Umgebung zu verweilen, die ihm fremd ist, es muß von selbst den Wunsch äußern, dableiben zu dürfen. Dann erst darf man sicher sein, daß es sich wohlfühlen wird. Manchmal ist die Mutter ängstlicher als das Kind selbst. Wenn sie ihm dreimal auf Wiedersehn sagt und ihm allzu besorgt zuredet, wird das Kind mißtrauisch, und es wird sich sagen: »Es scheint, als ob dort etwas Schreckliches auf mich wartet. Es ist wohl besser, ich gehe gar nicht erst weg und fange schon vorher an zu brüllen.« Es ist ganz natürlich, daß eine zärtliche Mutter sich Gedanken darüber macht, wie ihr Dreijähriges sich in der fremden Umgebung zurechtfinden wird. Eine gute Kindergärtnerin aber hat genügend Erfahrung im Umgang mit so kleinen Kindern, sie wird im allgemeinen die Mütter beruhigen können.

Wenn ein Kind Angst hat, in den Kindergarten zu gehen, und sich dagegen wehrt, dann sollten die Eltern versuchen fest zu bleiben und ihm freundlich erklären, jedermann müsse jeden Tag von zu Hause weggehen, müsse in einen Kindergarten, in eine Schule oder zu seinem Dienst gehen. Es ist gut, wenn ein Kind schon frühzeitig lernt, auf Mamas Rockzipfel zu verzichten. Ist der Widerstand des Kindes aber außergewöhnlich groß, dann hätte es wenig Sinn, das Kind zwingen zu wollen.

In dieser Situation würde ich eine Beratung beim Kinderpsychiater in Erwägung ziehen. Zum Zusammenhang zwischen übertriebener Sorge und Angst lesen Sie Abschnitt 594.

643. Reaktionen zu Hause. Der Kindergarten strengt viele Kinder während der ersten Tage und Wochen ziemlich stark an. Die vielen anderen Kinder, neue Freunde, neue Spiele. All das regt das Kind an, ermüdet es aber auch. Wenn das Kind während der ersten Zeit sehr müde ist, heißt das nicht, daß ihm der Kindergarten zuviel wird, sondern daß es sich erst daran gewöhnen muß. Man kann mit der Kindergärtnerin darüber sprechen, ob man die Zeit vielleicht zunächst etwas kürzen sollte. Vielleicht ist es besser, wenn man das Kind erst ein oder zwei Stunden später hinbringt. Das übermüdete Kind früher abzuholen ist nicht ratsam, weil es immer schwierig ist, ein Kind mitten aus dem Spiel mit anderen Kindern herauszureißen. Manchmal zeigen die Kinder, während sie im Kindergarten sind, keinerlei Anzeichen von Ermüdung, doch wenn sie nach Hause kommen, klappen sie zusammen und sind gereizt und oft nicht mehr fähig, richtig zu essen. Dann bedarf es besonderer Geduld, bis das Kind sich an die neue Situation gewöhnt hat.

Eine gutausgebildete Kindergärtnerin sollte eine verständnisvolle Person sein und ist es im allgemeinen auch. Besonders dann, wenn sie schon einige Erfahrung mit Kindern gesammelt hat, können Mütter ruhig über Erziehungsfragen mit ihr sprechen, ob sie nun in direktem Zusammenhang mit dem Kindergarten stehen oder nicht.

644. Was gibt es für Vorschulen? Sie könnten einwenden:»Ich glaube zwar auch, daß mein Kind in eine Vorschule, einen Kindergarten oder eine Tagesstätte gehen sollte, aber so etwas gibt es in meiner Gemeinde nicht.« Es ist wahr: Solche Schulen brauchen eine gewisse Anlaufzeit. Gutausgebildete Lehrer, viel Ausrüstung, viel Platz drinnen und draußen sind notwendig und teuer. Gute Schulen sind nie billig, da ein Lehrer sich nur um eine bestimmte Zahl Kinder hinreichend kümmern kann. Die meisten dieser Schulen sind private Gründungen, und die Eltern bezahlen die gesamte Rechnung. In anderen Fällen stellen Kirchen den Raum zur Verfügung, manchmal auch Hochschulen oder Fachhochschulen, um ein »Trainingszentrum« für ihre Studenten zu haben. Langfristig wird es genügend Vorschulen und Tagesstätten geben. Die Unterstützung durch die öffentliche Hand wird aber nur zustande kommen, wenn die Bürger in jeder Gemeinde ihre Verwaltung davon überzeugen und ihr Stimmverhalten bei den Gemeinderatswahlen entsprechend ausrichten.

DIE SECHS- BIS ELFJÄHRIGEN

Anpassung an die Außenwelt

645. Mit sechs Jahren beginnt die Zeit, da das Kind sich seiner Umwelt, d. h. der Außenwelt, anpassen muß. Sein Lebensbild wandelt sich entscheidend. Es wird unabhängiger von seinen Eltern, manchmal sogar wird es ihnen gegenüber ungeduldig. Es hängt für das Kind viel davon ab, was die Spielkameraden sagen oder tun. Das Kind entwickelt einen stärkeren Sinn für Verantwortlichkeit bei den Dingen, die es für wichtig hält. Es ist in dieser Zeit an unpersönlichen Dingen wie Zählen und Rechnen und an Maschinen interessiert. Nicht lange mehr, und es beginnt damit, sich aus der direkten Abhängigkeit von seiner Familie zu lösen und den Platz eines verantwortlichen Bürgers in der Welt einzunehmen.

In Abschnitt 605 erwähnte ich Freuds Erklärung für die unbewußten Gefühle des Kindes, die in dieser Entwicklungsphase vorherrschen. Im Alter zwischen drei und fünf Jahren waren die Kinder anhänglich, brav und richteten ihre Tätigkeiten, Tischmanieren und ihre Sprechweise nach ihren Eltern aus. Das Mädchen versuchte den lieben langen Tag so wie die von ihr bewunderte Mutter zu sein und hatte gleichzeitig eine enge und liebevolle Zuneigung zu ihrem Vater empfunden. Beim Jungen war es genau umgekehrt. Aber diese sehr besitzergreifenden, romantischen Gefühle führen zu immer stärkerer Rivalität mit dem gleichgeschlechtlichen Elternteil. Die unbewußte Angst vor der Ablehnung durch diesen Elternteil und die Sorge um die Unterschiede in den Genitalien führen langsam dazu, daß offen gezeigte Gefühle verschwinden und viele Gefühle sich umkehren. Was früher romantischer Tagtraum war, wandelt sich in klare Abneigung. Kinder beginnen jetzt zu schreien, wenn ein Elternteil sie küssen will. Diese Abneigung schließt auch Kinder des anderen Geschlechts mit ein. Kinder gähnen, wenn sie im Film Liebesszenen sehen. Nach Freud wenden sich daher die Kinder solch unpersönlichen und abstrakten Gegenständen wie lesen, schreiben, rechnen, Mechanik, Naturwissenschaft und Umwelt zu. Die Freudsche Theorie erklärt so, warum Kinder in diesem Alter für die Arbeit in der Schule gefühlsmäßig bereit sein sollen.

Man kann diese psychologischen Veränderungen bei Kindern im Alter zwischen sechs und sieben Jahren auch anders sehen. Dieser andere Blickwinkel betrachtet die Evolution des Menschen aus dem Menschenaffen und anderen Vorfahren. Jeder Mensch im Alter zwischen sechs und zwölf Jahren zieht sich auf eine bestimmte Stufe der Evolution zurück. Vor Millionen von Jahren waren unsere nicht menschlichen Vorfahren körperlich und von ihren Instinkten her mit fünf Jahren voll entwickelt. Als Erwachsenen war ihre Einstellung zum Familienleben wahrscheinlich der unserer fünfjährigen Kinder sehr ähnlich: Sie waren glücklich, selbst als Erwachsene mit ihrer Familie zu leben, sie gehorchten gerne den Älteren ihrer Familie oder Sippe, und sie versuchten, wie sie zu sein und von ihnen zu lernen. In anderen Worten: Diese unsere Vorfahren waren lebenslang durch enge persönliche Familienbande zusammengeschmiedet. Erst spät im Laufe der Evolution entwickelten unsere Vorfahren die Fähigkeit, sich von ihren Eltern abzunabeln, durch Kooperation, Regeln, Selbstdisziplin und Nachdenken in einer größeren Gemeinschaft zu leben. Jeder Mensch braucht lange Jahre, bis er lernt, wie man in einer solch komplizierten Erwachsenenwelt zurechtkommt. Wahrscheinlich ist dies der Grund dafür, daß menschliche Wesen erst sehr spät ihre körperliche Reife erlangen. Das Kleinkind nimmt zunächst genau wie das ältere Kind während der Pubertät stark an Größe zu. In der Zwischenzeit aber verlangsamt sich das Wachstum und kommt in den zwei Jahren vor Beginn der Pubertät fast zu einem Stillstand. Hier scheint die Natur zu sprechen: »Paß auf! Bevor du einen kräftigen Körper und alle deine Instinkte erwirbst, mußt du erst lernen, für dich selbst zu denken und deine Wünsche und Instinkte zugunsten anderer zu beherrschen. Du mußt lernen, mit deinen Kameraden auszukommen, die Verhaltensregeln in der Welt außerhalb der Familie zu verstehen und dir die Kunst, zu leben anzueignen.«

646. Unabhängigkeit von den Eltern. Von sechs Jahren an lieben Kinder ihre Eltern noch genauso wie zuvor, aber sie zeigen es nicht mehr so offen. Sie mögen – und das gilt besonders für Jungen – nicht mehr so gern geküßt werden, wenigstens nicht vor fremden Augen, sie sind kühler und zurückhaltender anderen Erwachsenen gegenüber, bis sie herausgefunden haben, ob sie ihnen gut Freund sein wollen oder nicht. Jetzt will ein Kind nicht mehr wie ein reizendes Besitztum seiner Eltern und auch nicht wie »ein gutes Kind« geliebt und behandelt werden. Der Sinn für Würde und das Gefühl eine Persönlichkeit zu sein, beginnen sich in dem Kind zu regen, und es möchte entsprechend anerkannt werden.

Der unbewußte Wunsch, Unabhängigkeit von seinen Eltern zu erlangen, wird dazu führen, daß das Kind sich vertrauensvoll an andere Erwachsene wendet, wenn es etwas wissen will.

Die Grundgedanken von Gut und Böse, die der Vater seinen Sohn gelehrt hat, sind nicht etwa vergessen, aber sie sind in die Tiefe seines Bewußtseins hinabgeglitten, und das Kind glaubt nun, daß das seine eigenen Gedanken seien. Es wird ungeduldig, wenn seine Eltern es daran erinnern, was es zu tun habe, weil es das bereits weiß und weil es möchte, daß man seine eigene Verantwortlichkeit respektiert.

647. Schlechte Manieren. In dieser Zeit gefällt sich das Kind darin, besonders »kräftige« Worte der Erwachsenen aufzuschnappen und wieder in die Gegend zu schleudern. Es will die Kleider und die Frisur genauso haben, wie die anderen Kinder sie tragen. Wenn es einen Spielkameraden hat, der mit offenen Schnürsenkeln und ungekämmten Haaren umherläuft, möchte es das auch tun. Seine mühsam erlernten Tischmanieren wird es unter Umständen verleugnen, mit schmutzigen Händen zum Essen erscheinen, die Ellbogen aufstützen und sich den Mund vollstopfen. Wenn es nach Hause kommt, schleudert es seinen Mantel in irgendeine Ecke, es schmettert die Türen zu oder läßt sie ganz offen. Es erklärt damit, daß es sein gutes Recht sei, mindestens ebenso selbständig zu sein wie Mama und Papa. Bei allem schlechten Benehmen aber ist das Kind höchst selbstbewußt und absolut guten Gewissens, weil es *nichts* tut, was *moralisch* schlecht wäre.

Dieses schlechte Benehmen macht gute Eltern manchmal sehr unglücklich, sie glauben, daß das Kind alles wieder vergessen habe, was sie ihm so mühsam beigebracht hatten. In Wirklichkeit aber beweist dieser Wechsel im Benehmen lediglich, daß es sehr wohl und für die Dauer gelernt hat, was gutes Benehmen ist – andernfalls würde es sich nicht solche Mühe geben, dagegen zu rebellieren. Hat es erst das Gefühl, daß es seine Unabhängigkeit gewonnen hat und auch zu halten vermag, wird die gute Erziehung wieder zum Vorschein kommen. Bis es soweit ist, brauchen sich die Eltern keine Sorgen zu machen, sie dürfen versichert sein, daß ihr Kind sich völlig normal entwickelt.

Natürlich ist nicht jedes Kind während dieser Zeit ein kleiner Teufel. Kinder, die zu Hause sehr glücklich sind, deren Eltern ausgesprochen heiter veranlagt sind und das Leben nicht allzu tragisch nehmen, rebellieren vielleicht gar nicht spürbar gegen die starke Hand der Erwachsenen. Die Flegeljahre zeigen sich beim Jungen stärker als beim Mädchen. Doch wenn man genau aufpaßt, kann man auch bei Mädchen Anzeichen dafür entdecken, daß sich ihre Haltung den Erwachsenen gegenüber ändert.

Was soll man tun, um mit Kindern in den Flegeljahren fertig zu werden? So ein Bub muß ja hin und wieder in die Badewanne gesteckt werden, und ab und zu hätten die Eltern auch gern einen sauber angezogenen Jungen. Wenn es sich um geringfügige Anlässe handelt, darf man ruhig einmal über eine Unart hinwegsehen. Doch in grundsätzlichen und wichtigen Fragen sollten die Eltern fest

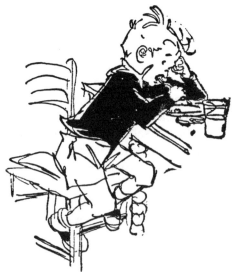

Allmählich verlieren sich die schlechten Manieren.

bleiben. Wenn der Junge sich die Hände waschen soll, kann man das in einem beiläufigen Ton sagen, der unterstellt, man spreche zu ihm als zu einem durchaus vernünftigen, schon bald erwachsenen Menschen. Ständiges Ermahnen macht das Kind in dieser Periode nur aufsässig, und Eltern und Kinder sind am Ende alle zusammen verärgert, und niemandem ist damit geholfen.

648. Klubs. Dies ist das Alter, in dem bei den Jungen die Klubs blühen. Mehrere Jungen, die schon längere Zeit miteinander befreundet sind, beschließen, einen Geheimklub zu bilden. Sie arbeiten fleißig wie die Biber, indem sie Mitgliedskarten und Abzeichen herstellen, indem sie sich einen nach Möglichkeit versteckten Treffpunkt aussuchen und herrichten und Listen mit den Statuten aufsetzen. Wahrscheinlich werden sie niemandem sagen können, was das Geheime an ihrem Klub ist. Doch geheim muß er sein. Vielleicht drückt sich darin der Wunsch aus, sich zu beweisen, daß sie schon absolut selbständig denken und handeln können, ohne von den Erwachsenen regiert oder von anderen Kindern belästigt und in ihrem Tatendrang behindert zu werden. Wenn ein Kind versucht, recht erwachsen zu sein, so bedeutet es ihm eine große Unterstützung, wenn es in Gesellschaft anderer Kinder ist, die sich ebenso groß und stark fühlen. Zu mehreren glauben sie sich unbesiegbar, und sie versuchen, Außenseiter »auf Vordermann« zu bringen, indem sie sie necken, ärgern oder bewußt aus ihren Reihen ausschließen. Das klingt für Erwachsene recht niederträchtig und grausam, aber im Grunde liegt das nur daran, daß die Erwachsenen lediglich raffiniertere Methoden anwenden, wenn sie einander mißbilligen oder sich den Rang ablaufen wollen. Die Kinder haben zunächst nur den instinktiven Wunsch, das Leben in Gemeinsamkeit zu organisieren. Das ist eine der Kräfte, dank denen unsere Zivilisation funktioniert.

649. Man muß einem Kind helfen, gesellig und seiner Umwelt gegenüber aufgeschlossen zu sein. Dies sind die ersten Schritte, die man in dieser Richtung tun kann: Während der ersten Jahre seines Lebens soll man nicht viel Lärm und Aufhebens um das Kind machen; von einem Jahr an gebe man ihm Gelegenheit, mit Kindern seines Alters zusammen zu sein; man lasse ihm genügend Freiheit, eine gewisse Selbständigkeit zu entwickeln; man vermeide soweit wie möglich größere Veränderungen oder Wechsel innerhalb des Familienlebens; man lasse es sich nach Möglichkeit genauso anziehen, lasse es genauso spielen und genauso reden wie die anderen Kinder in der Umgebung und räume ihm auch die gleichen Rechte ein, selbst wenn man nicht unbedingt einverstanden damit ist, wie die Nachbarskinder erzogen werden (das heißt natürlich nicht, daß man sich ausgerechnet die schlechtesten Vorbilder der Straße oder der Stadt aussuchen soll).

Die Stellung eines Erwachsenen, sein Glück, sein Ansehen im Beruf, in der Familie, im gesellschaftlichen Leben hängen zum großen Teil davon ab, wie er in seiner Kindheit mit anderen Kindern ausgekommen ist. Wenn Eltern ihre Kinder in einem kultivierten Rahmen und auf einem hohen charakterlichen Niveau erziehen, so formen sie seinen Charakter auch für die Dauer des Lebens, auch wenn das Kind dann während einiger Zeit einmal die Sprache von Kindern auf der Straße nachahmt oder sich flegelhaft benimmt. Wenn aber Eltern in eine Gegend geraten sind, die sie absolut nicht goutieren, und zu verhindern suchen, daß ihr Kind die Sprache und die Manieren der Nachbarskinder annimmt, so werden sie das Gefühl in ihm hervorrufen, es sei anders als die Kinder rundherum. Sie werden ihm den Mut nehmen, Freundschaften zu schließen, und das Kind wird es vielleicht niemals wieder lernen, sich anderen Kindern und später anderen Menschen anzupassen, und wird ein Einzelgänger bleiben. Sein hoher Lebensstandard wird ihm gar nichts nützen, wenn es zeit seines Lebens einsam bleibt.

Kinder, die sich sehr schwer an andere Kinder anschließen, die in sich gekehrt und scheu sind, werden es zunächst auch in der Schule nicht ganz einfach haben. Ein guter Pädagoge wird da viel helfen können. Wenn die Unterrichtsmethode verhältnismäßig beweglich ist und der Lehrer herausfindet, in welcher Art die einzelnen Kinder behandelt sein wollen (Abschnitt 667), kann er bei verschlossenen und scheuen Kindern sehr ermunternd wirken und sie mit Freundlichkeit und etwas Anerkennung vor der ganzen Klasse aus ihrer Reserve herauslocken. Oft überwinden dann die Kinder ihre Hemmungen und sind nun bereit, sich mit anderen Kindern zu befreunden.

Auch die Eltern können zu Hause eine Menge tun, um ihrem Kind zu helfen, ein geselliger und zugänglicher Mensch zu werden.

Wenn es andere Kinder mit nach Hause bringt, sollte man freundlich und entgegenkommend sein. Man kann die Kinder mit kleinen Gerichten bewirten, die ihnen Freude machen. Wenn man Wochenendausflüge, Picknicks oder Kinobesuche plant, sollte man irgendein anderes Kind auffordern mitzukommen, so daß das eigene Kind Gesellschaft hat und alle Freuden gemeinsam mit anderen genießen kann. Einem kleinen Außenseiter muß man die Wege ebnen, in den Kreis anderer Kinder aufgenommen zu werden. Erst dann hat man die Gewähr dafür, daß das Kind auch wirklich glücklich ist.

650. Lassen Sie Ihrem Kind freie Zeit. Mit sieben Jahren haben einige Kinder schon jeden Nachmittag nach der Schule einen Zirkel oder eine andere organisierte Veranstaltung. Das trifft besonders auf alleinerziehende Eltern oder auf Familien zu, in denen beide Elternteile arbeiten. Es ist nichts einzuwenden gegen Sport, Gymnastik, Musik oder Tanzen – vorausgesetzt, es wird nicht übertrieben und nimmt keinen Wettbewerbscharakter an. Alle Kinder brauchen auch Zeit zum »Nichtstun«, allein oder mit Freunden; Zeit, in der sie ihre eigenen kreativen Vorstellungen für Tätigkeiten entwickeln. Für arbeitende oder alleinerziehende Eltern ist es schwer, die Bedingungen dafür zu schaffen, aber der Versuch lohnt sich.

651. Taschengeld und Hausarbeit. Das Taschengeld stellt für Kinder eine Möglichkeit dar, den Umgang mit Geld zu erlernen. Mit sechs oder sieben Jahren sind die Kinder reif genug dafür, so daß man in dieser Zeit Taschengeld einführen könnte. Die Höhe ist von Familie zu Familie unterschiedlich und hängt unter anderem vom Familienbudget ab. Ich bin der Auffassung, daß die Kinder selbst bestimmen sollten, wofür sie ihr Geld ausgeben wollen, es sei denn, Eltern haben bestimmte Dinge, wie zum Beispiel zu viele Süßigkeiten, verboten.

Taschengeld sollte nicht als Bezahlung für die Erledigung von bestimmten Arbeiten im Haushalt gegeben werden. Diese Pflichten dienen einem anderen Zweck. Damit sollen die Kinder lernen, ihren Anteil an der täglichen Arbeit in der Familie mitzutragen, genauso wie sie das als Erwachsener in der Gesellschaft tun werden. Jedes Kind sollte regelmäßige Pflichten haben, wie zum Beispiel den Tisch decken oder abräumen, das Geschirr abwaschen oder den Abfalleimer wegbringen. Wenn Sie in diesen Angelegenheiten konsequent sind, wird es das Kind auch sein. Machen Sie Ausnahmen oder lassen Sie zu, daß das Kind die Aufgaben nicht zu Ende ausführt, hilft das niemandem.

Es gibt immer auch einige zusätzliche Arbeiten zu erledigen, für die man dem Kind zusätzlich Geld anbieten kann. Jede Familie muß für sich entscheiden, ob zum Beispiel das größere Kind, wenn es auf das Baby aufpaßt, Geld erhalten sollte. Das gleiche gilt für schwerere Arbeiten, wie Rasenmähen oder Auto waschen.

Selbstbeherrschung

652. Kinder über sechs Jahre sind oft sehr hartnäckig und zielbewußt. Man denke an die Spiele, die sie jetzt gern spielen. Es müssen Spiele mit bestimmten Regeln sein, die Geschicklichkeit und Ausdauer verlangen. Brett- und Würfelspiele, Seilspringen, bei denen man etwas erreichen will und die immer schwieriger werden, je weiter das Spiel fortgeschritten ist. Wenn man etwas falsch gemacht hat oder kein Glück hat, wird man bestraft und muß noch einmal von vorn anfangen. Die Kinder spielen diese Spiele mit Ausdauer, und gerade die Konsequenz, mit der sie Pech oder Glück haben, macht ihnen Spaß. In diesem Alter auch fangen sie an, alle möglichen Dinge zu sammeln, ob es nun Briefmarken, Vogelfedern, Steine oder Postkarten sind. Das Vergnügen beim Sammeln irgendwelcher Dinge liegt darin, daß sie eine gewisse Ordnung halten und ihre Sammlung immer mehr vervollständigen.

Von Zeit zu Zeit wird das Kind von einem heftigen Verlangen nach Ordnung ergriffen. Plötzlich fängt es an, seinen Spieltisch aufzuräumen, ordnet seine Habseligkeiten in den Schubfächern, schichtet Bücher und Hefte zu exakten Kolonnen. Lange hält diese Ordnung allerdings nicht vor, doch fühlt das Kind bereits einen unbewußten Drang, überhaupt erst einmal mit dem Aufräumen zu beginnen.

657. Zwangshandlungen. Im Alter von acht, neun oder zehn Jahren werden manche Kinder von einem Drang zur Genauigkeit und noch unbewußter Pedanterie ergriffen, der zu nervösen und manchmal albernen Angewohnheiten führt. Man erinnert sich dessen vielleicht aus der eigenen Kindheit. Die landläufigste solcher Angewohnheiten ist die, wenn Kinder es auf der Straße vermeiden, auf die Ritzen der Steine zu treten. Es ist völlig sinnlos, das Kind folgt dabei einem unbewußten Zwang, den es nicht erklären könnte. Ein anderes Beispiel: Wenn Kinder an einem Zaun entlanggehen, berühren sie jede dritte Stange mit dem Finger, oder sie zählen Bäume oder sagen ein bestimmtes Wort, bevor sie durch die Tür gehen. Wenn sie einen Fehler gemacht haben, müssen sie noch einmal zurückgehen oder mit ihrer Zählerei noch einmal von vorn anfangen.

Ein innerer Zwang wird deutlich, wenn ein Kind Sprichwörter gedankenlos verwendet, die sehr negative Gefühle ausdrücken. Jeder Mensch hat gelegentlich einen »Haß« auf ihm nahestehende Mitmenschen, aber sein Gewissen könnte nicht zulassen, daß sie wirklich verletzt würden.

Das Gewissen sorgt dafür, daß solche Gedanken nicht ins Bewußtsein dringen. Ist es besonders gründlich und hart, dann wird der Mensch immer wieder an diese »schlechten« Gedanken erinnert, selbst nachdem er sie ins Unbewußte abgedrängt hat. Er fühlt sich immer noch schuldig, obwohl er den Grund dafür nicht kennt. Sein Gewissen kann er beruhigen, wenn er sinnlose Dinge besonders

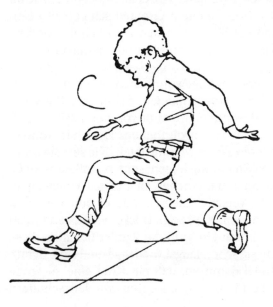

Auf die Fugen
zwischen die
Platten zu treten
bringt Unglück.

sorgfältig, gründlich und eben zwanghaft durchführt: Es sind die Menschen, die exakt entlang der Rille im Bordstein laufen.

Ein Kind verspürt innere Zwänge im Alter von neun Jahren, nicht, weil seine Gedanken nun schlechter geworden wären, sondern weil sein Gewissen in dieser Altersstufe strengere Maßstäbe anlegt. Ein Kind macht sich Sorgen um den unterdrückten Wunsch, Bruder, Vater oder Großmutter zu verletzen, wenn sie es geärgert haben. Wir wissen, daß Kinder in diesem Alter auch Gedanken über die Sexualität verdrängen und daß diese oft auch eine Rolle bei Zwangshandlungen spielen.

Zwangshandlungen können dadurch in diesem Alter die Welt eines Kindes überschaubar und kontrollierbar machen. Sie geben dem Kind die Möglichkeit, von Überwachung und Kontrolle durch die Erwachsenen frei zu sein; diese Freiheit macht dem Kind Freude, aber sie kann es auch erschrecken.

Kleinere Zwangshandlungen sind im Alter von acht, neun und zehn Jahren so häufig, daß man sie als normal oder Zeichen leichter Nervosität einstufen kann. Bei einem Kind, das die Rillen im Bordstein regelmäßig überschreitet, das aber ansonsten glücklich, kontaktfreudig und in der Schule erfolgreich ist, hätte ich keine Sorgen. Ich würde aber dann einen Psychiater einschalten, wenn ein Kind Zwangshandlungen ausführt, die einen Großteil seiner Zeit beanspruchen (z. B. übermäßiges Händewaschen zum Schutz vor Keimen) oder wenn das Kind verspannt, besorgt und kontaktarm ist.

654. Ticks. Ticks sind nervöse Angewohnheiten, wie Augenzwinkern, Schulterzucken, Grimassenschneiden, Schniefen, Räuspern oder trockenes Husten, Besonders im Alter von neun Jahren entwickeln Kinder leicht derlei Angewohnheiten. Doch sie können auch schon zu jeder anderen Zeit zuvor auftreten. Kinder, die unter einer besonderen inneren Spannung leiden, sind in größerem Maße anfällig. Ein Tick kann manchmal Wochen, manchmal Monate dauern und kann dann wieder verschwinden oder durch einen anderen Tick ersetzt werden. Schniefen, Räuspern, trockener Husten setzen manchmal bei einer Erkältung ein, und die Kinder behalten diese Angewohnheit bei, wenn sie schon längst wieder gesund sind. Schulterzucken fängt manchmal damit an, daß ein Kind eine zu große Jacke bekommen hat und fürchtet, daß sie ihm von den Schultern rutscht. Manchmal übernehmen Kinder den Tick auch einfach von einem anderen Kind, das sie bewundern. Das hält aber nicht lange an.

Ticks findet man häufig bei Kindern, die sehr strenge Eltern haben und zu Hause unter einem gewissen Druck stehen. Wenn die Eltern ständig an einem Kind herumerziehen, es hierhin und dorthin schicken und, sowie es nur auftaucht, etwas zu bemängeln haben, wird es so nervös werden, daß es ein guter Nährboden für Ticks ist. Auch wenn die Eltern ihre Unzufriedenheit auf ruhige Art zeigen oder wenn in der Schule zuviel verlangt wird oder wenn das Kind zuviel vorhat, können solche dummen kleinen Angewohnheiten auftauchen.

Eines Ticks wegen sollte ein Kind weder gescholten werden, noch sollte man versuchen, es dauernd darauf hinzuweisen und zu korrigieren. Derlei Angewohnheiten liegen außerhalb seiner Kontrolle. Man muß das Übel bei der Wurzel packen, indem man alles vermeidet, was das Kind aufregen oder unter Druck setzen könnte. Es hat auch keinen Zweck, es zu necken oder mit Ironie korrigieren zu wollen. Was hilft, ist lediglich liebevolle und gütige Behandlung, die ihm das Gefühl gibt, daß es sich vor nichts zu fürchten braucht. Das wird seine Nervosität am ehesten abklingen lassen. Ticks dürfen nicht mit allgemeiner Unruhe verwechselt werden.

Dauert der Tick länger als einen Monat, sollte man einen Arzt zu Rate ziehen.

Körperhaltung

655. Die Behandlung einer schlechten Körperhaltung hängt davon ab, was sie verursacht hat. Gute oder schlechte Haltung basiert auf einer ganzen Reihe verschiedener Faktoren. Einer – vielleicht der wichtigste – ist das Knochengerüst, mit dem das Kind geboren wurde. Es gibt Personen, die von Kindheit an einen Rundrücken haben, ebenso wie ihr Vater oder Großvater. Manche Kinder werden mit schwachen Muskeln und Bändern geboren. Ein anderes Kind wirkt steif und verkrampft in der Bewegung und auch in der Ruhehaltung, und es bringt es nicht fertig, seine Glieder zu lockern und zu entspannen. Es gibt seltene Krankheiten, die schlechte Haltung hervorrufen, wie Rachitis, Kinderlähmung und Knochentuberkulose. Chronische Krankheit und chronische Müdigkeit – was immer der Grund auch sei – verändern seine Haltung, die schlapp und eingefallen wirkt. Auch Übergewicht verstärkt manchmal Rundrücken, X-Beine und Plattfüße. Ungewöhnliche Länge läßt einen heranwachsenden Jungen den Kopf einziehen.

Ein Kind mit ausgesprochen schlechter Haltung muß regelmäßig untersucht werden, damit man die Kontrolle darüber hat, daß keine organischen Schäden entstehen. Manche Kinder haben eine ausgesprochen schlaffe Haltung und latschen vor sich hin, weil ihnen jegliches Selbstvertrauen fehlt. Manchmal liegt es daran, daß sie zu Hause zuviel kritisiert werden, oder aber sie haben Schwierigkeiten in der Schule, oder sie haben nicht die richtigen Freunde und den Umgang, den sie brauchen, um glücklich zu sein. Jeder Mensch, der genügend Selbstvertrauen besitzt und im Leben einigermaßen tüchtig ist, zeigt das in der Art, wie er sich hält, wie er sitzt, steht und geht. Wenn Eltern es einmal herausgefunden haben, wie sehr sich die Gefühle und das seelische Befinden in der Haltung ihrer Kinder ausdrücken, wird ihnen das eine große Hilfe bei der Erziehung sein können.

Dem natürlichen Impuls der Eltern entspricht es, daß sie ihr Kind, von dem sie möchten, daß es einen guten Eindruck mache, ständig ermahnen: »Halt dich gerade, laß die Schultern nicht hängen, setz doch die Füße vernünftig.« Doch das Kind, das andauernd ermahnt wird, hört schon gar nicht mehr recht hin, seine Haltung wird dadurch nicht gebessert, daß man es neckt oder sogar böse wird. Im allgemeinen hat man viel bessere Erfahrungen damit gemacht, wenn das Kind in einer Gruppe tanzen übt oder in anderen Bewegungsgruppen unter Anleitung eines Heilgymnasten trainiert. Die Atmosphäre in einem großen Turnraum ist eine andere als zu Hause. Gewiß können die Eltern das Kind auch zu Hause turnen lassen, aber sie sollten es nur unter Anleitung eines Fachmannes tun und auch nur so, daß es für das Kind Spaß und Spiel bedeutet. Noch wichtiger ist es, daß die Eltern dafür sorgen, daß sich das häusliche Dasein und das Seelenleben des Kindes harmonisch und freundlich entwickeln, daß es genügend Selbstvertrauen besitzen kann und Freude am Leben findet. Das wird den besten Einfluß auf die Körperhaltung des Kindes ausüben – wie es überhaupt das A und O bei der Pflege und der Erziehung unserer Kinder ist.

656. Sie Skoliose ist eine Krümmung der Wirbelsäule, die im Alter von 10–15 Jahren auftritt. Bei etwa vier Prozent aller Kinder dieser Altersgruppe in den USA kommt es zu einer solchen Krümmung, aber nur zwei bis drei Prozent der Kinder mit einer Krümmung benötigen auch eine ärztliche Betreuung. Bei den anderen genügt eine Beobachtung der weiteren Entwicklung. Die Skoliose tritt bei Mädchen zweimal so häufig auf wie bei Jungen und ist oft erblich bedingt. Die Ursache ist noch unbekannt.

Die Behandlung (Korsett und Operation) ist komplex, kostenaufwendig und umstritten.

Fernsehen, Kino und Comics

657. Brutalität in Fernsehen, Kino und Comics. In Abschnitt 523 habe ich gesagt, daß meiner Meinung nach Eltern ihre Kinder von Brutalität auf dem Bilschirm und im Kino fernhalten sollten. Comichefte sind nicht ganz so schlimm, da die gezeigten Geschichten nicht so wirklichkeitsnah erscheinen. Dennoch gelten die gleichen Prinzipien.

658. Pornografie. Wenn Kinder alt genug sind, um Comichefte und anderen Lesestoff zu kaufen oder ins Kino zu gehen, so werden Sie als Eltern auch mit dem Problem der Pornografie konfrontiert. In früheren Zeiten waren Kinder sehr viel besser gegen Pornografie geschützt, weil die freiwillige Selbstkontrolle bei Filmen und in der Literatur sehr gut funktionierte. Durch die Liberalisierung der Gesetze sind wir aber heute in einem Zustand, in dem Pornografie, Vergewaltigungen und Perversionen auf dem Bildschirm am frühen Abend keine Seltenheit sind.

In Abschnitt 45 habe ich erklärt, daß Idealismus und Kreativität mit der Hemmung und Unterdrückung der Sexualität zu tun haben. Dafür ist besonders die Phase zwischen 6 und 12 Jahren maßgebend, insbesondere wenn die Eltern hohe Maßstäbe setzen. Um es klar zu sagen: meiner Meinung nach wird die Fähigkeit von Kindern, in ihrem späteren Leben in ihrer Arbeit produktiv und in ihrer Ehe glücklich zu werden zumindest ein wenig geschädigt, wenn sie als Kinder mit der Sexualität allzu hart konfrontiert werden. Ich denke nun nicht an den berühmten Blick ins Schlafzimmer der Eltern, den viele von uns trotz aller Anstrengungen von Vater und Mutter machten. Ich meine vielmehr, daß Kinder nicht den Eindruck bekommen dürfen, ihre Eltern hätten eine recht rohe Einstellung zur Sexualität oder legten keinen Wert darauf, welche Einstellung zur Sexualität ihre Kinder von anderen aufnehmen.

Eltern sollten ihre Kinder nur Filme sehen und nur Literatur kaufen lassen, die ihren eigenen hohen moralischen und geistigen Ansprüchen genügt.

659. Die Fernsehzeit muß begrenzt werden! Es gibt Kinder, bei denen sich das Fernsehen tatsächlich zu einem Problem auswächst. Sie sitzen, sobald das Programm nur beginnt, schon vor dem Apparat, bleiben stundenlang davor hocken und sind abends nur mit Zwang ins Bett zu schaffen. Sie finden kaum Zeit, mal ein Wort an die Familie zu richten, geschweige denn das Abendbrot zu essen oder die Hausaufgaben zu machen. Für beide Teile – Eltern und Kinder – ist es wesentlich besser, wenn man eine vernünftige, aber bindende Abmachung über die Zeiteinteilung trifft, so daß auch die notwendigen Spiele im Freien, die Schulaufgaben und die Mahlzeiten zu ihrem Recht kommen. Manche Leute behaupten, sie könnten besonders gut arbeiten, wenn sie dabei Radiomusik hören; sollte ein Kind dieser Ansicht sein, kann man ihm dies gestatten, vorausgesetzt, daß die Schulaufgaben nicht darunter leiden.

660. Angst bei Filmen und am Fernsehschirm. Filme sind für Kinder unter sieben Jahren nicht unbedenklich. Da hören Sie z. B. von einem Programm, etwa einem Trickfilm, das eine hervorragende Unterhaltung für ein kleines Kind zu sein scheint. Aber in drei von vier Fällen bemerken Sie dann beim Anschauen, daß die Geschichte mindestens einen Teil enthält, der jedes Kind das Fürchten lehren kann. Sie sollten daran denken, daß ein Kind mit vier oder fünf Jahren Wirklichkeit und Film nicht unterscheiden kann. Für ein Kind ist die Hexe im Film so wirklich wie ein Einbrecher aus Fleisch und Blut für Sie. Daher sollten Sie oder jemand anderes, der kleine Kinder gut kennt, einen Film gesehen haben und genau wissen, daß er keine aufregenden Momente enthält, bevor Sie ein Kind unter sieben Jahren zum Film mitnehmen. Auch ältere Kinder, die sich vor Filmen leicht fürchten, sollten mit Bedacht an Filme herangeführt werden.

Es gibt auch sehr empfindliche Kinder, die auch durch Märchen, Abenteuergeschichten und Western im Fernsehen sehr beunruhigt werden. Sie als Eltern sollten dafür sorgen, daß Ihr Kind dann solche Filme nicht sieht.

Stehlen

661. Kleine Kinder im Alter von ein, zwei oder drei Jahren nehmen gern Dinge weg, die ihnen nicht gehören, aber das kann man kaum als Stehlen bezeichnen. Sie haben ja noch keinen Begriff davon, was ihnen gehört und was nicht. Sie nehmen sich eben das, was sie besonders gern haben wollen. Es ist besser, so kleine Kinder noch nicht darauf zu stoßen, daß sie »etwas Böses« tun. Die Mutter braucht lediglich daran zu erinnern, daß dieses Spielzeug Peter gehört, daß Peter vielleicht bald damit spielen möchte und daß das Kind zu Hause selbst eine Menge Spielzeug hat.

662. Stehlen bedeutet es schon eher, wenn im Alter zwischen sechs und zwölf Jahren ein Kind etwas maust. Nimmt ein Kind in diesem Alter etwas, was ihm nicht gehört, so weiß es bereits, daß es etwas Falsches tut. Es wird heimlich stehlen, es wird versuchen, das, was es gestohlen hat, zu verstecken und zu leugnen, daß es etwas weggenommen habe. Wenn Eltern oder ein Lehrer herausfinden, daß ein Kind gestohlen hat, sind sie sehr aufgebracht. Ihr erster Impuls wird sein, daß sie das Kind zur Rede stellen und ihm sagen, es solle sich schämen. Das wäre nur zu natürlich; wir alle sind in der Überzeugung aufgewachsen, daß Diebstahl ein böses Vergehen ist, und es würde uns sehr erschüttern, wenn unser Kind sich dessen schuldig machte.

Es ist wichtig, daß ein Kind genau weiß, seine Eltern dulden keinerlei Diebstahl, und sie bestehen darauf, daß es das Genommene sofort zurückgibt. Auf der anderen Seite aber wäre es nicht klug, ein Kind so zu bestrafen und so einzuschüchtern, daß es glaubt, man könnte ihm nie wieder verzeihen oder seine Eltern würden es von nun an nicht mehr liebhaben können. Nehmen wir z. B. ein Kind von etwa sieben Jahren, das von gewissenhaften Eltern sorgsam erzogen worden ist, das genügend Spielzeug und andere Besitztümer hat und außerdem Taschengeld bekommt. Dieses Kind stiehlt etwas, vielleicht nimmt es seiner Mutter ein paar Groschen aus dem Portemonnaie oder es nimmt den Füllfederhalter eines Mitschülers oder das Comic-Heft eines Freundes aus dessen Schultasche. Ein solcher Diebstahl erscheint oft ohne Sinn, da das Kind diese Dinge selbst besitzt. Die Erklärung in einem solchen Fall wäre, daß das Kind mit seinen Gefühlen völlig durcheinandergeraten ist. Es scheint, daß es von einem blinden Verlangen nach irgend etwas erfaßt wurde. Es muß dieses Verlangen befriedigen und nimmt etwas, was es gar nicht braucht. Was braucht es aber nun wirklich? In den meisten Fällen, die man beobachtet hat, ist so ein Kind bis zu einem gewissen Grade unglücklich und innerlich einsam. Sein Verhältnis zu den Eltern ist nicht herzlich genug, das Kind hat das Gefühl, daß es ihm nicht einmal gelingt, mit gleichaltrigen Kindern Freundschaft zu schließen (Kinder sind bisweilen von solchen Gedanken erfüllt, obwohl sie von allen sehr geliebt werden). Im Alter von 7 Jahren fühlten sich Kinder manchmal besonders weit von ihren Eltern entfernt, und das mag auch der Grund dafür sein, daß sie zu kleinen Diebereien neigen. Wenn solch ein Kind darüber hinaus nicht einmal einen richtigen Freund hat, gerät es in ein Niemandsland und fühlt sich gänzlich vereinsamt. Manche Kinder, die Geld stehlen, benutzen es dazu, sich eine Freundschaft zu erkaufen. Sie verteilen das Geld, das sie aus dem Portemonnaie der Mutter genommen haben, unter die Mitschüler, oder sie kaufen Bonbons und verschenken sie in der Klasse. Da in diesem Alter, mit dem im allgemeinen die Flegeljahre beginnen, die Eltern mit strengeren Erziehungsmaßnahmen anfangen, wird ein Kind zu den verschiedenartigsten Reaktionen getrieben. Aber auch andere Faktoren mögen noch eine Rolle spielen: Angst, Eifersucht oder Haßgefühle.

Der Hunger nach Zuneigung spielt in allen Altersstufen eine Rolle beim Stehlen; es gibt aber noch andere Faktoren: Ängste, Eifersüchteleien, Abneigungen. Ein Mädchen, das seinen Bruder beneidet, kann etwa öfters Gegenstände stehlen, die ihr Unterbewußtsein mit Jungens verknüpft.

663. Was kann man für ein Kind tun, das stiehlt? Wenn man ganz sicher ist, daß sein Kind (oder Schüler) etwas gestohlen hat, muß man es ihm sagen, und man darf keinen Zweifel daran lassen, daß man weiß, wo das Kind den gestohlenen Gegenstand her hat, und man muß darauf bestehen, daß es das Genommene zurückgibt. Mit anderen Worten: Man darf dem Kind keine Gelegenheit geben, zu lügen. (Wenn die Eltern des Kindes Lügen akzeptieren, so ist es, als beteiligten sie sich an dem Diebstahl.) Das Kind sollte den gestohlenen Gegenstand zu dem anderen Kind oder zum Laden, oder woher immer es ihn hat, zurückbringen. Wenn es ein Laden ist, so wäre es richtig, wenn Mutter oder Vater mitgingen und dem Inhaber erklären, das Kind habe das Stück mitgenommen, ohne zu bezahlen, und wolle es zurückbringen. Ein Lehrer, der einen Diebstahl entdeckt, könnte den Gegenstand dem Besitzer zurückgeben, damit das Kind – besonders, wenn es zum erstenmal gestohlen hat – nicht der Verachtung der ganzen Klasse ausgesetzt wird. Man sollte ein Kind, das gestohlen hat, nicht unbedingt einer tiefen Demütigung aussetzen, nur um ihm klarzumachen, daß Diebstahl nicht geduldet werden kann.

Vielleicht ist dies ein Hinweis für die Eltern, darüber nachzudenken, ob das Kind zu Hause genug Liebe und Anerkennung findet, und vielleicht auch können sie ihm helfen, Freunde zu finden (Abschnitt 649). Wenn möglich, sollte man dem Kind ebensoviel Taschengeld geben, wie die anderen Kinder bekommen, die es kennt.

Es gibt noch einen anderen Typ des Diebstahls, der sich von dem eben erwähnten grundsätzlich unterscheidet. In dichtbesiedelten Wohnblocks, wo viele Jungen gleichen Alters miteinander spielen, Freundschaften und Feindschaften bilden, ist das Stehlen manchmal eine Mutprobe. Sie alle wissen, daß es zwar nicht richtig ist, aber da sie nicht stehlen, um sich zu bereichern, haben sie auch kein schlechtes Gewissen dabei. Wenn Eltern so etwas feststellen, sind sie natürlich aufgebracht. Doch sie sollten davon absehen, ihren Sohn eines kriminellen Deliktes zu beschuldigen, weil er in eins von diesen Abenteuern verwickelt ist. In den meisten Fällen hilft es, wenn man vernünftig und die Situation erklärend mit den Kindern redet. Das Kind war ja nur einem normalen Instinkt gefolgt, der ihm befahl, nicht zu kneifen, sondern sich an der »Sache« zu beteiligen.

Drittens gibt es noch den Diebstahl, den das aggressive Kind begeht, das nur wenig Gewissen hat und kein Gefühl für Verantwortlichkeit. Solche Kinder sind meist infolge mangelnder Liebe von seiten der Eltern und Erwachsenen so geworden. Zu heilen und zu retten sind Kinder, deren Leben so vergiftet worden ist, nur durch große Güte, vielleicht durch vernünftige psychiatrische Behandlung, vor allem aber durch den Umgang mit Menschen, die es gut mit ihnen meinen.

Lügen

664. Warum lügt ein älteres Kind? Bei dem älteren Kind, das lügt, um jemanden zu täuschen, fragt man sich sofort: »Warum muß es lügen?« Jedermann, Erwachsener oder Kind, gerät gelegentlich in Situationen, in denen nur eine kleine Notlüge einen taktvollen Ausweg bedeutet, und das ist an sich noch nichts Beängstigendes. Ein Kind lügt im allgemeinen nicht. Wenn es fortgesetzt lügt, bedeutet das, daß es unter irgendeinem Druck steht, der zu schwer für das Kind ist. Wenn es in der Schule keinen Erfolg hat und seine Eltern deswegen belügt, so heißt das nicht, daß es ihm nichts ausmache, im Gegenteil, es zeigte gerade, wie sehr es sich deshalb grämt. Sind die Anforderungen zu groß? Ist sein Gemüt von irgend etwas anderem belastet, so daß es sich nicht konzentrieren kann? Setzen die Eltern zuviel voraus? Man muß in einem solchen Falle, und zwar mit der Hilfe der Lehrer, dem Psychologen oder Psychiater herausfinden, was das Kind bedrücken könnte.

Man braucht nicht vorzugeben, man merke nicht, daß es lügt. Man könnte etwa freundlich sagen: »Du brauchst mich nicht anzulügen. Sag mir doch, was dich bedrückt, und wir werden dann schon einen Weg finden, mit der Sache fertig zu werden.« Das Kind wird nicht in der Lage sein, gleich zu sagen, was ihm fehlt, weil es höchstwahrscheinlich die Antwort selbst nicht kennt. Auch wenn es konkrete Dinge angeben könnte, wird es sie doch nicht gleich aufzählen und damit fertig werden können.

Dieses Problem braucht Zeit und viel Verständnis von seiten der Eltern und Erzieher.

SCHULEN

Wofür sind Schulen da?

665. Das, was ein Kind in der Schule lernen soll, ist im Grunde die Fähigkeit, mit dem Leben fertig zu werden. Die einzelnen Unterrichtsfächer sind diesem Hauptthema untergeordnet und führen letztlich alle zum gleichen Ziel. Früher war man der Ansicht, daß der Sinn des Schulunterrichts nur darin bestehe, daß die Kinder lesen, schreiben und ihr Gedächtnis üben, daß sie die wichtigsten geschichtlichen und naturwissenschaftlichen Tatsachen kennenlernen. Mit Hilfe von Reimen wurden Deklinationen und Konjugationen gepaukt, bis sie sich dem Gedächtnis eingeprägt hatten. Doch das war ein bitteres Brot, wenn man bedenkt, daß der Mensch nur das behält, was er wirklich begreift und verstanden hat. Heute ist man der Ansicht, daß der Lehrstoff in der Schule so interessant und so fesselnd dargeboten werden sollte, daß die Kinder von sich aus lernen und ihre Wißbegierde befriedigen.

Mit Lehrbüchern und theoretischem Lernen wird man niemals das Beste aus dem Kinde herausholen können. In der Praxis kann man die Dinge viel eher begreifen und wird sie dann auch besser behalten. Wenn Kinder z. B. die Klassenkasse verwalten, werden sie viel eher einen Begriff für Zahlen, für Addieren und Dividieren bekommen, als wenn sie es nur in der Theorie ihres Rechenbuches erlernen müßten.

Viel Wissen hilft wenig, wenn man nicht glücklich sein kann, mit anderen Menschen auskommt oder den gewünschten Beruf nicht auszuüben vermag. Ein guter Lehrer versucht, jedes Kind zu verstehen, um ihm bei der Überwindung seiner Schwächen zu helfen und es zu einem abgerundeten Menschen zu entwickeln. Ein Kind mit Mangel an Selbstvertrauen braucht Chancen, wo es sich bestätigen kann. Der Klassenkasper braucht die Möglichkeit, die von ihm gesuchte Anerkennung durch gute Arbeit zu erreichen. Ein Kind, das nur schwer Freunde gewinnt, braucht Hilfe bei der Überwindung seiner Kontaktscheu und Schüchternheit. Bei einem scheinbar faulen Kind muß der Lehrer versuchen, seinen Enthusiasmus zu wecken.

Mit einem einfallslosen Programm kann eine Schule ihren Zweck nur teilweise erfüllen; wenn alle in der Klasse im Lesebuch Seite 17 bis 23 lesen und die Rechenübungen auf Seite 128 durchmachen, so hilft das dem ohnehin angepaßten Durchschnittskind. Besonders begabte Kinder finden es langweilig, in ihrer Auffassungsgabe sind sie den langsamen Kindern zu schnell. Ein Junge, der die Schule nicht mag, nützt dann die Zeit, den vor ihm sitzenden Mädchen Büroklammern in den Zopf zu stecken. Ein einfallsloses Lehrprogramm trägt nicht dazu bei, dem einsamen Schüler zu helfen, die Zusammenarbeit mit anderen zu erlernen.

666. Wie könnte man den Unterricht fesselnd und interessant gestalten? Wenn man mit einem Thema beginnt, das der Wirklichkeit entnommen ist und die Schüler interessiert, so kann man daran mehrere Wissenschaften demonstrieren. Nehmen wir einmal an, es gehöre zum Pensum des dritten Schuljahres, daß die Kinder über verschiedene Volksstämme der Erde unterrichtet werden, sagen wir einmal die Indianer (da der Verfasser dieses Buches Amerikaner ist, liegen ihm die Indianer am nächsten. Man könnte auch ebensogut die Germanen oder einen anderen europäischen Volksstamm dafür einsetzen). Kinder in diesem Alter sind an Indianergeschichten sehr interessiert, und sie werden alles wissen wollen, was es darüber zu erfahren gibt. Wenn also die Kinder Lesen üben müssen, sollte man ihnen etwas aus der Geschichte der Indianer als Lektüre geben. Im Rechenunterricht kann man ihnen erklären, wie die Indianer zählten, was für Münzen sie brauchten, und kann Aufgaben stellen, die aus der Sphäre des indianischen Lebens gekommen sind. Diese Art Rechenunterricht ist kein gesonderter trockener Schulgegenstand, sondern ein Teil des Lebens. Ebenso ist Erdkunde nicht nur Theorie nach dem Atlas. Am Beispiel der Indianer, ihren Wohngegenden und Streifzügen, den Wanderungen ihrer Stämme kann man einen ganzen Kontinent erklären. Im botanischen Unterricht werden dann das Getreide und die Früchte, die Blumen und Pflanzen, die im Leben eines Indianerstammes eine Rolle spielen, den Gegenstand, der auf dem Lehrplan steht, anschaulich machen und das Interesse fesseln.

In dieser Art etwa könnte man den Kindern den Lehrstoff so schmackhaft machen, daß sie freiwillig mitarbeiten und die Schule nicht als einen lästigen, stupiden Zwang betrachten.

Manche meinen, daß Kinder in der Schule lernen müßten, auch das zu tun und diejenigen Pflichten zu erfüllen, die ihnen keine Freude machen. Doch das ist eine These, die recht anfechtbar ist. Wenn man unter all den Menschen, die man kennt, an diejenigen denkt, die am erfolgreichsten sind, so sind es zumeist die, denen ihre Arbeit auch am meisten Spaß macht. Natürlich hat jeder Beruf und jede Aufgabe auch mühselige, unerfreuliche, ermüdende Seiten, doch wenn man seine Arbeit im großen ganzen gern tut, nimmt man diese unangenehmen Dinge mit in Kauf. Darwin war in allen Schulfächern ein miserabler Schüler, doch später begann er sich für Naturgeschichte zu interessieren und wurde einer der bedeutendsten Forscher und Wissenschaftler seiner Zeit. Ein Junge mag in der Schule keinen Sinn darin sehen, daß er Geometrie pauken muß; er haßt den Mathematikunterricht und hat stets schlechte Noten. Aber später, wenn er dann vielleicht den Wunsch hat, Flieger zu werden, sieht er ein, welche Bedeutung Mathematik hat, und er wird sich mit Verbissenheit daranmachen, sich die notwendigen Kenntnisse anzueignen. In einer guten Schule wissen die Lehrer nur zu genau, daß ein Kind Selbstdisziplin lernen muß, um ein brauchbarer Erwachsener zu werden. Aber sie wissen auch, daß man Selbstdisziplin nicht von außen aufpfropfen kann. Das ist etwas, was jedes Kind lernen und entwickeln muß, indem es begreift, warum es in der Schule arbeiten und einen Sinn für die Verantwortlichkeit anderer gegenüber entwickeln muß.

667. Wie kann die Schule einem Kind mit Schwierigkeiten helfen? Ein bewegliches und interessantes Programm macht nicht nur die Schularbeit zum Vergnügen. Es kann auch für den einzelnen Schüler angepaßt werden.

Machen wir es einmal am Beispiel eines kleinen Jungen klar, der während der ersten zwei Jahre auf einer Schule mit viel zu vielen Schülern in einer Klasse war, so daß das Pensum den Kindern nur *en masse* beigebracht werden konnte. Der Junge war verhältnismäßig spät entwickelt, und es fiel ihm schwer, lesen und schreiben zu lernen, er hinkte hinter dem Durchschnitt der Klasse her und begann sich zu schämen, weil er ein solcher Versager war. Nach außen würde er das niemals zugegeben haben, er zeigte nur, daß er die Schule haßte. Auch bevor er zur Schule kam, hatte er sich nicht leicht an andere Kinder anschließen können. Nun, da er das Gefühl hatte, er sei ein Dummkopf, machte das die Sache nur schlimmer. Hin und wieder, wenn der innerliche Druck zu groß wurde, wurde der Junge ausfallend gegen die anderen Kinder. Sein Lehrer dachte, er sei eben nur ungezogen. In Wirklichkeit aber war es nur der Versuch, die Aufmerksamkeit der anderen auf sich zu lenken, es war ein gesunder Impuls, sich davor zu bewahren, ein Außenseiter zu werden. Nach zwei Jahren wurde dieses Kind auf eine andere Schule gebracht, von der man wußte, daß die Lehrer ein besonderes pädagogisches Feingefühl haben und auch die Möglichkeit, sich im einzelnen um die Schüler zu kümmern. In dieser Schule, so hofften die Eltern, würde das Kind nicht nur rechnen und schreiben lernen, sondern auch den Umgang und die Freundschaft mit anderen Kindern finden. Der Klassenlehrer unterhielt sich mit der Mutter und erfuhr, daß das Kind Werkzeuge sehr liebe und daß es gern male und zeichne. Er sah eine Möglichkeit, diese Qualitäten des Kindes innerhalb der Klasse zu einem Pluspunkt für den Neuankömmling werden zu lassen. Er ließ also von der Klasse ein großes Wandbild anfertigen – ein Dorf mit Häusern, Tieren, Bäumen –, und außerdem bastelten die Kinder auch aus Pappe und Plastilin das Modell eines Dorfes. Bei beiden Arbeiten konnte nun der kleine Junge sein Interesse und seine Geschicklichkeit beweisen, ohne daß er irgendwelche Komplexe hatte und nervös wurde. Nach und nach machte die Arbeit mit der Schule dem Kind Freude, denn es merkte allmählich, daß es ja auch etwas konnte, es hatte nun selbst den Wunsch, lesen und schreiben zu lernen, und gab sich viel größere Mühe. Seine neuen Klassenkameraden kamen gar nicht erst auf den Gedanken, daß er ein Dummkopf sei, sie hatten am Anfang bewundert, wie schön er zeichnen konnte, und nahmen ihn selbstverständlich in ihren Kreis auf. Der Junge begann innerlich warm zu werden und wurde ein aufgeschlossenes und freundliches Kind.

668. Die Schule soll eine Verbindung zur Welt darstellen. Wie schon gesagt, soll eine Schule nicht nur Fachwissen vermitteln, sondern in erster Linie dem Kind Begriffe des Lebens und seiner zukünftigen

Stellung darin erschließen. Es ist deshalb gut, wenn den Kindern neben den Grundwissenschaften auch die Aufgaben etwa der Bauern, der Arbeiter, der Geschäftsleute erklärt werden, so daß sie sich ein Bild davon machen können, wie das soziale und wirtschaftliche Leben eines Staates abläuft. Sie müssen die Zusammenhänge zwischen ihren eigenen Bemühungen, etwas zu wissen, und der Außenwelt erkennen lernen. Es ist deshalb wünschenswert, daß die Kinder bei Schulausflügen Fabriken oder Werkanlagen besichtigen, daß sie vielleicht einen Bauernhof besuchen und die Arbeit der Bauern kennenlernen, daß manchmal auch Vertreter verschiedener Berufsgruppen in die Schule kommen und Vorträge halten oder den Kindern Fragen beantworten, die das praktische Leben berühren. Sehr interessant und lehrreich ist es zum Beispiel, wenn Kinder etwa eine Molkerei besuchen dürfen oder eine große Gemüsegärtnerei – so etwas macht ihnen Freude, und an Hand von kleinen Beispielen kann man ihnen viel praktisches Wissen vermitteln.

669. Demokratie kräftigt die Disziplin. Eine andere Aufgabe, die eine gute Schule zu erfüllen hat, ist es, die Kinder wahre Demokratie zu lehren, nicht als patriotisches Motto, sondern als Lebensideal schlechthin. Ein guter Lehrer weiß, daß man Demokratie nicht theoretisch lehren kann, wenn man sich selbst wie ein Diktator benimmt. Er ermutigt seine Schüler, selbst nachzudenken und ihre Ansicht zu sagen, ihre Entscheidungen zu treffen, Pläne und Projekte auszuarbeiten und Möglichkeiten herauszufinden, sie auszuführen. Das ist der Weg, auf dem die Kinder lernen, sich gegenseitig anzuerkennen. Das ist der Weg, auf dem ihnen beigebracht wird, wie sie mit den Dingen fertig werden, und zwar nicht nur in der Schule, sondern auch später im Leben.

Viele Experimente haben ergeben, daß diejenigen Kinder, denen ein Lehrer auf Schritt und Tritt Anweisungen gibt, denen er genau sagt, wie sie eine Aufgabe zu bewältigen hätten, und der sie dann ständig beobachtet, anfangen, dummes Zeug zu machen, sobald er den Raum einmal verläßt. Diese Kinder haben das Gefühl, daß der Unterricht und das Pensum eine Angelegenheit des Lehrers seien, nicht ihre eigene. In dem Augenblick, in dem der Lehrer aus ihrem Blickfeld entschwindet, sind sie an der Aufgabe nicht mehr interessiert. Die gleichen Experimente haben gezeigt, daß Kinder, die helfen durften, einen Plan auszuarbeiten – etwa bei dem Bau eines Modelldorfes –, die selbst Ideen haben mußten und sie dann auch verhältnismäßig selbständig ausführen durften, mit viel größerem Interesse bei der Arbeit waren, und auch wenn sie unbeaufsichtigt waren, sich für ihr Werk verantwortlich fühlten und weiter bastelten oder arbeiteten, weil sie ja gespannt waren, wie ihr Werk aussehen würde, wenn es fertig wäre. Jedes einzelne Kind ist stolz darauf, Mitglied einer solchen Arbeitsgruppe zu sein, und jedes einzelne fühlt sich auch für die anderen mitverantwortlich. Diese Haltung ist der höchste Standard der Disziplin. Wenn man die Kinder in diesem Geist erzieht, werden sie einmal die besten Bürger und die tüchtigsten Arbeiter werden.

670. Die Zusammenarbeit mit anderen Fachleuten. Selbst der beste Lehrer kann nicht alle Probleme lösen, die Schüler ihm stellen. Er braucht die Mitarbeit der Eltern im Klassen- und Schulelternbeirat ebenso wie in Einzelkonferenzen. Nur so können Eltern und Lehrer sich verstehen und ihre Erfahrungen mit dem Kind austauschen. Der Lehrer sollte möglichst auch Kontakt mit dem Pfadfinderführer, dem Pfarrer und dem Arzt halten. Sie alle können ihre Effizienz verbessern, wenn sie miteinander arbeiten. Dies ist besonders wichtig, wenn das Kind eine chronische Krankheit hat, und der Lehrer sich in seinem Verhalten darauf einstellen kann, wenn er es weiß. Auch dem Arzt hilft es, wenn er weiß, wie das Kind während der Schulstunden zurechtkommt, wie die Schule unterstützend wirken kann und wie die Behandlung so erfolgen kann, daß Schule und Arzt zusammen statt gegeneinander arbeiten.

Es gibt Probleme, die am besten in Zusammenarbeit mit einem Schulpsychologen oder -pädagogen gelöst werden können. Diese Fachleute sind heute noch selten. Wenn es sie an der Schule nicht gibt, sollte sich der Lehrer an den behandelnden Kinderpsychiater oder auch an eine Sozialpädagogin wenden.

671. Eltern sagen nun oft: »Die Theorie ist schön und gut, natürlich sollte eine Schule sich um jedes einzelne Kind kümmern können, und selbstverständlich sollte der Unterricht lebendig, interessant und so gestaltet werden, daß es dem Kind Freude macht, mitzuarbeiten. Aber wo findet sich eine solche Schule? Es ist bei den heutigen

Schulverhältnissen doch unmöglich, den pädagogischen Idealfall zu verwirklichen.« In vielen Fällen haben die Eltern leider recht. Doch wenn auch der Idealfall sich nicht von heute auf morgen verwirklichen läßt, so können die Eltern in den Elternversammlungen und die Vertreter der Bürgerschaft in den Parlamenten doch immer wieder auf ihre Wünsche hinweisen und für ein gutes Schulsystem kämpfen. Wenn man sich klarmacht, wie wichtig gerade dieser Punkt der menschlichen Entwicklung für die Gesamtentwicklung, für Zivilisation und Kultur auf unserem Planeten ist, sollte man nicht müde werden, für wirklich gute Schulen einzutreten. Es zeugt von großem Unverstand, wenn ein Staat oder eine Gemeinde an den Ausgaben für die Schulen und den Unterricht seines Nachwuchses sparen will. Wie der Durchschnittsbürger eines Staates einmal sein wird, wie ausgeglichen, glücklich, zufrieden, wie hilfsbereit, höflich und tatkräftig, das hängt ja doch davon ab, was das Kind lernt und was der junge Mensch in der Schule hat erkennen können. Wie kann also eine Gemeinde ihr Geld besser anlegen als in der Erziehung der Kinder?

Schwierigkeiten beim Lernen

672. Es gibt viele Gründe dafür, daß Kinder schlechte Schüler sind. Wenn die Klassen zu groß sind, so daß die Lehrer dem einzelnen Kind keine Aufmerksamkeit widmen können, wenn der Lehrer nicht über genügende pädagogische Fähigkeiten verfügt oder wenn er zu streng und zu diktatorisch vorgeht, so wird das Ergebnis im allgemeinen ziemlich kläglich sein. Bei den Kindern im einzelnen können natürlich auch sehr verschiedene Gründe vorliegen, wenn sie das Pensum nicht schaffen.

Es mag an körperlichen Schäden liegen, an einem Augenleiden, an Hörverlust, an gelegentlicher Müdigkeit oder einer chronischen Krankheit. Auch psychologische Gründe können vorliegen: Ein Kind kann vielleicht einfach nicht lesen, weil es ihm besondere Schwierigkeiten bereitet, sich auf die Buchstaben zu konzentrieren und Worte wiederzuerkennen. Oder aber es ist übernervös und wegen anderer Dinge ständig in Angst, so daß es mit Lehrern und Mitschülern einfach nicht zu Rande kommt. Das eine Kind ist vielleicht zu aufgeweckt und klug, das andere ist so mäßig begabt, daß es das Pensum nicht schaffen kann. Oder es ist ein Kind, daß sich nicht so lange zu konzentrieren und ruhig in seinem Stuhl zu sitzen vermag. (Zum Problem der Lernschwierigkeiten lesen Sie auch Abschnitt 877.)

Man soll Kinder, die in der Schule Schwierigkeiten haben und schlechte Zensuren nach Hause bringen, nicht von vornherein schelten und strafen. Zunächst einmal muß man feststellen, woran das liegen kann. Man muß mit dem Lehrer sprechen, das Kind genauer beobachten und im übrigen auch überlegen, ob man vielleicht selbst Fehler gemacht hat. Bei Kindern im ersten Schuljahr empfiehlt es sich, sie vom Augen- und Ohrenarzt untersuchen zu lassen. Es könnte ein Defekt vorliegen, der bisher noch nicht entdeckt worden ist, nun aber das Kind beeinträchtigt.

673. Überbegabte Kinder stellen ebenfalls ein Problem dar. In einer Klasse mit Durchschnittsschülern, in der fast alle das gleiche Niveau haben, fangen die besonders begabten Kinder an, sich zu langweilen, weil das Lernen ihnen zu leichtfällt. Sollte man das Kind eine Klasse überspringen lassen? Diese Maßnahme ist richtig und gut (falls gesetzlich zulässig), wenn das Kind körperlich sehr kräftig entwickelt ist und seelisch genug Reserven hat, es mit den Älteren aufzunehmen. Ist das aber nicht der Fall, dann würde das Kind in der neuen Klasse isoliert bleiben und sich einsam fühlen. Besonders dann, wenn seine Klassenkameraden bereits in die Entwicklungsjahre kommen. Sofern dieses Kind zu klein und zu zart ist, als daß es bei Sportkämpfen mit den anderen Schritt halten kann, oder sofern seine Interessen noch kindlicher sind als die der anderen, wird es sich in der Klasse, die zwar seiner Intelligenz entspricht, es seelisch aber isoliert, unglücklich fühlen.

Es ist also viel besser, man läßt das aufgeweckte Kind in seiner ursprünglichen Klasse und versucht in Zusammenarbeit mit dem Lehrer, ihm seiner Intelligenz entsprechend größere Aufgaben zu übertragen. Man kann ihm vielleicht schon Bücher geben, die höhere Anforderungen an Lesetechnik und Verstand stellen. Man kann ihm bei Aufgaben, die mehrere Schüler gemeinsam in Gruppenarbeit zu bewältigen haben, auf taktvolle Weise andeuten, daß es den anderen Schülern helfen und ihnen von seinem eigenen Wissen etwas abgeben sollte. Wenn ein intelligentes Kind ehrgeizig ist und arbeitet, damit es gute Zensuren bekommt, werden die anderen Kinder es bald nicht mehr mögen und als Streber bezeichnen. Das kann ein Lehrer verhindern, indem er die Kinder recht oft in Gruppen zusammen arbeiten läßt.

Wenn Eltern glauben, daß ihr Kind so begabt sei, daß es ohne weiteres eine Klasse überspringen könne, sollten sie diese Maßnahme doch nicht entgegen dem Rat des Lehrers ergreifen. Die Lehrer können im allgemeinen besser beurteilen, welche geistige Reife ein Kind – abgesehen von seiner Intelligenz – hat und wieweit es in den Rahmen der nächsthöheren Klasse passen würde. Es kann zu leicht geschehen, daß das Kind den älteren noch nicht gewachsen ist, auch wenn es vielleicht besser rechnen oder lesen kann. Der Erfolg wäre, daß das Kind deprimiert und mit Komplexen belastet wird, die für seine gesamte Entwicklung nur schädlich sind.

Das führt zu der Frage, ob es sinnvoll ist, einem intelligenten Kind, schon bevor es in die Schule kommt, Lesen und Schreiben beizubringen. Die Eltern sagen, ihr Kind sei daran interessiert, Buchstaben und Zahlen zu erkennen, und es bestehe darauf, schon lesen und schreiben zu lernen. Bis zu einem gewissen Grade trifft das bei manchen Kindern zu, und in einem solchen Falle schadet es nichts, wenn man sie bereits mit den Anfangsgründen des Schreibens und Zählens vertraut macht. Doch in vielen Fällen kommt dabei etwas ganz anderes zum Ausdruck und zwar der Ehrgeiz der Eltern. Viele Eltern sind – vielleicht unbewußt – von einem wilden Ehrgeiz besessen, ihre Kinder ihre Intelligenz unter Beweis stellen zu lassen. Wenn ein Kind normale kindliche Spiele spielt und herumtobt, werden sie ihm kaum eine besondere Aufmerksamkeit widmen. Doch wenn das Kind anfängt, Zahlen aufzusagen, oder wenn es Interesse an Büchern zeigt und zu lesen versucht, dann leuchten ihre Augen auf, und sie sind mit Enthusiasmus bereit, dem Kind zu helfen. Das Kind spürt die Freude des Vaters, und um ihm zu gefallen, wird es ein noch größeres Interesse bezeigen. So kann es geschehen, daß das Kind von den Beschäftigungen und den Interessen, die zu seinem Alter gehören, weggelockt wird in Richtung auf etwas anderes, was eigentlich erst in das nächste Stadium seiner Entwicklung gehört.

Eltern wären nicht gute Eltern, wenn sie sich nicht über die besonderen Fähigkeiten ihres Kindes freuten. Aber sie sollten sich klarmachen, wieweit ihr eigener Ehrgeiz das Kind beeinflußt und es vorwärts treibt. Wenn es den Eltern bewußt wird, daß im Grunde das Kind nur ihnen zu Gefallen Buchstaben malt und das Abc aufsagt, dann sollten sie es nicht quälen und ihm nicht die Zeit, in der es spielen und toben könnte, mit vorweggenommenen Schulkünsten rauben. Das Kind wird glücklicher und freier sein und besser gedeihen, wenn man ihm Zeit läßt. Jedes Kind mit normaler Intelligenz wird in der Schule dann noch schnell genug lesen und schreiben lernen.

674. Schlechte Schüler aus Nervosität. Jede Art von Sorgen, Schwierigkeiten und Familiendramen wirkt sich auf die Schulleistungen eines Kindes aus. Hier seien einige Beispiele genannt: Ein Mädchen von sechs Jahren leidet unter Eifersucht auf ihren jüngeren Bruder. In der Schule ist das Kind unartig, unfähig, sich zu konzentrieren, und es greift andere Kinder ohne Grund an. Ein Kind kann bedrückt sein, weil zu Hause Krankheit herrscht oder weil die Eltern zänkisch sind, sich vielleicht scheiden lassen wollen und die Atmosphäre des Familienlebens vergiften. Kleine Kinder in den ersten Schuljahren fürchten sich manchmal vor einem großen Hund, an dem sie jeden Morgen auf dem Schulweg vorbeigehen müssen, oder sie haben Angst vor dem Hauswart der Schule oder einem besonders grimmig aussehenden Lehrer. Manchmal haben sie auch Hemmungen, zu fragen, wenn sie auf die Toilette müssen, oder sie haben Angst, vor der ganzen Klasse etwas aufzusagen. Erwachsenen mögen alle diese Gründe unwesentlich erscheinen, aber im Alter von sechs und sieben Jahren sind sie schwerwiegend genug, die Kinder abzulenken und es ihnen unmöglich zu machen, sich zu konzentrieren.

Wenn ein Kind von neun Jahren zu Hause ständig ermahnt, korrigiert und zurechtgewiesen wird, ist es in der Schule unter Umständen so nervös und von innerer Spannung erfüllt, daß es nichts in seinem Gedächtnis behalten kann. Das »faule« Kind, das nicht von sich aus an die Schularbeiten geht und sich auch in der Schule nicht meldet, ist durchaus nicht faul. Eine kleine Kreatur jedweder Art ist so geschaffen, daß sie neugierig ist und dem Leben mit aller Aufgeschlossenheit entgegensieht. Wenn ein Kind diese Grundeinstellung verloren hat, so muß das an der Erziehung der Eltern liegen. Kinder scheinen in der Schule aus mehreren Gründen faul zu sein:

Das eine ist widerspenstig, weil es während der ersten Jahre seines Lebens so streng gemaßregelt oder herumgestoßen worden ist. (Es wird, soweit es seine eigenen persönlichen Liebhabereien betrifft, eifrig genug zu Werke gehen.) Manchmal hat ein anderes Kind Angst, es könnte versagen, und versucht deshalb erst gar nicht, an eine Aufgabe (in der Schule oder sonstwo im Leben) heranzugehen. Vielleicht herrscht innerhalb der Familie ein sehr hoher geistiger Standard, und das kleine Kind wurde bereits mit sehr viel Kritik überhäuft.

So seltsam es klingen mag, doch manchmal sind Kinder in der Schule schlecht, weil sie zu gewissenhaft sind. Ein solches Kind wird seine Aufgaben immer wieder überprüfen und im Zweifel sein, ob es auch wirklich alles erledigt habe und gut könne, es wird immer Angst haben, es habe etwas versäumt und deshalb hinter den Leistungen der anderen Kinder zurückbleiben.

Ein Kind, das ohne elterliche Liebe und ohne das Gefühl des Beschütztseins aufwuchs, ist im allgemeinen, wenn es das schulpflichtige Alter erreicht, ein reizbares, ruheloses, unsicheres kleines Wesen, das es nicht fertigbringt, mit Lehrern und Kindern in ein gutes Einvernehmen zu gelangen und Interesse am Lernen zu gewinnen.

Alle Schulprobleme sollten aus zwei Richtungen angegangen werden. Zunächst muß man die zugrundeliegende Ursache finden, wie das in Abschnitt 672 ausführlich dargestellt wurde. Manchmal ist es aber nicht möglich, diese Ursache herauszufinden. Dann sollten Lehrer und Eltern im gemeinsamen Gespräch Mittel und Wege finden, um die Interessen und Fähigkeiten des Kindes zu nützen; so kann es gelingen, das Kind langsam in die Gruppe zu integrieren und an deren Arbeit teilhaben zu lassen.

675. Schlechtes Lesen rührt meist daher, daß das visuelle Erinnerungsvermögen noch nicht genügend entwickelt ist. Für Erwachsene wird das Wort »Regen« völlig anders aussehen als das Wort »Neger«. Die meisten Kinder aber glauben, wenn sie lesen lernen, daß diese Wörter völlig gleich aussehen, weil sie sie nämlich von vorn und von hinten lesen können. Sie drehen besonders kurze Wörter beim Lesen oft um, lesen »na« statt »an« oder verdrehen auch die einzelnen Buchstaben innerhalb längerer Wörter. Beim

Schreiben verwechseln sie Buchstaben, die sich ähnlich sehen, etwa b und d, p und q. Aber im Laufe der Monate schärft sich ihr Blick für Buchstaben, und solche Irrtümer kommen am Ende des ersten Schuljahres kaum noch vor. Doch 10 Prozent aller Kinder – meistens sind es Jungen – haben mehr als durchschnittliche Schwierigkeiten beim Lesen, weil sie ganze Wörter im Zusammenhang nicht überblicken und nicht wiedererkennen können. Entweder stottern sie sich mit mühseligem Buchstabieren über die Lesebuchseiten hinweg, oder sie verdrehen nach wie vor Buchstaben und Wörter. Es dauert ziemlich lange, oft jahrelang, bis sie einigermaßen vernünftig lesen lernen, und einige werden zeit ihres Lebens das flüssige Lesen niemals lernen. Kinder, denen das zusammenhängende Lesen große Schwierigkeiten bereitet, werden schnell das Gefühl haben, sie seien eben dumm, und werden anfangen, die Schule zu hassen, weil sie nicht so begabt sind wie die anderen. Die Kinder im besonderen brauchen häufigen Zuspruch von Eltern und Lehrern. Man muß ihnen sagen, daß es sich hierbei um ein besonderes Problem handelt (ebenso, wie manche Kinder völlig unmusikalisch sind und keinen richtigen Ton herausbringen); man muß ihnen versichern, daß sie weder dumm noch faul seien und daß sie das Lesen und Schreiben, genauso wie die anderen, schon noch lernen würden – und sei es auch nur ein bißchen später als die anderen Kinder.

Den meisten dieser Kinder kann man durch zusätzliche Übungen in Phonetik helfen; bei diesen Übungen sprechen die Kinder Buchstaben und Silben aus und deuten gleichzeitig mit ihren Fingern darauf. Dies hilft, ihre Schwächen bei der Erkennung von Wörtern teilweise auszugleichen. Wenn die Schule diese Möglichkeit nicht bietet, sollten sich die Eltern mit dem Lehrer beraten, ob diese Übungen außerhalb der Schule mit einem Nachhilfelehrer oder mit sehr geduldigen Eltern gemacht werden sollten. Auch ein Besuch beim Kinderpsychiater oder Sozialpädagogen ist unter Umständen angebracht, insbesondere wenn das Kind zusätzlich emotionale Probleme hat. Denn diese Probleme spielen oft bei Leseschwierigkeiten eine große Rolle. Bevor man aber zur komplizierten Diagnostik übergeht, sollte man zunächst Seh- und Hörvermögen des Kindes ärztlich untersuchen lassen.

Die Lese- und Schreibschwierigkeiten bei Kindern werden oft als »Dyslexie« bezeichnet. Leider wird dieser Begriff von den verschiedenen Spezialisten zur Beschreibung sehr unterschiedlicher Erscheinungen verwendet. Das kann die Eltern und die Kinder verwirren, da es klingt, als ob das Kind eine Krankheit hätte. Sollte Ihr Arzt diesen Begriff benutzen, bitten Sie ihn um eine Erklärung in klarem Deutsch.

676. Hyperaktivität. Dem Problem des hyperaktiven Kindes hat man sehr viel Aufmerksamkeit zugewandt; insbesondere hat man sich mit der Schwierigkeit dieser Kinder, in der Schule aufmerksam zu sein, beschäftigt.

Bei einigen Ärzten, Lehrern und in der Laienpresse wurde Hyperaktivität mit einem frühkindlichen Hirnschaden in Verbindung gebracht. Aber dieser Ausdruck ist so unbestimmt und schließt so vieles ein, daß er fast bedeutungslos ist. Auch die Ausdrücke »Hyperaktivitäts-Aufmerksamkeitsdefizit« und »Dyslexie« (Lese- und Rechtschreibstörung) sowie andere Bezeichnungen wurden synonym zum Ausdruck »frühkindlicher Hirnschaden« benutzt, um diese Kinder mit Hyperaktivität zu beschreiben. Sicher gibt es so etwas wie einen Gehirnschaden, der sich in bestimmten Verhaltensformen und neurologischen Zeichen, z. B. bei Spastikern, ausdrückt. Viele der Kinder, denen man einen »frühkindlichen Hirnschaden« zuschreibt, haben aber keine klare Erkrankung; daher ist diese Bezeichnung nur eine Übereinkunft, die in die Irre führt. Außerdem sind viele Kinder, die nachgewiesenermaßen bei der Geburt einen Hirnschaden erlitten, nicht hyperaktiv.

Stimulantien wurden bei hyperaktiven oder nicht-aufmerksamen Kindern, gelegentlich auch bei Schulversagern, in den vergangenen Jahren angewandt. Oft tat man dies, ohne das Kind auf seinen Geisteszustand, sein Gefühlsleben, seinen sozialen, lernpsychologischen oder körperlichen Zustand zu untersuchen. Eine solche Verschreibungsweise ist unverantwortlich. Verhalten und Schulleistung einiger dieser so behandelten Kinder haben sich zumindest vorübergehend sicher verbessert. Man weiß allerdings nicht, ob diese Verbesserung langfristig auch anhält. Die zugrundeliegenden emotionalen und sozialen Probleme bleiben ohnehin bei den meisten Kindern lange Jahre erhalten, und die Nebenwirkungen der angewandten Arzneimittel bei dauernder Gabe kennt man nur unzureichend.

Es wird auch behauptet, daß man die Hyperaktivität durch das Streichen von Zucker, Lebensmittelfarbstoffen und anderen Zusätzen aus dem Ernährungsplan des Kindes überwinden könnte. Auch ein besonderes »Vision Training« ist im Gespräch. Obwohl diese Methoden in den Zeitungen, Magazinen und Talkshows im Fernsehen viel diskutiert werden, gibt es noch keinen wissenschaftlich fundierten Beweis für ihre Richtigkeit.

Hyperaktive Kinder und Schulversager müssen gründlich von Lehrern, Ärzten, klinischen Psychologen, vielleicht auch einem Kinderpsychiater oder einer Beratungsstelle untersucht werden. Diese Untersuchung sollte drei Teile haben: zum einen muß das Kind auf seinen körperlichen und seelischen Zustand untersucht werden; zum zweiten muß die Familiensituation erfragt werden, und zum dritten muß eine Analyse der schulischen Leistungen folgen. Beratung und Behandlung können sehr vielseitig sein. Auch wenn keine Arzneimittel zur Behandlung gehören, sind regelmäßige Kontrolluntersuchungen unerläßlich.

677. Angst vor der Schule. Gelegentlich wird ein Kind plötzlich und unerklärlich von Furcht vor der Schule befallen. Oft tritt ein solcher nervöser Angstzustand ein, wenn es ein paar Tage in der Schule hat fehlen müssen. Das Kind wird nicht klar angeben können, was es eigentlich sei, wovor es sich nun auf einmal fürchtet. Kinderpsychologen haben herausgefunden, daß diese Angst auch selten in direktem Zusammenhang mit der Schule steht. Das Kind reagiert damit viel eher seine unklaren und noch mancher Wandlung unterliegenden Gefühle den Eltern gegenüber ab. Dadurch, daß es nun in der Schule neue Freunde und neue Interessen gefunden hat, ist seine Liebe zu den Eltern etwas abgelenkt. Im Unterbewußtesein weiß das Kind das wohl, und dadurch, daß es ein paar Tage lang hat zu Hause bleiben müssen und seine Mutter es besonders liebevoll gepflegt hat, ist dieser Konflikt zwischen Eltern und den neuen interessanten Aspekten seines Lebens in sein Bewußtsein gedrungen (Abschnitt 594). Wenn man dem Kind freistellt, ob es lieber zu Hause bleiben oder in die Schule gehen wolle, wird sein instinktiver Wunsch, in die Schule zu gehen, stärker sein. Es will nämlich nicht hinter den anderen Kindern zurückbleiben und möchte vermeiden, daß Lehrer und Mitschüler Grund haben, es zu kritisieren.

Für die Eltern ist es am besten, wenn sie das Kind möglichst bald zur Schule wieder zurückbringen; Eltern sollten sich durch Beschwerden über körperliche Symptome nicht abhalten lassen und vor allem nicht versuchen, ein ärztliches Attest zu erhalten. (Selbstverständlich muß der Arzt körperliche Beschwerden abklären.) Kind und Eltern sollten sich, wenn möglich, auch an einen Schulpsychologen wenden. Angst vor der Schule wird heute als »Notfall« angesehen, da eine Verschleppung der Behandlung die Angelegenheit nur schlimmer macht.

Mit einer Ausnahme sollten Sie Ihr Kind schnell wieder zur Schule schicken: Der *Jugendliche*, der beginnt, sich aus der Schule und auch aus allen anderen sozialen Kontakten zur Familie, zu Freunden zurückzuziehen. Das können erste Anzeichen einer ernsthaften emotionalen Störung sein. Hier würde das Zurückschicken zur Schule die Probleme nur verstärken. In diesem Fall sollte der erste Schritt zum Psychologen führen.

678. Es gibt Kinder, die morgens, bevor sie zur Schule gehen, kein Frühstück essen mögen. Dieses Problem taucht gelegentlich auf, und zwar besonders im ersten und zweiten Schuljahr. Kinder, die von einer großen Klasse oder einem strengen Lehrer sehr eingeschüchtert werden, die die Schule als Schrecken empfinden, werden oft morgens keinen Bissen hinunterkriegen. Wenn die Mutter das Kind zwingt, etwas zu essen, wird solch ein Kind das Frühstück unter Umständen wieder ausbrechen, und zum einen Übel kommt damit noch ein zweites hinzu.

Am besten läßt man derart sensible Kinder morgens in Ruhe. Wenn sie einen Becher Milch oder Kakao trinken mögen, ist es gut, wenn nicht, lasse man sie lieber hungrig zur Schule gehen, als daß man sie zwingt. Es ist gewiß kein Idealzustand, ein Kind ohne Frühstück weggehen zu lassen, aber wenn man es in Ruhe läßt und ihm nicht den Tagesbeginn durch ständige Ermahnungen und ein aufgezwungenes Frühstück erschwert, wird es sich am ehesten an die Schule gewöhnen und soweit entspannen, daß es nach und nach lernt, morgens auch etwas zu essen. Kinder, die ohne Frühstück in die Schule gehen, essen dann für gewöhnlich mittags mit doppeltem Appetit, und auch am Nachmittag oder am Abend vertilgen sie eine ganze Menge. Es ist also keine Gefahr, daß ein Kind, das ein paar Wochen lang kein Frühstück ißt, wie der Suppenkasper verhungert. In Fällen, in denen ein Kind solche Angst vor der Schule hat, daß es morgens nichts essen mag, ist es ratsam, daß die Eltern mit dem Lehrer sprechen und ihn darauf aufmerksam machen. Der Lehrer wird, wenn er besonders freundlich zu diesem Kind ist, das Problem am ehesten lösen können. Er wird dem Kind in schwierigen Situationen helfen können, und so wird die Schule allmählich keine Bedrohung mehr sein, die dem Kind morgens den Magen zuschnürt.

679. Nachhilfeunterricht. Manchmal geben Lehrer den Eltern den Rat, dem Kind in diesem oder jenem Fach Nachhilfeunterricht erteilen zu lassen. Manchmal auch entscheiden die Eltern von selbst, daß das notwendig sei. In puncto Nachhilfeunterricht aber sollte man sehr vorsichtig sein. Wenn die Schule den Eltern einen guten Nachhilfelehrer vorschlagen kann, ist nichts zu befürchten. Oft aber versuchen die Eltern selbst, mit den Kindern zu arbeiten, doch in den meisten Fällen hat das nicht viel Sinn. Nicht etwa, weil Vater und Mutter das Pensum nicht beherrschten, auch nicht, weil sie sich nicht ernsthaft bemühten, mit dem Kind zu arbeiten, sondern weil die Eltern zu persönlich an dieser Aufgabe beteiligt sind. Sie erregen sich zu leicht, wenn das Kind mit seiner Rechenaufgabe oder einer Deklination nicht zu Rande kommt. Wenn ein Kind Mühe mit dem Lernen hat, sich vielleicht wirklich anstrengt, aber selbst weiß, daß es in diesem oder in jenem Fach nicht recht mitkommt, ist ein gereizter Vater ganz bestimmt der schlechteste Lehrmeister. Unter Umständen mögen auch die häuslichen Lehrmethoden nicht den Methoden der Schule entsprechen. Sofern ein Kind in einem Fach bereits in der Schule nicht Genügendes leistet und ein Brett vor dem Kopf zu haben scheint, wird das Brett höchstens noch dicker werden, wenn der Lehrstoff zu Hause auf eine andere und unverständlichere Art präsentiert wird.

Das möge nun wirklich nicht heißen, daß Eltern in keinem Falle ihren Kindern bei den Schularbeiten helfen und mit ihnen üben sollen. Besonders, wenn es sich um eine allgemeinere Beaufsichtigung und kleine pädagogische Hilfen dann und wann handelt, ist nichts dagegen einzuwenden. Doch wenn ein Kind größere Lücken etwa in Mathematik, in Latein oder einer neueren Sprache aufzuholen hat, sollte man den Nachhilfeunterricht einer geschulten Kraft über-lassen.

Was soll man tun, wenn das Kind um Hilfe bei den Schularbeiten bittet? Wenn es mit irgendeiner Aufgabe nicht fertig wird und die Mutter oder den Vater bittet, ihm die Lösung zu sagen, so darf man ihm wohl einmal helfen. (Es schmeichelt den Eltern sehr, wenn sie gelegentlich ihren Kindern beweisen können, daß sie selbst auch et-was wissen.) Aber wenn das Kind sehr oft kommt und sagt, es ver-stehe dies oder jenes nicht, so sollte man sich mit dem Lehrer in Verbindung setzen. In einem guten Unterricht müssen dem Kind die Dinge so erklärt werden, daß es sie auch wirklich versteht, und dann muß es die Aufgabe allein lösen können. Wenn freilich zu viele Kinder in der Klasse sind, wird der Lehrer nicht genügend Zeit für den einzelnen Schüler haben. Hat also ein Schüler etwas nicht ver-standen, so können ihm seine Eltern die Aufgabe natürlich erklären, aber sie sollten nicht die Arbeit für das Kind erledigen.

680. Eltern und Lehrer. Es ist leicht, mit einem Lehrer in ein freund-liches Verhältnis zu gelangen, wenn man ein liebenswertes, kluges Kind hat, das die Freude und der Stolz auch des Lehrers ist. Wenn aber der Lehrer mit einem Kind Schwierigkeiten hat, wird auch das Verhältnis der Eltern zum Lehrer etwas komplizierter sein. Die be-sten Eltern und die besten Lehrer sind auch nur menschliche Wesen. Lehrer und Eltern sind stolz auf ihre Arbeit, und jeder weiß sich für das Kind verantwortlich. Insgeheim glauben beide Teile, daß das Kind sicher leichter zu erziehen und ein erfolgreicherer Schüler wäre, wenn gerade der andere Teil die Sache etwas klüger anfinge. Doch gerade weil es um die Zukunft des Kindes geht, sollten die El-tern und die Lehrer jede persönliche Meinung zurückstellen und bei der Beratung darüber, wie man dem Kind helfen könne, sachlich bleiben und voraussetzen, daß von beiden Seiten das Beste getan wird. Einige Eltern gehen sehr ungern zu den Lehrern, weil sie selbst auch irgendwie Angst vor ihnen haben, aber sie vergessen, daß ebenso oft auch der Lehrer Unterredungen mit den Eltern fürchtet. In solchen Besprechungen, die das Wohl eines Kindes betreffen, sollten sich Eltern und Lehrer offen aussprechen. Die Eltern müssen dem Lehrer (wenn sie von seinen pädagogischen Fähigkeiten über-zeugt sind) die bisherige Entwicklung des Kindes in großen Zügen umreißen, müssen ihm sagen, wo seine Interessen liegen, wieweit sein Verantwortungsbewußtsein und seine Auffassungsgabe ausgebildet sind, und sie müssen es dann dem Lehrer überlassen, wie er diese Informationen bei der Behandlung und Erziehung des Kindes berücksichtigt.

DAS JUGENDALTER

Das Jugendalter ist eine widersprüchliche Entwicklungsphase. Die Jugendlichen und ihre Eltern müssen einen Weg finden, wie sie schrittweise und taktvoll ihre Selbständigkeit aufbauen können. In einigen Familien verläuft dieser Prozeß problemlos. In anderen führt er zu Auseinandersetzungen, die häufig von den Eltern verursacht werden, da diese die normalen Entwicklungsprobleme ihres heranwachsenden Kindes nicht verstehen. Die Eltern sollten stets daran denken, daß ihre Kinder sie nicht »schaffen« wollen, sondern nur versuchen, ihre eigene Identität als Erwachsener aufzubauen.

Physische Veränderungen

681. Unter den »Entwicklungsjahren« versteht man bei einem Mädchen die zwei Jahre des schnellen Wachstums mit gleichzeitiger körperlicher Entwicklung, die dem Stadium der Reife vorausgehen. Von einem Mädchen sagt man, daß es das Stadium der Reife erreicht habe, wenn es zum erstenmal seine monatliche Periode bekommen hat. Bei einem Jungen gibt es kein so eindeutiges Zeichen. Deshalb soll hier zuerst über die Pubertätszeit der Mädchen gesprochen werden.

Die Pubertät beginnt nicht mit einem bestimmten Alter. Die meisten Mädchen beginnen ihre Entwicklungsjahre mit 10 und haben ihre erste Regelblutung zwei Jahre später, also mit 12 Jahren. Einige aber beginnen ihre Entwicklung schon mit acht Jahren. Spätentwickler fangen nicht vor 12 an. Ganz wenige beginnen mit weniger als sieben oder erst, wenn sie älter als 14 Jahre sind.

Ein sehr früher und später Entwicklungsbeginn hat nichts mit einer gestörten Funktion der Sexualhormone und -drüsen zu tun. Sie arbeiten nur etwas schneller oder langsamer. Die Geschwindigkeit der Entwicklung scheint angeboren zu sein. Eltern, die selbst Spätentwickler waren, haben oft auch Kinder, die Spätentwickler sind, und umgekehrt. Die Ernährung ist ebenfalls ein wichtiger Faktor.

Früher, als Arbeiterfamilien noch schlecht ernährt waren, entwickelten Mädchen sich erst mit 16 Jahren.

Verfolgen wir einmal ein durchschnittliches Mädchen, dessen Pubertätsentwicklung mit 10 Jahren einsetzt. Als sie sieben war, wuchs sie 5–7 cm pro Jahr. Mit acht Jahren ging das Wachstum auf etwa 4 cm im Jahr zurück. Die Natur schien auf die Bremse zu treten. Jetzt, mit 10 Jahren, gibt die Natur Gas. In den nächsten zwei Jahren schießt das Kind mit 8–11 cm pro Jahr in die Höhe. Statt 2–4 kg im Jahr nimmt sie nun 5–10 kg zu, wird aber nicht dicker. Der Appetit nimmt gewaltig zu. Aber es geschenen auch andere Dinge. Jetzt entwickelt sich der Busen. Zunächst entwickelt sich der Warzenhof (die etwas dunklere Fläche rund um die Brustwarze) und stülpt sich etwas nach außen vor. Und dann bildet sich die gesamte Brust um. Zunächst ist sie noch wie ein Kugelstumpf, aber bald nimmt sie mehr und mehr die Form einer Halbkugel an. Bald nach der Brustentwicklung beginnt auch das Schamhaar mit seinem Wachstum. Später erscheint das Haar in den Achselhöhlen. Die Hüfte wird breiter, und auch die Haut verändert sich. Mit 12 Jahren erlebt das Mädchen seine erste Regelblutung. Nun hat sie den Körper einer Frau. Viel größer als jetzt wird sie nicht mehr werden. Das Größenwachstum verlangsamt sich erheblich. Zunächst sind es noch 3 cm pro Jahr, aber zwei Jahre nach der ersten Regel sind es nur noch 2 cm. Bei vielen Mädchen ist die Regelblutung zunächst alles andere als regelmäßig; aber das hat nichts zu bedeuten: Der Körper »übt« noch.

682. Die Pubertät unterliegt keiner Norm. Wir haben zwar von einem Durchschnittsmädchen gesprochen, aber nur ein Teil aller Kinder wird dem Durchschnitt in sämtlichen Zügen entsprechen. Manche fangen, wie gesagt, mit der Entwicklung früher, manche später an. Ein früh entwickeltes Kind, das mit acht oder neun Jahren bereits in die Höhe schießt und weibliche Formen annimmt, wird im Kreise der Mitschülerinnen unglücklich sein und darunter leiden, wenn es als das einzige bereits »anders« ist. Diese Erfahrung wird indessen nicht jedes früh entwickelte Kind als etwas Unangenehmes treffen. Es hängt davon ab, wieviel Wert das Kind selbst darauf legt, »erwachsen« zu sein, und welche seelische Unterstützung es zu Hause findet. Wenn Mädchen unglücklich darüber sind, daß sie keine Jungen sind – das kommt vor, wenn ein Mädchen auf ihren Bruder eifersüchtig ist –, oder überhaupt, wenn es Angst davor hat, größer zu werden, birgt die Entwicklungszeit für ein Mädchen ungeahnte Schrecken.

Natürlich wird auch ein sehr spät entwickeltes Kind unter Umständen unter seiner Veranlagung leiden. Wenn fast alle Mädchen der Klasse bereits einen kleinen Busen, rundliche Hüften und weibliche Formen haben, wird das dreizehnjährige Mädchen, das noch keinerlei solcher Anzeichen aufzuweisen hat, sich schämen und glauben, es sei etwas mit ihm nicht in Ordnung. In solch einem Fall müssen die Eltern das Kind beruhigen und ihm sagen, daß es schon noch wachsen werde und daß es sich keine Gedanken darüber zu machen brauche, ob etwas mit ihm nicht in Ordnung sei. Wenn die Mutter oder andere weibliche Familienmitglieder auch erst spät in die Entwicklungsjahre gekommen sind, kann man das dem Kind zum Trost sagen.

Im übrigen hat jeder Mensch und so auch jedes heranwachsende Mädchen seinen eigenen Lebensrhythmus, und auch die Entwick-

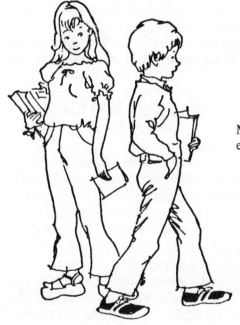

Mädchen werden früher erwachsen.

lungsjahre verlaufen nach individuellen Gesetzen. Wenn also Mädchen untereinander Vergleiche anstellen und unterschiedliche Anzeichen des Größerwerdens feststellen – bei dem einen Mädchen rundet sich vielleicht zuerst die Brust, bei dem anderen wachsen zuerst die Achselhaare –, dann machen sich die Kinder bisweilen gegenseitig nervös und ängstlich. Wenn sie mit solchen Fragen zu den Eltern kommen, ist es leicht, sie zu beruhigen und ihnen zu erklären, daß eben das Wachstum sich bei jedem Menschen anders vollzieht.

683. Beim Jungen beginnt die Entwicklung im Durchschnitt zwei Jahre später als beim Mädchen. Beginnt sie mit 10, so beginnt er erst mit 12 Jahren mit der Pubertät. Manche Jungen sind mit 10 oder noch vorher ausgesprochene Frühentwickler, aber es gibt auch viele Spätentwickler, für die die Pubertät mit 14 Jahren oder danach anfängt. Das Längenwachstum verdoppelt sich. Penis, Hoden und Hodensack (in dem sich die Hoden befinden) entwickeln sich schnell. Früh wächst das Schamhaar. Später kommen Achsel- und Barthaare dazu. Der Junge kommt in den Stimmbruch. Nach etwa zwei Jahren ist aus dem Körper des Jungen ein Männerkörper geworden. Noch zwei Jahre und 5–7 cm Längenwachstum vervollständigen die körperliche Entwicklung der Pubertät.

Für Jungen wie für Mädchen sind diese körperlichen und gefühlsmäßigen Veränderungen die Ursache mancher Unbeholfenheit; der Junge versucht, mit diesem neuen Körper, mit dieser neuen Seelenwelt, ins Reine zu kommen. Das Auf und Ab seiner Stimme zeigt, wie sehr er noch Junge und wie sehr er auch schon Mann ist.

Hier gehören auch die Schwierigkeiten in der Schule während der Pubertät und Jugend erwähnt. Jungen und Mädchen in einer Klasse sind etwa gleichaltrig. Und dennoch ist zwischen 10 und 14 Jahren das Durchschnittsmädchen dem Durchschnittsjungen zwei Entwicklungsjahre voraus – sie ist größer und schon reifer in ihren Interessen. Sie möchte tanzen und wie eine feine Dame behandelt werden, während er noch ein unzivilisierter kleiner Junge ist, der sich zu fein ist, um sich mit den Mädchen abzugeben. Während dieser Zeit ist es besser, wenn Gruppen altersmäßig gemischt sind.

Ein Spätentwickler, der noch ein Kind ist, während seine Klassenkameraden schon Männer sind, braucht oft mehr Hilfe und Zuspruch als ein entsprechendes Mädchen. Körpergröße und Körperbau sowie sportliche Leistungen zählen in diesem Alter eine ganze Menge. Statt den Jungen zu beruhigen und ihm zu sagen, daß er die fehlenden 20–25 cm an Länge bald aufgeholt haben wird, schleppen ihn verständnislose Eltern oft zum Arzt, damit dieser eine Hormonbehandlung durchführt. Dann ist der arme Junge wirklich davon überzeugt, daß mit ihm etwas nicht stimmen kann. Sicher gibt es Hormonpräparate, die die Zeichen einer Pubertät in jedem Alter auslösen können. Allerdings können sie auch das Längenwachstum vorzeitig zum Erliegen bringen, da sie das Knochenwachstum auch bremsen können. In solch kritischen Entwicklungen sollte man meiner Meinung nach der Natur nicht ins Handwerk pfuschen.

In sehr seltenen Fällen kann es wirklich an einer zu geringen oder auch zu hohen Produktion von Wachstumshormonen liegen. Dann sollte man sich an einen Endokrinologen (Hormonspezialisten) wenden, bevor eine Entscheidung über die Verabreichung von Hormonen gefällt wird.

684. Das Pickelalter. Eine der frühesten Veränderungen im Jugendalter ist die vermehrte und stark riechende Schweißabsonderung in den Achselhöhlen. Einige Kinder und Eltern bemerken diesen Geruch nicht, während die Schulfreunde Abstand nehmen. Sorgfältiges tägliches Waschen und eventuell der regelmäßige Gebrauch eines desodorierenden Mittels ist angeraten. In den letzten Jahren hat sich unser Verständnis über die Ursachen und die Behandlung von Pickeln (Akne) tiefgreifend gewandelt. Zur Pubertät wird das Hautgewebe rauher. Die Poren vergrößern sich und sondern bis zu 10mal mehr Fett ab. Einige der Poren werden durch eine Mischung von Fett (Talg) und abgestorbenen Hautzellen verstopft. (Die die Poren umgebenden Hautzellen sterben ab, lösen sich in regelmäßigen Abständen und werden durch neue ersetzt.) Wenn dieser Pfropfen aus Zellen und Talg mit der Luft in Kontakt kommt, oxidiert er und färbt sich schwarz. So entstehen die »Mitesser«. Die auf der Haut befindlichen Bazillen können leicht in diese großen verstopften Poren eindringen, so daß sich ein entzündeter Pickel bildet. Der gleiche Vorgang, der zu den üblichen Aknepickeln führt, kann auch tiefergehende Akne hervorrufen, die Narben hinterläßt. Diese Art von Akne ist oft erblich bedingt.

Früher dachte man, daß schmutzige Haut oder eine unangemessene Ernährung (z. B. Schokolade oder Gebratenes) zu Pickeln führt bzw. sie verschlimmert. Heute wissen wir, daß dem nicht so ist. Man dachte ebenfalls, daß sich durch Ausdrücken noch mehr Pickel bilden. Es ist aber so, daß die Akne sich durch die ununterbrochene Vergrößerung und Verstopfung weiterer Poren ausweitet. In der Pubertät treten Pickel bei fast allen Jugendlichen auf, unabhängig davon, ob sie eine trockene oder fettige Haut haben. Da ein Ausdrücken des Pickels die Infektion dort nur noch verschlimmert, sollten die Jugendlichen dies vermeiden. Einige Jugendliche glauben, daß ihre Pickel durch sexuelle Phantasien oder Masturbation hervorgerufen werden. Ihnen muß erklärt werden, daß das nicht stimmt.

Man sollte einem Kind mit Pickeln alle Hilfe angedeihen lassen, die sich bietet, sei es vom Hausarzt oder vom Dermatologen, damit sich ihr Aussehen und ihre Stimmung verbessert und um eine mögliche Narbenbildung zu verhindern. Die modernen Behandlungsmethoden helfen meistens auch bei der schweren Form der Akne. Eventuell wird der Arzt dem Jugendlichen ein Antibiotikum oder ein Vitamin-A-Medikament verschreiben.

Welche besondere Behandlungsmethode der Arzt auch vorschreibt – es gibt darüber hinaus einige Richtlinien, von denen man annimmt, daß sie helfen könnten: Kräftige körperliche Betätigung jeden Tag, viel frische Luft und direkte Sonnenbestrahlung (kein Sonnenbrand) tun der Haut sehr gut. Das Gesicht wird morgens und abends mit warmem Wasser und einer milden Seife oder Reinigungsmilch gereinigt. Es gibt Seifen und Lösungen, die 5 bis 10 % Benzoylperoxid enthalten und ohne Rezept erhältlich sind. Um die Pickel abzudecken kann man kosmetische Präparate auf Wasserbasis verwenden (Produkte auf Ölbasis sind zu vermeiden).

Psychische Veränderungen

685. Selbstbewußtsein und Empfindlichkeit. Als Ergebnis all dieser körperlichen und gefühlsmäßigen Veränderungen wird sich das heranwachsende Kind jetzt viel mehr seiner selbst bewußt. Es neigt zu Übertreibungen und nimmt jede Veränderung tragisch. Hat ein Mädchen Pickel, so ist es fest überzeugt, daß es nun scheußlich aussieht. Bei allem, was sich nun an ihrem Körper abspielt oder was sich an seinen Funktionen ändert, sind Jungen und Mädchen zunächst einmal davon überzeugt, daß es sich um etwas »Abnormales« handeln müsse. Sie können einfach noch nicht recht mit diesem veränderten Körper und den neuen Gefühlen umgehen, sie sind empfindlich und sehr schnell durch Kritik zu verletzen. Sie fühlen sich erwachsen und wollen entsprechend behandelt werden und sind im nächsten Augenblick wieder Kinder, die umsorgt werden möchten.

686. Rivalität mit den Eltern. Meist macht man sich nicht so recht klar, daß die Aufsässigkeit des Heranwachsenden vorwiegend ein Ausdruck seiner Rivalität zu den Eltern ist, und zwar meist in der Art, daß sich der Junge als Nebenbuhler des Vaters und das Mädchen als Rivalin der Mutter fühlt. Dies ist schon bei den vier- bis sechsjährigen der Fall, tritt in den Pubertätsjahren in verstärktem Maße zutage, da jetzt alle Gefühlsregungen stärker sind und die Kinder sich schon weitgehend erwachsen fühlen. Nun wollen sie die Welt herausfordern, das andere Geschlecht faszinieren, selbst einer Familie vorstehen. Sie wollen den entsprechenden Elternteil aus seiner Machtposition verdrängen, dieser spürt das natürlich unbewußt und wird verständlicherweise nicht allzu dankbar dafür sein.

Die Rebellion kann verschiedene Formen annehmen. Ein Vater kann mit seinem 16jährigen Sohn in Streit geraten und von diesem plötzlich niedergeschlagen werden. Der Sohn entscheidet, daß er es nicht mehr wert ist, mit seinem Vater unter einem Dach zu leben, und er verläßt das Haus und sucht sich eine Arbeit. Ein anderer kommt mit seinem Vater zurecht, lädt aber seine ganze Verachtung im Umgang mit den Autoritäten der Schule und mit der Polizei ab.

In Familien mit Kindern im Gymnasium oder auf der Universität läßt die Selbstdisziplin oft den unkontrollierten Wutausbruch nicht zu und erlaubt so einen vernünftigen Umgang. Ein solches Kind, das im Innern eine Rivalität mit seinen Eltern austrägt, findet bei rücksichtsvollen Eltern keinen legitimen Angriffspunkt. Unbewußt findet diese Rivalität dann ihren Niederschlag in unerwartetem Schulversagen – im Gymnasium oder auf der Universität –, das in seltsamem Gegensatz zur hohen Intelligenz, Gewissenhaftigkeit und früherer schulischer Entwicklung steht. Der Schüler oder Student kann nicht angeben, woher sein Problem kommt. Bei der Beratung findet man manchmal heraus, daß (insbesondere wenn er auf dem gleichen

Gebiet wie sein Vater oder seine Mutter arbeiten will) er unbewußt befürchtet, er werde viel schlechter als seine Eltern abschneiden oder seine Eltern übertreffen und dadurch verärgern. Dieses Problem kommt bei Schülern und Schülerinnen, Studenten und Studentinnen vor. Versagen in der Schule aber ist ein sehr harter Schlag für die Eltern; das Kind aber, das diesen Hintergrund nicht bewußt wahrnimmt, muß sich dafür nicht verantwortlich fühlen. Einige, aber nicht alle Jugendlichen, die frühzeitig wegen unerwarteter Schwierigkeiten die Schule verlassen müssen, finden nach einigen Jahren im Beruf zu einer gesteigerten geistigen Effizienz und erhöhtem Ehrgeiz zurück; sie überwinden also diese unbewußte Angst. Man kann über eine Psychotherapie dieses Problem auch direkt angehen.

Die Angst, in Wettbewerb zu treten, bekämpfen manche Kinder auch, indem sie den Beruf der Eltern nicht wählen. Später, wenn sie ihre irrationale Furcht überwunden haben, kann sich dies aber noch einmal ändern.

Die Psychoanalyse hat herausgefunden, daß viele Jungen, die sich von ihrem Vater überwältigt fühlen, ihre Abneigung unterdrücken und auf ihre Mutter ablenken, indem sie deren Bitten oder Verlangen kühl ablehnen.

Ein heranwachsendes Mädchen wird viel weniger von der Mutter dominiert als ein Junge von seinem Vater, so daß sich ihre Rivalität zu Hause auslebt und nicht in Schulversagen niederschlägt. Ein Mädchen kann sogar mit seinem Vater flirten und dabei ihrer Mutter sagen, sie sei nicht nett zu Vater. Wenige Jungen würden ihren Vater so hochnehmen. Wären Jugendliche nicht auch Rebellen, so fehlte das Motiv, das traute Heim zu verlassen und seinen eigenen Weg in der Welt zu gehen. Rivalität ist auch das Motiv, das junge Menschen antreibt, die Welt zu verbessern, neue Methoden zu finden, die alte ablösen, neue Kunstformen zu suchen, alte Tyrannen zu ersetzen und was Recht ist, auch Recht werden zu lassen. Viele wissenschaftliche Fortschritte und Meisterwerke der Kunst entstanden auf der Schwelle zum Erwachsenwerden.

Diese jungen Menschen waren nicht intelligenter als die »alten Hasen« und viel unerfahrener als jene. Aber sie standen der Tradition kritischer gegenüber, neigten zum Neuen, das noch keiner versucht hatte, und gelangten so zum Erfolg. So entsteht Fortschritt.

Ein unbekannter Vater gab zu: »Wie gern wäre ich halb so wunderbar wie mein Kind glaubte, und halb so dumm, wie mein Sohn mich jetzt einschätzt!«

687. Identität. Ein zentrales Problem für den Heranwachsenden und Jugendlichen ist die Suche nach dem Selbst: was einer sein wird, was er tun wird, nach welchen Grundsätzen einer leben wird. Dieser Vorgang läuft teils bewußt, teils unbewußt ab. Erik Erikson nannte dies die Identitätskrise, und sie wird sehr anschaulich in J. D. Salingers »Der Fänger im Roggen« beschrieben.

Jugendliche müssen sich emotional von ihren Eltern trennen, um herauszufinden, wer sie sind und wer sie sein wollen. Und doch sind sie nach ihren Eltern gemacht – nicht nur im Sinne des Erbguts, sondern auch bezüglich der Prägung, die sie während ihres ganzen Lebens bewußt erfahren haben. Sie müssen sich also losreißen. Das Ergebnis hängt von drei Faktoren ab: der Stärke ihrer Abhängigkeit, ihrem Drang zur Rebellion, und ihrer Umwelt und deren Anforderungen, Fragen und Ansprüchen.

Auf der Suche nach dieser Identität versuchen Jugendliche verschiedene Rollen. Träumer, Kosmopolit, Zyniker, Kämpfer für die verlorene Sache oder Asket.

Wenn Jugendliche sich von den Eltern emanzipieren, brauchen sie als Ersatz sehr enge Beziehungen zu gleichaltrigen Freunden; zunächst sind es Beziehungen zum gleichen Geschlecht, zu denen wegen der noch verbleibenden Tabus erst später solche zum anderen Geschlecht sich hinzugesellen. Durch diese Freundschaften zum eigenen oder anderen Geschlecht bietet sich den Jugendlichen eine gewisse Hilfe von außen; sie sind wie ein Gerüst, das ein Gebäude beim Umbau abstützt. Sie stützen das Kind, das seine Identität als Kind aufgibt, aber noch keine neue Identität gefunden hat.

Ein Junge kann sich selbst finden, wenn er etwas Ähnliches bei seinem Freund entdeckt. Er sagt, daß er einen bestimmten Song mag, einen bestimmten Lehrer haßt oder sich ein bestimmtes Gerät kaufen will. Sein Freund ist begeistert, denn genau daran denkt er schon sehr lange. Beide freuen sich und fühlen sich sicherer. Ein Stück vom Alleinsein geht so verloren, aus Eigenheit wird etwas, was man gemeinsam besitzt – und das macht Freude.

Zwei Mädchen reden schnell miteinander auf dem Nachhauseweg von der Schule, reden noch eine halbe Stunde vor der Haustür der einen und trennen sich dann. Kaum aber ist die eine zuhause angelangt, wird sie die andere wieder anrufen und den Gedankenaustausch fortsetzen.

Viele Jugendliche bekämpfen ihr Einsamkeitsgefühl mit sklavischer gegenseitiger Nachahmung, sie tragen die gleiche Kleidung, tragen die gleiche Haartracht, benutzen die gleichen Redewendungen, hören die gleiche Musik usw. Natürlich ist der von ihnen bevorzugte Stil von dem ihrer Eltern grundverschieden, je mehr die Eltern darüber entsetzt oder schockiert sind, um so mehr sind sie selbst darüber befriedigt.

Viele Jungen und Mädchen schämen sich nun plötzlich für einige Zeit ihrer Eltern, besonders in Gegenwart ihrer Freunde. Teils hängt das mit der dringenden Suche nach ihrem eigenen Wesen zusammen, teils auch mit dem extremen Selbstbewußtsein dieses Alters; in der Hauptsache liegt es aber daran, daß sie unbedingt so wie ihre Freunde sein und von diesen akzeptiert werden wollen. Sind die Eltern mit den Freunden ihrer Kinder zusammen, sollten sie nett und umgänglich sein, aber vielleicht nicht allzuviel erzählen. Kinder wollen vor allem auf keinen Fall, daß ihre Eltern nun den Versuch machen, so wie sie selbst zu sprechen oder sich zu gebärden, als ob sie noch genauso jung seien.

Junge Menschen, die gerade im Begriff sind, sich emotionell von ihren Eltern unabhängig zu machen, achten sehr stark auf das kleinste Anzeichen von Heuchelei bei diesen; haben sie etwas entdeckt, fühlen sie sich in gewisser Weise von der moralischen Pflicht der Übereinstimmung mit den Eltern entbunden, und es bietet ihnen außerdem eine willkommene Gelegenheit für Vorwürfe an die Adresse der Eltern.

688. Verlangen nach Freiheit. Jugendliche werfen ihren Eltern recht häufig vor, daß sie ihnen nicht genug Freiheit lassen. Ein Kind an der Schwelle des Erwachsenenalters wird natürlich auf seinem Recht bestehen, und die Eltern müssen sich klarmachen, daß es sich gewandelt hat. Das heißt nun natürlich nicht, daß sie jede Forderung völlig ernst nehmen sollen. Es ist übrigens eine Tatsache, daß viele junge Menschen vor dem Erwachsenwerden auch Angst haben und sich ihrer Fähigkeiten nicht sicher sind. Ihr Stolz verbietet ihnen, das zu erkennen. Befürchten sie unbewußt, daß sie eine Herausforderung oder ein Abenteuer nicht bestehen könnten, so finden sie rasch einen Grund, wie und weshalb ihre Eltern ihnen dabei Hindernisse aufbauten. Sie tadeln sie barsch oder beschuldigen sie, wenn sie mit Freunden reden. Für die Eltern erscheint dieses unbewußte Verhalten offen, wenn ihre Kinder plötzlich eine gemeinsame Eskapade mit Freunden planen – etwa in einem geschmacklosen Rasthaus – also etwas, was sie zuvor nie taten. Vielleicht bittet der Jugendliche unbewußt, daß man ihn daran hindert.

689. Rückzug, exzentrisches Verhalten und Radikalismus. Manchmal brauchen Jugendliche fünf bis zehn Jahre, um ihre eigene Identität zu finden. In der Zwischenzeit leisten sie gegenüber der übrigen, ordentlichen Gesellschaft (der sie ihre Eltern zurechnen) Widerstand oder ziehen sich aus ihr zurück; wieder andere entfalten einen ungebremsten Radikalismus.

So lehnen sie regelmäßige Arbeit ab, ziehen sich ausgefallen an, pflegen sich kaum, haben unkonventionelle Bekanntschaften und Wohnungen. Sie haben dann das Gefühl, sie seien kräftig und vor allem unabhängig. Nur erreicht man damit keinen positiven Zugang zum Leben oder gar einen konstruktiven Beitrag zur menschlichen Entwicklung. All dies Verhalten ist ein negativer Protest gegen die Konventionen der Eltern. Selbst wenn sich das Streben nach Unabhängigkeit nur als exzentrisches Aussehen bemerkbar macht, sollte man es als einen Schritt in die richtige Richtung anerkennen; daraus kann später ein konstruktiver und kreativer Mensch werden. Meist kommen junge Menschen, die sich so um ihre Unabhängigkeit bemühen, aus Familien mit starken Familienbanden und hohen Idealen.

Andere, idealistisch und altruistisch gesonnene Jugendliche nehmen jahrelang eine ganz radikale oder puristische Geisteshaltung an – das gilt für die Politik, die Kunst und auch andere Gebiete. Verschiedene Tendenzen dieser Altersgruppe ziehen den Jugendlichen zu den Extremen: erhöhte Kritikfähigkeit, eine zynische Einstellung zur Heuchelei, Unfähigkeit zum Kompromiß, Mut und Opfermut. Sie sehen das erstemal deutlich Ungerechtigkeiten, die oft unnötig sind, in ihrer Gesellschaft – und sie reagieren darauf. Ein paar Jahre später haben sie ein ausreichendes Maß an emotionaler

Unabhängigkeit von ihren Eltern gewonnen und herausgefunden, wie sie sich auf ihrem Gebiet nützlich machen können. Dann ertragen sie die Fehler ihrer Mitmenschen leichter und sind eher zum Kompromiß bereit. Das heißt nicht, daß sie alle zu satten Konservativen werden. Viele bleiben progressiv, einige sogar radikal. Aber jetzt kann man mit den meisten von ihnen wieder leichter leben und arbeiten.

690. Eltern sollen Jugendliche führen. Jugendlichen ein guter Vater und eine gute Mutter zu sein war zu allen Zeiten schwer. Seelisch gesunde Kinder sind Rivalen und Rebellen, ganz gleich ob sich die Eltern rational verhalten oder nicht. Heutzutage ist diese Aufgabe noch schwieriger, da viele Eltern psychologische und pädagogische Literatur kennen und fürchten, sie könnten mit den besten Absichten ihrem Kind in der Erziehung unwiderherstellbaren Schaden zufügen. Das ist schlimm; denn es ist besser, mit einem Gefühl der Sicherheit gelegentlich etwas Falsches zu tun als ständig zu zögern und sich für alles zu entschuldigen. Viele Kinder haben heute Haare auf den Zähnen und tyrannisieren ihre Eltern.

Die meisten Jugendlichen sind aber keineswegs Feinde ihrer Eltern. Meist sind sie vernünftig, was angesichts der emotionellen Höhen- und Tiefenflüge und den Zwängen, sich immer wieder anzupassen, erstaunlich ist; für viele ist darüberhinaus die Schule eine erhebliche Belastung.

Zunächst aber wünschen sich Heranwachsende Führung von ihren Eltern. Sie wollen Regeln, auch wenn sie sich dagegen wehren. In ihrem Stolz werden sie das natürlich nie zugeben.

Beliebte Lehrer und erfahrene Psychologen und Pädagogen kennen Jugendliche, die sich wünschen, ihre Eltern seien so streng und führten sie so sicher wie das die Eltern des einen oder anderen Freundes tun. Sie wissen, daß es Liebe ist, wenn Eltern verhindern wollen, daß ihre Kinder in Mißverständnisse und unangenehme Situationen hineingeraten, einen schlechten Eindruck machen, einen schlechten Ruf erwerben oder aus Unerfahrenheit in die Bredouille geraten.

Das heißt nun nicht, daß Eltern dies nicht übertreiben könnten. Heranwachsende haben auch ihre Würde und sind dort sehr empfindlich; wenn die Argumente allerdings auf beiden Seiten gleich zu sein scheinen, brauchen die Eltern nicht superdemokratisch zu sein und annehmen, ihr Kind könne ebenso rechthaben wie sie selber; die Erfahrung der Eltern muß immer auch in die Waagschale geworfen werden. Die Eltern sollten am Ende einer Diskussion ihr Urteil mit Nachdruck klarmachen und ihre Wünsche verdeutlichen; das Kind verdient diese Klarheit und Festigkeit. Was aber, wenn das Kind offen Widerstand leistet oder im geheimen die Anweisungen der Eltern nicht befolgt? In einer gesunden Eltern-Kind-Beziehung gehorcht ein Kind nicht nur in den ersten Jahren der Pubertät, sondern auch später. Manchmal müssen Sie später es dem Kind gelegentlich ausdrücklich erlauben, gegen den Rat der Eltern etwas zu unternehmen; das heißt nicht, daß die Eltern den Glauben in ihre eigene Urteilsfähigkeit aufgegeben haben. Die Haltung der Eltern sollte klarmachen – ohne viel Worte zu verschwenden – daß sie wissen, daß sie ihre Kinder nur selten im Auge behalten werden und daß diese aus ihrem Gewissen und der Achtung vor den Eltern gehorchen werden; sie werden kaum gehorchen, wenn die Eltern sie immer beaufsichtigen oder meinen, sie könnten einen solchen Gehorsam automatisch erzwingen.

Selbst wenn ein Jugendlicher die Anweisung der Eltern ablehnt oder sie nicht befolgt, bedeutet es noch lange nicht, daß diese Anweisung nicht doch etwas Gutes bezweckt habe: Einem jungen, unerfahrenen Menschen verhilft sie auf alle Fälle dazu, die Meinung der anderen Seite kennenzulernen. Vielleicht ist er sogar in der Lage, eine gesündere und vernünftigere Entscheidung zu fällen, einfach aus dem Grunde, daß er über Wissen und Einsichten verfügt, die den Eltern fehlen. Je erwachsener er wird, desto mehr muß er sich auch darauf vorbereiten, gelegentlich Ratschläge zurückzuweisen und eigene Entscheidungen zu treffen. Kommt ein junger Mensch nun aber in Schwierigkeiten, nur weil er den Rat der Eltern nicht befolgen wollte, dann wird diese Erfahrung ganz sicher seinen Respekt vor dem Urteilsvermögen der Eltern erhöhen, ob er das nun offen zugibt oder nicht.

Nehmen wir einmal an, Eltern wüßten über eine bestimmte Sache nichts zu sagen. Sie sollten das dann nicht nur mit ihrem Kind, sondern auch mit anderen Eltern, z. B. im Elternbeirat der Schule, diskutieren. Manchmal gibt es auch Versammlungen für Eltern und Jugendliche, um unter Verwendung bestimmter Spielregeln einen offenen Dialog zu fördern. Dennoch sollten Eltern nicht meinen, sie müßten sich an den Regeln anderer orientieren, selbst wenn sie mit ihrer Meinung allein stehen. Langfristig müssen Eltern davon überzeugt sein, daß sie das Richtige tun. Sie sollten sich da – nach Anhören aller Argumente – von ihrem Gefühl leiten lassen.

691. Allgemeingültige Prinzipien für die elterliche Führung des heranwachsenden Kindes lassen sich kaum aufstellen; die Zeiten ändern sich schnell, und die Sitten sind in den verschiedenen Ländern, ja sogar innerhalb verschiedener Gruppen eines einzelnen Landes oder einer einzigen Stadt, sehr verschieden.

Dennoch gibt es einige einfache Grundregeln. Jugendliche sollten, wie es ja auch für Erwachsene gilt, sich untereinander und andere Leute respektieren, sie sollten sich sauberhalten und saubere, ihrem Alter und Geschmack angepaßte Kleidung tragen. Der Stil ihrer Kleider und ihrer bevorzugten Frisuren kann ihnen überlassen bleiben, wenn er nicht gerade darauf abgestellt ist, die gesamte Umgebung zu provozieren. Man muß von ihnen erwarten können, daß sie sich einzeln oder in Gruppen höflich gegen die Allgemeinheit benehmen und für ihre nähere Umgebung – Eltern, Freunde der Familie, Lehrer – eine herzliche Einstellung haben. Für Jugendliche ist eine leicht feindselige Haltung gegenüber Erwachsenen ganz natürlich, sie sehen sie insgeheim als Rivalen an, ob sie sich dessen nun bewußt sind oder nicht. Es wird ihnen aber nicht schaden, wenn sie sich bemühen, diese Feindseligkeit im Zaume zu halten und wenigstens höflich bleiben. Man sollte ihnen die ernsthafte Pflicht auferlegen, ihrer Familie zu helfen – das betrifft sowohl Verrichtungen im Haushalt als auch zusätzliche Sonderaufgaben. Abgesehen von der Hilfe für die Eltern soll ihnen damit ein Gefühl von Würde, Partnerschaft und innerer Befriedigung vermittelt werden.

Diese Grundregeln können Sie nicht erzwingen. Sie dürfen und müssen sie aber in Diskussionen mit Ihren Kindern einbringen. Es hilft den Jugendlichen, die Prinzipien ihrer Eltern zu kennen, auch wenn sie nicht damit übereinstimmen.

Sexualität

692. Sexualität und Romantik sind für den Jugendlichen aus verschiedenen Gründen belastend. (Ich sage Sexualität, wenn ich den biologischen Instinkt betone, und Romantik, wenn ich an die zärtlichen, persönlichen und idealistischen Liebesgefühle denke; letztere werden in der Kindheit in einer Umgebung mit Eltern geprägt, die selbst eine solche Liebe einander geben können. Sicher ist diese Sprache etwas ungenau, und von Romantik heute zu sprechen, wird von manchen als wenig seriös ausgelegt.)

Der Jugendliche hat jetzt zwei gegensätzliche Perioden durchlaufen, die in Abschnitt 45 kurz und in den Kapiteln »Von drei bis sechs« und »Von sechs bis elf« ausführlich beschrieben sind. Zwischen drei und sechs Jahren wuchs das Kind geistig, als es seine Eltern idealisierte und sich für Romanzen, Sexualität und Kinder zu interessieren begann. Im Alter von sechs bis zwölf Jahren unterdrückte das Kind in einem komplizierten Gefühlswettstreit viel von dem früheren Interesse an Romanzen und Sexualität; es wandte sich von den Eltern ab und wuchs in eine unpersönliche Welt hinein, die aus Schule, sozialer Anpassung, Gesetzen und Legenden bestand.

In der Jugend wird das Kind durch die hormonellen Veränderungen wieder mit Sexualität und Romanzen konfrontiert. Noch einige Jahre werden die wieder erwachten Interessen mit den früher erlernten Tabus in Konflikt stehen und Scham, Schuld und Frechheit nach außen hervorbringen. Typisch dafür ist die Scheu des Jugendlichen vor dem Umgang mit dem anderen Geschlecht.

Diese widerstrebenden Gefühle bringen auch Probleme im Umgang des Jugendlichen mit seinen Eltern mit sich. Wenn die Quelle stark romantischer Gefühle in der frühen Jugend zu sprudeln beginnt, wird sie wie zu einem im Frühjahr angeschwollenen Bach und richtet sich auf den Elternteil des anderen Geschlechts. Die Eltern haben jetzt die Aufgabe, diese Gefühle auf einen Menschen außerhalb der Familie zu lenken. Die positiven Gefühle des Kindes werden nun aber schnell durch negative überlagert. So erklärt sich, warum ein Junge nun leicht mit seiner Mutter in Streit gerät und die Tochter sich überraschenderweise gegen den Vater stellt.

Zunächst weiß das heranwachsende Mädchen nicht, wem seine

Gefühle gehören sollen. Es wird immer romantischer, empfindet gegenüber den unterschiedlichsten Menschen immer intensiver. Und dennoch kann sie solche Gefühle immer noch nicht gegenüber einem etwa gleichaltrigen Menschen des anderen Geschlechts ausdrücken. Das trifft vor allem zu, wenn sie scheu und idealistisch zugleich ist. Manchmal bewundert das Mädchen eine Lehrerin oder eine Heldin aus einer Sage. Nur langsam fallen die Barrieren zwischen den Geschlechtern. Manchmal ist das erste Objekt der Verliebtheit ein Star aus Hollywood. Dann träumt man von einem Jungen aus derselben Schule – und umgekehrt. Aber das Gefühl bleibt im Verborgenen.

Selbst wenn die Instinkte durchgebrochen sind und die Hemmungen aus früherer Zeit außer Kraft setzen, so bleibt trotz aller Verabredungen ein Teil dieser Energie auf Träume und Sehnsucht konzentriert. So wird die Haltung zum anderen Geschlecht romantisch und verklärend. Ein anderer Teil der Energie wird in Tätigkeiten geschleust, die oberflächlich nichts mit Romantik oder Sexualität zu tun haben – schöne Dinge werden erschaffen, der Menschheit ein großer Dienst erwiesen.

Ganz am Anfang dieses Interesses am anderen Geschlecht kann der Jugendliche noch nicht zu einem Menschen hingezogen sein, für den er Zärtlichkeit und Achtung empfindet; eher nähert er sich Menschen, die am Boden sind. (Manche Menschen können leider ein Leben lang nicht davon loskommen.)

Bevor Kinder ihre Sexualität in ihre Persönlichkeit integrieren können, bleibt sie ein roher, seltsamer und abgetrennter Instinkt. Sie möchten wissen, was an Sexualität dran ist und damit ihre Erfahrungen machen. Dieses Gefühl läuft ihren idealistischen Impulsen zuwider. Manchmal liebt ein Jugendlicher einen anderen Menschen, aber macht gegenüber anderen teils sehr gewagte Annäherungsversuche.

Im Alter von 10 bis 15 Jahren machen viele Kinder diese Wechselbäder der Gefühle durch, sie fühlen sich oft unsterblich verliebt. Aber die Liebe kann für sie schnell enden, wenn sie entdecken, daß sie wenig gemeinsam haben. Manchmal haben sie sich auch nur verändert, manchmal machten sie sich ein Idealbild vom anderen, das der Wirklichkeit nicht standhielt. Im Laufe der Jahre werden sie vorsichtiger und wählen länger und gründlicher aus. Und wenn sie immer mehr zu reifen Menschen werden, haben sie einander auch etwas zu geben – und das macht die Liebe aus.

693. Ein Gespräch über Sexualität. Manchmal hört man, es sei für normale Eltern leicht, mit ihren Kindern über Sexualität zu sprechen. Aber das ist falsch; das Bewußtsein der eigenen Sexualität und die Rivalität mit den Eltern gestalten ein solches Gespräch, besonders zwischen Vater und Sohn, sehr schwierig. Viele Väter und Söhne schaffen es gar nicht, bei Müttern und Töchtern ist das auch, aber seltener, der Fall. So werden die Kinder mehr oder weniger von Freunden, älteren Geschwistern oder mit Büchern und Bildern aufgeklärt. Natürlich ist ein gutes Buch eine Hilfe, aber die Eltern sollten immer zum Gespräch und zur Beantwortung von Fragen bereitstehen.

Über Sexualität sollte man immer wieder, nicht aber etwa einmal pro Jahr in einem feierlichen Vortrag reden. Die Initiative muß von den Eltern ausgehen, da das Kind oft zu scheu dazu ist.

Sprechen Sie ganz natürlich. Eltern, die selbst in Angst um die Sexualität erzogen wurden, machen leicht den Fehler, in erster Linie die gefahrvollen Aspekte zu erwähnen. Manch eine Tochter hat aufgrund der Aufklärung durch ihre Mutter soviel Angst vor einer Schwangerschaft, daß sie sich von Jungen überhaupt fernhält. Manch ein Vater impft seinem Sohn eine übertriebene Angst vor Geschlechtskrankheiten ein. Natürlich sollte ein Jugendlicher den Vorgang der Schwangerschaft wie auch die Risiken der Promiskuität kennen, aber diese Gesichtspunkte sollten nicht ganz vorne stehen.

Diese Gespräche sollten auch die Empfängnisverhütung erwähnen, wobei auf die unterschiedlichen Aspekte für die Jungen und die Mädchen eingegangen werden muß.

Wenn Sie selbst keine Möglichkeit finden, sich mit Ihrem Kind natürlich über die Sexualität zu unterhalten, versuchen Sie dafür einen anderen Erwachsenen zu finden, dem Sie und Ihr Kind vertrauen.

Besorgte Eltern können es kaum glauben, Jugendpsychiater wissen es aber um so besser: Glückliche, empfindsame und erfolgreiche Jugendliche haben selten Probleme mit der Sexualität. Ihr gesunder Menschenverstand, ihre Selbstachtung und ihre Achtung vor anderen Menschen halten sie auch dann in Linie, wenn sie in bewegtem

Seegang segeln. Wenn Jugendliche schlechte Gesellschaft haben, liegt es meist daran, daß sie nicht gelernt haben, mit sich und anderen auszukommen.

Wenn man ein Kind mit Schrecken vor der Sexualität aufzieht, ist es nicht nur verspannt und unzufrieden als Jugendlicher; auch seine Fähigkeit, später in Ehe und Partnerschaft zu leben, wird stark beeinträchtigt.

694. Mädchen. Im Alter von 10 Jahren, wenn die Pubertät beginnt, muß man einem Mädchen sagen, daß sich in den nächsten zwei Jahren der Busen entwickeln wird, daß Haar in der Achselhöhle und im Schambereich wächst, daß sie schnell wachsen und bald mehr wiegen wird; es sollte auch wissen, daß sich die Haut verändert und vorübergehend Mitesser und Entzündungen häufiger auftreten – und daß in etwa zwei Jahren sich die erste Monatsblutung einstellen wird. (Diese Veränderungen werden in den Abschnitten 691, 682 und 684 beschrieben.) Wichtig ist, wie man die Regelblutung erklärt. Einige Mütter betonen die negativen Seiten, ein gegenüber einem noch unreifen Menschen völlig falsches Verhalten. Andere Mütter betonen, während dieser Zeit sei man empfindlicher und müsse sich schonen. Mädchen, die schon immer ihre Brüder wegen verschiedener Vorteile beneidet haben oder etwas schwächlich sind, bekommen so eine wenig erfreuliche Zukunft vermittelt. Heute weiß man, daß eine Frau während der Monatsblutung ein völlig normales Leben mit Berufstätigkeit und sportlichen Aktivitäten führen kann. Nur manchmal kommt es zu – gut medikamentös behandelbaren – Krämpfen im Unterleib.

Auf der Schwelle zum Leben als Frau sollte ein Mädchen Freude empfinden können und sich nicht fürchten müssen. Man sollte ihm sagen, daß sich im Rahmen der Monatsblutung die Gebärmutter für die Aufnahme eines Babys vorbereitet.

In den Monaten vor der zu erwartenden ersten Regel sollte das Mädchen Monatsbinden oder Tampons mit sich führen. So fühlt sie sich für den neuen Lebensabschnitt gut gerüstet, nicht aber als Opfer des Schicksals.

Die in Abschnitt 695 erteilten Hinweise zu den sexuellen Träumen der Jungen und zur Masturbation gelten auch für die Mädchen.

695. Jungen im Alter von etwa 12 Jahren sollten nun über die Möglichkeit nächtlicher Erektionen und Samenergüsse aufgeklärt werden; sie müssen wissen, daß dies ganz natürlich ist. Eltern, die wissen, daß diese unfreiwilligen Samenergüsse und der Drang zur Masturbation wahrscheinlich bestehen, sollten ihrem Sohn sagen, daß dies ungefährlich ist, wenn es nicht zu oft vorkommt. Eine Grenze genau zu fixieren halte ich aber für falsch. Jugendliche meinen nämlich vorschnell, ihre Sexualität sei nicht ganz normal; je mehr man Unterscheidungen trifft, desto unruhiger wird ein Jugendlicher. Sie beschäftigen sich dann übermäßig viel mit ihrer Sexualität. Man muß ihnen sagen, daß es eine große Bandbreite des Normalen bei den nächtlichen Samenergüssen gibt, und es auch völlig normal ist, wenn sie ausbleiben. Dies gilt auch für Träume mit sexuellem Inhalt und Masturbationsphantasien bei Mädchen.

Die Jungen müssen auch über die physischen Veränderungen, die in den Abschnitten 683 und 684 beschrieben sind, informiert sein.

696. Kinder als Mütter. Wurde früher ein Mädchen schwanger, betrachtete man es fast wie eine kleine Verbrecherin, die ihren Eltern und hehren Grundsätzen ungehorsam war. Heute ist die Sexualmoral viel lockerer, man weiß über Verhütungsmittel besser Bescheid, sexuelle Aktivitäten beginnen in viel früheren Jahren – und auch die Zahl der Mütter, die noch Kinder sind, ist angewachsen. Für Erwachsene ist es immer wieder erstaunlich, daß nur eine kleine Minderheit der sexuell aktiven Jugendlichen Empfängnisverhütung praktiziert, selbst wenn eine Aufklärung durch Eltern und Ärzte stattgefunden hat. Das gilt auch für Schweden, wo Empfängnisverhütung im Unterricht behandelt wird und empfängnisverhütende Mittel für jeden zu kaufen sind.

Warum handeln Jugendliche so wenig verantwortungsbewußt? Dafür gibt es verschiedene sich überlappende Erklärungen. Vorbereitet zu sein, bedeutet für einige von ihnen, daß sie öfters Geschlechtsverkehr haben wollen – und das wollen sich einige nicht eingestehen; sie sehen lieber jedesmal neu ihre Leidenschaft und den Coitus als ein Erlebnis, das sich so nicht wiederholen wird. Manche sagen, sie hätten schon mehrfach »folgenlos« Geschlechtsverkehr gehabt, also könne ihnen schon nichts zustoßen. Andere halten den »Rückzieher« (Coitus interruptus) für wirksam und sicher. Einige meinen, sie erhielten zuwenig Liebe von ihren Eltern und möchten nun ein Kind haben, es lieben und von ihm geliebt werden. Manche Jugendliche nehmen sexuelle Beziehungen zu Menschen auf, die sie verehren und mehr oder weniger lieb haben. Andere geben ihrem Trieb nach und sind neugierig, was es mit dem Geschlechtsverkehr auf sich habe. Solche Jugendlichen machen keine »Experimente« mit dem Menschen, den sie wirklich lieben – dafür suchen sie sich jemanden aus, der sie nur körperlich anspricht.

Früher meinte ich, es würde frühes Experimentieren mit der Sexualität und gelegentliche Liebschaften begünstigen, wenn Eltern, Ärzte und Lehrer den Jugendlichen ganz genaue Hinweise zur Empfängnisverhütung geben. Heute finde ich, daß eine ungewollte und nicht verantwortbare Schwangerschaft das größere Übel ist. Eltern müssen die Initiative ergreifen, nicht nur die ersten Hinweise geben, sondern immer wieder daran erinnern, daß jeder Geschlechtsverkehr bedeutet, daß man eine große Verantwortung für das Kind, die Eltern und das gesamte spätere Leben hat; das heißt, jedesmal muß an Empfängnisverhütung gedacht – und sie muß auch praktiziert werden. Die Eltern sollten aber auch von ihren Grundsätzen sprechen: daß die Sexualität keine rein körperliche Sache ist, daß man vor Aufnahme sexueller Beziehungen warten soll, bis die Liebe tief und von Dauer ist und daß das Hinausschieben des Geschlechtsverkehrs nicht heißt, daß man impotent oder abnormal sei.

697. Homosexuelle bzw. lesbische Neigungen.
In den Abschnitten 54 und 55 habe ich bereits Homosexualität angesprochen. Die meisten Jugendlichen mit solchen Neigungen werden gezwungen, ihre Gefühle zu verbergen, da unsere Gesellschaft dies ablehnt. Die Jugendlichen haben zumeist keine Möglichkeit, andere Jugendliche mit der gleichen sexuellen Orientierung in der Schule oder in der Bekanntschaft zu treffen. So versuchen sie dann heimlich, Freunde zu finden, was die Möglichkeit von Gelegenheitssex und die Infektion durch Geschlechtskrankheiten, einschließlich Aids, erhöht.

Wenn Sie von Ihrem Kind glauben, daß es homosexuell oder lesbisch ist, sollten Sie als erstes versuchen, Ihre eigenen Ängste und Sorgen zu beherrschen. Sie müssen Ihrem Kind, wenn notwendig auch unter Anleitung eines Mediziners, die Hilfe und Orientierung geben, die es braucht. Es kann auch hilfreich sein zu prüfen, ob man Kontakt zu einer Selbsthilfegruppe für homosexuelle bzw. lesbische Jugendliche aufnehmen kann.

Das Kind in der Gemeinschaft

698. In Kleidung und Äußerem versuchen sich Jugendliche teilweise dem Standard ihrer Kameraden und Freunde anzupassen; sie brauchen diese Einheitlichkeit oft, um sich sicher und angenommen zu fühlen. Manche wählen einen Stil, der zu ihrem Selbstgefühl und ihrer Individualität paßt. Manchmal möchten sie damit auch Eltern, Nachbarn und Schule provozieren. Dann fordern sie absichtlich die Autorität der Erwachsenen heraus. Eltern helfen ihren Kindern am meisten, wenn sie ihr Verhalten verstehen und den Heranwachsenden sich selbst finden lassen. Wenn Sie Ihren Kindern erklären, warum Sie etwas gegen einen bestimmten Stil einwenden, so ändern sich die Kinder aufgrund von Überzeugungen, und es muß nicht zu einem »Entweder-Oder«-Befehl kommen. Andererseits kann eine solche Diskussion auch damit enden, daß der Jugendliche seine Eltern dazu bringt, seinen Standpunkt zu verstehen und zu akzeptieren. Erwachsene nehmen einen neuen Stil weniger leicht an als Jugendliche. Was wir an einem Tag erschreckt ablehnen, nehmen wir bald – genau wie unsere Kinder das tun – ohne Wenn und Aber an. Denken wir nur einmal daran, als lange Haare für Jungen oder Hosen für Mädchen modern wurden – ein Schrecken für die Schulen damals.

699. Verabredungen. In den letzten Jahrzehnten war es üblich, daß Jungen und Mädchen in immer früheren Jahren »feste« Freundschaften und Verabredungen eingingen, hierfür gibt es eine ganze Reihe Gründe.

Es hat aber doch den Anschein, als ob das sehr frühzeitige Eingehen fester Bindungen und Verabredungen der Liebe schadet, da hier doch wohl eher rein biologische als geistige Beziehungen zugrunde liegen. Viele dieser sehr jungen Leute haben einfach noch nicht die geistige Reife, um eine wirklich zärtliche, großzügige und teilnehmende Liebe zu empfinden; sie sind zu sehr darauf aus, ihre eigene

Neugier zu stillen und Befriedigung zu suchen, und sie wollen herausfinden, ob sie ihrer Rolle als junge Liebende gewachsen sind. Wenn es irgendwo nun üblich ist, frühzeitig feste Freundschaften mit dem anderen Geschlecht einzugehen, betrachten die jungen Mädchen ihre Freunde häufig weniger als Liebhaber, sondern sehen in ihnen einfach willkommene Partner für Partys und andere Unternehmungen, vor allem, weil sie als gesellschaftlich erfolgreich gelten wollen. Nun kommt es häufig auf die Art und Weise zu ungewollten Schwangerschaften, die dann für beide Teile gefühlsmäßig und gesellschaftlich meist ein schwerer Schlag sind.

Wenn dagegen zwei reife junge Leute eine tiefe Zuneigung füreinander empfinden, weil sie innerlich dazu bereit sind, nimmt das körperliche Verlangen zwar auch zu, wird aber gleichzeitig durch zärtliche, großzügige Gefühle unter Kontrolle gehalten. Mädchen mit hochgesteckten Zielen neigen in besonderem Maße dazu, ihre letzte Hingabe dem Mann vorzubehalten, den sie dann ihr ganzes Leben lang lieben wollen, selbst wenn dies mit ihren augenblicklichen körperlichen Wünschen und natürlich auch ihrer Neugier in Konflikt steht. Aber es gibt auch viele Jungen, die genauso denken. Ist sehr frühzeitig eine echte Liebe entstanden, achtet meist das Mädchen darauf, daß Intimitäten in gewissen Grenzen bleiben. Der Junge wird sich aus Zärtlichkeit und Hochachtung vor ihr auch leiten lassen.

700. Sollen die Eltern bei Bekanntschaften hereinreden? Ich finde, Eltern sollten mit ihren Kindern darüber sprechen, wann diese abends nach Hause kommen, wohin und mit wem sie gehen und wer sie fahren sollte. Wenn das Kind nach dem Warum fragt, sollten Sie antworten, daß gute Eltern sich für ihre Kinder verantwortlich fühlen. Sie können sagen: »Angenommen, es passiert ein Unfall. Wir möchten dann wissen, wo wir dich suchen oder nach dir fragen können.« Oder: »Wenn bei uns zuhause etwas vorkommt, möchten wir dich erreichen können.« (Eltern sollten auch ihren Kindern sagen, wohin sie gehen und wann sie wieder zurück sind.) Wenn es zu Verzögerungen oder einer Änderung des Ablaufes kommt, sollten Eltern und Kinder immer zuhause anrufen, bevor sie überfällig werden. Wenn Eltern für die Rückkehr eine bestimmte Uhrzeit festsetzen und auf ihre Kinder warten, wissen die Kinder, daß die

Eltern um ihren Umgang und ihre Sicherheit besorgt sind. Bei einer Party zuhause sollten die Eltern nicht aushäusig sein. Den heranwachsenden Kindern kann man nicht Befehle erteilen oder sie ausschelten. Vielmehr sollten Diskussionen auf gleicher Ebene die Regel sein. Über einen gewissen Punkt lassen sich junge Menschen nicht führen, aber das schließt nicht aus, daß sie von einer fairen und offenen Diskussion profitieren.

701. Jugendliche Kriminalität ist ein zu komplexer Begriff, um mehr als eine kurze Erklärung und einige wenige Beispiele zu geben. Das Wort ist verwirrend, da es alle Dinge umfaßt, die einen Jugendlichen vor Gericht bringen können, angefangen vom Schuleschwänzen bis zum Mord. Jungen in der Pubertätszeit sind aggressiv, und viele von ihnen sind irgendwann einmal in strafbare Handlungen verwickelt, obwohl die meisten dabei nicht gefaßt werden. Im allgemeinen sind die Taten auch nicht von großer psychologischer Bedeutung, zumal wenn der Junge sie vielleicht nur ein- oder zweimal allein oder in Gruppen begeht. Natürlich müssen sie aber von den Eltern und der Gesellschaft mißbilligt werden.

Wenn ein Junge nun immer wieder kleine Missetaten begeht, möglichst noch in der unmittelbaren Nachbarschaft, liegt möglicherweise eine richtige Neurose vor, z. B. ein zwanghafter Trieb zum Stehlen. Vielleicht hat er sich auch niemals richtig geliebt oder anerkannt gefühlt, und es ist ihm gleich, was die Umwelt von ihm hält. Es kann natürlich auch sein, daß die Eltern trotz einer konventionellen Lebensführung ebenfalls verborgene kriminelle Tendenzen haben und sich über seine Eskapaden amüsieren. Werden die gleichen leichten Vergehen vorzugsweise in der weiteren Umgebung ausgeführt, könnte man eher annehmen, daß der Junge damit seine Männlichkeit den Freunden gegenüber unter Beweis stellen und die Polizei herausfordern will.

Straftaten, bei denen Aggressivität, Zerstörungswut oder Grausamkeit eine vorherrschende Rolle spielen, werden meist von Jugendlichen begangen, die in ihrer Kindheit nicht nur unter Mangel an Liebe und Zuneigung leiden mußten, sondern denen zusätzlich noch richtige Feindseligkeit oder Grausamkeit entgegengebracht wurden.

Andererseits ist der junge Voyeur oder der Junge, der sich im Kino an ein fremdes Mädchen heranmacht, selten aggressionsgeladen – oft ganz im Gegenteil. Er kann seine Sexualität nicht richtig ausdrücken, da er meist unterdrückt wurde und ungewöhnlich menschenscheu ist. Wenn Mädchen straffällig werden, sind sie weniger aggressiv, provozieren die Autoritäten, Recht und Gesetz nicht und greifen Menschen selten an. Sie bringen aber ihre Eltern an den Rand der Verzweiflung. Manchmal laufen sie nur von zuhause weg, wie das bei unreifen und seelisch labilen Mädchen oft der Fall ist, die sich noch nie mit ihren Eltern verstanden.

Schlimmer und schwerwiegender ist, wenn das Mädchen in die Promiskuität abgleitet, mit jedem Mann ins Bett geht, möglichst noch in seiner Heimatgemeinde. Meist sind in solchen Familien die Beziehungen schwer und seit langem gestört; dem Mädchen fehlt einfach Liebe.

Manche Menschen meinen, die Freunde und Kameraden und der von ihnen ausgeübte soziale Druck seien an allem Schuld. Ich meine hingegen, daß bei einem Jugendlichen aus einer gesunden und ausgeglichenen Familie der soziale Druck der andern nicht zur Kriminalität ausreicht.

Über die schwere Kriminalität möchte ich nur sagen, daß sie nie wie ein Blitz aus heiterem Himmel bei einem bisher völlig unauffälligen Jugendlichen auftritt. Meist treten solche Fälle in Familien auf, in denen die Beziehungen der Familienmitglieder untereinander schon lange nachhaltig gestört waren, wo es wenig Liebe gab und das Verhalten des Kindes schon vor der Pubertät von der Norm stark abwich. Wenn man Kriminalität verhüten will, muß man Problemfamilien beraten – und, im größeren Rahmen, auf eine gerechte und stabile Gesellschaft hinarbeiten.

702. Alkohol und andere Drogen. Der Alkohol ist die am häufigsten und am schwersten mißbrauchte Droge unter den Jugendlichen. Man liest zwar mehr über die anderen Drogen und der Ausdruck »Alkohol und andere Drogen« vermittelt den Eindruck, Alkohol wäre keine Droge. Alkohol aber richtet unter den Jugendlichen mehr Schaden an als alle anderen Drogen zusammengenommen. Viele Jugendliche sehen, daß ihre Eltern trinken. Noch häufiger sehen sie es im Fernsehen, ohne daß auf die Gefahren hingewiesen wird.

Gewöhnung oder Sucht tritt meist zwischen der Jugend und dem 30. Lebensjahr auf; in dieser Zeit ringen junge Menschen um ihre Identität, ihren Platz und ihre Rolle in der Welt. Drogenmißbrauch findet man häufiger bei Jugendlichen, die unreif, kontaktarm, passiv und wenig zielgerichtet sind. Bestimmte Charakteristika machen das Probieren mit Drogen wahrscheinlich: Jugendliche möchten alles über das Leben herausfinden, vor allem, wenn es sich um geheimnisumhüllte Dinge handelt.

Viele möchten sich opfern, sie riskieren viel, wagen alles, setzen gern ihr Leben auf eine Karte – um ihren Mut zu beweisen. Daher fangen sie auch an zu rauchen, wenn Erwachsene sich abmühen, wieder von der Zigarette loszukommen.

Gleichzeitig haben sie insgeheim Angst vor neuen und schwierigen Situationen. Ähnlich wie Alkohol kann eine Droge betäuben, das schlechte Gewissen ausschalten, Hemmungen nehmen und Mut machen – und sei es nur, um mit jemandem ins Bett zu gehen. Ein Jugendlicher folgt auch hier seiner Altersgruppe; und je mehr die Eltern deren Stil ablehnen und sich distanzieren, um so mehr fühlt er sich dazu hingezogen.

703. Haschisch unterscheidet sich wesentlich von Alkohol und anderen »harten« Drogen. Viele junge Menschen haben Haschisch mehrfach probiert, ohne abhängig oder süchtig zu werden. Es gibt auch keinen Beweis dafür, daß Haschisch zum Gebrauch anderer Drogen führt.

Viele nehmen Haschisch selten, nur wenige täglich oder öfter. Wer mehrmals täglich seinen Joint raucht und sich in einem Zustand von chronischer Haschischvergiftung befindet, ist nicht ein Opfer der Droge; vielmehr ist er ein Mensch, der kein Ziel und keinen Sinn im Leben sieht und der zum Haschisch greift, um einen kleinen Trost zu haben. Er tut das, wozu andere Alkohol oder harte Drogen konsumieren.

Man hat vermutet, Haschisch könne körperlich und seelisch schweren Schaden anrichten; auch wenn man von keiner Substanz behaupten kann, sie sei vollkommen ungefährlich, so ist für Haschisch bisher nur sicher nachgewiesen, daß bei regelmäßigem Gebrauch das männliche Sexualhormon Testosteron im Blut abfällt und die Zahl der Spermien im Ejakulat weniger wird. Junge Menschen informieren sich sehr eingehend über Haschisch und verlieren allzuleicht den Glauben an Eltern, die die Gefahren in falschen Farben allzu grell ausmalen.

Sicher ist Haschisch viel weniger gefährlich als die Todesbringer Alkohol und Tabak.

704. Bevor die Eltern mit einem Jugendlichen über Drogen sprechen, sollten sie sich über das Thema informieren, damit sie weder dozieren noch drohen. Ich würde dann betonen: Tabak verursacht viel unnötiges Leid durch Krebs und Herzerkrankungen. Die meisten Ärzte gaben das Rauchen daraufhin auf, auch wenn es ihnen sehr schwer fiel. Alkohol führt zu Krankheit und Tod und bringt Millionen Familien an den Rand des Ruins – oder weiter. Selbst die leichte Droge Haschisch kann einige gewohnheitsmäßige Benutzer gefährden. Du gehst nun durch einen Lebensabschnitt voller Veränderungen und Spannungen, in dem manche Menschen ihren Weg, ihre Orientierung und ihren Lebenswillen verlieren. Du solltest warten, bis du 18 oder 20 Jahre alt bist, bevor du entscheidest, ob du trinken, rauchen oder Haschisch verwenden willst; erst dann ist dein Leben wieder in ruhigeren Bahnen und du weißt besser, was du aus deinem Leben machen willst. Aber letzten Endes mußt du die Entscheidung selbst treffen. Dieser Rat überzeugt besonders, wenn die Eltern nicht rauchen, nicht trinken, und keine Beruhigungs- oder Aufputschmittel zu sich nehmen.

Ich würde auch mit der Vernunft meiner Kinder rechnen. Vielleicht probieren sie hin und wieder an einer Droge herum, so wie viele von uns als Jugendliche heimlich geraucht oder Alkohol getrunken haben.

Die Jugendlichen wissen, daß Alkohol, Haschisch und andere »entspannende« Drogen ihr Urteilsvermögen und ihre Handlungsfähigkeit einschränken. Man kann die Jugendlichen motivieren, sich zu einigen, wer an diesem Abend keinen Alkohol oder andere Drogen zu sich nimmt, damit er die anderen nach der Party nach Hause fahren kann. Man kann auch betonen, daß sie jederzeit zu Hause anrufen können und dann von den Eltern abgeholt werden, ohne daß diese Fragen stellen.

Ich wüßte aber auch, daß ständiges Predigen, inquisitorisches Fragen oder Spionieren nichts besser machen würden; eher würden die Kinder provoziert und täten es erst recht.

Ich rate nicht zu Drogen und billige sie auch nicht. In einer glücklicheren und weniger gespannten Gesellschaft müßten sich Menschen nicht mit Drogen trösten. Nur sollten m. E. Eltern beim gelegentlichen Gebrauch von Haschisch durch ihre Kinder nicht in Panik verfallen.

Heroin dagegen ist in jeder Hinsicht extrem gefährlich. LSD führt oft zu schweren seelischen Störungen. Amphetamin und andere Weckamine führen zu körperlicher Erschöpfung und lösen bedenkliche Störungen des Seelenlebens aus.

Kokain und insbesondere seine rauchbare Version, »Crack«, sind äußerst gefährlich und stark suchterzeugend.

DAS KRANKE KIND

Wie behandelt man ein krankes Kind?

705. Es liegt auf der Hand, daß man es verwöhnt. Wenn ein Kind wirklich krank ist, so läßt man ihm besondere Sorge und Liebe angedeihen, nicht nur aus medizinischen Gründen, sondern auch weil man Mitleid mit ihm hat. Man bemüht sich, all seine Wünsche zu erfüllen, und es macht einem nichts aus, ihm Speisen und Getränke extra zuzubereiten und, wenn das Kind sie nicht mag, noch einmal von vorn damit anzufangen. Man ist glücklich, wenn man ein neues Spielzeug entdeckt, das dem Kind Freude macht und es ablenkt. Man versucht es zu trösten und fragt mit mitleidiger Stimme immer wieder, wie es ihm denn gehe.

Ein Kind gewöhnt sich sehr schnell an einen solchen Zustand, und wenn seine Krankheit es außerdem noch quarrig und unleidlich macht, wird es seine Mutter herumhetzen und nach Herzenslust tyrannisieren.

Glücklicherweise sind 90 Prozent aller Kinder, wenn sie krank werden, nach wenigen Tagen schon wieder auf dem Wege der Besserung. Im gleichen Augenblick, in dem die Mutter sich keine Sorge mehr zu machen braucht, wird sie auch aufhören, sich von ihrem Kind tyrannisieren zu lassen. Nach ein paar Tagen, wenn der Patient gemerkt hat, daß er seinen Willen nicht mehr durchsetzen kann und außerdem auch wieder springlebendig und gesund ist, geht das Familienleben seinen normalen Gang.

Doch wenn ein Kind von einer lang andauernden Krankheit befallen wird oder wenn die Gefahr besteht, daß es Rückfälle erleidet und die Eltern sich Sorgen machen, die sie nicht gänzlich in sich zu verschließen vermögen, kann die ständige Atmosphäre von Besorgtheit für das Kind durchaus schädlich sein. Ganz unwillkürlich wird es einige der Sorgen und Ängste seiner Umgebung in sich aufnehmen. Das Kind wird anspruchsvoll. Wenn es zu gut erzogen ist, als daß es seine Wünsche immer äußert, wird es launisch wie ein verwöhnter Schauspieler. Ein Kind lernt leicht, seinen Zustand zu genießen und das Mitleid auszunutzen. Seine Fähigkeit, sich auf seine Umwelt einzustellen und sich zu bemühen, freundlich und liebenswert zu sein, wird schwächer gleich einem Muskel, der nicht benutzt wird.

706. Deshalb muß man ein krankes Kind beschäftigen und es anhalten, weiterhin höflich und guterzogen zu sein. Die Eltern eines kranken Kindes tun gut daran, ihre Haltung dem Kind gegenüber so schnell wie möglich zu normalisieren. Sie müssen sich daran gewöhnen, daß sie einen freundlichen, aber bestimmten und durchaus nicht mitleidigen Ausdruck auf dem Gesicht haben, wenn sie das Zimmer des Kindes betreten. Fragen sie, wie es sich fühlt, so sollte ihre Stimme optimistisch sein und die Erwartung ausdrücken, daß es ihm gutgehe. (Man sollte auch nicht zu oft danach fragen.)

Wenn man herausgefunden hat, was das Kind gern ißt und trinkt, dann serviere man ihm diese Speisen, ohne jedesmal von neuem zu fragen und Besorgnis zu verraten, es könne vielleicht nicht genügend essen. Man nötige das Kind auf keinen Fall – es sei denn, der Arzt halte es für notwendig. Bei kranken Kindern wird der Appetit durch Nötigen und durch aufgezwungene Nahrung viel eher ruiniert als bei gesunden Kindern.

Wenn man ihm neues Spielzeug kauft, so nehme man Dinge, bei denen das Kind selbst etwas zu tun hat, Dinge, die seine Phantasie anregen und nicht nur seine Hände, sondern auch seinen Geist beschäftigen: Klötze, mit denen es bauen kann, Knetgummi oder Plastilin, Papier und Buntstifte, Perlenkästen zum Aufziehen von Perlen oder Spiel- oder Postkarten. Derlei Beschäftigungen können ein Kind lange befriedigen, während Spielzeug, das nur schön aussieht, mit dem das Kind aber nichts weiter anfangen kann (höchstens, daß man es auseinandernehmen kann), seinen Reiz schnell verliert und höchstens den Appetit auf neue Geschenke anregt.

Man gebe dem Kind nur immer ein Spielzeug gleichzeitig. Entweder lasse man es ausschneiden oder lasse es malen oder mit einem Baukasten spielen. Hat es die Auswahl zwischen mehreren Arten der Beschäftigung, dann fällt es ihm schwer, sich zu entscheiden, und es wird sich auf keine Sache recht konzentrieren können. Lassen Sie das Kind nicht zu viel fernsehen.

Wenn ein Schulkind längere Zeit das Bett hüten muß, sich aber doch einigermaßen wohlfühlt, so lasse man es jeden Tag eine Weile arbeiten. Am besten, man engagiert einen guten Nachhilfelehrer, der täglich eine halbe Stunde mit dem Kind Schularbeiten macht. Natürlich kann man, wenn man die Begabung dafür hat, das auch selbst tun.

Das kranke Kind möchte recht viel Gesellschaft haben und wünscht, daß Vater oder Mutter mit ihm spielt oder ihm vorliest. Das ist in Ordnung, und Mutter oder Vater wird sich mit dem Kind beschäftigen, soweit die Zeit eben reicht. Doch wenn das Kind mehr und mehr Beachtung wünscht und unzufrieden wird, sobald die Eltern keine Zeit haben, sollte man versuchen, sich auf keinerlei Handel oder gar Streit einzulassen. Es ist gut, wenn man den Tag nach einem bestimmten Plan einteilen kann, so daß das Kind weiß, dann und dann kann es mit der Gesellschaft der Eltern rechnen, dann und dann aber haben Vater und Mutter zu tun, und es muß mit sich selbst zufrieden sein. Wenn seine Krankheit nicht ansteckend ist und der Arzt Gesellschaft erlaubt, lade man andere Kinder ein, die mit dem kleinen Invaliden spielen oder mit ihm zusammen die Mahlzeiten einnehmen.

Der Sinn des Ganzen ist, daß man ein krankes Kind so unauffällig wie möglich in den normalen Tagesablauf der Familie mit einbezieht. Man erwarte von ihm, daß es sich vernünftig benimmt, und man belaste es nicht mit besorgten Blicken, Gedanken und Reden.

707. Quarantäne (Isolierung) bei ansteckenden Krankheiten. Es entspricht an sich dem gesunden Menschenverstand, daß man ein Kind mit einer ansteckenden Krankheit in einem Raum für sich, gesondert von den anderen Familienmitgliedern, hält und nur *ein* Erwachsener, der das Kind pflegt, zu ihm Zutritt hat. Diese Vorsichtsmaßnahme dient dem Schutz der anderen Kinder und auch der Erwachsenen in der Familie, die sich nicht unnötigerweise anstecken brauchen. Wenn die anderen Kinder allerdings der Infektion ausgesetzt waren, bevor sich herausstellte, um welche Krankheit es sich handelt, dann werden sie sie wahrscheinlich ebenfalls bekommen; doch sollte man sie dennoch nicht mit dem bereits erkrankten Kinde in Berührung kommen lassen. Außerdem soll natürlich vermieden werden, daß die gesunden Mitglieder der Familie die Bazillen in der Schule oder im Büro auf Dritte übertragen. Bei Masern,

Windpocken und Keuchhusten ist die Gefahr der Übertragung durch Gesunde auf Dritte zwar gering, wenn mehr als eine halbe Stunde dazwischenliegt, aber bei Scharlach z. B. sollte man nur *eine* Person das Krankenzimmer betreten lassen, die sich dann auch nach Möglichkeit isoliert von den anderen halten sollte. Die Streptokokken, die Scharlach verursachen, halten sich im Rachen lange und können dann immer noch ansteckend sein. Je weniger Menschen sich bei dem Kind direkt anstecken, desto geringer ist die Gefahr, daß eine Epidemie ausbricht. Außerdem hält man ein Kind mit einer anstekkenden Krankheit auch deswegen isoliert, weil immer eine gewisse Gefahr besteht, daß es sich noch weitere Bazillen dazuholt und die Krankheit sich verschlimmern und komplizieren könnte.

Wie führt man eine solche Isolierung durch? Man hält das Kind in einem Raum, der nur von dem einen Erwachsenen betreten werden darf, der das Kind pflegt. Nehmen wir an, es ist die Mutter. Sie trägt im Krankenzimmer einen weißen Kittel, der im Zimmer bleibt, wenn sie es verläßt, dadurch wird ihre Kleidung vor Bazillen geschützt. Jedesmal, wenn sie das Krankenzimmer verläßt, muß sie sich die Hände waschen. Alle Geräte, Eßbestecke, Teller usw., die das Kind benutzt hat, kommen in ein besonderes Gefäß, das eine Desinfektionslösung enthält und werden darin auch gesondert von allem übrigen Geschirr gereinigt.

Bei Scharlach und Diphtherie wird der Arzt noch weitere und genauere Vorsichtsmaßregeln anordnen.

Im allgemeinen braucht man sich bei keiner der üblichen – auch ansteckenden – Kinderkrankheiten (es sei denn, man pflegt ein scharlach- oder diphtheriekrankes Kind) von der Außenwelt abzuschließen, mit Ausnahme von Lehrern und Lebensmittelhändlern, die besonderen und strengeren Bestimmungen unterliegen. Es gibt auch keine Bestimmungen darüber, wann man selbst eine gewisse Quarantäne einzuhalten hat, wenn sein Kind eine ansteckende Kinderkrankheit hat. Das muß dem gesunden Menschenverstand und der Rücksicht, die man auf andere nimmt, überlassen bleiben. Wenn man sich von anderen Kindern fernhalten kann, ist die Gefahr, daß man die Krankheit auf sie überträgt, gleich Null. Es versteht sich von selbst, daß man keine Besuche macht, wenn in der Familie Scharlach, Mumps, Röteln (schwangere Frauen) oder Keuchhusten herrschen. Masern und Windpocken sind nicht so tragisch zu nehmen, besonders, wenn man weiß, daß man selbst diese Erkrankungen früher bereits durchgemacht hat, oder daß die Kinder in der Familie, die man besuchen will, sie schon gehabt haben. Bei diesen harmlosen Kinderkrankheiten sollte man auch als Außenstehender nicht zu ängstlich sein, übertriebene Furcht vor Ansteckung vermag unter Umständen das Leben sehr zu erschweren.

Bei Masern und Windpocken ist es den anderen, gesunden Kindern der Familie meist auch erlaubt, weiterhin zur Schule zu gehen. Anders sieht es natürlich bei Scharlach, Diphtherie, Meningitis und Kinderlähmung aus. Die Bestimmungen der Quarantäne in solchen Fällen sind in Ländern und Gegenden verschieden.

Bei jeder ansteckenden Kinderkrankheit, die sich zeigt, wird eine verantwortungsbewußte Mutter ihr krankes Kind natürlich von anderen kleinen Kindern fernhalten, um sie nicht der Gefahr einer Infizierung auszusetzen.

Ernährung während einer Erkrankung

Die Ernährung während einer Durchfallerkrankung wird in Abschnitt 350 besprochen.

Ihr Arzt wird Ihnen raten, welche Ernährung bei welcher Erkrankung angebracht ist. Dabei wird er auch den Geschmack des Kindes berücksichtigen können. Im folgenden möchte ich Ihnen einige Hinweise geben, die Ihnen helfen können, bis Sie beim Arzt waren.

708. Ernährung bei Erkältungen ohne Fieber. Ist das Kind erkältet, ohne daß es Fieber hat, dann kann seine Ernährung völlig normal sein. Das Kind wird indessen weniger Appetit haben, weil es im Zimmer bleiben muß, weil es nicht so viel Bewegung hat wie sonst, weil es sich unbehaglich fühlt. Es hat keinen Zweck, das Kind in diesem Fall zu nötigen, mehr zu essen, als es mag. Wenn es sehr geringen Appetit hat und weniger ißt als gewöhnlich, so gebe man ihm zwischen den Mahlzeiten etwas zu trinken: Milch, Kakao oder Fruchtsaft. Es kann trinken, was es will. Das Quantum an Flüssigkeit spielt an sich keine Rolle, größere Mengen sind bei Schnupfen nicht etwa – wie manche Leute glauben – heilsamer als das gewöhnliche Maß an Flüssigkeit.

709. Wenn ein Kind Fieber hat, und zwar über 38 Grad bei einer starken Erkältung, Grippe, Halsentzündung oder einer der anderen ansteckenden Kinderkrankheiten, so verliert es zunächst seinen Appetit, besonders auf feste Nahrung. In den ersten ein bis zwei Tagen verabreiche man ihm deshalb am besten gar keine feste Nahrung, sondern gebe ihm zu trinken, und zwar alle ½ bis 1 Stunde, solange es wach ist. Orangensaft, anderen Fruchtsaft und Wasser mögen die Kinder am liebsten. Das Wasser darf man nicht vergessen. Es hat zwar keinerlei Nährwert, aber das ist in dieser Situation unwichtig. Gerade deshalb verlangt das kranke Kind oft nach Wasser. Im übrigen kann man auch schwachen Tee mit Zucker geben. Milch? Da gibt es kaum eine besondere Vorschrift. Doch ältere Kinder haben, wenn sie krank sind, manchmal einen Widerwillen gegen Milch und brechen sie wieder aus. Wenn die Kinder sie jedoch wünschen, gebe man ihnen auch Milch. Ist das Fieber sehr hoch, gieße man den obersten rahmhaltigen Teil der Milch ab, weil er schwer zu verdauen ist.

Hält das Fieber an, so wird das Kind dennoch nach zwei Tagen wieder etwas mehr Appetit haben. Wenn es trotz hohen Fiebers hungrig ist, gibt man ihm Toast, Zwieback, leichtes ungesüßtes Gebäck, zerdrückte Banane, auch Gelantinepudding oder Apfelmus.

Fleisch, Geflügel, Fisch, Fett (Butter, Margarine und Sahne) und Gemüse sind während des hohen Fiebers schwer verdaulich, und außerdem mögen die Kinder diese Nahrungsmittel dann auch gar nicht.

Wenn das Fieber vorüber ist und die Kinder Rekonvaleszenten sind, haben sie wieder größeren Appetit auf Fleisch und Gemüse, und dann verdauen sie es auch wieder gut.

Man sollte es sich zum Prinzip machen, ein krankes Kind niemals zu zwingen, etwas zu essen, was es nicht mag – es sei denn, der Arzt dringt darauf, daß es etwas Besonderes zu sich nimmt. Auf Zwang reagieren kranke Kinder zu leicht mit Erbrechen, und die Gefahr ist zu groß, daß daraus für die Zukunft Probleme beim Essen erwachsen.

710. Diät bei Erbrechen (ein Hinweis für den Notfall, solange man den Arzt nicht konsultieren kann). Erbrechen zeigt sich bei vielen verschiedenen Krankheiten, besonders am Anfang und wenn hohes

Fieber einsetzt. Die Diät hängt auch von vielen verschiedenen Faktoren ab und sollte vom Arzt vorgeschrieben werden. Wenn es jedoch nicht möglich ist, einen Arzt zu erreichen, kann man sich nach den folgenden Anweisungen richten.

Erbrechen ist die Folge davon, daß der Magen durch eine Krankheit in Erregung versetzt ist und mit der aufgenommenen Nahrung nicht fertig wird. Es empfiehlt sich, dem Magen ein paar Stunden nach dem Erbrechen vollkommene Ruhe zu lassen. Dann, *wenn das Kind darum bittet,* kann man ihm einen Schluck Wasser oder Tee geben, aber nicht mehr als einen Schluck zunächst. Wenn das Kind es bei sich behält und mehr trinken möchte, gebe man ihm nach ein paar Minuten ein weiteres Schlückchen. Nach und nach auch etwas mehr, wenn es unbedingt danach verlangt. Hat das Kind diese Menge Flüssigkeit bei sich behalten, kann man ihm ein bißchen verdünnten Apfelsaft oder eine Limonade, in der keine Kohlensäure mehr ist, geben. Reichen Sie am ersten Tag aber nicht mehr als ein halbes Glas auf einmal. Nach einigen Stunden darf man dem Kind, wenn es danach verlangt, etwas mageres Gebäck, ein Stück Toastbrot oder eine kleine Banane oder einen Eßlöffel Apfelmus geben. Wenn das Kind um Milch bittet, geben Sie nur entrahmte.

Das Erbrechen, das mit einer fieberhaften Erkrankung zusammen einsetzt, wird meistens nur am ersten Tag auftreten und dann aufhören, auch wenn das Fieber weiter anhält. Wenn das Kind sehr heftig erbricht und würgt, bricht es manchmal kleine Flöckchen oder Fädchen Blut mit aus, doch ist das nichts Gefährliches.

711. Diät beim Durchfall. Ab zwei Jahren tritt beim Kind viel seltener schwerer und andauernder Durchfall auf. Bis Sie beim Arzt waren, sorgen Sie vor allem für Ruhe und geben Sie dem Kind die normale Nahrung, auf die es Appetit hat. Studien haben gezeigt, daß die traditionelle »Durchfalldiät« mit zuckerhaltigen Flüssigkeiten wie Limonade oder Apfelsaft den Durchfall nur verschlimmern.

712. Man muß aufpassen, daß sich beim Abklingen einer Krankheit nicht Schwierigkeiten beim Essen einstellen, die dann chronisch werden. Wenn ein Kind mehrere Tage lang Fieber hat und wenig ißt, wird es naturgemäß abnehmen. Mütter machen sich deshalb leicht Sorgen, zumal beim ersten- oder zweitenmal, solange sie noch keine

Erfahrung mit Kinderkrankheiten haben. Wenn das Fieber dann schließlich abgeklungen ist und der Arzt sagt, nun sei alles wieder in Ordnung und das Kind könne ganz normal ernährt werden, wird die Mutter alles daransetzen, damit das Kind schnell wieder an Gewicht zunimmt. Doch oft hat das Kind jetzt eine Aversion gegen das Essen und wendet sich ab. Wenn die Mutter nun danebensitzt und auf das Kind einredet und es nötigt, es müsse doch essen, kann es geschehen, daß sein Appetit gar nicht wiederkehrt.

Ein solches Kind hat nicht etwa vergessen, wie man essen muß, und es ist auch nicht zu schwach zum Essen, doch zu dem Zeitpunkt, da seine Temperatur zwar wieder normal ist, wirkt die Infektion in seinem Körper noch so kräftig, daß Magen und Darm noch nicht wieder normal reagieren. In dem Moment, da Mama ihm wieder den ersten Teller voller Essen vorsetzt, rebellieren sein Magen und sein Verdauungssystem, und das Kind verspürt einen Widerwillen gegen das Essen.

Wenn man ein Kind, das im Grunde noch nicht völlig wiederhergestellt ist (wenngleich es kein Fieber mehr hat), zum Essen zwingt, ist die Gefahr groß, daß ein Widerwillen gegen jegliches Essen in ihm geweckt und sein normaler Appetit gelähmt wird. Bei solcher Gelegenheit kann man lang anhaltende unerquickliche Schwierigkeiten mit dem Essen des Kindes auslösen.

Sobald jedoch Magen und Darm sich von den Anstrengungen und den Nachwirkungen der Krankheit erholt haben und wieder in der Lage sind, normales Essen gut zu verdauen, wird der Hunger sich ganz von allein einstellen, und zwar meist besonders kräftig: Das Kind hat auf einmal einen Riesenappetit. Ein oder zwei Wochen lang wird es wie ein hungriger Wolf futtern, um den Verlust wieder aufzuholen.

Die Eltern aber tun klug daran, dem Kind am Ende einer Krankheit das anzubieten, was es gern hat und möchte, ohne es zu nötigen und zum Essen zu drängen. Im übrigen müssen sie geduldig und vertrauensvoll darauf warten, daß die Natur ihr Recht verlangt und das Kind von selbst wieder seine gewöhnlichen Portionen begehrt. Hat sich sein Appetit nach einer Woche nicht gebessert, kann man den Arzt noch einmal zu Rate ziehen.

Medikamente und Einläufe

713. Das Einnehmen von Medizin. Nicht immer ist es einfach, ein Kind dazu zu bewegen, seine Medizin einzunehmen. Man muß es sich zur festen Regel machen, sein Kind von Anfang an so zu erziehen, daß das Einnehmen von irgendwelchen Medizinen eine Selbstverständlichkeit ist, gegen die es keinen Widerspruch gibt, so daß es niemals auf den Gedanken kommt, es wollte die Tropfen oder die Pillen nicht nehmen. Wenn man erst einmal damit anfängt, ihm zu erklären, warum es dies und jenes nehmen müsse, es zu trösten und sich zu entschuldigen, bringt man es erst auf den Gedanken, daß die Medizin etwas sei, was man auf keinen Fall mag. Wenn man dem Kind den Löffel mit der Medizin in den Mund steckt, rede man am besten von etwas ganz anderem. Die meisten kleinen Kinder öffnen ihren Mund automatisch wie kleine Vögel in ihrem Nest.

Pillen oder Tabletten, die sich nicht auflösen, kann man mit einem Mörser fein zerstoßen oder zerdrücken und mit etwas Schmackhaftem vermischen, mit Honig etwa oder einem Fruchtsaft, den das Kind gern mag. Doch man mische nur einen Teelöffel voll, damit das Kind ihn auf einmal hinunterschlucken kann. Augenwasser und -tropfen, die nötig sein sollten, kann man, wenn es gar nicht anders geht, während des Schlafens einspritzen.

Gibt man eine flüssige Medizin in einem Getränk, dann ist es besser, man nimmt einen Saft, den das Kind nicht regelmäßig zu trinken bekommt. Tut man die Medizin nämlich in die Milch oder in einen Orangensaft, dann wird der ungewohnte Geschmack es mißtrauisch machen, und es wird vielleicht Wochen oder Monate lang Milch oder Orangensaft nicht mehr trinken wollen.

Es ist sehr schwierig, kleine Kinder dazu zu bewegen, eine ganze Tablette oder eine Kapsel hinunterzuschlucken. Man kann es versuchen, indem man die Tablette in etwas verhältnismäßig Festes steckt, etwa in ein Stückchen Banane. Gleich hinterher gebe man als Belohnung dann einen Teelöffel voll von einer Flüssigkeit, die das Kind sehr gern mag. Außerdem gibt es von den meisten wichtigen Medikamenten heute auch besondere Zubereitungen für Kinder bei verschiedenen Altersgruppen, meist in Form wohlschmeckender Tropfen oder als Sirup.

714. Niemals gebe man dem Kind irgendwelche Medikamente, ohne den Rat des Arztes einzuholen, und man gebe Medizin auch nur solange, wie der Arzt es anordnet, nicht noch darüber hinaus. Warum man das nicht tun sollte, sei an folgendem Beispiel erklärt: Ein Kind ist erkältet und von starkem Husten geplagt, der Arzt verschreibt eine bestimmte Hustenmedizin. Zwei Monate später hat das Kind schon wieder Husten, und die Mutter holt auf das alte Rezept das gleiche Mittel, ohne den Arzt zu fragen. Eine Woche lang scheint die Medizin zu wirken, doch dann wird der Husten so schlimm, daß der Arzt doch gerufen werden muß. Er stellt sofort fest, daß das Kind diesmal nicht erkältet ist, sondern Lungenentzündung hat. Wäre er gleich zu Rate gezogen worden, hätte er das schon eine Woche vorher feststellen können. In diesem Fall hätte das Kind gleich isoliert werden müssen, so daß es nicht noch unnötig viele andere Kinder der Gefahr der Ansteckung ausgesetzt hätte. Eine Mutter, die verschiedene Schnupfen oder Kopfschmerzen oder Magenwehs kuriert hat, und zwar immer auf die gleiche Weise, fühlt sich nach und nach als halber Arzt und Fachmann, und in gewisser Weise ist sie auch bereits ein Experte. Aber auch auf Grund ihrer Erfahrungen wird sie, da sie kein Arzt ist, die richtige Diagnose nicht immer stellen können. Für sie sind Kopfschmerzen eben Kopfschmerzen, und die Behandlung ist die gleiche. Der Arzt aber hat unter Umständen eine ganz andere Meinung von dem Fall und wird sehr verschiedenartige therapeutische Maßnahmen anordnen. Menschen, die schon einmal mit Sulfonamiden oder Antibiotika (etwa Penicillin) behandelt worden sind, neigen dazu, diese Mittel bei ähnlichen Symptomen wieder anzuwenden. Sie erinnern sich, daß es ihnen beim letzten Mal sehr gut geholfen habe, und sie wissen auch, welche Dosierung der Arzt ihnen damals verschrieben hatte – warum also nicht?

Auch diese an sich so segensreichen Medikamente können gelegentlich schwere Nebenwirkungen zur Folge haben – Fieber, allergische Hautreaktionen, Anämie (Blutarmut), Nierenschäden. Zum Glück kommt es nur in seltenen Fällen dazu, aber die Gefahr vergrößert sich, wenn die Anwendung sehr oft und in unsachgemäßer Weise erfolgt. Sie dürfen daher nur gegeben werden, wenn der Arzt entschieden hat, daß die Gefahr durch die bestehende Krankheit größer ist als ein eventuelles Behandlungsrisiko. Selbst der fortgesetzte Gebrauch von Medikamenten wie z. B. Paracetamol kann zu schweren Schäden führen.

Abführmittel sollten nicht bei jeder Gelegenheit gegeben werden – besonders nicht bei Magenbeschwerden. Bei kleinen Kindern ist auf jeden Fall zuvor der Arzt zu fragen. Manche Eltern sind der völlig falschen Meinung, daß Magenschmerzen vornehmlich durch Verstopfung hervorgerufen würden und daß man zuerst einmal ein Abführmittel geben müsse. Magen- und Leibschmerzen aber können viele Gründe haben (Abschnitte 755–756 und 758–760). Einige davon, etwa Blinddarmentzündung und Darmlähmung, werden durch Abführmittel nur verschlimmert. Es ist deshalb nicht ungefährlich, wenn man seinem Kind Abführmittel gibt, ohne zu wissen, welchen Grund die Bauchschmerzen haben.

715. Einläufe und Abführzäpfchen wurden von Ärzten sehr häufig verschrieben oder auch von Eltern ohne ärztlichen Rat verwendet. Man glaubte, ohne einen Beweis dafür zu haben, daß eine Verstopfung eine wichtige Rolle bei Erkrankungen spielt und daß man erst gesund werden kann, wenn der Darm gereinigt ist. Heutzutage wissen wir es zum Glück besser. Sehr selten wird heute noch ein Abführzäpfchen genommen, zum Beispiel wenn man bei einem kleinen Kind befürchten muß, daß es einen sehr großen und sehr harten Stuhl ausscheiden wird. Ein Einlauf kann als Vorbereitung für bestimmte Röntgenaufnahmen des Bauches notwendig sein.

Geben Sie Ihrem Kind nie ohne ärztlichen Rat einen Einlauf oder ein Abführzäpfchen.

Abführzäpfchen werden durch die Afteröffnung in den Mastdarm eingeführt, wo es sich auflöst. Sie bestehen meist aus Glyzerin, einem Gleitmittel, können aber auch ein leicht reizendes Mittel enthalten, das Flüssigkeit in den Mastdarm zieht und den Stuhlgang stimuliert.

Der Arzt wird Ihnen sagen, wie ein Einlauf durchzuführen ist. Man legt eine wasserundurchlässige Unterlage über das Bett und ein Badetuch darauf. Das Kind muß sich auf die Seite legen und die Beine anziehen. Das Töpfchen sollte man zur Hand haben. Bei Kleinkindern und Babys ist es am leichtesten und sichersten, man benutzt eine Gummiballspritze. Man füllt den Ballon vollständig, so daß sich keine Luft darin befindet. Die Spitze wird mit Vaseline eingefettet oder auch mit Seife und vorsichtig in den After eingeführt. Dann drückt man den Ballon ganz langsam und sanft zusammen. Der Ballon darf nicht losgelassen werden, ehe die Spritze wieder ganz aus dem Darm entfernt ist, da sonst eventuell die Darmschleimhaut angesogen und verletzt wird. Je vorsichtiger man den Einlauf spritzt, desto weniger wird das Baby davon merken und sich dagegen wehren. Der Darm arbeitet wellenweise, zieht sich zusammen und entspannt sich wieder – wenn man also einen Widerstand merkt, warte man einen Augenblick, bevor man weiterspritzt. Im allgemeinen wehren sich Babys gegen Einläufe, und man muß schon ziemlich geschickt sein, wenn man ein gewisses Quantum einlaufen lassen will. Wenn man die Gummispritze wieder herauszieht, drücke man die beiden Gesäßbacken zusammen, damit das warme Wasser noch ein paar Minuten im Darm bleibt und nachhaltiger wirken kann. Wenn das Wasser nach 15 oder 20 Minuten noch nicht wieder herausgekommen ist oder aber ohne Erfolg abfließt, kann man den Einlauf wiederholen. Es ist ungefährlich, wenn das Wasser zunächst im Darm bleibt.

Bei älteren Kindern, die den Einlauf gutwillig über sich ergehen lassen, kann man einen Irrigator mit einem Gummischlauch nehmen. Doch stelle man den Kasten nicht zu hoch (von der Höhe hängt der Druck des Einlauf ab). Je niedriger der Einlaufkasten steht, desto langsamer fließt das Wasser in den Darm und verursacht das geringste Unbehagen, daher auch den besten Erfolg.

716. Generika. Generika sind Arzneimittel, die kein Warenzeichen haben, sondern den internationalen Freinamen (INN) verwenden. Meist sind Generika billiger als Markenarzneimittel, obgleich sie in der Wirkung oft identisch sind. Sprechen Sie mit Ihrem Arzt darüber, ob er im speziellen Fall ein Generikum verschreiben will.

Fieber

Achtung: Geben Sie einem Kind oder einem Jugendlichen bei Fieber, Erkältung oder Grippesymptomen niemals Acetylsalicylsäure-Produkte, es sei denn, Ihr Arzt hat es verschrieben. Nur Paracetamol und andere acetylsalicylsäurefreie Produkte sind zu verwenden.

Handelt es sich nämlich um eine Viruserkrankung, besonders Grippe oder Windpocken, kann die Acetylsalicylsäure beim Kind das Reye-Syndrom begünstigen – eine ungewöhnliche, jedoch sehr gefährliche Erkrankung. (Siehe Abschnitt 822).

717. Was ist Fieber und was ist keins? Die Durchschnittstemperatur bei *Kindern* liegt im allgemeinen etwa bei 36,5 bis 37,2 Grad. Doch hält sich die Temperatur eines gesunden Kindes durchaus nicht ständig und gleichbleibend auf dieser Höhe. Sie schwankt im Laufe des Tages immer ein wenig auf und ab, und zwar hängt das von der Tageszeit ab und davon, was das Kind tut. Am frühen Morgen ist die Temperatur am niedrigsten, am späten Nachmittag am höchsten. Diese Unterschiede im Laufe des Tages sind allerdings nur gering. Der Unterschied in der Temperatur zwischen einem Körper in der Ruhelage und einem Körper in Bewegung ist schon größer. Wenn ein absolut gesundes kleines Kind viel herumgelaufen ist und man ihm gleich danach die Temperatur mißt, kann es sein, daß sie 37 Grad oder sogar noch etwas mehr beträgt, Temperaturen um 38 Grad sind aber wahrscheinlich immer ein Krankheitssymptom, ob das Kind nun herumgetobt hat oder nicht. Bei der Temperatur des älteren Kindes spielt körperliche Bewegung bereits eine weniger große Rolle. Wenn man also bei kleinen Kindern wissen will, ob sie leichtes Fieber haben, das von einer Erkältung oder einer anderen Krankheit hervorgerufen worden ist, muß man sie erst eine Stunde ruhig halten, bis man die Temperatur mißt.

Bei den meisten fieberhaften Erkrankungen ist die Temperatur am späten Nachmittag am höchsten und in den Morgenstunden am niedrigsten. Aber auch wenn es umgekehrt ist und das Fieber am Morgen hoch ist, während es am Nachmittag zurückgeht, ist das nicht weiter überraschend. Außerdem gibt es wenige Krankheiten, bei denen das Fieber nicht steigt und fällt, sondern konstant bleibt, z. B. bei Lungenentzündung und einer Kinderkrankheit mit Namen Roseola infantum oder Dreitagefieberexanthem. Eine unter den Normalwerten liegende Temperatur, also um 36 Grad, tritt manchmal am Ende einer Krankheit auf oder, bei gesunden Babys und Kleinkindern, am Morgen. Das braucht nicht zu beunruhigen, solange das Kind sich im übrigen wohlfühlt.

Viele Eltern meinen, Fieber sei an sich schlecht und müsse medikamentös behandelt werden. Wir sollten uns aber daran erinnern, daß Fieber keine Krankheit ist. Fieber ist ein Verfahren, das der Körper gegen Infektionen anwendet. Für uns hilft die Fiebermessung auch, das Ausmaß der Erkankung zu verfolgen. In einigen Fällen muß der Arzt das Fieber senken, damit das Kind schlafen kann bzw. nicht erschöpft wird. In einem anderen Fall bekämpft der Arzt nicht in erster Linie das Fieber, sondern die Infektion.

718. Das Thermometer. Der einzige Unterschied zwischen einem Oral- und einem Rektalthermometer ist die Form des Endstücks. Beim Rektalthermometer-Endstück ist die Spitze abgerundet, um Verletzungen vorzubeugen. Das Oralthermometer hat ein langes Endstück, so daß sich das Quecksilber im Mund schneller erwärmen kann. Die Markierungen sind bei beiden Thermometern identisch und bedeuten das gleiche (d. h.: die Teilstriche geben keine Korrektur für die unterschiedlichen Temperaturen für Mund oder After). Es gibt auch Thermometer, die als Endstück einen Kompromiß zwischen einem Oral- und einem Rektalthermometer haben. Sie erfreuen sich großer Beliebtheit.

Diese Thermometer können auch für die Achselhöhle genommen werden.

Als nächstes soll der Unterschied zwischen der Messung im Mund, der Achselhöhle und im After erklärt werden. Im After ist die Temperatur am höchsten, da dieser rundum vom Körper umgeben ist. Im Mund ist die Temperatur am niedrigsten, da der Mund durch die Nase mit Luft gekühlt wird. Der Unterschied zwischen der Oral- und Rektaltemperatur beträgt im allgemeinen weniger als ein Grad Celsius. Die Temperatur in der Achselhöhle liegt dazwischen.

Die Meßzeit im After beträgt etwa eine Minute. Zunächst steigt das Quecksilber sehr schnell und scheint sich nach 20 Sekunden nicht mehr zu verändern. Nach dieser Zeit kommt es nur noch zu einem winzigen Anstieg, so daß man bei einem strampelnden Kind das Thermometer ruhig auch nach weniger als einer Minute herausnehmen kann, um die Temperatur in etwa abschätzen zu können.

Im Mund braucht man etwa eineinhalb bis zwei Minuten, bis man die richtige Temperatur ablesen kann. Denn der Mund braucht etwas Zeit, um sich aufzuwärmen, und das Endstück des Thermometers ist zum großen Teil von Luft umgeben. Um die Temperatur in der Achselhöhle zu messen, braucht man etwa vier Minuten, für eine grobe Schätzung genügen aber auch ein paar Minuten.

719. Das Ablesen des Thermometers. Die Temperatur zu messen ist für viele Eltern eine schwierige Angelegenheit. Am besten, Sie fragen einen Bekannten, der Ihnen das am Thermometer erklärt.

Ein Thermometer reicht von 35 bis 42 Grad. Es ist nach dem Dezimalsystem eingeteilt. Die durchschnittliche Normaltemperatur, die etwa bei 37 Grad liegt, ist mit einem roten Strich markiert.

720. Wie mißt man das Fieber? Bevor man die Temperatur mißt, klopft man das Thermometer herunter. Man hält das obere Ende fest zwischen Daumen und Finger, dann schlägt man das Thermometer in der Luft kräftig mit einer kurzen ruckartigen Bewegung nach unten. Die Quecksilbersäule sollte mindestens bis zu 36 Grad hinabgedrückt werden. Wenn sie nicht hinuntergeht, hat man nicht kräftig genug geschlagen. Bis man das richtige Gefühl dafür bekommt, wie man ein Thermometer handhaben muß, sollte man es über einem Bett oder einem weichen Kissen herunterklopfen, damit es nicht zerbricht, wenn es einem aus der Hand rutscht. Das Badezimmer mit seinem Kachelfußboden ist der ungeeignetste Ort, um ein Thermometer einzustellen.

Wenn man die Temperatur rektal mißt, muß man vorher das untere Ende des Thermometers mit Vaseline einfetten. Am besten

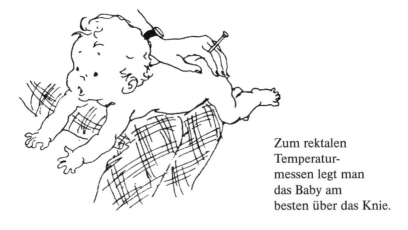

Zum rektalen Temperatur-messen legt man das Baby am besten über das Knie.

legt man sich das Baby quer über die Knie, so daß der Bauch zwischen den Schenkeln liegt. Aus dieser Haltung kann es sich so schnell nicht befreien, und seine Beinchen hängen herunter und sind nicht im Wege. Das Thermometer wird dann sehr vorsichtig in seinen After eingeführt. Man schiebt es mit leichter Hand ein, und zwar so, daß es seinen Weg allein findet. Wenn man es sehr fest und steif hält, tut man dem Baby unter Umständen weh. Ist das Thermometer in den After eingeführt, dann hält man es am besten nicht mehr fest, sondern legt die Finger nur ganz locker darum, damit es das Baby, wenn es strampelt und sich wehrt, nicht verletzt. Wenn man die Hand auf sein Hinterteilchen legt und das Thermometer wie eine Zigarette leicht zwischen den Fingern hält, kann wenig passieren. Ist das Kind ein bißchen älter und liegt es während der einen Minute still, dann kann man es im Bett auf die Seite legen, die Knie ein wenig angezogen. Liegt das Kind nämlich flach auf dem Bauch, dann ist es schwerer, das Afterlöchlein zu finden; die falscheste Lage wäre es, das Kind auf dem Rücken liegen zu lassen. Man kann nicht an den After herankommen, und außerdem wird das Kind mit den Füßen stoßen, weil ihm das Thermometer unangenehm ist. Man mißt die Temperatur am besten in den frühen Morgenstunden, etwa um 7 Uhr, und am Nachmittag, etwa um 17 Uhr. Wenn man dem Arzt über die Temperatur eines Kindes berichtet, muß man natürlich immer dazu sagen, wie sie gemessen wurde – ob rektal, im Mund oder in der Achselhöhle.

Das Thermometer säubern Sie mit lauwarmem Wasser und Seife. Sie können es danach auch mit einer Alkohollösung abwischen. Spülen Sie die Lösung gut ab, bevor Sie das Thermometer wieder verwenden.

721. Wieviel Tage muß man die Temperatur messen? An einem Beispiel sei hier klargemacht, was gelegentlich geschieht: Ein Kind hat eine böse fieberhafte Erkältung, der Arzt kommt regelmäßig und ordnet an, daß die Mutter zweimal am Tag die Temperatur mißt. Schließlich ist das Fieber abgeklungen, das Kind erholt sich gut, hat nur noch etwas Husten und eine Laufnase. Der Arzt äußert sich bei seinem letzten Besuch zufrieden und erlaubt der Mutter, das Kind an die frische Luft zu bringen, sobald die Erkältung völlig vorüber ist. Zwei Wochen später ruft die Mutter den Arzt an und erklärt voller Verzweiflung, daß sie und das Kind immer noch das Haus hüteten. Der Schnupfen und der leichte Husten seien seit zehn Tagen gänzlich behoben, das Kind sehe großartig aus, und sein Appetit sei auch gut, aber es habe noch jeden Nachmittag eine Temperatur von etwa 37,0 Grad. Nun, 37,0 Grad bedeuten bei einem sehr aktiven und lebhaften Kind durchaus nicht immer fieberhafte Temperatur. Zehn Tage Stubenarrest und die Sorge, die sich die Mutter über die »Temperatur« gemacht hat, waren verschwendete Zeit und Kraft. Wenn die Temperatur mehrere Tage unter 37,2 Grad liegt und das Kind im übrigen munter und gesund scheint, braucht man nicht ständig die Temperatur zu messen – es sei denn, der Arzt wünscht es, oder das Kind scheint auf einmal wieder einen Rückfall zu haben. Man mache es sich nicht zur Gewohnheit, einem gesunden Kind die Temperatur zu messen.

722. Erste Hilfe bei hohem Fieber. Im Alter zwischen ein und fünf Jahren können Kinder Fieber zwischen 39 und 40 Grad, gelegentlich auch höher bekommen. Die Ursache kann bereits eine milde Infektion wie eine Erkältung, eine Halsentzündung, eine Grippe oder auch eine ernsthafte Infektion sein. Andererseits steigt die Temperatur bei einer gefährlichen Erkrankung selten über 39 Grad. Lassen Sie sich deshalb nicht allzusehr von der Körpertemperatur beeinflussen, sondern gehen Sie immer dann zum Arzt, wenn Ihr Kind krank und irgendwie anders aussieht.

Es kann vorkommen, daß die Körpertemperatur am ersten Tag der Erkrankung bereits über 40 Grad beträgt, und daß Sie ein paar Stunden brauchen, bis Sie den nächsten Arzt erreichen können. In einem solchen Fall sollte man die Temperatur durch kalte Umschläge senken und Paracetamol geben. Paracetamol gibt es als Tabletten, Zäpfchen und Tropfen. Beachten Sie die Dosierungsanweisungen auf der Packung. (Das Medikament darf nicht in Kinderhände gelangen!)

Bitte geben Sie das Mittel nur einmal, es sei denn, es verstreichen noch drei bis vier Stunden bis der Arzt kommt.

Bei einem Wadenwickel strebt man an, das Blut durch Reiben und Verdunstungskälte zur Hautoberfläche zu bringen. (Alkohol war dafür sehr beliebt, aber in einem kleinen Zimmer kann unter Umständen zuviel davon inhaliert werden. Wasser tut im übrigen denselben Dienst, wenn es auch nicht »medizinisch« riecht.)

Entkleiden Sie das Kind und decken Sie es nur mit einer leichten Decke oder einem Laken zu. Benetzen Sie Ihre Hand in einem Becken mit lauwarmem Wasser. Nehmen Sie den Arm des Kindes und reiben Sie ein paar Minuten, dann benetzen Sie ihn wieder, wenn er zu trocken wird. Anschließend legen Sie den Arm wieder unter die Decke. Nehmen Sie dann den anderen Arm, beide Beine, den Brustkorb und den Rücken. Messen Sie nach einer halben Stunde nochmals die Temperatur, und geben Sie dem Kind kalte Flüssigkeit zu trinken, wenn sie nicht unter 40 Grad gesunken ist. Sie dürfen das Kind auch eine Viertelstunde in ein kühles Bad setzen. Versuchen Sie auf jeden Fall, die Temperatur unter 40 Grad zu halten, bis Sie den Arzt erreichen. Ein plötzlicher Temperaturanstieg kann bei kleinen Kindern am ersten Tag der Erkrankung zu Muskelzittern oder zu einem Anfall führen (Abschnitt 816). Ist das Fieber sehr hoch und hat das Kind ein gerötetes Gesicht, so sollten Sie es nur leicht bedecken: nur ein Laken verwenden. Die Temperatur des Kindes kann nicht sinken, solange es fest zugedeckt bleibt.

Erkältungen und Nebenhöhlenentzündung

723. Ein Kind leidet unter Schnupfen und Erkältungskrankheiten vielleicht zehnmal soviel wie unter allen anderen Krankheiten zusammen. Man weiß über Erkältungen bis zum heutigen Tag noch immer nur recht unvollkommen Bescheid. Eine Erkältung wird durch ein Virus ausgelöst, das so klein ist, daß es z. B. durch unglasiertes Porzellan hindurchdringen kann, so klein, daß es mit einem gewöhnlichen Mikroskop nicht zu sehen ist. Man nimmt an, daß dieses Virus nur leichte Erkältungen mit Schnupfen und rauhem Hals auslöst. Wenn nichts weiter dazukommt, geht diese Viruserkältung nach etwa drei Tagen wieder vorüber. Doch oft kommt noch anderes hinzu. Das Schnupfenvirus schwächt die Widerstandskraft der Nase und des Rachens, so daß andere Krankheitserreger Eingang finden und ihr Werk beginnen können: Streptokokken, Pneumokokken und der Haemophilus influenzae-Virus. Diese Keime halten sich oft bei gesunden Menschen während der Winter- und Frühjahrsmonate im Rachen und in der Nase auf, aber sie richten keinen Schaden an, weil der Körper genug Abwehrstoffe in sich hat. Wenn aber das Schnupfenvirus diese Abwehrkräfte schwächt, nehmen die Bazillen ihre Chance wahr, vermehren sich, breiten sich aus und verursachen Bronchitis, Lungenentzündung, Mittelohrentzündung, Stirnhöhlenkatarrh, und so weiter. Deshalb muß man auch auf Kinder, die lediglich einen Schnupfen haben, achten.

Das Beste, was man zur Vermeidung eines Schnupfens tun kann: Man gehe Menschen aus dem Weg, die einen haben.

724. Erkältungen in der frühen Kindheit. Wenn ein Baby im ersten Jahr seines Lebens einen Schnupfen bekommt, so ist er meistens nicht sehr schlimm. Am Anfang niest das Baby vielleicht ein bißchen, seine Nase läuft oder ist wohl auch etwas verstopft. Vielleicht hustet es auch ein paarmal. Fieber aber hat das kleine Kind beim Schnupfen selten. Wenn seine Nase voll ist, wünschte die Mutter, sie selbst könnte sie für das Baby ausschnauben. Merkwürdigerweise aber scheint es dem Baby nichts auszumachen. Nur wenn sie mit verhärtetem Nasenschleim zugesetzt ist, dann wird es ungeduldig und empfindet dies als Störung seines Wohlbefindens. Es versucht, seinen Mund geschlossen zu halten und ärgert sich dann schrecklich, wenn es nicht atmen kann. Sobald es trinken will, hindert die verstopfte Nase das Baby am meisten, und es kann vorkommen, daß es Brust und Flasche ablehnt, obwohl es Hunger hat.

Blasenbildung und eine verstopfte Nase lassen sich beheben, wenn man den Schleim mit einer Nasenspritze absaugt. Drücken Sie den Gummiball zusammen, bringen Sie die Spizte in die Nase, und lassen Sie den Gummiball sich entfalten.

Eine trockene Nase wird durch zusätzliche Feuchtigkeit im Raum weniger wahrscheinlich (Abschnitt 729). Ist die Nase sehr trocken, so kann der Arzt Nasentropfen verschreiben, die die Gefäße zusammenziehen. Sie sollen unmittelbar vor dem Füttern angewandt oder als Tropfen geschluckt werden. Andererseits verliert ein Kind während einer Erkältung nicht seinen Appetit. Außerdem verschwinden Erkältungen meist innerhalb einer Woche. Es gibt aber auch Fälle, wo eine Erkältung unglaublich lange anhalten kann, auch wenn sie mild verläuft. Dauert sie länger als zwei Wochen, kann sich eine

Nebenhöhlenentzündung oder eine Ohrenentzündung entwickelt haben. Lassen Sie das vom Arzt überprüfen.

Selbstverständlich kann auch die Erkältung bei einem kleinen Kind sehr schwer werden. Es können sich eine Bronchitis und weitere Komplikationen hinzugesellen. Wenn das Kind oft, tief oder asthmatisch hustet, sollte es von einem Arzt auch dann untersucht werden, wenn kein Fieber besteht. Dies gilt auch dann, wenn das Kind während einer einfachen Erkältung krank aussieht. Um es nochmals zu sagen: Ein Kind kann, besonders in den ersten zwei oder drei Lebensmonaten, sehr krank sein, ohne daß es Fieber hat.

725. Schnupfen und Fieber nach der Säuglingszeit. Einige Kinder haben, auch wenn sie längst keine Babys mehr sind, oft leichte Erkältungen ohne Fieber oder andere Komplikationen, ganz so, wie sie in ihren ersten Lebensjahren auftraten. Für gewöhnlich aber tritt nach dem ersten bis zweiten Lebensjahr eine Veränderung im Schnupfen- oder Krankheitsbild auf. So etwa spielt sich die Geschichte ab: Ein Kind von zwei Jahren ist den Vormittag über vergnügt und guter Dinge, gegen Mittag aber scheint es etwas ermüdet und hat weniger Appetit als gewöhnlich. Wenn es dann nach dem Nachmittagsschlaf aufwacht, ist es weinerlich und unleidlich, und seine Mutter stellt fest, daß Händchen und Kopf heiß sind. Sie mißt die Temperatur, die bereits bei 38 Grad liegt, und wenn der Arzt kommt, hat das Kind bereits 39 Grad Fieber. Die Wangen des Kindes sind rot, seine Augen trüb, doch sonst zeigen sich keine weiteren Symptome. Es hat vielleicht zum Abendbrot gar keinen Appetit, vielleicht aber auch ißt es dasselbe Quantum wie immer. Es liegen keinerlei Anzeichen dafür vor, daß das Kind einen Schnupfen bekommt, und der Arzt konnte lediglich feststellen, daß sein Hals ein wenig gerötet ist. Am nächsten Tag ist das Fieber heruntergegangen, doch seine Nase fängt an zu laufen, und es hustet dann und wann. Es war also doch ein richtiger Schnupfen, der nun, von Fall zu Fall verschieden, zwei Tage oder zwei Wochen dauert.

Im Repertoire der Kinderkrankheiten gibt es nun sehr viele verschiedene Variationen dieser typischen Geschichte. Manchmal fängt das Kind an, sich zu erbrechen, wenn das Fieber plötzlich in die Höhe steigt. Das wird im besonderen dann geschehen, wenn die Mutter – ahnungslos – dem Kind beim Mittagessen mehr aufgezwungen hat, als sein bereits angegriffener Appetit vertrug. (Man sollte einem Kind immer glauben, wenn es plötzlich keinen Appetit mehr hat.) Manchmal auch dauert das Fieber mehrere Tage, bevor der Schnupfen zum Ausbruch kommt und sich die Symptome der Erkältung zeigen. Manchmal dauert das Fieber auch nur ein oder zwei Tage und klingt wieder ab, ohne daß die Nase überhaupt anfängt zu laufen oder das Kind hustet – in diesem Fall wird der Arzt unter Umständen feststellen, es sei eine leichte Grippe. Für gewöhnlich wird diese Diagnose gestellt, wenn keine besonderen Symptome wie eine laufende Nase oder Durchfall auftreten, sondern nur generelle Symptome: Fieber oder allgemeines schlechtes Befinden. Es ist anzunehmen, daß diese Art von 1-Tages-Fieber eine Erkältung ist, die in ihrer Entwicklung unterbrochen wurde. Nachdem das Fieber wieder abgeklungen ist, scheint das Kind zwei bis drei Tage lang völlig in Ordnung zu sein, doch dann setzt ein heftiger Schnupfen mit Husten und laufender Nase ein.

Bei Kindern jenseits des sechsten Lebensmonats fängt eine Erkältung meist mit einer plötzlichen Temperaturerhöhung an; Sie sollten darüber nicht allzu überrascht sein. Allerdings sollten Sie in jedem Fall einer Temperaturerhöhung den Arzt konsultieren, da gelegentlich eine ernsthafte Infektion dahintersteckt.

Sind die Kinder erst fünf oder sechs Jahre alt, so beginnen sie ihre Erkältungen meist ohne nennenswerte Temperaturerhöhung.

Es macht einen großen Unterschied, ob ein Fieber bereits am ersten Tag der Erkältung da ist oder ob es sich während der Erkältung aufbaut. Letzteres bedeutet, daß sich die Erkältung ausbreitet oder schlimmer geworden ist. Dies muß nicht in jedem Fall gefährlich sein. Es bedeutet nur, daß der Arzt das Kind nochmals auf Veränderungen der Ohren, der Lunge und des harnbildenden Systems (Niere, Blase) untersuchen sollte.

726. Die Nasennebenhöhlen oder »Sinus« sind lufthaltige Hohlräume in den Knochen, von denen die Nase umgeben ist; jede Nasennebenhöhle steht mit dem Naseninnern durch eine kleine Öffnung in Verbindung. Die Kieferhöhlen liegen im Oberkieferknochen, die Stirnhöhlen im Stirnbein, also praktisch oberhalb der Augenbrauen, das Siebbein, besser die Siebbeinzellen, oberhalb der oberen Nasengänge, die Keilbeinhöhlen liegen weit hinten, hinter den Nasengängen. Im frühen Kindesalter sind nur Kieferhöhlen und Siebbeinzellen bereits so weit ausgebildet, daß sie erkranken können; dagegen entwickeln sich die Stirnhöhlen und die Keilbeinhöhlen erst nach und nach in den ersten Lebensjahren.

Wenn nun ein schwerer oder langanhaltender Schnupfen besteht, kann er sich auf die einzelnen Nebenhöhlen ausbreiten, man spricht dann von einer »Sinusitis« (oder deutsch von einer Kieferhöhlen-, Stirnhöhlenentzündung usw.). Sie kann auch auftreten, ohne daß die Nase läuft.

So eine Infektion der Nasennebenhöhlen dauert meist länger als ein gewöhnlicher Schnupfen, der sich nur direkt in der Nase abspielt, da sie versteckter und abgeschlossener liegen und ihr Sekret – Schleim oder Eiter – nicht so gut abfließen kann. Sie kann in sehr milder Form verlaufen, vielleicht sondert sich nur ständig etwas Schleim oder Eiter ab, der vom Naseninneren den Rachen herunterfließt (wodurch dann aber ein chronischer Husten entstehen kann, der besonders beim Hinlegen und morgendlichen Aufstehen auftritt). Andererseits kann eine Sinusitis auch einen schweren Verlauf nehmen, wobei es zu hohem Fieber und starken Schmerzen kommt.

Bei Vedacht auf eine Sinusitis ordnet der Arzt meist eine Röntgenaufnahme der Nasennebenhöhlen an oder durchleuchtet sie mit einem Spezialgerät. Es gibt eine ganze Reihe von Behandlungsmaßnahmen, die je nach Lage des Falles angewendet werden, wie zum Beispiel Nasentropfen oder Antibiotika.

Wie die ärztliche Behandlung auch sein mag, immer muß auch die allgemeine Pflege des Kindes auf die Bekämpfung der Erkrankung abgestellt sein. Praktisch handelt es sich ja um eine Erkältungskrankheit, die allerdings schwerer ist und länger dauert.

727. Wann ist der Arzt zu rufen? Der Arzt braucht nicht gerufen zu werden, wenn die Nase läuft oder nur ein leichter Husten vorhanden ist. Er sollte aber hinzugezogen werden, wenn sich neue Symptome wie Ohrenschmerzen oder Fieber im Laufe der Erkrankung einstellen, weil dies auf Komplikationen hindeutet.

728. Wie wird behandelt? Die meisten Ärzte und Eltern lassen das Kind nicht zu Hause, wenn es eine einfache Erkältung hat.

Wenn Ihr Kind besonders anfällig für Erkältungen ist oder zu Komplikationen wie Bronchitis und Ohrenentzündungen neigt, so ist es verständlich, wenn Sie etwas vorsichtiger sind. Ich habe aus meinen Beobachtungen an Kindern den Eindruck, daß eine Erkältung um so schlimmer wird, wenn sich Schüttelfrost einstellt. (Man weiß aber, daß Schüttelfrost eine Erkältung nicht auslöst.) Daher sollte man, außer wenn es draußen sehr warm ist, das Kind für die Dauer eine Erkältung im Innern des Hauses belassen; auch die Kleidung sollte wie üblich, Füße, Beine und Brustkorb gut bedeckt sein.

729. In einem überhitzten Raum muß die Luft feucht sein. Manchmal empfiehlt der Arzt, einen Raum, in dem ein erkältetes Kind sich aufhält, zu befeuchten. Die Lufttrockenheit wird dadurch gemindert, und die entzündeten Schleimhäute in Nase und Rachen werden ruhiggestellt. Wertvoll ist diese Maßnahme bei der Behandlung eines trockenen, festsitzenden Hustens oder eines Krupps. Bei warmem Wetter und wenn nicht geheizt wird, braucht man keine zusätzliche Feuchtigkeit zu erzeugen.

Mit Abstand das beste, aber auch das teuerste Gerät ist ein Ultraschallbefeuchter, der kalten Nebel produziert. Man kann jedoch auch einen einfacheren Kaltvernebler benutzen. Bei beiden Geräten dürfen Sie nicht vergessen, mindestens einmal in der Woche den Wasserbehälter entsprechend den Anweisungen zu säubern. Dadurch wird verhindert, daß sich dort Pilze und Bakterien ansammeln, die dann im Raum verteilt werden.

Ein elektrischer Verdampfer befeuchtet die Luft durch Wasserdampf, der durch elektrisches Erhitzen von Wasser erzeugt wird. Ein solches Gerät ist viel billiger. Es ist aber bei weitem nicht so geeignet, Feuchtigkeit in die Bronchien zu bringen, es ist weniger angenehm, da der Raum dadurch erhitzt wird, und es ist sehr viel weniger sicher, da ein kleines Kind es berühren oder umkippen kann. Wenn Sie einen solchen Dampfbefeuchter kaufen, so sollten Sie ein großes Gerät kaufen, das mindestens 1 Liter Wasser faßt und sich automatisch abstellt, wenn alles Wasser verdampf ist.

Im Notfall kann man bei heftigem Husten das Kind auch ins Badezimmer bringen und heißes Wasser in Badewanne oder Dusche andrehen – selbstverständlich gehört das Kind dann nicht in die

Wanne, sondern der heiße Dampf soll lediglich die Atemluft befeuchten.

730. Nasentropfen. Manchmal verschreibt der Arzt auch Nasentropfen. Im allgemeinen gibt es davon zwei Sorten. Zum einen sind Salzwasser-Nasentropfen in der Apotheke erhältlich. Sie lösen den dicken Schleim gut, so daß ein Kind ihn besser ausschnauben kann. Bei einem Baby können sie ihn auch mit einem Nasenabsauger entfernen.

Die zweite Gruppe von Nasentropfen sind Lösungen, die die Schleimhaut zusammenziehen. So gibt es mehr Platz zum Atmen, und Schleim und Eiter können leichter aus der Nase entfernt werden. Es gibt allerdings einen Hauptnachteil: Die zusammengezogenen Gefäße dehnen sich nach einiger Zeit wieder aus. Dann kann die Nase noch verstopfter als vorher sein, abgesehen davon, daß die sehr empfindlichen Schleimhäute bei zu häufigem Gebrauch dieser Nasentropfen sehr leiden. In drei Situationen können diese Nasentropfen dennoch sinnvoll sein:

1. Ein Kind ist so verstopft, daß es unruhig und rastlos ist; beim Füttern bekommt es fast Erstickungsanfälle, und es kann nicht ein- und durchschlafen. (Eine alternative Behandlung ist das Saugen mit einer Nasenspritze.)
2. Der zweite Fall sind die Spätstadien einer Erkältung oder Nebenhöhlenentzündung, wenn die Nase dick mit Sekret gefüllt ist, das sich nicht spontan entleert.
3. Ein Arzt möchte während einer Ohrinfektion die Eustachische Röhre öffnen, die Ohr und Rachen verbindet.

Nasentropfen wirken um so besser, wenn sie möglichst weit in die Nase gelangen. Daher ist es wichtig, daß man zunächst den Schleim im Vorderbereich der Nase mit eine Nasenspritze absaugt. Dann sollte man das Kind mit dem Rücken auf das Bett legen, wobei der Kopf etwas über den Rand hängt. Erst jetzt sind die Nasentropfen einzuträufeln; das Kind soll seine Position noch eine halbe Minute beibehalten; während dieser Zeit können sich die Tropfen im Innern der Nase verteilen.

Es ist heute auch möglich, mit Tabletten die Schleimhäute abzuschwellen.

Nasentropfen sollten nur nach Anweisung des Arztes, nicht aber

häufiger als alle vier Stunden verwendet werden. Die Anwendungs-
dauer sollte eine Woche nicht überschreiten, wenn der Arzt es nicht
anders bestimmt. Ein Nachteil von Nasentropfen ist die Abneigung
vieler kleiner Kinder gegen sie. Nur in wenigen Situationen ist die
Anwendung von Nasentropfen gerechtfertigt.

Manchmal verschreibt der Arzt auch ein Medikament zum Einnehmen, um das Nasengewebe abschwellen zu lassen.

731. Hustenmedizin. Keine Hustenmedizin kann eine Erkältung heilen in dem Sinne, daß die Bazillen getötet werden. Sie kann lediglich
den Hustenreiz lindern und den Schleim lösen, so daß der Patient
weniger unter dem Husten zu leiden hat, seine Nachtruhe nicht
dauernd gestört und der Rachen nicht zu stark gereizt wird. Ab und
zu muß man jedoch bei Luftröhren- und Bronchialkatarrhen husten,
damit Schleim oder Eiter herausbefördert werden kann. Aus dem
gleichen Grunde ist es auch sehr wichtig, daß der Husten eines
Babys nicht allzusehr unterdrückt wird. Jedes Kind und auch jeder
Erwachsene, der von einem schweren Husten geplagt wird, sollten
von einem Arzt behandelt werden, damit die richtige Hustenmedizin verschrieben werden kann!

732. Widerstand gegen Erkältungen. Viele Leute glauben, daß man
anfälliger sei und sich eher einen Schnupfen hole, wenn man müde
ist und friert. Dafür gibt es keinerlei Beweise. Es ist aber Tatsache,
daß der Mensch weniger friert, wenn er sich abhärtet und regelmäßig
an die frische Luft und in die Kälte hinausgeht. Ein Bankangestellter
wird leichter frieren, wenn er im Freien ist, als ein Straßenfeger.
Deshalb sollten Kinder jeden Alters mehrere Stunden lang am Tag
an der frischen Luft sein, auch im Winter, und sollten in ungeheiz-
tem Raum schlafen. Das auch ist der Grund dafür, daß man sie nicht
zu dick anziehen sollte, wenn sie draußen herumtoben, und im Bett
nicht allzu warm zudecken.

In Häusern und Wohnungen, die während des Winters überheizt
sind, deren Luft also trocken ist, dörren die Nasenschleimhäute und
die Kehle aus, und der Widerstand gegen Bazillen verringert sich.
Die Luft in einem Raum, in dem z. B. 22 Grad herrschen, ist über-
trocken. Auch Wasserbehälter auf den Heizungskörpern, die der
Luft Feuchtigkeit zuführen sollen, sind im Grunde ziemlich wert-

los. Wenn aber in der Wohnung nicht mehr als 18 oder 19 Grad herrschen, dann braucht man sich über die Luftfeuchtigkeit keine Gedanken zu machen. Wichtig ist, daß man ein Innenthermometer im Zimmer hat, und zwar eins, das auch wirklich genau funktioniert. Dann gewöhne man sich und seine Familie an eine Durchschnittstemperatur von 18 Grad, auch wenn sie einem zunächst unfreundlich kühl vorkommt. Nach ein paar Wochen wird einem jede höhere Temperatur lästig sein.

Hat die *Ernährung* etwas mit der Widerstandskraft gegen Erkältungen zu tun? Jedes Kind sollte natürlich eine gute ausbalancierte Kost erhalten. Doch es gibt keine Beweise dafür, daß ein Kind, das vernünftig und abwechslungsreich ernährt wird, sich fieberhafte Erkältungen zuzieht, wenn es von der einen Sorte Nahrungsmittel etwas mehr und von der anderen weniger erhält.

Wie ist das mit den *Vitaminen*? Es ist wahr, daß jemand, der besonders wenig Vitamin A zu sich nimmt, anfälliger ist und sich leichter einen Schnupfen und andere Infektionskrankheiten zuzieht. Doch Kinder, die vernünftig ernährt werden und genügend Vitamin A in Milch, Butter, Eiern und Gemüsen zu sich nehmen, sind solcher Gefahr nicht ausgesetzt.

Nimmt ein Kind ausreichend Vitamin D zu sich, ist kein Grund vorhanden, ihm zur Verhütung von Schnupfen noch mehr Vitamin D zu verabreichen. Es sollte aber ausreichend Vitamin C mit der Nahrung erhalten (50 mg, das entspricht 60 ml Orangensaft) (Abschnitt 439). Es ist allerdings nicht bewiesen, daß größere Mengen Vitamin C Erkältungen besser vorbeugen helfen.

733. Das Alter spielt bei Erkältungen eine Rolle. Da immer mehr Kinder in Tagesstätten und Vorschulen sind, kommt es bei ihnen im Alter zwischen vier Monaten und zwei Jahren zu häufigeren und längeren Erkrankungen, die manchmal auch mehr Komplikationen nach sich ziehen. (Im Durchschnitt hat ein Kind etwa sieben Erkältungen pro Jahr – sind unter den Geschwistern Schulkinder, so steigt die Häufigkeit.) Ab dem Alter von zwei bis drei Jahren nehmen Häufigkeit und Schwere von Erkältungen ab. Bei neunjährigen Kindern kommen Erkältungen etwa halb so oft wie bei sechsjährigen, und bei 12jährigen Kindern halb so oft wie bei neunjährigen vor. Dies sei ein Trost für Eltern, deren kleines Kind ständig krank zu sein scheint.

734. Auch der psychologische Faktor spielt bei Schnupfen und Erkältungen eine Rolle. Psychiater glauben sicher zu sein, daß Kinder und Erwachsene anfälliger sind, wenn sie unter seelischen Spannungen leiden oder sich unglücklich fühlen. Da war z. B. ein kleiner Junge von sechs Jahren, der darunter litt, daß er in der Schule Schwierigkeiten hatte, er konnte nicht so gut lesen wie die anderen Jungen. Mehrere Monate lang hatte er jeden Montagmorgen Husten. Man hätte denken können, der Junge habe es darauf angelegt, aber so einfach war die Sache nicht. Es war nicht etwa ein gekünstelter trockener Husten, sondern ein richtiger starker Husten. Der Husten pflegte sich im Laufe der Woche zu bessern, und am Freitag war er fast ganz verschwunden. Sonntagnacht oder Montagmorgen aber war er wieder da. Ein Fall wie dieser ist nicht geheimnisvoll. Man weiß, daß es Leute gibt, die kalte und feuchte Hände haben, wenn sie nervös sind; ein Sportsmann hat vielleicht Durchfall, bevor er zum Wettkampf antritt. Es ist also durchaus möglich, daß Nervosität sich auch bei der Funktion von Nase und Rachen bemerkbar machen kann, so daß die Bazillen ein wohlvorbereitetes Wirkungsfeld haben.

735. Umgang mit anderen Kindern. Da ist noch ein anderer Faktor, von dem es abhängt, wie oft ein Kind einen Schnupfen hat. Und zwar ist das die Anzahl der Kinder, mit denen es spielt, besonders innerhalb des Hauses. Ein einzelnes Kind, das isoliert etwa auf einem Bauernhof aufwächst, hat nur sehr selten Schnupfen, weil es sich nicht anstecken kann. Das Durchschnittskind in der Stadt aber, das in einen Kindergarten geht oder in die Grundschule, ist ständig erkältet, auch wenn in der Schule dafür gesorgt wird, daß Kinder, die krank sind, zu Hause bleiben müssen. Ein Schnupfen kann schon ansteckend wirken, bevor er sichtbar aufgetreten ist. Kinder können sich also gegenseitig anstecken, auch wenn man von der Erkältung selbst noch gar nichts merkt. Es gibt nur wenige glückliche Kinder, die sich selten einen Schnupfen holen, auch wenn alle anderen rundum erkältet sind.

736. Kann man Ansteckung innerhalb der Familie vermeiden? Die meisten Schnupfen und Erkältungskrankheiten, die ein einzelnes Mitglied in die Familie einschleppt, werden unweigerlich von den jüngeren Kindern aufgeschnappt, besonders dann, wenn die Wohnung klein ist und die ganze Familie sich in den gleichen Räumen aufhalten muß. Nicht nur durch Husten und Niesen werden die Bazillen von einer Person zur anderen weitergereicht – die Luft ist schon allein durch das Aus- und Einatmen voller Bazillen. Es hätte also wenig Zweck, wenn etwa die Mutter (wie das in manchen Ländern immer wieder angestrebt wird) eine Maske trägt, während sie ihre kleinen Kinder versorgt, oder aber immer einige Schritte von ihnen entfernt bleibt. Babys sind im allgemeinen weniger anfällig für Schnupfen, und es genügt, wenn die Mutter das Kind nicht anhustet oder anniest und wenn sie sich gründlich die Hände wäscht, nachdem sie sich die Nase geputzt hat. Es versteht sich von selbst, daß man die Dinge, mit denen des Babys Mund in Berührung kommt, nicht mit Schnupfenhänden anfaßt.

Wenn ein Außenstehender Schnupfen hat oder irgendeine andere Krankheit, so bleibe man energisch und fest und lasse ihn weder in Haus noch Wohnung und, wenn man das Baby ausführt, auch nicht in die Nähe des Kinderwagens. Man kann dem Betreffenden ja erklären, der Arzt habe streng verboten, daß es in die Nähe von Erkältungskranken komme. Bei einem chronisch gewordenen Schnupfen oder einer Sinusitis (Nebenhöhlenentzündung) braucht der Betreffende nun nicht mehr streng abgesondert zu werden, wichtig ist aber, daß allgemeine Vorsichtsmaßnahmen befolgt werden, also z. B. häufiges Händewaschen, und natürlich ist es auch angebracht, den Kopf etwas abzuwenden, wenn jemand direkt mit dem Baby beschäftigt ist.

Unter besonderen Umständen mag es ratsam sein, das Baby zu schützen, indem man etwas mehr Distanz hält: wenn ein Kind sehr zart und anfällig und das Haus groß genug ist, so daß das Kind in einem Raum für sich bleiben kann und wenn außerdem einer der Erwachsenen, der frei von Schnupfensymptomen ist, das Baby zu betreuen vermag.

Es wäre dann auch ratsam, daß dieser Erwachsene, da er ja doch die gleiche Luft einatmen muß wie die infizierten Familienmitglieder, nicht im selben Raum wie das Baby schläft.

737. Der Tuberkulintest bei chronischem Husten. Hält sich bei einem Haushalts- oder Familienmitglied ein Husten über längere Zeit, so sollte ein Arzt den Tuberkulintest durchführen, um eine Tuberkulose auszuschließen. Dies ist besonders wichtig, wenn ein Kind oder Kleinkind sich in der Familie aufhält oder bald zur Welt kommt. Auch die Putzfrau oder ein ständiger Babysitter sollten untersucht werden und sich dem Tuberkulintest unterziehen, bevor sie ein (zeitweises) Mitglied des Haushalts werden.

Ohrinfektionen

738. Ohrinfektionen kommen bei kleinen Kindern oft vor. Bei einigen Kindern sind fast alle Erkältungen von einer Ohrinfektion begleitet, bei anderen nie. Ohrinfektionen kommen meist in den ersten drei oder vier Lebensjahren vor, und sie begleiten dann fast jede Erkältung. Diese Begleitinfektion zeigt aber in den meisten Fällen keine Symptome.

Eine Ohrinfektion macht sich erst dann mit Schmerzen bemerkbar, wenn die Erkältung ein paar Tage bestanden hat. Ein Kind von zwei Jahren oder mehr kann schon erzählen, was es fühlt. Ein kleines Kind reibt sich unter Umständen das Ohr oder schreit stundenlang durchdringend. Fieber kann dabeisein, muß aber nicht. Bei der Untersuchung findet der Arzt meist eine leichte Entzündung des oberen Teil des Trommelfells. Mit richtiger Behandlung heilen diese Infektionen innerhalb weniger Tage ohne Folgen aus.

Wenn Ihr Kind Ohrenschmerzen hat, sollten Sie am gleichen Tag den Arzt aufsuchen, vor allem, wenn Fieber dazukommt. Die bei Ohrinfektionen verwendeten Arzneimittel helfen am besten, wenn man sie in einem frühen Stadium der Erkrankung anwendet.

Wie können Sie die Schmerzen lindern, wenn der nächste Arzt einige Stunden entfernt ist? Hier hilft eine Wärmflasche oder ein Heizkissen, aber kleine Kinder haben damit keine Geduld. (Achten Sie darauf, daß das Kind nicht auf dem Heizkissen einschläft. Es könnte sich verbrennen!) Paracetamol kann den Schmerz zum Teil lindern (Abschnitt 722). Noch besser ist – wenn es verfügbar ist – ein codein-haltiges Hustenmittel, das der Arzt früher diesem Kind schon einmal verschrieben hat. (Wurde das Arzneimittel einem älteren Kind oder gar einem Erwachsenen verschrieben, so könnte die Dosis zu hoch sein.) Codein ist gleichzeitig ein wirksames Schmerz- und Hustenmittel. Bei starken Ohrenschmerzen können Sie diese Arzneimittel kombinieren, nehmen Sie aber nie mehr als zweimal vom codein-haltigen Präparat, wenn Sie nicht vorher mit dem Arzt gesprochen haben.

Ganz selten kommt es zum Durchbruch des Trommelfells in einem frühen Stadium der Erkrankung; dünner Eiter entleert sich. Man findet diesen vielleicht am nächsten Morge auf dem Kopfkissen, ohne daß sich das Kind über Schmerzen oder Fieber beklagt hätte. Meist aber reißt das Trommelfell, nachdem ein Abszeß über mehrere Tage mit Fieber und Schmerzen bestanden hat. Wenn bei Ihrem Kind Flüssigkeit aus dem Ohr kommt, so sollten Sie es mit einem kleinen Wattebausch locker verschließen, um den Eiter aufzufangen; den Eiter außen am Ohr kann man mit Wasser und Seife abwaschen. (Es darf kein Wasser in den Gehörgang tropfen.) Anschließend benachrichtigen Sie den Arzt. Wird die Haut durch den Ausfluß gereizt, so sollte man den Eiter abwaschen und die Haut mit Vaseline eincremen.

Manchmal empfiehlt der Arzt eine Operation durch den HNO-Facharzt, wenn Infektionen häufig auftreten oder sich Flüssigkeit hinter dem Trommelfell sammelt und das Hörvermögen vermindert. Bei einer solchen Operation werden kleine Plastikröhren durch das Trommelfell geschoben, so daß der Luftdruck auf beiden Seiten des Trommelfells gleich ist. Man nimmt an, daß dadurch das Risiko häufiger Infektionen und Flüssigkeitsansammlungen vermindert und ein dauerhafter Hörschaden verhindert wird.

Gaumen- und Rachenmandeln

739. Sie dürfen nur entfernt werden, wenn sie wirklich krank sind. Die Gaumen- und Rachenmandeln wurden in den letzten Jahrzehnten als Ursache für so viele Krankheiten angeschuldigt, daß sie nun von vielen Menschen als ausgesprochene Störenfriede angesehen werden, die man möglichst frühzeitig entfernen sollte. Diese Auffassung ist jedoch keinesfalls richtig, die Gaumen- und Rachenmandeln haben die Aufgabe, dem Körper bei der Überwindung von Infektionen zu helfen und seine Widerstandskräfte gegen Krankheitserreger zu stärken. Die Mandeln bestehen aus sogenanntem lymphatischen Gewebe, ihr Aufbau ist ähnlich wie der der Lymphknoten am Hals, in den Achselhöhlen und in der Leistenbeuge. Spielt sich in der Umgebung von Lymphknoten, aber auch der Mandeln, nun eine Entzündung ab, schwellen sie als Zeichen ihres Abwehrkampfes gegen diese Infektion an.

740. Die Gaumenmandeln, mit dem medizinischen Fachausdruck auch als »Tonsillen« bezeichnet, vergrößern sich bei normalen, gesunden Kindern langsam etwa bis zum Alter von sieben bis neun Jahren, danach werden sie allmählich wieder kleiner. Früher nahm man nun an, daß alle großen Gaumenmandeln krank seien und also entfernt werden müßten. Jetzt ist man jedoch zu der Auffassung gelangt, daß ihre Vergrößerung allein keine krankhafte Erscheinung sei, sie darf nur in extrem seltenen Fällen die Ursache für eine Mandelausschälung sein. Auch im Hinblick auf andere Erkrankungen, bei denen man eine ganze Zeitlang fast immer die Mandeln entfernte, da man annahm, daß sie die Ursache seien, ist man heutzutage wesentlich zurückhaltender. In solchen Fällen muß individuell in Zusammenarbeit der Ärzte verschiedener Fachrichtungen eingehend geklärt werden, ob die Mandeln bei der betreffenden Erkrankung wirklich eine ursächliche Rolle spielen.

741. Die Rachenmandel wird von den Ärzten auch als »adenoide Vegetation«, vom Volksmund als »Wucherungen« (also praktisch die Übersetzung des Begriffes Vegetationen) oder fälschlicherweise oft auch als »Polypen« bezeichnet. Diese Rachenmandel ist eine Anhäufung von lymphatischem Gewebe im Nasenrachenraum, oberhalb und hinter dem weichen Gaumen, in dem Gebiet also, wo die Nasenhöhlen in den Rachen münden. Sie sind von außen für den Laien nicht sichtbar; der Arzt wendet dazu eine ganz bestimmte Spiegeluntersuchung an. Ist die Rachenmandel nun stark vergrößert, wird diese Verbindung von Nase und Rachen eingeengt und damit die normale Nasenatmung mehr oder weniger blockiert, das Kind atmet dann meist nur noch durch den Mund und schnarcht eventuell beim Schlafen. Der freie Abfluß von Schleim oder Eiter aus der Nase wird ebenfalls behindert, es kann also ein langanhaltender Schnupfen oder gar eine Sinusitis, also eine Entzündung oder Eiterung der Nasennebenhöhlen, entstehen.

Es gibt nun allerdings auch Kinder, die aufgrund irgendeiner

Veranlagung oder allein durch Angewohnheit ständig durch den Mund atmen. Bei anderen wieder sind vielleicht Schwellungen in den vorderen Teilen der Nase vorhanden, beispielsweise beim Heuschnupfen oder anderen allergischen Erkrankungen. In diesen Fällen hätte die Entfernung der Rachenmandel wenig Zweck.

Müssen nun die Gaumenmandeln aus einem wirklich dringenden Grund entfernt werden, wird in vielen Fällen gleichzeitig die Rachenmandel beseitigt. Andererseits kann man sie auch durch einen kleinen Eingriff allein herausnehmen, wenn sie – wie oben geschildert – eine ständige Verlegung des Nasenrachenraumes verursacht.

Die Rachenmandel kann gelegentlich wieder »nachwachsen«, das bedeutet nicht, daß die Operation unzureichend war und vielleicht wiederholt werden müßte; es ist vielmehr so aufzufassen, daß der Körper an dieser Stelle eben lymphatisches Gewebe benötigt und versucht, es wieder herzustellen.

In den Abschnitten 826–830 werden die Operationen im einzelnen beschrieben.

Hals- und Mandelentzündung und geschwollene Drüsen

742. Bei einer Halsentzündung ist es am wichtigsten festzustellen, ob sie durch gefährliche Streptokokken verursacht wurde. Diese Halsentzündung muß sofort mit Antibiotika behandelt werden. Es ist bei allen Halsentzündungen, insbesondere wenn das Kind über 38,5 Grad Fieber hat, angebracht, den Arzt zu rufen. Bei Verdacht auf Streptokokken wird der Arzt einen Rachenabstrich machen und ein entsprechendes Medikament einsetzen, um mögliche Komplikationen zu verhindern. (Siehe Abschnitt 743.)

Zeigt der Rachenabstrich, daß die Halsentzündung nicht durch Streptokokken, sondern durch einen Virus verursacht wurde, müssen keine Antibiotika gegeben werden. Stattdessen kann das Kind Paracetamol erhalten. Es braucht Ruhe, viel Flüssigkeit und vielleicht muß es auch mit Salzwasser gurgeln.

Scharlach ist eine Halsinfektion, die durch selten auftretende Streptokokken entsteht und bei der ein Ausschlag auftritt. Der Ausschlag zeigt sich erst ein oder zwei Tage nach der Erkrankung des Kindes. Er beginnt an den warmen und feuchten Stellen des Körpers, wie zum Beispiel den Seiten, der Leistengegend oder, wenn das Kind auf dem Rücken liegt, auch dort. Von weitem sieht er wie eine mäßige Rötung aus, doch wenn man genau hinsieht, kann man erkennen, daß es lauter winzige rote Fleckchen auf der allgemein geröteten Haut sind. Streicht man mit der Hand darüber, fühlt es sich wie feines Sandpapier an. Der Ausschlag kann sich über den ganzen Körper und die seitlichen Partien des Gesichts ausbreiten. Die Mundpartie aber bleibt immer blaß. Der Rachen ist gerötet, manchmal ziemlich bös und nach einiger Zeit rötet sich auch die Zunge, zunächst um die Spitze herum. Die Behandlung entspricht der, wie sie auch bei anderen Streptokokkenentzündungen angewendet wird.

Unabhängig davon, ob die Mandeln entfernt wurden, kann es zu einer Halsentzündung durch Streptokokken kommen.

743. Ein entzündeter Hals und entzündete Mandeln weisen auf eine Mandelentzündung (Tonsillitis) hin. Eine schwere Mandelentzündung wird meist von Streptokokken verursacht. Das Kind hat oft mehrere Tage hohes Fieber und fühlt sich sehr krank; Kopfschmerzen, Magenschmerzen und Erbrechen sind häufig. Die Mandeln werden feuerrot und schwellen an. Nach einem oder zwei Tagen bilden sich auf ihnen weiße Punkte oder Flecken. Bei älteren Kindern können die Rachenschmerzen so stark sein, daß sie kaum schlucken können. Kleine Kinder machen sich aus dem rauhen Hals überraschenderweise wenig.

Auch bei einer leichten Mandelentzündung sollten Sie den Arzt rufen. Denn sie muß rasch und gründlich mit Antibiotika behandelt werden, die die Infektion wirksam bekämpfen und Komplikationen verhindern. Antibiotika sollten etwa 10 Tage gegeben werden. Fühlt sich das Kind weiterhin krank oder bleibt das Fieber bestehen, so muß der Arzt nochmals hinzugezogen werden. Die fast nur in unbehandelten Fällen auftretenden Komplikationen sind Rheumatisches Fieber und Nephritis (Nierenentzündung mit bräunlichem Urin).

744. Andere Entzündungen im Rachen. Es gibt alle möglichen Arten und Verlaufsformen von Rachenentzündungen, sie werden mit dem medizinischen Ausdruck als »Pharyngitis« bezeichnet. Häufig verspürt man zum Beispiel zu Beginn eines Schnupfens leichte Hals-schmerzen; bei einem fiebernden Kind wird möglicherweise als einzige Ursache ein geröteter Rachen gefunden, obwohl es dabei vielleicht gar keine Schmerzen hat. Meist geht die ganze Angelegen-heit rasch vorüber, auf alle Fälle läßt man das Kind aber im Haus, bis die Entzündung völlig abgeklungen ist. Wenn Fieber auftritt, das Kind einen kranken Eindruck macht oder die Rötung stärker ausge-prägt ist (auch ohne Fieber), benachrichtigt man natürlich den Arzt.

Manchmal erwachen Kinder im Winter morgens mit gerötetem Rachen. Ansonsten fühlen sie sich wohl und die Rötung geht bald zurück. Diese Art Halsentzündung entsteht durch die trockene Win-terluft und nicht durch eine Erkrankung. Sie ist ungefährlich.

745. Geschwollene Lymphknoten. Die Lymphknoten zu beiden Sei-ten des Halses entzünden sich manchmal und schwellen an, wenn ein Kind unter einer Halsentzündung leidet, ob sie leicht oder ob sie schwerer ist. Die häufigste Ursache ist eine Mandelentzündung, oft kommt es erst dann zur Schwellung der Lymphknoten, wenn die Krankheit schon wieder halb vorüber ist, oder eine oder zwei Wo-chen später. Ist die Schwellung so stark, daß der Laie es erkennen kann und das Kind gar auch noch Fieber bekommt, ist der Arzt zu rufen. Auch hier, wie in den meisten anderen Fällen, ist die sofortige Behandlung die wirksamste.

Nach einer Halsinfektion sind die Halslymphknoten manchmal wochenlang, ja monatelang leicht geschwollen. Aber auch andere Infekte lösen geschwollene Halslymphknoten aus: Zahn- und Kie-ferentzündungen, irgendwelche anderen Entzündungen am Kopf und auch Kinderkrankheiten wie die Masern. Man kann sich mit dem Arzt in Verbindung setzen, aber wenn das Kind im übrigen munter und gesund ist, braucht man sich bei leicht geschwollenen Lymphknoten keine Sorgen zu machen.

Krupp und Kehldeckelentzündung

Mit Krupp bezeichnet man häufig verschiedene Arten der Halsent-zündung im Kindesalter. Meist bemerkt man einen rauhen, bellen-den Husten (Krupphusten) und ein Atemgeräusch. Der Husten wird durch eine Entzündung und das Anschwellen der Stimmbänder verursacht.

746. Spastischer Krupp ohne Fieber. Die häufigste, aber auch mildeste Form, der spastische Krupp ohne Fieber, kann plötzlich abends beginnen. Oft ist das Kind tagsüber gesund gewesen oder hatte nur eine leichte Erkältung ohne Husten; am Abend wacht es plötzlich mit einem schweren Hustenanfall auf, ist ganz heiser und hat Schwierigkeiten mit dem Atmen. Das Kind kämpft und setzt sich auf, um Luft zu bekommen. Für die Eltern ist das ein erschreckendes Bild, aber es ist weniger schlimm, als es aussieht. Dennoch sollten Sie bei jedem Krupp den Arzt rufen.

Als erste Hilfe eignet sich feuchte Luft. Verwenden Sie, wenn möglich, einen Kaltvernebler. In Abschnitt 729 sind andere Methoden beschrieben, um die Luftfeuchtigkeit zu erhöhen. Wenn Sie eine Heißwasserversorgung haben, sollten Sie mit dem Kind ins Badezimmer gehen und heißes Wasser in die Badewanne laufen lassen. Noch besser ist eine Dusche. Eine 20minütige »Dampfsitzung« mit dem Kind auf dem Schoß ist die beste Form Erster Hilfe.

Befeuchter oder Kaltvernebler konzentriert man am besten in einem provisorischen Zelt. Es läßt sich über der Krippe oder einem kleinen, auf das Bett gestellten Tisch aus Laken aufbauen. Atmet das Kind feuchte Luft, so bessert sich der Krupp meist schnell. Während der Hustenanfälle sollte ein Erwachsener beim Kind bleiben und zwei oder drei Stunden nach Ende der Anfälle nach dem Kind noch einmal sehen.

Spastischer Krupp ohne Fieber wiederholt sich in der nächsten und übernächsten Nacht. Daher sollte das Kind die folgenden drei Nächte in einem Raum mit hoher Luftfeuchtigkeit schlafen. Man vermutet, daß der Krupp als gemeinsame Folge einer Erkältung, einer empfindlichen Luftröhre und zu trockener Luft entsteht.

Bei der Behandlung sind drei Dinge wichtig: das 20minütige Dampfbad, aufrechtes Sitzen, um das Atmen zu erleichtern, und viel Flüssigkeit.

747. Krupp mit Fieber (Laryngobronchitis). Diese Form des Krupp ist schwerer und wird meist von einer ausgeprägten Erkältung begleitet.

Der für den Krupp typische Husten und das pfeifende Atemgeräusch können, plötzlich oder stufenweise, zu jeder Tages- und Nachtzeit auftreten. Ein Dampfbad bringt nur wenig Erleichterung. *Daher gilt: Ist ein Kind heiser, hat Fieber und eventuell noch pfeifende Atemgeräusche, so muß unverzüglich ein Arzt hinzugezogen werden.* Wenn Ihr Hausarzt nicht erreichbar ist, müssen Sie einen anderen Arzt rufen oder mit dem Kind ins Krankenhaus fahren.

748. Epiglottitis (Kehldeckelentzündung). Diese Entzündung sieht oft aus wie ein schwerer Krupp mit Fieber, ist aber eine Entzündung des Kehldeckels (das ist die »Falltür«, die beim Schlucken die Luftröhre abschließt). Der Krupp wird durch das Bakterium Haemophilus influenzae (oft kurz »Haomophilus-Grippe« genannt) verursacht. Das Kind mit einer solchen Infektion wirkt sehr schnell schwerkrank, beugt sich nach vorn und vermeidet, den Kopf zu drehen; es sabbert und ist ruhig, da es Angst hat, das für den Krupp typische Husten zu provozieren. Das Kind bewegt den Kopf nicht, weil es möglichst viel Luft zwischen dem geschwollenen Kehldeckel in die Luftröhre einatmen will. Eine Kehldeckelentzündung ist ein medizinischer Notfall, der das sofortige Eingreifen eines Arztes verlangt.

749. Auch die Kehlkopfdiphtherie kann einen Krupp auslösen. Im Gegensatz zu den anderen Kruppformen nimmt die Heiserkeit wie auch der Husten langsam zu; die Diphtherie wird von Atemschwierigkeiten und mäßig erhöhter Temperatur begleitet. Sie entwickelt sich praktisch nie, wenn das Kind gegen Diphtherie geimpft wurde.

Bei jeder Form des Krupp muß ein Kind vom Arzt untersucht werden. Dies ist umso dringlicher, wenn Heiserkeit und ein pfeifendes Atemgeräusch sowie Fieber über 39° C vorliegen.

Grippe, Bronchitis und Lungenentzündung

750. Die Grippe (Influenza) kann eine äußerst unangenehme Krankheit sein, mit Kopfschmerzen, Halsentzündung, Fieber, Muskelschmerzen, Husten und laufender Nase. Gelegentlich kommt Erbrechen oder Durchfall hinzu. Auch Schmerzen im Wadenmuskel treten auf, so daß das Kind nicht gehen möchte. Das Fieber kann etwa eine Woche anhalten, der Husten länger.

Das Kind erkrankt wenige Tage nach der Infektion. Noch bevor es sich unwohl fühlt und solange es Fieber hat, kann es die Krankheit weiter übertragen. Das ist auch der Grund für die schnelle Verbreitung dieser Krankheit.

Impfstoffe gegen Grippe sind vorhanden. Allerdings müssen diese jedes Jahr hergestellt werden, da sich das Virus ständig verändert. Fragen Sie Ihren Arzt, ob er für ihr Kind eine Grippeschutzimpfung empfehlen würde.

Während der Grippe soll das Kind nicht unnötig belastet werden. Es bleibt zu Hause, bis es 24 Stunden fieberfrei ist, es darf trinken, was es mag. Jede Stunde oder auch halbstündig können Sie ihm Getränke anbieten, zwingen Sie es aber nicht. Gegen das Fieber und die Schmerzen erhält es Paracetamol. (Geben Sie keinem Kind oder Jugendlichen bei Grippe Acetylsalicylsäure, es könnte das Reye-Syndrom begünstigen. Siehe Abschnitt 822.)

Bei Ausbruch der Krankheit sollte der Arzt gerufen werden und auch, wenn das Kind sehr krank ist, Ohrenschmerzen oder Atembeschwerden hat bzw. sich der Zustand nach mehreren Tagen nicht gebessert hat. Ohrenentzündungen, Nebenhöhlenentzündungen bzw. eine Lungenentzündung können einer Grippe folgen und müssen mit Antibiotika behandelt werden.

751. Bronchitis. Der Begriff »Bronchitis« bedeutet, daß die Erkältung sich auf die Bronchien ausgedehnt hat; es gibt ganz unterschiedliche Verlaufsformen, sie können leicht und fieberlos und andererseits sehr schwer sein. Meist hustet das Kind stark. In manchen Fällen kommt es zu Kurzatmigkeit. Mitunter ist ein pfeifendes Geräusch beim Atmen zu hören. Die Eltern machen sich Sorgen, wenn sie glauben hören zu können, wie der Schleim in der Brust vibriert. Der Schleim sitzt aber im Rachenraum und das Geräusch, das er hervorruft, wird in den Brustraum übertragen. Es besteht also kein Grund zur Sorge.

Eine leichte Bronchitis ohne Fieber, ohne viel Husten und ohne daß der Appetit des Kindes schwindet, braucht nicht viel ernster genommen zu werden als ein Schnupfen. Wenn sich das Kind jedoch krank fühlt, schlecht aussieht, wenn es ständig hustet, kurzatmig ist oder über 37,5 Grad Fieber hat, sollte man sich mit dem Arzt in Verbindung setzen. Es gibt heutzutage eine Menge guter Mittel, die dem Kind gleich Erleichterung verschaffen. Aber der Arzt muß sie verschreiben. Säuglinge, die viel husten, sollten ebenfalls vom Arzt untersucht werden, auch wenn sie kein Fieber haben, denn während der ersten Monate seines Lebens kann ein Kind auch einen ernsten Infekt haben, ohne daß es Fieber bekommt. Solange es aber noch Appetit hat und seine allgemeine Erscheinung leidlich normal ist, braucht man sich keine ernsteren Sorgen zu machen.

752. Lungenentzündung. Eine bakterielle Lungenentzündung setzt sich oft auf eine mehrtägige Erkältung, sie kann aber auch ohne Vorwarnung beginnen. Ein erstes Zeichen ist ein Temperaturanstieg auf 39° C bis 41° C, eine rasche Atmung und Husten. Oft kommt es anfangs zu Erbrechen, und bei einem kleinen Kind können Krampfanfälle auftreten. Moderne Antibiotika führen zu einem raschen Heilerfolg, wenn die bakterielle Pneunomie früh behandelt wird. Sie sollten also den Arzt rufen, wenn bei Ihrem Kind sich Fieber und Husten einstellen.

Die häufigeren durch Viren bedingten Lungenentzündungen werden, obwohl sie meistens gar nicht auf Antibiotika reagieren, trotzdem damit behandelt, weil man sie in einigen Fällen von bakteriellen Lungenentzündungen nicht unterscheiden kann. Im allgemeinen ist bei der virusbedingten Lungenentzündung (Virus-Pneumonie) das Kind weniger krank, auch wenn die Erkrankung länger anhalten kann. Im allgemeinen sieht man eine langsame aber stetige Verbesserung über einen Zeitraum von zwei bis vier Wochen.

753. Bronchiolitis. Eine Bronchiolotis ist eine Atemwegserkrankung mit fauchendem Atemgeräusch, die bei kleinen Kindern und Säuglingen häufig ist. Verursacher ist ein Virus, und meist kommt zu Husten und fauchendem Atemgeräusch eine Erkältung dazu. Ein Kind kann so kurzatmig sein, daß es selbst mit Essen oder Schlafen Mühe hat. Eine medikamentöse Behandlung ist wirkungslos, dennoch sollte man den Arzt aufsuchen, da er eine symptomatische Behandlung einleiten kann. Meist bessert sich die Bronchiolitis innerhalb einer Woche, aber bei einigen kleinen Kindern bleiben die Erkältungssymptome auch etwas länger bestehen.

Kopfschmerzen

754. Kopfschmerzen kommen bei Kindern und Jugendlichen häufig vor. Obwohl Kopfschmerzen ein Anzeichen für eine Vielzahl von Erkrankungen, vom Schnupfen bis zu ernsteren Infektionen, sein kann, werden sie meist durch Streß bedingt. Denken Sie nur an das Kind, das tagelang bemüht ist, Gedichte auswendig zu lernen oder sich auf einen Sportwettkampf vorbereitet. Ermüdung, Spannungen und eine Erwartungshaltung führen in ihrer Kombination zu einer wirklichen Veränderung im Blutfluß zu den Kopf- und Nackenmuskeln und verursachen so Kopfschmerzen.

Klagt ein kleines Kind über Kopfschmerzen, sollten Sie am besten sofort den Arzt rufen. In diesem Alter ist es meist ein Zeichen für eine beginnende Krankheit. Älteren Kindern und Jugendlichen kann man bei Kopfschmerzen eine entsprechende Dosis Paracetamol verabreichen. Danach ist Ruhe wichtig – das Kind kann sich hinlegen oder auch ruhig spielen, während das Medikament zu wirken beginnt. Manchmal hilft auch ein Eisbeutel. Halten die Kopfschmerzen vier Stunden nach Einnahme des Medikaments noch an oder kommen andere Krankheitssymptome hinzu, ist der Arzt zu rufen.

Ein Kind, das häufiger Kopfschmerzen hat, sollte gründlich körperlich untersucht werden. Dazu gehört auch eine Überprüfung der Sehkraft. Auch ist zu berücksichtigen, inwieweit andere Umstände in der Familie, in der Schule oder im außerschulischen Bereich unnötigen Streß verursachen.

Hat das Kind nach einem Sturz oder einem Schlag auf den Kopf Kopfschmerzen, müssen Sie sofort den Arzt benachrichtigen. (Siehe Abschnitt 846.)

Magenschmerzen und -störungen

Durchfälle werden auch in den Abschnitten 350 und 351, Erbrechen beim Säugling in den Abschnitten 342 und 343 und beim älteren Kind im Abschnitt 710 behandelt.

755. Man rufe den Arzt. Man gebe auf keinen Fall Abführmittel. Wenn ein Kind Magenschmerzen hat, die länger als eine Stunde andauern, dann sollte man sich auf jeden Fall mit dem Arzt in Verbindung setzen – ob die Schmerzen nun schwer sind oder nicht. Es gibt viele Gründe für derartige Beschwerden, und einige davon sind ernst. Die meisten allerdings sind harmloser Natur. Es ist Sache des Arztes festzustellen, worum es sich handelt, und die richtige Therapie zu verordnen. Viele Menschen neigen dazu, Bauchschmerzen in jedem Fall entweder dem zuzuschreiben, was das Kind gegessen hat, oder aber dem Blinddarm. Tatsächlich aber ist in den meisten Fällen weder das eine noch das andere der Grund.

Kinder können im allgemeinen auch ungewohnte Nahrungsmittel oder ein ungewöhnliches Quantum dessen essen, was sie gewohnt sind, ohne daß es Verdauungsstörungen verursacht.

Es wäre falsch, dem Kind Abführmittel zu geben, bevor der Arzt die Diagnose gestellt hat, denn es gibt Arten von Leibschmerzen, bei denen das Abführmittel gefährlich ist. Bevor man den Arzt anruft, sollte man die Temperatur des Kindes messen, so daß man ihm sagen kann, ob es Fieber hat oder nicht. Bis er kommen und das Kind untersuchen kann, sollte die einzige Behandlung darin bestehen, es ins Bett zu packen und ihm nichts zu essen zu geben. Hat es Durst, so kann man ihm einen Schluck Wasser reichen.

756. Häufige Ursachen von Magenschmerzen. In den ersten Lebenswochen sind Magenschmerzen ein häufiges Symptom von Verdauungsbeschwerden und Koliken. Diese werden in den Abschnitten 328 und 344 besprochen. Nach dem ersten Lebensjahr kommen Magenschmerzen meist in Begleitung von *Erkältungen, Halsschmerzen* oder einer *Grippe* vor, insbesondere wenn Fieber vorhanden ist. Die Magenschmerzen zeigen nur, daß die Infektion das Magen-Darm-System genauso betrifft wie andere Organe. Auch fast jede andere Infektion kann Erbrechen oder Verstopfung hervorrufen. Manche Kinder sagen, sie hätten Magenschmerzen, wenn ihnen eigentlich übel ist. Bald auf diesen Hinweis folgt das Erbrechen.

Verstopfung ist eine häufige Ursache von Bauchschmerzen. Es kann sich um einen dumpfen und wiederkehrenden Schmerz handeln, er kann aber auch plötzlich auftreten, sehr unangenehm sein – aber auch oft schnell wieder weggehen.

Es gibt viele verschiedene Arten von Magen- und Darminfektionen, die zu Magenschmerzen, manchmal mit Erbrechen und/oder

Durchfall, führen. Die Mediziner nennen dies »akute Gastroenteritis«, der Volksmund »Magen-Darm-Grippe«. Das ist eine ansteckende Krankheit, die durch einen unbekannten Erreger hervorgerufen wird, obwohl man bei einigen Epidemien den Ruhr-Bazillus nachgewiesen hat. Von diesen Infektionen sind oft mehrere Familienmitglieder, oft einer nach dem anderen, betroffen. Fieber kann, muß jedoch nicht auftreten.

»Lebensmittelvergiftungen« werden durch Nahrungsmittel verursacht, die Toxine aus Bakterien enthalten. Das Lebensmittel kann völlig normal schmecken. Eine Lebensmittelvergiftung zieht man sich selten durch frischgekochte Nahrungsmittel zu, da durch Kochen diese Keime abgetötet werden. Meist sind Tortenstücke, Salatsaucen und Geflügelfüllungen der Ausgangspunkt. Bakterien können sich in diesen Materialien leicht fortpflanzen, wenn sie mehrere Stunden nicht im Kühlschrank stehen. Ein anderer Grund sind nicht richtig eingemachte Nahrungsmittel.

Die Symptome einer Lebensmittelvergiftung bestehen im allgemeinen aus Erbrechen, Durchfall und Magenschmerzen. Manchmal kommen Schüttelfrost und Fieber dazu. Im allgemeinen ist jeder, der davon gegessen hat, mehr oder weniger davon betroffen; dies unterscheidet die Lebensmittelvergiftung von der Magengrippe, die sich innerhalb einer Familie erst im Verlauf von Tagen ausbreiten kann. Bei Verdacht auf eine Lebensmittelvergiftung ist immer der Arzt zu rufen.

Kinder mit *Ernährungsschwierigkeiten* haben oft Magenschmerzen, wenn sie sich zum Essen hinsetzen oder ein wenig gegessen haben. Die Eltern denken dann oft, das Kind habe die Magenschmerzen nur erfunden, damit es nicht essen müsse. Wahrscheinlich aber ist der arme Magen infolge der Gefühlsspannung so zusammengeschnurrt, daß die Magenschmerzen echt sind. Die Eltern sollten daher die Mahlzeiten so gestalten, daß das Kind an der Nahrung Freude gewinnt (siehe auch Abschnitte 470–477).

Es gibt andere, seltenere Ursachen für Magenschmerzen. Chronische Verdauungsbeschwerden mit Blähungen, Darmallergien, entzündete Lymphknoten im Bauchraum, Nierenerkrankungen usw. Sie sehen also: ein Kind mit Magenschmerzen, gleich ob sie akut oder schwer oder chronisch und mild sind, muß vom Arzt gründlich untersucht werden.

757. Erbrechen oder Durchfall können von einer Dehydration (übermäßiger Wasserverlust) gefolgt werden, besonders wenn sie gleichzeitig auftreten. Meistens kommt sie nur bei Babys oder kleinen Kindern vor, da sie weniger Wasserreserven im Körper haben als ältere Kinder oder Erwachsene. Außerdem sehen sie nicht ein, warum sie mehr trinken müssen, wenn sie krank sind.

Die folgenden Anzeichen deuten auf eine Dehydration hin: weniger als alle sechs bis acht Stunden urinieren; die Augen sehen trocken aus und beim Weinen kommen manchmal keine Tränen; die Augen sind eingesunken und haben Schattenränder; die Lippen und der Mund sind ausgetrocknet; beim Säugling ist die Fontanelle auf dem Kopf eingesunken.

Wenn Sie diese Anzeichen einer Dehydration bemerken, müssen Sie mit dem Kind sofort zum Arzt oder ins Krankenhaus.

758. Viele Stimmungsstörungen können Magenschmerzen verursachen.

Bei Kindern, die nie Probleme mit der Ernährung hatten, können sich andere *Schwierigkeiten* als Magenschmerzen manifestieren. Man denke z. B. an das Kind, das vor der Schule Angst hat und daher beim Frühstück keinen Appetit, und dann Magenschmerzen entwickelt; oder an das Kind, das etwas angestellt hat, das noch nicht entdeckt worden ist. Alle möglichen Gefühle, Ängste wie Hochstimmungen, können Magen und Darm beeinflussen. Sie können nicht nur Schmerzen und Appetitverlust, sondern auch Erbrechen, Durchfall oder Verstopfung verursachen. Der Schmerz findet sich meist in der Bauchmitte. Da es sich nicht um eine Infektion handelt, hat das Kind auch kein Fieber.

Diese Bauchschmerzen findet man häufig bei Kindern und Jugendlichen. Sie treten oft zwei- bis dreimal in der Woche auf.

Zur Behandlung ist es notwendig, die Streßfaktoren in der Familie, in der Schule und im sonstigen Umfeld des Kindes zu erkennen und sie zu verringern.

Es ist wichtig, nicht zu vergessen, daß es sich hier um wirkliche Schmerzen handelt, die das Kind sich nicht nur »einbildet« oder mit denen das Kind »Aufmerksamkeit« erregen möchte.

759. Blinddarmentzündung. Zuerst muß hier einigen landläufigen Ansichten und Vorurteilen entgegengetreten werden. Bei Blinddarmentzündung hat der Patient nicht notwendigerweise Fieber. Die Schmerzen müssen auch nicht unbedingt schwer sein. Sie setzen sich für gewöhnlich auch nicht auf der rechten unteren Seite des Leibes fest, ehe nicht der Anfall schon eine ganze Weile andauert. Erbrechen tritt nicht immer auf, obwohl Appetitverlust charakteristisch ist. Auch eine Zählung der weißen Blutkörperchen, die man bei Verdacht auf eine Blinddarmentzündung durchführt, kann nicht beweisen, daß es sich darum handelt.

Der Blinddarm ist ein kleines Anhängsel des Dickdarms, etwa von der Größe eines kurzen Regenwurms. Für gewöhnlich liegt er im mittleren Teil des rechten unteren Viertels der Bauchhöhle. Natürlich kann die Lage individuell verschieden sein, der Blinddarm kann etwas tiefer oder auch höher in Richtung der Rippen liegen. Wenn er sich entzündet, so ist das ein stufenweiser Prozeß – so etwa, wie sich ein Geschwür bildet. Deshalb kann man bei sehr plötzlichen schweren Schmerzen im Leib, die nur wenige Minuten dauern und dann wieder verschwinden, ziemlich sicher sein, daß es sich nicht um eine Entzündung des Blinddarms handelt. Die größte Gefahr besteht darin, daß der Blinddarm durchbricht, etwa so ähnlich, wie ein Geschwür aufbricht; in diesem Fall würde die Infektion in die Bauchhöhle übergehen und eine Bauchfellentzündung, eine Peritonitis, verursachen. Eine Blinddarmentzündung, die sich sehr schnell entwickelt, kann innerhalb von 24 Stunden soweit sein, daß sie durchbricht. Deswegen sollte man bei Leibschmerzen, die länger als eine Stunde andauern, den Arzt rufen, auch wenn es sich in neun von zehn Fällen herausstellt, daß der Fall harmlos ist.

In den meisten typischen Fällen sitzt der Schmerz stundenlang um den Nabel herum, erst später zieht er sich in der unteren rechten Seite des Bauches zusammen. Wahrscheinlich wird das Kind ein- bis zweimal erbrechen, doch tut es das nicht immer. Der Appetit verschwindet in den meisten Fällen, doch selbst das ist kein untrügliches Zeichen. Der Stuhlgang kann normal sein, es kann aber auch Verstopfung bestehen. Durchfall ist selten. Nachdem einige Stunden vergangen sind, wird die Temperatur meist etwa auf 38 bis 39 Grad klettern. Aber es gibt auch Fälle, bei denen überhaupt kein Fieber auftritt. Das Kind hat vielleicht größere Schmerzen, wenn es das rechte Knie anzieht oder wenn es das Bein plötzlich wieder ausstreckt oder wenn es herumläuft.

Die Symptome der Blinddarmentzündung variieren bei den verschiedenen Fällen sehr, und der Laie kann niemals eine Diagnose stellen. Der Arzt befühlt den ganzen Bauch sehr genau, um herauszufinden, ob auf der rechten Seite eine empfindliche Stelle ist. Man wird beobachten können, daß er nicht jedesmal, wenn er vorsichtig, aber kräftig auf den Bauch des Kindes drückt, fragt, ob es weh täte, sondern im Gegenteil versucht, das Kind abzulenken. Das tun die Ärzte, weil viele Kinder jedesmal, wenn der Arzt fragt ob es weh täte, mit Begeisterung ja sagen – auf diese Weise kann er kein klares Bild gewinnen. Wenn der Arzt eine empfindliche Stelle auf der rechten Seite des Leibes feststellt, wird er einen Verdacht auf Blinddarmentzündungen hegen. Manchmal wird auch noch eine Zählung der weißen Blutkörperchen durchgeführt, sind sie vermehrt, bedeutet das aber lediglich, daß sich irgendwo im Körper eine Entzündung abspielt, der Sitz dieser Entzündung ist daraus nicht ersichtlich.

Oft ist es auch dem erfahrensten Arzt unmöglich, mit absoluter Sicherheit zu entscheiden, ob ein Kind Blinddarmentzündung hat oder nicht. Wenn ein klarer Verdacht vorliegt, rät er meistens zur Operation, und zwar aus gutem Grund. Ist es nämlich tatsächlich Blinddarmentzündung, wäre es gefährlich, sie zu verschleppen. Wenn sich aber am Ende herausstellen sollte, daß es nicht der Blinddarm war, dann ist durch die Operation auch kein großer Schaden angerichtet worden.

Wenn der Arzt eine Blinddarmentzündung oder andere schwerwiegende Ursachen für Bauchschmerzen vermutet, ist die Untersuchung des Enddarms mit dem Finger (rektal) eine der ersten Maßnahmen.

760. Es gibt eine seltene Erkrankung namens Intussuszeption, bei der sich der Darm wie ein Teleskop ineinanderschiebt und dadurch verstopft wird. Die Hauptsymptome sind Erbrechen und wiederkehrende Bauchkrämpfe bei einem Kind, das insgesamt gesund erschien. Beim einen herrscht Erbrechen, beim anderen der Schmerz vor. Das Erbrechen ist von der Menge her mehr und wiederholt sich mehrfach, wenn man es mit dem üblichen »Spucken« eines Säuglings vergleicht. Die Bauchkrämpfe kommen plötzlich und sind meist sehr schwer. Sie wiederholen sich innerhalb weniger Minuten, und in der Zeit dazwischen geht es dem Kind offensichtlich gut. Auch das Erbrechen wiederholt sich meist. Nach einigen Stunden (während derer normale oder etwas dünne Stühle abgesetzt werden) findet sich in einem Stuhl Schleim und Blut; der Stuhl sieht ähnlich aus wie Johannisbeergelee. Eine Intussuszeption kommt meist im Alter zwischen vier Monaten und zwei Jahren vor. Es ist eine seltene Erkrankung, stellt aber einen medizinischen Notfall dar, bei dem sofort eingegriffen werden muß.

Es gibt andere Verstopfungen des Darmes, die selten aber ebenso gefährlich sind. Manchmal knickt ein Teil des Darmes ab und steckt sich in eine »Tasche« im Bauchraum – meist in einen Leistenbruch (siehe Abschnitt 811). Die Symptomatik besteht meist aus Erbrechen und schweren Darmkrämpfen.

761. Chronische Durchfallerkrankung. Die häufigste chronische Durchfallerkrankung tritt bei Kindern auf, die offensichtlich gut gedeihen und sich nicht krank fühlen. Der Durchfall kann ganz spontan beginnen oder auch mit einer Magengrippe. Obwohl das Kind morgens einen normalen Stuhlgang hat, können sich danach drei, vier oder fünf weiche bzw. flüssige und unangenehm riechende Stühle einstellen. Gelegentlich ist auch Schleim oder unverdaute Nahrung im Stuhl zu finden. Der Appetit bleibt gut und das Kind spielt munter. Es nimmt weiterhin zu und Stuhluntersuchungen ergeben keinen Befund. Trotzdem ist es wichtig, sich beim Arzt vorzustellen. In den meisten Fällen verbessert sich der Zustand schrittweise ohne Behandlung. Sehr oft hilft eine Verringerung des Zuckeranteils in der Ernährung des Kindes. Die Ursache ist meist Apfelsaft, aber auch Kekse oder Rosinen können diesen Durchfall auslösen. (Deshalb wird dieser Zustand bisweilen als »Apfeldurchfall« bezeichnet.)

Es gibt einige ganz verschiedenartige Erkrankungen des Verdauungssystems, die bei Säuglingen und Kleinkindern zu chronischen Durchfällen führen können:

Zystische Pankreasfibrose. Die beiden bekanntesten Symptome sind ungeformte, übelriechende Stühle und Husten, die Erscheinungen sind jedoch sehr unterschiedlich. In der ersten Säuglingszeit kann der Stuhlgang völlig normal gewesen sein, erst nachdem auch festere

Speisen gegeben wurden, wurde er ungeformt und übelriechend. Ein Baby kann zwar ein niedriges Geburtsgewicht gehabt und nur sehr langsam zugenommen haben, obwohl sein Appetit gut war; möglicherweise stellt sich schließlich eine starke Fehlernährung heraus. Früher oder später kommt es zu dauernder Bronchitis. In den leichtesten Fällen treten keine Verdauungsstörungen auf, aber in der späteren Kindheit kommt es dann zu der dauernden Bronchitis.

Es handelt sich um eine fortschreitende, erbliche Erkrankung bestimmter Drüsen, die von Mann oder Frau vererbt werden kann. Die Bauchspeicheldrüse produziert ungenügende Verdauungssäfte. Die Drüsen im Bronchialbaum sezernieren nur trockenen und zu wenig Schleim, so daß Infektionen nicht verhindert und wirksam bekämpft werden können. Die Schweißdrüsen lassen zuviel Salz frei. (Der Salztest hilft bei der Diagnose.) In schweren Fällen besteht die größte Gefahr bei Säuglingen und Kleinkindern in Infektionen des Bronchialbaumes. Ziel der Behandlung ist es, den Bronchialbaum durch regelmäßige Entleerung und Antibiotika so sauber wie möglich zu halten. Die Symptome des Verdauungstraktes werden durch eiweißreiche, fettreduzierte Ernährung, zusätzliche Vitamine und Pankreasenzym-Tabletten zu den Mahlzeiten behandelt. Das Kind sollte regelmäßig überwacht werden, um die Behandlung der Mukoviszidose den Gegebenheiten anzupassen.

Es gibt weitere *Malabsorptions*- (ungenügende Aufnahme von Nahrungsmitteln) *Erkrankungen*. Die bekannteste ist die Unfähigkeit, bestimmte Zucker oder das Gluten des Weizens zu verdauen. Das führt immer zu Durchfall, der teilweise faulig riecht, am After brennt und oft mit Bauchkrämpfen einhergeht. Das Kind nimmt schlecht zu und fühlt sich nicht. Der Zustand bessert sich, wenn das den Durchfall auslösende Nahrungsmittel vom Speisezettel gestrichen wird. Beraten Sie sich mit Ihrem Arzt, um sicher zu gehen, daß das Kind noch eine ausgewogene Ernährung erhält.

Nach jeder Durchfallerkrankung von einigen Tagen Dauer kann es zunächst wieder Schwierigkeiten bei der Verdauung der Laktose, des Milchzuckers, geben. Früher meinte man, die Kinder seien gegenüber Milch allergisch. Meist handelt es sich nur um ein vorübergehendes Problem, und in der Zwischenzeit kann man einen Milchersatzstoff verwenden.

762. Würmer. Würmer sind nichts Schimpfliches, aber sie müssen behandelt werden. Es erschreckt eine Mutter meistens sehr, wenn sie im Stuhlgang ihres Kindes Würmer entdeckt, doch ist das kein Grund, sich aufzuregen, unglücklich zu sein oder zu glauben, man habe dem Kind nicht genügend Sorgfalt angedeihen lassen.

Madenwürmer (Oxyuren) sind am häufigsten verbreitet. Sie sehen aus wie kleine weiße Fäden, einen knappen Zentimeter lang. Sie leben in den unteren Darmabschnitten, kommen aber nachts aus dem After heraus und legen ihre Eier ab. Man kann sie nachts in der Wäsche finden oder eben auch in der Verdauung des Kindes. Sie verursachen Jucken um den After herum, wodurch das Kind im Schlaf gestört wird. Früher meinte man, daß Würmer der Hauptgrund dafür seien, wenn Kinder nachts mit den Zähnen knirschen, aber diese Ansicht kann nicht recht belegt werden. Man sollte die Würmer dem Arzt zeigen, damit er die richtige Behandlung anordnen kann.

Spulwürmer ähneln Regenwürmern. Der erste Verdacht wird sich einstellen, wenn einer davon mit dem Stuhlgang den Körper verläßt. Im allgemeinen verursachen sie nur Krankheitserscheinungen, wenn sie in großer Anzahl vorhanden sind. Der Arzt wird die richtige Behandlung anordnen.

Verstopfung

763. Zeitweilige Verstopfung tritt für gewöhnlich während einer Krankheit des Kindes auf, besonders, wenn es Fieber hat. Früher waren Ärzte und Eltern der Meinung, daß es das Wichtigste sei, erst einmal die Verdauung zu regulieren, man glaubte, daß das Kind nicht wieder gesund werden könnte, wenn es nicht zunächst abgeführt habe. Oft glaubte man sogar, daß die Verstopfung der Hauptgrund der Krankheit sei. Es ist indessen viel vernünftiger, sich klarzumachen, daß jede Krankheit, die einen elend und leidend macht, auch das ganze Magen- und Darmsystem angreift, den Appetit lähmt, die Darmtätigkeit beeinträchtigt, Erbrechen hervorruft. Diese Symptome treten manchmal mehrere Stunden vor anderen Symptomen auf.

Wenn man so ein krankes Kind zunächst ohne Arzt behandeln

muß, sollte man sich nicht so viel Sorgen um die Verdauung machen. Es ist besser, in dieser Beziehung etwas zuwenig als zuviel zu tun. Wenn das Kind nichts ißt, kann es auch nicht viel Verdauung haben.

764. Chronische Verstopfung kommt bei Kindern selten vor, wenn sie eine ausgewogene Ernährung mit Vollkornnährmitteln, Gemüse und Früchten zu sich nehmen. Ist Ihr Kind dennoch verstopft, gehen Sie bitte gleich zum Arzt und versuchen Sie keine Hausmittel. In jedem Fall belasten Sie das Kind nicht mit Stuhlgangsfragen. Führen Sie keine tiefgehenden Gespräche darüber und bringen Sie vor allem den Stuhlgang nicht mit Keimen, der Gesundheit oder Befindlichkeit in Verbindung. Lassen Sie das Kind darüber kein Tagebuch führen und schenken Sie diesem Problem keine übermäßige Aufmerksamkeit. Machen Sie keine Einläufe. Folgen Sie einfach dem Rat Ihres Arztes, ob es sich um Ernährung, Medikamente oder Übungen handelt, und besprechen Sie die Gründe mit Ihrem Kind nicht. Leicht wird ein Hypochonder daraus. Wenn Sie keinen Arzt erreichen können, und Ihr Kind leidet wirklich unter Verstopfung, ohne daß es andere Zeichen einer Erkrankung zeigt, geben Sie ihm zwei- bis dreimal am Tag Obst und Gemüse. Achten Sie darauf, daß sich das Kind viel bewegt. Ist das Kind vier Jahre oder älter und hat immer noch unregelmäßigen Stuhlgang, machen Sie sich keine Sorgen und fragen gelegentlich einen Arzt. Paraffin ist bei Kindern unter drei Jahren nicht anzuwenden. Wenn das Kind sich verschluckt kann es in die Lunge geraten und eine chronische Lungenentzündung auslösen.

765. Psychologische Verstopfung. Es gibt zwei Arten von Verstopfungen, die vornehmlich psychologischen Ursprung haben und meistens im Alter von ein bis zwei Jahren auftreten. Wenn ein Kind in diesem Alter ein- oder zweimal unter einer sehr schmerzhaften Verdauung gelitten hat, wird es versuchen, seine Verdauung zurückzuhalten, weil es Angst hat, daß es wieder weh tut. Wenn es den Stuhl dann ein bis zwei Tage zurückgehalten hat, wird er wieder fest geworden sein, und das Problem fängt von vorn an. Zweitens: wenn eine Mutter die Erziehung zur Sauberkeit zu streng und rigoros handhabt, wird ein kleines Kind zunächst automatisch Widerstand leisten, wird das Töpfchen boykottieren und am Ende verstopft sein. Siehe auch Abschnitt 567.

766. Schmerzhafter Stuhlgang und Laxantien. Bei Kindern im Alter von ein, zwei oder drei Jahren sollte schmerzhafter Stuhlgang rasch behandelt werden. Nur so läßt sich der Teufelskreis aus Stuhlverhaltung und zunehmender Verstopfung durchbrechen. Ihr Arzt kann Ihnen verschiedene Präparate empfehlen, die den Stuhl weich halten. Die Behandlung dauert meistens einen Monat – so bekommt das Kind auch das Gefühl, daß der schmerzhafte Stuhlgang endgültig vorbei ist. Keines dieser Präparate ist ein Abführmittel und kann einen bereits harten Stuhlgang weder verdünnen noch auslösen. (Ein Abführmittel wirkt auf die Darmmuskeln und führt so zum Stuhlgang. Abführmittel sollten nur nach ärztlicher Anordnung verwendet werden.)

Einstuhlen (Enkopresis)

767. Das Verschmutzen der Unterwäsche mit Stuhl (Enkopresis) ist wie die Enuresis keine Krankheit sondern ein Symptom.

Manche Kinder stuhlen ein, weil sie nie die Kontrolle über ihren Darm erlernt haben. Wenn Sie den Erklärungen in den Abschnitten 562 bis 577 und 586 folgen, so sollten Sie, eventuell mit Unterstützung des Arztes, diese Situation möglichst schnell bereinigen können.

Häufiger ist das Einstuhlen bei einem Kind, das zunächst die Kontrolle über den Darm erlernt hatte, später aber wieder ein- bis zweimal pro Woche in die Hosen macht. Dies ist oft die Folge einer belasteten Familiensituation, insbesondere dann, wenn das Kind von einem wichtigen Familienmitglied getrennt wurde. Oft dauert das Einstuhlen viele Monate, und Eltern und Kind schämen sich zu sehr, mit einem Arzt darüber zu reden. Die Eltern versuchen in der Zwischenzeit, die Sauberkeitserziehung zu verschärfen, das Kind wird davon aber nur gespannter. In extremen Fällen hält das Kind den Stuhl ganz zurück und sammelt einen harten trockenen Stuhl im Darm an. Gelegentlich können an diesem harten, trockenen und zusammengebackenen Stuhl wäßrige Stuhlteile vorbei, die dann die

Unterwäsche verschmutzen. Der Arzt muß sich um dieses Problem kümmern, und je früher er dies tut, um so größer sind die Erfolgschancen. Wenn das Einstuhlen lange anhielt und die Familiensituation sehr belastend ist, sollte ein Kinderpsychiater, Psychologe oder Sozialarbeiter eingeschaltet werden; der Arzt wird gleichzeitig versuchen, die Ernährung zu ändern und gegebenenfalls zusätzlich Arzneimittel verschreiben.

Störungen der Harnorgane

768. Bettnässen (Enuresis). Enuresis ist keine Krankheit, sondern ein Symptom. Sie hat viele Ursachen, von denen man nur wenige genau kennt, und sie ist erblich. Vier von fünf Fällen sind Jungens und 10 % der Jungen sind noch im Alter von 12 Jahren Bettnässer. Meist hört das Bettnässen jedoch in der Jugendzeit auf.

In wenigen Fällen liegt dem Bettnässen eine körperliche Erkrankung zugrunde. Dort findet man meist Symptome, wie z. B. Probleme der Blasenkontrolle tagsüber, die den Arzt mißtrauisch machen.

Viele Bettnässer weisen eine Störung in dem Teil des Nervensystems auf, das die Blase steuert. Diese Form ist erblich bedingt. Andere Fälle von Bettnässen werden durch eine Vielzahl verschiedener Spannungen verursacht. Bei der übergroßen Mehrheit der Bettnässer sind beide Ursachen kombiniert zu finden.

Es gibt im Leben eines kleinen Kindes Situationen, in denen es unbewußt wünscht, sich in den Schutz der Babyzeit zurückzuziehen. Ein Kind von drei Jahren, das schon monatelang trocken war, wird unter Umständen nachts sein Bett naß machen, wenn die Familie umzieht oder in die Ferien geht und in einem fremden Haus schläft. Auch wenn das Kind sich äußerlich in der neuen Umgebung glücklich fühlt, wird es im Unterbewußtsein Heimweh haben. Zu der Zeit, da Kinder während des letzten Krieges evakuiert wurden und ihre gewohnte Umgebung verlassen mußten, gehörte Bettnässen zu den weitverbreiteten Übeln, selbst bei größeren Kindern. Auch in Waisenhäusern erlebt man es sehr oft, daß die Kinder Bettnässer sind. Nach großen Aufregungen, etwa einer Geburtstagsgesellschaft oder dem Besuch einer Kino- oder Zirkusvorstellung, kann es passieren, daß die Kinder nachts ins Bettchen machen.

Der häufigste Grund bei kleinen Kindern ist jedoch der, daß die Familie Zuwachs bekommt und ein neues Baby in den Familienkreis tritt. Es ist wichtig zu wissen, daß in diesen Situationen Kinder nicht bewußt nässen. Schließlich passiert es, wenn sie in tiefem Schlaf sind. Ihre Gefühle und Gedanken im Unterbewußtsein beeinflussen das »Nachtleben« und drücken sich dann in Träumen aus. Bettnässen geschieht oft während eines Traumes, in dem das Kind sich in einer ausweglosen Situation befindet. Ein Kind, das aus Heimweh ins Bettchen macht oder weil ein neues Baby in die Familie gekommen ist, träumt vielleicht, daß es auf die Mutter wartet, die für alle seine körperlichen Bedürfnisse zuständig ist, so wie es immer war.

Im Falle eines heimwehkranken Kindes müssen die Eltern sich seiner besonders annehmen, sie müssen ihm helfen, das Gefühl der Einsamkeit und der Angst vor der neuen, ungewohnten Umgebung zu bannen (siehe Abschnitte 550 bis 556). Ist ein neues Baby in der Familie, müssen sie ihrem ersten Kind versichern, daß sie es ebenso liebhaben wie zuvor und ihm durch eine Extraration an Zärtlichkeit alle Befürchtungen nehmen. Es hätte wenig Sinn, ein Kind zu schelten oder ihm zu sagen, es solle sich schämen, denn es fühlt sich ohnehin schon unglücklich genug. Es hilft ihm vielmehr, wenn man ihm sagt, man glaube, daß das nicht mehr oft passieren werde, und man habe Vertrauen zu ihm.

Wie ist das nun mit einem Kind von drei, vier oder fünf Jahren, das noch niemals ganz sauber gewesen ist? (Die meisten Kinder werden zwischen zwei und drei Jahren nachts trocken.) In einigen dieser Fälle mag die Mutter falsch vorgegangen sein, als sie das Kind an Sauberkeit hat gewöhnen wollen. Da es ihr nicht schnell genug ging, ist sie vielleicht ungeduldig geworden und war über Gebühr streng. Schließlich hat das Kind den Tag über aufgepaßt und es ist nichts »passiert«, doch es sieht nun so aus, als ob der Widerstand gegen die allzu strengen Maßnahmen der Mutter nachts, wenn das Bewußtsein ausgeschaltet ist, weiterhin aufflackert. Man tut klug daran, die Erziehung zur Sauberkeit so unproblematisch wie möglich zu halten und jeden Konflikt dabei auszuschalten. Vor allem darf man den Kindern nicht sagen, sie sollten sich schämen, wenn sie das Bett naß machen. Dadurch kann man dieses Übel bestimmt nicht bessern. Was ein Kind braucht, ist das Vertrauen der Eltern und tröstlichen Zuspruch. Man muß ihm erklären, daß es allmählich größer wird und eines Tages schon ganz von allein lernen werde, das Bettchen trockenzuhalten.

Schließlich gibt es noch eine große Gruppe von Kindern, die tagsüber trocken sind, nachts aber das Bett nässen, da bei ihnen der Teil des Nervensystems, der die Blase während des Schlafens steuert, nicht voll entwickelt ist. Sie leiden nicht unter emotionalen Spannungen, außer denen, die möglicherweise durch das Bettnässen verursacht werden. Beruhigen Sie Ihr Kind und erklären Sie ihm, daß sich das Bettnässen geben wird, wenn sich Ihr Nervensystem weiterentwickelt hat.

769. Vorwiegend Jungen sind Bettnässer. Einige Psychiater, die das Bettnässen bei Kindern studiert haben, glauben, daß der meistverbreitete Typ (80 Prozent aller Bettnässer sind Jungen) etwa der folgende ist: Der Junge ist unsicher und zu leicht davon überzeugt, daß er es mit den anderen Jungen nicht aufnehmen könnte. Er hat Komplexe auch seinen Eltern gegenüber. Selbst wenn die Mutter das Kind zärtlich liebt, wird sie vielleicht doch manchmal ungeduldig, mischt sich in Dinge ein, die sie dem Kind besser selbst überlassen sollte. Der Junge ist zu gut erzogen, um offen um seine Persönlichkeit zu kämpfen. Sein Widerstand bleibt passiv, zeigt sich in Unentschlossenheit oder in Schüchternheit, mürrischem Wesen seiner Umwelt gegenüber und im Bettnässen. Die Mutter aber wird dann unter Umständen noch unzufriedener mit ihm sein. Beim Vater aber findet das Kind häufig nicht genügend moralische Unterstützung.

Die Maßnahmen, die Eltern gegen ein Kind dieses Typs ergreifen, wenn es Nacht für Nacht sein Bett naß macht, können nur gar zu leicht in die falsche Richtung zielen. Ein schlaftrunkenes und übermüdetes Kind (Bettnässer scheinen manchmal einen besonders festen Schlaf zu haben) aus dem Bett zu holen und in das Badezimmer zu bringen, wäre falsch, dadurch wird ein solches Kind nur davon überzeugt, daß es noch sehr klein und abhängig ist. Gibt man ihm nach 17 Uhr nichts mehr zu trinken, dann wird das Kind von imaginärem Durst gepeinigt (und das würde jedem Erwachsenen auch so gehen), allabendlich würden sich die gleiche Bettelei nach etwas zum Trinken und die konsequente Ablehnung dieses Wunsches wiederholen und eine unerfreuliche Debatte zwischen Mutter und Kind auslösen. Jedes Kind über fünf Jahre ist mit ganzer Kraft bemüht, dieses Problem zu überwinden. Er möchte mit den Eltern zusammenarbeiten, hat aber nur wenig Kontrolle über sein Nervensystem und sein Unterbewußtsein, das ihn zum Bettnässer macht.

Was ein bettnässender Junge braucht, ist ein Selbstbewußtsein, das ihn stützt, und das kann er erst nach und nach mit Hilfe der Erwachsenen gewinnen. Der geradeste Weg wäre, mit dem Kind zu einer psychologischen Beratungsstelle zu gehen. Besonders, wenn das Kind von verschiedenen Sorgen bedrückt zu sein scheint. Doch wenn Beratung und Behandlung bei einem geschulten Psychiater oder Psychologen nicht möglich sind, müssen die Eltern selbst versuchen, ihrem Kind zu helfen. Ihre Haltung sollte optimistisch und ermutigend sein. Sie können dem Kind erklären, sie wüßten, daß der eine oder andere Junge mit demselben Problem zu kämpfen hätte, sie alle seien auch nach einiger Zeit damit fertig geworden. Und sie können dem Kind versichern, sie wüßten, bei ihm würde das ebenfalls so sein.

Man ist heute der Ansicht, daß es besser ist, das Kind nachts nicht hochzunehmen, um es auf das Töpfchen zu setzen, und größere Jungen nicht zu wecken, um sie auf die Toilette zu schicken, auch hält man es nicht für richtig, ihnen die Flüssigkeit zu entziehen.

Eine Belohnung in Aussicht zu stellen, kann unter Umständen beim fünf- bis siebenjährigen Jungen Erfolg haben (aber nicht mehr bei älteren). Obwohl es nicht sehr pädagogisch klingt, ist es dann fast besser, dem Kind einen heißersehnten Gegenstand (Schlittschuhe, ein Rad oder irgend etwas für seine Sportausrüstung) gleich zu schenken und nicht erst, wenn es das Bettnässen überwunden hat. Das Kind soll sich so schnell wie möglich anderen Jungen im gleichen Alter ebenbürtig fühlen können, das ist psychologisch in diesem Fall sehr wichtig.

Wenn der Vater sich zu wenig um den Jungen gekümmert hat und bisher kaum sichtbar war, so sollte er versuchen, sich aktiver um das Kind zu bemühen, wenn möglich, eine Beschäftigung oder ein Spiel finden, das er mit dem Jungen gemeinsam betreibt. Hat die Mutter das Kind viel herumkommandiert und allzuviel Strenge entwickelt, dann sollte sie versuchen, den Jungen mit etwas leichterer Hand zu lenken (Abschnitt 531).

770. Bettnässen bei Mädchen. Bei Mädchen sieht das Bild anders aus. Mädchen sind im allgemeinen viel ehrgeiziger als Jungen, und bei einem kleinen Mädchen, das nachts nicht trocken bleibt, ist der Grund dafür auch in seinem Ehrgeiz zu suchen. Das Kind versucht vielleicht, es an Wagemut und Wildheit mit einem älteren Bruder aufzunehmen, oder aber will sich sogar mit seiner Mutter vergleichen. (Es glaubt z. B., daß es viel besser für den Vater sorgen und ihm besser Gesellschaft leisten könne als die Mutter.) In solchen Fällen müssen die Erwachsenen dem Kind helfen, die Gefühle von Eifersucht und ein gewisses Unbehagen darüber, daß es nun einmal ein Mädchen und kein Junge ist, zu überwinden. Die Eltern müssen ihrer Tochter beibringen, daß es sehr schön ist, ein kleines Mädchen zu sein; der Vater muß ihm klarmachen, daß er es als seine Tochter liebt, daß aber Mama an erster Stelle steht.

771. Ist eine psychiatrische Behandlung sinnvoll? Ich halte eine solche Behandlung für sehr sinnvoll, wenn zusätzlich zum Bettnässen andere Probleme kommen; wenn etwa ein Junge sehr ängstlich und schüchtern ist, von seinen Kameraden dominiert wird, in der Schule versagt oder häufige Konflikte mit seiner Mutter hat; oder wenn ein Mädchen mit Mutter oder Bruder stark rivalisiert oder ständig unglücklich ist, weil es ein Mädchen ist. In diesen Fällen müssen die anderen Probleme noch viel eher als das Bettnässen psychiatrisch behandelt werden; das Bettnässen wird ohnehin bei Jugendlichen meist aufhören. Nur in wenigen Fällen bleibt das Bettnässen über das Ende der Behandlung hinaus bestehen.

Manchmal ist das Kind an seine Kameraden, Hausaufgaben, Lehrer oder sich selbst ungenügend angepaßt. Hier können Lehrer, Klassenlehrer, eine Familienberatung oder eine kinderpsychologische Beratungsstelle helfen.

772. Es gibt auch ein Arzneimittel, das in den vergangenen Jahren häufig bei Bettnässen eingesetzt wurde. Die Anfangserfolge sind sehr gut, lassen aber nach, und nach Absetzen der Behandlung beginnen manche Kinder wieder mit dem Bettnässen.

Mäßigen Erfolg hatte ein elektrisches Gerät, das klingelt, wenn das Bett naß ist. Ich finde, eine solch aggressive und mechanische Methode ist für ein empfindliches Kind mit vielen Problemen (da wäre Psychotherapie besser) oder ein Kind unter fünf Jahren nicht geeignet. Diese Methode könnte allerdings für ein gut angepaßtes älteres Kind brauchbar sein, das ein peinliches Symptom bekämpfen will.

773. Naßmachen am Tage. Wenn Kinder – sagen wir mit drei Jahren – immer noch die Hosen naß machen, so ist dafür hin und wieder eine körperliche Erkrankung verantwortlich. Sollte es der Fall sein, dann wird das Kind für gewöhnlich nach jeweils kurzen Pausen ein paar Tröpfchen in das Höschen machen. Es muß gründlich vom Arzt untersucht werden. Übrigens muß in jedem Fall von häufigem Nässen bei älteren Kindern der Urin untersucht werden.

Kinder, die den Tag über nicht trocken sind, werden meist auch nachts ins Bett machen, und in diesem Fall gilt das gleiche, was auf den Seiten vorher (Abschnitte 768–771) schon gesagt worden ist.

Aber es gibt zwei Faktoren, auf die besonders hingewiesen werden sollte. Die Mehrzahl der Kinder, die den Tag über nässen, sind schüchtern, gehemmt und unentschlossen. Beobachtet man ein solches Kind, dann kann man leicht feststellen, daß seine eine Hälfte recht gut weiß, daß es sehr nötig »mal müßte«, es trippelt hin und her, schlägt ein Bein über das andere und fühlt sich höchst unbehaglich, aber die andere Hälfte seines kleinen Ichs ist von dem momentanen Spiel gänzlich absorbiert und weigert sich, das Notwendige zu tun. Es braucht niemanden zu beunruhigen, wenn hin und wieder einmal ein »Unglück« geschieht, während das Kind in ein wunderbares Spiel vertieft ist. Aber wenn das Kind bei allen Dingen zaudert und sich zu nichts recht entschließen kann, dann ist das meist ein Zeichen dafür, daß es zu Hause zu sehr bevormundet und mit Befehlen herumgeschubst wird. Ein gewisser innerer Widerstand ist ihm so zur Gewohnheit geworden, daß es ihn nicht nur leistet, wenn seine Eltern ihm etwas befehlen, sondern auch dann, wenn seine eigene Natur ihm sagt, daß dies und das zu tun sei. Oft wird ein solches Verhalten Faulheit genannt. Aber in Wirklichkeit ist dazu ein großes Maß von Anstrengung nötig. Es ist, als ob man ein Auto mit angezogenen Bremsen führe.

Einige wenige Kinder haben dennoch Schwierigkeiten, ihre Blase unter Kontrolle zu halten, wenn sie sehr aufgeregt oder erschrocken sind oder wenn sie sehr lachen müssen. Bei solchen Gelegenheiten geschieht es, daß sie ohne Warnung die Hosen naß machen. Das ist keine Krankheit, und es ist auch nichts Außergewöhnliches. Viele Tiere leeren automatisch die Blase, wenn sie in einen Alarmzustand geraten. Das Kind braucht nur die Versicherung, daß es nichts getan hat, dessen es sich schämen müßte.

774. Häufiges Wasserlassen. Wenn ein Kind ständig und in kleinen Abständen urinieren muß, hat das mehrere mögliche Ursachen. Geschieht es bei einem Kind, das bereits völlig trocken und sauber war und dessen Blase zuvor ganz normal gearbeitet hat, so kann es sich um eine Krankheit handeln, eine Infektion des Harnsystems oder um die Zuckerkrankheit. Das Kind und eine Urinprobe sollten gleich vom Arzt untersucht werden. Einige wenige Menschen, auch ruhige und ausgeglichene Typen, haben eine Blase, die weniger lange anhalten kann als der Durchschnittsorganismus, das ist unter Umständen eine Veranlagung. Doch die meisten Kinder (und auch Erwachsenen), die ständig sehr oft urinieren müssen, werden durch irgend etwas erregt oder in Sorge versetzt. Manchmal wird das nur eine vorübergehende Belastung sein, in anderen Fällen handelt es sich um eine chronische Tendenz. Selbst der gesunde normale Sportsmann muß unter Umständen kurz vor einem Start dauernd auf die Toilette. Aufgabe der Eltern ist es immer, herauszufinden, was es ist – wenn es überhaupt etwas ist –, was das Kind bedrückt. Dabei kann es sich um die Behandlung zu Hause oder um das Verhältnis zwischen Kind und Eltern handeln, es können auch die Beziehungen zu anderen Kindern sein, oder aber die Schule kann sich als übergebührliche Belastung erweisen. Meist ist es ein Zusammentreffen all dieser Gründe. Bei den landläufigen Geschichten dieser Art sind ein furchtsames Kind und ein Lehrer, der streng erscheint, mit im Spiel. Die Furchtsamkeit des Kindes macht es seinem Harnsystem unmöglich, sich genügend zu entspannen, so daß es den Urin nicht in normaler Weise halten kann. Das Kind aber hat Angst zu fragen, ob es auf die Toilette gehen dürfe. Wenn der Lehrer es ermahnt, den Schulraum nicht zu oft zu verlassen, wird der Fall nur noch schlimmer. Eltern tun gut daran, dem Lehrer ein

Attest einzureichen, das ihm den Fall erklärt. Wenn der Lehrer vernünftig und die Eltern taktvoll sind, können sie sich über diesen Fall verständigen, was dem Kind sehr helfen würde.

775. Schwierigkeiten beim Wasserlassen. Es kommt zwar sehr selten vor, aber hin und wieder wird ein Baby geboren – für gewöhnlich ein Junge –, dessen Harnröhrenöffnung so stark verengt ist, daß es größte Mühe hat, den Urin herauszupressen, der dann meist auch nur als dünner Strahl oder tröpfchenweise kommt. Hier muß der Arzt unbedingt eingreifen, da die höherliegenden harnableitenden Wege, vor allem aber die Nieren, geschädigt werden, wenn der Urin nicht richtig entleert werden kann.

Gelegentlich bei großer Hitze, wenn ein Kind viel schwitzt und nicht genug trinkt, kann es vorkommen, daß es sehr wenig uriniert, unter Umständen einen ganzen Tag lang nicht. Was dann herauskommt, ist spärlich und dunkel und verursacht vielleicht ein brennendes Gefühl. Dasselbe kann auch bei hohem Fieber geschehen. Ein Kind braucht während einer Hitzeperiode und wenn es fiebert viel Flüssigkeit, und die Mutter muß, sofern das Kind noch klein ist, selbst daran denken, ihm auch zwischen den Mahlzeiten etwas zu trinken zu geben.

Bei Mädchen wird schmerzhaftes Urinieren häufig durch eine Infektion der Region um die Harnröhrenöffnung, vielleicht durch Verunreinigung beim Stuhlgang (siehe Abschnitt 584), ausgelöst. Dadurch entsteht das Gefühl, es müsse ständig urinieren, obwohl dann höchstens ein oder zwei Tröpfchen erfolgen. Der Arzt sollte konsultiert und eine Urinprobe untersucht werden. Bis man zum Arzt gehen kann, kann man das Kind mehrere Male am Tag ein warmes Sitzbad nehmen lassen, dem ein Löffel kohlensaures Natron hinzugefügt wird. Nachdem man das Kind vorsichtig mit einem weichen Tuch abgetrocknet hat, streicht man die Hautpartien um die Harnröhrenöffnung und die Vagina sorgfältig mit einer Kinderheilsalbe ein, um sie zu schützen und zu kühlen.

778. Wunde Flächen auf der Peniseichel. Manchmal bildet sich eine wunde, leicht gerötete Stelle an der Öffnung auf der Peniseichel. Manchmal schwillt das umgebende Gewebe so an, daß ein Junge kaum Wasser lassen kann. Die Ursache ist eine eng umgrenzte

Windeldermatitis. Die beste Behandlung besteht darin, die wunde Stelle möglichst viel der frischen Luft auszusetzen. Wenn der Penis abgedeckt werden muß, kann man die wunde Stelle durch mehrmaliges Auftragen einer vaselin- und lanolinhaltigen Salbe, insbesondere vor dem Zubettgehen, schützen. Kann das Kind mehrere Stunden nicht Wasser lassen, so darf man es etwa eine halbe Stunde in ein warmes Bad setzen. Kann es dort auch kein Wasser lassen, sollte der Arzt gerufen werden.

777. Infektionen der Harnwege (Nierenentzündung, Nierenbeckenentzündung, Blasenentzündung). Eine Entzündung der Nieren oder der Blase kann eine böse Krankheit mit hohem unregelmäßigen Fieber hervorrufen. Andererseits aber wird eine solche Infektion manchmal auch nur durch Zufall bei einer Routineuntersuchung festgestellt. Ein älteres Kind klagt vielleicht über ständiges Brennen beim Urinieren. Doch meistens deuten keinerlei Zeichen auf eine Erkrankung der Harnwege hin. Diese Entzündungen kommen häufiger bei Mädchen vor, und zwar in den beiden ersten Lebensjahren. Schnelle ärztliche Behandlung ist notwendig.

Wenn er viel Eiter enthält, ist der Urin unter Umständen trüb und flockig. Aber ein kleines Quantum braucht mit dem bloßen Auge nicht zu sehen zu sein. Andererseits aber kann der Urin eines gesunden Kindes trüb sein, besonders, wenn er abkühlt – und zwar durch die verschiedenen Salze, die er enthält. Man kann also dem Urin nicht ansehen, ob er infiziert ist oder nicht. Wenn eine Harninfektion nicht richtig ausgeheilt worden ist oder ein Kind zum zweitenmal davon befallen wird, muß das gesamte Harnsystem sorgfältig untersucht werden. Derlei Infektionen sind häufiger bei Kindern, die nicht ganz normal geformte Harnwege haben. Wenn sich eine solche Mißbildung herausstellt, sollte sie korrigiert werden, bevor die Nieren einen ständigen Schaden erleiden. Deshalb ist es ratsam, bei einem Kind, das eine Harninfektion gehabt hat, den Urin nach ein und nach zwei Monaten kontrollieren zu lassen, um sicher zu sein, daß die Infektion auch völlig ausgeheilt ist. Bestimmte Infektionen der Harnwege müssen oft wochenlang medikamentös behandelt werden; zwischendurch werden Pausen eingeschaltet, um dann festzustellen, ob erneut Bakterien oder Eiter im Urin vorhanden sind.

Mädchen müssen lernen, sich nach dem Wasserlassen oder dem Stuhlgang von vorne nach hinten abzuwischen. So vermeiden sie, Keime aus der Aftergegend in die Nähe der Harnröhrenöffnung zu verschleppen. Das Abwischen in der umgekehrten Richtung scheint eine häufige Ursache wiederholter Infektionen der ableitenden Harnwege bei Mädchen zu sein.

778. Bei Mädchen kann Eiter im Urin auch auf etwas anderes hindeuten. Eiter im Urin bei Mädchen kann auch Folge einer Scheideninfektion sein, die manchmal so mild ist, daß Entzündung oder Ausfluß nicht sichtbar sind. Daher sollte man nie einfach annehmen, Eiter im Urin sei eine Folge von Infektionen im harnableitenden System. Wichtig ist hier eine Untersuchung des Mittelstrahlurins. Man gewinnt ihn, indem man die Schamlippen etwas spreizt, die Genitalregion kurz mit einem Schwamm und einem feuchten Baumwolltuch säubert und anschließend mit einem weichen Handtuch oder einem Stück Watte abtupft; erst dann darf Urin gelassen werden. Wichtig ist, daß von diesem Mittelstrahlurin eine Kultur angelegt wird, um Menge und Art der Bakterien untersuchen zu lassen.

Ausfluß aus der Vagina

779. Man sollte diese Angelegenheit sehr vorsichtig behandeln. Es ist nichts Außergewöhnliches bei jungen Mädchen, wenn sich ein leichter Ausfluß aus der Vagina zeigt. In der Mehrzahl aller Fälle wird er durch harmlose Bazillen hervorgerufen, die nach kurzer Zeit wieder verschwinden. Ein dicker, stärker auftretender Ausfluß, der auch Reizerscheinungen hervorruft, läßt unter Umständen auf eine ernstere Infektion schließen und macht umgehende ärztliche Behandlung notwendig. Leichter Ausfluß, der aber tagelang andauert, muß ebenfalls untersucht werden. Ein eitrig- blutiger Ausfluß bei einem kleinen Mädchen kann gelegentlich darauf zurückzuführen sein, daß das Kind versucht hat, sich irgendeinen Gegenstand in die Vagina zu pressen, der vielleicht sogar darin verblieben ist und nun Reizungen und entzündliche Erscheinungen verursacht. Sollte so etwas der Fall sein, ist es ganz natürlich, daß die Mutter sehr erschrocken ist und das Kind nun lebhaft ermahnen wird, so etwas nie wieder zu tun. Aber es hat natürlich keinen Zweck, ein Schuldgefühl bei dem Kind hervorzurufen oder ihm zu erzählen, daß es sich selbst verletzt hätte. Das Kind hat ja nichts Böses getan, es ist lediglich dem natürlichen Wunsch gefolgt, die Dinge zu ergründen und zu untersuchen.

Wie schon zuvor erklärt, sind kleine Mädchen, besonders zwischen drei und fünf Jahren, manchmal im Zweifel darüber, warum ihr Körper anders ist als der von kleinen Jungen, und das kann dazu führen, daß sie sich mit ihren Genitalien beschäftigen und eine leichte Entzündung hervorrufen. Wenn die Erwachsenen sich besorgt oder empört zeigen, wird ein solches Kind nur noch mehr in Unruhe versetzt werden.

Wenn Sie einen Arzt nicht sofort erreichen können, läßt sich das Brennen oft durch ein warmes Bad erleichtern; man setzt das Kind zweimal am Tag hinein und fügt eine halbe Tasse Natriumbicarbonat dazu. Man kann Reizungen der Scheide vorbeugen, wenn das Mädchen weiße Höschen trägt, weißes nicht parfümiertes Toilettenpapier benutzt, und Kleider trägt, die genügend Luft an den Scheidenbereich heranlassen.

Allergien

780. Milchallergie und Milchersatzstoffe. Die Milchallergie ist viel seltener als man annimmt. Viele Säuglinge haben Magenbeschwerden, die aber meist einem unreifen Magen-Darm-System zuzuschreiben sind. Bei einer wirklichen Allergie treten die klassischen Allergie-Symptome auf (Abschnitt 781 bis 785); Milchallergie kommt häufiger in Familien vor, die mit Allergien behaftet sind. Für Kinder aus allergischen Familien ist Gestilltwerden ideal, aber bei Säuglingen, die bereits mit der Flasche ernährt werden, sollte die Zusammensetzung der Flaschennahrung geändert werden. Meist wird der Arzt eine Ernährung auf Sojamehlbasis empfehlen. Wenn das Kind auch diese nicht verträgt, muß eine individuell ausgearbeitete Nahrung dem Kind gegeben werden. Im Alter von ein oder zwei Jahren können fast alle Kinder wieder Kuhmilch trinken.

781. Allergischer Schnupfen, Heuschnupfen. Man hat vielleicht einmal jemanden erlebt, der unter Heuschnupfen leidet. Sobald der

Betreffende in die Nähe einer abgeblühten Sommerwiese kommt oder einer bereits abgemähten Wiese, auf der Heu gemacht wird, und die Samenpollen der Gräser ihm in die Nase dringen, beginnt der von Heuschnupfen Gepeinigte zu niesen, seine Nase schwillt an, fängt an zu jucken und zu laufen. Das bedeutet, daß gerade dieser Mensch von einer Allergie gegen Samenpollen befallen ist, einer Übersensibilität, die bei anderen nicht zu finden ist. Manche Menschen haben auch im Frühling Heuschnupfen, weil sie auf den Blütenstaub irgendwelcher Bäume reagieren. Wenn ein Kind also jedes Jahr zur gleichen Zeit einen Schnupfen bekommt, bei dem ihm die Nase juckt und tage- oder wochenlang läuft dürfte es sich um einen allergischen Schnupfen handeln, und man sollte diesen Fall mit dem Arzt besprechen. Das Aussehen des Naseninnern und außerdem allergische Tests ermöglichen eine genaue Diagnose, worauf das Kind allergisch reagiert. Im allgemeinen kann medikamentös Erleichterung verschafft werden. Um die Tendenz zu derartigen allergischen Erkältungen zu bekämpfen, werden aber häufig längere Spritzkuren angewandt. Darüber hinaus gibt es Allergien des Hals-Nasen-Systems, die vielleicht weniger dramatisch ablaufen als Heuschnupfen, aber den Kindern sehr zusetzen. Manchmal sind die Kinder empfindlich gegen die Federn im Kopfkissen oder gegen Hunde- und Katzenhaare, selbst Staub kann allergische Nasen reizen. Solche ständigen Allergien lassen das Kind unter Umständen jahraus, jahrein eine verstopfte und laufende Nase haben und es muß immer durch den Mund atmen. Ein solches Kind wird leicht zu Entzündungen der Nasennebenhöhlen neigen. Es gibt heute so gute Spezialisten für allergische Erkrankungen, daß man in den meisten Fällen den Grund und den Anlaß für solche Überempfindlichkeiten herausfinden kann. Die Behandlung richtet sich jeweils nach der Ursache. Manchmal ist einem Kind sehr leicht zu helfen, indem man ihm alle Federkissen fernhält oder aber Hunde, Katzen, Kaninchen, sofern sie schuld an einer allergischen Erkrankung sind. Allerdings lassen sich Allergien selten vollkommen beheben – man muß zufrieden sein, wenn man eine teilweise Besserung erzielt und dem Kind, soweit es geht, Erleichterung verschaffen kann.

782. Asthma. Asthma ist eine andere Art von Allergie. Nicht die Nase ist dabei das überempfindliche Organ wie beim Heuschnupfen, sondern es sind die Bronchien. Wenn irgendeine irritierende Substanz in die feinen Bronchialgänge eindringt, schwellen sie an, scheiden dicken Schleim aus und die Luftwege sind dann so verengt, daß die Atmung mühsam und pfeifend wird; Hustenanfälle treten ebenfalls auf.

Wenn ein älteres Kind unter chronischem Asthma leidet, sind oft Substanzen daran schuld, die in der Luft herumschwirren; Staubteile, Tierhaare, Schimmel und dergleichen.

Diese Substanzen werden als »Inhalationsallergene« bezeichnet, d. h. es handelt sich um asthmaauslösende Stoffe, die auf dem Atemweg aufgenommen werden. Bei sehr kleinen Kindern spielen allergische Reaktionen auf bestimmte Nahrungsmittel aber meist eine größere Rolle.

Ein Kind mit chronischem stärkeren Asthma muß eine Testuntersuchung durchmachen, damit herausgefunden werden kann, welche Substanzen die Allergie hervorrufen. Erst dann kann man die entsprechende Behandlung einleiten. Wenn die Krankheit leichtgenommen wird, können wiederholte Anfälle Lunge und Brustkorb des Kindes angreifen und zu schweren Schäden führen. Die Behandlung wird natürlich von der Ursache des Leidens bestimmt und ist in jedem Falle anders. Wenn ein Kind auf bestimmte Nahrungsmittel allergisch reagiert, darf es diese natürlich nicht mehr bekommen. Sind die oben erwähnten Inhalationsallergene die Ursache, ist eine ähnliche Behandlung wie bei den im Abschnitt 781 beschriebenen dauernden allergischen Erkrankungen der Nase erforderlich. Man richte sich dabei ganz nach den Anordnungen des Arztes.

Asthma ist aber nicht immer nur eine allergische Reaktion auf gewisse Substanzen. Die Asthmaanfälle können ganz unvorhergesehen auftreten, manchmal hat der Asthmakranke in der gleichen Situation, in der gleichen Lebensweise einen schweren Anfall, und manchmal befindet er sich sehr wohl. Meistens treten die Anfälle in der Nacht auf. Jahreszeit, Klima, Temperatur, die Art der Arbeit und Bewegung, Erkältungen, der seelische Zustand – all das spielt dabei eine Rolle. Manche Kinder bekommen einen Asthmaanfall, wenn sie aufgeregt, nervös oder verängstigt sind, und man kann ihnen helfen, indem man den Grund ihrer Besorgnis aus dem Wege räumt. Manchmal hilft Behandlung bei einem Psychiater, mit anderen Worten: Man muß versuchen, das ganze Kind zu behandeln, nicht allein das Asthma.

Die Behandlung eines Asthmaanfalles hängt von seiner Schwere ab, sie wird vom Arzt verordnet. Es gibt Medikamente zum Einnehmen oder zum Spritzen, die auch einen wirklich schweren Anfall beheben können.

Wenn ein Kind zum erstenmal einen Asthmaanfall bekommt und die Eltern den Arzt nicht gleich erreichen können, sollten sie sich nicht allzu große Sorgen machen. Die Situation ist selten so gefährlich, wie sie im Augenblick aussieht. Wenn das Kind sehr schwer Luft bekommt, halte man es im Bett. Ist es Winter und das Haus zentralgeheizt, so halte man den Raum gut warm, sorge aber für extra Luftfeuchtigkeit. Wenn das Kind sehr hustet und man Hustenmedizin im Hause hat, die der Arzt ihm früher einmal verschrieben hat, so gebe man ihm etwas davon. Nach Möglichkeit lenke man das Kind ab, gebe ihm Spielzeug oder Lektüre oder, wenn man Zeit hat, lese man ihm selbst etwas vor.

Wenn Sie ängstlich um das Kind herumgehen, wird es um so erschreckter reagieren, und das Asthma kann sich noch verschlimmern. Bleibt das pfeifende Atemgeräusch bestehen oder verstärkt es sich gar, muß sofort ein Arzt herangezogen werden.

Es ist unmöglich vorauszusagen, wie das Asthma sich entwickeln wird. Hat das Asthma sehr frühzeitig begonnen, besteht eher die Aussicht, daß es sich wieder verliert, als in Fällen, die erst in der späteren Kindheit anfangen. Manchmal bringt die Pubertät eine wesentliche Änderung. Allerdings ist es auch möglich, daß das Asthma schließlich von einer anderen Allergie, etwa einem Heuschnupfen, abgelöst wird.

783. Die »Asthmatische Bronchitis« muß extra genannt werden. Gelegentlich hat ein Baby Anfälle von pfeifendem, schwerem Atmen, und zwar nur, wenn es eine wirkliche Erkältung hat. Diese Tendenz ist für gewöhnlich in den ersten drei Lebensjahren am ausgeprägtesten. Es ist zwar entmutigend, ein Baby zu haben, das regelmäßig, wenn es erkältet ist, mit solchen Schwierigkeiten zu kämpfen hat, aber etwas Tröstliches ist doch dabei: Die Anfälligkeit für eine asthmatische Bronchitis verliert sich mit den Jahren. Natürlich sollte man auch dabei den Arzt rufen, die Infektion und auch der Husten machen unter Umständen eine Behandlung notwendig. Im zentral-geheizten Haus sollte man dann die Luft im Zimmer des Kindes etwas anfeuchten (siehe Abschnitt 729). Es gibt besondere Medikamente, die die Bronchien öffnen.

784. Nesselsucht. In einigen Fällen scheint Nesselsucht auf einer Hautallergie zu beruhen. Meist finden sich erhabene Quaddeln. Sie sind in der Mitte oft blaß, da der Gewebedruck das Blut auspreßt. Quaddeln jucken oft unerträglich. Manche Menschen haben oft oder fast immer Quaddeln. Glücklicherweise kommen sie bei der Mehrzahl aber höchstens ein- oder zweimal im Leben vor.

Quaddeln sind gelegentlich der Ausdruck einer Nahrungsmittel-allergie. Sie können auch nach Impfungen oder am Ende bestimmter Infektionen erscheinen, in den meisten Fällen läßt sich aber keine Ursache entdecken. Meistens verordnet der Arzt eine Tablette oder eine Spritze, um die Auswirkungen zu lindern.

In seltenen Fällen schwellen bei einer Nesselsucht auch die Schleimhäute von Mund und Rachen an. In einem solchen Fall muß sofort medizinisch eingegriffen werden.

785. Ekzeme. Ein Ekzem ist ein rauher roter Ausschlag, der sich in Flecken über die Haut verteilt. Auch er wird wie Heuschnupfen und Asthma durch eine Allergie hervorgerufen. Und zwar reagiert die Haut abwehrend auf irgendeine Substanz, die das Essen enthält. Wenn diese Substanz in das Blut eindringt und über die Blutbahnen in die Haut, entzündet sie sich. Aber auch von außen her kann die Haut allergisch gereizt werden, etwa durch Wolle, Seide oder Kaninchenhaar, das direkt mit der Haut in Berührung kommt. Kinder, deren Familie, zu Asthma, Heuschnupfen oder Ekzemen neigt, werden leicht von Ekzemen geplagt.

Wenn Ekzeme auch in erster Linie durch Nahrungsmittelallergien hervorgerufen werden, so spielen zwei andere Faktoren unter Umständen doch ebenfalls eine Rolle. Zunächst einmal wäre eine gewisse Reizung der Haut von außen zu nennen. Das eine Baby bekommt Ekzeme, wenn seine Haut winterlicher Kälte ausgesetzt ist – beim anderen treten sie bei Hitze auf, wenn es schwitzt, und wieder ein anderes leidet in der Windelgegend unter Ekzemen, die durch den Urin auf der Haut ausgelöst worden sind. Wenn ein Baby nur an jenen Stellen Ekzeme bekommt, an denen seine Haut direkt mit Wolle in Berührung kommt, kann es sein, daß es eine Wollallergie hat; es kann aber auch sein, daß sein Körper auf ein Nahrungsmittel reagiert und die Wolle lediglich die Haut gereizt und dem Ekzem zum Ausbruch verholfen hat. Als zweiter Faktor wäre das Fettpolster und die Gewichtszunahme des Babys zu nennen. Dicke Babys haben sehr viel häufiger Ekzeme als Kinder mit einem Durchschnittsgewicht. Dünne Babys leiden kaum darunter.

Bei Ekzemen braucht man natürlich den Arzt, der die Diagnose stellt und die Therapie anordnet. Im Anfangsstadium sind die Ekzemflecken hellrot, rauh und ein wenig geschwollen. Wenn das Ekzem sich verschlimmert, werden die Flecken tiefrot und fangen für gewöhnlich an zu jucken, so daß das Baby kratzt und reibt. Sehr leicht werden dadurch Kratzwunden und Nässen hervorgerufen. Trocknet dieses Sekret ein, bilden sich Krusten. Nachdem die Ekzemflecken geheilt sind, behält die Haut, auch wenn alle Röte abgeklungen ist, noch lange einen rauhen und verdickten Charakter.

Für gewöhnlich beginnt bei Säuglingen ein solches Ekzem auf den Wangen und an der Stirn. Von dort breitet es sich unter Umständen über Ohren und Hals aus. Da die Haut oft schuppig wird, sieht das Kind aus einiger Entfernung aus, als sei an seinem Köpfchen Salz angetrocknet, besonders an den Ohren. Beim einjährigen Kind können Ekzeme fast überall auftreten – auf den Schultern, in der Windelgegend, auf Armen und Brust. Zwischen 1 und 3 Jahren sind die typischen Stellen für derlei Ekzeme die Ellbogenbeugen und die Kniekehlen.

Schwere Ekzeme bedeuten eine große Geduldsprobe für Mutter und Kind. Das Baby versucht ununterbrochen sich zu kratzen und leidet unter dem Juckreiz. Die Mutter versucht es am Kratzen zu hindern und leidet ihrerseits darunter, daß das Baby so offensichtlich zu leiden hat. Dieser Zustand kann monatelang anhalten. Es ist wichtig, daß die Fingernägel des Säuglings kurz geschnitten werden. Je weniger er sich kratzen kann, um so seltener kommt es zu Sekundärinfektionen durch Hautkeime. Bei manchen Kindern empfehlen sich für die Nacht Fäustlinge aus weißer Baumwolle, um Kratzinfektionen auch nachts zu verhindern.

786. Für die Therapie sind mehrere Gesichtspunkte maßgebend. Welche Behandlung der Arzt verschreiben wird, hängt von mancherlei verschiedenen Faktoren ab: vom Alter des Babys, dem Charakter des Ausschlags und davon, wo er sich befindet, von der Konstitution des Kindes und seiner Gewichtszunahme, seiner Ernährungsweise, vor allem, ob vor Ausbruch des Ekzems neue Nahrungsmittel gegeben wurden und schließlich davon, wie es auf eine Behandlungsmethode anspricht. Einige leichte Fälle können mit äußerlich anwendbaren Lotionen oder Salben geheilt werden. Das Wichtigste ist es, die Haut mit einer einfachen Feuchtigkeitscreme (keine Farb- oder Duftstoffe) mehrmals täglich einzucremen. Lassen Sie sich bei Ihrem Apotheker beraten.

Bei hartnäckigeren Fällen wird man herausfinden müssen, ob das Kind vielleicht gegen diese und jene Speise allergisch ist. Bei Säuglingen stellt sich oft heraus, daß sie frische Kuhmilch nicht vertragen und davon Ekzeme bekommen. Es hilft dann manchmal, wenn man evaporierte Milch nimmt, da jedes Nahrungsmittel bei Allergien unschädlicher ist, wenn es abgekocht ist. Einige wenige Babys können nur geheilt werden, wenn man mit richtiger Milch völlig aufhört und sich auf Ersatznahrung, z. B. aus Sojabohnenmehl, beschränkt.

Bei älteren Babys und Kindern, deren tägliche Kost bereits eine Menge Nahrungsmittel enthält, muß der Arzt sorgfältig untersuchen, auf welche Art von Nahrungsmitteln das Kind allergisch reagiert. Handelt es sich um ein sehr schweres und hartnäckiges Ekzem, so wird er den Hauttest vornehmen müssen, bei dem Proben der verschiedenen Nahrungsmittel injiziert werden. Rund um die Injektionsstelle von Nahrungsmitteln, gegen die das Kind empfindlich ist, bilden sich Pusteln. ist ein Baby sehr dick und nimmt es schnell zu, dann hilft es manchmal, wenn man ihm weniger Stärke und Zucker zuführt.

Natürlich muß man bei allen Ekzemen zunächst herausfinden, ob es sich vielleicht um eine äußere Reizung der Haut handelt. Wolle kann, wie gesagt, sehr leicht zu einem Ekzem führen – das Kind darf dann keine wollenen Sachen mehr tragen. Wenn man weiß, daß kaltes, windiges Wetter die Haut des Kindes reizt, suche man ihm immer geschützte Stellen für seinen Aufenthalt im Freien. Manchmal verträgt die Haut kleiner Kinder Wasser und Seife nicht, dann muß man die Reinigung mit Babyöl und Watte vornehmen, wenigstens so lange, wie die Haut angegriffen scheint.

Wenn man sich in einer Situation befindet, in der man keinen Arzt erreichen kann (auf Reisen oder auf dem Lande), und das Kind wird auf einmal von einem schweren, sehr juckenden Ekzem befallen, so kann es nicht schaden, manchmal aber doch helfen, wenn man die frische Milch durch evaporierte oder Trockenmilch ersetzt. Auch Zucker und Nährmittel kann man etwas kürzen, damit das Kind nicht allzuviel zunimmt. Wenn nun ein etwas älteres Baby ein Ekzem entwickelt, kurz nachdem es zuvor erstmals ein Ei gegessen hat, erhält es natürlich keine Eier mehr. Die Besserung und Heilung des Ekzems kann unter Umständen dennoch einige Wochen auf sich warten lassen.

Es wäre nun aber falsch, wenn man dem Kind darüber hinaus gleich mehrere Nahrungsmittel entzöge, von denen man befürchtet, daß sie für das Ekzem verantwortlich sein könnten. Eltern sollten von sich aus möglichst nicht mit einer Umstellung der Ernährung anfangen, sondern dies dem Arzt überlassen. Bei Ekzemen ist es nämlich so, daß der Fall sich von Woche zu Woche verändert, selbst wenn man immer die gleiche Diät einhält. Als Laie findet man doch nicht genau heraus, welches Nahrungsmittel nun der Störenfried ist und läßt sich dazu verleiten, bei jeder neuen Veränderung des Zustandes wieder etwas wegzulassen, bis schließlich die Nahrungszufuhr völlig ungenügend ist und das Kind darunter leidet.

Die Eltern sind verständlicherweise über ein schweres Ekzem immer sehr unglücklich und haben alle Mühe zu verhindern, daß das Baby sich nun ständig kratzt und dabei vielleicht noch verletzt. Vielleicht haben sie auch gar keine rechte Lust mehr, das Kleine zu streicheln und zu liebkosen, und doch braucht gerade so ein Kind besonders viel Liebe und sichtbare Zuneigung.

Bei einem Ekzem muß man immer in Betracht ziehen, daß es keine infektiöse Hauterkrankung ist, wie z. B. ein Impetigo, den man durch die richtige Behandlung völlig zum Abheilen bringen kann, sondern daß die Neigung zu einem Ekzem einem Kind angeboren ist, also in ihm steckt. In sehr vielen Fällen muß man sich damit zufriedengeben, wenn der Verlauf mild gestaltet werden kann. Viele Ekzeme, die in der frühen Kindheit angefangen haben, verschwinden später oder können sich jedenfalls im Verlauf der nächsten Jahre noch erheblich bessern.

787. Verhaltensprobleme und Allergien. In den letzten Jahren hat man versucht, alle möglichen Verhaltensprobleme irgendwelchen Allergien (Luftverunreinigungen, Nahrungsmittelzusätzen, Lebensmittelfarben usw.) zuzuschreiben. Nichts davon ist wissenschaftlich erwiesen. Viele Eltern brachten ihre Kinder zu Heilpraktikern, die teure Tests durchführten, eine sehr komplizierte Ernährung vorschrieben und andere ungewisse Behandlungen anordneten. All dies ist unerprobt. Es wird sogar von Kindern berichtet, die nach solchen Behandlungen schwer krank geworden sind. Wenn Sie ein Kind mit Verhaltensproblemen haben und glauben, dies habe mit einer Allergie zu tun, so sollten Sie offen mit Ihrem Arzt darüber sprechen, bevor Sie es mit unerprobten Methoden versuchen.

Hauterkrankungen

788. Unterscheidung der häufigsten Hautausschläge. Der folgende Abschnitt will den Leser keineswegs zu einem perfekten Diagnostiker machen. Er will nur helfen, die landläufigen Hautausschläge in großen Zügen zu unterscheiden. Wenn ein Kind plötzlich Hautausschlag bekommt oder rote Pusteln, dann braucht man die Diagnose des Arztes, denn bei jedem Kind kann die Rötung oder der Ausschlag auf der Haut, von der gleichen Krankheit hervorgerufen, doch anders aussehen. Manchmal fällt es sogar Hautspezialisten schwer, die richtige Diagnose zu stellen.

Masern. Drei oder vier Tage, bevor die Hauterscheinungen auftreten, hat das Kind Fieber und Anzeichen einer Erkältung. Der Ausschlag zeigt sich dann in flachen rosa Flecken, die zuerst um die Ohren herum auftreten und sich dann abwärts über den Kopf ausbreiten. Wenn der Ausschlag anfängt, ist das Fieber für gewöhnlich sehr hoch (Abschnitt 797).

Röteln. Flache rosa Flecken, oft sehr blaß, breiten sich schnell über den ganzen Körper aus; wenig oder kein Fieber, keine Erkältungssymptome, aber geschwollene Lymphknoten im Nacken und am Hals (Abschnitt 798).

Windpocken. Einzelne kleine erhabene Pickelchen; einige davon entwickeln Wasserbläschen auf der Kuppe, die nach ein paar Stunden aufbrechen und etwas Schorf bilden. Es bilden sich zu gleicher Zeit immer nur einige Pickelchen, anfangend am Körper oder im Gesicht oder auf dem Kopf. Bei der Diagnose sucht der Arzt zwischen den verkrusteten Pocken nach einigen frisch gebildeten winzigen Bläschen (Abschnitt 800).

Scharlach. Das Kind ist schon einen Tag, bevor der Ausschlag sich zeigt, krank. Es hat für gewöhnlich Kopfschmerzen, Fieber, Erbrechen und Halsschmerzen. Der Ausschlag – eine sichtbare Rötung der Haut, die sich wie Sandpapier anfühlt – beginnt an den warmen, feuchten Stellen des Körpers, in den Achselhöhlen, in der Leistenbeuge und auf dem Rücken (Abschnitt 742).

Hitzepickel. Sie stellen sich bei Babys sehr oft mit dem Beginn des heißen Wetters ein. Zuerst zeigen sie sich an Schultern und am Hals in Form von vielen kleinen rosa Pickelchen, die manchmal Wasserbläschen auf der Kruppe entwickeln (Abschnitt 354).

Windelausschlag tritt an den Hautstellen auf, wo Urin hinkommt, manchmal sind es rosa oder rote Fleckchen, manchmal sind ganze größere Hautbezirke rauh und gerötet (Abschnitt 352).

Ekzeme. Größere Stellen roter, rauher Haut, die am Anfang kommen und wieder vergehen. Ist es schlimm, dann wird die vom Ekzem befallene Haut schuppig verkrustet und juckt sehr. Bei Babys fängt ein Ekzem meist auf den Wangen an, bei Kleinkindern und etwas älteren in den Kniekehlen und in der Ellenbogenbeuge (Abschnitt 785).

Nesselsucht. Erhabene Papeln, gleichmäßig über den ganzen Körper verteilt – sie kommen und gehen wieder und jucken (Abschnitt 784).

789. Insektenstiche. Sie können sehr verschiedene Formen aufweisen, von großen geschwollenen Quaddeln bis hinab zum kleinen blutverkrusteten Pünktchen ohne Schwellung. Aber die meisten Stiche haben zwei charakteristische Merkmale: erstens haben sie in der Mitte ein winziges Loch oder eine winzige kleine Schwellung, dort nämlich, wo der Stachel eingedrungen ist; zweitens wird man Stiche mehr oder weniger auf der entblößten Haut finden.

Jeder juckende Insektenstich (ein Mückenstich zum Beispiel)

kann gelindert werden, indem man einen Brei aus wenigen Tropfen Wasser und einem Teelöffel doppelkohlensaurem Natron herstellt und auf den Stich schmiert. Hat eine Biene gestochen, so entferne man den Stachel vorsichtig mit einer Pinzette und streiche ebenfalls etwas von diesem Brei auf. Bei einem Wespen- oder Hornissenstich hilft es mehr, wenn man einen Tropfen Essig auf den Stich tupft.

Zecken können verschiedene Krankheiten übertragen, wie zum Beispiel das Felsengebirgsfieber und die Lyme-Borreliose, die zu charakteristischen Ausschlägen führen. Wenn Sie in einer Gegend mit Zecken leben, fragen Sie Ihren Arzt zu Vorsichtsmaßnahmen in der Zeckensaison. Entfernen Sie eine Zecke erst, wenn Sie sich über die neuesten Methoden der Zeckenentfernung informiert haben und auch wissen, wie Sie den Biß behandeln müssen.

790. Krätze. Ansammlungen von Bläschen und sogenannten Gängen, in denen sich die Krätzemilben befinden, und vielen Kratzspuren vom unausgesetzten Jucken. Man findet sie meistens auf den Teilen des Körpers, die sehr viel berührt werden, auf Handrücken, Handgelenken, auch Bauch und Penis, nicht aber auf dem Rücken. Sie ist ansteckend und muß sofort behandelt werden.

791. Ringelflechte. Kreisrunde Stellen rauher Haut mit hellem Zentrum, etwa wie ein Fünfpfennigstück groß. Der äußere Rand der Flecken besteht aus kleinen Beulen. Befindet sich die Ringelflechte auf dem Kopf, dann tritt sie in Form von runden Flecken mit borkiger Haut auf, auf denen das Haar kurz abbricht. Die Ringelflechte ist eine Pilzinfektion, die ansteckend ist und behandelt werden muß.

792. Impetigo (Eiterflechte). Manchmal finden sich bei einem Kind Hautreste sowie gelbliche bis bräunliche Krusten aus Sekret. Man sollte an eine Impetigo denken, vor allem wenn es im Gesicht anfängt. Meist beginnt die Infektion mit einem entzündeten Mitesser, der weißen oder gelblichen Eiter enthält. Oft wird der Eiterpfropf abgekratzt, im Gesicht verteilt, und ein Grind bleibt zurück. Andere Eiterbeulen bilden sich an Gesicht und durch die Hände erreichbaren Körperteilen. Der Arzt sollte eine rasche Diagnose stellen und die Behandlung einleiten, um die weitere Verbreitung und Infektion von anderen Menschen zu verhindern.

793. Giftefeu. Viele verschieden große Bläschen bilden sich nach Berührung von Giftefeu auf geröteter Haut. Die Bläschen jucken und finden sich auf den unbedeckten Körperteilen in Frühjahr und Sommer. Wenn große Teile des Körpers betroffen sind, sollten Sie den Arzt wegen einer Behandlung aufsuchen.

794. Kopfläuse. Man findet die Eier leichter als die Läuse. Sie sind klein, perlweiß und eiförmig und kleben fest am Haar – in der Nähe der Haarwurzel. Manchmal findet man auch im Nacken juckende rote Bläschen. Schauen Sie vor allem am Scheitel und hinter den Ohren nach. Viele Menschen glauben, Kopfläuse seien eine Folge mangelnder Hygiene; tatsächlich aber können sie bei jedem Schul- und Vorschulkind auftreten. Kopflausbefall ist sehr ansteckend und muß behandelt werden.

795. Warzen. Es gibt verschiedene Arten gewöhnlicher Warzen, die an Händen, Fußsohlen und im Gesicht auftreten. Sie sind anstek-kend und sollten deshalb vom Arzt angesehen und behandelt wer-den. Außerdem gibt es noch eine besondere Art, die überaus anstek-kend ist: sie sind zuerst rund, weich und wächsern, sie haben die Größe eines Stecknadelkopfes, ihre Farbe ist weiß oder rosa. Sie vermehren sich, werden größer und sind in ihrer Mitte konkav eingebuchtet. Sie können behandelt werden, damit sie sich nicht weiter ausbreiten.

796. Herpes. Berichte in Zeitungen und Fernsehfilme über Herpes haben viele Eltern erschreckt. Den Herpes findet man auf der gan-zen Welt, es gab ihn schon vor Tausenden von Jahren, und er ist nicht ansteckender als andere Viren.

Es gibt zwei Herpesformen: Den Typ I findet man meist in oder um den Mund. Er wird nicht sexuell übertragen. Bei Kleinkindern verursacht er häufig eine Erkrankung, die mit hohem Fieber einher-geht und bei der sich nach ein paar Tagen kleine Geschwüre im Mund bilden – eine häßliche Krankheit. Bei älteren Kindern entste-hen manchmal, genauso wie bei Erwachsenen, immer wiederkehrende »Fieberbläschen« an den Lippenrändern. Auch diese werden durch den Typ I verursacht.

Der Herpes-Virus Typ II tritt für gewöhnlich an den Genitalien bzw. in ihrer Umgebung auf und wird fast ausschließlich sexuell übertragen. Es bilden sich kleine Bläschen, die aufbrechen und schmerzhafte Geschwüre hervorbringen können. Dieser Typ II ist bekannter als Typ I und hat viele Menschen beunruhigt.

Seife und Wasser machen den Herpes-Virus unschädlich. Wäscht eine Mutter oder ein Babysitter, die eine Herpes-Infektion haben, die Hände mit Wasser und Seife, so besteht kein Infektionsrisiko für das Kind. Ein Erwachsener oder ein Kind mit dem Herpes-Virus Typ I sollte niemanden küssen, bevor die Bläschen verschwunden sind.

Ihr Arzt kann Ihnen Näheres über Herpes-Infektionen sagen.

Masern, Röteln, Roseola, Windpocken

797. Masern. Bei Masern tritt während der ersten drei bis vier Tage kein Ausschlag auf. Die Erkrankung sieht wie eine böse Erkältung aus, die sich verschlimmert. Die Augen sind rot entzündet und tränen. Wenn man das untere Lid herabzieht, sieht man, daß es feuerrot ist. Das Kind hat einen harten trockenen Husten, das Fieber steigt jeden Tag um einige Striche. Etwa am vierten Tage, wenn das Fieber hoch ist, zeigt sich der Ausschlag in Form anfangs winzig kleiner und ganz leicht erhabener roter oder rosa Fleckchen hinter den Ohren, das Fieber ist hoch. Nach und nach breiten sich die Flecken über Gesicht und Körper aus, werden größer und dunkler. Während der Ausschlag sich über den Körper ausbreitet, bleibt das Fieber hoch, das Kind wird von Husten gequält und fühlt sich recht elend. Das dauert ungefähr ein bis zwei Tage, dann sollte im allgemeinen die Krankheit schnell abklingen.

Wenn das Fieber länger als zwei Tage, nachdem der Ausschlag sich gezeigt hat, sehr hoch bleibt, steht zu befürchten, daß der Fall sich verschlimmert hat. Ebenso, wenn das Fieber heruntergeht und nach ein oder zwei Tagen wieder zu steigen beginnt. Die häufigsten Komplikationen bei Masern sind Mittelohrentzündungen, Bronchitis und Lungenentzündung. Wenigstens einmal, während das

Kind Masern hat, wird man den Arzt um einen Besuch bitten – ob man nun überzeugt ist, daß es Masern sind oder nicht –, weil Fieber und Husten unter Umständen auch etwas anderes vermuten lassen könnten. Man muß ihn jedoch sofort rufen, wenn das Fieber länger als zwei Tage nach dem Ausbruch des Ausschlages hoch bleibt oder aber wiederkehrt. Die Komplikationen können sehr ernst sein, ernster als die Masern selbst, lassen sich aber durch die heutzutage zur Verfügung stehenden Medikamente erfolgreich behandeln.

Während des ersten fieberhaften Abschnitts der Krankheit verlieren Kinder den Appetit fast gänzlich. Sie haben nur Durst und möchten trinken, und man sollte ihnen ständig etwas Flüssigkeit geben. Der Mund ist entzündet und sollte dreimal am Tage vorsichtig gereinigt werden. Früher war man der Ansicht, daß der Raum dunkel gehalten werden müsse, um die Augen zu schützen, aber jetzt weiß man, daß das nicht nötig ist. Man braucht den Raum nur soweit abzudunkeln, daß das Licht den Augen des Kindes nicht weh tut. Das Krankenzimmer soll warm gehalten werden, damit das Kind sich nicht erkältet. Zwei Tage nachdem das Fieber abgeklungen ist, darf der Patient wieder aufstehen. Wenn der Husten und auch alle anderen Nebenerscheinungen weg sind, kann das Kind, etwa acht Tage, nachdem sich der Ausschlag gezeigt hat, wieder mit anderen Kindern zusammenkommen, und es darf dann auch wieder an die frische Luft.

Die ersten Symptome der Masern zeigen sich irgendwann in der Zeit von 9 bis 16 Tagen nach der Ansteckung. Von den ersten Anzeichen einer Erkältung an sind Masern bereits ansteckend. Masern bekommt man im allgemeinen nur einmal.

Den Masern kann man heutzutage durch eine Schutzimpfung, die etwa im Alter von einem Jahr durchgeführt wird, vorbeugen, und man sollte von dieser Maßnahme auch Gebrauch machen. Wurde ein Kind aber nicht geimpft, kann der akute Ausbruch der Erkrankung noch verhindert oder abgeschwächt werden, wenn man ihm rechtzeitig Gammaglobuline gibt, die aus menschlichem Blutserum gewonnen wurden. Es ist sehr zweckmäßig, bei Kindern unter 3–4 Jahren den Ausbruch von Masern zu verhindern, da die Komplikationen in diesem Alter am häufigsten und schwersten sind. Doch auch ältere Kinder, die besonders zart und anfällig sind, sollten möglichst vor Masern bewahrt werden. Es ist wichtig, daß man sich im Falle einer eventuell drohenden Ansteckung sehr rasch mit dem Arzt in Verbindung setzt, damit die Gammaglobuline noch rechtzeitig angewendet werden und ihren Schutz entfalten können. Dieser hält übrigens nur wenige Wochen an.

798. Röteln. Der Ausschlag bei Röteln sieht dem bei Masern ähnlich, dennoch sind die Krankheiten leicht voneinander zu unterscheiden. Bei Röteln gibt es keine Erkältungssymptome wie Nasenlaufen oder Husten. Manchmal besteht eine geringe Heiserkeit. Das Fieber beträgt meist weniger als 39° C. Das Kind fühlt sich auch nicht krank. Der Hautausschlag besteht aus flachen, rosa Punkten, die am ersten Tag den ganzen Körper bedecken.

Der Ausschlag bei Röteln sieht dem Masernausschlag sehr ähnlich, aber beide Krankheiten haben nichts miteinander zu tun. Bei Röteln zeigen sich keine Erkältungssymptome (Schnupfen oder Husten). Vielleicht hat das Kind leichte Halsschmerzen. Das Fieber ist im allgemeinen niedrig (unter 38 Grad). Der Patient fühlt sich nicht einmal sehr schlecht, der Ausschlag besteht aus sehr kleinen, flachen rosa Flecken, die bereits am ersten Tage schon den ganzen Körper bedecken können, aber nur relativ selten ineinanderlaufen. Das charakteristische Zeichen aber sind geschwollene, druckempfindliche Lymphknoten hinter den Ohren und an den hinteren Halspartien. Diese Drüsen schwellen unter Umständen schon an, bevor der Ausschlag sich zeigt, die Schwellung hält einige Tage länger an als die Krankheit selbst. Manchmal ist der Hautausschlag so geringfügig, daß man ihn gar nicht bemerkt. Röteln entwickeln sich meist 12 bis 21 Tage nach der Übertragung. Bettruhe braucht nicht eingehalten zu werden. Die Diagnose sollte vom Arzt gestellt werden, da Röteln leicht mit Masern, Scharlach und bestimmten Virusinfektionen verwechselt werden.

Wenn eine Frau während der ersten drei Schwangerschaftsmonate Röteln hat, so besteht ein hohes Risiko, daß das Kind Mißbildungen davonträgt. Sie sollte unbedingt einen Arzt aufsuchen, wenn eine Infektionsgefahr während dieser Zeit bestand. Eine Blutuntersuchung kann zeigen, ob eine Frau früher Röteln hatte und daher geschützt ist. Wenn kein Impfschutz besteht und eine Infektion nachgewiesen ist, kann eine Injektion von Gammaglobulin versucht werden. Die Ergebnisse der Blutuntersuchung werden dadurch verändert, und ein gewisser Impfschutz wird übertragen. Der Wert dieser Maßnahme ist dennoch fraglich. Auf jeden Fall sollte die Blutuntersuchung nach 4 Wochen wiederholt werden, um einen Anstieg der Antikörper feststellen zu können; ein solcher Anstieg ist ein deutlicher Hinweis auf eine Infektion, auch wenn kein Hautausschlag oder andere Symptome aufgetreten sind. In einem solchen Fall sollte mit dem Arzt ein Schwangerschaftsabbruch erwogen werden.

Eine Rötelimpfung sollten alle Kinder, insbesondere Mädchen, im Alter von 15 Monaten, erhalten. Bei Jugendlichen, die weder Röteln durchgemacht noch eine Impfung erhalten haben und deren Blutuntersuchung keinen Impfschutz zeigt, sollte die Impfung nachgeholt werden. Bei Erwachsenen treten Impfreaktionen, unter anderem Arthritis, häufiger auf.

799. Roseola (Dreitagefieber). Der genaue Name für diese Krankheit ist Exanthema subitum, man nennt sie aber Roseola als Abkürzung für Roseola infantum. Und zwar handelt es sich dabei um eine wenig bekannte ansteckende Krankheit. Sie tritt für gewöhnlich im Alter von ein bis drei Jahren auf, hinterher nur noch selten. Drei bis vier Tage lang hat das Kind gleichmäßig hohes Fieber ohne Symptome irgendeiner Erklärung und ohne daß es sich besonders schlecht fühlt. Plötzlich geht das Fieber zurück, und ein rötlich flacher Ausschlag, ähnlich dem Masernausschlag, bedeckt den Körper. Das Kind sieht jetzt nicht mehr krank aus, aber es wird quengelig und unzufrieden sein. Nach ein oder zwei Tagen verschwindet die Rötung, und der Fall ist ausgestanden.

800. Windpocken. Das erste Anzeichen für Windpocken sind für gewöhnlich einige wenige der charakteristischen Pickelchen auf Körper und Gesicht. Die Pocken sehen aus wie gewöhnliche kleine Pusteln, doch einige von ihnen zeigen winzige Wasserbläschen auf der Kuppe. Der untere Teil der Pustel und die Haut rundum sind gerötet. Einige Bläschen bekommen eine zentrale Eindellung und trocknen dann zu etwas Schorf ein. Wenn der Arzt seine Diagnose stellt, sucht er zwischen der verkrusteten Pusteln nach neugebildeten, die noch das Wasserbläschen zeigen. Drei oder vier Tage lang bilden sich jeweils neue Pusteln.

Ein älteres Kind und auch Erwachsene fühlen sich unter Umständen krank und haben Kopfschmerzen am Tage, bevor die Windpokken ausbrechen, doch kleine Kinder merken davon noch nichts. Das Fieber ist für gewöhnlich zunächst niedrig, kann aber während der nächsten ein bis zwei Tage steigen. Einige Kinder fühlen sich bei Windpocken überhaupt nicht krank und haben auch nicht mehr als 37,5 Grad Fieber, andere dagegen können sich sehr elend fühlen und hohes Fieber haben. Die Pocken jucken für gewöhnlich.

Wenn das Kind Ausschlag bekommt, sollte man den Arzt rufen und natürlich ebenso, wenn es Fieber hat und sich krank fühlt. (Windpocken können mit anderen Krankheiten verwechselt werden, wie zum Beispiel mit Impetigo.) Der Juckreiz kann durch ein Stärkemehl- oder Natriumbikarbonat-Bad zwei- bis dreimal täglich über 10 Minuten gelindert werden. Für eine kleine Badewanne nehmen Sie 250 ml Stärkemehl bzw. Natriumbikarbonat, für eine große Badwanne entsprechend die doppelte Menge. Geben Sie das trockene Stärkemehl zuerst in einen größeren Behälter (½ bis 1 Liter) und lassen Sie dann unter ständigem Rühren kaltes Wasser hinzulaufen, bis sich das Stärkemehl vollständig aufgelöst hat. (Dadurch wird eine Klumpenbildung vermieden.) Nun geben Sie die Lösung in das Badewasser. Auf keinen Fall soll man den Schorf abreiben. Die Pocken enzünden sich, und es bleiben Narben zurück, wenn man sie aufkratzt. Die Hände des Kindes sollte man dreimal am Tage mit Seife waschen und seine Fingernägel ganz kurz halten.

Windpocken haben eine Inkubationszeit von 11 bis 19 Tagen. Nach der allgemeinen Regel darf das Kind wieder an die frische Luft und in die Schule gehen, wenn sich zwei Tage keine neuen Pocken mehr gebildet haben, das ist etwa eine Woche nach Ausbruch der Krankheit. Der trockene Schorf auf den Pusteln ist nicht ansteckend und kein Grund dafür, das Kind in Quarantäne zu halten. Einige Schulen jedoch bestehen darauf, daß die Kinder fernbleiben, bis alle Schorfe abgefallen sind.

Lesen Sie auch Abschnitt 315 zur Windpockenimpfung.

801. Andere Infektionskrankheiten mit Hausausschlag. Andere durch Viren ausgelöste Erkältungen bzw. Darmerkrankungen (Adeno-, ECHO- und Coxsackie-Viren) können mit Hautausschlägen einhergehen. Oft findet man einen blassen punktförmigen Ausschlag auf dem Körper, der sich über das Gesicht, die Arme und die Beine ausbreiten kann. Nach ein paar Tagen jedoch geht er wieder zurück.

Keuchhusten, Mumps, Diphtherie und Kinderlähmung

802. Keuchhusten. Während der ersten Woche eines Keuchhustens machen sich keinerlei Anzeichen bemerkbar, die auf diese Krankheit schließen lassen. Keuchhusten tritt zunächst ebenso wie jede gewöhnliche Erkältung auf, mit laufender Nase und etwas trockenem Husten. Erst während der zweiten Woche erhebt sich einiger Argwohn. Die Eltern stellen fest, daß das Kind anfängt, während der Nacht länger und schlimmer zu husten. Es hustet acht- bis zehnmal bei einem Atemholen. Dann, eines nachts, nachdem es verschiedene Male derartig anhaltend gehustet hat, fängt das Kind an, sich zu übergeben. Vielleicht beginnt es auch zu »ziehen«. Dieses Ziehen entsteht, wenn das Kind nach einem Hustenanfall wieder Luft zu holen versucht. Heutzutage, da Kinder oft gegen Keuchhusten geimpft werden, entwickeln sich die meisten Fälle gar nicht erst so weit, daß sie dieses Stadium des ziehenden Luftholens erreichen, und oft geht es auch ohne Erbrechen. Die Diagnose wird dann nach dem Charakter des Hustens gestellt und aufgrund der Tatsache, daß auch andere Kinder in der Nachbarschaft den gleichen Husten haben.

Man sollte niemals den Schluß ziehen, das Kind habe Keuchhusten, nur weil es am Anfang einer bösen Erkältung sehr viel hustet. Tatsächlich nämlich ist es so, daß ein böser Husten am Anfang einer Erkältung nur beweist, daß es sich *nicht* um Keuchhusten handelt.

Keuchhusten kann wochen- und wochenlang dauern, durchschnittlich rechnet man ungefähr 4 Wochen, in schweren Fällen zwei bis drei Monate. Hält ein trockener Husten etwa einen Monat lang an, dann nimmt der Arzt bei einem Kind unter einem Jahr immer an, daß es sich um Keuchhusten handelt. Bei einem älteren Kind wird er diese Diagnose stellen, wenn die Krankheit in dem Gebiet schon ausgebrochen ist. In Zweifelsfällen, in denen es wichtig ist, daß eine genaue Diagnose gestellt wird, werden Labortests gemacht.

Ihr Arzt wird seine Behandlung nach dem Alter des Kindes und der Schwere des Falles richten. Hustenmittel werden verschrieben, aber sie helfen nicht immer. In den meisten Fällen tut klare, kalte Luft – Tag und Nacht – gut, doch dürfen die Kinder nicht frieren. Manchmal können Kinder auch, solange sie kein Fieber haben, draußen spielen. Natürlich darf man sie nicht mit anderen Kindern spielen lassen, wenn sie nicht mit Erythromycin, einem Antibiotikum behandelt wurden. Manche Kinder haben weniger Hustenanfälle, wenn man sie im Bett läßt. Erbricht ein Kind oft, ist es besser, man gibt ihm häufiger stets kleine Portionen zu essen, statt der gewohnten Mahlzeiten. Am besten ist es, wenn das Kind sofort nachdem es sich übergeben hat, etwas zu essen erhält, weil es dann voraussichtlich für eine Weile Ruhe vor erneutem Husten hat.

Keuchhusten kann, besonders bei Kindern unter zwei Jahren, eine schwere Krankheit sein. Man sollte die Kinder davor zu schützen suchen wie vor der Pest. Die Hauptgefahr bei Babys und sehr kleinen Kindern liegt darin, daß das ständige Husten sie völlig erschöpft und sich eine Lungenentzündung daraus entwickeln kann.

In den verschiedenen Ländern gibt es auch unterschiedliche Quarantänebestimmungen. Meistens kann ein Kind nach erfolgter Behandlung mit Erythromycin wieder die Schule besuchen. Die Ansteckungsgefahr beim Keuchhusten nimmt über Wochen allmählich ab, bei leichteren Erkrankungen schneller. Hat sich der Zustand Ihres Kindes in den letzten zwei Wochen weitgehend stabilisiert, können Sie davon ausgehen, daß kaum noch Ansteckungsgefahr besteht. Die Inkubationszeit bei Keuchhusten beträgt etwa drei bis 14 Tage.

In Abschnitt 311 wird die Keuchhusten-Schutzimpfung behandelt.

803. Mumps ist eine Erkrankung der Speicheldrüsen, vorwiegend der Ohrspeicheldrüse, die unmittelbar vor dem Ohr liegt und auch die unter dem Ohrläppchen fühlbare Grube ausfüllt. Die Drüse schwillt an, füllt zunächst diese Grube aus, dann breitet sich die Schwellung weiter auf die betreffende Gesichtshälfte aus und ist auch über dem Unterkieferknochen zu fühlen. Das Ohrläppchen wird nach oben gedrängt.

Wenn ein Kind Schwellungen an der Seite des Halses hat, ist die erste Frage immer: Hat es Mumps oder Ziegenpeter – wie man das auch nennt –, oder hängt die Schwellung mit einer anderen Krankheit der Ohrspeicheldrüse zusammen? Oder sind vielleicht auch nur die Lymphknoten am Hals geschwollen, was ja häufig bei Halsschmerzen oder geschwollenen Mandeln geschieht? Schwellungen von Lymphknoten ziehen sich aber nicht bis zum Ohrläppchen, sie liegen tiefer am Hals, das mag ein Hinweis sein.

Wenn kleine Kinder Mumps haben, wird die Mutter zuerst die Schwellung unter dem Ohr entdecken. Ein älteres Kind klagt vielleicht über Schmerzen hinter dem Ohr oder im Hals, besonders beim Kauen und Schlucken – und zwar schon einen Tag, bevor die Schwellung beginnt. Es fühlt sich auch im allgemeinen schlecht, hat oft etwas Fieber. Am ersten Tag ist es erhöhte Temperatur, sie kann aber am zweiten und dritten Tag steigen. Die Schwellung beginnt auf einer Seite, geht in manchen Fällen dann aber nach ein oder zwei Tagen auch auf die andere Seite über. Außer der Ohrspeicheldrüse gibt es noch weitere Speicheldrüsen, auf die sich der Mumps ebenfalls ausbreiten kann. Manchmal kommt es auch nur zu typischen Folgekrankheiten eines Mumps, ohne daß eine Schwellung der Speicheldrüsen beobachtet wurde.

Bei leichten Fällen von Mumps geht die Schwellung nach 3–4 Tagen zurück, durchschnittlich aber dauert es 8 bis 10 Tage, bis sie abklingt.

Mumps kann gelegentlich auch eine besondere Form einer Meningitis, also einer Hirnhautentzündung, zur Folge haben. Das Kind hat hohes Fieber, einen steifen Nacken und phantasiert. Es ist allerdings selten Grund, sich Sorgen zu machen. Eine durch Mumps verursachte Infektion der Bauchspeicheldrüse hat unter Umständen Erbrechen und starke Bauchschmerzen zur Folge.

Bei Männern und bei Jungen, die das Pubertätsalter erreicht haben, kann sich Mumps auch auf die Hoden legen. Für gewöhnlich wird nur ein Hoden angegriffen. Doch auch wenn beide angegriffen werden, muß daraus nicht immer eine Sterilität, d. h. Unfähigkeit, Kinder zu zeugen, entstehen. Es ist aber doch besser, wenn Jungen schon vor dem Entwicklungsalter Mumps bekommen. Heranwachsende Jungen und auch Männer sollten sich vor Ansteckung vorsehen. Die weiblichen Eierstöcke können auch betroffen sein. Das wirkt sich dennoch äußerst selten auf die Fähigkeit, Kinder zu bekommen, aus.

Die meisten Ärzte sind der Ansicht, daß eine einmal überstandene Mumpsinfektion den betreffenden Menschen sein ganzes Leben lang immun gegen den Mumpserreger macht, daß man also Mumps nur einmal im Leben bekommen könne. Dennoch kann es vorkommen, daß jemand, der bisher davon überzeugt war, daß er bereits früher Mumps gehabt habe, plötzlich erneut eine Schwellung der Ohrspeicheldrüse bekommt. Nun wäre durchaus möglich, daß bei der ersten Erkrankung entweder ein anderer Krankheitserreger als das Mumpsvirus die Schwellung verursacht hatte oder daß damals auch nur ein Speichelstein den Ausführungsgang der Drüse verlegt hatte – daß es sich also erst bei der späteren Erkrankung um einen wirklichen Mumps handelt. Väter und geschlechtsreife Jungen sollten sich also auf alle Fälle in acht nehmen, wenn in der Familie Mumps auftritt und sollten sich nicht leichtfertig einer Infektion aussetzen.

Alle Kinder sollten im Alter von 15 Monaten eine Impfung gegen Mumps erhalten. Sie wird kombiniert mit dem Masern- und Röteln-Impfstoff verabreicht.

Bei jedem Verdacht auf Mumps ruft man natürlich den Arzt, damit die Diagnose geklärt wird. Wenn es sich z. B. nicht um Mumps, sondern um eine Lymphknotenschwellung handelt, ist die Behandlung auch entsprechend anders.

Im allgemeinen hält man das Kind im Bett, bis die Schwellung vorüber ist. Es gibt Mumpskranke, die in dieser Zeit keine sauren Fruchtsäfte vertragen, da die erkrankte Speicheldrüse davon gereizt wird, anderen wieder macht das überhaupt nichts aus. Die Diagnose läßt sich aus diesem Verhalten also nicht ableiten.

Die Inkubationszeit beträgt durchschnittlich zwei bis drei Wochen.

804. Diphtherie ist eine sehr schwere Infektionskrankheit, zu der es heutzutage aber nicht mehr kommen muß. Wenn ein Kind seine drei Diphtherie-Schutzimpfungen (im Rahmen der Mehrfachimpfung) bekommen hat und später noch die »Auffrischungsimpfungen« in den empfohlenen Abständen, kann es sich praktisch nicht mehr mit Diphtherie anstecken.

Die Krankheit beginnt mit ausgesprochenem Krankheitsgefühl, Halsschmerzen und Fieber. Die Mandeln sind mit dichten, schmutzigweißen Belägen bedeckt, die sich auf den ganzen Rachen ausbreiten können. Manchmal beginnt eine Diphtherie auch im Kehlkopf, das Kind ist dann heiser, hat einen bellenden Husten und eine erschwerte, mühsame Atmung (siehe Absatz 32). Hat das Kind also Halsschmerzen und Fieber oder gar Anzeichen eines »Krupp«, muß der Arzt immer sofort gerufen werden. Bei Diphtherie-Verdacht besteht die Behandlung neben anderen Maßnahmen in der sofortigen Verabreichung von antitoxischem Serum.

Die Inkubationszeit beträgt bei Diphtherie etwa acht Tage; auch sie gehört zu den meldepflichtigen Infektionskrankheiten.

805. Polio (Kinderlähmung). Durch die sytematische Anwendung der Polioimpfung ist die Krankheit fast völlig ausgerottet. Jedes Kind sollte als Säugling eine Schluckimpfung gegen die 3 Polio-Erreger erhalten.

Wie viele andere Erkrankungen beginnt Polio mit allgemeinem Krankheitsgefühl, Fieber und Kopfschmerzen. Auch Erbrechen, Verstopfung oder leichter Durchfall können sich einstellen. Meist kommt es nicht zur Kinderlähmung, und bei den Kindern, die eine Lähmung bekommen, bildet sich diese oft vollständig zurück. Wenn nach dem akuten Stadium der Erkrankung auch nur leichte Lähmungssymptome zurückbleiben, muß das Kind einer ständigen medizinischen und krankengymnastischen Behandlung zugeführt werden.

Tuberkulose

806. Tuberkulose verläuft bei Säuglingen, Kindern und Erwachsenen unterschiedlich. Die meisten Menschen meinen, Tuberkulose sei eine typische Krankheit des Erwachsenen. Bei ihm entwickelt sich eine Höhle in der Lunge und führt zu Müdigkeit, Appetitverlust, Gewichtsabnahme, Fieber, Husten und Auswurf.

In der Kindheit zeigt sich die Tuberkulose anders. In den ersten zwei Lebensjahren ist die körpereigene Abwehr noch unterentwikkelt, so daß sich eine Infektion leicht im gesamten Körper ausbreiten kann. Daher darf ein Kind mit einem Tuberkulösen nicht in Kontakt kommen, bis der Arzt durch eine Röntgenuntersuchung dessen vollständige Heilung nachgewiesen hat. Daher sollte auch jedes Haushaltsmitglied mit einem chronischen Husten untersucht und einem Tuberkulintest unterzogen werden. Neue Mitglieder des Haushalts, etwa eine Haushälterin oder Köchin, sollten ebenfalls einen Tuberkulintest machen; ist er positiv, muß eine Röntgenuntersuchung der Brustorgane folgen.

Bei älteren Kindern kommt eine Tuberkulose häufiger vor, richtet aber weniger Schaden an, das heißt aber nicht, daß sie auf die leichte Schulter genommen werden darf. Untersuchungen mit dem Tuberkulintest in größeren Städten zeigten, daß im Alter von 10 Jahren bis zu 10 % der Kinder eine leichte Tuberkulose durchgemacht haben. In den meisten Fällen war sie symptomlos abgeheilt: im Röntgenbild sah man nur eine kleine Narbe oder vergrößerte Lymphknoten an der Lungenwurzel. Manchmal verursacht eine Tuberkulose im Kindesalter Symptome wie Fieber, Appetitlosigkeit, schlechte Gesichtsfarbe, Reizbarkeit, Müdigkeit und gelegentlich etwas Husten (Der wenige Auswurf wird oft wieder verschluckt.) Die Infektion kann sich auch in Knochen oder Halslymphknoten ausbreiten, im allgemeinen aber bleibt sie auf die Lunge und die Lymphknoten an der Lungenwurzel beschränkt. Die Tuberkulose heilt bei guter Pflege mit einer kleinen Lungennarbe innerhalb von ein bis zwei Jahren aus. Neue Arzneimittel beschleunigen die Heilung und verhindern die Ausbreitung der Infektion. Kinder mit Tuberkulose sind gewöhnlich nicht ansteckend und müssen daher nicht automatisch von ihren Familien getrennt bleiben.

Der Jugendliche entwickelt eher die Tuberkulose des Erwachsenen. Daran muß man denken, wenn ein Jugendlicher oder junger Erwachsener ermüdet ist, Appetit oder Gewicht verliert oder ständig hustet. Das Husten ist aber kein zwingend notwendiges Symptom.

807. Der Tuberkulintest. Ein paar Wochen nach der Infektion wird der Körper gegen die Tuberkelbazillen sensibilisiert. Wenn der Arzt Tuberkulin (Material aus abgetöteten Tuberkelbazillen) in die Haut injiziert und eine Infektion vorliegt, entwickelt sich ein roter Punkt. Man nennt dies einen positiven Tuberkulintest. In der Praxis wird heute meist der Tine-Test verwandt. Er heißt so, weil mehrere kleine

Punkte (klein heißt im Englischen tiny), die mit Tuberkulin bedeckt sind, wie mit einem Stempel in die Haut gedrückt werden; damit entfällt die schmerzhafte Nadel. Auch hier entwickeln sich rote Punkte; sie zeigen, daß der Körper bereits Kontakt mit Tuberkelbazillen gehabt hat und auf sie reagiert. Entsteht kein roter Punkt, so hat der Körper nie eine Infektion durchgemacht. Bereits eine einmalige »Bekanntschaft« mit der Tuberkulose läßt den Tuberkulintest ein Leben lang positiv werden.

Der Tuberkulintest ist eine Routineuntersuchung. Er sollte immer durchgeführt werden, wenn ein Kind nicht gedeiht, chronisch hustet oder eine Tuberkulose bei einem Haushaltsmitglied diagnostiziert wurde.

War der Tuberkulintest bei einem Kind einmal positiv, sollte man mit Bedacht reagieren. Da die meisten Fälle dieser Art ausgeheilt sind oder im Laufe der Zeit ausheilen, sollte man die Ruhe bewahren, ohne aber auf Vorkehrungen zu verzichten.

Auf jeden Fall muß eine Röntgenuntersuchung der Lunge durchgeführt werden, um eine aktive Infektion oder Narben nachzuweisen. Bei einem positiven Tuberkulintest sollten die Kinder in jedem Fall mit tuberkulostatischen Medikamenten mindestens neun Monate lang behandelt werden. Während dieser Zeit kann das Kind normal weiterleben, wenn es sich nicht um eine offene Tuberkulose handelt. In bestimmten Abständen sind Röntgenuntersuchungen zur Kontrolle des Befunds angezeigt. Masern und Keuchhusten müssen unbedingt vermieden werden, da sie eine abgeheilte Tuberkulose reaktivieren können. Die moderne medikamentöse Behandlung ist sehr wirksam und frei von ernsten Nebenwirkungen.

Neben dem betroffenen Kind sollten auch die anderen Haushaltsmitglieder und Erwachsene, die regelmäßig Kontakt mit dem Kind hatten, untersucht werden. So kann der Arzt möglicherweise herausfinden, woher die Tuberkulosebazillen kamen und ob noch andere Kinder im gleichen Haushalt infiziert wurden. Sie alle müssen sich einem Tuberkulintest unterziehen; bei positivem Ausgang müssen die Lungen geröntgt werden. Die anderen Haushaltsmitglieder fühlen sich meist gesund oder halten den ganzen Aufwand für unnötig – aber das spielt jetzt keine Rolle. Oft findet man keine Erkrankung bei den Haushaltsmitgliedern, so daß die Infektionsquelle außerhalb vermutet werden muß. Andererseits ist manchmal ein Erwachsener infiziert, von dem man es am wenigsten erwartet hätte. Die frühzeitige Entdeckung einer Tuberkulose und die Ausschaltung des Infektionsrisikos ist für alle Beteiligten ein Glücksfall. Menschen mit einer offenen Tuberkulose dürfen nicht unter einem Dach mit Kindern leben, sondern sie müssen solange außerhalb behandelt werden, bis jede Ansteckungsgefahr ausgeschlossen ist.

Rheumatisches Fieber, Gelenkschmerzen, Herzgeräusche

808. Es kann viele Formen annehmen. Rheumatisches Fieber, vielfach auch als akuter Gelenkrheumatismus bezeichnet, ist eine Krankheit, die die Gelenke, das Herz und andere Organe erkranken läßt. Es handelt sich dabei um eine Reaktion (z. B. der Gelenke oder des Herzens) auf eine Streptokokkeninfektion im Rachen. Wenn derartige akute, fieberhafte rheumatische Erkrankungen nicht sofort und richtig behandelt werden, können sie sich wochen- und monatelang hinziehen. Es handelt sich um eine Krankheit, die dazu tendiert, wieder und wieder aufzutreten – jedesmal, wenn das Kind eine Streptokokkeninfektion im Halse hat.

Manchmal tritt dieses rheumatische Fieber (Gelenkrheumatismus) in sehr böser Form mit hohem Fieber auf, in anderen Fällen wieder zieht es sich wochenlang mit nur niedriger Temperatur hin. Wenn es sich um schweren Gelenkrheumatismus handelt, wandert er von Gelenk zu Gelenk, läßt sie anschwellen und rot und außerordentlich schmerzhaft werden. Doch nicht alle Fälle sind so schwer, manchmal stellen sich nur leichte Schmerzen in dem einen oder dem anderen Gelenk ein. Wenn das Herz angegriffen ist, erscheint das Kind sichtlich entkräftet, es ist blaß und leidet unter Atemnot. In anderen Fällen kann es wieder vorkommen, daß man einen Herzschaden entdeckt, obwohl die rheumatische Fieberattacke in so milder Form aufgetreten war, daß man sie kaum beachtet hatte. Mit anderen Worten, das rheumatische Fieber kann sich in sehr unterschiedlicher Weise äußern.

Natürlich wird man sofort den Arzt rufen, wenn ein Kind Symptome zeigt, die unter Umständen auf Gelenkrheumatismus schließen lassen. Aber auch ein Kind, bei dem weniger deutliche

Symptome auftreten, etwa Blässe, häufige Müdigkeit, leichtes Fieber oder hin und wieder leichte Schmerzen in den Gelenken, sollte man untersuchen lassen.

Heute gibt es eine Reihe hochwirksamer Medikamente, mit denen man die ursächliche Streptokokkenangina im Rachen und auch die rheumatische Entzündung an den Gelenken und am Herzen beseitigen kann. Das bedeutet, daß die Herzklappen längst nicht mehr in so starkem Maße wie früher einer dauernden, schweren Schädigung durch den erstmaligen Ausbruch eines rheumatischen Fiebers ausgesetzt sind. Noch wesentlicher ist es, daß man mit Hilfe dieser Medikamente erneuten Ausbrüchen von rheumatischem Fieber und damit weiteren Schädigungen des Herzens vorbeugen kann. Das Kind muß in ständiger ärztlicher Überwachung bleiben und absolut regelmäßig über lange Zeiträume diese Medikamente einnehmen oder sie auch in Form von Spritzen bekommen, um erneute Streptokokkeninfektionen zu verhindern.

Man muß wissen, daß man das rheumatische Fieber heute verhüten kann. Man muß lediglich bei Heiserkeit einen Rachenabstrich entnehmen und bei Anwesenheit von Streptokokken mit Antibiotika behandeln. Im Vergleich zu früher ist das rheumatische Fieber heute sehr selten geworden.

809. Gelenkschmerzen. Früher glaubte man »Wachstumsschmerzen« in Armen und Beinen seien das Natürlichste der Welt.

Ein Kind im Alter zwischen zwei und fünf Jahren wacht z. B. auf, schreit und klagt über Schmerzen in Oberschenkel, Knie oder Wade. Meist kommt dies nur abends vor, leider können diese Beschwerden wochenlang anhalten. Man nimmt an, sie seien durch Wadenkrämpfe verursacht.

Wenn die Schmerzen wandern, wenn Schwellung, Rötung, Berührungsschmerz und Funktionsausfall fehlen und es dem Kind insgesamt gut geht, handelt es sich wahrscheinlich um einen gutartigen Verlauf. Kehren die Schmerzen aber immer wieder zum gleichen Punkt zurück oder bestehen zusätzliche Symptome, so muß ein Arzt gerufen werden.

Für Schmerzen in Armen und Beinen gibt es viele Ursachen, und der Arzt muß in jedem Einzelfall eine diagnostische Entscheidung treffen.

810. Herzgeräusche. Das ist ein schreckliches Wort für viele Eltern. Sie sollten aber wissen, daß in den meisten Fällen einem Herzgeräusch keine Bedeutung zukommt. Es gibt derer 3 Gruppen: funktionelle (meist harmlose), erworbene und angeborene Herzgeräusche.

Wenn wir von einem *funktionellen Herzgeräusch* sprechen, heißt dies nur, daß es weder eine Folge angeborener Mißbildung noch des rheumatischen Fiebers ist. Funktionelle Herzgeräusche werden in den ersten Lebensjahren oft gefunden und verschwinden meist in der Jugendzeit. Fragen Sie Ihren Arzt, ob Ihr Kind ein funktionelles Herzgeräusch hat, damit Sie davon wissen, wenn Sie den Arzt wechseln und dieser später das Gleiche noch einmal diagnostiziert. So lassen sich viele teure und umständliche diagnostische Maßnahmen einsparen.

Die meisten *erworbenen Herzgeräusche* beim Kind sind Folge des rheumatischen Fiebers, bei dem eine Entzündung an den Herzklappen abläuft, die unter Bildung von Narbengewebe abheilen kann. Dadurch kann es zur Behinderung der Blutströmung an den Klappen oder zum Rückfluß von Blut durch »lecke« Klappen kommen. Wird ein Herzgeräusch erstmals diagnostiziert, so kann dies auf eine *aktive* rheumatische Entzündung hinweisen. In einem solchen Fall kommen immer zusätzliche Entzündungszeichen hinzu, z. B. Fieber, schneller Pulsschlag, erhöhte Blutsenkung oder positive Rheumafaktoren. Das Kind muß, notfalls viele Monate lang, medikamentös behandelt werden, bis alle Entzündungszeichen verschwunden sind. Wenn aber keine Hinweise auf eine aktive Entzündung vorliegen, könnte das Herzgeräusch aus einer früheren Erkrankung von rheumatischem Fieber kommen, die entsprechende Narben hinterließ. Früher wurde ein Kind mit einem erworbenen Herzgeräusch wie ein Schwerbeschädigter behandelt und durfte weder an Sport noch an Spiel teilnehmen, selbst wenn nichts auf eine aktive Infektion deutete. Heute läßt man ein Kind, sobald das Stadium der aktiven Entzündung *vollständig* überwunden ist, möglichst schnell ein normales Leben mit Sport (kein Leistungssport!) und Spiel wieder aufnehmen. Voraussetzung ist, daß das Narbengewebe eine normale Funktion des Herzens zuläßt.

Für diese Änderung in der Behandlung gibt es zwei Gründe: zum einen wird die Herzmuskulatur durch körperliche Aktivität gestärkt, wennn sie nicht akut entzündet ist; noch wichtiger ist die geistige Haltung des Kindes, das kein Selbstmitleid entwickeln soll, sich nicht als hoffnungslosen Fall begreifen darf und das Gefühl bekommen soll, daß es so belastungsfähig ist wie andere Kinder auch. Um eine nochmalige Streptokokken-Infektion zu verhindern, muß eine jahrelange Antibiotika-Prophylaxe durchgeführt werden.

Ein durch einen *angeborenen Herzfehler* hervorgerufenes Geräusch wird im allgemeinen bei der Geburt oder in den Monaten danach, gelegentlich auch nach einigen Jahren entdeckt. Ein solches Herzgeräusch ist fast nie die Folge einer Entzündung, sondern einer fehlerhaften Entwicklung des Herzens. Das Geräusch selbst ist weniger wichtig als die Einschränkung der Herzleistung durch die Mißbildung. Ist das Herz stark betroffen, kann das Kind Erstickungsanfälle haben, schwer atmen oder nur langsam wachsen.

Ein Säugling oder Kleinkind mit einem angeborenen Herzgeräusch muß von einem Kardiologen untersucht werden. Manche schweren Herzfehler können durch eine Operation behoben werden. Es gibt auch Kinder, die bei Anstrengung nicht blau anlaufen oder gleich außer Atem kommen und die normal wachsen. Man sollte sie nicht wie behinderte Kinder behandeln, sondern ihnen ein normales Leben bieten, damit sie sich emotional gesund entwickeln können. Selbstverständlich müssen unnötige Infektionen verhindert werden, besonders eine Grippeinfektion, wogegen es jährlich geimpft werden kann.

Kinder mit angeborenen oder erworbenen Herzfehlern müssen bei Zahnbehandlungen eine Antibiotika-Therapie erhalten, damit Keime aus dem Mund nicht zum Herzen gelangen können.

Brüche und Hydrozelen

811. Der häufigste Bruch ist der Nabelbruch beim Baby. Als nächstes wäre der Leistenbruch zu nennen.

Beim Jungen beispielsweise kann durch den Leistenkanal bis zum Hoden ein ganz schmaler Gang verlaufen, der seinen Anfang in der Bauchhöhle hat. Durch diesen Kanal sind noch vor der Geburt die Hoden aus der Bauchhöhle in den Hodensack hinabgeglitten. Normalerweise verödet dieser Kanal bald nach der Geburt; ist dies aber nicht der Fall, kann beim Pressen oder Schreien eine Darmschlinge hineingleiten und somit einen »angeborenen Leistenbruch« verursachen. Je nachdem, wie weit dieser Darmabschnitt hineingepreßt wurde, kommt es zu einer Vorwölbung in der Leistengegend oder sogar zu einer Auftreibung des Skrotums, also des Hodensackes. Auch bei Mädchen gibt es Leistenbrüche, die man als Vorwölbung in der Leistengegend sieht oder fühlt.

In den meisten Fällen gleitet der Darm wieder in die Bauchhöhle zurück, wenn das Kind ruhig liegt. Der Bruch kann sich bei jedem Aufstehen erneut zeigen, manchmal aber auch nur bei Anstrengungen. Gelegentlich kann sich ein solcher Leistenbruch einklemmen, d. h. der Darmabschnitt steckt im Bruchkanal fest, wodurch seine Blutgefäße abgeklemmt werden. Ein eingeklemmter Leistenbruch kann nun unter Umständen zu einem Darmverschluß führen, der einen sofortigen chirurgischen Eingriff erfordert.

Eingeklemmte Leistenbrüche kommen meist in den ersten sechs Lebensmonaten vor. Meist handelt es sich um einen Bruch, den man vorher nicht bemerkt hatte. Die Eltern drehen das Kind um, weil es so laut schreit und bemerken die Ausbuchtung in der Lende. (Die Lende ist die Senke zwischen Bauch und Hüfte). Keinesfalls darf man jetzt diese Ausbuchtung wieder mit den Fingern hineinzudrücken versuchen. Wenn man aber auf den Arzt warten muß oder das Kind ins Krankenhaus bringt, kann man die Beine auf einem Kissen hochlagern und einen Eisbeutel (oder Eisstücke in einem Socken mit einer Plastiktüte darum) auf den Bruch legen. Manchmal gleitet das Darmstück dann in den Bauchraum zurück. Sie sollten das Kind nicht stillen oder mit der Flasche füttern, da der Magen leer sein sollte, wenn Narkose und ein chirurgischer Eingriff notwendig werden.

Wenn Sie einen Bruch bei Ihrem Kind vermuten, sollten Sie natürlich sofort Ihren Arzt verständigen. Heute bringt man Leistenbrüche meist sofort durch einen kleinen chirurgischen Eingriff in Ordnung. Die Erfolgsquote liegt fast bei 100 %, und das Kind kann oft am gleichen Tag noch entlassen werden.

812. Hydrozelen verursachen ebenfalls eine Vergrößerung des Hodensackes bei Jungen, sie werden daher öfters mit einem Leistenbruch verwechselt. Jeder der beiden Hoden ist von einer zarten Haut umhüllt, die etwas Flüssigkeit enthält, die dem Schutz des Hodens dient. Manchmal kann diese Flüssigkeitsmenge bei Neugeborenen um einen Hoden ganz erheblich vermehrt sein, und das Skrotum wirkt dadurch viel größer als normal. Natürlich kann so etwas auch bei älteren Kindern auftreten. Man braucht sich hierüber jedoch nicht besonders aufzuregen, in den meisten Fällen vermindert sich diese Flüssigkeitsansammlung nach und nach von allein. Ist der Zustand bei einem älteren Jungen chronisch geworden, wird gelegentlich ein kleiner Eingriff durchgeführt.

Augenkrankheiten

813. Wann muß man den Augenarzt aufsuchen? Ein Kind muß zum Augenarzt, wenn seine Augen sich nach innen oder nach außen stellen, und zwar ganz gleich, in welchem Alter; wenn es in der Schule irgendwelche Schwierigkeiten beim Lesen und Schreiben hat; wenn es über Schmerzen, Brennen oder über Ermüdung der Augen klagt; wenn seine Augen entzündet sind; wenn es häufig Kopfschmerzen hat; wenn es sein Buch zu dicht vor die Nase hält; wenn es den Kopf schief auf eine Seite legt, während es jemanden aufmerksam anguckt; oder wenn ein allgemeiner Test in der Schule einen Sehfehler ans Tageslicht gebracht hat. Selbst wenn das Kind bei einer Prüfung der Sehschärfe alles erkannt hat, kann mit den Augen etwas nicht in Ordnung sein. Man sollte es daher immer untersuchen lassen, wenn es über irgendwelche Beschwerden klagt.

Kurzsichtigkeit, die häufigste Augenkrankheit, entwickelt sich oft im Alter von 6 bis 10 Jahren. Sie kann sehr schnell auftreten, die Eltern sollten also auf ihre Kinder aufpassen und die Anzeichen nicht übersehen. Alarmierend ist es, wenn sie z. B. das Buch dichter vor die Augen halten als gewöhnlich oder wenn sie sagen, sie könnten dies und jenes in einiger Entfernung nicht klar erkennen.

Bindehautentzündungen können von verschiedenen Infektionen herrühren. Die leichteren werden durch gewöhnliche Schnupfenbazillen hervorgerufen und treten auch zusammen mit Schnupfen und Erkältungen auf. Verdächtiger ist es, wenn bei einer Bindehautentzündung nicht gleichzeitig auch ein Schnupfen besteht, darum sollte man dann auf alle Fälle zum Augenarzt gehen, besonders wenn auch der Augapfel selbst gerötet ist oder eine eitrige Absonderung auftritt.

814. Gerstenkörner. Ein Gerstenkorn ist eine Infektion einer Haartalgdrüse der Lider, ähnlich einem Pickel an irgendeiner anderen Stelle. Das Gerstenkorn wird von einem gewöhnlichen Eiterbazillus verursacht, der zufällig auf das Augenlid gerieben wird. Für gewöhnlich entwickelt das Gerstenkorn einen Eiterkopf und bricht dann auf. Der Arzt wird wahrscheinlich eine Salbe verschreiben, um die Heilung zu beschleunigen und eine Übertragung zu vermeiden. Man kann eine heiße Packung auflegen, wodurch es schneller aufbricht und dann heilen kann. Aus einem Gerstenkorn entwickelt sich oft das nächste, vielleicht, weil die Bazillen des ersten Gerstenkorns sich ein Stückchen weiter niedergelassen haben. Deshalb sollte man versuchen, das Kind daran zu hindern, das kranke Auge zu reiben – vor allem, wenn das Gerstenkorn kurz vor dem Aufbrechen ist. Wenn ein Kind mehrere Gerstenkörner hintereinander hat, sollte man es vom Arzt untersuchen und eine Urinprobe machen lassen. Manchmal sind Gerstenkörner ein Zeichen dafür, daß die Konstitution des Kindes nicht genügend Widerstandskraft gegen Infektionen aufbringt, daß ihm also irgend etwas fehlt.

Eine Mutter mit einem Gerstenkorn sollte sich jedesmal sehr sorgsam die Hände waschen, bevor sie ihr Baby berührt oder auch nur seine Sachen, mit denen es selbst dann in Berührung kommt. Die Bazillen sind leicht übertragbar. Ein Vater oder ein sonstiger Familienangehöriger mit Gerstenkörnern sollte das Baby überhaupt nicht anfassen.

815. Und diese Dinge schaden den Augen nicht. Fernsehen, nahe am Fernsehgerät sitzen, viel lesen, oder das Buch dicht vor die Augen halten schadet den Augen nicht. (Wenn das Kind das Buch sehr nahe hält, sollte man allerdings die Augen auf Kurzsichtigkeit untersuchen lassen.) Es gibt Hinweise, daß man eine zu hohe Strahlendosis abbekommt, wenn man zu nahe an einem Farbfernsehgerät alter Bauart sitzt. Daher sollten Kinder (auch Erwachsene) am besten drei Meter vom Fernseher entfernt sein.

Krämpfe

816. Krämpfe. Wenn kleine Kinder Krämpfe haben, dann bieten sie einen erschreckenden Anblick, aber der Fall an sich ist oft nicht gefährlich. Die meisten Krämpfe hören nach kurzer Zeit wieder auf – ob den Kindern eine Behandlung zuteil geworden ist oder nicht.

Man rufe den Arzt an; kann man ihn nicht sofort erreichen, sollte man sich auch nicht gleich übertriebene Sorgen machen. Bis der Arzt kommt, sind die Krämpfe für gewöhnlich vorbei, und das Kind ist wieder eingeschlafen.

Man passe jedoch auf, daß das Kind sich nicht selbst verletzt. Wenn es sich auf die Zunge beißt, kann man versuchen, seine Kiefer mit einem Bleistift auseinanderzuhalten. Lauwarme Bäder, wie sie früher empfohlen wurden, sind nutzlos, sie helfen nicht. Wenn das Kind hohes Fieber bekommt, mache man ihm Wadenwickel, um die Temperatur herabzudrücken. Man kann seine Glieder – zuerst den einen Arm und nacheinander den anderen Arm, jedes Bein, die Brust und den Rücken – mit der nassen Hand ein wenig reiben. Das sanfte Reiben bringt das Blut an die Oberfläche, und die Verdunstung der Feuchtigkeit auf der Haut drückt das Fieber herunter. Wenn die Krämpfe anhalten oder die Temperatur hoch (um 39–40 Grad herum) bleibt, wiederhole man die Wadenwickel oder die nasse Massage. Wenn man die Temperatur herunterdrücken will, decke man das Kind niemals zu warm zu.

Bei den meisten Krämpfen verliert das Kind für Augenblicke das Bewußtsein, die Augen verdrehen sich, die Zähne sind aufeinandergepreßt, und der Körper oder Teile des Körpers werden von krampfartigen Bewegungen geschüttelt. Der Atem geht schwer, und manchmal tritt ein wenig Schaum auf die Lippen. Auch entleeren sich Darm und Blase während der Krämpfe.

Krampfanfälle sind die Folge einer Reizung des Gehirns durch sehr verschiedene Ursachen. Nicht jede dieser Ursachen kommt in jedem Alter gleichhäufig vor. In jedem Fall sollte der Hausarzt oder der Notarzt einen Krampfanfall nach den Ursachen diagnostizieren. Bei Neugeborenen sind Krampfanfälle in den meisten Fällen nicht Folge einer Gehirnverletzung.

817. Bei kleinen Kindern zwischen ein und fünf Jahren ist der landläufige Grund ein plötzliches Fieber am Anfang einer Erkältung, einer Halsentzündung oder Grippe. Fieber, das so plötzlich auftritt, scheint das Nervensystem eines Kindes durcheinanderzubringen. Viele Kinder in diesem Alter zittern und haben Schüttelfrost, wenn das Fieber beginnt, auch wenn sie keine regulären Krämpfe bekommen. Wenn also ein Kind von 2 bis 3 Jahren von Krämpfen geschüttelt wird und dann plötzlich hohes Fieber hat, muß das nicht unbedingt bedeuten, daß es eine schwere Krankheit hat, und es bedeutet auch nicht, daß es späterhin in seinem Leben zu Krämpfen neigt. Ist der erste Tag des Fiebers vorüber, kommen Krämpfe nur noch sehr selten vor.

818. Epilepsie nennt man Krämpfe, die bei älteren Kindern und Erwachsenen wiederholt auftreten können, ohne daß Fieber oder eine andere Krankheit auftritt. Man kennt die wahre Ursache nicht. Es gibt zwei verschiedene Formen von Epilepsie. Beim sogenannten »grand mal« bestehen vollständiger Bewußtseinsverlust und Krämpfe. Beim »petit mal« ist der Anfall nur kurz, der Betroffene fällt nicht hin, sondern behält die Kontrolle über sich; es kann sein, daß er nur für Sekunden vor sich hinstarrt und steif wird.

Jeder Fall von Epilepsie sollte von einem in dieser Hinsicht erfahrenen Arzt untersucht werden. Wenn es sich auch meist um ein chronisches Leiden handelt, gibt es aber heutzutage Medikamente, mit denen man einen Anfall beenden oder die Häufigkeit der Anfälle herabsetzen kann.

Andere Erkrankungen

819. Plötzlicher Kindstod (»Krippentod«). Immer wieder findet man ein Kleinkind im Alter zwischen drei Wochen und sieben Monaten tot im Bett. Selbst durch eine Leichenschau kann man nie eine genaue Erklärung für diesen plötzlichen Kindstod finden. Manchmal liegt eine leichte Erkältung vor, Fieber oder schwere Krankheitssymptome lassen sich nicht finden. Gelegentlich ist ein wenig blutiger Schaum auf die Lippen des Säuglings getreten. Dies und die Tatsache, daß einige dieser Kinder ihr Gesicht auf dem Bett oder die Decke über dem Kopf haben, führte zu der irrigen Annahme, das

Kind sei erstickt. Erbrochenes führte zu dem Schluß, das Kind sei an dem Erbrochenen erstickt.

Die Eltern sind schockiert, da ein plötzlicher Tod viel aufwühlender als ein Tod nach einer schweren uns sich ständig verschlimmernden Krankheit ist. Oft sind die Eltern von Schuldgefühlen überwältigt, weil sie meinen, sie hätten auf das Kind mehr aufpassen müssen; sie glauben, sie hätten eine Erkältung übersehen, oder das Kind lebte noch, wären sie im rechten Augenblick an sein Bettchen getreten. Aber natürlich würde kein vernünftiger Vater und keine vernünftige Mutter den Arzt rufen, wenn ein Kind eine leichte Erkältung hat. Und auch der Arzt, wäre er gekommen, hätte keine Behandlung begonnen, da eine leichte Erkältung eine solche nicht rechtfertigt. Die Tragödie war also von niemandem vorherzusehen.

Obwohl man den plötzlichen Kindstod ausführlich untersucht hat, hat man bis heute keine ausreichende wissenschaftliche Erklärung dafür. Man spekulierte über Allergien, niedrigen Blutzucker und plötzliche, in Minuten zum Tode führende Infektionen. Aber der Beweis dafür steht noch aus.

Sicher weiß man nur, daß der Krippentod nicht die Folge von verschlucken, ersticken oder erdrosseln ist (Schaum auf den Lippen kommt bei vielen Todesformen vor). Man weiß auch, daß der Tod nicht durch eine spezifische Infektion verursacht wird. Andererseits weiß man, daß der Krippentod nicht durch erbliche Faktoren beeinflußt wird.

Der plötzliche Kindstod wurde auch nicht durch die Pille, Fluoridierung des Trinkwassers, Zigarettenrauchen, Ernährung mit der Flasche oder moderne Arzneimittel auf den Plan gerufen, da er bereits in der Frühzeit der Geschichte bekannt war und im 18. Jahrhundert so häufig war wie im 20. Auch eine vergrößerte Thymusdrüse ist nicht die Ursache des plötzlichen Kindstods, genauso wenig wie Rückenmarksverletzungen bei Verkehrsunfällen. Der plötzliche Kindstod kommt auf der ganzen Welt und in allen Klimazonen vor.

Bei den Eltern stellt sich oft eine wochenlange Depression ein. Sie haben Konzentrations- und Schlafschwierigkeiten, leiden unter Appetitmangel, Herz- oder Magenbeschwerden. Manchmal möchten sie am liebsten auf und davon, manchmal fühlen sie sich ganz allein. Gibt es andere Kinder in der Familie, so haben die Eltern nun Angst, sie aus den Augen zu verlieren, sie beschützen sie zu stark, gehen mit ihnen öfter aber auch gereizt um. Einige Eltern möchten mit jemandem sprechen, andere schließen sich und ihre Gefühle ab. Die Geschwister sind betroffen, auch wenn sie ihren Kummer nicht deutlich zeigen. Kleine Kinder werden sich bemühen, die Aufmerksamkeit der Eltern auf sich zu lenken. Ältere Kinder sind scheinbar nicht betroffen, aber die Erfahrung des Psychiaters sagt uns, daß wir alle uns vor dem Zugriff von Trauer und Schuld abzuschirmen versuchen. Für Eltern ist es schwer verständlich, warum sich ein Kind schuldig fühlen sollte. Aber alle Kinder sind gelegentlich auf ihre Geschwister schlecht zu sprechen; und das primitive Unterbewußtsein sagt ihnen, sie könnten am Tod ihres Geschwisters schuld gewesen sein.

Wenn die Eltern über das tote Kind reden, so werden die Schuldgefühle der anderen Kinder oft verstärkt. Daher sollten sie klar sagen, daß das Kind an einer bestimmten Krankheit starb und daß niemand daran schuld ist. (Umschreibungen wie »Unser Kleines ist von uns gegangen« oder »Es ist nicht mehr aufgewacht« fügen den Ängsten nur noch neue Geheimnisse und weitere Ängste hinzu.) Es ist gut, wenn die Eltern auf alle Fragen und Kommentare der Kinder freundlich antworten, so daß diese sich sicher fühlen, auch ihre tiefer sitzenden Ängste zu besprechen.

Auch die Eltern sollten sich beraten lassen, z. B. von einer Familienberatungsstelle, einem Psychiater, einem Psychologen oder einem Geistlichen, so daß sie auch ihre Gefühle verstehen lernen.

820. Anorexie und Bulimie. Diese Probleme findet man fast nur bei heranwachsenden Mädchen, sie kommen aber – sehr selten – auch bei männlichen Jugendlichen vor. In den letzten Jahren hat ihre Zahl überproportional zugenommen – dieses Eßverhalten scheint akzeptiert und beliebt geworden zu sein.

Anorexie (genau: Anorexia nervosa) ist eine Erkrankung, bei der ein rapider Gewichtsverlust aufgrund freiwilliger Hungerdiäten auftritt; meist verliert ein Mädchen 25 % seines Körpergewichts und mehr. Ein solcher Patient hat ständig Angst zuzunehmen, macht körperliche Übungen und ist von dem Wahn besessen, er sei schrecklich fett, auch wenn die Umgebung ihm sagt, er sehe aus wie eine Bohnenstange.

Bei der Bulimie überißt sich ein Mädchen regelmäßig, würgt es dann wieder heraus oder erbricht, oder es nimmt insgeheim Abführmittel, damit alles wieder den Körper verläßt. Solche Mädchen halten meist ihr Gewicht, nehmen aber nicht so zu, wie es altersgerecht angebracht wäre.

Eltern aber auch Ärzte versuchen mit Argumenten, Drohungen, Verhandlungen und sanfter Bestechung, das Mädchen mit Anorexie zum Essen und das mit Bulimie zur Aufgabe des Erbrechens und Abführmittelgebrauchs zu bringen; das hilft aber nie. In beiden Fällen handelt es sich um ernsthafte Erkrankungen, die lebensbedrohlich sind und seelische Störungen sind, die nicht nur den Jugendlichen, sondern auch dessen Eltern betreffen. Im Verdachtsfall sollte man rasch einen Kinderpsychiater hinzuziehen, selbst wenn das umständlich und mit hohen Kosten verbunden ist.

821. Drüsenstörungen. Es gibt verschiedene wohlbekannte Drüsenerkrankungen, bei denen eine Hormonbehandlung eine heilsame Wirkung ausübt. Wenn zum Beispiel die Schiddrüse nicht genügend Wirkstoffe ausscheidet, können die körperliche und die geistige Entwicklung stark beeinträchtigt werden. Das Kind ist außergewöhnlich ruhig, träge und interessenlos, hat eine trockene Haut, struppiges, dünnes Haar, und das Gesicht erscheint aufgedunsen (ungenügende Hormonausscheidung der Schilddrüse macht keine Fettsucht!). Bei solchen Kindern findet man eine Erniedrigung des sogenannten Grundumsatzes, d. h. des Ausmaßes, in dem sein Körper im Ruhezustand Energie erzeugt. Bei derartigen Krankheitsbildern führen Schilddrüsenpräparate in angemessener Dosierung eine wesentliche Besserung herbei.

Es gibt eine ganze Menge Menschen, die poulärwissenschaftliche Artikel über Drüsenkrankheiten gelesen haben und nun meinen, daß in jedem Falle eine Drüsenstörung vorliege, wenn jemand sehr klein ist, ein Schüler langsam denkt, ein Mädchen übernervös ist, ein Junge dick ist, mit noch ungenügend ausgebildeten Geschlechtsteilen. Und sie glauben, daß mit einem entsprechenden Präparat oder mit einer Injektion die Sache zu beheben sei. Leider ist dieser Enthusiasmus verfrüht und auch durch den Stand der medizinischen Forschung noch nicht gerechtfertigt. Außerdem muß für Drüsenstörungen mehr als nur ein Symptom vorliegen.

Viele Jungen sind in den Jahren vor der Pubertät recht dick, und ihre Geschlechtsteile erscheinen dadurch kleiner, als sie es wirklich sind; in den meisten Fällen machen sie eine völlig normale geschlechtliche Entwicklung in der Pubertätszeit durch, außerdem kommt es in dieser Zeit meist auch zum erwünschten Gewichtsverlust (Abschnitte 374 und 615).

Ganz sicher sollte jedes Kind, das sich nach Meinung der Eltern nicht nach dem normalen Schema entwickelt, ein Kind, das ungewöhnlich bedrückt oder nervös ist oder in irgendeiner Richtung ungewöhnlich erscheint, von einem Facharzt untersucht werden. Doch wenn der Arzt feststellt, daß das Kind gesund ist, daß aber gewisse, die Eltern beunruhigende Züge durch seinen Charakter oder seine Konstitution bedingt sind und daß unter Umständen sein geistiger Zustand wirkliche Schwierigkeiten im täglichen Leben hervorrufen könnte, dann müssen die Eltern sich darauf einstellen und die richtige Behandlung und Pflege für das Kind in die Wege leiten. Es hat dann keinen Zweck, auf ein Wunder zu warten, das das Kind heilen könnte.

822. Das Reye-Syndrom ist eine seltene, aber schwere Erkrankung, die zu dauerhaften Schädigungen des Gehirns oder anderer Organe bzw. zum Tod führen kann. Es ist noch nicht genau bekannt, wodurch diese Erkrankung hervorgerufen wird, sie tritt jedoch meist in Zusammenhang mit einer Viruserkrankung auf. Wir wissen, daß *Kinder oder Jugendliche, die bei einer Viruserkrankung, besonders bei Grippe oder Windpocken ein Medikament mit Acetylsalicylsäure erhalten, häufiger am Reye-Syndrom erkranken* als diejenigen, die Paracetamol oder andere acetylsalicylsäurefreie Medikamente erhalten.

823. AIDS (erworbene Immunschwächekrankheiten) wird durch den menschlichen Immunschwächevirus HIV verursacht. Gelangt dieser Virus in den Blutkreislauf eines Menschen, kann er die Widerstandskraft des Körpers auf andere herkömmliche Infektionen lähmen. Dadurch ist es möglich, daß eine an AIDS erkrankte Person an einer harmlosen Infektion stirbt, die ein gesunder Mensch aufgrund seines stabilen körpereigenen Schutzsystems problemlos überstehen würde.

AIDS wird meist beim Geschlechtsverkehr durch die Spermaflüssigkeit übertragen und genauso bei einer Blut-zu-Blut-Übertragung bei Drogenabhängigen, die die gleichen Nadeln benutzen, ohne diese vorher zu sterilisieren. Eine infizierte Frau ist in der Lage, obwohl sie selbst noch keine Symptome bemerkt, diese Krankheit beim Geschlechtsverkehr auf den Partner zu übertragen. Bei einer Bluttransfusion ist ebenfalls eine Übertragung möglich und auch ungeborene Babys können von ihren infizierten Müttern angesteckt werden. Unter homosexuellen Männern mit analem Verkehr ist AIDS besonders häufig, da die Schleimhaut des Mastdarmes empfindlicher ist als die der Vagina.

Aids wird *nicht übertragen* durch Hand- oder Körperkontakt, durch einen Kuß oder dadurch, daß man in der Familie, im Klassenzimmer oder im Schwimmbad mit einem AIDS-Kranken Kontakt hat. Eine Übertragung kann genauso wenig erfolgen, wenn man das gleiche Eßgeschirr nimmt und auch nicht, wenn man die gleiche Toilette benutzt. Die Ansteckungsgefahr bei AIDS ist nicht sehr hoch, doch die Krankheit selbst verläuft fast immer tödlich, und sie tritt mit zunehmender Häufigkeit in der ganzen Welt auf.

824. Wie sollte man mit Kindern und Jugendlichen über AIDS sprechen? Auf jeden Fall ganz ungezwungen, damit Ihr Kind sich auch traut, Fragen zu stellen.

Den größten Schutz gegen AIDS bietet meiner Meinung nach eine gute Bildung und die Überzeugung, daß die emotionalen Aspekte der Sexualität, einschließlich des Wunsches vieler Jugendlicher, den Geschlechtsverkehr erst dann aufzunehmen, wenn sich eine wirklich feste Bindung entwickelt hat, genauso wichtig und wertvoll sind wie die rein körperliche Liebe. In den Abschnitten 627 und 696 habe ich erklärt, warum die positiven Aspekte der Sexualität und der Liebe mit ihrer emotionalen Seite eine ganze Zeit lang an erster Stelle stehen sollten. Damit soll, wenn möglich, eine zu nachlässige Haltung verhindert werden, die schon nach kurzer Bekanntschaft zum Geschlechtsverkehr führt. Man sollte sich schon sehr früh mit den Kindern über diese Themen unterhalten, da sie in diesem Alter noch eher auf ihre Eltern hören. Sie müssen wissen, wie man eine Übertragung dieser Krankheit vermeiden kann und wie demzufolge ihre sexuellen Kontakte »sicher« gestaltet werden können.

Den Kindern muß klargemacht werden, daß die größte Gefahr einer AIDS-Infektion durch Promiskuität gegeben ist, das heißt durch Geschlechtsverkehr mit häufig wechselnden Partnern, die ihrerseits auch wieder verschiedene Partner hatten. Je häufiger der Partner gewechselt wird, desto größer ist die Wahrscheinlichkeit, daß einer von ihnen an AIDS erkrankt ist bzw. den Virus in sich trägt, ohne bereits Symptome entwickelt zu haben. Ideal wäre es natürlich, wenn sie sich über den Gesundheitszustand von früheren Sexualpartnern informieren. Am sichersten ist es, den Geschlechtsverkehr erst aufzunehmen, wenn beide Partner sich ihrer tiefen Bindung zueinander sicher sind.

Erklären Sie den Kindern, daß Kondome einen großen, wenn auch keinen vollkommenen Schutz beim Geschlechtsverkehr bieten.

Kinder und Jugendliche sollten sich ebenfalls über die Risiken bewußt sein, die Drogensüchtige eingehen, wenn sie nicht sterilisierte Nadeln miteinander teilen.

Wieviel Sie Ihrem Kind über die homosexuellen Aspekte von AIDS erzählen, hängt von dem Alter und der Persönlichkeit des jeweiligen Kindes ab. Die Kinder hören heute im Fernsehen schon über analen Verkehr in bezug auf AIDS, so daß selbst ein naiv scheinendes Kind sachliche Informationen zu diesem Thema braucht, ohne daß man dabei zu sehr ins Detail gehen muß.

825. Die Auswirkungen des »passiven Rauchens«. Es ist nachgewiesen, daß Menschen, die mit Rauchern zusammenleben, häufiger an Lungenkrebs, Arteriosklerose und Herzinfarkt erkranken. Bronchitis, Lungenentzündung, chronischer Husten und Mittelohrenentzündung kommen vermehrt bei Kindern in Raucherfamilien vor. Auch der Cholesterinspiegel ist überdurchschnittlich hoch.

Raucht die Mutter während der Schwangerschaft, erhöht sich das Risiko einer Schädigung des Babys. Aus diesem Grunde hören viele Frauen auf zu rauchen. Dieses hart erkämpfte nikotinfreie Leben sollte auch nach der Entbindung beibehalten werden. Gründe dafür gibt es genug.

Das Kind muß ins Krankenhaus

826. Wie hilft man dem Kind? Es gibt keinen vollkommenen Rat, den man Eltern erteilen könnte, wenn sie ihr Kind ins Krankenhaus bringen müssen. In fast allen Fällen wird eine Krankheit vorliegen oder aber ein gewisses Gefahrenmoment, das die Eltern mit Besorgnis erfüllt.

Kinder zwischen ein und drei Jahren werden die Trennung von ihren Eltern als ein großes Unglück empfinden, und nach jedem Besuch wird der kleine Patient glauben, er verliere nun Mutter und Vater für immer, und zwischen den Besuchszeiten ist das Kind ängstlich und verschüchtert. Wenn die Eltern dann kommen und es besuchen, grollt es ihnen so sehr, daß es zuerst nicht einmal guten Tag sagen will.

Kinder, die älter sind als vier Jahre, haben im allgemeinen größere Angst vor dem, was im Krankenhaus mit ihnen gemacht wird, vor der Behandlung und vor Schmerzen. Es wäre falsch, wenn die Eltern dem Kind von vornherein versprächen, daß das Krankenhaus »wunderschön« sei und das Kind gar nichts zu befürchten habe; wenn nämlich die Zeit im Krankenhaus doch unerfreuliche Dinge einschließt, verliert das Kind das Vertrauen in die Glaubwürdigkeit seiner Eltern. Andererseits aber, wenn man ihm genau erklärte, was alles ihm bevorsteht und was geschehen kann, würde dies seine Angst über Gebühr steigern.

Besonders in den ersten fünf Lebensjahren ist es wahrscheinlich, daß ein Kind durch eine bevorstehende Operation emotional stark belastet wird. Das ist ein Grund, eine Operation zu verschieben, wenn der Arzt glaubt, sie sei nicht so dringend – besonders, wenn das Kind bereits sehr ängstlich ist oder auch Alpträume hat.

Es ist daher wichtig, daß die Eltern ein ruhiges, selbstverständliches Vertrauen zeigen, darin weder nach der einen noch nach der anderen Richtung falsche Töne mitschwingen. Ein Kind, das zum erstenmal ins Krankenhaus gebracht werden muß, versucht sich vorzustellen, wie es dort wohl sein werde, es hat Angst und befürchtet das Schlimmste. Es wirkt beruhigender, wenn die Eltern das Leben in einem Krankenhaus ganz allgemein beschreiben, als wenn sie dem Kind zu erklären versuchten, daß es ein bißchen mehr oder ein bißchen weniger weh tun werde. Man kann dem Kind erzählen, wie die Schwestern es am Morgen wecken werden, wie sie sein Bettchen machen und ihm das Frühstück auf einem Tablett bringen werden. Daß man dort auch spielen darf und daß man immer nach der Schwester rufen darf, wenn man ihre Hilfe braucht. Man kann auch von den Besuchstagen erzählen und von all den anderen Kindern, mit denen es zusammen sein wird.

Wenn das Kind ein Einzelzimmer erhält, können Sie mit ihm darüber sprechen, welche Lieblingsspielzeuge und -bücher es mitnehmen will, ob es ein Fernsehgerät mit Fernbedienung leihen oder ein Radiogerät haben will. Oft mag ein Kind einen Knopf, um die Krankenschwester rufen zu können.

Man sollte sich mit diesen Alltags-, aber doch angenehmen Aspekten des Krankenhauslebens befassen, da es um das Wohlergehen und die Zufriedenheit des Kindes geht. Über den medizinischen Teil des Aufenthaltes würde ich mit dem Kind zwar reden, ihm aber klarmachen, daß dies nur ein kleiner Ausschnitt des Krankenhauslebens ist.

Wenn ihm z. B. die Rachenmandeln entfernt werden sollen, so können Sie ihm von der Maske erzählen, die auf seine Nase gesetzt wird. Sie können ihm erzählen, daß es dann etwas einatmen wird, was es in einen Schlaf versetzt, der es für Schmerzen während des Eingriffs unempfindlich macht. Vergessen Sie nicht dem Kind zu erzählen, daß es nach etwa einer Stunde aufwachen und bemerken wird, daß der Hals wehtut (so wie im vergangenen Winter bei der Mandelentzündung). Versichern Sie dem Kind, daß Sie – wenn das möglich ist – beim Aufwachen dasein oder am nächsten Tag kommen werden.

In vielen Krankenhäusern ist es heute möglich, daß Eltern und Kind sich das Krankenhaus vor der Operation einmal ansehen. Sie können Fragen stellen und mit Ärzten und Schwestern reden. In manchen Krankenhäusern gibt es auch Diavorträge und Kasperltheater, um dem Kind den bevorstehenden Krankenhausaufenthalt so angstfrei wie möglich gestalten zu helfen.

827. Das Kind muß seine Ängste aussprechen dürfen. Wichtiger noch, als daß man dem Kind eine eigene Darstellung dessen gibt, was es erwaret, ist es, daß man ihm die Gelegenheit gibt, Fragen zu stellen und seine Ängste und Befürchtungen offen auszusprechen. Kleine Kinder haben Vorstellungen, auf die die Erwachsenen von sich aus niemals kommen. In erster Linie denken die Kinder, daß sie in das Krankenhaus gebracht oder operiert werden müssen, weil sie unartig gewesen sind, weil sie ihre dicken Schuhe nicht angezogen haben oder nicht artig im Bett geblieben sind, als sie krank waren, oder weil sie ungezogen zu anderen Mitgliedern der Familie gewesen sind. Sie können sich nichts darunter vorstellen, daß ihnen die Mandeln oder die Polypen herausgenommen werden müssen, und sie haben die größten Befürchtungen, daß ihre Nase oder ihr Hals »aufgeschnitten« wird. Man muß es dem Kind leicht machen, seine Fragen zu stellen, so daß sich ungeklärte Ängste erst gar nicht bei ihm festsetzen können.

828. Wenn man schon Tage oder Wochen zuvor weiß, daß das Kind ins Krankenhaus gebracht werden muß, so erhebt sich die Frage, *wann* man es ihm sagt. Wenn keine Möglichkeit besteht, daß das Kind es von anderer Seite oder durch Zufall frühzeitig erfährt, ist es besser, man wartet möglichst lange und sagt es ihm erst wenige Tage vor dem Termin. Es wäre nicht gut, wenn das Kind sich wochenlang Gedanken machte oder vielleicht aufregte. Natürlich darf man ein Kind – in welchem Alter es auch immer sei – niemals anlügen, wenn es Fragen stellt, und man darf es auch nicht unter Vorspiegelung falscher Tatsachen in das Krankenhaus locken.

829. Die Narkose. Muß das Kind operiert werden und hat man die Wahl der verschiedenen Narkosen, kann oder besser muß man das mit dem Arzt besprechen. Von der Narkose hängt es zum größten Teil ab, ob ein Kind durch eine Operation völlig verstört wird oder sie hinterher als lächerliche Kleinigkeit ansieht. In größeren Krankenhäusern gibt es manchmal Narkoseäzrte, die es besonders gut mit Kindern verstehen und die ihnen so viel Vertrauen einflößen, daß die Kinder sich dann gar nicht mehr vor der Narkose fürchten. Es macht sehr viel aus, wenn die Kinder in den Händen eines solchen erfahrenen Narkotiseurs sind. Natürlich ist auch die Narkosemethode psychologisch von großer Wichtigkeit. Ihre Wahl muß natürlich dem Narkosearzt überlassen bleiben, der sie je nach Art des Eingriffes treffen wird; wenn es aber vom medizinischen Standpunkt aus vertretbar ist, wird er sicherlich das in psychologischer Hinsicht schonendste Verfahren wählen.

Vielleicht kann die Mutter oder der Vater auch bei der Narkose dabei sein. Es hat sich herausgestellt, daß die Anwesenheit eines Elternteils das Kind außerordentlich beruhigt, und es somit auch weniger Medikamente braucht.

830. Besuche. Bei einem Kind zwischen ein und fünf Jahren sollten Eltern, wenn möglich, den ganzen Tag im Krankenhaus bleiben. Mindestens aber sollte ein Elternteil das Kind täglich besuchen. In vielen Krankenhäusern gibt es die Möglichkeit für die Eltern, im Raum des Kindes über Nacht zu bleiben.

Die Besuchszeiten im Krankenhaus bedeuten für das kleine Kind ein besonderes Problem. Der Anblick der Eltern erinnert es daran, wie sehr es sie vermißt. Oft schreien die Kinder dann herzzerbrechend, wenn die Eltern sie wieder verlassen oder gar während der ganzen Besuchszeit. Die Eltern müssen dann den Eindruck gewinnen, daß das Kind ununterbrochen so unglücklich ist. In Wirklichkeit aber gewöhnen sich kleine Kinder überraschend schnell an das Leben im Krankenhaus, sobald die Eltern nur außer Sicht sind – sogar wenn sie sich schlecht fühlen und eine schmerzhafte Behandlung über sich ergehen lassen müssen. Damit soll nicht gesagt sein, daß die Eltern fernbleiben sollen. Auch wenn es sich bei ihrem Besuch aufregt, bedeutet der Anblick der Eltern doch ein gewisses Gefühl der Sicherheit für das Kind. Auf jeden Fall aber sollen die Eltern so fröhlich und unbelastet wie möglich erscheinen. Wenn sie einen ängstlichen Ausdruck zur Schau tragen, werden sie auch das Kind nur ängstigen.

ERSTE HILFE

Schnittwunden, Bisse, blutende Wunden und Verbrennungen

831. Kleine Schnitt- und Kratzwunden werden am besten mit Seife und warmen Wasser sowie einem Wattebausch oder einem sauberen Stück Stoff gesäubert. Danach spülen Sie die Seife mit viel klarem Wasser ab. Zuletzt kann dreiprozentiges Wasserstoffperoxyd auf die Wunde gegeben werden.

Wichtiger als ein Antiseptikum ist jedoch, daß die Wunde vorsichtig ausgewaschen wird. Bitte verwenden Sie kein Jod. Decken Sie die Wunde mit einem Verband ab, der sie vor Verschmutzung schützt.

Klaffende Schnitt- oder Platzwunden werden natürlich vom Arzt versorgt. Besonders wichtig in kosmetischer Hnsicht ist die sachgemäße Behandlung von solchen Wunden im Gesicht, selbst wenn sie relativ klein sind, da sie unschöne und sichtbare Narben hinterlassen können. Sehr vorsichtig muß man auch mit Schnittwunden an der Hand und am Handgelenk sein, weil die Gefahr besteht, daß Nerven oder Sehnen zerschnitten sind.

Wunden, die durch Straßenschmutz, besonders aber von düngerhaltiger Erde verschmutzt sind, müssen dem Arzt sofort gemeldet werden, da die Möglichkeit besteht, daß Tetanusbazillen eingedrungen sind. Je nach Lage des Falles muß eine Tetanus-Auffrischimpfung verabreicht werden.

832. Bißwunden von Tieren oder Menschen müssen dem Arzt sofort gezeigt werden. Bis der Arzt die Behandlung übernimmt, gehen Sie wie bei den Schnittwunden beschrieben vor. Die sofortige Wundpflege ist äußerst wichtig. Versuchen Sie die Wundränder so weit wie möglich zu öffnen und spülen Sie die Wunde mit warmem Wasser 5 Minuten lang aus. Natürlich muß in erster Linie geklärt werden, ob das betreffende Tier vielleicht tollwutverdächtig war. Ist dies der Fall oder ist das Tier nicht mehr aufzufinden, wird eine Tollwut-Schutzimpfung durchgeführt.

Meistens führt ein Biß von einem Tier oder auch von einem Menschen zu einer Infektion, die Ihr Arzt eventuell mit einem Antibiotikum behandeln wird.

833. Blutungen. Die meisten Wunden bluten ein paar Minuten, was von Vorteil ist, da so einige in die Wunde verschleppte Keime ausgewaschen werden können. Nur Blutungen aus der Tiefe oder anhaltende Blutungen müssen besonders behandelt werden.

Blutungen an Hand, Arm, Fuß oder Bein kommen früher zum Stillstand, wenn der entsprechende Körperteil hochgelagert wird. Lassen Sie das Kind sich hinlegen und legen Sie ein oder zwei Kissen unter die entsprechende Extremität. Wenn die Wunde weiterhin blutet, so drücken Sie bitte mit einem sterilen Gazestück oder einem sauberen Stück Stoff darauf, bis die Blutung stoppt oder Sie sie abbinden müssen. Säubern und Verbinden sollten erfolgen, solange die entsprechende Extremität hochgelagert ist.

Bei sauberen Wunden (z. B. ein Messerschnitt), die frei bluten, sollte die Schnittstelle nicht und die Umgebung nur vorsichtig mit Seifenwasser, Wasserstoffsuperoxid und einem sauberen Stück Verbandsmull gereinigt werden. Wenn die Wunde dennoch Schmutz enthält, muß natürlich auch die Schnittstelle selbst gesäubert werden.

Wenn Sie eine Wunde verbinden wollen, die viel geblutet hat oder noch blutet, so verwenden Sie am besten einige Gazestücke (oder saubere Baumwollstücke), die Sie aufeinander schichten und damit die Wunde abdecken. So können Sie, wenn Sie schließlich mit Klebeband oder einer Mullbinde den Wundverband sichern, mehr Druck auf die Schnittstelle ausüben und eine Blutung weniger wahrscheinlich machen. Dies ist das Prinzip des Druckverbandes.

834. Schwere Blutungen. Wenn eine Wunde beängstigend stark blutet, suche man nicht erst lange nach einem geeigneten Verband. In einem solchen Fall muß man sofort versuchen, die Blutung durch Druck zum Stillstand zu bringen, und warten, bis jemand anderes Verbandzeug reichen kann. Wenn möglich, lege man das Glied hoch, mache sich aus dem saubersten Material, das man im Augenblick erreichen kann – sei es ein Gazetupfer, ein reines Taschentuch oder ein anderes sauberes Stück Stoff –, eine Art Tupfer, den man auf die Wunde drückt und solange festhält, bis Hilfe eintrifft oder der Blutstrom aufhört. Diesen ersten Tupfer darf man nicht entfernen – wenn er vollgesogen ist, lege man einen neuen Tupfer obenauf. Wenn die Blutung abnimmt und man das richtige Material zur Hand hat, lege man einen Druckverband an. Die Nottupfer, die man auf die Wunde gepreßt hat, sollten so dick sein, daß sie die Wunde zusammendrücken, wenn man einen Verband darumlegt. Bei einem Finger ist nur ein kleines Polster notwendig, aber wenn etwa der Oberschenkel oder aber der Leib verletzt worden ist, braucht man ein verhältnismäßig dickes Polster. Man verbinde die Wunde mit Mullbinden oder langen Streifen irgendeines erreichbaren Materials. Kann auch der Druckverband die Blutung nicht unter Kontrolle halten, muß man außerdem mit der Hand dagegendrücken. Wenn man keinerlei Stoff oder irgendein Material zur Hand hat, das man auf die Wunde pressen könnte, die besorgniserregend stark blutet, dann muß man die Wunde direkt mit der Hand zupressen.

Der größte Teil aller auch sehr bösen Blutungen kann mit einem direkten Druck zum Stillstand gebracht werden. Wenn man es mit einem Fall zu tun hat, bei dem alles nichts hilft, und wenn man weiß, wie ein Glied abzubinden ist, so muß man das im Notfall tun. Es ist allerdings sehr selten notwendig, und jemand, der nicht Bescheid weiß, sollte in einem solchen Notfall sich nicht möglichst erstmals darin üben. Das Glied darf höchstens zwanzig Minuten lang abgebunden sein, sonst wird die Durchblutung gestört.

835. Verbände. Was man zum Verbinden einer Wunde benutzt, hängt von der Größe und vom Ort der Verletzung ab. Für die meisten kleinen Wunden genügen sterile Pflaster. Bei Verletzungen an der Handinnenfläche oder bei größeren Schnitten und Kratzwunden verwendet man Lagen von Verbandgaze, so wie sie in sterilen Packungen geliefert werden, oder man nimmt ein sauberes Baumwolläppchen und faltet es mehrere Male zusammen. Sie können es mit schmalen Pflasterstreifen befestigen. Wenn sich die Haut unter dem Pflasterstreifen rötet, kaufen Sie hypoallergische Pflaster.

Jeder Verband muß fest sitzen, wenn er einen Nutzen haben soll. (Kleine Kinder haben großes Geschick darin, sich von Pflastern und Verbänden wieder zu entledigen.)

Leukoplast sollte man nicht fest um ein ganzes Glied herumwikkeln, etwa um Arm oder Bein, weil es unter Umständen die Blutzirkulation beeinträchtigen könnte. Wenn ein Fuß oder eine Hand anschwillt oder blau anläuft, nachdem man das Glied bandagiert oder verbunden hat, so heißt das, daß die Binde zu fest gewickelt worden ist. Sie sollte sofort gelockert werden. Um einen Finger kann man ruhig einen Hansaplastverband machen, wenn er nicht zu fest gezogen wird. Leukoplaststreifen, mit denen man ein Stück Verbandmull auf eine Wunde klebt, halten besser, wenn man sie recht lang macht.

Im übrigen heilt eine Wunde schneller und wird sich weniger leicht entzünden, wenn man sie nicht zu oft durch Wechseln des Pflasters oder des Verbandes stört. Wenn der Verband sich lockert oder schmutzig wird, wickle man lieber eine neue Binde darüber oder klebe ein neues Pflaster über das alte. Ist der Verband naß geworden, müssen Sie ihn wechseln.

Löst man den Verband, dann gehe man sehr vorsichtig zu Werke. Den Mulltupfer ziehe man in derselben Richtung ab, in der der Schnitt verläuft, damit man die Schnittkanten nicht auseinanderreißt. Wenn der Verband sehr stark anklebt, kann man ihn notfalls mit etwas dreiprozentigem Wasserstoffsuperoxyd abweichen. Ein Schnitt pulsiert vielleicht während des ersten Tages und der Nacht, aber das hat nicht viel zu sagen. Wenn er später wieder weh tut, läßt das unter Umständen auf eine Infektion schließen. Dann müßte der Verband natürlich abgenommen werden, weil man nachsehen muß, was los ist. Ist die Wunde geschwollen, stark gerötet oder eitrig sollte der Arzt sie sich anschauen.

Aufgeschlagene Knie sollte man, nachdem man sie sorgsam ausgewaschen hat, am besten der frischen Luft aussetzen. Es bildet sich dann Schorf, der die Wunde schützt. Verbindet man ein solches Knie, dann wird die Schorfbildung verhindert, und beim Wechsel des Verbandes wird die Wunde immer wieder aufgerissen. Hat ein kleines Kind dicht am Mund eine Wunde, läßt man sie besser offen, damit sie von Speichel und Speiseresten besser freigehalten werden kann. Verbandmull kann man mit einer Art dehnbaren Gazeband, das Sie in der Apotheke bekommen, befestigen.

836. Feuchte Umschläge bei Hautinfektionen, bis man den Arzt erreichen kann. Hat ein Kind einen Furunkel oder eine Entzündung am

Finger, am Nagelbett oder auch an einem Zehennagel, hat sich eine Wunde entzündet oder sich eine ähnliche Art von Entzündung unter der Haut gebildet, dann muß sich ein Arzt die Sache ansehen. Wenn es eine Weile dauern wird, bis der Arzt kommt, sind ständige feuchte Umschläge angebracht. Dadurch wird die Haut weich und geschmeidig gehalten, und ein Furunkel oder eine andere Eiteransammlung unter der Haut kann schneller aufgehen, so daß der Eiter entweichen kann, und es verhindert, daß sich die Wunde zu schnell wieder schließt.

Bedecken Sie die Infektionsstelle mit einem dicken Verband und gießen Sie soviel warmes Wasser auf den Verband, daß er vollkommen durchnäßt ist. Lassen Sie ihn 20 Minuten durchweichen und wechseln Sie ihn dann gegen einen sauberen, trockenen Verband aus. Das wiederholen Sie drei- bis viermal am Tag, bis Sie Ihren Arzt erreicht haben.

Wenn ein Kind bei einer Infektion Fieber hat, wenn rote Streifen am Arm oder am Bein hinauflaufen oder die Lymphknoten in den Achselhöhlen oder in der Leistengegend geschwollen und empfindlich sind, besteht der Verdacht, daß die Infektion über die Blut- oder Lymphbahnen auf den ganzen Körper übergehen will, daß also eine sogenannte »Blutvergiftung« im Entstehen ist. Das Kind muß sofort zum Arzt oder besser noch in ein Krankenhaus gebracht werden, auch wenn es in der Nacht ist. Die Anwendung von hochwirksamen Medikamenten ist hier lebensnotwendig!

837. Nasenbluten. Es gibt eine Reihe einfacher Maßnahmen dagegen. In den meisten Fällen genügt es schon, wenn das Kind einige Minuten lang stillsitzt oder langgelegt wird. Um zu vermeiden, daß es viel Blut schluckt, läßt man es am besten aufrecht sitzen und den Kopf nach vorn beugen. Wenn es langliegt, wende man seinen Kopf zur Seite, so daß die Nase ein wenig nach unten gerichtet ist. Es soll sich vor allem ruhig verhalten und nicht allzuviel an der Nase herumdrücken und - wischen; das Taschentuch wird locker vor die Nasenlöcher gehalten, um das Blut abzufangen. Ist die Nasenhälfte, aus der die Blutung kommt, durch Blutgerinnsel verstopft, kann man diese Seite kurz ausschnauben lassen, wobei die andere Seite zugehalten wird. Anschließend kann man den Nasenflügel einige Minuten lang sanft gegen die Nasenscheidewand drücken, denn in den meisten Fällen stammt die Blutung aus dem vorderen Teil der Nase. Hat man Nasentropfen mit abschwellender Wirkung zur Hand, kann man damit etwas Watte oder Mull befeuchten und in das Nasenloch stecken.

Ein kalter Umschlag – auch ein nasses Taschentuch oder ein paar Eisstückchen, die man in ein kleines Läppchen wickelt – verursacht, daß die Adern sich zusammenziehen und das Nasenbluten aufhört. Man kann diesen Umschlag auf Stirn oder Nacken legen oder auch auf die Oberlippe.

Wenn trotz all dieser Maßnahmen das Nasenbluten länger als 10 Minuten anhält, rufe man den Arzt an, der dann notfalls die betroffene Nasenhälfte tamponieren wird. Die häufigsten Ursachen für Nasenbluten sind zu starkes Schnauben, Nasenbohren, Allergien, Schnupfen und andere Infektionskrankheiten. Wenn ein Kind sehr häufig und ohne besonderen Grund unter Nasenbluten leidet, muß es vom Arzt untersucht werden, da unter Umständen eine Allgemeinkrankheit, die manchmal Nasenbluten verursacht, vorliegen könnte. Wenn keinerlei andere Gründe entdeckt werden können, muß eventuell das Blutgefäß an der Nasenscheidewand, das so besonders häufig reißt, geätzt oder elektrisch verschorft werden. Natürlich wird das in örtlicher Betäubung durchgeführt und verursacht keine Schmerzen. Danach bildet sich ein Ätzschorf, der nach einigen Tagen abfällt; er darf nicht vorzeitig abgerissen werden, sonst war die ganze Maßnahme vielleicht nutzlos. Das richtige Blutgefäß kann man aber erst nach einer Blutung erkennen.

838. Verbrennungen. In den vergangenen Jahren hat sich die Behandlung von Verbrennungen weiter verändert. Daher sollten Sie mit Ihrem Arzt in Kontakt bleiben, um die neuesten Entwicklungen nicht zu verpassen.

Bei Verbrennungen sollten Sie möglichst schnell kaltes Wasser (*kein* Eiswasser) auf die Wunde bringen. Bitte rufen Sie anschließend den Arzt an, was Sie tun sollen. Wenn er nicht da ist, so bitten Sie um einen Rückruf. In der Zwischenzeit können Sie erste Hilfe leisten. Ist die Verbrennung schwer und ist das Krankenhaus wahrscheinlich leichter erreichbar als Ihr Arzt, so begeben Sie sich bitte ins Krankenhaus.

Heute empfehlen die meisten Chirurgen als erste Hilfe kaltes

Wasser, da die Schmerzen daraufhin nachlassen und die Wunde etwas gereinigt wird. (Cremes oder Fett empfehlen sie nicht mehr.) Lassen Sie kaltes, sauberes Wasser auf die Wunde tröpfeln, bevor Sie einen Verband anlegen.

Im Idealfall soll der Verband aus sterilen Gazestücken bestehen, die durch eine Mullbinde am Platz gehalten werden. (Bei einem kleinen Kind sollten Sie Augen, Nase und Mund jedoch nicht mit einem zirkulären Verband verschießen, sondern lediglich Bandagen auf Augenlider und Lippen legen.)

Wenn Sie keinen richtigen Verband zu Hause haben, so sollten Sie das sauberste Stück Baumwolltuch verwenden, um es auf die verbrannten Bezirke zu legen und mit Haftstreifen fest zumachen. Alle paar Minuten sollten Sie kaltes Wasser auf den Verband träufeln, bis der Arzt kommt oder Sie das Kind zur Klinik gebracht haben.

Es ist besser, einen Arzt zu befragen, wenn Blasen oder wunde Stellen aufgetreten sind. Einige der Blasen brechen leicht auf, und eine Infektion kann unter den verbleibenden Hautfetzen leicht angehen.

Wenn es sich um ein oder zwei kleine geschlossene Blasen handelt, so wollen Sie diese bitte nicht öffnen oder mit einer Nadel punktieren. Die Infektionsgefahr ist geringer, wenn Sie die Blase in Ruhe lassen. Die Flüssigkeit in kleinen Blasen nimmt der Körper oft auf, ohne daß wir etwas dazutun; manchmal brechen die Blasen auch nach einigen Tagen auf, wenn sich neue Haut darunter gut gebildet hat. Wenn eine Blase geplatzt ist, soll man möglichst die gesamte lose Haut mit einer Nagelschere oder Pinzette entfernen, die vorher fünf Minuten ausgekocht wurden. Die Wunde wird mit einer sterilen Bandage abgedeckt. Kommt es in einer Blase zu einer Infektion, was Sie an Eiter und Rötung am Rand der Blase sehen können, sollten Sie auf jeden Fall einen Arzt aufsuchen. Ist das unmöglich, so können Sie die Blase abschneiden und feuchte Umschläge anwenden (Abschnitt 836).

Auf keinen Fall dürfen Sie Jod oder ähnliche Antiseptika auf eine Verbrennung gleich welchen Schweregrades aufbringen. Das macht die Sache nur schlimmer.

839. Sonnenbrand. Am besten ist es, wenn man einen Sonnenbrand erst gar nicht bekommt. Ein schwerer Sonnenbrand schmerzt, ist gefährlich und darüber hinaus unnötig. Bei hellhäutigen und an die Sonne nicht gewöhnten Menschen reicht eine halbe Stunde Besonnung am Strand im Sommer aus, um einen kräftigen Sonnenbrand hervorzurufen (siehe Abschnitt 302).

Zur symptomatischen Behandlung des Sonnenbrands eignet sich kaltes Wasser sowie ein leichtes Schmerzmittel, z. B. Paracetamol. Bei stärkerem Sonnenbrand kann es zu Schüttelfrost, Fieber und allgemeinem Krankheitsgefühl kommen. In einem solchen Fall muß ein Arzt gerufen werden, da ein Sonnenbrand genauso gefährlich wie ein Hitzschlag ist. Von der Sonne verbrannte Hautbezirke sollten vor Sonne geschützt werden, bis die Rötung insgesamt verschwunden ist.

Fremdkörper in der Nase, im Ohr oder in den Augen

840. Fremdkörper in der Nase oder im Ohr. Kleine Kinder stopfen sich oft Dinge wie Perlen und Papierkügelchen in die Nase oder in die Ohren. Es hat keinen Zweck, daß man versucht, einen glatten, harten Gegenstand herauszuholen; meist wird er bei solchen Manipulationen nur noch weiter hineingestoßen, und außerdem kann man die Nase oder den Gehörgang, vielleicht sogar das Trommelfell, dabei böse verletzen. Man wendet sich damit an einen Hals-, Nasen-, Ohrenarzt, der durch eine Spiegeluntersuchung feststellt, wie weit der Fremdkörper eingedrungen ist und auch über die erforderlichen Instrumente verfügt, um ihn herauszubefördern. Einen weichen Gegenstand, der nicht zu weit drinsteckt, kann man unter Umständen selbst mit einer Pinzette herausholen.

Befindet sich der Gegenstand in der Nase, wird man zunächst das Kind veranlassen, ordentlich zu schnauben. Man versuche das aber nicht bei einem zu kleinen Kind, das vielleicht die Luft einzieht, wenn man ihm sagt, es solle schnauben. In manchen Fällen wird das Kind den Fremdkörper durch Schnauben nach einigen Minuten von allein wieder herausbefördern. Wenn er sich aber weder rückt noch rührt, bringe man das Kind möglichst zum Hals-, Nasen- und Ohren-Spezialisten. Fremdkörper, die mehrere Tage lang in der Nase stecken, verursachen im allgemeinen einen übelriechenden Ausfluß, der Blutspuren enthält. Ein Ausfluß dieser Art, der nur aus einem

Nasenloch kommt, sollte eine Mutter also immer an diese Möglichkeit denken lassen.

841. Fremdkörper im Auge sollten sofort entfernt werden. Doch ist es immer besser, man läßt es den Arzt tun, sofern das irgend möglich ist. Wenn der Fremdkörper nach einer halben Stunde nicht hat entfernt werden können, muß man unbedingt sofort zum Arzt gehen. Ein Fremdkörper, der mehrere Stunden lang über der Pupille oder der Iris sitzt, kann unter Umständen eine böse Infektion hervorrufen. Es gibt drei Methoden, mit denen man versuchen kann, einen Fremdkörper herauszuholen, wenn es schwierig ist, einen Arzt zu erreichen. Die erste: Man zieht das obere Augenlid herunter und vom Auge weg, so daß die Tränen die Möglichkeit haben, den Fremdkörper auszuwaschen. Zweitens kann man ein Augengläschen benutzen, mit dem man das Auge in einer Borwasserlösung ausspült. Das Kind muß den Kopf nach vorn beugen, setzt das gefüllte Augengläschen an sein verletztes Auge, richtet den Kopf wieder auf und plinkert ein paarmal mit dem Auge, so daß es richtig ausgespült wird. Drittens kann man die innere Seite des oberen Augenlids untersuchen, die meisten Fremdkörper setzten sich dort fest. Man braucht einen sauberen Wattebausch, den man um einen Zahnstocher oder um ein Streichholzende wickelt, und einen zweiten Zahnstocher (oder ein Streichholz). Man sage dem Kind, es soll nach unten gucken und den Blick auch weiterhin gesenkt halten, dadurch wird das obere Lid gespannt. Dann nimmt man das Augenlid vorsichtig auf, zieht es soweit wie möglich nach unten, legt das Streichholz horizontal über die Mitte des Lides und kippt das Augenlid zurück über das Hölzchen. Während man das Lid in dieser Lage festhält, nimmt man den Wattebausch. Wenn man den Fremdkörper auf dem Lid erkennen kann, wischt man ihn sehr vorsichtig mit der Watte weg. Man braucht gutes, starkes Licht. Wenn man den Fremdkörper nicht finden kann und die Schmerzen anhalten oder wenn sich der Fremdkörper im Augapfel befindet, muß man sofort zum Augenarzt gehen – man sollte *niemals* versuchen, einen Fremdkörper allein aus dem Augapfel zu entfernen.

Splitter

842. Das Entfernen von Splittern. Neben kleinen Schnittwunden und Beulen gehören Splitter wahrscheinlich zu den häufigsten kleinen Verletzungen bei Kindern. Um einen Splitter zu entfernen, waschen Sie die Stelle mit Seife und Wasser und tauchen sie mindestens 10 Minuten in heißes Wasser oder legen einen heißen Umschlag auf, der immer wieder erwärmt werden muß. Ragt der Splitter etwas aus der Haut, ziehen Sie ihn vorsichtig mit einer Pinzette heraus. Liegt der Splitter unter der Haut, brauchen Sie eine Nadel, die Sie vorher mit Alkohol desinfizieren. Die durch das Wasser aufgeweichte Haut läßt sich leicht mit der Nadelspitze öffnen und der Splitter kann mit der Pinzette entfernt werden. Tupfen Sie ein Antiseptikum auf die Wunde und decken Sie sie mit einem Pflaster oder einer Binde ab.

Die Haut sollte so wenig wie möglich mit der Nadel verletzt werden. Gelingt es Ihnen nicht, den Splitter zu entfernen, lassen Sie die Haut weitere 10 Minuten weichen und versuchen es erneut. Wenn es auch jetzt nicht geht, wenden Sie sich an einen Arzt.

Das oben Gesagte gilt nur für Holzsplitter. Metall- oder Glassplitter sollten immer von einem Arzt entfernt werden.

Verstauchungen, Brüche, Kopfverletzungen

843. Verstauchungen müssen für gewöhnlich untersucht und behandelt werden. Wenn das Kind sich seinen Knöchel, Knie oder Handgelenk verstaucht hat, lege man es für eine halbe Stunde lang und stütze das verstauchte Glied mit einem Kissen. Dadurch werden die Schwellung und der Bluterguß so minimal wie möglich gehalten. Wenn das Bein anschwillt, sollte man den Arzt konsultieren, weil die Möglichkeit besteht, daß der Knochen angebrochen oder gebrochen ist.

Ein verrenktes Knie sollte in jedem Fall vom Arzt untersucht und sorgsam behandelt werden. Eine Knieverletzung, bei der ein Knorpel verletzt ist, kann schlimm werden und dem Kind noch jahrelang zu schaffen machen, wenn man sie vernachlässigt. Ist ein Kind auf ein Handgelenk gefallen und tut es ihm weh, wenn es die Hand bewegt und auch wenn es sie stillhält, besteht der Verdacht, daß es gebrochen ist, auch wenn es nicht anschwillt und von außen nichts zu sehen ist.

Mit anderen Worten: Jede Verstauchung, die anhaltend wehtut oder anschwillt, sollte vom Arzt nachgesehen werden; und zwar nicht nur, weil die Möglichkeit eines Bruches besteht, sondern auch, weil es bei den meisten Verstauchungen besser ist, wenn sie korrekt bandagiert oder mit einem elastischen Verband gestützt werden. Bei vielen Verrenkungen, Verstauchungen und angebrochenen Gliedern hat man während der ersten Stunde kaum Schmerzen, doch dann nehmen die Schmerzen mehr und mehr zu. Hat nun ein Kind noch weiter ständig Beschwerden in einem Arm oder Bein, oder bewegt es dieses Glied irgendwie merkwürdig, wird dann meist eine Röntgenaufnahme beider Arme oder beider Beine gemacht, damit man die Befunde miteinander vergleichen kann.

844. Brüche. Die spröden Knochen von Erwachsenen brechen richtig, die noch weichen Knochen von Kindern neigen mehr dazu, zu knicken und ein bißchen zu splittern; man nennt diese Art von Brüchen auch »Grünholzbrüche«. Wenn das Kind eine schwere Fraktur hat, kann man das leicht genug erkennen. Es gibt aber auch einige nicht ungewöhnliche Brüche, die man mit dem bloßen Auge nicht sehen kann. Ein gebrochener Knöchel kann ganz gerade und in Ordnung aussehen, aber wahrscheinlich wird er anschwellen und Schmerzen verursachen. Nach einigen Stunden wird ein schwarzblauer Fleck erscheinen. Nur der Arzt kann feststellen, ob der Knöchel nur schwer verstaucht oder ob er gebrochen ist, und oft braucht er dazu auch eine Röntgenaufnahme. Ein Handgelenk kann gebrochen sein, ohne daß die Knochen sich sehr verschoben haben und man es von außen feststellen kann. Fingerknochen werden oft angeschlagen, wenn ein Ball mit aller Gewalt auf das Ende eines Fingers aufprallt. Der Finger schwillt nur an und wird später etwas blau. Manchmal wird ein Wirbel leicht angebrochen, wenn das Kind auf seine vier Buchstaben fällt. Von außen ist nichts zu sehen, aber das Kind klagt über Schmerzen, wenn es seinen Körper nach vorn beugt, wenn es läuft und springt. Im allgemeinen sollte man den Verdacht auf einen Bruch haben, wenn der Schmerz in einem Glied andauert, wenn Schwellungen auftreten und das Glied schwarzblau anläuft.

Man muß weitere Verletzungen vermeiden, wenn man den Verdacht auf einen Bruch hat, d. h. man darf ein verletztes Glied nicht bewegen oder es geradezurichten versuchen. Man hindere das Kind daran, das Glied zu bewegen. Wenn es sich in einer halbwegs erträglichen Stellung befindet und man den Arzt schnell erreichen kann, lasse man es ruhig so liegen oder sitzen. Wenn man es bewegen und in eine andere Stellung bringen muß, sollte man das verletzte Glied zuerst notdürftig schienen.

Wenn ein Schwerverletzter einige Zeit an einem kalten Ort zubringen muß, so muß er mit Decken oder anderen Kleidungsstücken gut geschützt werden. Auch von unten sollte er durch eine Decke isoliert werden. Ein Schockpatient sollte durch warme Decken oder Wärmflaschen heute allerdings nicht mehr aufgewärmt werden. Hier haben sich die Meinungen über die richtige Behandlung im Laufe der Jahre geändert.

845. Das Schienen lindert den Schmerz und stellt das verletzte Glied ruhig, so daß eine weitere Schädigung durch eine Verlagerung der gebrochenen Knochen verhindert wird.

Eine Schiene, die einen wirklichen Zweck haben soll, muß groß genug sein, damit das Glied richtig gestützt werden kann. Bei einer Verletzung des Knöchels sollte also die Schiene bis zum Knie reichen, bei einem gebrochenen Unterschenkel muß sie bis zur Hüfte geführt werden; hat man den Verdacht, daß der Oberschenkel gebrochen ist, sollte man eine Schiene anlegen, die vom Fuß bis zur Achselhöhle reicht. Bei einem gebrochenen Handgelenk braucht man eine Stützschiene von den Fingerspitzen bis zum Ellenbogen; wenn Unter- oder Oberarm gebrochen sind, muß die Schiene von den Fingerspitzen bis zur Achselhöhle reichen. Für eine lange Schiene braucht man ein Brett; eine kurze Schiene für ein kleines Kind kann man herstellen, indem man Pappe mehrfach zusammenfaltet. Wenn man die Schiene anbringt, muß man das verletzte Glied mit äußerster Vorsicht und Zartheit bewegen, am besten nur zentimeterweise, und jede Berührung und Bewegung der Bruchstelle vermeiden. Dann befestigt man das Glied mit Taschentüchern oder Bandagen oder einem Streifen Stoff an 4 bis 6 Stellen auf der Schiene, und zwar muß man das Glied an beiden Seiten der Bruchstelle befestigen und an beiden Enden der Schiene. Wenn das Schlüsselbein gebrochen ist, so nehme man eine Schlinge (man kann sie aus einem großen Dreieckstuch herstellen) und binde sie um den Hals, so daß der Unterarm in Brusthöhe unterstützt wird.

Bei einer Verletzung der Wirbelsäule ist es ganz besonders wichtig, daß man den Patienten in der Position beläßt, in der er sich am wohlsten fühlt. Wenn man den Verletzten bewegen muß, so sollte eine Tragebahre oder eine Tür verwendet werden. Wenn man einen Verletzten hochheben will, so sollte die Wirbelsäule gerade oder durchgedrückt sein. (Wenn der Verletzte auf dem Bauch liegt, so dürfen Sie ihn so liegen lassen, rollen Sie aber nie jemanden, der auf dem Rücken liegt, auf den Bauch.) Die Wirbelsäule darf im übrigen nie gebeugt sein. Wenn man also einen Verletzten aufhebt oder auf einer Matratze oder provisorischen Liege transportiert, so muß darauf geachtet werden, daß die Wirbelsäule gestreckt oder durchgedrückt (Hohlkreuz) ist. (Der Kopf darf nicht nach vorne gebeugt werden.)

846. Kopfverletzungen. Wenn ein Baby anfängt zu krabbeln und sich allein weiterbewegt, kann es vorkommen, daß es etwa vom Bett herunterrollt und sich den Kopf stößt. Geschieht so etwas zum erstenmal, dann ist die Mutter sehr unglücklich und fühlt sich schuldig. Anderseits: wenn das Kind so sorgfältig bewacht wird, daß niemals das kleinste Mißgeschick vorkommt, dann – das hat die Praxis erwiesen – wird bestimmt *zuviel* Wesens um das Kind gemacht. Seine Knochen sind vor Schaden bewahrt worden, ja – aber sein Charakter wird unter Umständen Schaden erleiden.

Wenn ein Kind, das auf seinen Kopf gefallen ist, nach 15 Minuten wieder aufgehört hat zu schreien, wenn es seine Gesichtsfarbe beibehält und sich nicht übergibt, so braucht man keine Sorge zu haben, daß es sich Schädel oder Gehirn verletzt hat. Man kann ihm erlauben, weiterzuspielen oder herumzukrabbeln. Wenn ein Schlag gegen den Kopf ernster Natur ist, wird das Kind Erbrechen haben, seinen Appetit verlieren, einige Stunden lang ungewöhnlich blaß sein, es wird Zeichen von Kopfschmerzen, Schwindel und Aufregung zeigen, leicht einschlafen, doch schnell wieder erwachen.

Zeigt ein Kind irgendeines dieser Symptome, dann sollte man sich mit dem Arzt in Verbindung setzen. Das Kind sollte zwei bis drei Tage lang ruhig gehalten werden, jedes neue Symptom muß sofort dem Arzt mitgeteilt werden. Es ist zu empfehlen, das Kind während der ersten Nacht nach einem solchen Fall einmal aufzunehmen, um sicher zu sein, daß es nicht das Bewußtsein verloren hat. Wenn es sich am nächsten Tag schlecht fühlt, muß der Arzt wieder davon in Kenntnis gesetzt werden.

Es ist selbstverständlich, daß man sofort ärztliche Hilfe holt, wenn das Kind gleich nach dem Fallen das Bewußtsein verliert oder wenn es später bewußtlos wird. Dasselbe gilt für den Fall, daß es über fortwährende Kopfschmerzen oder Schwindel klagt oder darüber, daß es nicht richtig sehen könne, oder wenn das Kind anfängt, sich zu übergeben.

Eine Schwellung, die sich gleich nach dem Sturz am Schädel eines Kindes bildet, hat nichts Ernsthaftes zu bedeuten, sofern keine anderen Symptome auftreten. Sie wird lediglich dadurch verursacht, daß ein Blutgefäß direkt unter der Haut geplatzt ist.

Verschluckte Gegenstände

847. Babys und kleine Kinder haben einen großen »Appetit« auf unverdauliche Dinge wie Pflaumenkerne, Münzen, Perlen, Knöpfe, Sicherheitsnadeln – mit einem Wort: alles, was man sich nur vorstellen kann. Es scheint, daß sie fähig sind, die meisten dieser Gegenstände wie ein Fakir durch Magen und Darm gleiten zu lassen, ohne daß es ihnen Schaden zufügt, selbst offene Sicherheitsnadeln und kleine Glasscherben. Ganz gefährlich wird es erst bei Näh- und Stecknadeln.

Wenn ein Kind ohne Schwierigkeiten einen glatten Gegenstand, etwa einen Kirsch- oder Pflaumenkern oder einen Knopf, verschluckt hat, braucht man sich keine Sorgen zu machen und ihm auch nicht Brot zu geben, um den Fremdkörper hinunterzuschieben. Man sollte lediglich den Stuhl ein paar Tage lang kontrollieren, um sicher zu sein, daß der unverdauliche Gegenstand auch wieder das Weite gesucht hat. Wenn natürlich der Fremdkörper im Rachen oder in der Speiseröhre steckengeblieben ist oder wenn er Erbrechen oder Leibschmerzen hervorruft, oder aber, wenn das Kind einen gefährlichen Gegenstand wie eine offene Sicherheits- oder eine Nähnadel oder aber eine kleine Batterie verschluckt hat, sollte man sich *sofort* mit dem Arzt, dem Krankenhaus oder der Giftnotrufzentrale in Verbindung setzen. Niemals gebe man dem Kind, das etwas verschluckt hat, ein Abführmittel. Es würde in keinem Falle helfen, kann aber hier und da schädlich sein. Wenn sich ein scharfer Gegenstand im Rachen verhakt hat (z. B. eine Gräte), so ist das viel weniger gefährlich als ein Gegenstand, der die Atmung behindert, auch wenn das sicher unangenehm und schmerzhaft ist. Selbstverständlich sollten Sie möglichst schnell zum Arzt gehen, aber es handelt sich hier nicht um Leben oder Tod. Oft kann der Arzt bei der Rachenuntersuchung nichts finden, auch wenn das Kind angibt, es spüre da etwas. Manchmal ist die Gräte bereits hinuntergeschluckt, aber die Kratzer im Rachen spürt das Kind immer noch.

Vergiftungen

Tragen Sie auf einer Karte nahe dem Telefon die Nummer der nächsten Giftnotrufzentrale und des nächstgelegenen Krankenhauses ein. Halten Sie jederzeit eine 25-ml-Flasche Ipecac-Sirup für *jedes* Kind in der Familie griffbereit.

Informationszentren für Vergiftungsfälle in Deutschland
In folgenden Krankenanstalten und Kliniken bestehen offizielle Informationszentren für Vergiftungsfälle. Diese Zentren geben Tag und Nacht telefonisch Auskunft. Ihnen liegt die vom Bundesgesundheitsamt zusammengestellte Informationskartei über toxische Stoffe vor, die in Haushalts-, Pflanzenschutz- und Schädlingsbekämpfungsmitteln enthalten sind.

Zentren mit durchgehendem 24-Stunden-Dienst

1000 Berlin 19
Universitätsklinikum Rudolf Virchow
Standort Charlottenburg
Reanimationszentrum
Spandauer Damm 130
Tel.: Vorwahl: 0 30
Durchwahl: 30 35-34 66/
30 35-22 15/30 35-34 36
Zentrale: 30 35-0

1000 Berlin 19
Beratungsstelle für Vergiftungs-
erscheinungen und Embryonal-
toxikologie
Pulsstraße 3-7
Tel.: Vorwahl: 0 30
Zentrale: 3 02 30 22
Telefax: (0 30) 34 30 70 21

1120 Berlin-Weißensee
Institut für Arzneimittelwesen
(IFAR) – Zentraler Toxikologischer
Auskunftsdienst
Große Seestr. 4 Vorwahl: 0 30
Tel.:   9 66 94 18 u. 9 65 33 53

5300 Bonn 1
Informationszentrale gegen
Vergiftungen
Universitätskinderklinik und Poliklinik
Adenaueralle 119
Tel.:   Vorwahl: 02 28
         Durchwahl: 2 60 62 11
         Zentrale: 26 06-1
Telex: **8869546 klbo d**

3300 Braunschweig
Städtisches Klinikum
Medizinische Klinik II
Salzdahlumer Straße 90
Tel.:   Vorwahl: 05 31
         Durchwahl: 68 80

2800 Bremen 1
Kliniken der Freien Hansestadt Bremen
Zentralkrankenhaus
Klinikum für Innere Medizin –
Intensivstation
St.-Jürgen-Straße
Tel.:   Vorwahl: 04 21
         Durchwahl: 4 97 52 68/
                                4 97 36 88

7800 Freiburg
Informationszentrale für Vergiftungen
Universitäts-Kinderklinik
Mathildenstraße 1
Tel.:   Vorwahl: 07 61
         Durchwahl: 2 70 43 61
         Pforte: 2 70 43 00/01

3400 Göttingen
Vergiftungsinformationszentrale
Universitäts-Kinderklinik und
-Poliklinik
Robert-Koch-Straße 40
Tel.:   Vorwahl: 05 51
         Durchwahl: 39-62 39/39-62 10
         Zentrale: 3 90/3 91
                     Telex: **96703 unigö**

2000 Hamburg 60
Giftinformationszentrale Hamburg
I. Med. Abteilung
Allgemeines Krankenhaus Barmbek
Rübenkamp 148
Tel.:   Vorwahl: 0 40
         Durchwahl: 63 85-33 45/33 46
         Zentrale: 63 85-1

6650 Homburg/Saar
Beratungsstelle für Vergiftungsfälle
im Kindesalter
Universitätskinderklinik
im Landeskrankenhaus
Tel.:   Vorwahl: 0 68 41
         Zentrale: 1 60
         Durchwahl: 16 22 57/16 28 46

2300 Kiel 1
Zentralstelle zur Beratung bei
Vergiftungsfällen
I. Medizinische Universitätsklinik
Schittenhelmstraße 12
Tel.:   Vorwahl: 04 31
         Durchwahl: 5 97-42 68
         Zentrale: 5 97 13 93/13 94
Telefax: **(04 31) 5 97-14 70**

5400 Koblenz
Städtisches Krankenhaus Kemperhof
Intensivstation der I. Medizinischen
Klinik
Entgiftungszentrale
Koblenzer Straße 115–155
Tel.:   Vorwahl: 02 61
         Durchwahl: 4 99-6 48

693

7010 Leipzig
Toxikologischer Auskunftsdienst
Härtelstraße 16–18
Tel.: Vorwahl: 03 41
Tel.: 31 19 16

6700 Ludwigshafen/Rh.
Vergiftungsinformationszentrale
Medizinische Klinik C, Klinikum der
Stadt Ludwigshafen am Rhein
Bremserstraße 79
Tel.: Vorwahl: 06 21
Durchwahl: 5 03-4 31
Zentrale: 5 03-0

6500 Mainz
Beratungsstelle bei Vergiftungen
II. Medizinische Klinik und
Poliklinik der
Johannes-Gutenberg-Universität
Langenbeckstraße 1
Tel.: Vorwahl: 0 61 31
Durchwahl: 23 24 66/7
Zentrale: 1 71

4050 Mönchengladbach 1
Toxikologische Untersuchungs- und
Beratungsstelle, Labor Dr. med. P. A.
Tarkkanen, Dr. med. B. Beckers
Wallstraße 10
Tel.: Vorwahl: 0 21 61
Zentrale: 8 19 40
Telex: 8529136
Telefax: (0 21 61) 1 66 56

8000 München 80
Giftnotruf München
(Toxikologische Abteilung der
II. Medizinischen Klinik rechts
der Isar der TU)
Ismaninger Straße 22
Tel.: Vorwahl: 0 89
Durchwahl: 41 40-22 11
Telex: 524404 klire d
Telefax: (0 89) 41 40-24 67

4400 Münster
Beratungs- und Behandlungsstelle
für Vergiftungserscheinungen
Medizinische Univ.-Klinik Abt. B
Albert-Schweitzer-Str. 33
Tel.: Vorwahl: 02 51
Durchwahl: 83 62 45/83 61 88
Zentrale: 8 31

8500 Nürnberg 90
2. Medizinische Klinik
Klinikum Nürnberg
Toxikologische Intensivstation
Giftinformationszentrale
Flurstraße 17
Tel.: Vorwahl: 09 11
Durchwahl: 3 98 24 51
Zentrale: 39 80

2990 Papenburg/Ems
Marienhospital-Kinderklinik
Hauptkanal rechts 75
Tel.: Vorwahl: 0 49 61
Zentrale: 8 30

Ein weiterer Auskunftsdienst in den
neuen Bundesländern ist in Erfurt vorgesehen.

694

Mobile Gegengift-Depots

8000 München 80
Toxikologische Abteilung der
II. Medizinischen Klinik rechts
der Isar der TU
Ismaninger Straße 22
Tel.: Vorwahl: **0 89**
Durchwahl: **41 40 22 11**
oder über Berufsfeuerwehr
München (innerhalb des Orts-
netzes): **1 12**
Telex: **524404 klire d**
Telefax: **(0 89) 41 40-24 67**

4200 Oberhausen 1
Berufsfeuerwehr
Brücktorstraße 30
Tel.: Vorwahl: **02 08**
Durchwahl: **85 85-1**
oder Notruf (innerhalb des
Ortsnetzes): **1 12**

8460 Schwandorf
Freiw. Feuerwehr
Eltmannsdorfer Straße 30 a
Tel.: Vorwahl:
Durchwahl:

848. Ist eine gefährliche Flüssigkeit ins Auge gespritzt, müssen die Augen sofort ausgespült werden. Legen Sie das Kind auf den Rücken und lassen Sie es so oft wie möglich blinzeln, während Sie die Augen mit lauwarmem (kein heißes) Wasser spülen. Sie können dazu ein Glas nehmen und das Wasser aus 5 bis 8 cm Höhe ausgießen. Versuchen Sie nicht, das Augenlid mit Gewalt offen zu halten. Spülen Sie etwa 15 Minuten und rufen Sie dann die Giftnotrufzentrale oder Ihren Arzt an.

849. Gift auf der Haut. Entfernen Sie möglicherweise mit Gift beschmutzte Kleidung und spülen Sie die Haut 10 Minuten mit viel Wasser ab. Dann waschen Sie die Stelle vorsichtig mit Seife und spülen wieder gut. Rufen Sie die Giftnotrufzentrale oder Ihren Arzt!

850. Rufen Sie die Giftnotrufzentrale an, wenn Sie glauben, Ihr Kind hat eine gefährliche Substanz verschluckt.
Hat Ihr Kind ein *Medikament* verschluckt, rufen Sie sofort die Giftnotrufzentrale an. Geben Sie dem Kind vorher nichts zu trinken.

Hat Ihr Kind eine *Chemikalie* oder ein *Haushaltsprodukt* verschluckt, geben Sie Milch oder Wasser, es sei denn, es ist bewußtlos, hat Krämpfe oder ist nicht in der Lage, selbst zu trinken. Rufen Sie bei der Giftnotrufzentrale an, die Ihnen weitere Hinweise geben wird.

Können Sie die Giftnotrufzentrale nicht erreichen, dann *rufen Sie das nächste Krankenhaus oder Ihren Arzt an.*
Glauben Sie nicht, es sei nicht so dringend, weil Ihr Kind sich scheinbar wohl fühlt. Bei vielen Substanzen – zum Beispiel bei Acetylsalicylsäure – zeigen sich die Auswirkungen erst nach Stunden.

851. Wenn Ihr Kind eine gefährliche Substanz verschluckt hat und Sie können keine Giftnotrufzentrale, kein Krankenhaus und keinen Arzt erreichen, überprüfen Sie anhand der folgenden Liste, ob Sie Erbrechen auslösen dürfen.
Hat das Kind eine der auf der Liste aufgeführten Substanzen verschluckt, dürfen Sie *keinen* Ipecac-Sirup geben und das Kind auch auf *keine* andere Art zum Erbrechen bringen.
Versuchen Sie sofort ins nächste Krankenhaus zu gelangen und nehmen Sie die Medizin- bzw. Giftflasche oder das Pflanzenteil mit. Vergessen Sie auch nicht eine Schüssel, falls das Kind auf dem Weg zum Krankenhaus erbrechen muß. Das Erbrochene kann dann im Krankenhaus analysiert werden.
Erbrechen dürfen Sie bei den folgenden Substanzen *nicht* auslösen:

Kerosin (Flugbenzin)
Benzin, Benzol, Bleiche,
Terpentin, Autopolitur,
ungelöschter Kalk,
Insektensprays, Harnstoff,
Laugen, Toilettenreiniger,

Möbelpolitur,
Reinigungsflüssigkeit
und starke Säuren
(Schwefelsäure, Salmiak,
Salzsäure, Karbolsäure).

Keinesfalls dürfen Sie Erbrechen bei Bewußtlosen oder Menschen im Krampfanfall auslösen.
Produkte auf Petroleumbasis sind vor allem gefährlich, wenn sie durch Atmen oder Husten in die Lungen geraten. Dies kann passieren, wenn Erbrechen ausgelöst wird. Säuren oder Laugen können die Luft- und Speiseröhre verbrennen, wenn sie wieder erbrochen werden.
Wenn der verschluckte Stoff nicht in der Liste aufgeführt ist, so

dürfen Sie Ipecac-Sirup zusammen mit einem oder zwei Glas Wasser geben:

Ein Kind über einem Jahr erhält die ganze Flasche Sirup (25 ml).
Ein Kind unter einem Jahr erhält die halbe Flasche (1 Eßl.).
Anschließend fahren Sie ins Krankenhaus, denken Sie daran, die Medizin- bzw. Giftflasche oder das Pflanzenteil mitzunehmen.

Es ist wichtig, daß der Magen so schnell wie möglich geleert wird, es sei denn, der Arzt ist sich sicher, daß die verschluckte Substanz keine Gefahr darstellt.

852. Es gibt gefährliche Substanzen, von denen wir dies nicht glauben: Tabak (eine einzige verschluckte Zigarette kann für ein einjähriges Kind gefährlich sein); Borsäure; Aspirin; Arzneimittelkombinationen aus Eisen, Chinin und Strychnin; Pflanzen- und Insektensprays; einige Pflanzen; Nagellackentferner; Parfüm; Geschirrspülmittel.

Ersticken und künstliche Beatmung

Manchmal setzt die Atmung nach Ersticken, Ertrinken, dem Einatmen von Gasen oder Rauch oder einem elektrischen Schlag aus. Mehrere Minuten danach hört das Herz auf zu schlagen, nur bei einem elektrischen Schock stoppt das Herz sofort. Beginnen Sie sofort mit der künstlichen Beatmung. Beatmen Sie solange, bis der Verletzte selbst atmen kann oder bis Hilfe kommt, notfalls bis zu zwei Stunden. *Setzen Sie aber auf keinen Fall die künstliche Beatmung fort, wenn der Verletzte wieder zu atmen angefangen hat.*

Kurse in künstlicher Beatmung und Wiederbelebung werden vom Roten Kreuz und der Feuerwehr in vielen Städten angeboten. Sie können dort auch lernen, wie man das Herz wieder zum Schlagen anregt, während man gleichzeitig künstlich beatmet. Sie sollten einen solchen Kurs besuchen, er ist kostenlos und dauert nur wenige Stunden.

853. Hat ein Kind etwas verschluckt und versucht es, diesen Gegenstand durch starkes Husten wieder herauszubringen, so hindern Sie es nicht daran. Es gibt nichts Besseres als Husten, um einen Gegenstand aus den Luftwegen zu entfernen. Bleiben Sie bei dem Kind, aber klopfen Sie ihm *nicht* auf den Rücken. Halten Sie es umgekehrt bzw. versuchen Sie, in den Mund zu greifen und den Gegenstand herauszuziehen.

854. Bekommt ein Kind kaum Luft und kann es nicht schreien oder sprechen, ist wahrscheinlich ein Gegenstand in die Luftröhre gelangt. Wenn das Kind bei Bewußtsein ist, handeln Sie sofort wie in den folgenden Notfallhinweisen beschrieben. Ist das Kind ohne Bewußtsein und atmet es nicht, lassen Sie von jemandem den Notarzt rufen (112) während Sie die folgenden Hinweise beachten:

Erstickungsanfall beim Kleinkind (bis zu einem Jahr):

1. Wenn das Baby bei Bewußtsein ist, fassen Sie mit der einen Hand unter den Rücken und stützen so Kopf und Nacken ab. Mit dem Daumen und den Fingern der anderen Hand halten Sie den Kiefer und legen den Unterarm gegen den Bauch des Kindes.

2. Mit dem Arm, der den Rücken hält, drehen Sie das Kind um, das jetzt mit dem Gesicht nach unten auf Ihrem Unterarm liegt. Lassen Sie den Kiefer nicht los, damit der Kopf ruhig liegt. Stützen Sie Ihren Unterarm auf Ihrem Oberschenkel oder Schoß ab. Winkeln Sie ihn dabei so an, daß der Kopf des Babys tiefer als der Körper liegt.

3. Mit dem Handballen schlagen Sie dem Kind kurz viermal hintereinander auf den Rücken zwischen die Schulterblätter.

4. Kommt der Gegenstand nicht heraus, legen Sie das Baby auf eine feste, ebene Unterlage (Tisch, Fußboden). Setzen Sie den Mittel- und Zeigefinger auf das Brustbein des Kindes in die Brustmitte kurz unterhalb einer gedachten Linie zwischen den Brustwarzen. Drücken Sie viermal kurz hintereinander das Brustbein etwa 1 bis 2 cm nach unten.

5. *Beginnt das Kind nicht zu atmen oder verliert es das Bewußtsein* lassen Sie von jemandem Hilfe rufen bzw. nehmen Sie das Kind mit zum Telefon. Dann legen Sie das Kind auf eine ebene Unterlage, greifen mit dem Daumen und Zeigefinger die Zunge und den Unterkiefer und öffnen so den Mund. Heben Sie den Kiefer an. Wenn Sie im Hals etwas sehen, gleiten Sie mit dem kleinen Finger an der Innenseite der Wange entlang bis zur Zungenwurzel und versuchen Sie, den Gegenstand herauszuschieben. (Gehen Sie nicht mit dem

Finger in den Mund, wenn Sie nichts erkennen. Dadurch könnte sich der Gegenstand noch tiefer verklemmen.)

6. Atmet das Baby noch immer nicht, neigen Sie den Kopf des Kindes nach hinten, heben Sie das Kinn an und umschließen Sie Mund und Nase des Babys mit Ihren Lippen. Beatmen Sie zweimal für etwa eineinhalb Sekunden mit gerade soviel Druck, daß sich der Brustkorb etwas anhebt.

7. Wenn das Baby jetzt immer noch nicht selbständig atmet, dann ist der Luftweg noch verschlossen. Beginnen Sie wieder mit den Schlägen auf den Rücken und wiederholen Sie die Schritte 3 bis 6, solange bis das Baby anfängt zu husten, zu atmen oder zu schreien – oder solange, bis Hilfe ankommt.

Erstickungsanfälle beim Kind (über ein Jahr alt):

1. *Wenn das Kind bei Bewußtsein ist,* knien oder stellen Sie sich hinter das Kind und schlingen Ihre Arme um dessen Taille. Bilden Sie mit der einen Hand eine Faust und legen Sie den Daumen der Faust oberhalb des Bauchnabels des Kindes, weit unterhalb des Brustbeines.

2. Greifen Sie die Faust mit der anderen Hand und pressen Sie die Faust schnell aufwärts in den Bauch des Kindes. Bei jüngeren oder kleineren Kindern dürfen Sie nicht so stark drücken. Wiederholen Sie den Stoß 6 bis 10mal. Dadurch müßte der Gegenstand herauskommen bzw. das Kind müßte anfangen zu atmen oder zu husten. (Hört der Erstickungsanfall auf, müssen Sie den Arzt rufen, auch wenn es dem Kind augenscheinlich gut geht. Diese Notbehandlung kann manchmal zu inneren Verletzungen führen.)

3. Atmet das Kind nach diesen Stößen noch nicht, legen Sie es auf eine ebene Unterlage. Greifen Sie den Unterkiefer und die Zunge und öffnen Sie so den Mund. Heben Sie den Kiefer an. Schauen Sie in den Hals. Wenn Sie etwas sehen können, gleiten Sie mit dem kleinen Finger an der Innenseite der Wange entlang bis zur Zungenwurzel und versuchen Sie, den Gegenstand herauszuschieben. (Gehen Sie nicht mit dem Finger in den Mund, wenn Sie nichts erkennen oder den Gegenstand nicht erreichen können. Dadurch könnte sich der Gegenstand noch tiefer verklemmen.)

4. *Wenn das Kind ohne Bewußtsein ist oder Sie den Gegenstand nicht entfernen können,* lassen Sie von jemandem sofort Hilfe holen oder gehen Sie mit dem Kind zum Telefon. Legen Sie das Kind auf

den Rücken und öffnen Sie die Luftwege, indem Sie den Kopf nach hinten neigen und den Unterkiefer und die Zunge mit Daumen und Fingern anheben. Drücken Sie die Nase zu und umschließen Sie den Mund des Kindes vollständig mit Ihrem und beatmen Sie zweimal. Atmen Sie nur so kräftig, daß sich der Brustkorb anhebt. Geben Sie Nase und Mund frei, um zu sehen, ob das Kind selbständig atmet. Wenn nicht, beatmen Sie noch einmal mit 2 Atemzügen. Überprüfen Sie wieder, ob das Kind angefangen hat zu atmen.

5. Atmet es noch nicht bzw. ist der Gegenstand immer noch da, knien Sie zu seinen Füßen. (Bei einem größeren oder älteren Kind können Sie sich mit gespreizten Beinen auf dessen Beine setzen.) Setzen Sie den Handballen einer Hand oberhalb des Bauchnabels, weit unterhalb des Brustbeins, auf. Legen Sie die andere Hand darüber, so daß die Finger beide Hände in Richtung Kopf zeigen. Drücken Sie schnell und kurz aufwärts in den Bauch. Bei kleineren Kindern dürfen Sie nicht so stark drücken. Wiederholen Sie die aufwärtsgerichteten Stöße 6 bis 10mal.

6. Hat das Kind noch nicht angefangen zu atmen, zu husten oder zu sprechen, wiederholen Sie die Schritte 4 und 5. Setzen Sie abwechselnd die Mund-zu-Mund-Beatmung und die Stöße in den Bauch fort, bis das Kind atmet bzw. bis Hilfe kommt.

855. Künstliche Beatmung. Wenn jemand ertrunken ist, so müssen Sie zunächst die Mundhöhle entleeren. Anschließend muß das Wasser aus der Lunge ausströmen können, indem Sie das Opfer 10 Sekunden auf den Magen legen. Die Hüfte muß etwa 30 Zentimeter höher als der Kopf zu liegen kommen. Als Unterlage eignet sich das Knie, ein Kasten und ähnliches.

Legen Sie den Verletzten flach auf den Rücken und beginnen Sie unverzüglich mit künstlicher Beatmung. Beatmen Sie so lange, bis der Verletzte selbst atmen kann oder bis Hilfe naht, notfalls bis zu 2 Stunden. *Setzen Sie aber auf keinen Fall die künstliche Beatmung fort, wenn der Verletzte wieder zu atmen angefangen hat.*

Jeder Atemzug von Ihnen geht zum Verletzten. Bei einem Erwachsenen können Sie natürlich atmen. Bei einem Kind sollten die Atemstöße schneller, aber auch kürzer sein.

Wichtig ist die Eröffnung der Luftwege durch Zurückhalten des Kopfes und Strecken des Halses.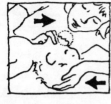
Anschließend drückt man das Kinn des Verletzten nach oben, um die Luftwege offen zu halten. Bei einem Kind kann man die künstliche Beatmung in Nase und Mund gleichzeitig machen.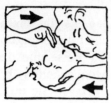
(Bei Erwachsenen soll man entweder Mund oder Nase beatmen und die jeweils andere Öffnung gut verschlossen halten.)
Atmen Sie nicht allzu kräftig. (Die Lunge eines kleinen Kindes kann nicht die gesamte Ausatemluft aufnehmen.) Entfernen Sie Ihre Lippen und erlauben Sie es so dem Kind, den Brustkorb zusammenzuziehen, während Sie wieder einatmen. Setzen Sie dann die Beatmung fort.

BESONDERE SITUATIONEN

Auf Reisen mit einem Kind

856. Es gibt verschiedene Möglichkeiten, Flaschennahrung während einer Reise vorzubereiten und mitzuführen. Es hängt von der Dauer der Reise und der Entfernung von Zuhause sowie den dortigen Möglichkeiten ab, welche Methode für Sie am besten geeignet ist. Fragen Sie Ihren Arzt schon einige Wochen vorher nach seinen Empfehlungen. Fragen Sie auch bei der Bahn oder Fluglinie nach, ob es dort Kühlmöglichkeiten, und wenn ja für wieviele Flaschen, gibt.

Kaufen Sie vorbereitete, gebrauchsfertige Flaschennahrung in Wegwerfflaschen mit Wegwerfsaugern. Diese sind für eine Reise am bequemsten, da sie nicht gekühlt, abgewaschen oder sterilisiert werden müssen. Zwar sind sie sehr teuer, aber die Reise wird auch nicht ewig dauern. Trockennahrung ist billiger, das Granulat und Wasser können rechtzeitig vorher abgemessen und in verschiedenen Behältern aufbewahrt werden; kurz vor der Mahlzeit kann man sie dann mischen.

857. Feste Nahrung. Feste Nahrung sollte man am besten in Dosen mit Schraubdeckeln aufbewahren. Man kann das Kind direkt daraus versorgen. Am besten werfen Sie diese Dosen weg, auch wenn sie noch halbvoll sind. Machen Sie sich keine Gedanken, daß das Kind genauso wie sonst auch (z. B. mit Kartoffeln) ernährt wird. Führen Sie bei einer Reise diejenigen Nahrungsmittel mit sich, die Ihr Kind am meisten mag und leicht verdauen kann. Viele Kinder auf Reisen essen weniger als Zuhause. Zwingen Sie Ihr Kind auch nicht, wenn es jetzt etwas weniger Appetit hat. Vielleicht möchte es auch nur öfters, und dann jeweils weniger, essen.

858. Essen für ein Kind. Kleine Kinder sollten keine ungewohnte Nahrung zu sich nehmen. Wenn Sie Lebensmittel einkaufen, so sollten Sie vor allem Kuchen und Torten mit Füllungen vermeiden,

ebenso Milchpudding, kaltes Fleisch, Fisch oder Eier und Mayon-
naisen (einschließlich Sandwiches und Salate, die Mayonnaise enthalten). Solche Nahrungsmittel sind nicht selten mit giftigen Bakterien verunreinigt, wenn sie nicht richtig behandelt oder ausreichend
gekühlt werden. Am besten halten Sie sich an warme Nahrung,
Obst, das Sie selbst schälen können und Milch in Fertigbehältern.
(Selbstverständlich können Sie sich Ihre eigenen Brote mit Erdnußbutter und Marmelade schmieren.) Selbst wenn Sie das Kind in
einem Rasthaus, im Speisewagen oder im Flugzeug versorgen, sollten Sie eine kleine Tüte mit Zwischenmahlzeiten mitnehmen, falls
sich die Mahlzeiten verzögern. Käse, hartgekochte Eier, Obst, Milch
und Pflaumenmarmelade (gegen Verstopfung) können eingepackt
werden.

859. Weitere Hinweise. Wenn Sie mit einem kleinen Kind reisen, so
sollten Sie dies unter den besten Voraussetzungen tun.

Bei einem kleinen Kind dürfen Sie auch nicht die Kuscheltiere
vergessen, die es gerne mit ins Bett nimmt. Auf einer Reise können
Sie dem Kind gut über seine Schwierigkeiten hinweghelfen. Außer
dem gewohnten Lieblingsspielzeug dürfen Sie auch ein paar neue
Spielsachen mitbringen, z. B. kleine Wagen oder Bahnen, eine kleine
Puppe mit verschiedenen Kleidungsstücken oder anderer Ausrüstung, ein Malbuch, ein Bilderbuch, Kartonhäuser, oder andere
Gegenstände, die man falten und zusammensetzen kann, einen
Block Papier, Bleistifte und Buntstifte. Kinder über drei Jahre möch-
ten gerne ihre Lieblingsspielzeuge in einen eigenen kleinen Koffer
oder Rucksack einräumen.

Einige Säuglinge und Kleinkinder haben Ohrenschmerzen, wenn
das Flugzeug wieder landet. Älteren Kindern, die wissen, daß man
zur Vermeidung von Schmerzen ein paarmal schlucken muß, kann
man etwas zum saugen oder kauen geben. Säuglinge sollte man bei
Beginn des Landevorgangs wachmachen und ihnen Brust oder Flasche anbieten, so daß sie schlucken müssen. Wenn das Kind erkältet
ist, sollten Sie Ihren Arzt nach einem anhaltend wirksamen Arzneimittel fragen, das die Eustachische Röhre während des Fluges offen-
hält.

Eine große Kiste mit *Kleenex-Tüchern* ist notwendig. Auch ein
paar große *Tischtücher aus Plastik* helfen, wovon eines die Matratze

vor (Bett-)Nässe schützen kann, während das andere den Teppich bedeckt, wenn ein Kind im Hotelzimmer ißt. Ein solcher Schutz für den Teppich ist auch gut, wenn das Kind auf dem Boden sitzt oder wenn man dem Kind auf dem Bett die Windeln wechseln will. Ein feuchtes Gesichtstuch, das man zur Erhaltung der Feuchtigkeit in einen Plastikbeutel steckt, kann viel helfen. Man kann auch einzeln verpackte Wischtücher speziell für die Reise kaufen. (Nehmen Sie nur die Tücher ohne Alkohol und Parfüm. Sonst könnte die Haut des Kindes gereizt werden.) Wegwerfwindeln, die Sie ansonsten vermeiden sollten, sind auf der Reise eine große Hilfe.

Bei einer Reise mit dem Auto sollte man nicht nur zu den Mahlzeiten die Fahrt unterbrechen, sondern auch am Vor- und Nachmittag für kleine Zwischenmahlzeiten anhalten. Dann können die Kinder ein paar Minuten herumtollen, etwa auf einem Feld oder einem Spielplatz, und man braucht sie nicht ständig vor der Straße zu warnen.

Bei kleinen Kindern ist es gut, wenn man auf der Reise *ein Töpfchen* dabei hat.

Wichtig ist, daß kleine Kinder in zugelassenen, sicheren Sitzen reisen und daß größere Kinder, wie auch Erwachsene, einen Sicherheitsgurt tragen (siehe Abschnitte 104 und 420).

Wenn Ihr Kind zur Reisekrankheit neigt, so sollte es zunächst einmal möglichst hoch sitzen, damit es aus dem Auto heraussehen kann. Ihr Arzt kann Ihnen auch zu bestimmten Arzneimitteln gegen Reisekrankheit raten. Bei längeren Autoreisen ist es gut, wenn man um 4 Uhr nachmittags die Reise unterbricht. So läßt sich ein Hotelzimmer leichter finden, und man vermeidet, mit müden und quängeligen Kindern stundenlang noch herumzufahren. Manche Autofahrer möchten unbedingt jeden Tag eine bestimmte Strecke zurücklegen und halten erst an, wenn sie dieses Ziel erreicht haben. Die Eltern sollten untereinander aber besser eine bestimmte Zeit vereinbaren, zu der sie auf keinen Fall mehr mit dem Auto an diesem Tag unterwegs sein wollen; dann besteht eine hohe Wahrscheinlichkeit, daß diese Zeit auch eingehalten wird.

860. Mit Kindern im Restaurant. Die meisten Kinder werden unruhig, wenn sie im Restaurant (außer in einem Schnellrestaurant) auf die Bedienung warten müssen. In den meisten Städten gibt es einige

Restaurants, die Familien mit Kindern besonders schnell bedienen, und sie sorgen dafür, daß Kinder sich nicht langweilen. Für die anderen Restaurants sollte man Papier und Bleistift oder auch ein Malbuch mitbringen, damit die Kinder beschäftigt sind. Die Kinder können so auch weiter unterhalten werden, wenn sie mit dem Essen fertig sind und die Erwachsenen gerne noch eine zweite Tasse Kaffee trinken möchten. (Ein gelangweiltes Kind, das im Hotel herumläuft, kann andere Gäste belästigen und leicht verunfallen.) Für ein kleines Kind dürfen Sie auch Essen von Zuhause mitbringen.

Kinder- und Familienberatung

861. Psychiater und Psychologen. Im allgemeinen sind Eltern nicht recht informiert darüber, was Psychiater und was Psychologen zu tun haben und welches der Unterschied zwischen beiden ist. Ein Psychiater ist ein Arzt, der sich nicht nur mit den körperlichen, sondern mit den seelischen und geistigen Leiden seines Patienten beschäftigt. Ein Kinderpsychiater nun befaßt sich mit allen Arten kindlicher Verhaltens- und Gefühlsstörungen. Im neunzehnten Jahrhundert noch befaßten sich Psychiater hauptsächlich mit Geisteskranken, und das ist auch der Grund, warum viele Menschen es heute noch ablehnen, sich einem Psychiater anzuvertrauen. Doch im Laufe des letzten halben Jahrhunderts hat die Wissenschaft erkannt, in welch hohem Maße ernsthafte Leiden sich aus kleinen Übeln entwickeln können, und da das die seelische und geistige Sphäre ebenso betrifft wie den Körper, haben die Psychiater sich mehr und mehr der Beobachtung der Alltagsprobleme zugewandt. Je eher man also mit einem Kind, das in irgendeiner Hinsicht ein Problem zu bieten scheint, einen Psychiater aufsucht, desto leichter wird er vielleicht helfen können. (Die zuständigen Gesundheitsämter des Bezirks oder der Gemeinde werden den Eltern sagen können, wohin sie sich zu wenden haben. In allen größeren Städten praktizieren heute Psychiater, die auch große Erfahrung in der Behandlung von Kindern haben.)

Psychologen sind Fachleute, die nicht unbedingt Ärzte sein müssen, sondern sich auf eines der vielen Gebiete der Psychologie spezialisiert haben. Psychologen z. B. arbeiten mit Kindern, um etwa ihre Intelligenz zu testen oder ihre Reaktion auf verschiedene Arten der Erziehung und der Behandlung herauszufinden, damit es Eltern und Lehrern leichter gemacht wird, etwa die Schulprobleme der Kinder zu ergründen und für Abhilfe zu sorgen. Mit anderen Worten: Der Psychologe ist mehr der Theoretiker, während der Psychiater der Praktiker bei der Behandlung geistiger oder seelischer Probleme ist. In einer psychiatrischen Kinderklinik z. B. obliegt dem Psychiater als Arzt die Behandlung der Patienten, doch ruft er den Psychologen, wenn es gilt, Tests zu machen, die der Arzt als Grundlage seiner Behandlung braucht.

862. Familienberatungsstellen. In den meisten größeren Städten haben die Stadtverwaltungen Beratungsstellen eingerichtet, wo junge Leute, die heiraten wollen, und Eltern, die Schwierigkeiten mit der Erziehung ihrer Kinder oder die berufliche Sorgen haben, sich Rat holen können. Oft werden sie von Psychiatern und Psychologen beraten, die den Beratungsstellen bei den problematischsten Fällen zur Seite stehen.

Es ist ein längst überholtes Vorurteil, daß diese Beratungsstellen nur Minderbemittelten zur Verfügung stehen und daß, weil sie soziale Einrichtungen sind, »man« da nicht hingehen könne. Die Beratungsstellen stehen allen Bürgern einer Stadt zur Verfügung, und da sie oft tatsächlich über viel Erfahrung verfügen, sollte man sich nicht genieren, in Fällen, in denen man sich keinen Rat weiß, die Kinder-, Mütter- oder Elternberatungsstellen aufzusuchen.

Das behinderte Kind

863. Den Arzt nicht ständig wechseln! Ein Kind, das mit einem Gebrechen auf die Welt gekommen ist oder durch Unfall oder Krankheit eine Behinderung erlitten hat, braucht in den meisten Fällen ständig ärztliche Überwachung. Die Eltern neigen in einem solchen Fall dazu – um nichts zu versäumen –, mehrere Ärzte zu konsultieren, und sie werden, je mehr Ansichten und Verordnungen sie hören, um so unsicherer werden. Wenn man einen guten Arzt hat, zu dem man Vertrauen haben kann, dann ist es besser, man überläßt ihm die Überwachung und die Behandlung des Kindes und wechselt nicht ständig von einem Arzt zum anderen. Es ist viel wert, wenn ein Arzt das Kind und all seine Reaktionen genau kennt und auch wenn das Kind den Arzt kennt, ihn gern hat und ihm vertraut. Auch wenn man nun in einer Zeitschrift beispielsweise etwas über neue Behandlungsmöglichkeiten der betreffenden Erkrankung gelesen hat, ist es weitaus vernünftiger, wenn man sich darüber in Ruhe mit dem behandelnden Arzt unterhält, als sofort zu dem Arzt überzuwechseln, der diese neue Methode beschrieben hat. Der Arzt, der das Kind bisher betreut hat, weiß oder kann sich zumindest schnellstens und eingehend informieren, ob diese Behandlung gerade im vorliegenden Fall Erfolg verspricht.

864. Man behandele es ganz natürlich. Ein Kind, das unter einem körperlichen Gebrechen leidet, braucht wahrscheinlich eine Behandlung dieses Leidens. Doch mehr noch braucht es eine ganz natürliche Behandlung, ob es nun schielt oder von Geburt an deformiert, ob es taub ist oder epileptische Anfälle hat oder aber geistig nicht voll entwickelt ist. Das ist leichter gesagt als getan. Ein Defekt bei einem Kind hat natürlich auch auf die Eltern seine Wirkung. Hier seien einige Beispiele gegeben, wie Eltern unter Umständen reagieren können.

865. Das Glück des Kindes hängt von seiner Haltung ab und nicht von der Behinderung. Da ist ein Junge, der mit nur einem Daumen und einem Finger an der linken Hand geboren wurde. Mit zweieinhalb Jahren ist das Kind durchaus glücklich und zufrieden und kann mit seiner linken Hand alles ebenso geschickt tun wie mit der rechten. Seine sechs Jahre alte Schwester liebt ihn zärtlich und ist stolz auf ihn, sie will ihn überall mit hinnehmen und macht sich keine Gedanken über seine verstümmelte Hand. Die Mutter jedoch ist sich in jedem Augenblick seiner Deformation bewußt, sie leidet darunter, fährt zusammen, wenn sie sieht, daß ein fremdes Kind auf die Hand ihres Jungen starrt. Sie glaubt, daß es für das Kind besser sei, zu Hause zu bleiben, wo es weder der Neugier noch ungeschickten Bemerkungen ausgesetzt ist, und wenn sie ausgeht und der Junge gerne mitgehen möchte, sucht sie nach allerlei Entschuldigungen. Welche Einstellung ist besser für das Kind, die der Mutter oder die der Schwester? Zuerst sei eine andere Frage beantwortet. Löst ein Defekt selbst von vornherein einen Komplex in dem Kind aus, so daß es sich seiner Behinderung schämt? Im allgemeinen: nein.

Jeder einzelne Mensch ist in irgendwelchen Punkten empfindlich und hat gewisse Komplexe in bezug auf eben diese Punkte, die er für die schwächsten hält. Menschen mit einer Behinderung werden natürlich bis zu einem gewissen Grade darunter leiden, aber jeder, der viel mit Behinderten zu tun gehabt hat, wird bestätigen, daß oft gerade diejenigen, die die schwersten Gebrechen haben, am aufgeschlossensten sind und ganz natürlich im Umgang mit Gesunden. Als Gegenbeispiel könnte man sich jemanden vorstellen, der sich schreckliche Gedanken über eine zu große Nase oder über abstehende Ohren macht, was dem Betrachter jedoch nicht einmal ins Auge fällt.

Mit anderen Worten: eine Behinderung – mag sie nun schwer sein oder leichter – hat wenig damit zu tun, ob ein Kind einen Minderwertigkeitskomplex bekommt, sich schämt oder unglücklich ist.

Es hängt mehr oder weniger von den Eltern ab, ob ein Mensch (mit oder ohne Behinderung) glücklich und seiner Umgebung gegenüber aufgeschlossen aufwächst. Jedes Kind braucht vernünftige, liebevolle Eltern, die es anerkennen und liebhaben, so wie es ist, die ihm nicht ständig in Sorge und Überreiztheit das Leben schwermachen. Außerdem müssen alle, auch die gebrechlichen Kinder, die Möglichkeit haben, mit anderen Kindern zu spielen und aufzuwachsen, mit ihnen Freud und Leid zu teilen – und zwar schon von klein auf. Wenn die Eltern von Anfang an unglücklich sind und sich ihres Kindes schämen, wenn sie immer wünschen, daß es anders sei, und es vor der Umwelt abschließen, wird das Kind in sich gekehrt, verschlossen und unzufrieden werden, es wird gegen das bedrückkende Gefühl, daß es einen Defekt hat, nicht mehr ankämpfen können. Doch wenn die Eltern einen Geburtsfehler – ein großes Muttermal vielleicht oder ein deformiertes Ohr oder was immer es sei – für nicht sehr erheblich erachten, wenn sie das Kind als ein ganz normales Kind behandeln und sich nichts daraus machen, obwohl die anderen zunächst flüstern und das Kind anstarren, dann wird das Kind sein Gebrechen nicht so stark empfinden und wird es vielleicht zeitweise sogar vergessen können. Was das Anstarren und Flüstern betrifft, so muß sich ein Kind mit einer sichtbaren Behinderung ohnehin daran gewöhnen, und je jünger es ist, desto leichter fällt es ihm. Wenn das Kind ständig versteckt und nur hin und wieder ausgeführt wird, ist ihm das Angestarrtwerden viel schrecklicher, als wenn es daran gewöhnt ist und sich am Ende nichts mehr daraus macht.

866. Das Kind ist glücklicher, wenn es nicht bemitleidet wird. Ein Junge von sechs Jahren, z. B. hat ein Muttermal, das die Hälfte seines Gesichts bedeckt. Für seine Mutter war dies bei der Geburt ein harter Schlag, und sie bemitleidet das Kind noch immer. Sie erzieht ihre beiden älteren Töchter streng, aber den Jungen entbindet sie von allen Pflichten, läßt es ihm durchgehen, wenn er frech gegen sie wird oder ausfallend gegen seine Schwestern. Er ist bei seinen Schwestern nicht sehr beliebt.

Man versteht, warum Eltern eines Kindes mit einem solchen Fehler von ihrem Mitleid beeinflußt werden und bei der Erziehung zu weich sind. Aber Mitleid ist wie eine Droge – selbst wenn die betroffene Person es zuerst schrecklich findet, wird sie sich nach und nach daran gewöhnen und davon abhängig werden. Natürlich braucht ein Kind mit einer Behinderung Verständnis und auch oft eine besondere Behandlung. Von dem Kind, das geistig etwas zurückgeblieben ist, sollte man nicht erwarten, daß es Aufgaben, die man ihm stellt, rascher erledigt, als es dazu fähig ist. Und ein Kind, das vielleicht eine steife Hand hat, sollte man nicht kritisieren, wenn es nicht sehr geschickt beim Basteln ist. Aber jedes Kind mit einer Behinderung kann höflich und vernünftig sein, und es vermag im Familienleben, seinen Gaben entsprechend, seinen Anteil zu leisten. Jedermann ist glücklicher und liebenswerter, wenn er weiß, daß man Erwartungen in ihn setzt. Das Kind mit einem Defekt will genauso behandelt werden, nach den gleichen Regeln und Gesichtspunkten, wie andere Kinder auch.

867. Fairneß der ganzen Familie gegenüber ist ein Punkt, den man nicht außer acht lassen darf. Da gibt es in einer Familie z. B. ein vier Jahre altes Kind, das in seiner geistigen und körperlichen Entwicklung weit hinter dem Durchschnitt zurückgeblieben ist. Die Eltern haben es von Arzt zu Arzt, von Klinik zu Klinik gebracht. Jedesmal hörten sie die gleiche Geschichte. Es handle sich um keine geistige

Behinderung, die medizinisch zu heilen wäre. Doch man könne viel tun, damit das Kind glücklich und innerhalb seiner Grenzen ein nützliches Glied der menschlichen Gesellschaft werde. Die Eltern aber sind damit nicht zufrieden, sie versuchen weiterhin alles nur Erdenkliche, sie machen mit dem Kind sogar Reisen zu irgendeinem Wunderarzt und geben große Summen aus in der Hoffnung, daß ein Wunder geschehe. Das Ergebnis dessen ist, daß die anderen Kinder der Familie ihren Anteil an Aufmerksamkeit und Fürsorglichkeit nicht bekommen. Die Eltern glauben, daß es wichtiger sei, Geld und Anstrengungen auf dieses eine Kind zu verwenden.

Es ist gewiß richtig und nur natürlich, wenn Eltern einem Kind mit einem Defekt jede nur mögliche Chance geben wollen. Doch darüber hinaus spielt wahrscheinlich noch ein anderer, verborgener Grund eine Rolle. Es entspricht der menschlichen Natur, wenn die Eltern mehr oder weniger unbewußt das Gefühl haben, die Schuld könne vielleicht doch bei ihnen liegen – auch wenn alle Ärzte erklären, daß es sich lediglich um einen unglücklichen Zufall der Natur handle. Jeder einzelne von uns hat in der Jugend das Gefühl kennengelernt, daß man sich durch irgend etwas, das man getan oder unterlassen hat, schuldig gemacht hat. Dieses Schuldgefühl, das noch aus der Jugend stammt oder aus der Kindheit, wird sich nun auf die Behinderung des eigenen Kindes konzentrieren.

Dieses unvernünftige Schuldgefühl treibt Eltern, besonders wenn es sich um verantwortungsbewußte Menschen handelt, dazu, wenigstens irgend etwas zu tun, selbst wenn es nicht vernünftig und nicht einmal klug ist. Es ist eine Art von Strafe, die sie sich auferlegen, sie werden sich dessen nur nicht klar bewußt.

Wenn Eltern sich davor hüten, in ein solches Fahrwasser zu geraten, werden sie viel eher fähig sein, ihrem benachteiligten Kind die richtige Behandlung angedeihen zu lassen und ihren anderen Kindern und auch sich selbst unnötige Härten zu ersparen.

868. Man liebe sein Kind um seiner selbst willen. Hier noch ein anderer Fall: Ein Kind von 10 Jahren ist außergewöhnlich klein, kleiner sogar als seine achtjährige Schwester. Die Eltern sind unglücklich darüber, sehen das unterdurchschnittliche Wachstum des Kindes als Tragödie an und bringen es zu immer neuen Ärzten, die alle darin übereinstimmen, daß es sich um keine bestimmte Krankheit handle, sondern nur um ein Kind, das von der Natur bestimmt ist, so klein zu sein. Doch die Eltern zeigen auch auf andere Weise, daß sie mit dem Schicksal nicht zufrieden sind. Sie nötigen das Kind, ständig mehr zu essen, damit es schneller wächst, und bei jeder Gelegenheit, bei der sich Vergleiche zwischen der körperlichen Größe anderer Kinder und dieses Kindes aufdrängen, betonen die Eltern eifrig, daß es ja doch viel klüger und intelligenter sei als die »großen« Kinder.

Unter Kinder wird es immer Rivalität geben, und ein Kind, das unter seinen Altersgenossen durch seine Kleinheit auffällt, wird so oder so manchmal darüber traurig oder enttäuscht sein. Doch, diese Tatsache vorausgesetzt, kommt es im übrigen darauf an, wie das Kind damit fertig wird. Wenn die Eltern seine Kleinheit von Anfang an als etwas ganz Natürliches betrachten und sich nichts daraus machen, wenn das Kind im Familienkreis glücklich und voller Selbstvertrauen aufwachsen darf, wird ihm auch die Meinung seiner Umwelt nicht allzuviel anhaben können.

Doch wenn man dem Kind andauernd sagt, es solle mehr essen, wird es daran erinnert, wieviel Sorgen sich die Eltern seinetwegen machen, und das wird seinen Appetit höchstens lähmen, nicht aber kräftigen. Versucht man es zu trösten, indem man ihm sagt, es sei zwar klein, aber dafür klug, wird das dem Kind auch nicht viel helfen, weil dadurch ein ungesundes Gefühl für ständige Vergleiche und eine unschöne Rivalität in ihm geweckt werden.

Hin und wieder möchte ein Kind, das zu klein geraten ist, das schielt oder einen Buckel hat, hören, wie unwichtig doch dieser Fehler sei und daß das gar keine so große Rolle im Leben spiele. Derlei Versicherungen, ab und zu dem Kind freundlich gegeben, sind ihm eine große Hilfe. Doch wenn die Eltern alle Augenblicke davon anfangen, wird das Kind zu der Überzeugung kommen, daß es sehr zu bemitleiden sei, und es wird niemals ein ausgeglichener, glücklicher Mensch werden können.

869. Brüder und Schwestern richten sich in ihrer Einstellung gegenüber dem mit einem Fehler behafteten Kind nach dem Vorbild der Eltern. Da ist z. B. ein Kind, sieben Jahre alt, das mit einer Gehirnlähmung geboren worden ist. Seine Intelligenz ist normal entwickelt und in keiner Weise angegriffen, aber seine Sprache ist schwer zu verstehen, und Gesicht und Glieder werden ständig von Zuckungen befallen, über die das Kind nur wenig Kontrolle hat.

Ihre Mutter behandelt ihre Tochter genauso wie den jüngeren Bruder, nur daß sie mit ihr mehrere Male in der Woche in eine Spezialklinik fährt. Dort erhält das Kind Unterweisungen für die selbständige Bewältigung des Tagesablaufes, wie z. B. Essen, Sprechen, Hygiene, Spazierengehen. Ihre Eltern werden in diese Unterweisungen einbezogen. Der jüngere Bruder und die Kinder in der Nachbarschaft haben das Mädchen wegen ihrer freundlichen Art gern. Sie lassen sie mitspielen und sind nachsichtig, wenn sie etwas nicht so gut kann. Das Mädchen geht in eine normale Schule. Auf eine Art ist sie natürlich behindert, da aber das Programm flexibel gestaltet wird, und die Kinder gut in den Unterricht einbezogen werden, wird das Mädchen durch ihre guten Einfälle und ihre Hilfsbereitschaft von den anderen Mitschülern geachtet. Ihr Vater würde sie gern in eine Spezialschule schicken, weil er fürchtet, daß das jüngere Kind, wenn es älter wird, die Behinderung der Schwester als Belastung empfindet.

Da die Eltern das behinderte Kind ganz selbstverständlich akzeptieren, werden die Geschwister diese Einstellung übernehmen. Die hänselnden Bemerkungen anderer Kinder werden sie nicht verunsichern.

870. Viele Eltern, die entdecken, daß ihr Kind eine schwere Behinderung hat, machen zunächst einmal eine Zeit großer seelischer Belastungen durch. Zuerst ist da der schmerzhafte Schock der Entdeckung. Dann stellen sich ohnmächtiger Zorn oder Traurigkeit ein.»Warum mußte gerade uns das treffen?« Dann werden sie von einem Gefühl der Schuld befallen.»Was haben wir falsch gemacht, oder was haben wir unterlassen, was hätten wir tun sollen?« Der Arzt erklärt ihnen geduldig, daß sie nichts hätten tun können und nichts hätten unterlassen müssen, aber es braucht eine lange Zeit, bis die Eltern sich abgefunden und ihr inneres Gleichgewicht wiedererlangt haben. Bis es soweit ist, werden die Eltern dem vollständig gesunden Kind, das sie eigentlich erwartet haben bzw. dem gesunden Kind, das sie vor dem Ausbruch der chronischen Erkrankung hatten, nachtrauern. Dieser Zustand kann mehrere Monate anhalten. Hinzu kommt ein Element der Angst: die Angst, daß die Umwelt den Eltern ein

Versagen vorwerfen könnte, daß sie sich nicht richtig um ihr Kind gekümmert hätten, daß sie jetzt nicht in der Lage wären, sich um die anderen Kinder zu kümmern, und die Angst vor finanziellem Ruin. Auch hier wird es viele Monate dauern, bis diese Ängste nachlassen.

Die nächste Schwierigkeit besteht darin, daß Verwandte und Bekannte sich bemüßigt fühlen, ihre Meinung zu dem Fall zum besten zu geben, Ratschläge erteilen wollen und beleidigt sind, wenn die Eltern ihrem Rat nicht in jedem Fall folgen. Sie meinen es gut, doch sie bedeuten eine große Belastung für die Eltern.

Das nächste Stadium zeigt die Eltern oft so voreingenommen und verrannt in den Gedanken an den Defekt ihres Kindes und seine Behandlung, daß sie die Persönlichkeit des Kindes selbst teilweise aus den Augen verlieren. Sie versäumen es, all seine guten Eigenschaften zu erkennen und sich über sie zu freuen, sie nehmen gar keine Notiz davon. wenn sie sich dann allmählich wiederfinden und die richtige Einstellung ihrem Kind gegenüber erlangen, wenn sie allmählich gelernt haben, es als ein liebenswertes, menschliches Wesen anzusehen, das eben mit einer besonderen Schwierigkeit fertig werden muß, werden ihnen die Bekannten und Verwandten, die immer bloß von dem »armen Kind« und seinem Defekt sprechen, auf die Nerven fallen.

Es hilft Eltern, die durch dieses peinvolle Stadium hindurch müssen, wenn sie wissen, daß Hunderte und Tausende anderer guter Eltern die gleichen Erfahrungen haben machen müssen.

871. Auch die meisten Eltern brauchen etwas Hilfe. Die Erziehung eines behinderten Kindes bedeutet zusätzliche Anstrengungen und Belastungen. Eltern müssen sehr weise sein, wenn sie für dieses Kind die Zukunft planen; Aufregung und fehlende Erfahrung erschweren diese Aufgabe. Daher brauchen Eltern behinderter Kinder oft Führung und Anleitung, die sich nicht nur auf die medizinischen Aspekte beschränkt. Die Erziehung des Kindes zu Hause, die Probleme für die anderen Familienmitglieder, die Auswahl der richtigen Schule (am Ort oder auswärts) sowie Frustrationen und Antihaltungen der Eltern selbst müssen besprochen werden können. Dazu sind viele lange Diskussionen mit einem erfahrenen Berater nötig, der das Vertrauen der Eltern genießt. Ihr Arzt kann Ihnen helfen, solch einen Berater zu finden.

In den Gesundheitsämtern gibt es oft Sozialarbeiter, die sich mit Blinden, Tauben, körperlich und seelisch behinderten Kindern befassen; weitere ausgebildete Helfer finden sich in Schulen und Spezialkliniken. In der Gemeinde gibt es manchmal auch Mitarbeiter von Sozialstationen, die sich darum bemühen. In vielen Gemeinden findet sich auch die »Aktion Lebenshilfe«, eine Vereinigung, die von Eltern behinderter Kinder ins Leben gerufen wurde. In diesen Gruppen teilen die Eltern nicht nur gegenseitig ihre Sorgen, sondern hören auch Vorträge, üben im Sinn einer Lobby Druck auf Politiker aus und bemühen sich, Gelder für Forschung und Behandlung zu sammeln.

872. Wo immer möglich, sollte eine Regelschule besucht werden. Manchmal haben Kinder nur geringe Behinderungen, die den Schulbesuch in der nächstgelegenen Schule zulassen und keinen Aufenthalt in der Sonderschule notwendig machen. Dazu gehören kleinere orthopädische Probleme, Herzerkrankungen, die die Aktivität des Kindes nicht ernsthaft einschränken sowie Auffälligkeiten, z. B. Muttermale. Solche Kinder sollten eine normale Schule besuchen, da sie für den Rest des Lebens mit durchschnittlichen Menschen zu tun haben werden und sich am besten schon früh als völlig normale und unauffällige Menschen fühlen lernen sollen.

Früher glaubte man, behinderte Kinder, die dem Schulunterricht nicht vollständig folgen könnten (z. B. Seh- oder Hörschwierigkeiten), sollten keine Regelschule besuchen; statt dessen wollte man sie in eine nahe oder auch ferne Schule für behinderte Kinder schicken. In den letzten Jahren erkannte man, daß soziale Anpassung und Glück unter Umständen so wichtig oder sogar wichtiger sind als die reine Ausbildung. Daher muß der Erzieher daran denken, daß diese Kinder mit Behinderten und Nichtbehinderten später zusammenleben müssen, und daß es ihnen hilft, wenn sie früh eine gesunde Auffassung zur Welt und eine unvoreingenommene Haltung zu sich selbst erwerben können. Im späteren Leben hilft es den Kindern, wenn sie sich selbst als weitgehend normal betrachten dürfen und als wichtiger Bestandteil der Familie angesehen werden. Es ist auf alle Fälle gut, wenn behinderte Kinder zu Hause leben dürfen. Je jünger die Kinder sind (insbesondere im Alter von bis zu sechs oder acht Jahren), desto mehr brauchen sie eine verständnisvolle, enge und liebevolle Pflege und ein Zugehörigkeitsgefühl, das in den besten Internaten nicht so gut sein kann wie in einer Familie. Daher versucht man mehr und mehr, behinderte Kinder in reguläre Schulen zu schicken und sie auch in den ihrer Altersstufe angemessenen Klassen zu halten. Die Ausgaben für eine solche Schule nehmen zu, und es werden Sonderschullehrer benötigt. Oft ist es auch nötig, daß der Stundenplan so angepaßt wird, daß ein behindertes Kind einmal dem regulären Unterricht folgt, ein andermal in speziellen Klassen unterrichtet wird. Die nicht behinderten Kinder lernen so, die Behinderung zu verstehen. Oft kann ein Sonderschullehrer dem Klassenlehrer helfen, manche Unterrichtsinhalte auch für behinderte Kinder gut verständlich darzustellen.

Das Ergebnis ist von verschiedenen Faktoren abhängig: Anzahl und Fähigkeiten der Sonderschullehrer, Größe von Klassen und Klassenzimmern, Art und Schwere der Behinderung, sowie dem Alter und der Vorbildung des behinderten Kindes.

873. Leicht- oder schwerhörige Kinder brauchen Unterricht im Lippenlesen, ihre Sprache muß korrigiert werden, und gelegentlich wird ein Hörgerät angepaßt werden müssen. Mit einem Bündel dieser Maßnahmen ermöglicht man es meist einem hörbehinderten Kind, am regulären Unterricht teilzunehmen.

874. Das fast gehörlose oder taube (»taubstumme«) Kind kann natürlich vom Unterricht in normalen Schulen kaum profitieren. Um sich überhaupt erst einmal mit anderen verständigen zu können, benötigt es ein langes, spezielles Training an einer Gehörlosenanstalt. Sind »Hörreste« vorhanden – man kann das mit den modernen Untersuchungsmethoden sehr exakt feststellen –, ist es sehr wichtig, daß man schon im Alter von zwei bis drei Jahren ein konsequentes Hörtraining und eine Sprachbehandlung, möglichst in einem Schwerhörigen-Kindergarten, durchführt; die Kinder sind in diesem Alter sehr aufnahmefähig und mit großem Eifer bei der Sache. Es ist natürlich außerordentlich günstig, wenn sich Schwerhörigen- oder Gehörlosenschulen am Wohnort befinden, so daß das Kind in der restlichen Zeit in der vertrauten und liebevollen Atmosphäre seines Zuhause aufwachsen kann. Gibt es derartige Möglichkeiten jedoch nicht und ist es für die Eltern auch nicht möglich, mit Rücksicht auf das Kind den Wohnsitz zu wechseln, wird man sich schließlich doch dazu entschließen müssen, es in eine Gehörlosenanstalt zu geben.

Häufig wurde erörtert und diskutiert, ob man nicht zugunsten von Lippenablesen und Sprachtraining völlig auf eine Zeichen- und Fingersprache verzichten solle. Auch Eltern von hochgradig schwerhörigen oder gehörlosen Kindern sprachen sich oft dafür aus, sie wollten natürlich, daß ihr Kind sich in Gesellschaft anderer möglichst unauffällig bewegen und sich nicht durch seine Zeichensprache unterscheiden sollte.

Doch das Lippenablesen ist auch für den fähigsten Schüler oft nur eine unvollständige und ungenaue Verständigungsmöglichkeit. Völlig verschiedene Laute haben fast gleiche Lippenbewegungen, und so gibt es beim Absehen natürlich auch viel Raterei. Auch der Sprachunterricht geht bei einem gehörlosen Kind nur sehr langsam vonstatten und hat häufig keinen befriedigenden Erfolg. Man ist daher heute zu der Ansicht gelangt, daß man ein Kind in seinem Lernbestreben beeinträchtigt, wenn man ihm die Finger- und Zeichensprache verbietet und es nur zum Absehen und Sprechen zwingt. Um es anders auszudrücken: es hilft dem Kind, wenn man ihm alle dem Tauben gegebenen Verständigungsmöglichkeiten erlaubt – die Zeichensprache kann das Absehen und Sprechenlernen unterstützen und dem Kind mehr Sicherheit und Mut verleihen, sich darin zu üben.

875. Ein blindes Kind kann möglicherweise eine ganze Menge vom normalen Schulunterricht oder auch von einem normalen Kindergarten profitieren, obwohl es gleichzeitig natürlich einen speziellen Unterricht braucht. Es ist manchmal verblüffend zu beobachten, wie sicher sich schon drei- bis vierjährige Kinder unter Sehenden bewegen. Der überängstliche Lehrer neigt natürlich anfangs genau wie die Eltern zu einer Übertreibung der Fürsorge, stellt dann aber doch nach und nach fest, daß diese nicht nötig ist und das Kind nur behindert. Natürlich müssen Vorsichtsmaßnahmen getroffen und Zugeständnisse gemacht werden. Die anderen Kinder akzeptieren ein solches behindertes Kind nach kurzer Zeit, nachdem sie anfangs natürlich Fragen beantwortet haben wollen. Meist nehmen sie sogar viel Rücksicht und helfen, wo sie können.

Über alle notwendigen Maßnahmen – Ort und Zeitpunkt der

Einschulung in eine Blindenklasse oder Blindenschule – werden die Eltern ausführlich vom Arzt oder den Fürsorgestellen aufgeklärt.

876. Kinder mit einer zerebralen Lähmung und anderen neuromuskulären Problemen brauchen im allgemeinen keine Sonderschule; bei ihnen steht eine unausgesetzte und konsequente körperliche Behandlung – also ein Muskeltraining – absolut im Vordergrund. Diese Möglichkeiten sind heute aber noch längst nicht überall gegeben. Die Eltern müssen sich also über alle Maßnahmen, die ihrem Kind zugute kommen können, eingehend vom Arzt oder den Fürsorgestellen unterrichten lassen, um ihm ein Höchstmaß an Lebenschancen zukommen zu lassen.

877. Verzögerte geistige Entwicklung. Echte Verzögerungen der geistigen Entwicklung kann man – grob gesehen – in drei verschiedene Gruppen einteilen: bei der ersten liegt eine organische Ursache vor, bei der zweiten eine Hormonstörung, bei der dritten aber ist keine erkennbare Ursache vorhanden, und man kann sie deshalb als »angeborene« Veranlagung ansehen. Die organischen Ursachen sind auf irgendeine Hirnschädigung zurückzuführen, beispielsweise auf ungenügende Sauerstoffversorgung des Gehirns während der Geburt oder auch auf eine Encephalitis, also eine Entzündung des Gehirns. Die Hormonstörung besteht in einer Unterfunktion der Schilddrüse; wird sie frühzeitig entdeckt und sofort korrekt behandelt, kann die geistige Unterentwicklung auf ein Minimum reduziert werden. Andere Formen geistiger Unterentwicklung haben mit der Erfahrung insofern zu tun, als das Kind sehr wenig geistige Anregung bekam oder in seiner Psyche gestört ist. Diese Verlangsamung geistiger Vorgänge ist nicht die Folge von Krankheiten oder Verletzungen. Oft läßt sich aber nur schwer zwischen organisch und nichtorganisch bedingten Fällen unterscheiden. Oft entwickelt sich die Intelligenz eines Kindes mit nichtorganischer Verlangsamung stetig, aber langsamer als bei anderen Kindern.

878. Wenn man diese Kinder akzeptiert, können sie am meisten aus ihren Anlagen machen. Die Verhaltensprobleme mancher sich geistig langsamer entwickelnden Kinder sind oft nicht durch die niedrige Intelligenz, sondern durch fehlerhafte Erziehung und Behandlung hervorgerufen. Wenn Eltern finden, daß das Kind merkwürdig oder übermäßig schüchtern ist, so könnte das daher rühren, daß ihre Liebe ihm nicht ausreichend Sicherheit und Glück geben kann. Wenn sie nun meinen, daß sie die Ursache für diesen Zustand seien, so werden sie alle möglichen und unmöglichen Behandlungsformen versuchen. Kommen sie aber zu dem Schluß, hier sei alles vergebens, dann werden sie unter Umständen Spielzeug, Kameraden und die richtige Schulausbildung als ziemlich wichtig behandeln; und das, obwohl alle Kinder diese Voraussetzungen brauchen, um ihre besten Fähigkeiten zu entwickeln. Manchmal aber erkennen und ignorieren Eltern bewußt die Zeichen, daß ihr Kind langsam ist; sie möchten sich und der Welt beweisen, daß ihr Kind es mit allen anderen Kindern aufnehmen kann. So wird das Kind gedrückt, geschoben, es lernt Fähigkeiten und Verhaltensweisen, noch bevor es dazu reif ist, die Sauberkeitserziehung wird beschleunigt, die Schulklassenstufe muß um jeden Preis gehalten werden, und sei es um den Preis von intensiver Nachhilfe zu Hause. Durch diesen ständigen Druck wird das Kind reizbar und unwillig. Sein Selbstvertrauen geht verloren, weil es sich oft in Situationen wiederfindet, die es keinesfalls bewältigen kann.

Es ist traurig genug, daß oft ein Kind aus mäßig gebildetem Elternhaus mit mäßigen Erwartungen von seiten der Eltern sich besser entwickelt als ein Kind, dessen Eltern beide die Universität besuchten oder die vor allem auf den Erfolg gesetzt haben. Denn die letztere Gruppe von Eltern ist eher der Auffassung, daß es auf gute Noten in der Schule, eine Universitätsausbildung und einen hochqualifizierten Beruf ankommt.

In der Tat gibt es aber viele nützliche und menschenwürdige Berufe, die gut von Menschen ausgefüllt werden, deren Intelligenz unter der des Durchschnitts liegt. Jeder Mensch hat das Recht, so aufzuwachsen und erzogen und ausgebildet zu werden, daß er einen seiner Intelligenz angemessenen Beruf ausüben kann.

Das langsame Kind muß ein eigenes Muster entwickeln dürfen; Eß- und Sauberkeitsgewohnheiten müssen seiner geistigen Entwicklung und nicht seinem Alter angepaßt sein. Ein solches Kind muß graben, klettern, bauen und Theater spielen dürfen, wenn es dazu reif ist; es braucht Spielzeug, das ihm gefällt und die Möglichkeit mit Kindern zu spielen, mit denen es sich versteht und mit denen es seine Freude hat (selbst wenn sie 1 oder ein paar Jahre jünger sind). In der Schule sollte ein solches Kind die Klasse besuchen, die ihm angemessen ist und in der es etwas erreichen kann. Die Ansicht von Eltern und Lehrern kann, wenn sie genügend pessimistisch ist, den Fortschritt eines Kindes aber auch sehr bremsen. Eine sorgfältige pädagogische Beurteilung und ein besonders entwickeltes Lernprogramm können die geistige Reife so beschleunigen, daß die langsame Entwicklung teilweise wieder ausgeglichen werden kann. Jedes Kind, gleich wie intelligent es ist, freut sich, wenn es sich geliebt und aufgrund seiner positiven Eigenschaften angenommen weiß.

Wer einmal Gruppen lernbehinderter Kinder beobachtet hat, weiß, wie natürlich, freundlich und nett sie meistens sind – vor allem wenn sie zu Hause als ein Kind angenommen und geliebt wurden. Bei ihren Hausaufgaben wie beim Spiel sind sie genauso eifrig und interessiert, wie dies andere und geistig weiter entwickelte Kinder sind. Wenn das Kind »dumm« aussieht, dann ist das mehr die Folge einer falschen Einschätzung als eines niedrigen Intelligenzquotienten. Oder würden nicht die meisten von uns bei einer Vorlesung über die spezielle Relativitätstheorie auch ziemlich »dumm« aus der Wäsche gucken?

Ein nur wenig lernbehindertes Kind kann vorwiegend zu Hause versorgt werden. Dort hat es auch die meiste Sicherheit. In der Vorschule können die dort tätigen Pädagogen entscheiden, ob das Kind mit Kindern seiner Altersstufe oder jüngeren Kindern besser auskommt und sich besser entwickelt.

879. Wie behandelt man ein geistig nicht-vollentwickeltes Kind? Eltern, die herausfinden, daß ihr Kind in seiner geistigen Entwicklung nicht ganz auf der Höhe ist, fragen zunächst einmal den Arzt, was für ein besonderes Spielzeug sie kaufen und wie überhaupt sie dieses Kind behandeln und erziehen sollen. Man glaubt im allgemeinen, daß ein Kind mit einem Defekt sich von anderen Kindern wesentlich unterscheide. Doch ein Kind mit sehr langsamer geistiger Entwicklung hat auch Interessen und Fähigkeiten, nur daß sie nicht seinem Alter entsprechen, sondern seiner jeweiligen geistigen Reife. Das Kind wird mit anderen, und zwar jüngeren, Kindern spielen wollen und mit Spielzeug, das auch für jüngere gedacht ist. Es wird alles das, was Kinder im allgemeinen im Alter von einem Jahr tun, vielleicht erst mit zwei oder drei Jahren begreifen und ausführen.

Die Mutter eines Kindes mit durchschnittlicher Intelligenz braucht weder einen Arzt zu fragen, noch braucht sie ein Buch zu lesen, um herauszufinden, was das Kind interessiert. Sie braucht es nur beim Spielen mit seinen eigenen Spielsachen und denen der Nachbarskinder zu beobachten, um zu wissen, was das Kind gern hat – seinen Bemühungen, etwas zu erlernen, entnimmt sie den Fortschritt seiner Entwicklung und hilft ihm dabei.

Mit einem zurückgebliebenen Kind ist es im Grunde genau das gleiche. Man beobachtet es und sieht, wofür es sich interessiert und was es gern hat. Man gibt ihm drinnen und draußen Spielsachen, die vernünftig sind und mit denen das Kind etwas anfangen kann. Man hilft ihm auch, seine Geschicklichkeit zu üben, selbst wenn der Erfolg sich nur sehr langsam einstellt.

880. Die richtige Schule ist lebenswichtig. Wenn ein Kind lernbehindert zu sein scheint, sollte man die Meinung und Beratung eines Psychologen einholen. Ein lernbehindertes Kind sollte nicht in eine Klasse kommen, die weit über seinem Niveau liegt. Denn dann wird mit jedem Tag das Selbstvertrauen ein wenig zerstört, und das Kind wird verletzt, weil es ständig schlechte Noten heimbringt. Ist die Lernbehinderung nur gering und kann sich das Schulprogramm dem anpassen, so wird ein solches Kind auch mit seinen Alterskameraden eine Klasse besuchen können. Wenn nicht, so sollten lernbehinderte Kinder andere Schulklassen besuchen. Grundsätzlich ist es nicht gut, wenn man den Zeitpunkt der Einschulung verschiebt. Überdies werden überall im Lande Programme für lernbehinderte Kinder entwickelt und getestet. Bei vielen von ihnen ist Hilfe im Kindergarten und bei schulischen Aktivitäten geboten. Auch spezielles Lernmaterial und neue pädagogische Ansätze müssen erprobt werden.

881. Schwerbehinderte Kinder. Wenn ein Kind mit eineinhalb bis zwei Jahren sich noch nicht aufsetzen kann und wenig Interesse an Menschen oder Gegenständen zeigt, so ist das Problem schon gravierender. Ein solches Kind muß lange Zeit wie ein Säugling behandelt werden. Eine Patentlösung gibt es nicht, jede Lösung hängt vom

Ausmaß der geistigen Behinderung, dem Temperament des Kindes, dem Einfluß auf andere Kinder in der Familie und seiner Fähigkeit, Spielkameraden und interessante Aktivitäten zu finden, ab. Wichtig ist auch, ob eine Klasse in der Schule für das Kind angemessen ist und es fördern kann. Seine Entwicklung hängt auch davon ab, ob die Eltern an der Erziehung des Kindes Freude haben oder ob die Pflege sie stark belastet. Einige dieser Fragen lassen sich erst beantworten, wenn das Kind einige Jahre alt ist.

882. Einige Eltern können das richtige Tempo für ihr Kind bestimmen. Sie finden immer Wege, wie man es fördern kann, ohne es zu überfordern. Sie können die angenehmen Seiten eines behinderten Kindes genießen und lassen sich nicht durch seine Schwierigkeiten und die Probleme bei seiner Erziehung ermüden. Auch die anderen Kinder in einer solchen Familie lernen vom Vorbild der Eltern. Ein geistig behindertes Kind, das von der übrigen Familie akzeptiert wird, kann sich hervorragend entwickeln und erhält so einen guten Start im Leben. Am besten ist es, wenn ein solches Kind unbegrenzt zu Hause sein kann.

Es gibt aber auch Eltern, die im Verlauf der Pflege eines behinderten Kindes mit all seinen Schwierigkeiten immer gespannter und ungeduldiger werden. Ihre Beziehung zu ihrem Kind und zu den anderen Kindern in der Familie kann sehr darunter leiden. Solche Eltern brauchen sehr viel Hilfe von einem Arzt, der auf diesem Gebiet Experte ist und der mit einem Team zusammenarbeitet, in dem Sozialarbeiter und Kinderpsychologen tätig sind. Vielleicht läßt sich so die Haltung der Eltern erleichtern oder sich eine Lösung finden, bei der das Kind nicht zu Hause, sondern in einem Internat in einer kleinen Gruppe oder einem Pflegeheim untergebracht wird.

Es gibt auch Eltern, die ein schwer geistig behindertes Kind pflegen können, ohne daß sie sich überfordert fühlen: im Gegenteil, sie freuen sich darüber. Außenstehende bemerken aber schnell, daß die Eltern sich dem Kind so verpflichtet fühlen, daß sie füreinander, die anderen Kinder und ihre anderen Interessen zuwenig Zeit finden. Langfristig ist das für eine Familie nicht gut, und dem behinderten Kind nützt es auch wenig. Man muß den Eltern helfen, das rechte Verhältnis zu finden und ihre übermäßige Beschäftigung mit dem Kind abzubauen (Abschnitt 871).

Wenn die Eltern mit dem Problem eines geistig behinderten Kindes nicht fertig werden, so sollten sie sich mit einer Familienberatungsstelle oder einer Beratungsstelle für geistig behinderte Kinder in Verbindung setzen. Manchmal hilft die Beratung, die Eltern praktisch und emotional zu unterstützen. Manchmal findet sich auch ein Heim, das sich gut um das Kind kümmern kann. In den letzten Jahren ist man immer mehr davon abgegangen, Kinder in große Kliniken oder Heime zu stecken.

883. Down Syndrom (Mongolismus, Trisomie 21). Hier handelt es sich um eine besondere Form organisch verursachten Schwachsinns, der mit Störungen des Körperwachstums einhergeht. Die Augen ähneln denen von Asiaten, und daraus leitet sich auch der frühere Name, Mongolismus, ab. Down ist der Name des Arztes, der in der Neuzeit viel zum Erkennen dieser Erkrankung beitrug. Es gibt weitere Merkmale, die den Mongolismus auszeichnen: Das Körperwachstum ist verlangsamt und das Kind bleibt unterhalb der normalen Körpergröße. Die intellektuelle Entwicklung ist meist sehr langsam, erreicht aber bei einigen Kindern ein annehmbares Niveau. Im allgemeinen sind mongoloide Kinder sehr lieb und umgänglich.

Der Begriff Trisomie 21 bezieht sich auf ein überzähliges Chromosom 21 in den Zellkernen bereits zu Beginn des Lebens des Embryos. Dieser Zustand ist in einigen Fällen erblich bedingt und kann bei weiteren Schwangerschaften wiederholt auftreten. In anderen Fällen wiederum scheint diese Störung zufällig entstanden zu sein, wobei sich die Wahrscheinlichkeit zum Ende des gebärfähigen Alters einer Frau erhöht. Zu Beginn einer Schwangerschaft kann man durch eine Amniozentese (Fruchtwasseranalyse des Embryos) bestimmen, ob eine Trisomie 21 besteht. Dann können sich die Eltern für oder gegen eine Fortsetzung der Schwangerschaft entscheiden.

Wie bei anderen Formen geistiger Behinderung ist die Erziehung von der Entwicklung des Kindes abhängig. Hier wiederum sind wichtige Faktoren das Vorhandensein von Sonderschulen und Spielkameraden, der Einfluß auf die Berufstätigkeit der Eltern und ihre Haltung zum Kind. Einige mongoloide Kinder lassen sich zu Hause gut und ohne besondere Belastung für Eltern und Geschwister aufziehen. In anderen Fällen stellt es sich später heraus, daß das Kind besser in einem Heim aufgezogen würde. Vor einer solchen Entscheidung sollte man sich eingehend beraten lassen.

Kindesmißhandlung und -vernachlässigung

884. Die meisten Eltern sind gelegentlich auf ihr Kind so böse, daß sie es sogar verletzen möchten. Das kann ein kleines Kind sein, das stundenlang schreit, und dessen Eltern nicht den Grund dafür herausfinden, es andererseits auch nicht beruhigen können. Das kann ein Junge sein, der ein kostbares Stück aus der Sammlung seines Vaters zerbrochen hat, obwohl man ihm kurz vorher sagte, er solle es wegstellen. Dann kocht die Wut. Aber in den meisten Fällen haben sich Eltern so gut unter Kontrolle, daß sie das Kind nicht verletzen, sondern höchstens einem älteren Kind eine leichte Ohrfeige geben. (Ich erinnere mich, daß ich als Medizinstudent mein sechs Monate altes Kind mitten in der Nacht aus dem Bettchen nahm, schrie »Halt den Mund!« und nahe daran war, es zu schlagen. Er hatte wochenlang nachts nicht geschlafen, nachdem auf Röteln Schmerzen beim Zahnen gefolgt waren; das Kind, die Mutter und der Vater waren am Ende ihres Lateins.) Nach einem solchen Ereignis fühlt man sich beschämt und ist verlegen. Aber die meisten Eltern haben diese Erfahrung gemacht, und Sie sollten mit Ihrem Partner und mit dem Kinderarzt darüber reden und sich helfen lassen.

In den vergangenen Jahren hat man sich intensiv der Kindesmißhandlung und Kindesvernachlässigung angenommen. Die Mißhandlung kann emotional, körperlich oder sexuell sein. Auch die Vernachlässigung kann emotionale oder körperliche Aspekte haben. Beide Verhaltensweisen finden sich in allen sozialen Schichten, wobei arme Leute, deren Mittellosigkeit ihr Leben zusätzlich belastet, besonders stark vertreten sind. Wenn ein Kind zu früh geboren wurde oder als Säugling krank ist und mehr als die übliche Pflege verlangt, so erhöht sich die Wahrscheinlichkeit, daß es mißhandelt wird. Sexuelle Mißhandlungen kommen bei Mädchen häufiger als bei Jungen vor.

Die meisten Eltern oder anderen Menschen, die ein Kind mißhandeln oder vernachlässigen, sind zunächst nicht brutal oder geistesgestört, sondern haben in diesem Augenblick die Kontrolle über Körper und Seele verloren.

Engere Beziehungen mit einigen Eltern, die öfter die Kontrolle über sich selbst verloren haben, zeigen, daß die meisten von ihnen als Kinder selbst mißhandelt, vernachlässigt oder gepeinigt wurden. Viele von ihnen erhielten als Kinder wenig körperliche oder seelische Unterstützung von Familie und Freunden, und sie setzen in ihr Kind zu hohe Erwartungen. Beratung kann solchen Eltern helfen; besonders gut ist es, wenn sie sich einer Gruppe von Eltern mit ähnlichen Problemen anschließen.

Die Kindesmißhandlung und Kindesvernachlässigung betreffenden Gesetze sollen die Eltern nicht strafen, sondern ihnen durch Beratung helfen, den Erwartungen gerecht zu werden; sie sollen den Druck abbauen lernen, den sie auf das Kind gelenkt haben, und sie sollten aus einer solchen Beratung mitnehmen, von ihrem Kind nicht zu viel in Sachen Konformität und Gehorsam zu verlangen. Ziel und Zweck ist es, das Kind und die Eltern zu Hause zu halten, sie aber gleichzeitig zu beraten und ihnen zu helfen. Nur wenn das Risiko zeitweilig zu groß ist, wird das Kind vorübergehend in ein Heim gebracht, bis die Familie wieder fähig ist, die Erziehung selbst zu übernehmen.

885. Sexueller Mißbrauch von Kindern. Es ist wichtig zu wissen, daß die Mehrheit dieser sexuellen Mißhandlungen nicht von Fremden, sondern von Mitgliedern der Familie, Freunden der Familie oder Bekannten verübt werden.

Manche empfehlen, die Polizei sollte in der Schule Aufklärungsvorträge halten und Kinder vor Fremden warnen, die ihnen Süßigkeiten geben und sie im Auto mitnehmen wollen. Ich befürchte, daß solche Vorträge, wenn sie nicht sehr einfühlsam gehalten werden, die Kinder erschrecken und daher sehr wenig nützlich sind.

Viel besser wäre es, wenn die Eltern selbst das Kind entsprechend ihrer eigenen Risikoabschätzung warnen und aufklären würden. Diese Warnung darf das Kind nicht erschrecken. Z. B. kann man die Entdeckung von Sexspielen mit Gleichaltrigen zum Anlaß nehmen, ein drei bis sechs Jahre altes Mädchen darauf hinzuweisen, daß ein älteres Kind die Klitoris oder Vagina einmal berühren möchte, daß das Mädchen dies aber nicht zulassen muß. Man kann ihm sagen:

»Ich will nicht, daß du das machst!« und dem Kind einschärfen, daß es so etwas der Mutter erzählt. Die Mutter kann dann noch sagen: »Manchmal möchte ein Erwachsener dich berühren oder er möchte, daß du ihn berührst, aber das mußt du nicht. Erzähl es mir. Ich werde dich deswegen nicht schelten.« Der letzte Satz ist besonders wichtig, da die meisten Kinder nichts erzählen, weil sie sich schuldig fühlen, insbesondere wenn der Mißhandler ein Verwandter oder ein Freund der Familie ist.

Wenn auch sexuelle Mißhandlung bei Jungs seltener vorkommt als bei Mädchen, ist sie doch vorhanden.

886. Vielerorts haben sich Eltern in Selbsthilfegruppen organisiert. Sie bereiten Broschüren vor, die Eltern und Kindern Fakten und Verhaltensregeln zu Kindesmißhandlung und Kindesvernachlässigung erklären. Sie weisen durch Meinungsbildner in Gemeinde und Region immer wieder auf die Gefahren und die Notwendigkeit der Abhilfe hin.

887. Vermißte Kinder. In den letzten Jahren ist viel über vermißte Kinder geschrieben worden. Die meisten Kinder werden von einem geschiedenen Elternteil geraubt, der das Sorgerecht nicht zugesprochen bekam und sich nun schlecht behandelt fühlt. Die meisten anderen Kinder sind Teenager, die von zu Hause weglaufen, da sie sich nicht geliebt oder schlecht behandelt fühlen. Die meisten dieser weggelaufenen Kinder geben sich bald zu erkennen und kehren wieder nach Hause zurück. Ältere aber werden oft nicht mehr entdeckt und haben somit endgültig Heim und Familie verlassen.

Man hat vor einiger Zeit die Aufnahme von Fingerabdrücken empfohlen. Wenn Sie möchten, daß die Fingerabdrücke Ihres Kindes dokumentiert werden, so sollten Sie das Kind auf diese »Rückversicherung« vorbereiten. Sie können ihm z. B. sagen: »Ich möchte, daß deine Fingerabdrücke aufgenommen werden, da Menschen durch Fingerabdrücke wie durch Paßfotos unterschieden werden können; wenn du uns jemals verlorengehst, können wir dich leichter finden.« In anderen Worten: wenn die Fingerabdrücke Ihres Kindes dokumentiert werden sollen, brauchen Sie kein Wort über Kidnapping zu verlieren.

Natürlich sollten alle Kinder wissen, daß man mit einem Fremden niemals wohin geht, egal was er sagt. Das ist besonders wichtig, wenn die Kinder alt genug sind und das Haus nun selbst verlassen können.

Adoption

888. Der Wunsch nach einer Adoption hat verschiedene Ursachen. Ein Paar sollte nur Kinder adoptieren, wenn beide Partner Kinder mögen und eines in ihre Familie aufnehmen möchten. Leibliche wie adoptierte Kinder müssen das Gefühl haben, daß sie zur Familie gehören und von Vater und Mutter tief und ein Leben lang geliebt werden; nur so können sie sicher aufwachsen.

Ledige Eltern werden bei Adoptionen ebenfalls berücksichtigt. Die Zeit drängt bei den meisten Kindern; denn die Kindheit geht schnell vorbei und ein Elternteil auf Dauer ist besser als vielleicht ein Elternpaar irgendwann in der Zukunft. Es gibt einen weiteren Grund, bei manchen Kindern eine Adoption durch einen Elternteil zu bevorzugen. Manche Kinder sind in ihren Gefühlen so verletzt, daß ein Elternteil eines bestimmten Geschlechtes für sie besser ist, andere brauchen soviel Zuneigung und Liebe, daß die Anwesenheit eines Ehepartners dem adoptionswilligen Elternteil zuviel Zeit nimmt.

Eltern von Einzelkindern möchten manchmal ein Kind adoptieren, das dem anderen Gesellschaft leisten soll. Sie sollten darüber mit dem Kinderpsychiater oder dem Sozialamt sprechen. Das adoptierte Kind kann sich nämlich leicht gegenüber dem leiblichen Kind zurückgesetzt fühlen. Andererseits kann eine vermehrte Zuneigung für das »neue« Kind das »alte« Kind sehr beunruhigen. Die Eltern gehen hohe Risiken ein.

Es ist auch gefährlich, ein gerade gestorbenes Kind durch eine Adoption zu »ersetzen«. Erst müssen die Eltern ihre Trauer verarbeiten, und sie sollten nur ein Kind adoptieren, wenn sie dieses auch *lieben.*

Selbstverständlich darf das adoptierte Kind ähnliches Alter oder Geschlecht haben, aber mehr auch nicht. Keinesfalls sollte es die Rolle des verstorbenen Kindes spielen müssen, was ohnehin unmöglich ist, mit der Folge, daß die Eltern enttäuscht und unglücklich werden. Man sollte das Kind nicht an das andere Kind erinnern oder es im geheimen mit ihm vergleichen.

889. In welchem Alter sollte ein Kind adoptiert werden? Im allgemeinen gilt: je jünger desto besser. Aus vielerlei Gründen ist das aber oft nicht möglich; man weiß aber, daß auch ältere Kinder mit Erfolg adoptiert werden können. Das Alter sollte also kein wesentlicher Faktor sein.

Manche Menschen machen sich wegen der erblichen Belastung und deren Folgen für das Kind Sorgen. Wir wissen aber, daß die Entwicklung der Persönlichkeit einschließlich der Intelligenz vor allem durch die Umwelt beeinflußt wird; Liebe und Zusammengehörigkeitsgefühl sind dabei von besonderer Bedeutung. Es gibt keine Hinweise, daß unmoralisches Verhalten, Neigung zur Kriminalität oder Verantwortungslosigkeit vererbt werden.

Mit der Adoption sollte man nicht zu lange warten. Sonst hat das Paar schon zu sehr von einem kleinen Mädchen mit goldblonden Locken geträumt, als daß es dann noch mit irgendeinem anderen Kind zufrieden wäre. Wann ist man »zu alt« für eine Adoption? Das ist keine Frage der Jahre, sondern der persönlichen Fähigkeit, dem Kind noch die Erziehung zu geben, die es braucht.

890. Die überwiegende Mehrheit der zur Adoption freigegebenen Kinder ist aus dem Kleinkindalter bereits heraus. Daher gelingt es adoptionswilligen Menschen, Säuglinge oder Kleinkinder nur unter erschwerten Bedingungen und oft nach langer Wartezeit zu adoptieren. Solche Menschen sind dann versucht, den Umweg über einen Rechtsanwalt oder einen Arzt zu wählen, der ihnen ein Kleinkind zu »besorgen« verspricht. Dieser graue, manchmal auch schwarze Markt glaubt, ohne die gesetzlichen Regelungen auszukommen. Das dicke Ende in juristischer und moralischer Hinsicht kommt oft dann, wenn die leiblichen Eltern das Kind später zurückhaben möchten.

Heutzutage ziehen mehr ledige Mütter und Väter ihre Kinder auf als früher. Daher gibt es weniger Säuglinge, die zur Adoption freigegeben werden. Andererseits gibt es neue Situationen, in denen Säuglinge ohne Familie aufwachsen würden. Hinzu kommen Kinder im Schulalter, die von Bruder und Schwester nicht getrennt werden möchten, behinderte Kinder und Kriegswaisen aus verschiedenen Kontinenten. Auch sie brauchen Liebe und danken es ihren neuen Eltern ganz besonders. Die mit Adoptionsverfahren befaßten Behörden widmen sich daher besonders der Aufgabe, für diese Kinder eine neue Familie zu finden, weniger dem Wunsch adoptionswilliger Eltern, Säuglinge und Kleinkinder »bereitzustellen«. Die meisten adoptionswilligen Eltern haben bereits eigene Kinder, verfügen also über Erfahrung in der Erziehung. Sie möchten Kinder aus humanitären Gründen adoptieren.

891. Der Vorgang der Adoption. Für adoptionswillige Eltern ist es wichtig, die gesetzlichen Bestimmungen zu beachten. Wenden Sie sich also nicht an »Agenturen«, die sich anbieten, Kinder zu vermitteln. Nach den geltenden Gesetzen müssen Sozial- und Gesundheitsamt eingeschaltet werden; wenn Sie von einer Agentur also ein »Angebot« erhalten, sollten Sie sich auf jeden Fall mit der zuständigen Behörde in Gemeinde oder Landkreis in Verbindung setzen. Diese wissen oft, ob die Agentur genügend seriös ist.

892. »Offene« Adoption. In den letzten Jahren ist in den USA eine Art der Adoption immer häufiger geworden, bei der die leibliche Mutter (manchmal auch der Vater) und die adoptionswilligen Eltern mehr voneinander erfahren. So kann die Adoptionsagentur den beiden Seiten eine allgemeine Beschreibung übermitteln oder sogar ein Treffen organisieren. In einigen Fällen steht es der leiblichen Mutter sogar frei, unter verschiedenen adoptionswilligen Eltern auszuwählen und besondere Vereinbarungen zu treffen.

Ich kann noch nicht einschätzen, inwieweit diese »offenen« Adoptionen auf lange Sicht vorteilhaft sind, besonders, wenn weiterhin ein ständiger Kontakt zwischen der Mutter und den Adoptiveltern vorgesehen ist. Ich halte es für richtig, daß die Mutter und die Adoptiveltern am Anfang mehr voneinander wissen. Dadurch kann auf beiden Seiten viel ängstliche Ungewißheit vermieden werden. Ich frage mich jedoch, welche emotionalen Wirkungen ein jahrelanger regelmäßiger Kontakt auf das Kind und auf die Erwachsenen hat.

893. Das Kind soll selbst erkennen, daß es adoptiert worden ist. Erfahrene Pädagogen und Psychologen meinen übereinstimmend, daß das Kind über die Adoption aufgeklärt werden sollte. Früher oder später wird das Kind es ohnehin von irgend jemandem erfahren, auch wenn die Eltern das Geheimnis noch so gut zu hüten glauben. Für ein älteres Kind oder einen Erwachsenen ist die Entdeckung, »nur« ein adoptiertes Kind zu sein, von großer Tragweite und kann seine Selbstsicherheit auf Jahre beeinträchtigen. Wann sollte ein im Alter von einem Jahr adoptiertes Kind darüber aufgeklärt werden? Eine genaue Altersangabe ist nicht möglich. Die Eltern sollten von Anfang an die Tatsache der Adoption in die Gespräche untereinander, mit dem Kind und mit ihren Bekannten einfließen lassen. So entsteht eine Atmosphäre, in der das Kind seiner Entwicklung gemäße Fragen stellen kann. Mit wachsendem Verständnis findet es mehr und mehr über die Bedeutung der Adoption heraus.

Einige Eltern machen die Adoption zum Staatsgeheimnis, andere reden ständig von ihr. Die meisten fühlen ihre Verantwortung schwer auf sich lasten, als müßten sie buchstabengetreu nachweisen, daß ein fremdes Kind zu Recht in ihre Pflege gegeben wurde. Wenn sie dem Kind tiefernst erklären, daß es adoptiert worden ist, so wird es sich fragen: »Ist Adoption etwas Schlimmes?« Wenn aber die Eltern die Adoption so natürlich akzeptieren wie des Kindes Haarfarbe, dann machen sie kein Geheimnis daraus und erinnern das Kind auch nicht ständig daran. Sie sollten wissen, daß sie gute Eltern sind, derer sich das Kind glücklich schätzen kann – sonst wäre die Adoption von der Behörde gar nicht genehmigt worden. Die Adoptiveltern sollten auch keine Angst vor den fehlenden leiblichen Eltern haben. Sie müssen mit Ängsten und Befürchtungen fertig werden, um sie nicht auf das Kind zu übertragen.

Nehmen wir einmal an, ein dreijähriges Kind hörte, wie seine Mutter zu einer Bekannten sagt, daß das Kind adoptiert ist. Das Kind fragt: »Was heißt adoptiert, Mutti?« Die Mutter könnte antworten: »Vor langer Zeit habe ich mir sehr ein kleines Mädchen zum Liebhaben gewünscht. Ich ging in ein Haus, wo es viele kleine Kinder gab und sagte einer Dame: Ich wünsche mir ein kleines Mädchen mit braunen Haaren und braunen Augen. Die Dame brachte mir ein kleines Kind – und das warst du. Ich sagte ihr: Nur dieses Kind möchte ich haben; ich will es adoptieren und für immer zu mir nach Hause nehmen. – So habe ich dich adoptiert.« Das ist ein guter Anfang, weil die positive Seite einer Adoption herausgestellt wird.

Das Kind wird sich über diese Geschichte freuen und sie gerne wieder hören.

Bei Kindern, die nicht als Säuglinge adoptiert wurden, muß man anders vorgehen, da sie sich an leibliche und Heimeltern noch erinnern können. Die Fragen werden im Laufe des Lebens in veränderter Form wiederkommen und sollten einfach und ehrlich beantwortet werden. Das Kind muß Gefühle und Befürchtungen ungehemmt ausdrücken dürfen.

Im Alter zwischen drei und vier Jahren möchten auch adoptierte Kinder wissen, woher kleine Kinder kommen. Die Antwort wird in Abschnitt 629 besprochen. Sie muß wahrheitsgemäß, aber dem Verständnis eines Dreijährigen angepaßt sein. Kinder bemerken aber den Widerspruch zwischen der Aussage, daß sie im Leib der Mutter aufgewachsen sind und der Geschichte mit dem Haus und den Kindern. Sie werden früher oder später fragen: »Bin ich bei dir drinnen gewachsen?« Die Adoptivmutter kann dem Kind erklären, daß es vor der Adoption in einer anderen Mutter gewachsen ist. Die anfänglich auftretende Verwirrung gibt sich meist im Laufe der Zeit.

Schließlich kommt die Frage, warum das Kind von seinen leiblichen Eltern aufgegeben wurde. Wenn Sie zu verstehen geben, daß das Kind unerwünscht war, dann zerstören Sie sein Vertrauen in alle Eltern. Dies kann im späteren Leben ganz unerwartet wieder hervortreten. Am besten, und der Wahrheit nicht zu entfernt, ist die folgende Antwort: »Ich weiß nicht, warum sie sich nicht um dich kümmern konnten, aber sie wollten es bestimmt.« Das Kind muß diese Information erst verdauen, und Sie sollten es mit einem Kuß oft daran erinnern, daß es jetzt immer zu Ihnen gehört.

Adoptierte Kinder und Erwachsene möchten natürlich gerne erfahren, wer ihre leiblichen Eltern sind. Früher erfuhren die Adoptiveltern nur sehr allgemeine Tatsachen über die körperliche und geistige Gesundheit der leiblichen Eltern. Deren Identität wurde nicht bekanntgegeben. Das erleichterte es den Adoptiveltern, auf die Frage nach den Eltern und dem Grund der Freigabe zur Adoption mit »Ich weiß es nicht« zu antworten. So wurde die Anonymität der leiblichen Eltern gewahrt, die meist nicht verheiratet waren und in ihrem späteren Leben die Schwangerschaft geheimhielten.

Heute kann die Information über die Identität der leiblichen Eltern per Gerichtsbeschluß erlangt werden, wenn das Adoptivkind (auch als Erwachsener!) dies verlangt. Gelegentlich wurden die Zweifel und Unsicherheiten durch einen Besuch bei den leiblichen Eltern günstig beeinflußt, in anderen Fällen wirkte sich ein Besuch auf Adoptivkind und -eltern ebenso wie auf die leiblichen Eltern negativ aus. Bevor man zum Gericht geht, sollte die Frage der Offenlegung der Identität der leiblichen Eltern gründlich diskutiert werden.

894. Das Kind muß sich vollständig in die Familie integriert fühlen. Ein adoptiertes Kind kann Angst davor haben, daß ihre Adoptiveltern sie eines Tages, genauso wie ihre leiblichen Eltern, aufgeben werden, wenn sie es sich anders überlegt haben oder das Kind sich nicht gut benimmt. Dies sollten Adoptiveltern stets berücksichtigen und niemals Anspielungen in diese Richtung machen. Solch eine Äußerung aus Wut oder Gedankenlosigkeit reicht schon, um das Vertrauen auf Dauer zu zerstören. Das Kind muß wissen, daß es für immer zu der Familie gehört. Es muß spüren, daß es ganz natürlich und von ganzem Herzen geliebt wird. Nicht die Worte allein, sondern die Familienatmosphäre ist ausschlaggebend.

Frühgeburten

Ein Kind, das weniger als fünf Pfund wiegt, bleibt im allgemeinen in der Klinik im Inkubator und wird fachärztlich betreut.

895. Sie müssen Ihre eigene Angst überwinden. Die meisten Frühgeborenen entwickeln sich ganz normal, wenn man von der Tatsache der früheren Geburt einmal absieht. Wenn die Gewichtszunahme auch zunächst bescheiden ist, so holen die Kinder dies in den folgenden Monaten leicht auf. Natürlich können sie gegen ihre Frühgeburt nichts tun. Ein Kind, das zwei Monate zu früh geboren wurde, und jetzt »ein Jahr alt« ist, ist eigentlich nur zehn Monate alt.

Wenn ein Frühgeborenes sechs Pfund wiegt, dann braucht man sich um es nicht mehr zu sorgen als um ein anderes Kind auch; leider glauben dies nur die wenigsten Eltern. Möglicherweise hat der Arzt sie zunächst vor frühem Optimismus gewarnt und ihnen erst später Zuversicht vermittelt. Oft war das Kind lange in einem Inkubator, wurde ständig von Krankenschwestern und Ärzten beaufsichtigt und mußte mit einer Sonde ernährt werden. Die Eltern haben oft kaum Gelegenheit, ihrem Kind nahe zu sein, obgleich einige moderne Krankenhäuser Eltern dazu aufrufen, ihr Kind sooft es geht, zu berühren, in Händen zu halten und zu füttern. Nach der Geburt muß die Mutter oft ihr Kind im Krankenhaus zurücklassen, und die Eltern sind einige Wochen lang »Eltern ohne Kind«. Manche Eltern haben das Gefühl, »ihr Kind sei eigentlich das Kind des Krankenhauses«.

Wenn der Arzt dann schließlich sagt: »Jetzt können Sie Ihr Kind mit nach Hause nehmen!«, dann fühlen sich viele Eltern nicht vorbereitet und etwas erschreckt. Sie entdecken plötzlich, daß einer von ihnen eine leichte Erkältung hat, und Sie finden alle möglichen kleinen Vorwände, warum sie vielleicht ihr Kind noch nicht nach Hause nehmen könnten. Die Schwestern und die Ärzte verstehen dieses Gefühl und können Ihnen helfen. Versuchen Sie, in den letzten Tagen vor der Entlassung des Babys, so viel Zeit wie möglich im Krankenhaus zu verbringen.

Wenn das Kind schließlich zu Hause ankommt, so treffen die Sorgen unsere frischgebackenen Eltern gleich mehrfach: Zimmertemperatur, Körpertemperatur des Kindes, Atmung, Aufstoßen, Bäuerlein, Stuhlgang, Stillen, Flaschennahrung, Tagesrhythmus, Schreien, Koliken, Verwöhnen. Erst im Laufe von Wochen werden sie genügend Selbstvertrauen gewinnen, und oft dauert es Monate, bis sie daran glauben, daß ihr Kind gesund, munter und so gut entwickelt wie andere Kinder ist.

896. Besorgte Nachbarn und Verwandte. Zu den inneren Problemen kommen Probleme von außen. Nachbarn und Verwandte sind oft änglicher, sorgenvoller, mehr von Vorurteilen geplagt als die Eltern. Sie stellen Dinge in Frage, sie erregen sich und hängen sich überall hinein, bis die Eltern dies nicht mehr aushalten. Manche Nachbarn erzählen den Eltern Schauermärchen, die sie über die angebliche Schwäche und Anfälligkeit von Frühgeborenen gehört haben. So etwas ist schon schlimm genug, wenn es wahr wäre. Noch schlimmer ist, daß die frischgebackenen Eltern nun mit Unwahrheiten konfrontiert werden, und das zu einem Zeitpunkt, wo sie ihre eigene Angst noch überwinden müssen.

897. Fütterung. Frühgeborene werden oft aus dem Krankenhaus entlassen, wenn sie etwa vier Pfund wiegen. Am besten versuchen Sie herauszufinden, wie oft das Kind im Krankenhaus gefüttert wurde. Bei Flaschenkindern können Sie schrittweise die Menge erhöhen und die Zeiten zwischen den Fütterungen dehnen wie bei reifen Neugeborenen, wenn Sie sehen, daß das Kind es annimmt.

Von Anfang an muß man vor allem darauf achten, daß man dem Kind nicht mehr Milch oder Brei zu essen gibt als es möchte. Man ist leicht versucht, dies zu tun, da das Kind so schmächtig aussieht. Die Eltern glauben, durch etwas mehr Nahrung würde es schneller wachsen und gegen Erkältungen und andere Krankheiten widerstandsfähiger werden. Ein dickes Kind ist allerdings nicht widerstandsfähiger gegen Krankheiten. Wachstum und Appetit sind bei jedem Kind individuell festgelegt. Wenn man den Appetit übergeht oder das Kind überfüttert, ändert man das Appetitverhalten, und das kann eher zur Gewichtsabnahme und zu schlechtem Gedeihen führen.

Wie reife Neugeborene sollten auch Frühgeborene erst im Alter von vier bis sechs Monaten feste Nahrung zu sich nehmen. Man muß dem Kind Zeit geben, sich an feste Nahrung zu gewöhnen und den Anteil der festen Nahrung ganz langsam steigern. So lassen sich Fütterungsprobleme vermeiden.

898. Das Stillen von Frühgeborenen. Eine Mutter, die ihr Frühgeborenes stillen möchte, wird ihre Brüste leerpumpen und die Milch dem Baby ins Krankenhaus bringen. Später kann die Schwester der Mutter helfen, noch im Krankenhaus mit dem Stillen zu beginnen. Da das Baby sich an die Flaschenfütterung gewöhnt hat, wirkt das Stillen für das kleine Baby sehr ermüdend. Treten Probleme auf, können Sie sich jederzeit an den Arzt oder die Mütterberatung wenden (Abschnitt 156).

899. Weitere Vorsichtsmaßregeln sind nicht notwendig. Das Baby kann gebadet werden. Achten Sie jedoch auf die richtige Temperatur und lassen Sie das Baby nicht kalt werden. Nimmt es gut an Gewicht zu, dürfen Sie mit ihm wie mit jedem anderen Kind ausfahren.

Die Eltern brauchen keine Angst zu empfinden, daß sie das Kind anstecken, wenn sie eine leichte Erkältung haben. Das Kind braucht nun vor Ansteckungen nicht *mehr* geschützt zu werden als jedes andere Kind vom gleichen Gewicht auch. Personen mit starken Erkältungen oder ansteckenden Krankheiten sollte man selbstverständlich nicht in das Zimmer eines Babys lassen, doch im übrigen ist weitere Isolierung und übertriebene Vorsicht nicht mehr vonnöten.

Die Impfungen beginnen zwei Monate nach der Geburt, wie bei reifen Neugeborenen. Frühgeborene reagieren schwächer auf Impfungen, brauchen aber besonderen Schutz vor Krankheiten, wie z. B. Keuchhusten.

Zwillinge

Der Verfasser dieses Buches hat sich einmal mit einer Umfrage an Mütter von Zwillingen gewandt. Sie sollten mitteilen, auf welche Weise sie ihr Problem »Zwei auf einmal« gelöst haben, ihre Erfahrungen wollte er dann weitergeben. Hunderte von Briefen bekam er, die in vielen Dingen absolut gegensätzliche Meinungen vertraten, in vielen Punkten aber auch übereinstimmten.

900. Hilfe. Alle Mütter von Zwillingen sind darin einer Meinung, daß sich die Arbeit, besonders in der ersten Zeit, himmelhoch türmte, aber daß die Belohnung dafür auch groß sei. Man braucht alle Hilfe, die man nur bekommen kann, und solange wie nur möglich. Wenn man es irgend einrichten kann, sollte man jemanden engagieren. Oder man sollte seine Mutter oder eine Verwandte oder eine Freundin bitten, für die ersten ein bis zwei Monate zu kommen. Stundenweise Hilfe ist auch noch immer besser als gar keine. Eine Studentin etwa, die sich etwas Geld verdienen möchte, die Aufwartefrau, die während dieser Zeit vielleicht etwas häufiger kommen kann – jede Hilfe ist recht. Wenn man sich mit seinen Nachbarn gut versteht, kann man auch sie mit einspannen. Es ist überraschend, wieviel Hilfe manchmal sogar schon das drei oder vier Jahre alte Schwesterchen der Zwillinge leisten kann.

Natürlich die wichtigste Hilfskraft ist der Vater der Zwillinge: er leistet Schichtarbeit mit der Mama beim Füttern oder beim Baden, beim Fertigmachen der Flaschen oder auch einfach beim Küchendienst. Aber fast noch wichtiger als die praktische Hilfe ist die moralische Unterstützung des Mannes, seine Geduld, seine Freundlichkeit und liebevolle Zärtlichkeit. Der Vater von Zwillingen hat die größte Chance, die einem Ehemann jemals geboten wird, seiner Frau Liebe und Achtung zu erweisen.

901. Wäsche. Ein Windeldienst ist beträchtlich preiswerter als Wegwerfwindeln, die zwar bequem, aber auch sehr teuer sind. Mit Zwillingen sollte man nun endlich auch eine Waschmaschine und einen Wäschetrockner kaufen. Man spart viele Stunden Arbeit, und man kann saubere Laken, Hemden und Nachthemden selbst bei Regenwetter haben.

Die Kinderwäsche kann man täglich oder jeden zweiten Tag machen; dies sollten die Eltern für sich entscheiden. Laken und Decken braucht man weniger zu wechseln, wenn man unter den Po des Kindes ein zusätzliches wasserdichtes Laken legt.

Eine Wäsche- oder Heißmangel kann für den Rest der Familie sehr viel Zeit und Energie sparen. Auch die Zahl der Windeln läßt sich reduzieren, wenn man sie nur einmal bei jeder Mahlzeit, entweder vorher oder nachher wechselt.

902. Jede Mutter von Zwillingen muß zuerst Mittel und Wege finden, die Arbeit im Haushalt zu reduzieren. Sie kann nicht mehr so oft saubermachen wie früher, sie kann auch ganz gewiß nicht ihre Möbel auf Hochglanz polieren und die Fenster so oft putzen, wie sie möchte.

Hat sie bereits andere Kinder, dann kann sie ihnen vielleicht Sachen anziehen, die nicht so schmutzen, so daß sie nicht so oft gewaschen und gebügelt werden müssen. Auch mit dem Essen wird sie sich vorübergehend nicht so viel Mühe machen können, sie wird Gerichte wählen, die zwar gesund, aber schnell und ohne großen Aufwand herzustellen sind. Auch ihren Abwasch muß sie so klein wie möglich halten.

903. Die richtige Ausrüstung für die Babys kann eine große Hilfe bedeuten. Viele Mütter haben herausgefunden, daß *ein* Bettchen oder Körbchen für beide Kinder sehr praktisch ist, wenigstens während der ersten zwei bis drei Monate, bis die Zwillinge zu groß und energisch werden. Ein Extrakörbchen, in das das eine Baby »transferiert« werden kann, wenn es unruhig ist oder schreit, hat sich als sehr nützlich erwiesen. Bewohnt man ein zweistöckiges Haus, in dem die Schlafräume oben sind, dann sollte man im unteren Stockwerk eine zweite Garnitur aller Kleidungsstücke aufbewahren, die Mutter erspart sich dadurch viel unnötiges Treppensteigen. Ein Teil der Ausrüstung kann geborgt oder aus zweiter Hand gekauft werden. Ein kleiner Krankenhaustisch oder ein Teetisch auf Rädern, auf dem alle nötigen Gegenstände wie Windeln, Unterlagen, Bürstchen, Watte, Creme und Puder liegen, ist sehr nützlich, da man ihn von Bettchen zu Bettchen oder auch von Zimmer zu Zimmer rollen kann.

Ein doppelter Kinderwagen ist zu breit für die meisten Türen, und zwei Babys, die so eng nebeneinander schlafen müssen, fangen schon nach wenigen Monaten an, sich gegenseitig zu stören. Anderseits kann ein Sportwagen mit zwei Sitzen monatelang sehr wertvoll sein.

Ein Kinderwagen, bei dem die Kinder hintereinander oder gegenüber sitzen, kann Türen leichter passieren. Zwei Kinderautobetten helfen, aber sie sind mit Autositzen nicht zu vergleichen. Jedes Kind braucht im Auto seinen eigenen Sitz. Ein solcher Sitz sollte anpaßbar sein, damit er nicht öfters durch einen größeren ersetzt werden muß.

904. Das Baden kann ruhig um die Hälfte herabgesetzt werden, wenn die Babys im übrigen sauber gehalten werden und wenn die Gesichter mit klarem Wasser und einem Waschlappen und die Windelgegenden jeden Tag mit milder Seife gewaschen und gut nachgespült werden. Solange die Haut in gutem Zustand ist, genügt es, wenn jedes Kind nur jeden zweiten Tag badet oder auch nur zweimal in der Woche – sogar einmal in der Woche genügt unter Umständen. Es ist schwer, beide Babys hintereinander zu baden oder zur gleichen Zeit, ohne daß eins oder beide ein Geschrei anfangen. Wenn man jemanden zur Hilfe hat, kann man das Baby, das zuerst gebadet hat, schon füttern lassen; oder man verlegt die Badestunde auf den Abend, wenn der Vater da ist und helfen kann. Es spart natürlich Zeit, wenn man die beiden Kinder rasch hintereinander im selben Wasser baden kann. Bei Zwillingen ist es noch wichtiger als beim Einzelkind, daß man alles, was man dazu braucht, bei der Hand hat.

905. Stillen ist praktisch und möglich. Aus Zuschriften, die ich erhielt, entnehme ich, daß Zwillinge so oft wie Einzelkinder und auch so lange gestillt werden. Dies beweist wiederum, daß die Menge an Muttermilch keinen festen Grenzen unterliegt. Die Mutterbrust produziert meist soviel, wie das Kind oder die Kinder brauchen, wenn man es richtig angeht. Wenn die Kinder zu klein sind, um gut gestillt zu werden, oder wenn sie länger als die Mutter im Krankenhaus bleiben, so kann man ganz einfach das Stillen durch eine Milchpumpe fördern. Sobald die Kinder aber mit der Brust etwas anfangen können, kann man sie beide gleichzeitig anlegen. Es ist wichtig, daß die Mutter einen bequemen Stuhl mit einer weichen Armlehne erhält. Sie kann mindestens drei verschiedene Positionen einnehmen. Wenn die Mutter sich halb oder ganz zurücklehnt, kann in jedem Arm ein Zwilling liegen. Wenn sie sich ziemlich gerade aufsetzt und auf jeder Seite Kissen hat, so können die Kinder auf jeder Seite liegen, wobei sie ihre Füße nach hinten strecken und die Mutter mit ihren Händen den Kopf an ihre Brust hält. Man kann auch die Kinder in den Schoß der Mutter legen, wobei sie aufeinander zu liegen kommen, die Köpfe aber so, daß jedes an »seine« Brust gelangen kann. Der Zwilling, der darunterliegt, hat nichts dagegen.

906. Das Vorbereitungen und Aufbewahren der Flaschennahrung für zwei macht viel Arbeit. Zwillinge sind für gewöhnlich bei der Geburt klein und brauchen zunächst alle drei Stunden Nahrung. Das bedeutet, daß man für 24 Stunden 12 bis 16 Fläschchen braucht. Meist hat der Kühlschrank nicht genug Raum für eine solche Anzahl. Man kann also die Nahrung nicht für einen Tag auf einmal fertigmachen. Man braucht die doppelte Anzahl von Flaschen, die natürlich doppelt soviel Arbeit machen. Mit Milchpulver kann man Geld sparen.

907. Regelmäßige Mahlzeiten. Die meisten Eltern sind der Meinung, daß das Füttern am besten geht, wenn man die Fütterung nach Bedarf etwas abändert. Sie warten, bis das erste Baby aufwacht, füttern es auch zuerst und wecken dann den Zwilling. Oder Sie wecken den Zwilling, sobald Sie das erste Baby zum Füttern bereit gesetzt haben. So können beide gleichzeitig ihre Mahlzeit erhalten. (Lesen Sie auch die Abschnitte 130–133.)

908. Wie gibt man Flaschen? Wie gibt man zwei Kindern die Flasche, wenn nur ein Elternteil da ist? Manche Eltern haben ein Kind so trainiert, daß es eine halbe Stunde nach dem anderen aufwacht. Aber in den meisten Fällen wachen die Kinder gleichzeitig auf, und es gibt nichts nervtötenderes als ein Kind füttern zu müssen, während das andere schreit. Nun kann man z. B. die beiden Zwillinge auf Sofa oder Bett zwischen die Eltern legen, wobei die Füße auf den Rücken der Eltern deuten. So kann die Mutter beide Flaschen gleichzeitig verabreichen. Eine andere Möglichkeit ist ein Flaschenhalter für das eine Kind, während sie das andere hält. Bei jeder Mahlzeit kann man dann die Kinder abwechseln.

Einige Eltern glauben, daß ein Flaschenhalter zumindest in den ersten Lebenswochen nicht sehr hilfreich ist. Manchmal verliert ein Kind den Sauger, fängt an zu schreien oder würgt. Dann müssen die Eltern das andere Kind, das prompt zu schreien beginnt, zunächst einmal sich selbst überlassen, um das erstere wieder ruhigzustellen. Sie finden es besser, wenn man gleichzeitig Flaschenhalter für beide Kinder hat und wenn sie als Eltern nahe oder zwischen den Kindern sitzen können und beide Hände frei haben, falls Hilfe benötigt wird. Durch die zwei Flaschenhalter gewinnen die Eltern viel Zeit, die sie zum Knubbeln mit ihren Kindern verwenden können, wenn es einmal weniger hektisch zugeht.

Verlaufen die ersten Lebenswochen bezüglich der Mahlzeiten sehr unregelmäßig, so sollte man aufschreiben, wie oft jedes Kind die Flasche bekommen hat, wieviel Gewicht es zunahm und wann es gebadet wurde. Andernfalls vergißt man leicht Mahlzeiten oder füttert einen Zwilling zweimal, läßt vielleicht den anderen mit leerem Magen ein Bäuerchen machen. Ein Notizbuch oder eine Tafel an jedem Bettchen können da die Arbeit erleichtern.

Viele Zwillinge – wie auch andere Kinder – machen ein Bäuerchen, wenn man sie nach der Mahlzeit auf den Magen legt. Bitte denken Sie aber auch daran, daß manche Kinder sich sehr unwohl fühlen, bis die Blase hochgekommen ist, während anderen dies nichts ausmacht.

909. Feste Nahrung kann man am Anfang dem einen Zwilling mit dem Löffel geben, während der andere die Flasche erhält. Man kann zusätzlich Zeit gewinnen, wenn die feste Mahlzeit zwei- statt dreimal gegeben wird. Wenn die Zwillinge etwas erfahrener mit fester Nahrung sind, kann man sie in der Ecke des Kinderbetts oder eines Sessels aufsetzen und gemeinsam mit dem Löffel füttern. Auch ein Zwillingskindertisch mit nach hinten klappbaren Sitzen hilft Eltern und Kindern.

Sie können viel Zeit sparen, wenn Sie Ihre Zwillinge gemeinsam mit dem Löffel füttern. Während der eine schluckt, können Sie den Löffel wieder beladen und den zweiten Zwilling versorgen. Ein gemeinsamer Teller und Löffel ist vielleicht nicht ganz so hygienisch, aber praktisch ist er allemal.

Zwillinge sollten möglichst früh mit den Fingern essen dürfen; dafür eignen sich Brotkruste, Vollkornkräcker, Gemüseschnitzel und Fleischstückchen. Wenn das Kind ein Jahr alt ist, sollte es auch versuchen dürfen, selbst mit dem Löffel zu essen.

910. Für Zwillinge eignet sich ein Ställchen, da zwei Krabbelkinder nur sehr schwer zu beaufsichtigen sind. Sie halten darin auch länger aus, weil sie einander Gesellschaft leisten. Im Alter von zwei bis drei Monaten sollten Sie das Kind zum Spielen in das Ställchen setzen, damit es sich früh daran gewöhnt. Schweres oder scharfkantiges Spielzeug ist zu vermeiden, da Zwillinge im Spiel gerne damit umherwerfen und sich so leicht verletzen können. Wenn ein Zwilling sich mit dem Ställchen nicht mehr abfinden will, so sollte man ihn nicht länger darin belassen.

Später ist es gut, wenn man für die Zwillinge ein Spielzimmer hat, das mit einem Gatter abgetrennt ist. Die Möblierung sollte so gewählt werden, daß Verletzungen weitgehend ausgeschlossen sind (Zwillinge sind sehr erfinderisch und bringen sich dadurch leider auch leicht in Gefahren).

911. Sollen Kleidung und Spielzeug bei Zwillingen ähnlich sein? Manche Eltern glauben, daß man nicht umhin kommt, ein praktisches und preisgünstiges Kleidungsstück gleich für beide Kinder zu kaufen. Auch die Zwillinge selbst legten großen Wert darauf. Andere Eltern machen die Erfahrung, daß man selten in einem Laden dasselbe Kleidungsstück zweimal bekommt. Bei anderen Eltern werden vor allem die abgelegten Kleidungsstücke älterer Geschwister mitverwendet, so daß jedes Kind anders gekleidet ist.

Manche Eltern berichten, sie hätten für beide Zwillinge von Anfang an das gleiche Spielzeug kaufen müssen, um Rivalität und
Schwierigkeiten zu vermeiden. Andere Eltern kaufen bewußt unterschiedliches Spielzeug, damit die Kinder schon früh teilen lernen;
davon ausgenommen sind besonders wertvolle Besitztümer wie
Dreiräder oder Puppen.

Die Einstellung der Eltern ist in jedem Falle ausschlaggebend.
Wenn sie meinen, daß ihre Kinder verschieden gekleidet sein müssen und ihr Spielzeug teilen sollen, werden Zwillinge das auch
akzeptieren. Wenn die Eltern aber identische Kleidung und Spielzeuge vorziehen, dann werden schließlich die Kinder auch darauf
bestehen. Das gleiche gilt auch für Einzelkinder: Haben die Eltern
feste Ansichten, werden die Kinder diese akzeptieren; sind die Eltern zögerlich, streiten die Kinder mit ihnen.

Zwillinge entwickeln sich als eigenständige Menschen leichter,
wenn jeder von ihnen eine Schublade und seinen Platz im Schrank
hat oder wenn ihre Kleidung gekennzeichnet ist. Bei gleichem
Schnitt helfen unterschiedliche Farben, damit der eine Zwilling sich
vom anderen abhebt.

912. Individualität. Bleibt schließlich noch die letzte Frage mehr
psychologischer Art: Inwieweit soll man Zwillinge als ein Doppelwe-
sen ansehen und diesen Umstand unterstützen, und inwieweit muß
man die Individualität eines jeden Kindes fördern, besonders bei
eineiigen Zwillingen? Zwillinge wirken überall faszinierend. Man
erwartet von ihnen, daß sie zum Vergnügen ihrer Umwelt »als
doppeltes Lottchen« auftreten, daß sie gleich aussehen, gleich gekleidet sind und daß sie überall, wo sie hinkommen, bestaunt werden. Für die Eltern von Zwillingen ist es schwer, die Kinder vor
diesem albernen und sentimentalen Gehabe der Umwelt zu schützen, sofern sie nicht sogar selbst in den gleichen Fehler verfallen. Es
besteht nämlich die Gefahr, daß die Zwillinge allmählich meinen
könnten, ihre einzige Aufgabe im Leben sei es, als reizendes und
bestauntes Doppel herumzulaufen. Das mag im Kleinkindalter an-
nehmbar sein, doch schon bei jungen Mädchen wird es problematisch, und je älter die Zwillinge werden, um so schwieriger ist es für
sie, ein normales Leben zu führen, wenn sie an die absolute Gleich-
heit gewöhnt sind. Zwei Frauen, die dadurch wirken wollen, daß sie

sich gleich kleiden, sind keine unbedingt erfreuliche Attraktion mehr.

Das soll nun nicht heißen, daß die Eltern es auf jeden Fall vermeiden sollten, ihre Zwillinge gleich anzuziehen, und daß sie sie energisch vor jedweder Bewunderung der Umwelt schützen müßten. Zwillinge zu sein und zu haben, das macht den Kindern und den Eltern Spaß, und in vernünftigen Grenzen dürfen alle Teile diese Laune der Natur genießen.

Tatsächlich hat man beobachtet, daß Zwillinge dadurch, daß sie Zwillinge sind, eine besonders ausgeprägte Persönlichkeit entwickeln: Sie sind schon früh unabhängig von der elterlichen Aufsicht, haben ungewöhnliche Fähigkeiten der Zusammenarbeit beim Spiel und in der Schule und zeichnen sich durch Loyalität und Generosität anderen Kindern gegenüber aus.

Wenn man Zwillinge erwartet oder wenn sie einen überraschen, ist die Namensgebung oft schwierig. Man vermeide es, besonders eineiigen Zwillingen, die ohnehin schwer zu unterscheiden sind, ähnlich lautende Namen zu geben – ebenso, wie man klug daran tut, sie nicht ständig, sondern nur zeitweilig gleich anzuziehen. Man gewöhne sie frühzeitig an den Umgang mit anderen Kindern, so daß sie nicht ausschließlich auf sich selbst angewiesen sind, und ermutige Freunde und Nachbarn, ruhig auch einmal nur *ein* Kind einzuladen, während das zweite Kind vielleicht mit den Eltern ausfährt oder die Möglichkeit hat, sich anderweitig zu beschäftigen.

In besonderen Fällen kann es vorkommen, daß in der Schule das eine Kind so sehr von dem anderen abhängig ist, daß die Zwillinge getrennt werden müssen. Aber es wäre töricht und grausam, wollte man nur aus Prinzip die Kinder trennen, wo es gar nicht nötig ist.

913. Man mache sich keine Sorgen um die Gerechtigkeit. Hier ein weiterer Rat. Einige verantwortungsbewußte Eltern sind immer in Sorge, daß sie vielleicht unbewußt ein Kind bevorzugen. Man braucht die Gerechtigkeit Zwillingen gegenüber nicht nach dem Buchstaben zu betreiben. Die natürliche Liebe der Eltern sorgt schon für den richtigen Ausgleich, und wenn man allzu besorgt ist, daß man etwas falsch macht, wird das Verhältnis zwischen Eltern und Kindern verkrampft und gezwungen. Jedes Kind will entsprechend seinen eigenen liebenswerten Qualitäten geliebt werden. Es ist zufrieden, wenn es weiß, daß es sein Plätzchen im Herzen der Eltern hat, und es wird – abgesehen von besonderen Fällen – nicht nachrechnen, ob Bruder oder Schwester ein Quentchen mehr Liebe bekommen. Doch wenn die Eltern sich einen Zwang antun, um »gerecht« zu sein, werden die Kinder das über kurz oder lang spüren und darüber unglücklich sein.

914. Die Sprache der Zwillinge. Zwillinge entwickeln oft eine private Mundart zwischen sich selbst – sie verständigen sich mit Blicken, Gesten und seltsam klingenden Worten. Dadurch wird die Entwicklung ihrer allgemeinverständlichen Sprache zeitweilig gehemmt, und das geht manchmal so weit, daß sie in der Schule zunächst etwas hinter den anderen Kindern herhinken. Doch das holen sie ohne weiteres auf.

SCHEIDUNG, ALLEINERZIEHENDE ELTERN UND STIEFELTERN

Es wird oft gesagt, daß die Familie als Institution keine Zukunft mehr hat. Das glaube ich nicht. Sie ändert sich nur. Der Anteil der Familien, bei der der Vater arbeiten geht, die Mutter die Hausfrau ist und die beiden Kinder betreut, geht zurück. Trotzdem ist und bleibt die Familie – wer immer jetzt auch dazu zählt – der Mittelpunkt unseres Lebens. Sie gibt den meisten von uns die Liebe und Geborgenheit, die wir so dringend brauchen. Das ist es, was zählt. Dabei ist es ganz gleich, ob die Familie aus zwei Elternteilen besteht oder ob jemand allein erzieht, ob Kinder aus früheren Ehen mit dabei sind oder ob Kinder nur zum Wochenende oder zum Urlaub zu Besuch kommen.

Scheidung

Trennung und Scheidung werden immer häufiger. Im Film läuft die Scheidung oft sehr viel freundlicher ab als im wirklichen Leben, wo zwei Menschen dann sehr schlecht aufeinander zu sprechen sind.

915. Eheberatung. Eine Scheidung kann alle Familienmitglieder jahrelang bedrücken. Manchmal ist sie aber nicht schlechter als ein langdauernder Ehekrieg. Als eine weitere Alternative gibt es Eheberatung und Familientherapie, entweder in einer Familienberatungsstelle oder bei einem Ehe- und Familientherapeuten. Manchmal müssen Mann und Frau einmal pro Woche monate- oder jahrelang zur Beratung gehen, um ihre Probleme und deren Ursachen kennenzulernen. In der Tat: zum Streit braucht man zwei. Wenn aber der eine Partner seine Rolle im Konflikt leugnet, so sollte der andere sich doch beraten lassen, ob und wie die Ehe zu retten ist. Immerhin muß am Anfang eine starke Zuneigung vorhanden gewesen sein, und viele Geschiedene sagen später, sie hätten vielleicht doch die Probleme ernsthafter anpacken und ihre Ehe retten sollen.

Fast immer wird der eine Partner bei Meinungsverschiedenheiten den Hauptteil der Schuld dem anderen zuweisen. Ein Außenstehender bemerkt oft schnell, daß nicht der eine oder der andere der Bösewicht ist, sondern daß die beiden nicht bewußt merken, wie sie sich gegeneinander verhalten. Z. B. möchte jeder Partner in seinem Unterbewußtsein vom anderen wie ein kleines Kind verwöhnt werden, anstatt seinen Teil an der Partnerschaft beizutragen. In einem anderen Fall bemerkt ein Partner nicht, wie sehr er den anderen dominiert, der seinerseits dieses Dominiertwerden unbewußt herausfordert. Bei Untreue verliebt sich der Treulose meist nicht wirklich in einen Dritten, sondern rennt vor irgend etwas davon oder versucht unbewußt seinen Partner eifersüchtig zu machen.

916. Wie sage ich es den Kindern? Kinder merken sehr schnell, wenn die Beziehung zwischen ihren Eltern gestört ist; man sollte ihnen das Gefühl geben, daß sie mit ihren Eltern darüber sprechen können, um ein klares Bild zu bekommen. Kinder müssen beiden Eltern glauben können, wenn sie lernen sollen, an sich selbst zu glauben. Daher müssen Eltern es vermeiden, sich gegenseitig die Schuld zuzuschieben, auch wenn diese Versuchung naheliegt. Besser ist es, wenn sie den Streit in allgemeinen und neutralen Worten darstellen, z. B. »Wir streiten uns über jede Kleinigkeit« oder »Wir streiten uns über das Geld« oder »Mutti regt sich auf, wenn Vati ein paar Gläser Wein trinkt«.

Das Wort »Scheidung« sollten Sie vor den Kindern nicht in den Mund nehmen, außer dieselbe steht unmittelbar bevor. Dann aber sollte nicht nur einmal darüber gesprochen werden. Für kleine Kinder sind Welt und Familie, d. h. Vater und Mutter, identisch. Das Auseinanderfallen der Familie kann für sie das Ende der Welt bedeuten. Daher müssen Sie einem Kind die Scheidung viel behutsamer als einem Erwachsenen nahebringen: es wird jetzt die meiste Zeit mit seiner Mutter zusammen leben; der Vater wird in der Nähe (oder weit weg) sein; er wird das Kind weiter liebhaben und ihm ein Vater sein; gelegentlich wird er es besuchen; es kann ihn jederzeit anrufen oder ihm Briefe schreiben.

Es reicht nicht, dem Kind eine Scheidung zu erklären; es muß auch die Möglichkeit haben, Fragen zu stellen. Sie werden erstaunt sein, was sich das Kind unter einer Scheidung vorstellt; manche

Kinder meinen, sie seien die Ursache für die Scheidung oder würden jetzt beide Eltern verlieren. Solche Mißverständnisse sollten schnell ausgeräumt werden, aber Sie sollten wissen, daß dieses Mißverständnis später noch einmal auftauchen kann.

917. Bei den Kindern entwickeln sich Spannungen, die ein paar Jahre anhalten können. In einer Untersuchung fand man, daß Kinder unter sechs Jahren Angst hatten, verlassen zu werden, schlecht schliefen, wieder bettnäßten, Wutanfälle und Aggressionen zeigten. Bei Kindern zwischen sieben und acht Jahren herrschten Besorgnis und das Gefühl, allein zu sein, vor. Im Alter von 9 und 10 Jahren verstanden Kinder die Scheidung besser, waren aber einem oder beiden Elternteilen gegenüber feindlich eingestellt und klagten über Magenschmerzen und Kopfweh. Jugendliche erzählten, daß sie die Scheidung schmerzvoll miterlebten, und daß sie traurig, wütend und beschämt seien. Einige Mädchen hatten Schwierigkeiten, gute Beziehungen zu Jungen aufzunehmen.

Am besten hilft man den Kindern, wenn man ihnen die Möglichkeit gibt, sich über ihre Gefühle auszusprechen und man ihnen versichert, daß sie an der Scheidung keine Schuld tragen. Die Kinder müssen wissen, daß beide Eltern sie noch lieben. Wenn die Eltern aufgrund ihrer eigenen emotionalen Spannungen nicht in der Lage sind, darüber mit den Kindern zu sprechen, sollten sie sich an einen Berater wenden, der regelmäßig mit den Kindern reden kann.

918. Die Reaktion der Eltern. Wenn der Mutter das Sorgerecht zugesprochen wird, werden die ersten Jahre nach der Scheidung oft schwierig. Die Kinder sind gespannter, verlangen zuviel und klagen zu oft; der Umgang mit ihnen ist weniger angenehm. Der Vater fehlt bei Entscheidungen, beim Schlichten von Streitigkeiten und bei der Übernahme gemeinsamer Verantwortung. Berufstätigkeit und die Sorge für Heim und Kinder ermüden leichter. Der erwachsene Partner fehlt, und das heißt auch die soziale und romantische Zuneigung eines Mannes. Hinzu kommt die Sorge, die Mutter könnte den Lebensunterhalt nicht verdienen und die Familie nicht führen. (Bei der Scheidung muß ein ausreichender Unterhalt vereinbart werden, obgleich dies noch nicht garantiert, daß diese Zahlungen auch pünktlich eingehen.) Für viele Mütter ist es aber schließlich ein

Erfolgserlebnis, wenn sie beweisen können, daß sie ohne fremde Hilfe eine Familie durchbringen und führen können; sie entwickeln dadurch ein Gefühl für ihre Fähigkeiten und ein Selbstvertrauen, das sie vorher nie besessen haben.

Für die Begrenzung der täglichen Ausgaben, für die Sorge um Haus und Kinder und wegen der notwendigen Partnerschaft hilft es einer geschiedenen Frau manchmal, wenn sie mit einer anderen geschiedenen Frau eine gemeinsame Wohnung bezieht. Natürlich muß man sich dazu vorher gut kennen. Im übrigen gilt eine solche Lösung auch für Männer. Väter, die das Sorgerecht für ihre Kinder erhalten, haben übrigens die gleichen Probleme.

Manch einer glaubt, geschiedene Väter ohne Sorgerecht führten ein schlaues Leben, träfen viele Frauen und hätten keine Verantwortung für eine Familie mehr, wenn man von Unterhaltszahlungen und Besuchen absieht. In Wirklichkeit fühlen sich geschiedene Väter meist nicht so prächtig. Gelegenheitsbekanntschaften finden sie schnell oberflächlich und bedeutungslos. Sie klagen darüber, daß sie bezüglich der Entwicklung der Kinder nicht mehr gefragt werden. Sie bemerken endlich, daß ihnen die Kinder fehlen, und sei es nur, weil diese nicht mehr um Rat oder Erlaubnis fragen – Dinge, für die Väter zuständig sind. Die Besuche der Kinder beschränken sich oft auf ein gemeinsames Essen und Kino – was zwar ein Vergnügen für die Kinder sein kann, aber mit einer persönlichen Beziehung wenig zu tun hat. Väter und Kinder haben oft Schwierigkeiten, in dieser Situation miteinander ins Gespräch zu kommen.

Sorgerecht und Besuche

919. Sorgerecht. Lange Zeit glaubte man, daß Kinder am besten bei der Mutter aufgehoben wären, wenn diese nicht völlig unfähig zum Erziehen wäre. (Noch davor waren Scheidungen relativ selten, dennoch erhielt der Vater meist das Sorgerecht, da man Kinder als Eigentum betrachtete und ihm der Großteil davon zustand.)

In letzter Zeit erkannte man, daß bei der Erziehung von Kindern viele Väter es mit den Müttern aufnehmen können. Diese Erkenntnis wird in der Rechtsprechung jetzt häufiger berücksichtigt. Es liegt leider in der Natur der Sache, daß bei einer Scheidung viel Bitterkeit aufkommt. So treten Vater und Mutter in Wettbewerb um das Sorgerecht, ohne daß sie an das Wohl der Kinder denken. Jeder nimmt einfach an, er könne sich am besten um das Kind kümmern.

Hierbei muß man berücksichtigen: Wer hat sich vorwiegend um das Kind gekümmert (besonders wichtig bei Kleinkindern, die unter diesem Verlust vor allem leiden)? Wie waren die Beziehungen zu Vater und Mutter im einzelnen? Hat das Zusammensein mit Bruder oder Schwester eine Bedeutung (besonders wichtig bei Zwillingen)?

Früher nahm man an, die Eltern seien vor Gericht Gegner, was das Sorgerecht, den Unterhalt der Kinder und des Ehegatten und den Zugewinnausgleich betrifft. Je mehr diese gegnerische Haltung vor allem beim Sorgerecht vermieden wird, desto besser ist es für die Kinder. Heute wird öfters ein gemeinsames Sorgerecht zugesprochen; so kann der nicht primär das Sorgerecht ausübende Partner auf die Entwicklung der Kinder etwas stärker Einfluß nehmen; er fühlt sich von den Kindern nicht so »geschieden« und läuft weniger Gefahr, den Kontakt mit ihnen zu verlieren.

In manchen Fällen bedeutet gemeinsames Sorgerecht, daß das Kind vier Tage beim einen und drei Tage beim anderen Elternteil ist, oder daß der Aufenthalt im Wochenturnus wechselt. Für Eltern und Kinder ist das aber oft sehr unpraktisch, da das Kind ja zu Kindergarten oder Vorschule gehen muß. Die Routine wird durch dieses Sorgerecht erheblich gestört.

Ein gemeinsames Sorgerecht bedeutet in meinen Augen, daß sich die Eltern im Geiste der Zusammenarbeit um das Wohlergehen der Kinder kümmern. Sie beraten miteinander ihre Pläne, Entscheidungen und Reaktionen auf Wünsche des Kindes, so daß kein Elternteil ausgeschlossen ist. (Manchmal hilft ein Berater, der die Kinder kennt, und den Eltern bei Entscheidungen beisteht.) Weiterhin ist es wichtig, daß beide Elternteile genügend Zeit für die Kinder haben, um mit ihnen in Kontakt zu bleiben. Dabei sind Faktoren wie die Entfernung zwischen den beiden Wohnungen, die Größe der Wohnungen, der Schulweg und die Eigenheiten der Kinder zu berücksichtigen. Wenn ein Elternteil weit wegzieht, werden die Besuche sich auf die Ferien beschränken, aber die Verbindung durch Telefon und Briefe sollte nicht abreißen. Ein gemeinsames Sorgerecht ist nur sinnvoll, wenn beide Eltern ihre gegenseitige Abneigung dem Wohl ihrer Kinder unterordnen können. Ansonsten gibt es einen Streit ohne Ende, und der Richter sollte das Sorgerecht besser einem Elternteil zusprechen und eine Besuchsregelung vorschreiben.

Manchmal bauen sich bei einem Kind besonders im Jugendalter Spannungen gegenüber dem Elternteil auf, der das Sorgerecht erhalten hat. Es glaubt dann, daß es »andersherum viel schöner« gewesen wäre. Es kann dann unter Umständen besser sein, wenn das Kind eine Weile bei dem anderen Elternteil lebt. Ein Kind aber, das so mehrmals hin und her zieht, versucht nur, den Problemen auszuweichen, ohne sie zu lösen. Es ist deshalb wichtig, herauszufinden, was diese Spannungen verursacht.

920. Besuchszeiten. Fünf Tage bei der Mutter und die Wochenenden beim Vater sind zwar günstig und auch häufig die Praxis, aber auch die Mutter möchte einmal ein entspanntes Wochenende mit den Kindern genießen, während der Vater nicht jedes Wochenende mit den Kindern verbringen möchte. Das gleiche gilt für die Schulferien und die Sommerzeit. Werden die Kinder dann älter, sind es die Freunde oder Freizeitbeschäftigungen, die es mal mehr zu dem einen oder anderen Elternteil hinziehen. Daher muß jedes Schema flexibel sein.

Der nicht sorgeberechtigte Partner darf keinesfalls angemeldete Besuche kurzfristig absagen. Kinder werden dadurch sehr verletzt, wenn anscheinend andere Verpflichtungen wichtiger sind. Sie verlieren den Glauben an diesen Elternteil und an ihre eigene Bedeutung. Besuche sollten frühzeitig abgesagt werden, und man sollte einen Ersatztermin gleich mitvereinbaren. Besonders wichtig ist, daß der nicht-sorgeberechtigte Elternteil den Kontakt im Laufe der Zeit nicht so vermindert, daß man von einer Beziehung nicht mehr reden kann.

921. Geschiedene Väter haben ein seltsames Gefühl, wenn sie von ihren Kindern, insbesondere von Söhnen, Besuch erhalten. Bei Müttern kommt das seltener vor, da sie meist das Sorgerecht ausüben. Außerdem besteht zwischen Vater und Sohn oft eine stärkere Spannung als zwischen Vater und Tochter. Väter neigen dazu, die Kinder einfach zu verwöhnen; sie gehen mit ihnen zum Essen, zu Sportveranstaltungen und ins Kino, und sie unternehmen mit ihnen Ausflüge. Dagegen ist nichts einzuwenden, wenn das nicht zur

Regel wird; denn leicht entsteht der Eindruck, Väter könnten das Schweigen nicht ertragen und das »Unterhaltungsprogramm« gehöre zum Wochenende. Der Besuch von Kindern kann aber so entspannt und gemütlich sein, als seien sie zu Hause. Sie können lesen, Hausaufgaben machen, Radfahren, angeln, mit Bällen spielen oder sich ihren Hobbys widmen. Väter können an diesen Tätigkeiten Anteil nehmen und so mit ihren Kindern ins Gespräch kommen. Auch Fernsehen ist möglich, aber das Wochenende sollte damit nicht ausgefüllt werden. Selbstverständlich darf der Vater auch seinen eigenen Interessen nachgehen, wie er das täte, wenn die Ehe noch bestünde.

Den Eltern fällt oft auf, daß die Kinder etwas durcheinander sind, wenn sie vom anderen Elternteil, besonders von dem ohne Sorgerecht, kommen. Manchmal ist das nur die Folge der Einstellung auf die jeweils andere Umgebung. Es kann aber auch sein, daß jede Abreise und Ankunft das Kind – wenn auch nur im Unterbewußtsein – daran erinnert, wie das Elternteil ohne Sorgerecht aus der Wohnung ausgezogen ist.

Dem können die Eltern entgegenwirken, indem sie Geduld zeigen, sich genau an die verabredete Zeit für das Abholen des Kindes halten und auch während dieser Treffen mit dem ehemaligen Partner keine Konflikte aufkommen lassen.

922. Die Großeltern nach einer Scheidung. Nach einer Scheidung sollten die Enkelkinder den gleichen Kontakt zu ihren Großeltern haben wie vorher. Wenn die Eltern des ehemaligen Partners sich durch die Scheidung verletzt oder verärgert fühlen, kann das natürlich etwas schwierig sein. Vielleicht lassen sich diese Kontakte während der normalen Besuchszeiten organisieren. Man sollte jedoch die Geburtstage, die Schulferien und andere besondere Anlässe nicht vergessen. Die Großeltern sind oft eine wichtige Stütze für die Kinder – die Mühe lohnt sich also. Außerdem muß man den eigenen Wunsch der Großeltern verstehen, den Kontakt zu den Enkelkindern nicht abbrechen zu lassen.

923. Die Kinder sollten nicht einseitig beeinflußt werden. Die Versuchung liegt nahe, in Anwesenheit der Kinder den anderen Partner herabzusetzen oder zu kritisieren. Beide Eltern fühlen sich am

Scheitern der Ehe, wenn auch manchmal nur unbewußt, schuldig. Wenn man Freunde, Verwandte und Kinder davon überzeugen kann, daß der Ehepartner schuld hatte, vermindert sich dieses Schuldgefühl. Man erzählt die schlimmsten Geschichten über den Ehepartner, ohne den eigenen Beitrag am Problem einzugestehen. Kinder wissen nun, daß sie von beiden Eltern abstammen und können leicht annehmen, daß sie auch von dem »bösen« Teil etwas geerbt haben. Außerdem möchten Kinder beide Eltern behalten und von ihnen geliebt werden. Sie kommen in ein Dilemma, wenn sie bösartiger Kritik zuhören müssen.

Ein Jugendlicher weiß eher, daß niemand perfekt ist und entwickelt ein entsprechendes Kritikbewußtsein. Er findet Fehler selbst heraus, und man sollte seine Zuneigung nicht zu gewinnen versuchen, indem man den Expartner kritisiert. Teenager schwenken in ihren Gefühlen oft bei geringer Ursache um. Wenn sie auf einen Elternteil böse sind, den sie früher bevorzugt haben, dann sagen sie ihm alle Unfreundlichkeiten ins Gesicht und geben zu verstehen, die Kritik am anderen Partner sei erfunden und erlogen. Eltern erhalten sich die Liebe ihrer Kinder am besten, wenn sie zulassen, daß ihre Kinder sie beide lieben, an beide glauben, mit beiden Zeit verbringen. Eltern sollten Kinder nicht darüber ausfragen, was sich während des Besuchs beim anderen Elternteil ereignet hat. So können sich Kinder bei diesem Elternteil natürlich nicht mehr wohlfühlen. Auch kann sich dieser Eindruck ins Gegenteil umkehren, und das Kind richtet sich gegen den mißtrauischen Elternteil.

Alleinerziehende Eltern

924. Allgemeine Bemerkungen. Da Kinder sehr viel Zeit mit ihren Eltern verbringen sollen, bedeutet dies für alleinerziehende Eltern, daß sie einen großen Teil der Abende und Wochenenden darauf verwenden müssen; das heißt aber nicht, daß sie das Kind mit Geschenken und übermäßiger Zuwendung verwöhnen sollten (siehe Abschnitte 39 und 40, die sich mit berufstätigen Eltern befassen). Die Eltern sollten sich nicht während der Zeit mit dem Kind nur auf dieses konzentrieren, als handele es sich um einen Prinzen auf Besuch. Das Kind kann sich mit einem Hobby beschäftigen, seine Hausaufgaben machen und bei der Hausarbeit helfen, während Vater oder Mutter etwas anderes tun. Sie können dennoch in dieser Zeit miteinander im Gespräch und in Kontakt sein. Dann redet man über dies und das stundenlang je nach Belieben (siehe Abschnitt 52 über zwei Eltern und Abschnitte 60–64 über Kinderpflege).

Der alleinerziehende Elternteil wird sich oft an das Kind oder die Kinder klammern, da sie einen gefühlsmäßigen Ersatz für den ehemaligen Partner sind; er sollte aber daran denken, daß die Kinder ihre eigene seelische Entwicklung durchmachen müssen, und daß dieser Reifungsprozeß gestört wird, wenn sich das Kind als »Ersatz-Erwachsener« verhalten muß. Der überlebende Elternteil ist auch leicht versucht, zu den ältesten Jungen oder Mädchen zu sagen: »Jetzt bist du der Mann/die Frau in der Familie, und ich muß mich ganz auf dich verlassen können.« Selbstverständlich können alle normalen Kinder zusätzliche Aufgaben übernehmen und den Eltern gefühlsmäßig Unterstützung bieten. Die Erwachsenenrolle kann aber kein Kind annehmen, ohne daß die zukünftige seelische Entwicklung und Reife beeinträchtigt würden. Alleinerziehende Eltern müssen lernen, mit der Überraschung, dem Lächeln oder auch der mißtrauischen Beobachtung zu leben, die sich einstellt, wenn man etwas macht, das normalerweise vom Partner des anderen Geschlechts ausgeführt wird.

925. Die alleinerziehende Mutter. Nehmen wir zunächst das Beispiel eines Kindes, das wegen einer Scheidung oder eines Todesfalls keinen Vater hat; oder eine alleinstehende Frau hat ein Kind bekommen oder auch adoptiert. Es wäre Unsinn zu sagen, daß das Fehlen des Vaters für das Kind unerheblich sei, oder daß die Mutter diesen Verlust leicht ausgleichen könnte. Selbstverständlich kann die Mutter es schaffen, Kinder auch ohne Vater zu gesunden Menschen aufzuziehen.

Die Einstellung der Mutter ist das Wichtigste. Manchmal fühlt sie sich einsam, eingesperrt oder mit sich und der Welt unzufrieden und läßt das Kind dies auch spüren. Ein solches Verhalten ist natürlich und wird dem Kind wenig schaden. Wichtig ist, daß sie ein ganz normaler Mensch bleibt, ihre Freundschaften und Hobbys und ihren Beruf aufrechterhält; alle Aktivitäten außerhalb des

Hauses sollten, wenn möglich, ganz beibehalten werden. Das ist schwierig für die Mutter, wenn sie sich um ein kleines Kind ständig kümmern muß und niemand ihr hilft. Sie könnte nun aber auch andere Menschen einladen oder das Kind einen Abend bei Freunden unterbringen, wenn sein Schlaf nicht darunter leidet. Eine fröhliche und kontaktfreudige Mutter ist viel wichtiger als eine, die nur noch die Routine abspult. Für das Kind ist es nicht gut, wenn alle ihre Aktivitäten, Gedanken und all ihre Zuneigung um es kreisen.

Junge oder ältere Kinder, Jungen oder Mädchen, müssen freundliche Beziehungen zu Männern entwickeln, wenn der Vater fehlt. Kleine Kinder im Alter bis zu zwei Jahren kann man daran erinnern, daß es auch angenehme Männer gibt, die tiefer sprechen, andere Kleider tragen und andere Gewohnheiten haben als Frauen. Ein freundlicher Verkäufer ist manchmal schon eine große Hilfe: Er braucht nur zu lächeln; natürlich ist er kein Ersatz für Freunde. Wenn Kinder auf drei Jahre zugehen, so ist die sie umgebende Gemeinschaft von besonderer Bedeutung. Sie müssen die Möglichkeit haben, mit anderen Männern und älteren Jungen in Kontakt zu kommen. Großväter, Onkel, Cousins, Lehrer, Geistliche, Freunde der Familie oder eine Mischung von all diesen können den Vater ersetzen, wenn sie sich beim Kind wohlfühlen und es mehr oder weniger regelmäßig besuchen. Kinder über drei Jahre bauen ein idealistisches Vaterbild auf, ob sie sich nun an ihn erinnern oder ob sie ihn gar nicht mehr gekannt haben. Freundliche Männer aus ihrer Umgebung nehmen Einfluß auf dieses Bild und die Vorstellung von einem Vater; so erahnen Kinder, wie ein Vater sein könnte. Die Mutter kann dazu beitragen, indem sie gegenüber männlichen Verwandten besonders zuvorkommend ist und Sohn oder Tochter ins Zeltlager oder in die Schule, die ein paar Lehrer hat, schickt. Die Mutter kann ihr Kind auch ermuntern, Vereinen und Organisationen beizutreten, die von Männern geführt werden. Ein Junge ohne einen Vater braucht besonders Möglichkeit und Zuspruch, wenn er mit anderen Jungen spielen soll. Eine Mutter ist leicht versucht, den Jungen zu ihrem engsten Kameraden zu machen und ihn für ihre Interessen, Hobbys und Einstellungen einzunehmen. Wenn sie ihre Welt für ihn sehr attraktiv macht und er sich dort besser als in der Welt der Jungen zurechtfindet (wo er sich erst durchsetzen muß), dann wird er sich unter Umständen vorzeitig mit den Interessen der Erwachsenen beschäftigen und so aufwachsen. Sicher ist es gut, wenn eine Mutter viel Zeit mit ihrem Jungen verbringen kann; sie muß aber auch an seinen Interessen Anteil nehmen, ihn seinen Weg gehen lassen und nicht nur Dinge mit ihm tun, die ihr Spaß machen. Es ist gut, wenn sie andere Jungen regelmäßig nach Hause einlädt.

926. Der alleinerziehende Vater. Hier trifft alles das zu, was im vorigen Abschnitt bereits zur alleinerziehenden Mutter gesagt wurde. Häufig ergibt sich aber ein anderes Problem. Viele Männer werden anfangs Schwierigkeiten haben, die Rolle des zärtlich tröstenden Vaters zu übernehmen, da man oft der Meinung ist, dies sei eine typisch »weibliche« Verhaltensweise. Das Kind braucht es aber.

927. Wenn Eltern sterben. Kinder befassen sich in jeder Altersstufe auf andere Weise mit dem Tod; es dauert etwa ein Jahr, bis bei Erwachsenen wie Kindern das Leben wieder seinen gewohnten Gang nimmt. Für die meisten Kinder ist der Tod keine nicht rückgängig zu machende biologische Tatsache, solange sie jünger als neun oder zehn Jahre alt sind. Jüngere Kinder reagieren auf den Tod eines Elternteils zunächst kaum, da sie meinen, die Eltern kämen wieder zurück. Der überlebende Elternteil sollte aber jetzt seine persönlichen und religiösen Auffassungen über den Tod und die Zeit nach dem Tod dem Kind vermitteln; so kann er auch dem Kind helfen, die Krise zu überwinden. Angst, Ärger, Schuld und Traurigkeit betreffen mehr oder weniger jeden, und diese Gefühle müssen ausgedrückt werden können, damit man sie nach einiger Zeit verarbeitet hinter sich lassen kann. Erst dann kann das Leben wieder weitergehen.

Wenn ein Elternteil nach dem Tod des Partners beginnt, sich nach einem neuen Lebensgefährten umzusehen, reagieren die Kinder oft sehr unterschiedlich. Einerseits freuen sie sich auf einen neuen »Vater« oder eine neue »Mutter«. Andererseits können die Kinder auch auf den neuen Partner eifersüchtig werden, da ihnen die Liebe der Mutter bzw. des Vaters nun nicht mehr allein gehört. Die Kinder müssen spüren, daß der neue Partner ihnen ebensoviel Liebe geben kann und sie die Liebe ihrer Mutter oder ihres Vaters dadurch nicht verlieren.

928. Wenn Eltern sich verabreden. Kinder, deren Eltern sich kurz vorher haben scheiden lassen, wünschen bewußt oder unbewußt, daß sich die Eltern wiederfinden; manchmal meinen sie, die Eltern seien zwar getrennt, aber dennoch verheiratet.

Wenn sich nun ein Elternteil verabredet, glaubt das Kind oft, nun sei dieser Elternteil untreu geworden; die neue Bekanntschaft wird als Eindringling betrachtet. Daher sollten Eltern ihre Kinder sehr langsam mit neuen Bekanntschaften vertraut machen. Vor allem muß das Kind im Laufe von Monaten lernen, daß die Scheidung endgültig ist. Bitte beachten Sie die Bemerkungen der Kinder. Nach einer gewissen Zeit werden Sie mit dem Kind über Ihre Einsamkeit sprechen und erwähnen können, daß Sie einen neuen Bekannten oder Freund brauchen. Natürlich sollen die Kinder Ihr Leben nicht auf alle Zeiten kontrollieren dürfen; nur sollten Sie dem Kind mitteilen, daß Verabredungen von nun an möglich sind. Eine langsame Einführung für das Kind ist besser, als wenn die neue Bekanntschaft ihm überraschend präsentiert wird. Wenn Sie das erste Mal zusammen mit neuem Bekannten und Kind zu Hause oder auswärts essen gehen, dann sollten Sie Ihre persönliche Zuneigung für den Neuen/ die Neue etwas zurückhalten und nur langsam dem Kind zeigen. Kinder sind oft etwas konservativ und können durch solch ein Verhalten vor den Kopf gestoßen werden.

Eine Mutter, die zusammen mit ihren Kindern lebt, die ihren Vater selten oder nie sehen, kann von seiten der Kinder schon einmal mit der Aufforderung konfrontiert werden, sie solle noch einmal heiraten; dahinter steckt der Wunsch nach einem Vater; auch dabei kommen schon früh Eifersucht und Spannungen auf, die zunehmen, wenn das Kind die inniger werdende Freundschaft zwischen Ihnen und Ihrem neuen Partner erlebt; diese Rivalität steigert sich, je stärker Sie auf eine neue Ehe zusteuern. Das gleiche trifft auf einen Vater zu, der das Sorgerecht für seine Kinder bekam, die nun möchten, daß er ihnen eine neue »Mutti« gibt.

Stiefeltern

929. Stiefkinder und -eltern. Es ist kein Zufall, daß in so vielen Märchen die böse Stiefmutter oder der böse Stiefvater auftauchen. Diese Beziehung ist leicht Eifersucht und Haß ausgesetzt. Wenn z. B. ein Vater stirbt oder sich scheiden läßt, entwickelt der Junge eine sehr enge Beziehung zur Mutter, die fast besitzergreifend sein kann. Was glauben Sie, was passiert, wenn nun ein wildfremder Mann kommt und Herz und Hand und mindestens die Hälfte der mütterlichen Aufmerksamkeit auf sich zieht? Der Junge wird gegen den Eindringling böse sein, ganz unabhängig von dessen Persönlichkeit, und rüder Umgangston und haßerfülltes Verhalten können sich zeigen. Der Stiefvater reagiert entsprechend und wird kritisch, manchmal droht er sogar mit Strafen. Es kann auch sein, daß er die Mutter tadelt, weil sie das Kind nicht unter Kontrolle habe; die Mutter wird versuchen, ihrem neuen Partner zu Willen zu sein, und das Kind fühlt sich immer verlassener. Wenn sie aber das Kind verteidigt, so zieht sie den Ärger des Partners auf sich, und das Kind wird um so mehr davon überzeugt sein, daß der Stiefvater brutal und gewalttätig ist.

Die Abneigung ist am stärksten zwischen einem Jungen und seinem Stiefvater oder einem Mädchen und seiner Stiefmutter, aber der Haß kann sich auch gegen die Stiefeltern des anderen Geschlechts richten; die negative Haltung ist auch vorhanden, wenn nicht ein Kind, sondern ein Jugendlicher einen Stiefvater oder eine Stiefmutter bekommt.

Stiefeltern sollten nicht gleich führen und korrigieren, wenn sie vom Kind noch nicht voll akzeptiert werden; Bereiche wie Hausarbeit, Hausaufgaben, Aufräumen von Spielsachen, Zeit fürs Zubettgehen und Ausgehzeiten für Teenager sind Prüfsteine für Stiefeltern; wenn sie strenge Regeln setzen, so werden sie am Anfang noch viel eher als Eindringling bewertet.

Andererseits sollte man als Stiefvater oder Stiefmutter nicht nachgiebig sein, wenn das Stiefkind aggressiv ist oder mit fremdem Eigentum rücksichtslos umgeht. Sie dürfen Ihrem Stiefkind dann deutlich sagen, daß Sie das nicht dulden können. Sie sollten aber nicht jeden kleinen Anlaß hernehmen, um einen Streit mit Ihrem Stiefkind vom Zaune zu brechen. Sonst können Sie leicht den ganzen Tag tadeln und rügen. Übersehen Sie einfach die kleinen, manchmal unbewußten Provokationen des Kindes!

Eine gute, aber selten befolgte Regel ist, seine feindlichen Gefühle nicht mit besonderer Lautstärke zu äußern; das Kind, das eine chronische Abneigung gegen Sie verspürt, könnte dies als Brutalität auffassen. Versuchen Sie, die positiven Aspekte an Ihrem Kind zu sehen, selbst wenn es sich nur um ein Weniger an Bösartigkeit handelt. Und sagen Sie es Ihrem Kind, wie sehr Sie eine gute Zeit mit ihm schätzen. Vergessen Sie nie, zu Ihrem Stiefkind besonders freundlich und lieb zu sein, wenn das Klima auch nur halbwegs gut ist. Zeigen Sie auch Ihre Zuneigung, indem Sie einen Ausflug, ein Sportereignis oder einen Besuch im Zoo oder Museum planen; Sie dürfen auch ein langerwünschtes Geschenk geben – aber nur gelegentlich. Keinesfalls sollte eine Stiefmutter oder ein Stiefvater häufiger als der »echte« Elternteil Geschenke machen; die Kinder spüren es, wenn Erwachsene zu eifrig und nachgiebig sind und wenn sie versuchen, die Zuneigung zu erkaufen; der Lohn ist Verachtung.

930. Gemischte Familien. Es gibt immer mehr »gemischte« Familien, das heißt Familien, in denen Kinder aus verschiedenen Ehen zusammenleben. Einige der Kinder leben ständig in der Familie, andere kommen nur zum Wochenende oder in den Ferien. Das kann zu viel Eifersucht und Rivalität führen. Aber auch zwischen den Eltern können sich Spannungen aufbauen, wenn das eine Elternteil dem anderen zum Beispiel vorwirft, das eigene Kind zu bevorzugen.

Die Eltern müssen einsehen, daß die Kinder viel Zeit benötigen, um sich auf die neuen Verhältnisse einzustellen. Genauso wichtig sind Gespräche in der Familie zu diesen Problemen. Die Eltern müssen sich über die Erziehung der Kinder einig sein, die gleichen Maßstäbe setzen bei der Einhaltung der Schlafenszeit, bei den Pflichten im Haushalt, beim Fernsehen. Hier kann es zu Schwierigkeiten kommen, die Sie mit einem Fachmann in einer Beratung klären können.

NACHWORT

Eine bessere Welt für unsere Kinder

Die Familie ist heute in der Gesellschaft außerordentlichen Belastungen ausgesetzt. Ich werde hier nur einige davon aufzählen. Vielleicht verstärkt sich durch die Verantwortung, die Sie mit der Erziehung eines Kindes übernommen haben, Ihre Aufmerksamkeit gegenüber diesen Problemen. Zwar wurde ein Teil bereits im Buch besprochen, ich glaube aber, daß man Probleme erst dann lösen kann, wenn man sie erkannt hat.

Viele Mütter mit Kindern im Vorschulalter sind berufstätig. Trotzdem fehlt es noch an ausreichenden Plätzen in Kindertagesstätten.

Die berufstätige Frau ist auf der Arbeit noch immer nicht gleichberechtigt.

Die Anzahl der Scheidungen und der Familien mit Stiefeltern erhöht sich ständig. Die Rechtsprechung ist nicht in der Lage, zu verhindern, daß viele Väter den Unterhalt für das Kind nicht zahlen. Damit verstärkt sich die finanzielle Belastung für die alleinerziehende Mutter.

Die eintönige Arbeit in der Industrie und im Büro vermag den Arbeitern und Angestellten keine kreative Befriedigung zu geben.

Die Reichen werden reicher; der Rest der Gesellschaft wird ärmer. Die Obdachlosigkeit entwickelt sich zu einem immer größer werdenden Problem, das besonders auf die Kinder furchtbare Auswirkungen hat.

Drogen und Alkoholmißbrauch sind sowohl Folge als auch Ursache für die Zerstörung vieler Familien.

Schwangerschaft bei Teenagern wird immer häufiger.

Die Anzahl der Gewaltverbrechen – Mord in der Familie, Vergewaltigung und Kindesmißbrauch (siehe Abschnitt 522) ist erschreckend. Damit einher geht eine Brutalisierung der Sexualität.

Rassendiskriminierung ist ein bitteres Problem.

Der grundlegende Fehler besteht meines Erachtens in dem intensiven Konkurrenzstreben und dem Materialismus in unserer Gesellschaft. Dadurch glauben viele Menschen, die eigene Karriere sei wichtiger als eine glückliche Familie, als Freundschaft, Moral und kulturelle Interessen. (Väter, deren jugendliche Kinder in Schwierigkeiten geraten waren, haben mir gestanden, daß sie sich nie Zeit für ihre Kinder nahmen.) Dieses übersteigerte Konkurrenzdenken wird dann von den Eltern an die Kinder weitergegeben. Ein extremes Beispiel dafür ist der Versuch, Zweijährigen das Lesen beizubringen, um so »Superkinder« zu züchten.

Dem Menschen sind normalerweise nicht nur materielle Motive eigen. Daß dem so ist, kann man in anderen Teilen der Welt erkennen, wo die Menschen in einem ausgewogenen Verhältnis von materiellen Interessen und religiösem Glauben leben. Diese Werte sind in Amerika leider zurückgegangen. Das ist der Hauptgrund für die Verzweiflung der Jugendlichen und der hohen Selbstmordrate unter ihnen. Ein weiterer Faktor ist die Sorge um eine nukleare Vernichtung der Welt.

Es gibt zwei Möglichkeiten, die Spannungen in unserer Gesellschaft abzubauen, sie freundlicher, hilfsbereiter und glücklicher zu gestalten. Erstens sollten wir unseren Kindern andere Ideale vermitteln. Zweitens müßten wir politisch aktiver werden.

Das Streben der Kinder darf nicht darin bestehen, besser als andere zu sein. Ihr Ziel sollte es sein, freundliche, hilfsbereite und mitfühlende Menschen zu werden, die dem Leben in der Familie einen hohen Wert beimessen, die aktiv in der Gemeinschaft arbeiten, die kulturell interessiert sind und die nicht zulassen werden, daß der Beruf ihr Leben zerstört. Ab einem Alter von zwei Jahren kann man von einem Kind erwarten, daß es freundlich und hilfreich ist. Im Jugendalter sollte es dann freiwillig in Krankenhäusern, Pflegeeinrichtungen oder in Schulen helfen. Bestrafung sollte für die Eltern ein Fremdwort sein. Gestatten Sie es den Kindern nicht, Gewalt und Pornographie im Fernsehen oder im Kino zu sehen.

Die zweite Möglichkeit, die amerikanische Gesellschaft zu verbessern, besteht darin, politisch aktiver zu werden, um so die Regierung zu zwingen, sich nicht weiter so stark von den Rüstungsunternehmen beeinflussen zu lassen, die Milliarden von Dollar aus Regierungsmitteln schlucken. Das Geld könnte sinnvoller für die Menschen genutzt werden – für Kindertagesstätten, Schulen, Gesundheitsfürsorge, Heime, für die alten und armen Menschen.

Zur politischen Aktivität gehört auch die Teilnahme an Wahlen. Dabei ist es besser, sich mehr auf die Programme der Kandidaten und weniger auf die Person an sich zu konzentrieren. Immer, wenn die Bürger ein Problem haben, das ihnen wichtig erscheint, sollten sie sich an ihre Abgeordneten, an die Regierung, an den Präsidenten wenden.

STICHWORTVERZEICHNIS

NOTFÄLLE:

Wichtige Telefonnummern:

Arzt:

Giftnotrufzentrale:
